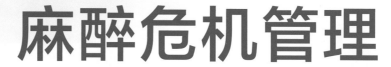

麻醉危机管理

Anesthesia Crisis Management

主　审　姚尚龙　俞卫锋

主　编　李朝阳　左明章

人民卫生出版社

图书在版编目（CIP）数据

麻醉危机管理 / 李朝阳，左明章主编 . —北京：
人民卫生出版社，2020

ISBN 978-7-117-30145-9

Ⅰ.①麻… Ⅱ.①李…②左… Ⅲ.①险症 —麻醉
Ⅳ.①R614

中国版本图书馆 CIP 数据核字（2020）第 111322 号

| 人卫智网 | www.ipmph.com | 医学教育、学术、考试、健康，购书智慧智能综合服务平台 |
| 人卫官网 | www.pmph.com | 人卫官方资讯发布平台 |

麻醉危机管理

主　　编：李朝阳　左明章
出版发行：人民卫生出版社（中继线 010-59780011）
地　　址：北京市朝阳区潘家园南里 19 号
邮　　编：100021
E - mail：pmph @ pmph.com
购书热线：010-59787592　010-59787584　010-65264830
印　　刷：廊坊一二〇六印刷厂
经　　销：新华书店
开　　本：787 × 1092　1/16　印张：35
字　　数：874 千字
版　　次：2020 年 9 月第 1 版　2023 年 9 月第 1 版第 2 次印刷
标准书号：ISBN 978-7-117-30145-9
定　　价：158.00 元
打击盗版举报电话：010-59787491　E-mail：WQ @ pmph.com
质量问题联系电话：010-59787234　E-mail：zhiliang @ pmph.com

编委会名单

主　审　姚尚龙　俞卫锋

主　编　李朝阳　左明章

副主编　陈向东　杨立群　张中军　王　洁

编　者（以姓氏笔画为序）

于　洋　香港大学深圳医院

王　洁　华中科技大学同济医学院附属协和医院

王　琳　北京医院

王婷婷　华中科技大学同济医学院附属协和医院

毛卫克　华中科技大学同济医学院附属协和医院

左明章　北京医院

石　伟　深圳市人民医院

冯洁华　华中科技大学协和深圳医院（南山医院）

曲宗阳　北京医院

朱　轶　华中科技大学同济医学院附属协和医院

华　震　北京医院

华胜男　香港大学深圳医院

刘　洋　暨南大学医学院附属宝安妇幼保健院

刘　真　北京医院

刘占立　深圳市人民医院

刘志恒　深圳市第二人民医院

闫宇禄　华中科技大学协和深圳医院（南山医院）

许　强　华中科技大学同济医学院附属协和医院

许学兵　香港大学深圳医院

孙焱芫　深圳大学总医院

苏殿三　上海交通大学医学院附属仁济医院

杜家敏　华中科技大学协和深圳医院（南山医院）

李　波　华中科技大学同济医学院附属协和医院

李　悦　上海交通大学医学院附属仁济医院

李元涛　深圳市妇幼保健院

李俊峰　北京医院

李朝阳　华中科技大学协和深圳医院（南山医院）

杨　明　北京医院

杨　凯　华中科技大学同济医学院附属协和医院

杨立群　上海交通大学医学院附属仁济医院

肖　永　深圳市妇幼保健院

肖玉慈　深圳市妇幼保健院

吴文燕　深圳市人民医院

何　浩　华中科技大学同济医学院附属协和医院

宋晓波　华中科技大学协和深圳医院（南山医院）

迟守玲　华中科技大学协和深圳医院（南山医院）

张　杰　华中科技大学协和深圳医院（南山医院）

张　杰　深圳市第二人民医院

张　骁　上海交通大学医学院附属仁济医院

张　鹏　华中科技大学协和深圳医院（南山医院）

张中军　深圳市人民医院

张亚军　深圳市龙华区人民医院

张雪萍　深圳市人民医院

张静静　北京医院

陈　旋　深圳大学总医院

陈向东　华中科技大学同济医学院附属协和医院

陈灵科　上海交通大学医学院附属仁济医院

陈岱莉　深圳市妇幼保健院

陈培伟　暨南大学医学院附属宝安妇幼保健院

陈德威　香港中文大学威尔斯亲王医院

奉光举　华中科技大学协和深圳医院（南山医院）

苗永盛　北京医院

林　云　华中科技大学同济医学院附属协和医院

林春梅　华中科技大学协和深圳医院（南山医院）

罗南博　深圳市第二人民医院

罗耀文　深圳市人民医院

周　琴　香港大学深圳医院

周欣恺　华中科技大学协和深圳医院(南山医院)

周淑珍　北京医院

贯　璇　香港大学深圳医院

项明方　深圳市第二人民医院

赵楠楠　北京医院

贾　柏　首都医科大学附属北京天坛医院

夏海发　华中科技大学同济医学院附属协和医院

钱璐璐　北京医院

徐　宁　香港大学深圳医院

徐　阳　深圳市妇幼保健院

徐　婷　北京医院

殷　爽　华中科技大学协和深圳医院(南山医院)

殷苏晴　上海交通大学医学院附属仁济医院

殷焱燕　华中科技大学协和深圳医院(南山医院)

高　雄　上海交通大学医学院附属仁济医院

海　超　深圳市人民医院

黄莉莉　上海交通大学医学院附属仁济医院

黄晓雷　深圳市妇幼保健院

曹　君　深圳市妇幼保健院

崔　瑾　上海交通大学医学院附属仁济医院

彭文平　北京医院

董嗣伟　华中科技大学同济医学院附属协和医院

韩如泉　首都医科大学附属北京天坛医院

游志坚　深圳市萨米医疗中心

路　琳　北京医院

颜学滔　暨南大学医学院附属宝安妇幼保健院

戴中亮　深圳市人民医院

秘　书　华　震　北京医院

张　杰　华中科技大学协和深圳医院(南山医院)

序　一

　　麻醉学科经过百余年的发展,由最初的外科手术镇痛,发展为包括临床麻醉学、急救复苏医学、重症监测治疗学、疼痛诊疗学和其他相关医学及其机制研究在内的专科独立临床综合性学科。国际麻醉学发展的潮流是麻醉走向围手术期医学。麻醉医师凭借丰富的知识、整体的思维、细腻的观察、快速的反应、精湛的技艺、科学的指挥等能力和优势,在临床医学发展中发挥日益重要的作用。危机管理学本身是一个内容丰富,涉及诸多学科的交叉学科。临床麻醉中的"危机"对于所有临床医师都不会陌生。在面临高压力、强应激环境中,在危急情况下如何管理好自己、团队和周围环境将是未来围手术期麻醉医师必备的技能。

　　本书第一篇从危机管理理论和实践中归纳出危机管理的共性,为麻醉医师简明扼要介绍了危机管理学的知识与构架。第二篇对各系统的麻醉危机从发病机制到危机处理、预防、思维线路进行提纲挈领的阐述,并提供临床实例予以解析危机管理要点。为读者全面掌握麻醉危机管理程序与原理奠定了坚实基础。第三篇详尽讲解了如何将麻醉危机管理以全真模拟培训的方式进行教学训练。让广大医学生、年轻医师受益其中。麻醉危机管理是年轻医师临床工作的短板,也是不少高年资医师临床疑难病例中的迷惑,本书对麻醉危机管理从理论到实践、从预案到流程进行了条理清晰的阐述,积累了本书编者多年的理论与临床经验的总结和思维解析,相信广大麻醉工作者阅读以后在真正遇到临床麻醉"危机"的时候感觉受益匪浅。

　　麻醉危机管理充分体现麻醉是科学和艺术的结晶。本书详尽介绍临床麻醉各种危机的原因,临床特征及处理原则。既有理论叙述,又有临床实战经验分享,附有病例解析。内容丰富,图文并茂,实用性强,是临床一线麻醉医务人员不可多得的良师益友。

华中科技大学同济医学院附属协和医院

姚尚龙

2020 年 5 月于武汉

序 二

在麻醉问世之前,手术与痛苦、流血、死亡几乎等同。对许多疾病来说,通过手术治疗是不得已而为之的最后选择。但麻醉学专业现在还只是一个年轻的临床学科。它以轰动世界的表演登场,却以默默无闻的方式存在;它以神奇的速度推进了外科甚至是整个医学的发展,而现在却常常为谋求自身的一点发展费尽周折。

麻醉学科的发展,是医学各个学科知识相互融合相互渗透的结果。目前,麻醉学已是一门研究临床麻醉、重症监测治疗、急救复苏、疼痛机制和诊疗的独立学科;1989年卫生部第 12 号文件明确指出"麻醉科是医院中的一级临床科室",也就是成为医院并列于大外科和大内科的三大学科之一。随着现代医学的不断进步,以及人们对舒适化医疗更大需求,为了适应麻醉学科的服务性质与服务内容不断扩大的新形势,中华人民共和国国家卫生健康委员会及时发布了以 2018 年 21 号文件为代表的一系列文件,加强麻醉学科的建设,麻醉学科迎来了前所未有的大好发展机遇。可以说,麻醉的内容已经远远突破了迄今还有大多数人所理解的"麻醉"含义。血流动力学、呼吸动力学、动脉血气、肌松、肌电、气体监测、体温监测、凝血监测等各种监测手段的建立及对监测结果的分析判断,使麻醉医师对器官及整体生理、病理生理、药代药效学等方面的观察,达到了前所未有的细致和全面,使得医疗质量大大提高。

由此可见,麻醉医学是现代医学中非常重要的临床学科,也是所有临床学科中知识涵盖面最广,服务内容及对其他学科支持最多的学科。不管在哪一级医院麻醉科永远是该医院从业人员最多,规模最大和对医院整体发展最具影响的科室。一定意义上讲麻醉科的现代化是医院现代化的标志,反过来讲如果哪个医院没有现代化高水平的麻醉科,那么就不能称之为现代化高水平的医院。麻醉学科作为医院的重要工作平台和内外科的工作枢纽,承担着非常繁重和复杂的医疗任务。麻醉学科的工作质量会全面影响全院的医疗品质与医疗质量。麻醉工作不仅仅是让患者安全入睡,更重要的是要让患者安全地醒来。如今,随着手术适应证不断扩大和手术患者病情越来越复杂,我们在每天麻醉工作中可能会面对越来越多的危机情况,需要及时恰当地处置。我们特别需要这样一本处理麻醉危机情况的专业书籍进行专业指导。这本凝聚各位著名专家、教授知识与经验的书籍,填补了这一领域的空缺。我相信本书既会为大家提供麻醉危机管理的理论指导，又会提供临床实用的指南。

再次祝贺本书出版和感谢各位专家的艰辛付出！

上海交通大学医学院附属仁济医院

俞卫锋

2020 年 5 月于上海

前　言

《麻醉危机管理》即将出版,首先感谢姚尚龙教授的鞭策,在筹划之初犹豫之时,是他首先编写了本书的初始框架及条目,此时箭在弦上,不得不发。同时也要感谢俞卫锋教授的指导和参与,随着北京、上海、武汉、深圳各地麻醉专家的参与,编写团队的力量得以壮大。这里还要特别提到一群年轻的住院医师,他们充满活力及专业精神,为我们做了大量的基础工作,增添了我们的信心,加速了编写工作的进程。

麻醉危机是指临床麻醉过程中患者病情突然恶化,可能对患者的生命和健康造成严重威胁的特殊状况。一旦发生麻醉危机,需要及时发现、判断和正确的处理,否则可引起严重的并发症,甚至危及患者的生命安全。撰写本书的目的旨在培训和提高麻醉医师处理麻醉危机的能力。撰写之初,我们思考如何体现麻醉危机管理的宗旨:快速诊断和应急处理;同时也考虑各位编者将自己丰富的临床危机管理经验在书上与读者分享,经过反复讨论,最终定稿为目前的架构。本书与以往的麻醉学参考书有所不同,首先将公共危机管理理论引入麻醉学,介绍了麻醉危机资源管理(ACRM)理论和模拟培训课程。重点关注麻醉医师临床思维训练,也强调临床技能的反复训练,这些理论目前已被接受,但是还没有得到很好的实践,麻醉学是一门安全意识很强的学科,麻醉医师的培训不同于其他医学领域,我们工作中真正面对的问题是动态的环境、时间的压力、复杂的问题、风险及不确定性;尽管我们付出了很大的努力,但是危机还是在发生。医学领域模拟培训的兴起必将使麻醉更安全成为可能。当手术室里出现危机时,经过培训的麻醉医师比其他人处理得更快、更好,他会有更好的准备;并且可以采取更多的措施预防危机,能从混乱的诸多信息中及时发现问题,有条不紊的预防和处理危机。他发布命令,知道该做什么,知道如何完成复杂的工作。另外我们汇编了80余个麻醉医师感兴趣的麻醉危机事件,通过简单一致的描述,以帮助麻醉医师对危机快速识别、应对,可作为学习指南,亦可作为临床危机处理流程。

《麻醉危机管理》包括危机管理基本理论、麻醉事件危机管理和麻醉危机资源管理模拟培训三篇,共17章。第一篇危机管理基本理论,介绍了危机的概念、由来,如何管理危机和麻醉危机的概念;第二篇麻醉事件危机管理,重点对每一种麻醉危机从定义和发生机制,典型临床表现,危机处理方案,典型病例,临床建议与思考五个方面进行阐述,涉及各主要脏器、系统、环境与设备等方面。内容丰富、条理清楚,重在解决临床实际问题。第三篇麻醉危机资源管理模拟培训,介绍了危机模拟培训的起源、设备、培训流程、模拟病例的编写和如何进行培训。通过本书的学习,读者对麻醉危机管理将有全面的了解和认识,对麻醉危机的处理能力必将有较大的提高。

中国是人口大国,每年的手术量和麻醉量居世界各国之首,是名副其实的麻醉大国。目前中国麻醉医师人数不足、各地区麻醉发展水平极不平衡,这已成为制约医院发展的"瓶颈",因此急需加强麻醉学科建设和麻醉医师培训。在这关键时刻,2018 年 8 月 17 日国家卫生健康委员会等七部委联合发布《关于印发加强和完善麻醉医疗服务意见的通知》及其政策解读,强调了加强和完善麻醉学科的建设及麻醉人才的培养。本书的出版与七部委的文件要求相契合,将有利于培训和提高麻醉医师,特别是广大基层麻醉医师处理麻醉危机事件的能力和水平,进一步保障患者的生命安全。本书涉及的内容广泛,不仅仅适用于麻醉医师,也适用于从事创伤救治、急诊抢救和外科重症监护病房(SICU)的医护人员。

由于时间紧、水平和能力有限,书中的错误在所难免,恳请各位读者在学习之余,不吝指教,以便我们不断改进和提高!

仅以此书献给为患者健康默默奉献的全国麻醉医师!

李朝阳　左明章

2020 年 5 月于深圳

目　录

13

第三篇　麻醉危机资源管理模拟培训

第一篇
危机管理基本理论

第一章

危机和危机管理概述

对于社会、团体、个人而言,危机无处不在。山洪、火山、地震、风暴等自然灾害严重威胁着人类社会的生命财产安全;更有人为造成的社会灾难,如恐怖活动、疾病传播、环境污染等。就医院而言,发生医疗事故在所难免。对个人而言,必须经历生老病死,所有这些都会导致危机。危机一次又一次的挑战人类,因此我们必须学会必要的技能应对危机。

第一节　危机的概念

一、危机的定义

危机(crisis)一词来源于希腊语中的 krinein,原始含义是指筛选,鉴别。《韦氏词典》将危机定义为有可能变好或变坏的转折点或关键时刻。《牛津英语词典》将危机定义为危险或非常困难的时期;决定性的瞬间或转折点。

学术界从不同的角度对危机进行了界定。危机研究先驱赫尔曼(Hermann)认为:危机是指一种情境状态,在这种形势中,其决策主体的根本目标受到威胁,做出决策的反应时间有限,形势的发生也出乎决策主体的意料。危机管理战略家福斯特(Forst)认为危机具有四个显著特征:急需快速做出决策,严重缺乏训练有素的员工,严重缺乏物质资源,严重缺乏处理时间。危机研究学家罗森塔尔(Rosenthal)和皮内伯格(Pijnenburg)指出:危机是对一个社会系统的基本价值和行为架构产生严重的威胁,并在时间性和不确定性很强的情况下必须对其作出关键性决策的事件。

综上所述,目前危机尚无完美的技术概括,我们认为危机是一个对组织的基本价值和行为构架产生严重威胁,要求组织在时间紧迫的情况下作出决策的情境状态。

二、危机的特征

危机具备突发性、不确定性、紧迫性、破坏性、隐蔽性、扩散性等特征。

1. 突发性　是危机的首要特征。这一特征导致了危机处理的紧迫性和无序性,增加了危机的破坏性,增添了危机的不确定性,但是危机的爆发不是一蹴而就,而是由一系列细小的事件逐步发展而来,其变化过程不易被人们发现,即使出现危险警示,也不一定引起人们的警觉。因此,现实中危机总是具有突发性的特征。2003年4月的非典疫情的大暴发就是如此。

2. 不确定性　是危机的重要属性。危机的变化方向,波及范围,造成的影响以及资源供给等体现了极大的不确定性。

3. 紧迫性　主要体现在时间紧迫、资源匮乏、信息不畅3个方面。危机一旦爆发就呈扩散趋势,反应迟钝造成时间损失,错过危机处理的最佳时期,引起更加严重的破坏,因此危机处理过程中强调争取时间,迅速正确决策,力挽狂澜,阻止或延缓危机的发展。从资源角度来看,危机中人力、财力、物力遭受到一定的破坏,其次由于事发突然,人力、物力、财力往往来不及配置到危机现场,给危机处理带来极大的挑战。信息方面,危机对行为构架及运营体系造成了冲击,必然导致信息渠道不畅及信息内容失真,压力下的信息和命令都显得模糊不清,混乱的局面造成危机情境恶化。

4. 破坏性　是危机的本质属性。危机可造成人身伤亡,财产损失,社会秩序动荡等有形破坏,也可以造成形象损害,声誉下跌,公信力下降等无形破坏。例如911事件的破坏性。

5. 隐蔽性　危机的隐蔽性和突发性显示了从积累到爆发的特质,隐蔽性造成危机预警的困难,但不是毫无对策,通过树立正确的危机意识,建立有效预警机制有助于及早发现并排除危机。

6. 扩散性　危机扩散性体现危机的涟漪效应,由一个危机引起另一个危机,就好像石子投进池水中引起的阵阵涟漪,对外部产生的影响,一些初始的危机会引起更大的危机,比如在加利福尼亚、奥克兰发生大火袭击社区后,更深一层的危险是对人和社会的危机纷纷出现,家庭破碎,社区恢复困难。另一方面,当今社会信息发达,危机传播速度惊人,因此媒体管理及沟通管理显得相当重要。

三、危机的规模

一场车祸对于一个家庭而言就足以造成危机,若引起人员死亡则酿成一场灾难。个人或小集体的危机一般不会对社会构成很大的冲击,但如果发生恶性交通事件,随着事态扩大,波及更多家庭,引起大面积的交通阻塞,救援的人员和物资严重不足,这种供不应求的情况会使危机灾难雪上加霜,危机恢复错综复杂。随着危机规模的扩大,对危机反应和危机恢复管理也愈发复杂,这就需要分清主次和缓急,但在重大危机处理过程中,由于受到媒体介入、受害人家属、交通混乱、资源缺乏、主管者承受多方压力等影响,实际效果往往得不偿失。

四、危机的复杂程度

危机的复杂性由危机情境中涟漪效应、危机事件的规模和范围、不断增加的不可预测性等因素决定,如果出现以下情况,危机将变得更加复杂:①没有足够的资源解决危机;②人力、物质资源的稀缺意味着必须根据事情的轻重缓急来确定优先权问题;③在危机事件发生当时、当地,专门物资及技能不能企及;④初始的危机冲击可能产生大量不同的影响,并且对每一个影响的有效管理都需要有专门的物资。

随着危机情境复杂程度的增加,解决危机需要的物质随之增加,参与的人员也相应增加,耗费时间也一定增加。

五、危机情境

前面已提及危机是由一系列细小事件逐渐发展而来的,因此危机的发生、发展有一个过程。从第一个危机征兆出现到危机开始造成损害,这段时期称为危机开端。这期间的任务是防止危机发生,使危机可能产生的不利影响有所缩减,或力争把损失降到最低。控制危机开端的努力,如了解发生了什么,研究产生原因,怎样对待,如何去做,统称危机初始管理。危机事件对周围环境和人造成冲击或影响称为危机冲击,怎样处理这些冲击称为危机冲击管理。通常危机的苗头潜伏很长一段时间后,其威胁才原形毕露。因此一旦发现苗头,应及时进行危机冲击管理,管理者有必要以分析风险、风险缩减和风险预警为计量的危机事前管理能力。

几乎在危机冲击管理的同时,一系列抢救灾难的人员,物质供应及工程建设的行动已经开始,其目的是使灾区的建筑物、系统、人都恢复到灾前的正常状态,甚至比灾前更好的状态,这就是危机恢复管理。这可能会持续一个较长的时期。

我们把危机开端和危机冲击融合为一个以危机反应为基础的整体,即危机事件。从管理和评估角度将危机情境划分为三个重要阶段:危机前、危机中、危机后。我们探究危机前时,用因果关系法来寻找导致危机发生的原因;通过研究危机后的结果,探讨如何提高恢复危机的能力;在危机中,我们要探寻怎样降低危机发生概率和缩减其破坏力,从而增加危机恢复能力和抵抗危机能力。

第二节　危机管理的概念

一、危机管理的定义

危机管理(crisis management)是一个过程管理,包括危机爆发前的准备管理,危机爆发过程中的应急管理及大爆发后的恢复和评估管理,目的在于控制、减少乃至消除危机可能带来的危害。它是一门研究为什么(why)人为造成的危机会发生,什么样(what)的步骤或方法可以避免危机发生,一旦危机发生,如何(how)控制危机的发展和消除危机影响的学科。

二、危机管理的范围

危机管理包含对危机事前、事中、事后所有方面的管理,而传统危机管理着重强调对危机反应的管理,而不重视危机的前因后果。通过寻找危机根源,本质及表现形式,并分析他们所造成的冲击,我们就能通过降低风险和缓冲管理来更好的进行危机管理。有效地危机管理需要做到如下方面:①转移或缩减危机的来源、范围和影响;②提高危机初始管理的地位;③改进对危机冲击的反应管理;④完善修复管理,以能快速有效地减轻危机所造成的损害。

通过研究对资源、人、反应、复原和沟通的认知,利用几何图形(图 1-2-1)可以简单的说明危机管理。

在危机管理的范围中,左边两个象限代表危机管理的沟通活动,而右边两个象限表示危机管理的行为构成。上面两个象限反馈的是开始处理危机事件的初期阶段,以生理影响为主;而下面两个象限反映的是恢复管理时期,在该阶段精神影响更加突出。反应和恢复管理中强调的重点是公众认知,这里涉及的利益攸关者(stakeholders),即指企业的直接或间接投资者,这个群体中可能有顾客、债权人、员工、供应商、产品用户、股票持有人、所有者及政府调控机构。在危机的恢复管理期,要获得积极有效的危机管理,需要对这些群体中的每一位都进行有效的管理。大部分组织将注意力集中于资源管理,对人的沟通却重视不够,对上图左边的两个象限投入精力基本为零,其结果表现为沟通贫乏,关心不够,甚至不与利益攸关者和外界协调关系,在媒体面前的表现

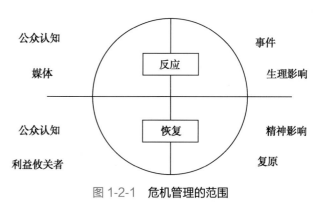

图 1-2-1 危机管理的范围

不是特别笨拙,就是过于圆滑,试图掩盖真相欺瞒公众,结果是欲盖弥彰。

危机管理的范围图有助于管理者从总体战略高度进行危机管理。管理者应该考虑如何减少危机情境的发生,如何做好危机管理的准备工作,如何规划以及如何培训员工的应对危机的反应和危机恢复。危机管理四个方面的表达方式有很多种,其中罗伯特·希斯(Robert Heath)提出 4R 模式,即缩减(reduction)、预备(readiness)、反应(response)、恢复(recovery)。我们主动将危机工作任务按 4R 模式划分为四类,减少危机情境的攻击力和影响力,使组织做好处理危机的准备,尽力应对已发生的危机,促进危机恢复。

如图 1-2-2 所示,将每一类工作归纳为一些重要特征,危机事发之前,对即将发生的危机进行风险评估,并进一步评估危机对组织和周围环境的破坏程度,这些评估有助于 4R 中每一"R"的决策。

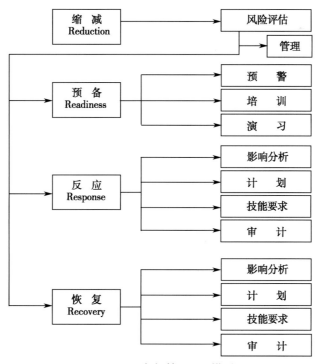

图 1-2-2 危机管理 4R 模型

有效的危机管理是对 4R 模式所有方面的整合,这种准备可以开发更有效的预警、沟通、协调、形象管理技能,开发培育和提升预防的有效途径,包括培训及演习,制定更有效的反应及恢复计划。如果管理者已经制定了降低危机风险及影响的策略,应对危机情境已经准备就绪,那么就要确定哪种策略可以更好地管理危机情境及危机情境中的人。

(李朝阳)

参考文献

[1] 罗伯特·希斯.危机管理 [M].王成,宋炳辉,金瑛译.北京:中信出版社,2001:30.
[2] HERMANN, CHARLES F. International crises: insights from behavioral research [M]. New York: Free Press, 1972, 140-141.
[3] 乌里尔·罗森塔尔.应对危机-灾难、暴乱和恐怖行为管理 [M].赵凤萍,胡杨译.郑州:河南人民出版社,2014.
[4] 迈克尔·理杰斯特.危机管理 [M].陈向阳译.上海:复旦大学出版社,1995.
[5] OTTO LERBINGER. The crisis manager: facing risk and responsibility [M]. New Jersey: Lawrence Erlubaum Associates, 1997: 31-49.

第二章

危机管理实施

第一节　危机风险管理

作为一名有效的危机管理者,第一步就是要确认危机情境的来源,评估危机对组织存在何种风险、威胁或危险,即风险评估。如果时间及资源充足,我们可以列出所有的风险,以此为开端对这些危机情境进行管理。但是时间与资源总是稀缺的,因而我们需要对风险大小及事发频率进行估量以建立处理的优先权,这个过程称为风险评价。一旦确立了所有的风险并排列了优先等级,我们将考虑如何最好地管理每种风险,这个管理过程称为风险管理,力求在问题出现之前确定起因,防患于未然。

1. 风险确认　列出所有可能的风险及其来源,主要有四种方法:头脑风暴、统计审查、暗示分析和现场调查。其中头脑风暴最为有趣,最富有创造性,把许多人聚集一起共同挖掘风险源,30人的一个组在30分钟内可能列出50~70个风险源,并通过两级程序和三级程序,寻找到最严重的一种或一类风险,从而建立一种优先顺序。

2. 风险分析　通过以下简单程序进行分析:①确认风险是什么;②确认如何更好的管理这些风险;③开始行动。

如果我们发现可得到的资源有限并受制于此,那么风险分析活动就变得复杂了,一旦确认我们应付风险的能力有限,或有多种风险来源以至于难于同时应付,那么管理者需要建立一个优先顺序。

3. 风险评估　对已确认的风险源进行以下评估以确定优先处理权:①危机情境出现的可能性;②危机情境的大小规模;③风险利益攸关者认为危机情境的规模;④危机情境对组织的影响。

4. 风险管理　通过评估每项风险,确定处理先后顺序,我们就能确定如何管理每项风险。风险管理过程包括确认可供选择的管理和控制手段,对其进行评估,选出合适的手段,最后对所选的控制和管理手段制定计划并予以执行。常见有四种可供选择的管理手段:排除、缩减、转移、接受。

我们把风险管理看作危机管理的起点,强调风险管理(排除风险、缩减风险、风险初始管理、风险影响管理)意味着危机的排除及缩减和事故管理并重,这可以减少危机突发造成的损失,并能在资源不足的情况下更有效投资于反应和恢复管理。

风险管理为管理者提供危机前检查设备和安全装置,并训练和配备相关人员。在优先注意权方面,我们可以开一张以优先权为基础的清单,危机管理者就可以在系统检查薄弱行业、薄弱建筑设施和组织的薄弱之处,迅速确定危机影响造成的破坏之处,利于管理中合理有效地分配资源。危机管理的任务决策针对危机缓解机会、所需资源、所需人员数量及反应人员节省或缺少的资源数量进行合理估计并作出相应反应。管理者通过综合以上各种因素,最终制定出理智的决策。

第二节　危机缩减管理

理论工作者和危机管理者逐渐意识到,促进管理,增强组织沟通,提升品质皆可在不知不觉中降低危机发生的可能性。对于有效的危机管理而言,危机缩减管理是核心,因为降低风险,节约时间,摊薄不善的资源管理,可以大大缩减危机的发生及其破坏力。评价危机管理的关键因素,也即危机发生的主导因素包括以下四个方面:危机发生的环境;制造产品和进行服务的结构;维护结构、设备、产品的系统;与该系统和结构有关联,可能被卷进危机和受危机影响的人。

（一）环境及结构

通过考察组织环境,管理者能确认出风险和危机根源相对少的环境。通过 ABC 减缓策略:远离（away）——更好（better）——相容（compatible）,为组织建立相对安全的环境,这种管理方法建立了一种结构:远离风险或威胁根源;比要求的做得更好,以抵制风险或威胁根源;与那些最能抵制风险或危机根源的设计模式相容。

ABC 减缓策略同样适合结构建设,如为了消除或降低汛期洪水对城市造成的破坏,长江下游城市的政府部门建设了防洪大堤及排水系统。

（二）系统

系统是建立和规范组织作业和评价的一系列流程。当系统设计、运行和维护过程中具有下列特征时,系统可顺利运行并具备危机抵抗能力,这些特征包括:①保证过程和方法的简单性、直接性,只要可能,就只用单一系统,而不用复杂的多功能系统;②针对员工特点进行培训并进行系统操作实践;③保证系统的富余(容纳更多的功能、方法去操作);④保证环境和建筑结构不降低系统的有效性和操作性。通过观察这些核心原则,管理者就可以消除和减少那些隐藏在系统内的危机根源。

（三）人员

危机管理最终是由人来完成,对人的管理尤为重要,特别要重视下面四个要素的管理:工作实践,技能要求,保护和安全措施,目标管理中的团体合作训练。

1. 工作实践　员工应得到应有的培训,具备安全操作和有效产出的经验,具有改善组织薄弱环节的能力。

2. 技能要求　员工不仅要培训工作技能,还要学习其他相关技能,包括生存技能(潜水练习,急救训练),交际及处事技能。

当人们遇到危险时大部分选择逃避或战斗,这是人类遗传着"走为上策"和"直面应对"的生存本能。如表 2-2-1 所示,两种行为身体表现极为相似:心率升高,呼吸加快,肌肉紧张造成肌肉供血增加,生物化学物质使人感觉紧张,全神贯注,感觉时间过得慢,容易使人感觉疲劳。

表 2-2-1 应急生理表现

退却表现	进攻表现
脸色苍白	脸涨得通红
体形缩小,避免引起注意	体形扩张,似乎发动攻击
不安的举动(好像是寻找退路)	四肢急促而夸张地运动
减少视线接触	增加视线接触
快而短促的呼吸	急促的深呼吸
微小,防御性或安慰性的手臂姿势	做出挑战性的手势(用手指点戳对方)
比以往更温柔的声音	声音比平时提高了

在人际交往中,进攻或退却都会加剧冲突,大部分当事人预测对方要么进攻要么退却,无论哪种行为都可能造成肌肉紧张和生化刺激,注意力高度集中而消耗大量能量,因此在冲突中促使对方狂怒或者恐惧会给自己赢得优势,此时对方的思考能力和行为能力都在减弱。

在培训员工处事技巧时,培训应用强调问题解决法(emphasize problem solving method, EPSM),避免进攻或退却的方式。EPSM 的作用在于减少危险刺激的影响,强调平衡、沉静、有备和省力。EPSM 包含三要素:调解人(某些心理和行为学科称为制止者);以目标为中心;行为灌输。

(1)调解人:这里推荐一个例子即 PBR 技巧,即试验者暂停活动(pause),缓缓吸气,然后慢慢呼气(breathe),同时默想放松(relax)。

PBR 技巧处理危机情境很有效,因为该技巧可使双方因设想落空而停止他们的进攻行为。

(2)以目标为中心:平静情绪理清思路,管理者专注于实际任务,我如何能够获得更多更好的信息;我如何能拥有更多的时间以获得信息并管理自己必须完成的任务;怎样降低应对这种情境的费用。

(3)行为灌输:学会用半主动方式承担任务,比如急救医学团队成员都接受过反复的心肺复苏技术的训练,任何情况下遇到心搏骤停的危机情境,团队成员的行动和思维都不会受到负面影响,可以有条不紊的执行抢救任务。

通过运用 EPSM,使用者做出没有进攻或退却的特征反应,依靠 PBR 技巧,使人冷静下来,表现出一种既非对抗又不逃避的态度:正常甚至开放的姿势(最低的防御姿势);正常的视线接触;放慢呼吸;正常的手臂姿势;适中而坚定的语音。通过 EPSM 技巧训练,练习者会觉得更易自我控制,更容易找到解决问题的办法。

除上述以外,EPSM 还有三个主要特征,使用者应反复进行训练,并改变以往的处事行为:①练习微笑,既不能勉强又不能放肆(二者都具有挑战性);②练习语速比平时慢,语音比平时稍低;③练习一种放松、自然的体态。这三点能帮助使用者塑造冷静、公平和坦率的形象,经过反复练习会发现自己更冷静、更有能力解决难题。

3. 保护和安全措施 员工希望其领导能够保证工作环境的安全,用正确的工具、着装或使用必要的安全设备来达到目标。如灾难现场的撤离,大家遵循事先制定的安全撤离策略,损失就会大大的减少。这里推荐 ACCCE 撤离现场法,如表 2-2-2 所示。

表 2-2-2　ACCCE 撤离程序

注意报警	Attend
关掉所有有关的设备	Close
关掉所有空闲的电器设备	Cover
收好一切伸手可及的个人物品	Collect
按指挥撤离	Evacuate

4. 目标管理中的团体合作训练　在实施危险和复杂工作时,一般要求员工之间相互合作,如飞行中的机组人员、油田上的钻井工人和手术室中的医护人员、专业危机反应机构和危机管理团队也能从团体合作训练中受益。针对训练,管理者要关注以下内容:训练目标、谁承担训练、训练的适用范围。训练集中于如何运用所有可得的资源和全部人力争取更好地完成给定的任务(尤其是危机情境中)。训练导师应具备理解相关原则的能力,对组织中的员工在压力下合作的实际状况有足够的了解,同时需具备高超的引导能力,对培训课程非常熟悉并有丰富的培训经验,而管理者应保证训练只是努力于团队合作和个人能力的提高,而与工作绩效考核无关。

员工资源管理(CRM)或团队资源管理(TRM)课程是团队合作训练被推荐的经典课程。CRM 旨在通过信任、理解和相互帮助,每个团队成员监督彼此的工作来促进团队合作,由于相互支持和警醒,失误就会降低,安全得以提高。

劳伯(Lauber)将驾驶员坐舱资源管理(CRM 的前身)定义为"运用可获得的资源——信息、设备和人力"。美国航空航天局的研究也证实非技术性训练的必要性,这种培训集中于领导艺术,指挥技能,决策,沟通和"领头羊"对团队的激励等方面。一些主要的国际航线采用了 CRM,涉及最初三天的课程培训、实战训练以及航线飞行中的实际判断技能。在航线飞行培训中,飞行员进行模拟飞行,从必要的理论学习,试飞前的准备到飞行器中进行飞行。在模拟飞行过程中,管理员告诉飞行员问题之所在,然后让飞行员自己试着寻找问题的解决方法,即使是一个极有权威的飞行员,在这种紧急状况下也要努力听取其他飞行员建议,飞行团队的行动对机长的决策起支持作用,团队之间有效的沟通也可以加快决策,提升执行力。

英国航空 CRM 的基本课程涵盖了团队合作进行决策的六大问题:选择方案,沟通,决策,反馈,检查,自我警醒。CRM 课程通过理论框架(决策,证实和有效沟通技能的模型化)结合角色扮演,以及发生过的真实危机情境进行模拟训练。训练中可能存在的一些问题,那些职业工作者会有意无意的引导训练导师应重视什么;模拟训练中的技能与真实情境中的技能有所出入;一些领导者有强烈的职业自豪感和极端的个人主义,而缺乏对危机的敏感,并表现出一种看似无懈可击的行事态度。一个人的能力是有限的,CRM 课程反复强调人的协作,以此克服个人主义。要使 CRM 课程达到期望的目标,实际运用时应注意:①保证课程服从于 CRM 目标;②保证训练导师有必要的智力和沟通能力,在培训过程中始终掌控大局;③进行一次严格的任务演习,这些任务被认为能够将模拟训练与有效提高实际工作效率联系起来;④保证培训课程的重点是从自省中有所收获,而不仅仅是自我批评,更不能是相互攻击;⑤保证知识点简单扼要,清楚明了,并通过例证和训练进行强化;⑥保证参与者有充足的时间消化自己已获得的知识,也保证团队有时间消化团队的集体知识;⑦保证课程的连续性,以便训练中学习的原则得以强化。

第三节 危机管理策略

危机管理涉及环境评估,风险评价,制订计划,资源分配及员工发展计划的整体过程。这些因素相互影响并相互作用,从策略水平上加强事先计划的准备工作,往往能减少危机发生的机会,并缩减危机后的危害程度。管理者常常对危机反应投入更大的热情和精力,应对危机时更加能表现技术能力,具有明显的挑战性,更加刺激。因而对事前的详尽计划只愿意花很少的时间处理。但是异常复杂的危机事件往往很难预测,需要考虑到可能发生的各种不良情况,如果一个组织危机反应结构存在于日常组织环境中,并配备相关稀缺性资源,一旦危机发生,组织结构,应对程序,相关资源,很快就能启动并有效整合,对危机的反应速度及效率将会大大提高。

一、危机管理策略制定

危机管理策略包含两个层面的工作:首先,在当时环境下建立一个可接受的危机管理模式;其次,发展应对可能发生的潜在危机的反应能力。这两项工作涉及了危机前的准备及危机发生时反应及修复的能力及效能。

有效的危机前的准备工作包括:①确认风险及所需;②建立能够有效响应风险及所需的政策;③设计和建立危机管理反应结构;④在既定环境中能有效配置危机管理资源。

虽然危机前的充分准备可以有效的提升危机反应能力及效率,但是一旦危机爆发,专门的计划及专业技能必须得到保障。

有效提高危机反应和修复危机能力的措施包括:①具备必要的资源和技能处理危机;②开发有助于解决危机的计划;③确保反应和恢复策略快速有效地转变为战术行动;④提供训练以便有效地利用资源,并作出适当的反应行动。

任何危机都可以导致周围环境混乱不堪,压力重重下沟通系统扭曲,对危机认识的不确定性,最终导致反应初期的失控和不着头绪,管理者不知发生了什么,应该如何去做,这种状况称为危机迷情,在危机中一直存在。为了减少危机迷情对危机反应的影响,我们可事先通过计划、训练、演习解决方案达到学习和增加技能的目的,同时增加对危机迷情的熟悉度,从而使管理者和反应者能够预测危机的部分或全部影响,驾轻就熟,更有效地控制危机。优秀的管理者需将其整体策略用简单术语表达清楚,并迅速而精准地传达,使下级准确理解任务的本质及执行任务的环境。高层管理者通常制定总体策略,中层及基层管理者通常围绕总体策略制定更多专门策略,并将其转化为具体的战术行动,而高层管理者又为各种战术行动提供资源及后勤支持。

二、危机管理决策程序

危机管理的本质就是通过既使用权威又考虑民主的决策程序,在危机环境中激发反应者作出一个富有弹性但又极具有力度的决定;管理能力体现在及时决策而又发挥民主、任务分解、责任到人,全员齐心协力完成共同目标。在一个嘈杂混乱的环境中作出及时适宜的决策,建立适当的管理计划,管理者需要考虑并确定他们的决策模式。

(一)危机前决策

在时间允许、信息充分情况下,应通过集体讨论、评估而作出理性的、最佳的决策,通过以下步骤实现：①确定决策面临的问题；②确定决策标准；③决定评估标准与权重；④发展备选方案；⑤分析备选方案；⑥选择一个备选方案；⑦执行备选方案；⑧评估决策程序及决策结果。决策制定后，下一步就是寻找尽可能的替代方案，完成相同任务总有许多种方法，而且备选方案常常是应对意料之外危机的可靠手段。

（二）危机中决策

在危机情境中，时间有限，信息不稳定，成本可能上升或者不可预测，对资源的需求可能超过现有储备，如果应用危机事前理性决策模式，必会过于复杂而又耗费太多的时间，决策者更倾向于简单模式而非复杂模式。很多情况下，决策者制定满意的或次优的决策，第一个符合标准的替代方案就会被采纳，这样节省了时间和精力，但可能牺牲了最佳的决策。

克莱因考虑了危机事发的真实环境，定义的"自然决策环境（naturalistic decision-making environment，NDM）"具有几大特征：①持续变化的情境；②对变化的即时反应；③限定的错误目标或错误任务；④有知识的人们。

NDM 除以上特征外，还包含以下因素：①不确定性，模糊及缺失的信息；②易变的，相冲突的目标；③时间压力；④利害关系；⑤参与人；⑥组织文化和规范。管理者在进行决策时应加以考虑。NDM 反映了危机决策的真实环境，克莱因提出了一种叫做识别启动决策方法（recognition primed decision making，RPD）。

RPD 重点关注恰当的行动过程，重点包括：①情境评估；②满意而不是乐观；③连续决策和优化；④心理模拟可操作性的最优选择；⑤提升和改进决策；⑥启动行动。

任何一种决策模式都不能完全涵盖一个真正有效的决策结果。最佳决策模式的决策也许与真实环境不相干，而且耗费大量时间；而主观决策模式如 RPD 假定：一致的专家知识就等于一个很好的决策，很多满意的决策都是第一时间行动，看起来是最有效的。但是最佳选择与满意的选择之间始终存在差别，真正有用的决策是这两种模式的折中，在时间允许与信息充裕的情况下，任何寻求最优结果的方法都可能产生最佳的结果，因此在危机管理缩减与准备阶段可利用最优模式。在时间紧迫、信息不确定情况，决策者应考虑 NDM 环境，利用 RPD 模式，及时作出决定，迅速行动，控制危机。

应用 RPD 模式过程中应确保决策者具备丰富的危机处理经验，持续寻求增加有效利用时间和信息的方法，不断发展决策工具以便在 NDM 环境中进行理性的、最优的决策。如果决策者经验不足，又不能灵活运用决策模式，在现实的危机情景中因为巨大压力可能出现下面三种病理状态：①不确定（从一个目标转向另一个目标，如同无头苍蝇）；②以点带面（集中一个目标而忽略其他目标）；③拒绝（不做任何决策）。

这种决策上的病态使危机管理无法发挥效能，甚至导致突发的危机。因此，决策者需要结合以往经验，计划和训练，更需要考虑危机真实环境，因地制宜，灵活运用决策工具，及时制订计划并付出行动。

第四节　危机管理方案

大多数专家都认为危机管理需要通过一个核心来执行，迈耶（Meyer）和霍勒萨（Holusha）认为由首席执行官领导特别行动小组，小组成员应该密切联系，精诚合作，众志成城，危机期间小组成员应放弃自己的工作生活。小组成员由下列成员组成:组织中能承担压力的、富有创造力的高级管理人员;非常熟悉组织运作、学识博大精深人员;资深或实权在握的领导者;熟悉组织运作的外部人员。

特别行动小组应具备足够的权威才能在危机中进行管理和指导,而组织外富有创新技能的外部人员,由于保持相对的独立性,可以减少组织内的一些主观思想。这种组织方法在危机形势迅猛变化时,实现目标也许存在困难,消耗资源也是比较大的;对于小组成员来说,关键问题是他们能否在危机反应和恢复给出建议,并对下级管理团队给予支持。

目前存在两个危机管理模式:事故控制体系(incident command system,ICS)和标准化紧急管理体系(standardized emergency management system,SEMS)。

一、事故控制体系(ICS)

1. ICS 体系的原则　原则包括:①体系相对简单灵活,运行 ICS 可以是一个人起决定作用,其他人辅助,也可以是多个决策者统一行动,指挥。②组织构架适应各种可能出现的危机要求,并能适应于新技术的发展。③这个体系可以迅速扩张,包括标准术语,单个组织,统一指挥,集中行动计划,信息集成和资源分配等。④ICS 结构可以根据危机事件规模大小进行调整。

2. ICS 基本操作流程　ICS 模式如图 2-4-1,流程包括:①建立指挥站;②寻找一个短期的物质和资源存放场所;③建立一个后勤部门,更好的提供和调动物质资源;④寻找直升机起落、维护、加油的场所;⑤寻找一个卫生部门工作的场所;⑥建立一个休息站。

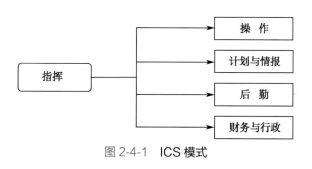

图 2-4-1　ICS 模式

3. ICS 主要职能　对危机进行现场管理,要求有一位管理危机的事故管理者和其他成员一起共同完成四项职能:①操作部门负责危机现场的紧急处理;②计划与情报部门负责收集,分析和记录有关危机、危机处理及可利用资源状况的信息;③后勤部门为危机处理提供多种必需的物质资源及服务,根据危机的规模和性质,后勤小组可能包括通讯、医疗、食品、配送、设备、交通等;④财务和行政部门负责危机处理过程中的财务和成本分析。

ICS 显著优点是组织架结构间比较平等,只有两个层次,即指挥及四个部门,各层次及部门间可以迅速沟通;另一优点是将人员简单分为四个部门,他们之间既相互激励又相对独立运作。ICS 还可以在危机规模扩大时应用于统一领导下的多反应组织。

4. ICS 行动计划　由现场管理者列出危机管理所必需的策略、技巧、资源和后勤支持,并做详细记录,具体为:①危机管理目标;②如何组织管理工作;③具体安排及战术原则;④需要的后勤支持;⑤相关资源(包括安全提示,位置设定,天气数据等重要信息)。温格

(Wenger)和戴思斯(Dynes)发现了ICS最大弱点就是当处理力度扩大时指挥权的转移问题,指挥权多次易主常导致危机信息的丢失,缺乏强有力的信息管理和沟通计划最终降低管理效果,这表明ICS模式稳定性差,主要适用于局部危机。

二、标准化紧急管理体系(SEMS)

SEMS是1991年美国东部海港火灾的直接结果。由于存在不同反应管理组织,设备被不同的部门处理乡村野火,导致更多损失,因此加利福尼亚政府制定法规(于1993年1月1日制定),授权州紧急服务办公室为大灾难和社会危机建立一套标准化的危机管理系统。SEMS由五个层次组成(表2-4-1):

表2-4-1　SEMS标准构架

层次	功能
现场处理部	负责危机发生时的紧急决策及行动执行
当地政府	在其管辖范围内做些管理、协调和恢复性工作
执行区域	在受影响的当地政府之间管理和协调信息,资源,并且充当沟通的桥梁
区域	在执行区域之间管理和协调信息,资源,协助州内各部门协调运作
州	管理一些亟须资源

五个层次都执行他们各自的预测、管理、操作作业、信息收集、向外部发布公告、后勤支持和行政管理功能。SEMS是一个扩大的ICS体系,在危机情境下更有助于各部门之间的信息交流,通过构架,作业,设备,专业技术的标准化,为危机处理提供整体支持。

1. SEMS运作过程　最基层的现场处理部运行的是ICS体系,当危机管理逐渐升级时,SEMS架构才真正开始运作,随着危机规模的扩大,SEMS需要建立一个危机操作中心(emergency operations center,EOC)。根据事态发展要求,EOC从当地政府逐级向上走,从地方水平达到州水平。

2. SEMS组织标准　组织标准涉及管理跨度、个人责任、标准术语、资源管理及集成通讯方式。最佳的管理跨度是一名管理者负责5个资源单位或个人。而SEMS一个重点就是应用标准术语,促进多方行动更加合理化和标准化。

3. SEMS管理层次　大多数危机至少包含三个层次的反应,即操作性、战术性及策略性,而ICS和SEMS都是构架导向型,因此至少包含三个层次管理:

(1)操作性管理:执行任务或任务系列的管理,一般在事故现场。

(2)战术性管理:进行资源的配置和协作,在事故指挥中心。

(3)策略性管理:涉及政策与形势判断,通常在远离事故现场的总部。

三、危机管理框架结构(CMSS)

当洪水爆发,火山活动,地震或暴风雨等大规模灾难来临时,将发生地方性的对资源和优先权的要求,SEMS和ICS体系在这种情况下显得力不从心,管理者需要发展危机管理框架结构(crisis management shell structure,CMSS),这种结构是为满足危机情境下策略和政策需要而专门设计的,能满足从一个人的公司到国家政府的各种规模组织。CMSS结构中,管理人员应根据他们的技能与能力行使责任,而不是根据职位高低或他们在组织中工作的时间。

1. CMSS 的特征　包括:①简单易懂的结构;②简短的沟通与指挥道路;③扁平管理,传达信息时减少信息扭曲和阻滞;④集中决策;⑤给予下级充分授权,并任务水平上的共同决策;⑥重视合作而不仅是战术指挥;⑦收集、评估、整理信息;⑧在危机形势中各当事人集团间有效的沟通;⑨与危机形势的外部集团有效的沟通。

2. CMSS 的构架　如图 2-4-2,CMSS 右半部分为信息部分,左半部分为决策部分。其具体又划分为咨询和信息系统、决策和操作系统。信息系统包括:信息整理部(information collation office,INCO)、公众媒体部(public and media office,PUMO)、咨询形象部(advisory image management office,IMMO)。咨询系统由咨询形象部(advisory image management office,IMMO)和主要咨询团体(principal advisory group,PAG)组成。决策系统是危机管理者(crisis manager,CM)和高层权威(包括首席危机管理者 chief crisis manager,CCM)的接口。操作系统包括合作和指挥系统(co-ordination and command office,CACO)及专业战术指挥部(tactical response units,TRU)。危机管理者(CM)和他(她)的管理联系部的支持者(managerial link office,MLO)可以扩展到咨询、信息系统、决策、操作四个系统的任何范围。CMSS 结构图简单明了地展示危机管理中各部门的功能及贡献。

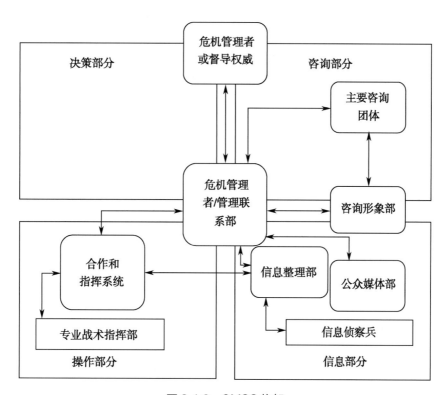

图 2-4-2　CMSS 构架

(1)危机管理者(CM):负责一个独立运作的 CMSS,不同的、独立的、客观的危机同时发生时,允许每位 CM 负责一个紧密的 CMSS。通过 CM 进行合作与控制,最后集中权威可以快速决策。CM 需要能够管理混乱的形势,这种形势通常会丢失信息或信息不准确,几乎没有时间决策和反应,资源的匮乏催生更大的压力和期望,因此 CM 需要较强的能力和必要的训练。如果 CM 是一个中层和基层管理者,高层应该授权 CM 以便应付长期危机。一旦危机开始,CM 开始控制,只有 CM 才能指挥一个紧密团结的危机反应组织运作。CM 一般在指挥中心或总部行动。

(2)管理联系部(MLO):是 CM 与 CMSS 内其他部门之间联系的纽带,相当于我们熟悉的秘书工作。MLO 是一些初级员工,他们接受一定的培训,并准确掌握了接受和记录信息的技能,MLO 在危机开始后和 CM 一起工作。

(3)信息整理部(INCO):是 CMSS 中主要的信息整理者和评估鉴定者。他们集中处理信息,使 CM 及操作人员可以专心进行危机反应和恢复任务。INCO 在危机反应开始工作,地点设在指挥中心。INCO 和 PUMO 一般要分开。

(4)信息侦查兵(CMSS):是一群受过专门训练的收集和报告信息的人。是 CMSS 系统的耳目,为 INCO 收集信息,在危机开始后,根据危机反应计划,常被安排去侦查电台,电视,报纸或互联网。

(5)公众与媒体部门(PUMO):是应对媒体、利益集团和危机之外的人。PUMO 可以向 INCO 发布信息,但不能从 INCO 获取信息,PUMO 提供例行的信息发布必须由 CM 提前做出批准。PUMO 将专门负责对外发布的信息源集中在一起,向媒体及其他利益集团更快的提供信息,减少外界对 CM 及反应人员的干扰,利于他们集中精力,接受专门训练,以应对受害人提出的要求。

(6)咨询形象管理部(IMMO):负责分析危机影响和大众及相关利益集团对组织的看法,并做出改善建议提供给 CM,使他们更有效的向外部发布信息,以改善形象管理。

(7)主要咨询团体(PAG):为 CM 提供专家建议,使 CM 集中精力处理危机反应任务,使更多的人了解具体情况,甚至可以安排专家到现场处理专门的事故。PAG 可以使 CM 不必为一个多面手,PAG 成员更有时间和经验考虑信息及可选择的方案。PAG 成员根据危机形势变化而变化,比如化学专家亲临化学品扩散事故现场时,就可能从咨询作用直接转变为战术行动。

(8)首席危机管理者(CCM):是受过专门训练经验丰富的高级管理者,可以是组织或政府的首脑。当危机更复杂规模更大,需要更多资源时,超出了一个 CM 的权限,这时 CCM 开始工作。CM 应向 CCM 报告运作情况。CCM 人员应该是 CM 一般有单独的指挥中心,并拥有自己的 CMSS 团队。

(9)指挥部(CACO):执行两大任务,即将 CM 决策转化为现场的具体任务,并把任务分配给战术反应部门(TRU),监控局势和资源配置。CACO 进行直接的协作和指挥,使 CM 更有精力处理危机反应全局,推进解决方案及筹谋策略。CACO 负责人一般是 CM 的助手,CM 不在时可以行使 CM 职能,一般都接受过将策略指导转为具体战术的训练。

(10)战术反应部(TRU):可以按 ICS 体系建设,配备一定的人员与设备应对危机及危机影响。TRUs 加强与 CACO 联系,促进信息沟通和指挥传递,并能及时获得资源配给。

3. 危机管理框架的优势 CMSS 是将组织结构转化为危机反应形式,把具体的任务分配给特定的部门,不管何种危机情境,CMSS 清楚地限定了每个部门的作业和目标。CMSS 还可以根据特定危机的需要而改变构架,也可以将各部门细化为更灵活的低层次的管理部门。CMSS 更加强调危机管理能力,而不是建立在非危机时工作头衔、业务流程或工作模式上。因此,这一组织结构更适用于不同规模的组织。

(张 杰 李朝阳)

参考文献

［1］PHILIP HENSLOWE. Public relations: a practical guide to the basics [M]. London: Kogan Page, 1999: 76.

［2］周永生 . 现代危机管理 [M]. 上海：复旦大学出版社 , 2007: 19.

［3］罗伯特·希斯 . 危机管理 [M]. 王成 , 宋炳辉 , 金瑛译 . 北京：中信出版社 , 2004: 196-198.

［4］HELMREICH RL. Managing human error in aviation [J]. Sci AM, 1997, 276: 62-67.

［5］SALAS E, BOWERS CA, EDENS E, et al. Improving teamwork in organizations [M]. Crc Press, 2001.

［6］SIMON A, BOOTH. Crisis management strategy: competition and change in modern enterprises [M]. London: T. J. Press, 1993, 123-124.

［7］熊卫平 . 危机管理：理论·实务·案例 [M]. 杭州：浙江大学出版社 , 2012.

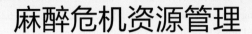

第三章

麻醉危机资源管理

第一节 麻醉危机的概念

一、麻醉危机的定义

医学术语中危机最初指"病情急转期","危象",古代医师把病情分成几个时期,患者的危机时期就是病情是朝好的方向或坏的方向转化的转折点。在现代医学领域危机一般定义为"由一些短暂,紧急的事件构成,对患者造成显著危害的时刻"。危机需要积极处理才能防止对患者造成伤害,一般不可能自行解除,所以危机的处理是否及时得当直接决定患者的转归。麻醉危机是指临床麻醉过程中因为各种原因,导致术中患者状况突然恶化,出现紧急情况,并可能对患者的生命和健康造成严重威胁的特殊状况。与其他危机相同,麻醉危机也具有突发性、复杂性、不确定性和高风险性等特点。

二、麻醉危机的特点

麻醉学是一门本质上就蕴含着危机的学科。众所周知,"只有小手术,没有小麻醉"。1954 年的研究统计显示,麻醉相关死亡率高达 1/1 560,麻醉在当时是一项相当危险的操作。随着科学的发展,技术的进步,麻醉不良事件的发生率在大大降低,近年来数据表明,术前健康的患者,麻醉因素导致死亡的比例在发达国家约为 1∶200 000。但麻醉的风险性仍然是至关重要的问题。麻醉医师常常需要在极大的压力下,快速诊断和处理患者,其实麻醉本身就包含危机。麻醉与其他专业领域不同点在于,麻醉的环境十分复杂,麻醉过程中患者状态是不断变化的,而复杂的环境和不断变化的过程紧密关联并强烈的相互作用,使得危机更容易发生,也更难处理。麻醉是一个"复杂、动态的世界",包含以下几个特点:

1. 突发性 麻醉中患者的状态是持续变化的,在麻醉过程中,不可预料的事件频频发生,很多超过了麻醉医师的控制范围,比如一个无过敏史的患者发生了过敏反应。麻醉本身并不是一种治疗手段,外科才是,麻醉医师通常给外科医师创造手术条件,而外科医师常常会制造危机,比如无意中切断大血管,引起大出血,这使麻醉医师在处理过程中十分被动。危机的发生常常很突然,即使常规的工作也会发生。

2. 复杂性　系统的复杂性源于大量相互关联的组件。麻醉医师最关注的系统就是患者,患者是个极其复杂的系统,有许多器官组成,又包含很多子系统,比如循环系统、呼吸系统和神经系统等,而这些系统的功能现在还没有完全了解,与工业系统不同的是,人体系统无法设计、制造,也不可单独拿出来检测,更没有操作手册可参考。患者的某些生理变化可以靠自身系统进行调节,麻醉会减弱甚至消除了患者自身的保护性和补偿性的生理机制,并将内部系统和外部系统紧密联系在一起,比如使用呼吸机连接患者的呼吸系统,血管活性药物输注用以调整循环系统等。用于患者的仪器设备通常由许多独立组件构成,由不同的工程师设计,不同的厂商生产,不同的人使用,造成设备与设备之间,设备和患者之间,设备与操作者之间的相互关联和作用变得相当复杂。

3. 不确定性　患者本身就包含许多不确定性。现代医学对人体的研究尚不完善,许多机制尚不明确,存在很多无法解释和无法预测的情况。患者的真实状态通常不是直接测出的,而是从临床表现和监护仪的数据推测出来,然而这些数据并不完美,与工业系统不同的是,患者的监测数据主要来源于非侵入性且比较容易获得的方法,这些容易受到各种各样的干扰,比如心电图是通过体表的微弱电信号采集生成的,电刀等设备对其干扰很大。即使是有创监测也受到人为和患者生理因素影响,比如桡动脉测压时未排空管道内空气造成压力读数失真。即使麻醉医师知道患者的真实状态,患者对干预措施的反应也是不一样的。因为患者在反应敏感性、药代动力学、药效学等方面存在基因上或后天获得性差异,所以对相同剂量的药物或常规操作会产生不同程度的反应,在创伤、危重等危机情况,这些反应会出现明显差异,表现为反应过度或反应不足,例如同样是置入喉镜,反应各不相同。

4. 高风险性　麻醉是高风险的医疗行为,麻醉医师的决策和处理直接影响患者的预后,即使是相对健康的患者进行择期手术,也可能出现死亡、神经系统损害等永久性灾难性的后果。每一种干预措施,即使是适当的,都伴有不同程度的副作用发生,其中有一些是灾难性的,比如大剂量使用收缩血管的药物维持循环可能造成肾衰竭。此外,很多风险是无法预测和避免的,与其他工作不同的是,如果出现问题,可以停止或取消生产,但急诊手术本身就是挽救生命,此时要评估和平衡手术麻醉的风险和患者自身的风险是非常困难的。

三、麻醉危机的产生与发展

危机被认为是突然出现并迅速发展的,但人们通常可以从一些问题或事件中发现并识别危机。比如,术中发生了低血压,如果麻醉医师及时发现并纠正,并不会对患者产生严重伤害,但是没有发现并纠正,可能引起永久性神经损害。这说明了危机的发生发展不是随机的,其往往源于一些潜在性问题,由一些事件触发,从而发展为危机。

1. 潜在性问题　也可以称作潜在性因素或潜在性缺陷,是指先天性或后天性的缺陷或错误,潜伏在系统中较长时间,无法察觉或表现不明显,这些潜在性问题不会直接导致危机发生,但是危机发生的基础或隐患。可分为:

(1)设备缺陷:现在医学十分依赖各种医疗仪器设备,尤其是麻醉,但这些设备的设计制造并非完美,由于专业知识的差异,其潜在性问题常不能被麻醉医师发现。

(2)患者因素:手术患者不可能把所有的检查都做一遍,造成对患者身体功能不完全了解,患者的潜在问题无法被发现。

(3)安全意识缺失:现在医学教育重点放在知识和技术的培训,缺乏安全意识的培养,造成即使在知识技术水平较高的情况下,仍有人为错误引发危机。安全意识是最容易忽略的潜在性问题。

2. 触发事件　危机可以由一个事件或多个事件触发,麻醉医师通常关注自己专业相关问题,对于其他问题关注较少,触发事件来源于以下四个因素。

(1)患者:许多问题发生与存在潜在性问题的患者,比如研究表明,即使没有明显血流动力学波动或麻醉问题,心肌缺血仍有可能发生。

(2)手术:单纯手术刺激引起生理反应可触发,如心动过速,也可由一些突发事件触发。如压迫器官或切断大血管,会迅速演变成危机。

(3)麻醉:即使没有潜在性问题的患者接受麻醉也会出现意外,麻醉操作不当会导致伤害,尤其是麻醉减弱或消除了患者的保护性机制,使麻醉操作、体位变动更容易造成伤害。

(4)设备:患者需要仪器设备监护重要功能并维持麻醉,如果设备故障,患者将受到不可挽回的伤害,设备问题往往导致处理其他问题更困难,因为除了处理设备问题分散了麻醉医师的注意力,另外其他问题的处理也需要依赖本身已有故障的设备。

3. 发现和处理　潜在性问题经过某些事件触发,会演变为严重的问题。不同的时期干预,不同的处理措施可能会产生不同后果:没有及时发现处理,严重事件发展为危机,造成严重危害;发现并处理及时,严重事件没有发展成危机,或危机已发生,但未造成严重危害;发现并处理,但处理错误或不当,严重事件发展成危机,造成更严重的危害。对于麻醉医师来说,"眼观六路,耳听八方"是必备技能。麻醉机、监护仪、输液管路、手术医师操作等,均应尽在麻醉医师的关注之中。高度警惕要求麻醉医师在进行其他临床操作时依然对各种事件和信号保持警觉。监护仪是麻醉预警的重要战场,患者的血压心率等变化往往是不良事件发生的先兆。围手术期麻醉医师需要重点关注的危机是多方面的,包括患者自身情况所导致的危机,手术医师操作所导致的危机,仪器设备所导致的危机,工作环境所导致的危机等情况。例如,恶性高热虽然罕见,但极其凶险,恶性高热的早期临床特点包括无法解释的心动过速、机械通气时患者出现高碳酸血症或者自主呼吸患者出现呼吸急促、代谢性酸中毒、肌肉强直、心律失常等,晚期可出现中心体温快速升高、高钾血症、肌红蛋白尿、DIC、严重的心律失常或心脏停搏等,及时地发现恶性高热早期的临床表现对于后续的抢救是至关重要的。有些体位和手术操作易导致患者出现肺气栓,除了关注监测患者生命体征的变化外,对可能引起气栓的手术步骤也需要时刻保持警觉。

处理危机的最好方法就是预防危机发生,但即使做了充分的预防措施,也不能阻止危机发生。经验表明,尽管麻醉过程中尽量避免问题出现,各种各样问题还是占较大比例。有一些研究数据可能反映一些情况:在一个全身麻醉多中心研究中,17 201 名患者接受了全身麻醉,86% 的患者出现了至少一个不良后果,超过 5% 的患者出现了一个或更多严重后果;Cooper 和助手在研究中发现 18% 的患者在手术室或复苏室发生了中等程度的不良事件,3% 出现了严重事件;麻醉相关死亡率,美国等发达国家大约为 1∶250 000,而美国航空总事故率只有 1∶350 000,围手术期死亡率可能高达 1∶1 400,这是美国航空事故死亡发率的 45 倍,对于患者的安全,麻醉还有很长的路要走。

Cooper 等对 19 世纪 70 年代末至 80 年代中期发生于麻省总医院的麻醉危机事件统计研究列举了 25 个最常发生的麻醉危机事件(表 3-1-1)及产生麻醉危机的相关因素

（表 3-1-2），研究将麻醉危机事件定义为麻醉密切相关的人为错误和设备故障，如果未及时发现或纠正，可能导致或已经导致患者住院时间延长甚至死亡的一系列不良后果的事件。随后的 30 年里，许多国家和组织进行了危机事件研究，事件的分布可能有所改变，但结果有相似之处，这个研究结果仍能为分析产生危机的原因提供帮助。

表 3-1-1　最常发生的麻醉危机事件

事件描述	事件例数
机械通气期间回路断开	57
弄混注射器	50
气体流量控制系统故障	41
没有供气	32
静脉通路断开	24
吸入挥发罐意外关闭	22
弄混药物安瓿	21
药物过量（静脉药物，判断失误）	20
药物过量（吸入药物，方法问题）	20
呼吸回路泄漏	19
气管导管意外脱出	18
气管导管位置错误	18
呼吸回路连接错误	18
补液不足	15
拔管过早	15
挥发罐故障	15
误读监护仪血压	15
呼吸回路控制系统故障	15
选择了错误的气道管理方法	13
喉镜故障	12
错误的静脉内用药	12
通气不足（人为错误造成）	11
药物过量（吸入药物，判断失误）	9
药物过量（静脉药物，方法问题）	8
选错了药物	7
总量	507

资料来源：COOPER J，NEWBOWER R，KITZ R.An analysis of major errors and equipment failures in anesthesia management：considerations for prevention and detection［J］.Anesthesiology，1984，60：34-42.

表 3-1-2　麻醉危机事件的相关因素

相关因素	相关例数
没有检查设备	223
第一次遇到这种情况	208
总体经验不足	201
疏忽或粗心大意	166
情急下过于匆忙	131
对设备和装置不熟悉	126
视觉受限	83
对麻醉方法不熟悉	79
麻醉过程中受到其他干扰	71
临床教学	60
过多依赖其他人	60
对手术过程不熟悉	59
缺乏睡眠或疲劳	55
现场人员不足	52
不遵守常规	41
监管不足	34
设备设计冲突	34
不熟悉药物	32
不遵守规章制度	31

资料来源:COOPER J,NEWBOWER R,KITZ R.An analysis of major errors and equipment failures in anesthesia management:considerations for prevention and detection [J].Anesthesiology,1984,60 :34-42.

第二节　麻醉危机资源管理的概念

一、麻醉危机资源管理的定义

麻醉的成功实施不仅依赖于必要的医学知识和技术技能,而且须将其转变为对形势的有效管理。源于航空领域的培训机组资源管理(crew resource management,CRM)被引入麻醉学课程,称为麻醉危机资源管理(anesthesia crisis resource management,ACRM)。用 crisis 替换 crew,对于医学领域更贴切,却无意间导致了一些误解,一是认为 ACRM 只是如何应对危机,不包括危机预防;二是认为 ACRM 只是对严重的危机事件进行处理,并不包括对轻度异常情况的管理。其实,预估和计划是 ACRM 的一个关键点,包含有风险识别,预防异常情况,使普通患者的治疗达到最佳,情况恶化得到早期处理,防止危机的发生发展。无论在危机早期阶段,还是在危机最严重的时期,ACRM 提供给麻醉医师如何指挥和控制所有可用资源,对危机问题可以按计划做出应对的有效方法。

二、麻醉危机资源管理的策略

动态决策模型(图 3-2-1),反映的是麻醉医师在手术过程中面对实时问题的行为认知过程模式。其关注层面的平行发生的数据显示同时也为 ACRM 训练模式提供客观的基础。在麻醉过程中的异常元素冲击下,麻醉医师在传统训练模式下对问题的决策流程是通过对信息资源进行分析整合得出可以解释问题存在的各种假设,然后综合验证分析后得出处理方案,这也是临床诊断治疗的常规思路。但是由于麻醉学与门诊或住院医学间的差异在于动态性,时间压力和不确定性的强度,麻醉医师通常在遇到问题时需要迅速采取行动,以防止灾害性不良后果,在相对有限的时间内采用常规推理演绎的处理流程可能延误处理问题的最佳时机。

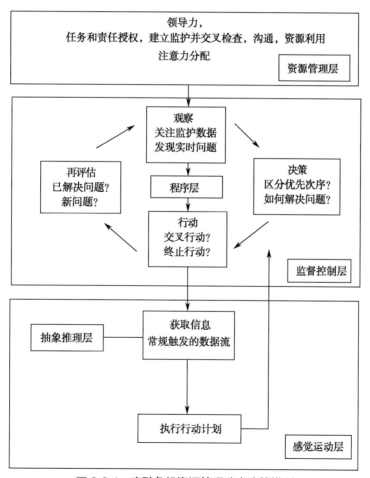

图 3-2-1　麻醉危机资源管理动态决策模型

　　因此对核心过程中的问题认知和决策制定的效率性被迫切需要。在无法做出确定的"诊断"时,采用近似策略来处理这种模糊,例如低血压处理,先不分析病因,按一定流程先纠正低血压,边处理边明确诊断;或者是在某些单一诊断上处理,处理发生率最高的候选事件。

　　这种被称为"启发式"的方法通常会节约大量时间,但也是把双刃剑,当启发性策略最初的处理方向是错误的,这就需要不断再评估进行再认知和再决策,使得诊断和治疗回归正确的方向。而反复验证评估需要消耗大量的时间和精力,资源分配的失衡往往会造成解决问题的严重失误。

表 3-2-1　精神活动的层次

控制层面	解释	注释
资源管理层	所有资源的管理控制,包括团队工作和交流	事件分析表明了缺乏资源管理和交流技巧对事件和事故发展的巨大影响;这些因素的重要性反映在 ACRM 规则和模拟培训课程中
监督控制层	元认知:对思考进行思考	思考过程、决策(如避免固定误差)、进程安排和记忆行为(如前瞻性记忆任务)的动态适应
抽象推理层	基础医学知识的运用,寻求高层面类推,演绎推理	常与其他层面平行;在紧急情况下常太慢,对高工作量情况中分散注意力的行为太敏感
程序层	预编译应答,追随流程,探索,"反射"	认知引导的决策—专家常处于此层面:由于缺乏对"步骤"合适行的检查,可能会出现特定错误;经验较少者可能会误用这一层面,导致未经仔细考虑,未加以改变的"食谱医学"
感觉运动层	所有的感觉和手动行为的使用,"感觉、做、听",有时有对行为的下意识控制	专家执行平稳的行为顺序,并以他们感觉的直接反馈来控制其行为,可能发生技术性错误,如事故和失误

　　从表 3-2-1 可以看出,有效的资源管理和团队合作,可以合理分配有限的注意力到监督控制层面,使得观察、决策、行动、再评估这个循环在危机处理过程中不断运行,不断验证、修正诊断和治疗行为,以适应危机事件快速恶化的形势。

　　经验性的研究表明,核心过程的管理和协调需要在各认知层面间、各任务间分配注意力,而可用的精神资源很容易需要对麻醉强烈的关注而应接不暇。因此,在麻醉过程中对于麻醉医师有限的注意力进行合理有效的分配时急需的,策略性地调控注意力的一个主要方面就是主动管理工作量,而非被动的"逆来顺受"。合适的管理策略往往能使整个麻醉过程的质量得到一定程度的优化。而麻醉医师在行动选择和时间安排方面关注的因素需要全面,如开展行动所需要的预先条件和其受限制的客观条件,还需经常性衡量行动的成功与行动实施的速度和简易性等。

　　其实日常生活中也有相似的例子,当车辆即将驶入车流较大的高速公路时,有经验的驾驶员会尽量减少干扰,例如让乘客停止说话,并将注意力转移至获取高价值数据;例如观察驾驶员侧的后视镜,并调用预先制定的策略驶入;例如打转向灯,加速等。熟练的驾驶员只需一点点意识就轻松完成这一系列的行为,而这依赖之前受过正规训练和丰富的经验积累。麻醉同样如此,通过 ACRM 课程学习,掌握如何快速识别,预防,处理危机事件,使得麻醉医师不需要花大量精力重新建立思维流程,加快对危机事件反应速度和减少错误决策,从而大大提高危机处理的成功率,减少危机事件对患者造成的伤害。

第三节　麻醉危机资源管理的基本原则

斯坦福大学麻醉团队改编的 ACRM 把 40% 的注意力放在高风险围手术期医学技术管理上,而把 60% 的注意力放在危机管理的一般原则上。ACRM 基本原则主要分为两类:决策认知部分和团队管理部分表 3-3-1。下面分别对这些关键点进行详细讨论。

表 3-3-1　麻醉危机资源管理的关键点

决策认知部分	团队管理部分
了解工作环境和可用资源	尽早宣布紧急情况
预估和计划	尽早寻求帮助
使用所有可用信息进行交叉比对	指明领导者
合理分配注意力	明确人员的角色
组织调动资源	分配工作
使用认知辅助工具	有效沟通交流

一、决策认知部分

(一)了解工作环境和可用资源

不同的工作环境包含不同的场地、设备、人员,所能调动的资源也是不同的,例如手术室场地较复苏室宽敞,能够使用的设备更多,而且有外科医师、巡回护士、洗手护士,而复苏室只有麻醉医师和麻醉护士。一些资源显而易见,例如麻醉机、监护仪;一些资源如果未经过相应培训的,就相对不明显,例如除颤仪并不是手术室常规配置,需要用时去哪里拿,或者危机时刻需要护士帮助使用麻醉机手动通气,护士能否做到。了解工作环境和可用资源是使用这些资源的前提,这些资源可分为,麻醉医师自身、其他人员、设备和工作环境、医院系统和额外资源。

1.了解自己　麻醉医师自己作为危机管理的主体,自己本身就是最重要的资源。通过运用专业知识技能和有效的资源管理,能直接对患者采取行动或监督其他资源的使用。然而许多因素会限制麻醉医师以最佳方式处理患者。

(1)责任心:患者不应该因为你的错误决定而承受痛苦,也不会因为你的错误酿成危机,即使你及时挽救而感谢你。当你发现自己出现问题或别人提醒你出现问题时,你必须停下来反思自己的行为。

(2)身体状态:你的状态不是一成不变的,时刻都在变化,例如疲劳、压力、疾病、个人家庭问题等。如果因此造成能力减弱,你可能需要调动其他资源来帮助你,使得整个过程维持一定的水平不下降。例如找其他同事帮忙,或调低监护仪报警的限值并提高报警音量,还可以站立起来、与别人谈话、喝些提神的饮料或适当休息。

(3)心态和压力:安全意识的缺失加上不断增加的工作压力,导致出现许多危险的心态,直接导致患者安全受到影响。1994 年对美国加州麻醉医师工作压力调查发现:49% 出现了因压力导致的不安全事件;32% 的麻醉医师表示外科医师会强烈要求他们继续处理他们希望取消手术的患者;36% 表示压力来源于与外科医师相处;45% 表示压力来源于不拖延手术。巨大的工作量会导致麻醉医师变得精神紧张,20% 麻醉医师有时会为了加快手术进程、改变原有计划和麻醉方法,4% 麻醉医师会经常这样做。而且现在麻醉的工作量比以往明显增加,所以其相应比例也可能增加,这对麻醉安全是一个显著的威胁。下面列举了几类冒险心态及解决方法(表 3-3-2)。患者安全是放在首位的,这需要麻醉医师设立一个安全底线,即使面对外科医师的压力或是巨大工作量的压力,也不会被动。同时建立完善的术前检查和评估制度,使用共同的规则让麻醉医师,外科医师等多方对取消手术达成一致,既减少手术取消台次,同时保障了患者安全。

表 3-3-2 冒险心态及其解决方法

冒险心态	解决方法
反权威:不要告诉我该做什么,这些是对其他人的,对我不适用。	遵守规则,常规,指南通常是对的
易冲动:做任何事情只求快。	不要这么快,先思考一下。
盲目乐观:这不会发生在我身上,这是个普通的事件而已。	这可能发生在我身上,即使是普通事件也会产生严重的问题。
过于自信:我能做到,我能把气管导管插进去。	冒险是愚蠢的,要为失败做好准备。
不作为:不关我事,这是外科医师的问题。	我可以提供帮助。

2. 其他人员 除了麻醉医师外,手术室的其他人员也是极为重要的资源。

(1)外科医师:与麻醉医师不同的是,外科医师更关注于患者的手术如何完成和手术后效果如何。对麻醉医师来说,外科医师比麻醉医师更了解患者,能向麻醉医师提供医疗或手术存在的潜在性风险,这些信心是无法从患者或病历中获得的。大多数外科医师能提供很多处理问题的方法和技术,这些可能是麻醉医师不熟悉的,例如胸外科医师擅长胸腔穿刺,普外科医师擅长腹腔穿刺技术,耳鼻喉科医师擅长气管切开技术,但如果是眼科医师就可能不擅长这些技能了。需要了解外科医师及了解其能够提供的帮助。

(2)护理人员:护理人员有自己的职责和执业范围,经过一定的培训,能够为麻醉医师提供很多帮助。比如帮助呼救,拿取除颤仪,抽取药品,帮助记录等。这减少了麻醉医师频繁离开患者的时间,可以将更多的注意力用于分析、评估、治疗患者。

(3)技术人员和其他人员:任何人都可以提供力所能及的帮助,例如拨打电话,拿取物品,帮助转运患者等,这些资源需要充分被利用。

3. 设备和工作环境 麻醉依赖与大量仪器设备,包括麻醉机、监护仪、输液泵、超声仪等,设备故障可能引发一系列事故,会带来不可挽回的伤害。为保证这些设备处于最佳状态,麻醉医师必须做到以下:

(1)使用前检查:工作前进行安全检查,确保日常设备正常工作,比如麻醉机使用前检查。

(2)备用设备完好:确保紧急备用设备能正常工作并且可以立即使用,比如除颤仪充电完成可以随时使用。

(3)固定摆放:明确各种设备的摆放位置,以备危机时刻最快速度拿到。

(4)熟悉操作:熟练掌握每一件设备的操作,能够处理设备异常情况。

无论在手术室、复苏室,还是手术室外的消化内镜室、磁共振室,麻醉医师对工作环境应当有充分的熟悉,尤其在手术室外,应知道电源和气源位置、安全通道、消防设备,甚至电话位置以方便呼救。另外,实施麻醉前应仔细检查必备的药品、完好可用的器械和设备,因为出现问题时寻求帮助比在手术室内要困难。

4. 医院系统和额外资源　医院系统各个科室共同工作又相对独立,手术室麻醉科是与医院其他科室相关的一个组成部分。医院系统将诸如检验科、输血科、放射科、行政后勤部门等联系在一起,可以为危机预防和处理提供资源。经验证明,充分利用这些资源实际上并不容易。不同科室衔接过程中往往是错误的来源,例如急诊科送往手术室的患者,可能对病史及治疗措施的交接上出现遗漏。如果想利用好医院其他资源,需要提前做好沟通和准备。

当然一些地区和机构还有额外的资源可以利用,提供专业设备和药品。例如,如果怀疑或确诊恶性高热,可以联系香港地区医院提供丹曲林。向疾控中心等专业机构,甚至医药器械公司咨询提供专业的治疗意见,取得技术支持,例如向设备厂商咨询如何对植入式心脏起搏器进行调整。

(二) 预估和计划

在危机处理过程中意识保持领先,即先于事态恶化做出决策,对全局进行预估,包含以下几个方面:

1. 风险评估　提前评估患者可以了解患者的状态,综合手术、麻醉等因素评估风险,考虑可能出现的严重情况。

2. 预期行为　可以通过一些微不足道的问题来预测未来的状态,也可以通过对关键问题的完成情况或关键时间的长短来预测,比如通过手术时间来预测患者术后并发症的发生。

3. 预处理　一些有经验的麻醉医师会迅速对一些常见情况进行预处理,这可能让危机处理的应对变得更迅速有效,这些预处理方案应当基于合理的医学知识和有根据的类比,例如在骨水泥填充前,使用地塞米松和血管收缩药物进行预处理。

对患者制定适当的麻醉计划是一项重要任务。一个完善的麻醉计划应包括:患者的状态、手术要求(例如体位、单肺通气等)、麻醉用药方案、所需麻醉器械和设备、特殊的麻醉技术以及与之相对应的麻醉医师、风险的评估、原计划失败后的备用方案、可能需要面对的问题及如何处理,如何调动资源等。通常情况,对术前风险评估不足忽略了潜在性风险,会导致制定了错误的麻醉计划,例如忽略了患者的青霉素过敏史而使用了青霉素。错误的麻醉计划即使完成得再好,也会让患者面临风险。

(三) 使用所有可用信息进行交叉比对

在手术室的复杂环境下,数据并不总是可靠的。大多数监测是不灵敏的、间接的。因此容易产生错误数据,有些数据短暂改变会自行纠正,比如外科医师挤压袖带造成无创血压无法测出。麻醉医师必须要认真观察这些变化,并使用所有可用数据和信息,对不同的相关数据进行交叉比对,综合分析,再做下一步措施,而不是单纯依赖任何单一数据。监护仪器可能会出错,经常发出错误的报警,当出现正确的报警时会让麻醉医师误认为是错误的报警,而且频繁的报警会分散麻醉医师的注意力,或部分麻醉医师会选择关闭报警,这是非常危险的。正确的方法是,当患者出现异常或监护仪报警时,首先确认患者安全,再处理仪器问题,设置适当的报警限值,运用全部感观,包括视诊、听诊、触诊来检查患者,多途径来确认患者的情况,不能只依靠监护仪数据。

同样需要重视外科医师和护士对患者的操作,了解手术中使用的药物,许多危机发生是外科操作失误或药物使用错误造成的。当出现异常情况时,一定要查明原因,其他人员可能不会告诉你发生了什么,但有可能提示你问题即将发生或给你解决问题的关键信息,比如发现血压突然下降,外科医师可能不会告诉你是不小心切断了大血管,但会提示你出血很多要注意补充血容量。

（四）合理分配注意力

麻醉工作与外科手术有着明显不同的是,外科医师在手术台上只需把所有注意力放在手术操作上,而麻醉医师需要准备药品、准备器械和设备、进行麻醉相关操作、监测患者(包括常规监测和特殊监测,如经食管超声心动图(TEE)、与其他人员交流,获取并反复分析大量信息、调整方案、制定策略。这些工作需要在短时间内进行多任务、多线程处理,而且各任务之间需要迅速切换、循环重复,这需要消耗麻醉医师大量的注意力。尤其在危机处理过程中,注意力分配直接决定了能否获得正确的信息并做出正确的决策,所以注意力是麻醉资源管理中最宝贵的资源。

1. 保持警惕　警惕性是保持注意力的能力,其在观察和发现问题中起到至关重要的作用,保持警惕是危机管理的第一步,有很多因素会降低警惕性:

(1) 自身的原因:如疲劳,疾病等。

(2) 冒险的心态:如盲目乐观等。

(3) 大量的数据:如监护仪的频繁错误报警。

(4) 高负荷的工作时期:比如麻醉复苏时期需要停药,恢复患者自主呼吸,唤醒患者,拔出气管导管等许多任务同时进行,可能会忽略患者体动造成静脉输液通路脱落。

(5) 分散注意力的行为:如接听一些不重要的电话,长时间面对电脑录入数据,音乐或交谈声过大等。

相关研究描述了干扰和分心是怎样把小问题演变成大灾难的。因为前瞻性记忆中记得要做某事特别容易因干扰和分心而忘记。例如气管插管连接呼吸回路后,应将手动呼吸模式设置为机控呼吸模式,但此时因患者血压升高、心率增快,而去调整静脉麻醉药物而忘了拨动转换开关,造成患者没有通气。对于一些问题,可以采取一些预防措施,例如制定操作规范流程严格执行,或者设置麻醉机报警等。

2. 根据不同工作负荷分配注意力　注意力分配是一个动态过程,麻醉医师必须不断优先处理需要关注的情况。当出现危机问题时,应当快速处理关键事件,把小问题留到患者平稳后再处理;当工作负荷不大时,应当处理这些小问题,以免发展成严重的问题,并利用相对轻松的时间为接下来的高负荷工作做准备,比如麻醉复苏期或体外循环终止期。

即使在执行常规任务,也要对患者的评估保持警惕性。当怀疑问题正在发展恶化,应将注意力主要分配到问题识别和对患者的评估上,直到证明一切正常。无论发生什么情况,团队中应至少有一人始终关注患者的情况,比如手术室着火,出现所有人去灭火,而没注意患者的呼吸管路已断开,这是不允许的。

（五）组织调动资源

各种可利用资源是零散甚至是相对独立的,在危机处理的过程中需要将所有可利用资源进行有机高效的组织起来并合理应用。包括以下:

1. 迅速反应　发生危机时,立即确认,立刻响应,第一时间开始调动资源。

2. 熟悉资源　充分了解可用资源,不要让不熟悉的人做不熟悉的事,这样只会使事态恶化。

3. 合理安排　在多任务处理中分配注意力的同时,执行最佳的计划和高效的时间安排。

4. 加强联系　加强各个资源之间的联系,充分发挥主观能动性。

5. 监督行动　加大监督力度,不仅决策,而是参与执行。

6. 简化任务　根据可用资源,简化任务,提高执行效率。

（六）使用认知辅助工具

文献表明,人的记忆力和计算能力是不可靠的,特别在有压力的情况下更为突出。即使是受过严格训练的飞行员也只是记得一些关键步骤,不可能把所有事件所有处理方法都丝毫不差的记下来。飞行员会充分利用各种纸质的、机械的、电子的工具来帮助处理危险任务,这些工具称为认知辅助工具（cognitive aids）。

尽管有些纸质清单被用于医疗行业多年,直到现在还是没有被麻醉科很好的利用,很多人认为其没有价值,对发生危机时还去查看资料很不屑。研究表明,在模拟危机训练中使用认知辅助工具能更好的发挥医学知识和技能。如果有专人负责读出危机处理步骤并监督每一部的实施,危机处理团队的效率更高,可以大大减少关键步骤的遗漏和实施错误,很多研究也提出了认知辅助工具的重要性,希望麻醉医师对其有更深刻的认识,从而改变对其的态度。

斯坦福大学认知辅助小组（The Stanford Anesthesia Cognitive Aid Group,SACAG）,通过对认知辅助工具进行了多年的测试并不断优化,制定了麻醉应急手册,其中包括了 23 个围手术期事件,这些手册被放置与斯坦福大学医院所有的麻醉场所。

除了像斯坦福麻醉应急手册这种清单式的工具,认知辅助工具还有很多种形式,可以通过英文字母帮助记忆（表 3-3-3）。

表 3-3-3　困难气道处理 ABS 安全快捷流程

Ask for help	需求帮助
Breath	通气
Spontaneous breathing	自主呼吸
Stick cricothyroid membrane or Surgical airway	环甲膜穿刺或气管切开

研究表明,在压力作用下人类计算能力会迅速下降,这可以通过电脑和手机上安装医学辅助软件来帮助计算药物,而不能只靠记忆或心算。也可以通过网络查询药物的使用方法及参考文献,但这会分散注意力,增加工作量,最好让别人去完成。除了从电子病历和麻醉记录中获取数据,麻醉机和监护仪也能为麻醉医师提供趋势图、变异率、压力容量曲线等需要计算和处理的信息,更直观的帮助麻醉医师做出客观判断。鼓励使用认知辅助工具并不代表让麻醉医师做每件事都依赖工具,还是需要麻醉医师在遇到问题时,运用自己的医学知识和技术以及丰富的临床经验去处理。

二、团队管理部分

团队合作包含很多内容,一个优秀的团队应当具备知晓、能力、态度这三个方面的素质（表 3-3-4）。

（一）尽早宣布紧急情况

有时尽管情况已经恶化,有些麻醉医师会隐瞒真实情况,只按"正常"进行处理,而不是进行危机处理,这可能是顾虑这样显得自己能力不足或担心影响外科医师手术,结果耽误了危机处理的最佳时机。宣布进入紧急情况即告诉团队所有成员危机即将发生,需启动危机处理程序,调动所需资源。但过早或过频繁的宣布进入紧急情况也不行,太多错误的报警使得团队以后不再相信你(狼来了),所以准确的评估和适当的时机把握非常重要。

表 3-3-4 团队的素质

知晓	能力	态度
知道团队的任务、目标、规范和资源	能够对决策和行动做到随机应变	团队目标要一致
知道能根据情况适当调整策略	能够协调任务,包括分配工作	相信团队的力量
知道团队分配的任务和面临的问题	能够共享知识和状态	有团队凝聚力
知道如何有序安排任务并执行	能够关注队友状态,必要时给予队友支持	团队成员要相互信任
知道如何沟通和下达决策	能够理性决策	
知道个人对团队的作用	能够沟通交流	
知道如何处理团队其他成员或个人的关系	能够领导团队	
	能够处理成员之间关系,包括处理矛盾	

宣布紧急情况不是简单粗暴的把手术立即停止然后观察,应当按问题的严重程度和性质采用不同的策略。如果是发生概率很低的危机事件,而且问题不严重时,可以提高警惕性,仔细检查确认,做好准备,采取一些干预措施,随着情况的逐渐恶化,就需要通知团队其他成员并宣布紧急情况。根据问题的严重程度,可以与外科医师协商:①告诉外科医师出现了问题,允许手术继续,但需提高警惕性;②建议继续手术,但可能要提醒外科医师应当注意手术操作对患者的影响;③暂停手术,提供评估时间,并观察干预效果再继续手术;④建议继续手术,但要尽快完成或改变手术方式;⑤要求手术尽快终止,立即缝合切口或直接包扎创面,处理危机直至相对平稳后转移至 ICU。

(二) 尽早寻求帮助

处理问题最好的方法有时候就是需求帮助。这在低年资麻醉医师很常见,但对于高年资麻醉医师来说,却不多。原因可能是高年资医师认为自己有足够能力处理,找别人帮忙,甚至找比自己年资低的医师帮忙是件很丢人的事,显得自己水平不如别人。这种想法是极为错误的,通常工作 5~10 年的麻醉医师最常犯这种错误。

尽管有经验的麻醉医师比新手独自处理问题的能力更强,但有些时候应当立即寻求帮助。当患者出现以下情况:①已经出现严重问题(例如心脏停搏);②情况恶化(例如困难插管患者通气越来越困难);③对常规处理没有反应(例如持续低血压,用收缩血管药物没反应);④本身就需要多人来处理的情况(例如多发严重创伤,需要团队救治)。

如果是低年资麻醉医师,以下情况需要寻求帮助:①需要短的时间完较多的任务;②任务太多无法完成;③不确定发生了什么情况,需要别人的意见;④当其他人发现你可能需要帮助时。

不同的人员拥有不同的技能,麻醉医师应当清楚需要哪些帮助类型,哪些人可以提供这些帮助。帮助类型分为:①体力帮助(例如移动患者或移动设备);②运输帮助(例如送标本、拿血制品、拿取检查结果等);③特殊技能帮助(例如气管切开,拍摄 X 线片);④一般技能帮助(例如外周静脉穿刺,导尿);⑤思考帮助(例如需要另外一个医师帮助分析思考,帮助决定);⑥影响力帮助(例如一个年轻麻醉医师发现了问题正要处理,而手术医师是外科主任,外科主任对年轻麻醉医师的判断和处理不够信任,此时高年资麻醉医师或麻醉科主任可以帮助年轻医师克服这些阻力,强化年轻麻醉医师的决策)。

为了提高帮助效率,麻醉医师需要提前知道找谁求助、如何联系、人员何时能到达、到达后如何利用帮助。手术室日常工作中,较容易找到帮助人员,但夜班和节假日就较难,必要时可联系麻醉科主任或医院总值班来协调。

(三) 指明领导者

当危机来临时,如果很多人都提出自己的处理意见,执行操作的人不知道该听谁的,不知该做什么。因此团队合作是处理危机的关键,而且一开始就明确出领导者尤其重要,这样能显著提高整个团队的工作效率。领导者的主要职责是决定任务、安排任务的先后顺序、分配任务、监督确保任务完成。危机管理团队包括麻醉医师、护士、外科医师、技师等。由于专业特点,麻醉医师往往是危机处理的领导者。履行领导职能的麻醉医师必须具备足够的知识和技能,必须保持冷静,组织明确、条理清晰,具备良好的沟通能力。领导者不但要通过指挥权把握全局,还要充分参与团队工作,要能够接受团队成员的信息和建议。通常认为,高年资的麻醉医师具备更好的管理能力可以胜任领导者,但在某些情况下,某些成员具备处理此类问题更丰富的经验,即便是较年轻的麻醉医师,也可以担任领导。

(四) 明确人员角色

一旦宣布危机,启动应急程序,领导者分配任务同时,每个团队成员应当明确自己的角色。

1. 领导者　领导者充分、合理利用现场可用资源,把握全局,分配任务,监督任务执行。因为需要不断评估患者和做出决策,领导者的位置应当是能同时看到患者,监护仪和别的操作人员的,同时关键时刻能靠近患者,直接对患者进行处理。

2. 操作者　包括麻醉医师、外科医师和护士,具体实施对患者的治疗和操作。可根据人员的专业水平执行相应任务,通常离患者最近,可以近距离观察患者的状态变化。

3. 辅助者　帮助搬运一些仪器设备,拿取物品,打电话沟通等,在安排任务是最好一次性将任务交代清楚,减少不断进出手术室,多次跑动造成的时间浪费。

4. 记录者　记录任务的分配和完成情况,患者的病情变化,用药和操作等,记录可以汇报给领导者,帮助评估和制定决策。记录者的位置是能观察到所有情况但又不能影响到其他成员的工作。

假如你到达危机现场并提供帮助,根据情况,你可以做以下事情:①根据要求提供建议或执行任务;②如果领导者没有分配任务,可以根据当时情况和自身水平主动提供建议或执行任务;③如果现场没有领导者,则作为领导者进行指挥;④如果原麻醉医师提出要求,或危机处理无效,可以接管领导者的角色。

(五) 分配工作

危机发生时,需要多个任务同时进行,参与者可能忙乱而低效,可能有的人超负荷工作,多个人在做一件事,而有些事无人做。领导者需要根据个人的专业特点和专业能力,进行工作的分派,清晰地传达到具体人员,并确保他们知道你正在与他们交谈并理解,执行者完成指令后,要反馈给领导者,告知完成步骤,以确保没有遗漏。任务的分派不能超出能力范围,最好能平衡每个人的工作负荷。一般来说,有经验的人应该执行关键的任务,危机情况不适合实习生或没有经验的人进行操作,但他们可以通过危机模拟培训来获得相关经验。具体的问题分配给队员,允许其制定个人计划,调动资源和分配工作,但需要加强相互沟通,以免工作重复和资源浪费。团队应共享所有团队成员的信息和建议。当团队的其他成员拥有重要的信息或处于危机处理的较好位置时,需要传达给团队领导。

领导者需专注于危机的全局,而不是亲自执行某个具体的事情,除非只有必须领导者才能完成的事项,此时应将领导者任务暂时交接给其他人。危机发生的原因可能是明确的,也可能是未知的。如果是原因不明的危机,可能还需多个相关科室的会诊。特别是在非正常工作时间没有更多的同事在岗时,仅仅依靠现场管理此患者的麻醉医师、外科医师和护士,可能无法迅速有效完成危机的处理。领导者需要寻求更多的帮助,除了本科室人员外,可能还需在岗的其他科室的医务人员请医院管理部门协调。手术间最好备有各部门应急电话,以便快速取得联系。例如在髋关节手术中,外科医师不小心切断了股动脉,患者面临快速大量失血的紧急情况。此时需要快速补液输血、给予血管活性药物、开放静脉通路、区域阻滞麻醉改气管插管、动脉置管、深静脉置管、联系血库并取血、联系血管外科医师支援。必要时的胸外按压和除颤、紧急化验检查、联系 ICU 等一系列工作,都需要大量人员和多个部门协作。

(六) 有效的沟通交流

危机处理过程中清晰而高质量的沟通交流,确保沟通过程中信息的正确、完整与及时性,是临床工作顺利进行的基本保证。沟通不畅或无效沟通则导致效率低下甚至理解错误。

领导者可能需要和不同科室的不同层级的危机处理参与人员沟通,例如要通知外科医师正在发生的事情,需要他们做的事情以及自己的计划。团队成员之间良好的沟通交流可以把每个独立个体凝聚成一个强大的团队。好的领导者必须适当的表达紧迫感又不能造成恐慌,评估控制麻醉过程的同时与外科医师和护士进行准确的沟通,以下列举几条沟通原则:①不要提高嗓门,因为现场安静才能很好地发出指令和接收反馈;②尽可能清晰准确的表达命令和要求;③要有目标的发出指令,例如不可说"现在需要推注肾上腺素",而应指定目标说"某某医师,现在向静脉推注肾上腺素 1mg",应当确保目标人员听到指令;④直接沟通,例如不可说"某某医师,去问问护士,患者的尿量是多少?",而是直接与护士沟通说"某某护士,看一下患者的尿量是多少?"如果你不确定某人说了什么,就直接跟那个人沟通澄清,不要传话;⑤营造开放交流氛围,不管其工作或地位如何,领导者都应倾听别人的意见,但领导者可以根据自己的分析判断决定是否采纳和执行;⑥如果发生矛盾冲突,应当把患者的安全放在首位,而不是去争论谁对谁错,可以事后再处理这些问题。

没有好的沟通技巧,即使掌握了沟通原则也无法进行有效的沟通,下面有一些通用的沟通技巧:①打开沟通渠道(例如,你好,某某医师);②表达自身的情绪(例如,我很担心);③表达情绪内容(例如,担心血压太低);④表达可能的解决方案(例如,你可以使用收缩血管的药物吗?);⑤直接沟通(例如,你对这种情况有什么看法?)。

快速的发出指令并说出你的计划会引发外科医师的担忧,当出现某个问题时,可以通过以下方式回复外科医师:①某个问题正在发生或我知道出现了某个问题;②我意识到某个问题的发生的严重性;③我正在处理或计划处理某个问题;④某个问题会发展成一个更严重的问题;⑤这是我处理某个问题的计划;⑥我能做什么帮助你或者你能做什么帮助我。

下面举例说明,例如外科医师说"血压太高了,降下来!",你可以说"我知道血压升高了,我正在使用 A 药物,应该很快会降下来,如果不下降,我将加大 A 药物的剂量或使用 B 药物,同时我会抬高患者的头部看看对降血压有没有帮助"。或者,你怀疑患者发生了恶性高热,又不能确定,你可以说"某某医师,我担心患者有严重的代谢问题,我增加了分钟通气量而呼末二氧化碳仍在上升,加深麻醉后心率仍在增快,患者可能因某种药物引发了严重的恶性高热,可能会导致患者死亡。我准备进行血气分析并调整麻醉药物,你需要暂停手术几分钟以减少刺激,等我们弄清楚患者的情况后再决定下一步该怎么做"。

三、麻醉危机后资源管理

(一) 参与患者的后续治疗

在发生严重危机事件后,患者转入病房或 ICU,不代表麻醉医师的工作就结束了,因为麻醉医师是危机事件的直接处理者,能够为其他医师提供重要的信息,帮助治疗患者。

(二) 报告和总结

通过对危机事件的记录和分析,可以帮助麻醉医师了解危机发生的原因,优化处理流程,总结经验以供学习研究。同时也为相关部门提供信息,比如传染病上报至疾控中心,药品问题上报至药监局,设备问题上报至监管部门和生产厂家,帮助相关部门加强监管和改进工作。对整个危机管理活动的调查及评估,可以成立一个调查及评估小组。首先对本次所发生的危机本身进行分析,调查危机发生的原因,以采取必要的防范措施,尽可能消除危机的潜在隐患,防止再次发生。然后评估危机预案是否合理、危机处理过程中的处理方式是否有效、方法及流程是否需要改进、是否需要制定新的预案。接着针对科室危机管理进行评估总结,科室的人员、设备、药品等的配备、工作负荷是否合理;最后科室和医院的管理流程是否有缺陷而影响危机的处理、是否需进一步完善科室危机管理程序与制度。

例如,一例心脏手术患者入室即出现室颤,经抢救成功。危机管理评估对此次危机进行调查总结:①分析了可能存在的包括患者的转运、术前准备等几种可能的诱发因素并对相关方面进行了改进,与相关科室人员进行了沟通,以期不再发生类似事件;②评估了此次抢救方法是否有效,人员配备及设备、抢救过程药物及除颤仪等设备是否可迅速获得并均有效应用;③与心外科医师、手术室护士的抢救协作是否协调;④预案流程是否有需改进完善方面等。例如大出血危机后,除了分析大出血的原因以尽量避免再次发生,还要评估紧急血液检验是否及时有效,紧急配血、取血流程是否合理迅速,是否需要医院管理部门进行科室间协调等。对危机的调查及评估基础上,如需修改原来危机预案,新预案亦需全体人员的再学习与培训。

(三) 参与人员的心理干预

在处理过重大的或灾难性的危机时,会给参与人员带来巨大的压力,压力会降低自身的能力并对身心健康产生不利影响。这类似于创伤后应激障碍(post-traumatic stress disorder, PTSD)。这通常会被忽视,其实可以通过一些心理服务进行心理干预,麻醉科,心理科,医院工会都可以提供心理服务。

四、麻醉危机预防

解决危机的最好办法是预防危机,正如古语云:防患于未然。减少或者消除使患者处于危机的潜在不良因素是提高手术安全性的最有效策略。

危机的预防是一个多层面的问题。国家层面,国家卫生健康委员会应与中华医学会麻醉学分会及其他麻醉协会一起努力推广和改进住院医师规范化培训及标准的全国统一的考核;建立行业标准及相关条例;建立健全全国和各地区麻醉数据资料库,并建立全国麻醉质量监测中心;设置全国通行手术室最低装备,监护和人员配置的最低标准;在全国范围内大规模推广实施 WHO 建议的安全手术核查单,在麻醉前,术前和术后进行有外科医师、麻醉医师、手术室护士的三方核对。医院层面,医院管理层应该给麻醉科及手术室配备足够的设备仪器,并配置有足够接受过正规培训的专业人员;麻醉科及医院在平时都要有紧急预案,包括应急机制和应急人员,麻醉科室需要定期培训麻醉医师的危机处理能力,并为医院其他科室提供气道管理方面的培训;医院领导层必须认识到麻醉学科既是医院的平台学科也是医院的枢纽科室,加强麻醉学科的建设对于医院的发展是非常重要的;各级医院应该建立并完善隐患及事故的上报和登记系统,认识到这是改进围手术期患者安全的重要手段。麻醉医师个人也应该坚持不懈地提高自己的职业技能和素养,在术前必须认真评估手术患者的病理生理状态,术前与患者及家属进行详尽客观的交流,让患者理解手术和麻醉可能带来的不良反应。并且,麻醉医师在手术前应该有充分的麻醉准备,这是实施安全,高质量麻醉之关键;在手术过程中麻醉医师及其他专业人员应该维持高度的警觉性,这是保证患者安全的至关重要的因素,只有通过多个层面的系统努力,麻醉安全才可能有整体的提高。要加强整个系统建设,最终提高整个医疗体系的安全性。

（一）麻醉科危机预防的管理

所有麻醉医师都需重视危机的预防,采取多方面措施预防危机的发生,减小危机的伤害。危机管理需要密切地团队合作,麻醉科危机管理组织的领导者一般是科室领导。人员可以包括危机管理预案制定者、危机管理评估小组、危机资源管理模拟训练小组等。危机事件管理小组的工作应包括:①梳理各种可能发生的突发事件并进行分类;②对本科室应对突发事件的硬件条件进行评估,并提出完善建议;③对相应制度、规范、流程进行评估,并协助补充和完善;④制定科室突发事件处置的人员培训计划,并组织实施;⑤按计划组织演练,评估个体培训后的能力提高情况。危机事件的管理目的是不断提高团队抵御风险的能力,也反映科室技术实力和综合处置的能力。

1. 危机预案　预案是指根据评估分析或经验,对潜在的或可能发生的突发事件的类别和影响程度而事先制定的应急处置方案。在航空中已经证明,危急事件中使用应急手册非常有帮助。危机处理方案和应急手册可以减轻工作压力,增加团队合作有效性,提高对突发罕见事件的反应能力。

麻醉科应对一些危害性较大的突发事件的处理制定危机预案。危机预案的制定,需要结合本科室人员、药品、设备、环境等实际情况,可操作性强,并定期根据情况的变化进行修订。危机预案需定期对科室人员进行理论和实践的培训。使用清单有助于团队工作条理化,以及更高效的实施正确的步骤。危机发生时在脑海里回想起每一个步骤和药物剂量是困难的。许多模拟检测结果表明,在紧急情况下使用清单大大提高执行效率。清单使用至少有四个阶段:获取清单、熟悉清单、实际使用、最终观念改变。强调团队全体成员需要摆脱依靠记忆的传统,转向接受认知辅助工具,以及去除对完美个人的期望。研究显示,一项模拟试验中使用和不使用应急手册的团队在不同的手术室危机事件中的关键步骤遗漏率分别是6%和23%。有效的培训和危机预案的实施可以优化围手术期工作流程,提高团队合作效率,减少可预防的围手术期不良事件,从而提高医疗质量。基于危机管理的模拟化教学可以提高麻醉医师处理手术室危机的信心和团队协作的能力。临床情况复杂,危机预案包含各个方面。除一般麻醉危机事件(大出血、心搏骤停、困难气道等),心血管系统危机管理(急性冠脉综合征、心律失常、心脏压塞等)、呼吸系统危机管理(肺水肿、张力性气胸、喉痉挛等)、高风险专科产科和儿科麻醉危机管理,还涉及设备和仪器故障的紧急管理等其他方面的问题以及其他一些突发重大事件。适时应用模拟器来进行仿真情景演练,应着重学习一般紧急情况处理技能,包括明确角色(如领导者和执行任务的团体)、相互沟通(直呼其名,缩短指令流程)、资源管理(如分配人员、时间及设备)、恰当应用支援(如负责分工、监察、交叉核查信息)以及全面评估(如避免固有错误及保持随机应变意识)。紧急预案还可包括火灾、地震、停电、大众灾难(突然有大量外伤患者)等。

2. 严格执行规章制度　应用 WHO 建议的核查单,麻醉前、术前和术后进行有外科医师、麻醉医师、手术室护士参与三方核对。执行科室的安全制度和操作规范,包括术中监测、不良事件处理、交接班程序等。

3. 必要的麻醉设备　《麻醉科质量控制专家共识(2014)》提出了手术间及手术室外麻醉或疼痛治疗操作场所必备的基本设备:高流量(>10L/min)供氧源及吸氧装置、麻醉机、多功能监护仪(至少可监测血压、心率、心电图、脉搏血氧饱和度)、气道管理工具、吸引器、简易人工呼吸器、应急照明设施等;全身麻醉需配备呼气末二氧化碳监测仪;儿童和婴幼儿须配备专用的气管插管装置、可用于小儿的麻醉机和监护仪。每个麻醉区域均应配备急救设备并保证功能完好,包括抢救车、困难气道处理工具、除颤仪等。

4. 加强团队合作和沟通　科室对人员的任务分配应考虑技术能力和工作负荷。《中国医院协会患者安全目标(2017 版)》将"合理配置人力资源,关注医务人员的劳动强度,确保诊疗安全"作为"加强医务人员有效沟通"的新增策略。目前我国医院医护比例配置远低于其他国家。

5. 完善不良事件上报　麻醉不良事件上报可增强科室人员风险防范意识,及时发现安全隐患。从科室管理体系、运行机制与规章制度上进行持续质量改进,增加整个系统的安全性。

(二) 麻醉医师对危机的预防

麻醉医师对专业知识和专业技能的掌握是预防危机的关键因素。

1. 熟知科室的安全制度和操作规范　麻醉医师应熟知科室的安全制度和操作规范,包括术中监测、不良事件处理、交接班程序、复苏的标准程序以及有关药物和设备使用的特殊程序和实践,复习并演练急救和复苏方案(如高级生命支持、恶性高热处理等)。对于每一个麻醉医师来说,心肺复苏和自动电除颤仪的使用是必备技能。

2. 做好术前访视工作　麻醉医师尽可能全面详细了解患者的状况,并根据手术和患者的身体情况制定麻醉方案(包括麻醉方式的选择、麻醉药物的选择、气道管理方式的选择等)。麻醉医师要考虑到患者的状况和手术的急迫程度,是否可以在术前进行更进一步的治疗以优化患者的状况,避免患者围手术期出现不良事件。对术前准备不充分、需补充或复查必要的检查项目者,麻醉医师应向手术医师提出建议,必要时暂停手术以完善术前准备。

3. 创造良好的麻醉工作环境　将设备和监测仪安置在易于观察处,应有充分的操作空间、清楚的视野,接触患者和机器不应有任何困难。完整检查麻醉机,无论外科手术是全身麻醉还是阻滞麻醉,即使是局部麻醉监测,麻醉机都必须常规检查,调整相关参数待用。

监护仪需正确设置并打开所需警报。药物准备时应准确标志,没有标注的注射器应及时丢弃;备好其他额外可能需要的药物或者设备。检查备用设备(如简易呼吸器),熟悉紧急用品和设备的位置。

4. 熟悉麻醉技术、仪器设备和手术步骤　选择合适的麻醉方法和药物,警惕术后肌松药的残余。给药前对药品进行规范核查;有研究证明,遵守药品管理安全制度的麻醉医师比不遵守者明显少犯错误。观察麻醉机、监护仪、患者、外科术野及周围环境。如生命体征发生异常,则应迅速评估其他生命体征,同时要重复测定该项体征,并观察手术野出现的问题。对所观察到的事件进行鉴别诊断,并考虑可能的干预治疗措施。必要时寻求帮助。

临床麻醉监测实时监测麻醉期间患者生命体征的变化,帮助麻醉医师做出正确判断和及时处理,以维持患者生命体征稳定,保证手术期间患者的生命安全。美国麻醉基本监测标准适用于所有麻醉管理,中华医学会麻醉学分会也颁布了临床麻醉监测指南。关键要点如下:在任何情况下(全身麻醉、局部麻醉以及监测麻醉),必须始终有执业(已取得资格)麻醉医师在场。连续评估患者的氧合(通过氧检测仪和脉搏血氧检测)、通气(通过临床指征和定量检测;气管插管需应用持续呼气末二氧化碳分析,机械通气期间必须用可发声报警监测手段)、循环(通过持续心电监测,至少每 5 分钟测血压和心率;下列各项中至少一项:手触摸脉搏搏动、心音听诊、有创监测血压、超声外周脉搏监测及脉搏容积图或氧饱和度监测仪)以及体温(如估计或怀疑体温有明显变化,应通过其中一种方式进行监测)。任何监测设备和设施都不能取代麻醉医师实时的临床观察和判断,不能低估视、触、听等临床技能的重要性。

5. 保持对危机的警觉　危机可能随时会发生,保持警觉是非常必要的,警觉性是麻醉医师工作的必然组成部分。随着科学技术的发展,现在有一些麻醉医师过分依赖麻醉监测仪器,而放松了术中术后的警觉性。麻醉医师严重短缺,劳动负荷很重,长时间疲劳也会影响警觉性的保持。围手术期麻醉科医师对可能潜在危机察觉能力受到多种因素影响,包括环境噪声、个人应激(疲劳、饥饿、注意力不集中)、患者病情、智能设备干扰(手机、电脑及网络)及临床教学等。优秀的麻醉医师能够尽早发现危机,避免危机的发生,减少危机的危害。重视一些危机相关的具体细节,尽早正确诊断,才能尽早正确干预。危机出现前数分钟、乃至数秒钟,患者一般情况有何特点,清醒患者有何不良主诉手术进程、麻醉医师对患者做了哪些处置、生命体征变化特点,进入急危重状况的速度等,都是诊断始发因素至关重要的信息。

(张 杰　左明章)

参考文献

[1] COOPER J, NEWBOWER R, KITZ R. An analysis of major errors and equipment failures in anesthesia management: considerations for prevention and detection [J]. Anesthesiology, 1984, 60: 34-42.

[2] DAVID M. GABA, KEVIN J. FISH, STEVEN K. HOWARD. et al. Crisis Management in Anesthesiology [M]. 2nd ed, Philadelphia: Ersevier saunders, 2015, 3-53.

[3] LOCKLEY SW, CRONIN JW, EVANS EE, et al. Harward Work Hours H, and Safety Group: Effect of reducing interns'weekly work hours on sleep and attentional failures [J]. N Engl J Med, 2004, 351: 1829-1837.

[4] MCDONALD JS, DZWONCZYK RR. A time and motion study of the Anaesthetist's intraoperative period [J]. Br J Anaesth, 1988, 61: 738-742.

［5］ WEINGER MB, HERNDON OW, GABA DM. The effect of electronic record keeping and transesophageal echocardiography on task distribution, workload, and vigilance during cardiac anesthesia [J]. Anesthesiology, 1997, 87 (1): 144.

［6］ PAN E, CUSACK C, HOOK J, et al. The value of provider-to-provider telehealth [J]. Telemed J E Health, 2008, 14 (5): 446-453.

［7］ STEVEN FINK. Crisis management: planning for the invisible [M]. NY: American Management Association, 1986.

［8］ W. TIMOTHY COOMBS. Ongoing Crisis Communication: Planning, Management and Responding [M]. London: SAGE Publications, Inc., 1999, 65-73.

第一篇 危机管理基本理论

第二篇
麻醉事件危机管理

第四章

一般麻醉事件危机管理

第一节 大 出 血

一、定义与发生机制

(一) 定义

大出血 (acute hemorrhage) 是指短时间内出血量达到或超过 800ml 或总循环血量的 20%。术中大出血常引起失血性休克，出血量和出血速度是决定休克发生的关键因素。术中大出血对外科医师、麻醉医师和护理人员来说始终是一项重大挑战。

(二) 发生机制

围手术期的出血量短期内持续增加导致迅速出现的失血性休克，对患者病理生理影响巨大，血红蛋白 (Hb) 严重缺乏时氧合血红蛋白 (HbO_2) 减少，常导致动脉血氧分压 (PaO_2) 下降。一般 1g Hb 可结合氧 1.34~1.39ml，每 1 000ml 动脉血可向组织供氧 200ml；Hb 100g/L、血细胞比容 (HCT)30% 时是维持 HbO_2 的峰值、血氧运输量 (DO_2) 增加和保证组织供氧的理想水平的状态；机体轻度失血，Hb>80g/L 时，健康患者机体循环血容量可维持正常无症状；当失血使 Hb 低于 70g/L 时，HCT 降低，心脏后负荷减少，血黏度和血管阻力下降，末梢循环血量增加；出血量进一步增加，Hb 降至 40g/L，HCT 在 16%~21% 时，是患者耐受失血的最低界限。大出血的患者，ECG 监测 ST 段下降，提示冠脉循环不足、心肌缺血。失血量达血容量 50% 以上，不迅速纠正循环容量的丢失是致命的，而失血达 30%~50% 血容量机体处于失代偿休克状态极易诱发心搏骤停。另外，当循环血容量不足时，患者对麻醉药的耐受显著降低，有时少量局部麻醉药注入硬膜外腔可导致严重并发症，甚至心搏骤停，全身麻醉诱导时常出现血压的剧烈波动。心功能不全时快速输血容易诱发心衰和肺水肿。常见的发病原因如下：

1. 手术操作导致的大动脉或静脉出血，术前手术范围评估不当导致手术时间延长，手术范围扩大，隐性失血增加。

2. 患者本身凝血功能紊乱 (羊水栓塞、DIC) 或是抗凝治疗导致术中大量渗血。

3. 患者术前合并高出血风险疾病，如食管胃底静脉曲张、急性胃黏膜病变、高血压、糖尿病、脑梗、血液系统疾病、家族遗传性血液系统疾病等。

4. 麻醉方式以及麻醉药物的选用不当，导致患者病变的血管破裂，麻醉操作如锁骨下、颈内静脉穿刺置管穿破动脉导致血气胸,引起大量失血。

5. 其他不可预测的原因,如凝血障碍、围手术期药物过敏导致凝血异常。

6. 外伤引起的心血管系统损伤、内脏破裂(肝、脾等)、消化性溃疡出血。

(三)危险因素分析

1. 大血管、心脏、胸科、肝脏的手术。

2. 原发性和获得性的凝血功能障碍。

3. 巨大肿瘤或粘连松解手术。

4. 动脉瘤或血管瘤患者,术中动脉瘤破裂。

5. 隐性失血,如股骨骨折、胃肠道溃疡出血。

6. 腹膜后手术,产科紧急手术。

二、典型临床表现与快速识别

(一)临床表现

非全身麻醉患者一般表现为:烦躁、头晕、恶心、呕吐、面色苍白、四肢湿冷、末梢苍白,动脉血压迅速下降、心率增快,严重者嗜睡、意识丧失甚至心搏骤停。

全身麻醉患者一般表现为:动脉血压(有创/无创)的迅速下降,动脉波形基底部增宽幅度降低、心率增快、持续气道正压通气时脉搏变异度增大、动脉血氧饱和度降低,严重者可发生心搏骤停。

由于术者损伤动静脉大血管,通过术中所见,吸引器吸引声音变化,引流瓶内液体的迅速增加,以及麻醉医师常规的血气分析或床边 Hb 测定,明确的术中大出血通常不难诊断。

但患者血流动力学监测出现动脉血压的迅速下降、心率增快、对血管收缩药无反应或仅维持极短时间、补液量超预期仍不能维持血流动力学稳定,持续正压通气时脉搏变异度增大,心脏超声或者经食管超声提示容量不足,无法解释的尿量减少,以及血细胞比容的下降等,这时候应考虑患者潜在出血点或是渗血等导致大出血的可能,一般创面渗血导致的大出血较动静脉损伤所致的有明显出血点的大出血难辨别。

成年人大出血的诊断标准包括:①24 小时内失血量达到或超过全身血容量;②3 小时内失血量达到全身血容量的 50%;③进行性失血的速度达 150ml/h;④持续失血的速度达1.5ml/(kg·min),且失血时间超过 20 分钟;⑤使用扩容治疗和其他干预治疗手段后失血量仍然不能代偿,并导致循环衰竭。满足上述 5 个条件中的任意 1 个,即可诊断为大出血。

(二)辅助检查

1. 动脉血气分析、血常规、床边 Hb、凝血 4 项。

2. 心脏超声评估循环容量以及胸腔或腹腔积血。

(三)鉴别诊断

1. 低血压。

2. 麻醉药或者血管舒张药过量。

3. 过敏性休克、哮喘。

4. 气胸、肺栓塞、心脏压塞。

5. 利尿剂(呋塞米、甘露醇等)导致有效循环血量不足。

6. 脱水、高钠血症。

7. 脓毒症。

8. 心力衰竭。

三、危机处理方案

(一) 危机处理(图 4-1-1)

1. 麻醉医师应立即给患者吸氧,提高氧流量和吸入气氧浓度(FiO_2),迅速检查血压、心率、脉搏、血氧饱和度,并立即呼叫帮助。

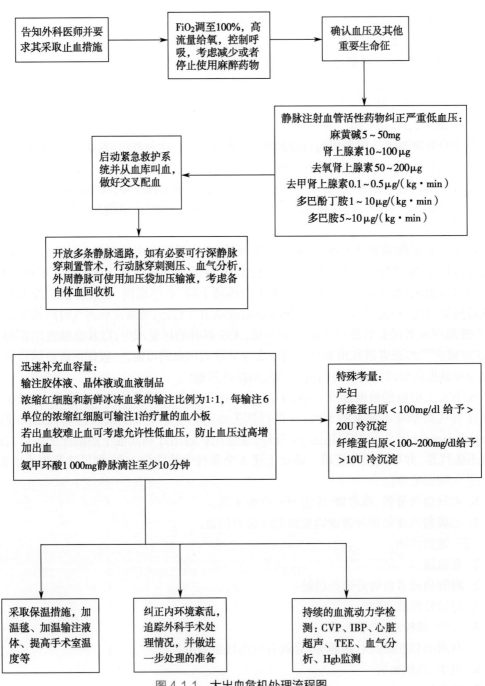

图 4-1-1　大出血危机处理流程图

2. 麻醉医师应告知术者大出血的严重性,术者应尽快进行手术止血或采取减缓出血的措施,例如:腔镜手术止血不确切时可改为开放手术、钳夹出血的血管或是纱布压迫减缓出血、应用止血药物、呼叫有经验的外科医师、如有必要做探查手术,治疗大出血的首要任务是止血。

3. 应急建立两条以上静脉通路(最好选用 14G),麻醉医师还应建立有创血压监测,并考虑置入中心静脉导管。

4. 立即快速输液补充血容量,优先选用胶体液,预计补液量较大时液体应加温输注,并采取保温措施。

5. 再次评估重要生命征及外周灌注情况,全身麻醉患者可考虑减浅麻醉或停麻醉药,应用血管活性药物维持 MAP ≥ 65mmHg,严重出血时应优先应用去甲肾上腺素和去氧肾上腺素,若效果较差可考虑正性肌力药多巴酚丁胺。常用血管活性药物剂量:麻黄碱 5~50mg,静脉注射,去氧肾上腺素 10~100μg,静脉注射,肾上腺素 50~200μg,静脉注射,去甲肾上腺素腺素 0.1~0.5μg/(kg·min)。

6. 立即呼叫血液制品,考虑启动大量输血方案(massive transfusion protocol,MTP):推荐每 6U 红细胞悬液、6U 血浆、冷沉淀 10U、1 治疗量(即 10U 机采)血小板为一组,通知输血科大出血的发生,并要求其做进一步的准备,麻醉医师可考虑备自体血回收装置。

7. 尽早行血气分析,纠正代谢性酸中毒以及电解质紊乱,掌握患者目前的 Hb、HCT,同时注意复查以评估输血治疗的效果,严重代谢性酸中毒可予 5% 碳酸氢钠注射液 100~200ml,30 分钟内静脉滴注,但应注意可能造成低钾血症。创面渗血严重,可考虑应用止血药氨甲环酸 1 000mg 静脉滴注至少 10 分钟。

大出血输血、补液治疗的目标是:收缩压达到 70~90mmHg,平均动脉压达到 65mmHg,尿量 0.5ml/(kg·h),血乳酸浓度小于 2mmol/l,血管活性药可减量或停药。

(二)危机后处理

1. 动脉穿刺测压、监测 CVP、床边超声等进一步评估血容量。

2. 监测血红蛋白、血细胞比容评估失血量、输血治疗的效果并制定进一步的复苏计划。

3. 有效循环血量恢复后应减少血管活性药物以及正性肌力药物的应用。

4. 血气监测并纠正水电解质、酸碱平衡紊乱,注意高钾、低钙血症的防治。

5. 加强保温措施防治低体温,做好体温监测。

6. 纠正凝血功能障碍,注意 DIC 的防治。

7. 防治容量超负荷以及输血相关的急性肺损伤、溶血等输血并发症。

8. 注意纠正低氧血症保证重要器官的氧供、监测尿量并防治肾衰。

9. 严重出血患者应联系 ICU 做术后进一步的监测治疗。

(三)危机预防

1. 术前应尽早识别并纠正凝血功能障碍。

2. 识别潜在的出血部位并开始预防治疗,如 ICU 患者应注意有无消化道出血。

3. 预估出血风险较大的手术患者,应及早行深静脉穿刺置管以及有创动脉穿刺测压。

4. 出血风险较大的手术或创伤患者应及早通知血库备血。

5. 注意手术进程,外科医师在动静脉周围操作时应及时沟通注意出血情况。

四、典型病例

病例 1

（一）病历摘要

患者，男性，50 岁，65kg，ASA Ⅱ级。因"中上腹不适 15 天余，B 超发现左肝占位 10 天"，门诊以"肝占位"入院。患者半月前因中上腹胀痛，餐后明显；无恶心，无畏寒发热，外院 B 超及本院 MRI 提示右肝见一 16cm×13cm 不均质占位病变。无肝硬化，AFP（-）。发病以来，一般情况无特殊。体温 36.5℃，心率 82 次 /min，呼吸 18 次 /min，血压 119/74mmHg。曾行 2 次 TAE 栓塞（经导管动脉栓塞术）治疗，余无特殊。实验室检查：心电图、肺功能正常；胃镜未见食管静脉曲张；血常规：Hb 128g/L，PLT 130×10^9/L；生化无异常。入院诊断：①肝占位：海绵状血管瘤（巨大）；②胆石症。拟全身麻醉复合硬膜外麻醉下行"肝巨大海绵状血管瘤切除术"。

（二）危机发生与处理

麻醉诱导前，右颈内静脉穿刺置管并监测中心静脉压，左桡动脉穿刺置管测压。侧卧位胸椎棘突间隙 8~9 硬膜外穿刺置管顺利。考虑患者腹部膨隆呼吸受限，行清醒气管插管，完成诱导。

硬膜外 0.5% 罗哌卡因、吸入 2%~3% 七氟烷维持麻醉。患者诱导完毕后血压 110/70mmHg，心率 65 次 /min，SpO$_2$ 100%，CVP 8cmH$_2$O。8 时 40 分手术开始，开腹后证实血管瘤体血供丰富且由于 TAE 导致瘤体分离困难。分离暴露第一肝门时术野出血明显，出血量约 2 800ml，患者血压降至 70/40mmHg，心率 95 次 /min，SpO$_2$ 100%，CVP 3cmH$_2$O，动脉血气示：pH 7.41，PaCO$_2$ 43mmHg，PaO$_2$ 208mmHg，K$^+$ 4.9mmol/L，Ga^{2+} 0.9mmol/L，HCT 24%，BE 2mmol/L。立即予悬浮红细胞 2 000ml，血浆 1 000ml，羟乙基淀粉 1 000ml，林格液 1 000ml 快速输注，同时予去甲肾上腺素 0.2~0.5μg/（kg·min），维持收缩压不低于 100mmHg，复查血气 HCT 升至 32%。继续手术分离肝门处理肝短静脉时，不慎导致静脉部分破裂，出血量较多约 3 000ml，术者闻及有气体进入静脉的"嘶嘶"声即提示麻醉医师空气栓塞的可能，此时患者血压降至 84/50mmHg，心率 55 次 /min，SpO$_2$ 100%，P$_{ET}$CO$_2$ 18mmHg，加快输血、输液，调整麻醉机呼吸参数，增加 8cmH$_2$O PEEP，同时改变患者体位为左侧卧头高位。外科医师迅速探查修补肝短静脉破口，15 分钟后患者 P$_{ET}$CO$_2$ 上升至 30mmHg。9 时 50 分第一肝门开放，瘤体分离工作基本完成。瘤体分离期间出血 4 000ml，快速输血 2 400ml。血浆 1 200ml，冷沉淀 10U。患者瘤体较大，为保证术野，决定采用全肝血流阻断法进行肝叶切除。10 时依次阻断门静脉、肝上静脉、下腔静脉，患者血压降至 65/35mmHg，HR 94 次 /min，加大去甲肾上腺素剂量至 0.5μg/（kg·min），同时经中心静脉快速输注羟乙基淀粉 500ml 补充血容量后，血压、心率转平稳。瘤体切除后因创面过大，渗血较多，血压再次下降至 75/40mmHg，加快输血输液，积极纠正内环境和凝血功能紊乱。11 时 30 分手术结束关腹。

（三）危机转归

患者累计出血超过 18 000ml，输入悬浮红细胞 11 600ml，血浆 5 400ml，冷沉淀 30U，血小板 10U，输入胶体液 3 500ml，晶体液 4 500ml。术毕患者血压 94/50mmHg，心率 86 次 /min，SpO$_2$ 100%，P$_{ET}$CO$_2$ 32mmHg，CVP 8cmH$_2$O，带气管导管入 ICU 继续行机械通气和止血保肝等治疗，后患者出院，无特殊并发症。

（四）危机事件分析

本例患者为肝巨大海绵状血管瘤切除术中大出血。因瘤体巨大与肝组织广泛粘连，分离暴露第一肝门时出血量大，处理肝短静脉过程中静脉破裂出血量大且 $P_{ET}CO_2$ 下降考虑空气栓塞，瘤体剥离及肝叶切除时创面渗血较多。主要表现为血压的迅速下降，失血性休克、血流动力学波动，大量出血导致酸中毒、低钙血症及凝血功能紊乱。

针对术中可能的大出血，麻醉医师术前予动脉测压、中心静脉置管以满足血流动力学监测、大量输血补液、血气分析及血管活性药（去甲肾上腺素）泵注的要求。在分离肝门出现大出血的时候予去甲肾上腺素对症处理，及时输血、补液恢复患者血容量，维持患者循环稳定。分离肝短静脉时出现静脉破口且 $P_{ET}CO_2$ 下降，考虑空气栓塞予左侧卧头高位，增加 PEEP 后患者循环改善，此时处理空气栓塞应床边心脏超声评估进气量，进气量大时可考虑通过中心静脉导管抽气。该病例的处理中笔者能够抓住大出血处理要点，及时补足血容量并应用去甲肾上腺素维持血流动力学稳定，及时纠正内环境、凝血紊乱，对失血性休克的处理是值得肯定的。患者术中出血量和输血、补液量均较大，但未提及保温措施的实施。术中大出血未应用自体血回收装置，可能造成大量输注异体血，容易出现输血并发症。该病例未关注肾功能的保护，在失血性休克状态下应注意患者肾功能的改变，监测尿量，避免急性肾损伤的发生。

本例患者肝血管瘤巨大，与肝组织及周围组织广泛粘连，手术难度较大。该病例的手术过程中肝门分离、肝短静脉损伤阶段都有大出血发生，整个术中创面渗血也导致大量循环容量丢失。手术期间造成大量出血共约 18 000ml，但手术控制在 3 小时以内，术后患者逐渐平稳，说明外科技术水平对患者的预后起关键性的作用，同时对麻醉管理也影响巨大。预估术中可能出现大出血的患者，麻醉前应准备好自体血回收装置及充足的血液制品，术中可以随时启动大量输血方案。大量输血、输液期间应完善各项监测，尤其是对凝血功能及血气的监测，并注意保护患者体温，根据监测指标指导成分输血并调控内环境，预防 DIC 的发生。严重低血压患者应积极应用血管活性药物，其中去甲肾上腺素推荐为首选。急性大出血，往往难以在极短时间内恢复患者的血容量以维持血流动力学稳定，在快速补液、输血的同时应使用血管活性药物对症治疗维持血压稳定是主要的危机管理策略。

病例 2

（一）病历摘要

患者，高龄孕产妇，39 岁，孕 4 产 3，既往行两次剖宫产术，一次顺产。患者产检时多次提示凶险型前置胎盘，现孕 31 周 +6 天，突然出现阴道流血，色鲜红，量 350ml。考虑凶险性前置胎盘短时间出血多，而且仍有活动性出血，急诊拟行剖宫产术。术前诊断：完全性前置胎盘伴大出血；凶险型前置胎盘；胎盘植入；瘢痕子宫。拟全身麻醉下行子宫下段剖宫产术。

（二）危机发生与处理

17 时 20 分，急诊送入手术室，患者入室血压 130/80mmHg，心率 120 次 /min，17 时 30 分血常规及凝血：Hb 104g/L，PT>200 秒，APTT>160 秒，TT>240 秒，Fib 1.19g/L。麻醉医师立即行颈内静脉穿刺置管术，建立多条静脉通路，加温输液管道，保温毯保温，快速输注晶体液 500ml，羟乙基淀粉 500ml，启动大量输血方案（MTP），致电血库申请红细胞悬液 10U，新鲜冰冻血浆 1 000ml，血小板 1 治疗量紧急抢救。七氟烷、异丙酚、芬太尼、维库溴铵顺序诱导气管插管，此时患者无创血压为 90/60mmHg，立即予去甲肾上腺素静 0.1μg/（kg·min）。17 时 57 分手术开始，子宫与周围组织粘连，分离粘连过程中，出血汹涌，3 分钟后取出一男活婴，交台下新生儿科医师处理,新生儿无特殊。此时减少吸入麻醉药剂量改用静吸复合麻醉,快速输注一组血液制品:红细胞悬液10U、血浆1 000ml、冷沉淀10U,予胶体500ml,同时增大去甲肾上腺素泵注剂量至0.2μg/(kg·min),毛花苷丙400μg静脉注射维持循环稳定,于胎儿娩出后顺利建立有创动脉测压,同时输注第二组血液制品(红细胞悬液10U、血浆1 000ml、冷沉淀10U),查血气分析示低钙血症,予静脉注射葡萄糖酸钙1g。19时急诊血常规示:Hb 78g/L,HCT 22.4%,PLT 106×10^9/L。胎儿娩出后,子宫大量出血,凶猛如泉涌,胎盘广泛附着无法剥离。遂决定行子宫切除术。此时输注晶体液1 500ml,血压仅70/42mmHg。19时22分急查血常规同前,凝血得到纠正:PT 20.5秒,APTT 64.5秒,Fib 1.52g/L,根据血气结果补葡萄糖酸钙2g,减浅麻醉,增大去甲肾上腺素至0.3μg/(kg·min)。通知输血科抢救需大量备血输血。因胎盘广泛植入膀胱底,电话急请泌尿外科主任上台会诊,行膀胱部分切除术+膀胱修补术+膀胱造瘘术。20时06分血常规示HCT 30.9%,PLT 28×10^9/L,凝血同前。20时20分输注第三组血液制品,并输注血小板1治疗量(10U),术野出血稍有缓解,但仍有少许渗血,给予纱片覆盖创面止血、盆腔填塞碘伏纱条1条压迫止血后关腹。术中出血约6 000ml,尿管引出淡红色尿液150ml,输液3 750ml,输红细胞悬液30U,血浆3 000ml,冷沉淀30U,血小板1治疗量,纤维蛋白原4g。术后停去甲肾上腺素,血压110/60mmHg,心率90次/min,带气管导管转ICU,患者转入ICU后,完善相关检查,输浓缩红细胞6U、血浆600ml,输液3 700ml,血压一度上升至92/68mmHg,心率82次/min,但维持时间短,盆腔持续引流出血性液,观察2小时引出约1 100ml,血压不能维持,床边超声探查盆腔较多液暗区,考虑盆腔仍有活动性出血,考虑请介入科栓塞止血。

次日1时14分送入杂交手术室,此时血常规示Hb 61g/L,HCT 17.6%,PLT 36×10^9/L,凝血四项示PT 19.1s,APTT 177.8s,继续大量输血方案,予去甲肾上腺素1μg/(kg·min)维持血压,全院会诊意见拟行剖腹探查术明确腹腔内出血原因。全身麻醉下剖腹探查+盆腔填纱压迫止血+膀胱镜下双侧输尿管置管术。入室后接呼吸机建立监测,快速输血补液,每6单位红细胞、800血浆、10U冷沉淀为一组持续输注,予去甲肾上腺素0.1~0.5μg/(kg·min)维持血压在110/50mmHg左右波动,术中多次复查血气及凝血功能,手术清除大量腹腔积血块和血液约3 000ml。术中因患者凝血功能异常,血小板低,缝扎止血过程困难,左侧盆壁血肿向腹壁蔓延,形成巨大腹壁下血肿,止血困难。考虑手术时间较长,明显活动性出血已止,腹壁下血肿出血点不明,缝扎效果不理想。8时决定关腹并立即行DSA血管栓塞止血。介入手术前血压70/30mmHg,加大去甲肾上腺素用量至0.5μg/(kg·min),血压维持90/50mmHg左右,加快输血输液,造影发现左髂内动脉多支血管造影剂溢出,给予吸收性明胶海绵颗粒和弹簧圈栓塞出血血管后出血血管未见造影剂溢出。12时10分血管栓塞术成功。此时血压107/78mmHg,心率105次/min,患者转入ICU进一步治疗,术中出血约11 000ml,尿量1 900ml色清,术中输同型红细胞悬液54U,血浆6 800ml,血小板5治疗量,冷沉淀90U,晶体液4 500ml。

(三)危机转归

患者转入ICU观察治疗3日后,病情稳定转入产科。20日后母婴康复出院。

(四)危机事件分析

在该危机事件中患者为凶险性前置胎盘,胎盘不仅侵犯子宫而且广泛植入膀胱底部。患者入室后TT显著延长提示纤维蛋白原等凝血因子严重缺乏。开腹后,胎盘附着子宫,子宫与周围组织的粘连造成大量出血,血小板减少,可能DIC和大出血互相作用。第一次手术创伤大,手术止血效果差造成阴道断端、盆底及腹膜后广泛出血,凝血功能纠正后因出血量大很快再次恶化,二次外科手术配合介入栓塞止血,患者出血得到控制,最终抢救成功。

该危机处理中麻醉医师意识到大出血和不凝血的发生,及时进行血常规和凝血功能的监测,建立中心静脉通路和动脉测压。凝血功能的变化,术中出血与手术止血效果,大量输血策略的启动、循环和内环境的维持需要麻醉医师提前做出评估,启动大量输血策略是及时的,血常规、凝血功能的动态监测指导血小板、血浆、冷沉淀的输注,评估输血治疗效果。在手术开始后大出血、凝血成分得不到有效补充的情况下,立即输注大量红细胞悬液、血浆、血小板、冷沉淀,同时大量输注晶体和胶体液,予去甲肾上腺素、毛花苷丙维持血压稳定,血管活性药的用量及时根据患者循环容量的情况调整,保证重要器官灌注,但紊乱的内环境会导致血管活性药物作用减弱,麻醉医师及时复查血气,予 5% 碳酸氢钠纠正酸中毒,予补充钙剂纠正大量输血导致的低钙血症,在大量输注成分血的同时避免严重并发症的发生,由于血液制品的充分补充,内环境紊乱的及时纠正,处理是及时有效的,但大出血的首要任务是外科手术止血,在外科手术止血不彻底的情况下,麻醉医师对血容量的持续丢失、凝血功能的持续恶化甚至继发 DIC 等均有准备,最终患者的预后是好的。但是术中对患者肾功能的监测可能需要进一步加强,术中应用大量去甲肾上腺素可能造成外周循环灌注不足,羟乙基淀粉大量输注对这类患者可导致急性肾损伤。

血容量的及时补充、血流动力学稳定的维持以及内环境、凝血功能的纠正是麻醉医师处理大出血的关键,外科止血往往是大出血危机处理的根本。值得注意的是在无法迅速止血、有效循环血容量无法迅速恢复的情况下,应积极应用血管活性药物配合输血补液维持循环稳定,去甲肾上腺素应作为升压的首选。该患者大量失血合并血液低凝状态,需要输注大量血浆、冷沉淀、血小板,及时启动大量输血策略,红细胞∶血浆∶血小板(按单位计)为 1∶1∶1。当然,有条件时应积极开展血栓弹力图(TEG)等实时出凝血监测以指导有针对性的成分输血和抗 DIC 治疗。同时,大量输血补液应常规采取措施防治高钾、低钙及低体温。本例为产科危重病例,应注意术中肾功能的改变可能影响到患者预后,该患者尿量大致达到 $0.5ml/(kg \cdot h)$,但也应注意术后肾功能的监测,防止急性肾损伤的发生。

五、临床建议与思考

(一)出血量判定

维持正常血容量对防治出血性休克和组织缺氧起到至关重要的作用,此时准确判断出血量和病情变化趋势非常重要。在出血量达到循环血量的 30% 且未治疗时,低血容量性休克就已经出现。然而,正常器官在通过无细胞液体(晶体液、胶体液)维持正常血容量的情况下,可以耐受红细胞损失达 70%。

术中成年患者失血后生命体征的变化可参考表 4-1-1。结合生命体征的判定和术中血气的监测结果,可快速预估已有的出血量。

表 4-1-1　成人患者出血量与生命体征变化表

成人出血量(ml)	收缩压(mmHg)	心率(次/min)	CVP(cmH_2O)	尿量(ml/h)
<700	120	70~80	5~10	40~50
1 000~2 000	90~100	90~100	0~5	<30
2 000~3 500	<70	>130	-5	0

更为精确的血容量和失血量计算可参考下述方法和公式：

1. 正常人体血容量的估算　正常人体内的全血量：成人的总血量约占体重的 7%~8%，幼儿的总血量约占体重的 9%，或者按照成人 70~80ml/kg，儿童或婴儿 80~90ml/kg 进行计算。其中参与循环的血量占全身血量的 70%~80%，其余的则贮存在肝、脾内。

2. 计算血容量和血浆量　全血容量（ml）= 体重（kg）× 70ml；血浆量（ml）= 血容量（ml）×（1.0- 实测 HCT 值）。例如：体重 70kg 患者，HCT 0.42，计算结果：全血容量（ml）= 70kg × 70ml/kg = 4 900ml；血浆量（ml）= 4 900 ×（1.0-0.42）= 2 842ml。

3. 失血量计算　按 HCT 值变化计算失血量公式，失血量（ml）= 体重（kg）× 70ml ×（术前 HCT- 术中 HCT/ 术前 HCT）。例如：60kg 患者，术前 HCT 40%，术中 HCT 28%，计算结果：失血量 60 × 70 ×（40%~28%）/40% =1 260ml。估测失血量：失血患者 HCT 下降每 4% 约失血 500ml。

第 2 种估测失血量的方法根据 HCT 的变化情况快速判断失血量，结合快速血气监测，对指导临床失血量的评估非常有用。

（二）输血治疗

除外有效彻底的止血措施，及时合理的输血方案是救治术中大出血及失血性休克患者的主要手段。失血的病理生理变化，取决于失血的速度、原有疾病和重要器官的氧合作用等方面。输血治疗的首要目标是恢复有效循环血容量，其次才是补充红细胞。正常人血容量约 70~80ml/kg 体重，失血量在血容量 10%~15% 时，成人快速输入平衡盐溶液即能有效恢复循环血容量和心输出量，因而不需要输血；失血量达 20%~25% 时，可输注电解质溶液和 / 或代血浆制剂，多可有效扩充血浆容量和细胞间质容量，只要没有进一步出血，患者尿量等组织灌注指标均可恢复正常；失血量大于 30% 时，则必须输注红细胞，更大量的出血还需输注凝血因子和血小板，以改善凝血功能。

所谓"大量输血"，一般定义为 24 小时内输入超过 10 单位的红细胞悬液。多见于抢救严重外伤出血、术中术后大出血、消化道大出血及产后大出血等。目前还没有明确制定统一的大量输血策略，国外一般输注红细胞：血浆：血小板的比例为 1 : 1 : 1（按单位计），目的是按照全血成分恢复血容量。根据临床经验，大量失血患者在输血前会大量输入晶体液和人工胶体液，多数出现凝血物质消耗、血液稀释和凝血功能障碍，尽早使用血小板、冷沉淀物纠正凝血功能效果很好。具体的输注指征及注意事项：

1. 红细胞　对于急性大量失血和血流动力学不稳定和 / 或组织氧供不足的创伤患者需要输注红细胞，而对于复苏后的创伤患者，Hb <70g/L 和 / 或 HCT <0.21 时，推荐输注红细胞使 Hb 维持在 70~90g/L，或 HCT 维持在 0.21~0.27，而 Hb >100g/L 时可以不输注红细胞。Hb 在 70~100g/L 和 / 或 HCT 在 0.21~0.30 时，应根据患者的贫血程度、心肺代偿功能、有无代谢率增高及年龄等因素决定是否输注红细胞。若无组织缺氧症状，不推荐输注红细胞。若合并组织缺氧症状：混合静脉血氧分压 $PmvO_2$<35mmHg，混合静脉血氧饱和度 S_vO_2<65%，和 / 或碱缺失加重、血乳酸浓度增高，推荐输注红细胞。在复苏完成后，如果患者合并急性肺损伤或急性呼吸窘迫综合征（ARDS）的风险，应尽量避免输注含有白细胞成分的红细胞，对于需要大量输血的严重创伤患者，推荐输注储存时间小于 14 小时的红细胞，以减少创伤性凝血病、急性肺损伤（ALI）、感染、高钾血症及肾衰竭等并发症的发生。

2. 新鲜冰冻血浆（FFP）　FFP 主要用于补充凝血因子以预防出血和止血。应避免用 FFP 扩容、纠正低蛋白血症和增强机体免疫力。当 PT、APTT >1.5 倍的参考值，INR >1.5

或血栓弹力图（TEG）参数 R 值延长时，推荐输注 FFP。对于严重创伤大出血、预计需要输注 ≥ 20U 红细胞的患者，推荐尽早积极输注 FFP。此外，对于存在凝血因子缺乏患者，应输注 FFP。推荐输注的首剂量为 10~15ml/kg，然后根据凝血功能及其他血液成分的输注量决定进一步的输注量。最后，对于既往口服华法林的创伤患者，为紧急逆转其抗凝作用，我们也推荐输注 FFP（5~8ml/kg）。

3. 血小板　对于大量输血的患者，应尽早积极输注血小板。特别是出现以下情况：① PLT 低于 50×10^9/L 时考虑输注；② PLT 在 $(50~100) \times 10^9$/L 之间，应根据有无自发性出血或伤口渗血决定；③对于创伤性颅脑损伤或严重大量出血多发伤的患者，血小板应维持在 100×10^9/L 以上。

推荐输注的首剂量为 2U/10kg 的浓缩血小板或 1 治疗量单采血小板。如果术中出现不可控制的渗血，或存在低体温，TEG 检测显示 MA 值降低提示血小板功能低下时，血小板输注不受上述限制。

4. Fib 和冷沉淀　当出血明显且 TEG 表现为功能性 Fib 缺乏或血浆 Fib 低于 1.5~2.0g/L 时，推荐输注 Fib 和冷沉淀，推荐输注的首剂量为 Fib 3~4g/L 或冷沉淀 2~3U/10kg。推荐根据 TEG 参数 K 值及 α 角决定是否继续输注，紧急情况下应使 Fib 浓度至少 1.0g/L。

5. 输血治疗的目标　Hb 至少达到 7~8g/dl（如患者合并冠心病以及呼吸系统疾病应至少达到 10g/dl）、有活动出血的情况下血小板计数不低于 75×10^9/L（若多发创伤或脑损伤应不低于 100×10^9/L）、PT 和 APTT 不应超过参考值的 1.5 倍、Fib>1g/L。

（三）低温损害凝血功能，术中应强调体温监测以及保温措施的实施。

（四）快速大量输血可能造成低钙血症，导致低血压，可用 10% 葡萄糖酸钙或 10% 氯化钙静脉注射。

（五）在治疗大出血过程中，各成分血的输注并无确定的比例，治疗中应根据实验室检查结果调整各血液制品的输注量

（六）当出现危及生命的大出血（Hb<5g/dl），且出血持续或止血策略效果不佳，患者交叉配血结果未出，无同型血时可输注 O 型血挽救患者生命，输注 O 型血发生并发症的风险概率非常小，但输入量的多少应与发生延迟性输血反应的风险进行权衡，直到同型血可用。

目前认为允许性低血压对大出血患者是有益的，但还存在很多悬而未决的问题。例如患者可以安全耐受的血压底线是多少？耐受的安全时限是多少？由于缺乏足够的循证医学证据，我们目前还不能确定允许性低血压的利弊，相关的指南也未明确推荐该方法。对限制使用晶体复苏和早期予抗凝药物的时机和量均没有严格明确的指南或专家共识予以支持。因此，对于术中大出血的综合化救治策略，还有待我们在今后的工作中不断探索和完善。

（杨立群）

参考文献

［1］邓小明，姚尚龙，于布为，等. 现代麻醉学 [M]. 4 版. 北京：人民卫生出版社，2014, 1235-1248.

［2］中华医学会麻醉学分会. 2014 版中国麻醉学指南与专家共识 [M]. 北京：人民卫生出版社，2014, 208-215.

［3］EELES A, BAIKADY RR. Peri-operative blood management [J]. Indian J Anaesth, 2017, 61 (6): 456-462.

［4］BOONMAK P, BOONMAK S, LAOPAIBOON M. Deliberate hypotension with propofol under anaesthesia for functional endoscopic sinus surgery (FESS)[J]. Cochrane Database Syst

Rev, 2016,(12): 10-18.

［5］MUÑOZ M, GÓMEZ-RAMÍREZ S, KOZEK-LANGENEKER S. Pre-operative haematological assessment in patients scheduled for major surgery [J]. Anaesthesia, 2016, 71 Suppl 1: 19-28.

［6］MUNRO MG, CHRISTIANSON LA. Complications of Hysteroscopic and Uterine Resectoscopic Surgery [J]. Clin Obstet Gynecol, 2015, 58 (4): 765-97.

［7］PATHAK S, HAKEEM A, PIKE T, et al. Anaesthetic and pharmacological techniques to decrease blood loss in liver surgery: a systematic review [J]. ANZ J Surg, 2015, 85 (12): 923-930.

［8］RANUCCI M, JEPPSSON A, BARYSHNIKOVA E. Pre-operative fibrinogen supplementation in cardiac surgery patients: an evaluation of different trigger values [J]. Acta Anaesthesiol Scand, 2015, 59 (4): 427-433.

［9］STEHR S N, LIEBICH I, KAMIN G, et al. Closing the gap between decision and delivery——amniotic fluid embolism with severe cardiopulmonary and haemostatic complications with a good outcome [J]. Resuscitation, 2007, 74 (2): 377-381.

［10］VAN VEEN JJ, MAKRIS M. Management of peri-operative anti-thrombotic therapy [J]. Anaesthesia, 2015, 70 Suppl 1: 58-67.

第二节　心搏骤停

一、定义与发生机制

(一)定义

心搏骤停(cardiac arrest, CA)指心脏突然丧失泵血功能而导致循环功能停止,血液循环停滞,组织缺血、缺氧的临床死亡状态。

(二)发生机制

在手术室心搏骤停的常见原因有以下几个因素。

1. 患者因素　①严重疾患:如急性大面积心肌梗死,严重的创伤、张力性气胸、肺栓塞、主动脉夹层、心肌病、心律失常等;②严重内环境紊乱:如严重的酸碱平衡紊乱,严重缺氧、高碳酸血症、重度感染、电解质紊乱、低血糖等;③严重过敏体质。

2. 麻醉因素　特别是术前准备不足,高龄、危重或急诊等情况下不当的麻醉处理更容易出现心搏骤停,如低血容量时麻醉深度加深过快,椎管内麻醉阻滞范围过广可导致心搏骤停;麻醉选择不当及麻醉用药过量;麻醉药物、麻醉方法选择错误及麻醉医师术中管理不当;长时间低体温均可导致心搏骤停。

3. 手术因素　①神经反射因素:神经反射可直接导致心搏骤停,在麻醉深度不当、缺氧、二氧化碳蓄积时更易发生。例如颈、胸部的强烈手术刺激,眼球按压、肛门扩张、咽喉及气管隆嵴部刺激、骨膜刺激及内脏牵拉(尤其是牵拉胆囊)等,均可因迷走神经反射过强而发生反射性心搏骤停;②患者体位的急剧改变,特别在低血容量情况下;③手术引起的起搏器功能异常;④手术意外情况:心脏压塞、术中意外大出血,长时间复杂大手术及失血较多的手术更易诱发心搏骤停。

4. 最常见的术中心搏骤停原因　6H,5T。

6H 包括低血容量(hypovolemia)、低氧血症(hypoxia)、低体温(hypothermia)、高钾或低钾血症(hyperkalemia or hypokalemia)、低血糖(hypoglycemia)、酸中毒(hydrogen)。

5T 包括张力性气胸(tension pneumothorax)、冠状动脉或肺栓塞(thrombosis of the coronay/pulmonary)、心脏压塞(tamponade)、药物过量 / 中毒(toxins)、创伤(trauma)。

各种严重影响患者心脏氧供需平衡或传导系统的因素,如处理不当均可导致患者心搏骤停。

(三)危险因素分析

1. 术中牵拉胆囊或者压迫眼球导致迷走神经反射。

2. 术中压迫心脏或者大血管导致回心血量急剧减少。

3. 患者术前出现心肌梗死且病变较广泛,有时冠脉完全闭塞的患者可无症状。

4. 严重的大出血、过敏性休克、心力衰竭、高钾血症、脓毒症。

5. 对患者的气道或呼吸管理出现严重错误,导致无法维持有效的氧合。

6. 完全性房室传导阻滞或心脏束支传导阻滞。

二、典型临床表现与快速识别

(一)临床表现

1. 意识清醒患者　意识突然丧失或伴有短阵抽搐,呼之不应;大动脉搏动(颈动脉、股动脉)消失,听诊心音消失,平均动脉压数值小于 20mmHg;呼吸断续,呈叹气样,甚至停止并可伴有胃内容物的反流;口唇明显发绀,面色苍白,术野血液颜色变深。监护仪显示:心电图成直线、室速、室颤心律及无脉电活动;脉搏血氧饱和度和有创动脉监测波形消失。

2. 镇静或全身麻醉患者　大动脉搏动消失、患者口唇明显发绀、术野出血颜色变深。监护仪显示:①心电图成直线、室颤心律及无脉电活动;②脉搏血氧饱和度波形消失;③无创动脉血压测不出、有创动脉监测波形消失,平均动脉压数值小于 20mmHg;④ $P_{ET}CO_2$ 浓度迅速降至 10mmHg 以下或者 $P_{ET}CO_2$ 波形消失。

(二)辅助检查

心电图、血氧饱和度监测、有创动脉测压波形、超声检查。

(三)鉴别诊断

1. 缺氧　气道梗阻、食管插管、支气管插管、氧合失败。

2. 局部麻醉药中毒、全脊髓麻醉。

3. 感染性、出血性休克,致死性的大出血,过敏。

4. 肾衰患者高钾血症。

5. 张力性气胸(外伤或者颈内、锁骨下静脉穿刺置管、臂丛神经阻滞导致)。

6. 急性冠脉综合征、急性心肌梗死、心脏压塞(外伤或手术)肺栓塞、主动脉夹层、起搏器功能异常、严重心律失常。

7. 癫痫持续状态。

8. 特别注意排除监护仪的机械故障、电刀干扰、心电导线脱落、无创血压测量误差、有创动脉测压管路阻塞,导管打折、贴壁。

三、危机处理方案

(一)危机处理(图 4-2-1)

1. 确认患者心搏骤停　优先确认颈 / 股动脉搏动,心电图成一条直线,有创测压波形消失、动脉血压测不出、避免将注意力过多集中在监测,呼叫并寻求帮助,呼叫除颤仪。

2. 开始 CPR 和评估的周期循环 停止手术/操作,恢复患者仰卧位,立即心外按压(按压深度 5~6cm,频率 100~120 次/min),减少甚至停止所有麻醉药物以及血管扩张药,成人每 30 次胸外心脏按压后应给予 2 次呼吸,每次呼吸时间 2 秒(30:2),婴儿每 15 次胸外心脏按压后给予 2 次呼吸。有效的胸外心脏按压应使 $P_{ET}CO_2$ 达到 10mmHg 以上,动脉收缩压 20mmHg 以上,或者有创动脉测压出现波形,如果上述目标没有达到应改进按压手法。

3. 控制气道 未插管者可面罩控制呼吸,高流量纯氧通气,做喉罩置入或气管插管准备,一有条件应立即进行气管插管或置入喉罩,在建立人工气道的同时不应停止胸外心脏按压,尝试气管插管过程中通气中断不得超过 30 秒,已经建立人工气道的患者成人潮气量 400~700ml,频率 8~10 次/min。

4. 建立可靠静脉通路 中心静脉导管、外周静脉通道,每 3~5 分钟均可予肾上腺素 1mg。

5. 快速除颤 心律室颤/室速患者,除颤应尽可能早开始,连接监护仪和除颤器,心搏骤停 3 分钟内开始电除颤,初始能量设置为 120~200J,每次除颤后应立即开始胸外心脏按压,评估除颤效果(心电图、颈动脉搏动),再次除颤应增加能量至 200~300J,每次除颤应间隔 2 分钟。

6. 每 2 分钟应评估心肺复苏效果,更换按压者,监测 $P_{ET}CO_2$(若小于 10mmHg,改善 CPR 技术,若突然大于 40mmHg 提示自主循环恢复)。

7. 尽早行动脉内置管并开放深静脉通路,监测酸碱和电解质紊乱。若 3 次除颤后室颤/室速持续或复发,可每 3~5 分钟重复静脉注射肾上腺素 1mg,单次静脉注射血管加压素 40U,尽早应用肾上腺素可将细颤变为粗颤,利多卡因 100mg 和胺碘酮 150~300mg 静脉注射可用于顽固性室速或室颤。

(二)危机后处理

1. 患者自主循环恢复后需再次评估气道,确认气道装置的位置,保证气道的正常功能,确认氧合和通气有效。

2. 开放静脉通道,完善监测,检查生命征、识别心律,评估患者循环功能,并给予快速的液体复苏(加温)和血管活性药物,维持循环稳定,纠正代谢性酸中毒、高钾血症(例如 pH<7.2,予碳酸氢钠 100~200ml 静脉滴注;高钾血症患者可予葡萄糖酸钙 30mg/kg 或氯化钙 10mg/kg,10U 胰岛素加入 50~100ml 50% 葡萄糖中缓慢静脉注射可迅速降低血钾)以及局部麻醉药中毒,考虑实施低温脑保护策略。

3. 寻找并治疗可逆转的病因,如有必要请专科医师会诊协助治疗(如心动过缓、传导阻滞的患者需要安装起搏器)。

4. 纠正水电解质酸碱平衡紊乱。如有必要,做进一步的辅助检查:血气分析、心电图、心脏超声、胸片、CT、介入血管造影等。

5. 复苏后处理 麻醉医师应根据患者情况与外科医师共同协商进行下一步处理:①心搏骤停原因明确,复苏迅速成功,呼吸循环较稳定的患者,手术未开始者可与外科医师共同协商,根据患者病情决定是否进行手术或转入 ICU 治疗;②心搏骤停原因不明或复苏后循环不稳定且手术未开始的患者应取消手术并转至 ICU 治疗;③术中出现心搏骤停者,心肺复苏成功后根据患者循环情况尽快完成手术,术毕转至 ICU 治疗。

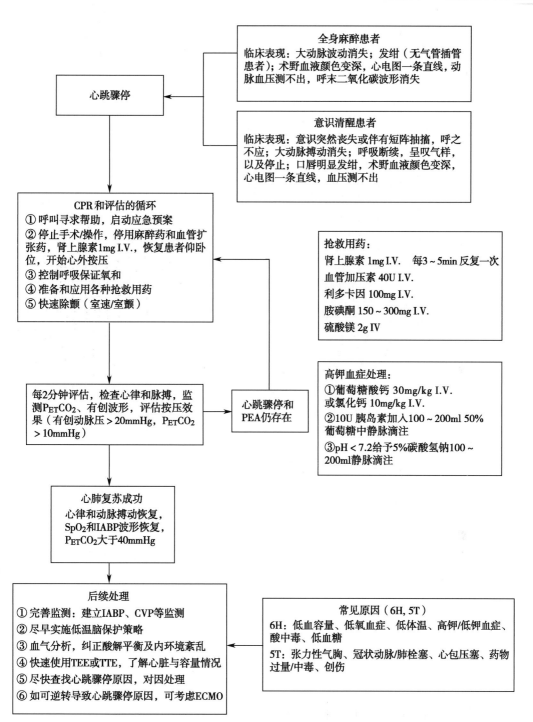

图 4-2-1　心跳骤停危机处理流程图

（三）危机预防

1. 注意评估患者的病情，制订合理的麻醉方案。

2. 通过必要训练掌握危重患者的麻醉及管理技能。

3. 高度房室传导阻滞及严重心动过缓者，术前应安装起搏器并确保功能正常。

4. 最近发生心肌梗死的患者（30 天内）应避免麻醉和手术。

5. 积极治疗高位神经阻滞导致的心动过缓和低血压（麻醉平面过高、全脊髓麻醉）。

6. 外科刺激造成的迷走神经反射应予预防（加深麻醉、药物治疗或局部阻滞）。

7. 复合外伤患者应注意排除气胸、血气胸。

8. 术中应注意加强酸碱以及电解质监测。

四、典型病例

病例 1

（一）病历摘要

患者，男性，54 岁，因肝硬化 10 年，肝功能失代偿（Child-Pugh C 级），门脉高压拟于全身麻醉下行肝移植手术。

（二）危机发生与处理

患者入室后，常规心电监护，并监测有创血压、中心静脉压、肺动脉压、脑电麻醉深度。麻醉诱导平稳，成功建立人工气道，术中丙泊酚（TCI）、七氟烷、瑞芬太尼和顺阿曲库铵维持，根据脑电指数及心率血压调节麻醉深度。无肝前期适当应用扩血管药物硝酸甘油及米力农，生命体征基本平稳。无肝期停用硝酸甘油和米力农，采用去甲肾上腺素 0.1μg/（kg·min）和多巴胺 5μg/（kg·min）泵注，无肝期基本平稳，历时 80 分钟。部分开放门静脉及肝上下腔静脉，患者生命体征无明显波动，继而开放下腔静脉和全部门静脉，2 分钟后患者血压降至 90/50mmHg，给予去甲肾上腺素 40μg，血压升至 115/70mmHg，心率自 85 次 /min 逐渐下降至 40 次 /min。立即给予肾上腺素 100μg，反应不明显，鼻咽温降至 34.5℃，增加暖风设备并预备温盐水冲洗腹腔，30 秒后心率进一步下降至 15 次 /min，心电监护出现长间歇，无创血压下降至 40/20mmHg，CVP 25mmHg，有创动脉压 50/24mmHg，$P_{ET}CO_2$ 降至 20mmHg。考虑患者可能即将出现心搏骤停，立即呼叫求救，要求外科医师停止手术操作，立即胸外按压，给予肾上腺素 1mg，利多卡因 40mg，静脉快速滴注碳酸氢钠，除颤仪备用。胸外按压过程中患者血压维持在 160/70mmHg，$P_{ET}CO_2$ 维持在 30mmHg 以上，3 分钟后暂停按压，心电图为直线，未出现室颤波，患者双侧瞳孔散大。继续行胸外按压并查血气分析：pH 7.12，BE−11mmol/L，K^+ 7.1mmol/L，Ca^{2+} 0.95mmol/L，立即给予葡萄糖加胰岛素静脉缓慢推注，氯化钙 1g，继续反复肾上腺素，应用利多卡因、硫酸镁、碳酸氢钠、呋塞米、甘露醇等药物，并努力尝试复温，多次复查血气并根据结果纠正，持续抢救至 60 分钟，恢复窦性心律，HR 130 次 /min，BP 140/90mmHg，CVP 22mmHg。去甲肾上腺素 0.6μg/（kg·min），肾上腺素 0.5μg/（kg·min）持续泵注。

（三）危机转归

后经进一步利尿、扩血管，CVP 降至 13mmHg，血管活性药物无法减量，维持该剂量入 ICU。

（四）危机事件分析

该例患者为肝移植手术开放供肝后出现心搏骤停，且胸外按压时间较久，处理高钾血症后复苏成功。

该患者首先表现为血压的下降并伴心率的逐渐减慢，当降至 15 次 /min 时，按照心搏骤停处理，立即启动胸外心脏按压并及时静注肾上腺素、利多卡因，考虑可能出现了高钾血症，予碳酸氢钠、葡萄糖胰岛素、钙剂降低血钾，输注碳酸氢钠可纠正患者的代谢性酸中毒，由于患者未出现室颤波无法予电除颤，持续胸外心脏按压，本例患者心搏骤停时间较久，且较难复苏，患者胸外心脏按压时间长，考虑可能造成脑水肿，应早期采取低温脑保护策略，在高级生命支持阶段，不断复查血气监测电解质以及酸碱平衡紊乱，予及时纠正，后患者恢复窦性心律送 ICU。

心搏骤停的常见原因包括低血容量、酸中毒、高钾血症以及低体温等因素,肝移植手术中供肝下腔静脉和门静脉血管吻合完毕开放后,下腔静脉血流恢复引起心脏前负荷增加,同时无肝期产生的大量酸性代谢产物连同肝内的低温液体,缺血期间聚集的血管活性物质以及残留的高钾保养液进入心脏,产生缺血 - 再灌注损伤引起肺动脉高压,容易造成窦缓、心律失常甚至心脏停搏。因此,在无肝前期应适当扩容,无肝期增加碱储备,做好保温措施,一旦出现心搏骤停,有效的胸外按压可以保证重要脏器的灌注和代谢的需要,应用肾上腺素、利多卡因等药物支持,同时强调针对病因治疗,解除酸中毒、高钾血症及低温的影响,患者才可以成功复苏。

病例 2

（一）病历摘要

患者,男性,49 岁,因胸椎骨折术后 1 年半,要求取内固定。既往史无特殊,有吸烟史,拟全身麻醉下行胸椎骨折内固定取出术。

（二）危机发生与处理

患者入室后常规监测,予依托咪酯、罗库溴铵、舒芬太尼诱导插管,七氟烷、异丙酚、瑞芬太尼维持,手术时间 1 小时,缝皮前以过氧化氢溶液 500ml 冲洗伤口。术中生命征平稳,术后 5 分钟患者清醒拔管,10 时 28 分送 PACU。10 时 58 分患者准备返回病房时,突发心搏骤停,PACU 医师立即开始胸外心脏按压,并呼救。11 时插入气管导管机械通气,肾上腺素 1mg,胺碘酮 0.15mg 静注。11 时电除颤 200J 患者未复律,继续胸外心脏按压,此时氧饱和度 93%。11 时 2 分机械通气开始,11 时 3 分股静脉穿刺置管术成功,持续胸外心脏按压。11 时 5 分予肾上腺素 1mg 静注、利多卡因 20mg 静注。11 时 10 分予肾上腺素 1mg 静注后 200J 除颤,患者仍未复律,继续胸外心脏按压。11 时 22 分肾上腺素 1mg 静注,予 5% 碳酸氢钠 50ml 静脉滴注,200J 除颤,患者窦性心律恢复,心电图显示 3 个导联 ST 段弓背抬高,随即消失,予多巴胺 2.5µg/（kg·min）、胺碘酮 60mg/h、硝酸甘油 1µg/（kg·min）、去甲肾上腺素 0.3µg/（kg·min）泵注。11 时 30 分成功置入桡动脉导管,查血气示 pH 7.14,$PaCO_2$ 79.3mmHg,K^+ 2.8mmol/L,予氯化钾 0.75g/h 泵注。复苏后予去甲肾上腺素 0.1~0.3µg/（kg·min）,硝酸甘油 0.3µg/（kg·min）,有创血压维持在 120/70mmHg 左右。

11 时 30 分请超声科医师行床旁心脏彩超示心腔内无气泡,心室壁运动无明显异常。11 时 35 分心电图示急性下壁心肌梗死肢体导联 II、III、aVF 病理性 Q 波。11 时 45 分复查血气仍提示酸中毒和低钾血症,予 5% 碳酸氢钠 250ml 静脉滴注,乌司他丁 50 万单位静脉滴注。12 时 4 分急查心肌标志物示肌钙蛋白稍升高,肌红蛋白 717.4ng/ml,心脏彩超示节段性左室壁运动异常,左室收缩功能下降此时 EF 51%,心电图示前壁心肌梗死（V1~V3 导联病理性 Q 波）。患者复律后烦躁,予咪达唑仑 2mg 静注镇静。12 时 47 分复查血气示 pH 7.254,K^+ 3.4mmol/L。12 时 50 分患者再次出现心搏骤停,立即予胸外心脏按压,患者 SpO_2 仅 81%,予 200J 电除颤。12 时 52 分头部予冰敷降温。12 时 55 分予肾上腺素 1mg 静注,阿托品 0.5mg 静注患者恢复窦性心律,考虑患者呼吸机对抗,予罗库溴铵 25mg 静注,继续机械通气控制呼吸。13 时予地塞米松 20mg 静注。13 时 7 分复查血气大致同前 K^+ 3.1mmol/L。予磷酸肌酸钠 1mg 静脉滴注保护心肌。14 时 22 分复查血气示 pH 7.3,K^+ 3.1mmol/L。复苏过程中补复方氯化钠 2 000ml、羟乙基淀粉 500ml、5% 碳酸氢钠 300ml,尿量 600ml。

（三）危机转归

14 时 38 分泵注硝酸甘油、去甲肾上腺素、氯化钾带气管导管送 ICU,考虑患者出现心肌梗死,请心内科医师会诊。15 时 28 分行冠状动脉造影术见左前降支中段完全闭塞,放入药物洗脱支架后左前降支血管再通。按照心肌梗死处理,予抗感染、强心、保护心肌治疗,患者在 ICU 住院 5 天后转入 CCU,心内科治疗 15 天后带药出院,无并发症。

（四）危机事件分析

该患者术前临床表现及相关检查均提示既往身体健康,麻醉及手术非常顺利,术后清醒完全,回复苏室后各生命体征平稳,但术后 30 分钟及 120 分钟后无任何征兆两次突发心搏骤停,且复苏过程极其困难,经长时间心肺复苏处理,患者最终复苏成功。

在患者出现心搏骤停的时候,麻醉医师立即予胸外心脏按压,呼救,静脉注射肾上腺素。麻醉医师在胸外按压开始后,立即气管插管控制呼吸,保证患者氧供。胸外按压每 2 分钟评估心肺复苏效果,心电监护提示室颤时迅速 200J 电除颤,肾上腺素每 3~5 分钟静脉注射。同时开放中心静脉通路有助于血管活性药物迅速起效,该患者顽固性室颤,予胺碘酮、利多卡因,需要多次除颤,麻醉医师能保证有效地胸外按压,同时考虑心搏骤停原因 6H、5T。尽早建立有创动脉测压有助于评估胸外按压效果,同时便于血气分析。测得患者血钾降低,予静脉补钾,本例患者血钾低至 2.4mmol/L,且心搏骤停,补钾的速度应适当加快并及时监测血钾。在该例患者的复苏过程中,能及时考虑心肌梗死及肺栓塞,并做心脏彩超和心电图,但心肺复苏过程中患者心脏本身缺血 - 再灌注损伤,可能导致心肌标志物升高。复苏后冠脉造影证实患者心肌梗死,则第一次心脏复跳后应考虑限制补液、强心、利尿,降低心脏前后负荷,控制心室率减少心脏氧耗。患者顽固性室颤可能与心肌梗死、低钾血症有关,可考虑静脉注射葡萄糖酸钙或氯化钙,同时补钾的速度应稍增快,可达 10~20mmol/h。本病例为突发的心肌梗死,关于心肌梗死的原因,应考虑可能拔管后患者低氧血症导致冠脉氧供不足,加上术前可能冠脉血管已经高度狭窄导致心肌梗死的发生。但值得注意的是对于腰椎内固定取出术患者,应考虑术中大量过氧化氢溶液冲洗,可能导致过氧化氢溶液入血,产生大量小气泡堵塞冠脉微循环,也是心肌梗死的诱发因素。

该患者最后确诊为冠脉左前降支中段完全闭塞,但术前无任何临床表现,可能慢性冠脉闭塞已形成侧支循环,术后发生心搏骤停除外手术麻醉的因素外,术中应用大量过氧化氢溶液,部分留存钉孔于深部组织内,封闭伤口后过氧化氢溶液进入血液形成气泡,最终引起冠状动脉的阻塞,导致心搏骤停而一旦心肺复苏后患者生命体征较平稳,这一病例提示我们深部的非感染创口应禁止过氧化氢溶液冲洗。心搏骤停时,麻醉医师的首要措施是尽早开始胸外心脏按压并呼救,早期除颤,应用肾上腺素。心搏骤停的抢救需要有经验的麻醉医师参与,寻找病因的过程中可要求专科医师会诊。麻醉医师应尽早建立动静脉通路,纠正内环境紊乱,纠正酸中毒,尤其严重的低钾或高钾血症都应及时处理。而顽固性室颤的患者,除颤与胸外按压的连接应紧密,避免心、脑灌注不足。而在心脏恢复自主心律后应及时寻找病因并予处理,同时注意实施脑保护策略。

五、临床建议与思考

1. 心搏骤停的常见原因　6H、5T,尽早诊断病因。

2. 快速建立有效的急救团队,麻醉医师应控制整个救治局面,指挥外科医师、护士,有条不紊的开展救治。

3. 加强团队合作提高 CPR 质量,防止慌乱,应有条不紊,循环重复,应用 $P_{ET}CO_2$ 及有创血压监测,维持有创收缩压 >20mmHg,$P_{ET}CO_2$>10mmHg。

4. 尽早行中心静脉穿刺置管术及有创动脉测压,遇到困难时考虑使用超声引导下穿刺,有创动脉血压监测对抢救及复苏后的血流动力学维持常帮助巨大。

5. 迷走神经反射所致的心搏骤停,一般在停止外科操作后常能自动复跳,但应用阿托品是必需的,有时也需要 CPR 并应用肾上腺素。

6. 应尽快实施低温脑保护策略。

7. 作者建议 ①关注心搏骤停患者的脑电/麻醉深度/脑氧饱和度监测,可能对判断患者复苏成功率和恢复质量具有一定作用;②心肺复苏困难时应特别关注患者内环境的调整,先经中心静脉给予碳酸氢钠后,再给阿托品和肾上腺素可能提高心肺复苏成功率;③复苏过程中应尽早呼叫帮助,包括向本科室有经验的医师以及相关科室专家寻求帮助;④尽早行血气分析、ECG、超声、X 线检查可辅助诊断,寻找病因,指导治疗。

8. 顽固性心搏骤停患者,如有条件可考虑体外膜氧合(ECMO)或体外循环治疗。

(杨立群)

参考文献

[1] NEUMAR RW, SHUSTER M, CALLAWAY CW, et al. Part 1: Executive Summary: 2015 American Heart Association Guidelines Update for Cardiopulmonary Resuscitation and Emergency Cardiovascular Care [J]. Circulation, 2015, 132 (18 Suppl 2): S315-S367.

[2] HAZINSKI MF, NOLAN JP, AICKIN R, et al. Part 1: Executive Summary: 2015 International Consensus on Cardiopulmonary Resuscitation and Emergency Cardiovascular Care Science With Treatment Recommendations [J]. Circulation, 2015, 132 (16 Suppl 1): S2-S39.

[3] NOLAN JP, HAZINSKI MF, AICKEN R, et al. Part 1: Executive summary: 2015 International Consensus on Cardiopulmonary Resuscitation and Emergency Cardiovascular Care Science with Treatment Recommendations [J]. Resuscitation, 2015, 95: e1-e31.

[4] NEUMAR RW, EIGEL B, CALLAWAY CW, et al. American Heart Association Response to the 2015 Institute of Medicine Report on Strategies to Improve Cardiac Arrest Survival [J]. Circulation, 2015, 132 (11): 1049-1070.

[5] BEDELL SE, DELBANCO TL, COOK EF, et al. Survival after cardiopulmonary resuscitation in the hospital [J]. N Engl J Med, 1983, 309: 569.

第三节 困难气道

一、定义与发生机制

(一)定义

困难气道(difficult airway)是指经过专业训练的有 5 年以上临床麻醉经验的麻醉医师发生面罩通气困难或气管插管困难,或二者兼具的情况

(二)发病机制

困难气道包括困难面罩通气和气管插管困难两个方面:

困难面罩通气(difficult mask ventilation,DMV)指有经验的麻醉医师在无他人帮助的情况下,经过多次或超过一分钟的努力,仍不能保证有效的面罩通气。研究发现年龄超过 55 岁,BMI 超过 $26kg/m^2$,打鼾病史,蓄络腮胡和无牙是面罩通气困难的独立危险因素。

困难气管插管(difficult tracheal intubation,DTI)指无论存在或不存在气道病理改变,有经验的麻醉医师气管插管均需要 3 次以上努力。气管插管时需要充分的显露声门,所以困难气管插管时首先可能存在喉镜暴露困难。喉镜暴露困难指直接喉镜经过 3 次以上努力仍不能看到声门的任何部分。困难气管插管时可能伴或不伴声门上通气工具置入和通气困难。困难声门上通气工具置入和通气困难指无论是否存在气道病理改变,有经验的麻醉医师声门上通气工具置入均需 3 次以上努力,或置入后通气失败。困难气道中还包括困难有创气道建立,是指气管切开定位困难或颈前有创气道建立困难,包括切开技术和穿刺技术。根据有无困难面罩通气将困难气道又分为非紧急气道和紧急气道:①非紧急气道:仅有困难气管插管而无困难面罩通气。患者能够维持满意的通气和氧合,能够有充分的时间考虑其他建立气道的方法。②紧急气道:只要存在困难面罩通气,无论是否合并困难气管插管,均属紧急气道。患者极易陷入缺氧状态,必须紧急建立气道。其中少数患者既不能插管也不能氧合,可导致心搏骤停、脑损伤和死亡等严重后果。

(三)危险因素分析

1. 解剖学原因　牙列畸形、肥胖、颈短、头面部发育不全、小下颌。

2. 睡眠呼吸暂停综合征(鼾症)。

3. 头面颈部感染、创伤、肿瘤、瘢痕组织、血肿压迫气道。

4. 颈椎损伤、脱位。

5. 类风湿关节炎、强直性脊柱炎等使颈椎活动受限。

6. 纵隔肿物、气管异物、咽部肿物史、颈部咽喉放疗史。

7. 麻醉医师因素　对气道管理知识和经验缺乏,缺乏对紧急情况的应变能力,准备不足,气道装置和插管用具准备不充分,对气道设备的运用不熟练。

8. 手术室外插管,如急诊科、ICU 或产科病房等。

二、典型临床表现与快速识别

(一)临床表现

1. 评估或预料可能插管或面罩通气困难的情形　既往有困难气道或插管困难的病史;麻醉查体:改良 Mallampati 评分Ⅲ、Ⅳ级;张口度和甲颏距离小于 3 横指;病理性肥胖;存在其他导致插管困难的解剖学因素。

2. 预料之外的气管插管或面罩通气困难　喉镜暴露困难或不能将气管导管插入声门。

困难气管插管通常包括以下几个方面:①面罩通气困难;②喉镜暴露声门困难,甚至喉镜置入困难,在置入过程中遇阻力;③气管导管插入困难,在普通喉镜下麻醉医师需 3 次以上的努力;④声门上通气工具置入困难,需 3 次以上或置入后通气失败;⑤有创气道建立困难。

头颈部的解剖特点与困难气道发生密切相关,可通过体格检查来发现气道病理或解剖异常。具体检查内容包括:上门齿的长度、自然状态下闭口时上下切牙的关系、下颌骨的发育和前伸能力、张口度、咽部结构分级(改良的 Mallampati 分级)、上腭的形状、下颌空间顺应性、甲颏距离、颈长和颈围、头颈活动度、喉镜显露分级。其中 Mallampati 分级Ⅲ或Ⅳ级、下颌前伸能力受限、甲颏距离过短(<6cm)等是面罩通气困难的独立危险因素。

(二)辅助检查

头颈部 CT、纤维支气管镜检查、颈椎 X 线片、超声、MRI。

（三）鉴别诊断

1. 气道正常的患者,插管困难主要是麻醉医师未掌握喉镜使用以及插管技术。

2. 患者气管插管时头颈部未充分后仰导致插管困难。

3. 气管导管插入食管。

4. 喉镜或者气管导管型号选择不当导致插管困难。

5. 患者肌松不足或恢复,麻醉深度偏浅导致插管困难。

三、危机处理方案

（一）危机处理

根据中华医学会麻醉学分会于 2017 年发布的困难气道管理流程图(图 4-3-1),气道管理共分为六个步骤。

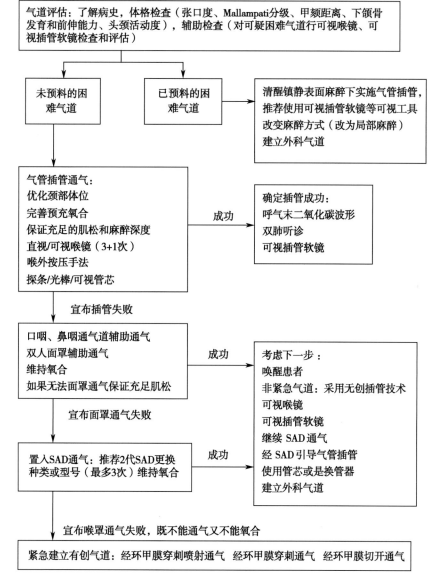

图 4-3-1　困难气道管理流程图

根据麻醉前的气道评估情况将困难气道分为已预料的困难气道和未预料的困难气道。

1. 已预料的困难气道　对已预料的困难气道,麻醉医师应提高警惕性,并在插管操作时集中注意力,处理方法包括:①采用清醒、镇静、表面麻醉下行气管插管,尤其推荐使用可视插管软镜、纤维支气管镜等工具,避免镇静过度,也可置入喉罩;②改变麻醉方式,如改为椎管内麻醉、神经阻滞和局部浸润麻醉等方法完成;③建立外科气道。对此类困难气道,术前应准备好困难气道管理工具,告知患者情况及操作流程取得患者配合,寻求有经验医师的帮助,麻醉前充分预充氧,对反流误吸高风险的患者应做好防范措施;④外科气道建立困难或建立失败且患者存在缺氧,可考虑备体外膜氧合或体外循环。

2. 未预料的困难气道

(1)对未预料的困难气道患者,麻醉者必须立即启动应急预案,快速呼救;采用各种措施维持患者通气和氧合。

(2)气管插管尝试应不超过 3 次。

(3)应用可视喉镜、光棒、纤维支气管镜等辅助插管,若气管导管通过声门困难应更换更小型号的气管导管。

(4)避免反复尝试插管,患者面罩控制呼吸的间隔不应超过 30 秒。

(5)考虑置入喉罩,保证患者氧合,成功置入 SAD(方法包括双侧胸廓起伏,双肺听诊,呼气末二氧化碳监测等),患者氧合得到保障后,如果为非紧急手术,唤醒患者是第一选择。随着二代喉罩 SAD 的不断普及,越来越多的手术可直接在喉罩全身麻醉下完成而不需要气管插管;但在特殊或紧急危及生命的情况下,用 SAD 维持麻醉被认为是一个高风险的选择。如果置入 SAD 已 3 次仍不能进行通气和维持患者氧合,则立即宣布 SAD 通气失败,患者处于既不能插管也不能氧合状态(CICO),应迅速建立紧急有创气道,确保患者氧合。

(6)喉罩置入成功但患者仍通气不足或恶化,考虑经喉罩插入 ID 5.0~6.0 的气管导管,也可考虑环甲膜穿刺或是气管切开建立外科气道。

(7)如果条件允许则尽快恢复患者自主呼吸、唤醒患者,行清醒气管插管或是取消手术。

(二)危机后处理

进一步给氧纠正患者低氧血症,血气监测纠正水电解质酸碱平衡紊乱,检查重要生命征心率、血压,维持呼吸循环的稳定。

(三)危机预防

1. 术前应该仔细评估患者气道,评估患者面罩通气困难程度(胡子浓密、牙齿缺失)、喉罩置入难度(张口度小、舌体巨大、扁桃体肿大)、评估建立外科气道的难度(甲状腺肿物)。

2. 准备足够的紧急气道工具　不同型号的气管导管,可视喉镜、纤维支气管镜、喉罩、插管探条。

3. 寻求其他麻醉医师的气道评估意见和气道管理方案。

4. 麻醉医师应参加困难气道的培训,增强应变能力。

四、典型病例

(一)病历摘要

患者,男性,48 岁,身高 175cm,体重 90kg,心率 78 次/min,血压 140/90mmHg,平卧睡眠时无明显呼吸困难。入院诊断鼾症,拟行咽腭成形术。麻醉前检查口能张大,头后仰尚好,故未做详细气道困难评估。

（二）危机发生与处理

入室行常规全身麻醉诱导气管插管术，静注丙泊酚、舒芬太尼、罗库溴铵后气管插管，置入普通喉镜，未能看到声门，3 次气管插管失败。立即启动困难气道应急预案，呼叫求救。面罩通气效果欠佳，SpO_2 下降至 90%，心率 100 次/min，血压 160/95mmHg，双人四手加压给氧，上级医师赶到后，调整麻醉深度，立即插入二代喉罩进行通气，出现 $P_{ET}CO_2$ 波形，机械通气等待自主呼吸恢复。患者自主呼吸恢复后，采用纤维支气管镜引导下气管插管，成功置入 ID 8.0 加强导管。

（三）危机转归

手术历时 90 分钟，术毕送 PACU，观察至患者呼吸恢复良好，并完全清醒。吸引气管内及咽喉部分泌物，$SpO_2$100%，观察 2 小时后顺利拔除气管导管，未见咽喉血性分泌物。患者呼吸良好，生命体征平稳，送回病房。

（四）危机事件分析

本例手术所述患者体重较大，BMI 约为 29.4kg/m^2（BMI>28kg/m^2 为肥胖患者），患者行咽腭成形术，术前缺乏足够的气道评估，张口度、甲颏距离、Mallampati 评分未知，常规置入喉镜后声门暴露欠佳且 3 次气管插管均失败，考虑为困难气道。

在该患者处理中，立即面罩给氧改善患者氧合，面罩通气效果欠佳，双人四手法加压给氧，而后通过置入二代喉罩，患者氧合改善，等待患者自主呼吸恢复，用纤维支气管镜引导下插管成功，危机解除。术前对该患者困难气道的评估是不到位的，困难气道工具的准备不足。应用可视化的喉镜、纤维支气管镜、气管插管探条等可提高插管成功率。面罩通气困难时应分析原因，喉痉挛、舌后坠？应考虑优化患者体位、置入口咽通气道。但在处理困难气道时可能忽视麻醉深度的改变，应予注意。普通喉镜尝试次数过多可能造成声门周围组织的水肿和损伤，使得处理难度加大。该患者恢复自主呼吸后尝试纤维支气管镜引导下插管成功，是安全有效的，但对于紧急手术患者等待自主呼吸恢复与手术冲突。

肥胖及鼾症患者的术前评估及准备十分重要，本例患者在第一次插管失败后，尝试同一种方法失败，造成气道水肿及损伤，加重了面罩通气困难。作为一个有经验的麻醉医师，第一次插管失败后应改用其他插管工具，如可视喉镜、纤维支气管镜或可视导管芯，既可减少气道损伤的发生又能提高插管成功率。值得注意的是对肥胖及鼾症患者，诱导后极易出现舌后坠、面罩通气困难，口咽通气道应提前备好，而肥胖患者诱导应注意合适的麻醉深度，避免麻醉过浅，刺激气道造成喉痉挛。

五、临床建议与思考

1. 术前访视对气道的评估极其重要，可发现绝大部分的困难气道。必要时可行表面麻醉下的喉镜或软镜检查，超声、X 线、CT、MRI 的影像学检查，但应注意目前还没有一种方法可以预测所有的困难气道，多种评估方法联合应用有助于困难气道的识别。

2. 怀疑困难气道的患者麻醉前充分预充氧合是十分必要的，适当的体位和充分的吸氧时间是提高预充氧合效果的重要保证。在整个气道管理的过程中应坚持通气随时有效，保证患者氧合仍是第一要务。

3. 对存在困难气道的危重患者更强调首次插管使用可视喉镜，提高首次插管成功率；第一次插管失败后，应先面罩加压给氧，保证适当的麻醉深度与肌松状态，分析失败原因，不要立即尝试再次插管，避免盲目地反复插管。

4. 及时识别气道管理遇到的困难与失败。困难气道患者在保证通气氧合的前提下,一定要停下来评估目前的通气工具能否在保证安全的前提下,满足手术的通气要求。维持通气等待患者自主呼吸恢复,在纤维支气管镜引导下保留自主呼吸气管插管,不失为一种安全、有效的方法。

5. 对气管插管困难的患者,要特别警惕拔管后再次出现通气困难。反复的气管插管可能会造成气道水肿,头颈、咽喉部的手术会进一步加重周围组织的水肿,所以拔管前一定做好再次插管的准备,在患者呼吸和保护性反射充分恢复地情况下拔管。必要时拔管前在气管内保留插管的引导探条,再拔除气管,保留导管探条直至患者不能耐受。

6. 气管插管探条的应用 当患者咽喉部结构异常或存在肿瘤时,声门结构遭到破坏或挤压变形时,插入探条相对容易,再经探条引导插入气管导管,推荐有条件的单位使用可视化插管探条,提高插管成功率。

7. 三人面罩通气法 当双人四手法加压给氧尚不能取得有效通气时,可考虑三人面罩通气法,即一名麻醉医师双手扣压面罩保证面罩不漏气,另一名麻醉医师推送下颌并使颈部伸展,保证气道打开,第三名麻醉医师可挤压呼吸囊,目的是提供最佳面罩通气,保证患者氧供,同时,三人配合可减少操作过程的疲劳。

8. 紧急有创气道的建立 强调对麻醉医师的定期培训,特别是建立有创气道的培训。

(1)环甲膜穿刺置管和经气管喷射通气:采用套管针(13G 或 15G,长度 5cm 或 7.5cm)行环甲膜穿刺置管,将经气管喷射通气装置连接套管针,通过套管针行喷射通气。在使用过程中,要确保上呼吸道开放,可置入口咽通气道或鼻咽通气道,同时托起下颌。

(2)经环甲膜穿刺通气:导管直径为 4mm(如 Quicktrach 套件),经环甲膜穿刺,可直接进行机械或手控通气。使用时首先确定环甲膜位置,右手持穿刺套件由环甲膜处斜向后下方穿刺入气管。固定穿刺针芯,将外套管向前推入,拔出针芯,套囊充气后接麻醉机手控或机械通气。

(3)经环甲膜切开通气(简称手术刀技术):刀片 + 探条 + 气管导管法环甲膜切开通气技术。首先喉外手法确认环甲膜位置,刀刃朝向操作者,在环甲膜做横切口,切开环甲膜,顺时针旋转刀片使刀刃朝向尾侧,探条贴刀片下缘潜入气管,气管导管(ID 5.0mm)顺探条导入气管,通气、套囊充气、通过呼气末二氧化碳波形确认导管位置,固定导管。在肥胖或者解剖变异的患者中推荐采用纵切口。

(殷苏晴 杨立群)

参考文献

[1] 中华医学会麻醉学分会. 2017版中国麻醉学指南与专家共识 [M]. 北京: 人民卫生出版社, 2017: 46-56.

[2] ENTERLEIN G, BYHAHN C. American Society of Anesthesiologists Task Force. Practice guidelines for management of the difficult airway: update by the American Society of Anesthesiologists task force [J]. Anaesthesist, 2013, 62 (10): 832-835.

[3] GAUTAM P, GAUL TK, LUTHRA N. Prediction of difficult mask ventilation [J]. Eur J Anaesthesiol, 2005, 22 (8): 638-640.

[4] American Society of Anesthesiologists Task Force on Management of the Difficult Airway. Practice guidelines for management of the difficult airway: an updated report by the American Society of Anesthesiologists Task Force

on Management of the Difficult Airway [J]. Anesthesiology, 2003, 98 (5): 1269-1277.

［5］邓晓明. 困难气管插管的处理 [J]. 继续医学教育 , 2006 (15): 58-68.

［6］杭燕南 , 俞卫锋 , 于布为 , 等 . 当代麻醉手册 [J]. 上海 : 世界图书出版公司 , 2016.

第四节　高 血 压

一、定义与发生机制

（一）定义

高血压（hypertension）是指以体循环动脉血压（收缩压和 / 或舒张压）增高为主要特征（收缩压 ≥ 140mmHg,舒张压 ≥ 90mmHg）,可伴有心、脑、肾等器官的功能或器质性损害的临床综合征。围手术期高血压是指患者收缩压升高超过基础血压的 20%,收缩压 >160mmHg 和 / 或舒张压 >100mmHg。

（二）发生机制

围手术期特别是术中出现严重高血压主要有以下几个方面原因:

1. 诊断明确的高血压　①原发性高血压。②继发性高血压(肾脏疾病、内分泌疾病、血管疾病等引起的高血压,子痫前期等)。

2. 儿茶酚胺释放增加　①喉镜置入或气管插管;②外科手术刺激;③麻醉减浅及镇痛不足;④麻醉苏醒期;⑤低氧血症;⑥高碳酸血症;⑦抗高血压药物的急性停药;⑧嗜铬细胞瘤;⑨甲状腺危象;⑩自主神经反射异常;⑪类癌综合征;⑫膀胱过度充盈;⑬极度紧张焦虑;⑭恶性高热。

3. 颅脑创伤、炎症、肿瘤等导致颅内压增高引起库欣反应。

4. 血管收缩药物使用不当。

5. 麻醉、镇痛药物应用或输注不当(如:药物应用错误、泵管脱落、输注泵故障、挥发罐故障或无药等)。

6. 液体超载(肾衰、尿毒症、大量输注液体、宫腔镜或前列腺电切术等)。

7. 急剧增加的后负荷(如:主动脉阻断)。

8. 高血压患者停降压药后血压反跳。

（三）危险因素分析

围手术期高血压的高危因素主要包括:

1. 患者既往有慢性高血压病史,高血压未诊治或术前"白大衣高血压"。

2. 麻醉诱导插管或围手术期出现紧急事件。

3. 麻醉深度与手术刺激不相适应。

4. 四肢手术止血带时间过长。

5. 动脉手术或在动脉行钳夹等操作,如主动脉或肾动脉夹闭。

6. 妊娠期高血压。

7. 药物因素:单胺氧化酶抑制剂(MAOI)、哌替啶、氯胺酮、麦角新碱、局部应用肾上腺素误入血管。

8. 家族性内分泌腺瘤史,甲状腺髓样瘤。

9. 急性颅脑损伤。

二、典型临床表现与快速识别

(一) 临床表现

1. 收缩压、舒张压或平均动脉压的升高。

基础血压正常或血压控制在正常范围的高血压患者围手术期收缩压 ≥ 160mmHg 和 / 或舒张压 ≥ 100mmHg;既往控制不佳的高血压患者收缩压和 / 或舒张压超过基础血压 20% 以上。若收缩压 ≥ 180mmHg 和 / 或舒张压 ≥ 110mmHg 为严重高血压,需即刻处理。

2. 因麻醉过浅导致高血压,则患者可能出现如下症状。

(1)患者自主呼吸,则可能出现呼吸急促。

(2)心动过速。

(3)出汗、流泪、瞳孔扩大及体动反应。

3. 心动过缓可能是刺激压力感受器的结果,常见于:自主神经反射失调、颅内压增高、应用血管活性药物(如去氧肾上腺素)。

(二) 鉴别诊断

1. 无创或有创测压装置测量误差。

(1)无创血压计袖带过小、肢体运动。

(2)传感器零点校正错误或固定位置低于心脏水平。

(3)无创血压计和有创血压计放于同侧肢体,造成互相干扰。

2. 药物应用错误。

3. 妊娠期高血压疾病。

4. 急性药物中毒反应。

5. 降压药停药导致血压反跳。

6. 甲亢、嗜铬细胞瘤、类癌综合征。

7. 自主神经反射障碍。

三、危机处理方案

(一) 危机处理

1. 明确患者血压升高

(1)无创测压:重复测量血压、排除血压测量伪像、将袖带转移到对侧上肢、手动测量血压(备电子 / 水银血压计)。

(2)有创测压:检查传感器位置、校零、冲洗动脉导管、检查导管有无打折 / 贴壁、与无创血压值对比。

2. 检查麻醉、血管活性药物应用情况

(1)正在静脉麻醉维持、血管活性药的泵注情况:检查输液滴速、泵注管道是否通畅有无脱落、静脉泵注药物及泵速是否正确、留置针周围有无渗出。

(2)应用吸入麻醉药的情况:检查挥发罐、剩余药量、吸入浓度。

3. 保证足够的氧合和通气,怀疑有低氧、高碳酸血症时应做动脉血气分析。

4. 快速评估麻醉操作、手术刺激和麻醉深度并及时处理,考虑停止气管插管等操作,神经阻滞不全的患者可要求手术医师应用局部麻醉药物或改为静脉全身麻醉。

5. 寻找病因并处理,对原因未明的孤立性高血压

(1)减弱手术刺激或暂停手术。

(2)检查患者是否存在心动过速以及 ST-T 段的改变。

6. 上述处理后患者血压仍未控制应立即开始对症治疗,降低血压

(1)加深麻醉。

(2)β 受体阻滞剂(哮喘和 COPD 患者慎用):①拉贝洛尔 5~10mg;②艾司洛尔 10~50mg;③美托洛尔 1~2mg。

(3)硝酸甘油静脉泵注:0.1~2μg/(kg·min)。

(4)硝普钠静脉泵注:0.1~3μg/(kg·min)。

(5)钙通道阻断剂:①维拉帕米,首次 2.5mg,可每次增加 2.5mg;②地尔硫䓬:负荷量以 0.25mg/kg 静注 2 分钟以上,如有必要静脉泵注,10~25mg/h;③尼卡地平:3~15mg/h。

(6)α 受体阻滞剂:酚妥拉明 0.2~2mg/min 静脉泵注。

(7)乌拉地尔:5~50mg。

7. 评估液体入量以及手术冲洗液吸收情况,如液体超载则予呋塞米 5~10mg。

8. 检查患者膀胱充盈情况,考虑导尿术。

9. 患者颅内压升高明确

(1)甘露醇 0.5g/kg 快速静脉滴注。

(2)呋塞米 5~10mg。

(3)过度通气将 $P_{ET}CO_2$ 控制在 25~30mmHg。

(4)神经外科会诊,尽快明确外科手术指征。

(二)危机后处理

1. 手术应激难用其他方式消除,可用瑞芬太尼 0.25~0.5μg/(kg·min)加强镇痛。

2. 怀疑患者存在心肌缺血/心肌梗死,可行心电图和肌钙蛋白、BNP 检查,怀疑卒中患者应请专科医师会诊。

3. 密切监测并维持血流动力学稳定,寻找潜在的病因(嗜铬细胞瘤、甲状腺危象、原发性高血压)并做进一步检查和治疗(图 4-4-1)。

(三)危机预防

1. 并发症预防　注意对患者重要器官和系统的评估,注意心肌缺血/梗死、心律失常、急性左心衰、肺水肿、出血增加、术野模糊、术中知晓、颅内压增高、动脉缝合口裂开、脑出血/高血压脑病等的防治。

2. 术前应有效控制原发性高血压

(1)抗高血压药物在术前应一直应用直至手术当天。

(2)血管紧张素转化酶抑制剂(ACEI)和血管紧张素 II 受体阻滞剂(ARB)类降压药应在手术前 1 天停药,以降低术中低血压风险。

(3)患者目前存在恶性高血压(收缩压 >200mmHg 或舒张压 >110mmHg),则择期手术应推迟,待血压控制后再行手术。

(4)患者目前存在系统性疾病则推迟择期手术:心肌缺血、慢性充血性心力衰竭、神经系统障碍、尿毒症。

3. 患者高血压危险因素较多的患者,考虑动脉血压监测。

4. 床旁超声评估患者心脏功能。

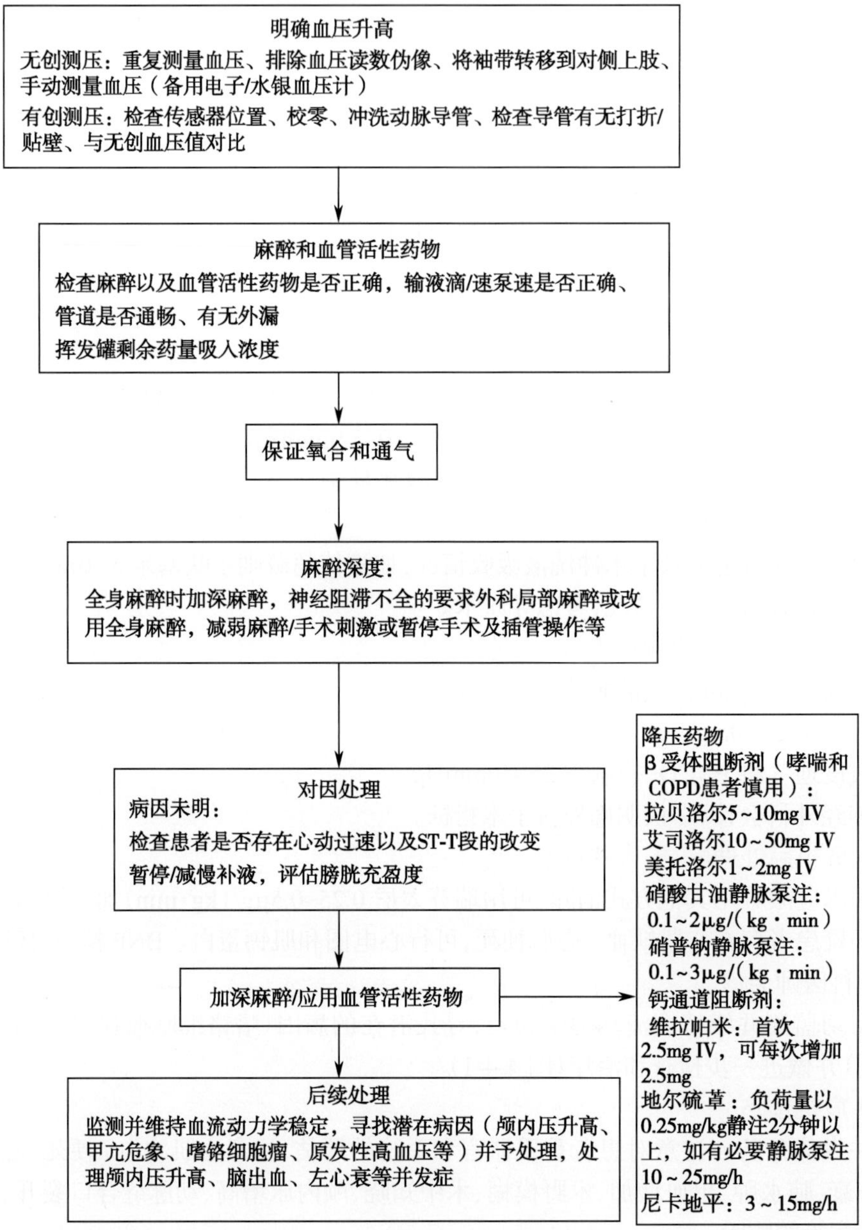

明确血压升高

无创测压：重复测量血压、排除血压读数伪像、将袖带转移到对侧上肢、手动测量血压（备用电子/水银血压计）

有创测压：检查传感器位置、校零、冲洗动脉导管、检查导管有无打折/贴壁、与无创血压值对比

↓

麻醉和血管活性药物

检查麻醉以及血管活性药物是否正确，输液滴/速泵速是否正确、管道是否通畅、有无外漏

挥发罐剩余药量吸入浓度

↓

保证氧合和通气

↓

麻醉深度：

全身麻醉时加深麻醉，神经阻滞不全的要求外科局部麻醉或改用全身麻醉，减弱麻醉/手术刺激或暂停手术及插管操作等

↓

对因处理

病因未明：

检查患者是否存在心动过速以及ST-T段的改变

暂停/减慢补液，评估膀胱充盈度

↓

加深麻醉/应用血管活性药物 →

↓

后续处理

监测并维持血流动力学稳定，寻找潜在病因（颅内压升高、甲亢危象、嗜铬细胞瘤、原发性高血压等）并予处理，处理颅内压升高、脑出血、左心衰等并发症

降压药物

β受体阻断剂（哮喘和COPD患者慎用）：

拉贝洛尔5~10mg IV

艾司洛尔10~50mg IV

美托洛尔1~2mg IV

硝酸甘油静脉泵注：

$0.1~2\mu g/(kg \cdot min)$

硝普钠静脉泵注：

$0.1~3\mu g/(kg \cdot min)$

钙通道阻断剂：

维拉帕米：首次2.5mg IV，可每次增加2.5mg

地尔硫䓬：负荷量以0.25mg/kg静注2分钟以上，如有必要静脉泵注10~25mg/h

尼卡地平：3~15mg/h

图 4-4-1 高血压危机处理流程图

5. 术前用药改善患者焦虑、紧张状态。

6. 高血压患者应避免使用氯胺酮。

7. 预估手术刺激较强的步骤，合理调节麻醉深度勿过深或过浅。

8. 防止液体超负荷（如宫腔镜、经尿道前列腺电切术）。

9. 血管活性药物应采用滴定法给药，逐渐增加药量。

10. 保证患者正常的通气和氧合，维持氧饱和度正常。

11. 正确使用无创和有创血压监测设备。

12. 术后应常规镇痛、纠正低氧血症、避免尿潴留。

13. 血管活性药物与静脉麻醉药物应避免使用同一液体通道。

四、典型病例

(一) 病历摘要

患者，男性，63 岁，65kg，172cm。1 个月前体检发现左上腹肿块入院。诊断为胰腺囊腺瘤，拟全身麻醉下行后腹膜肿瘤切除术。患者高血压病史 2 年，口服坎地沙坦，收缩压120~140mmHg，舒张压 70~80mmHg。糖尿病病史 5 年，服用阿卡波糖和瑞格列奈，血糖控制良好。

(二) 危机发生与处理

患者入室心电监护显示血压 144/82mmHg，心率 82 次 /min，SpO_2 94%。开放静脉，输注乳酸林格钠补液。麻醉诱导插管顺利，血压 100/70mmHg，心率 90 次 /min，行桡动脉、颈内静脉穿刺置管术。麻醉维持采用七氟烷复合瑞芬太尼。手术开始后 BP 120/70mmHg，HR84 次 /min，探查肿瘤时，血压突然升至 275/135mmHg，心率 125 次 /min。立即暂停手术，给予乌拉地尔 15mg 静注。血压仅轻度下降，继续间断给予酚妥拉明、乌拉地尔，持续静脉泵注硝酸甘油，收缩压波动在 130~210mmHg，舒张压 65~102mmHg，心率 100~130 次 /min。患者血压突然飙升发生在挤压肿瘤后，考虑肿瘤可能具有分泌儿茶酚胺的功能，故在降压的同时快速补液，为切除肿瘤后可能出现的低血压做储备。阻断肿瘤血供后血压骤降，最低为50/26mmHg。泵注去甲肾上腺素 40~60μg/min，肾上腺素 5~10μg/min，快速补液，收缩压维持在 100~120mmHg，舒张压 50~75mmHg，心率 80~110 次 /min。

(三) 危机转归

手术历时 4 小时，术中出血 3 500ml，输入晶体 5 300ml，胶体 1 250ml，红细胞 5U，血浆400ml，术中尿量 1 500ml。术毕持续泵注去甲肾上腺素和肾上腺素入 ICU，3 天后停药，10天后出院。

(四) 危机事件分析

因该患者术前无明显异常高血压病史，在手术刺激肿瘤时血压突然飙升至 270mmHg，情况危急，所以考虑为一例未诊断的隐匿性异位嗜铬细胞瘤患者。该患者在术中探查瘤体时发生高血压危象，按照嗜铬细胞瘤处理危机解除。

本次手术麻醉对麻醉医师是一次极大挑战，桡动脉穿刺测压也显得尤为重要，术前的中心静脉穿刺也为后面抢救创造了十分有利的条件。在发生高血压危象的时候，立即要求暂停手术刺激，快速对症处理，此时血管活性药的选用较为关键，乌拉地尔可用于高血压危象，但对该患者效果较差，立即换用其他药物降低血压，酚妥拉明、硝酸甘油使血压有所降低，但血压波动较大，当一种药物作用不明显时应换用其他类型的药物。手术探查肿瘤出现高血压，怀疑患者存在有功能活性的嗜铬细胞瘤，对病因的分析和诊断是及时的。后按照嗜铬细胞瘤处理，嗜铬细胞瘤瘤体切除后因儿茶酚胺不足导致容量相对不足，在控制血压的同快速扩容补液，为下一步切除肿瘤后的顽固性低血压做准备，以减少围手术期血流动力学的剧烈波动。本例手术中有预先扩容的处理，但容量的补充与外科手术的配合尚欠佳。在高血压危象的处理中，除了应用血管活性药物、停止手术刺激，也可考虑加深麻醉，如七氟烷吸入、增加镇痛药剂量。在瘤体切除后的低血压处理阶段，主要任务是升压维持循环稳定，在本病例中该阶段对活性药的应用应从扩张血管转为收缩血管，同时液体的补充也比较关键。同时本病例的不足是在寻找病因时，应结合血气分析指标，对水电解质酸碱平衡紊乱进行分析，减少其他因素对血压处理的影响。另外该病例术中补液量较大，应注意保温措施和体温监测。

应该注意的是,高血压危象的对症处理十分关键,对症处理的同时应尽快分析可能的原因,为下一步的治疗做预先的准备,最终目的是维持患者血流动力学的稳定。任何原因诱发的高血压危象都应及时对症处理,防止脑卒中的发生。嗜铬细胞瘤患者瘤体切除后,儿茶酚胺释放减少应注意补充液体,调整血管活性药用量避免血压的剧烈波动。

五、临床建议与思考

1. 充分术前准备 正确使用抗高血压药物规律调控术前血压,同时也要预防可能导致的术中低血压,纠正术前的水和电解质紊乱,尤其是低钾血症。

2. 充分了解麻醉药对心血管功能的影响 适当选用麻醉药的种类和剂量。预防气管插管和拔管时心血管反应的同时,不要忽略了患者术前的睡眠和清醒时的镇静。

3. 高血压患者的目标调控 血压应结合患者术前血压的调控水平,靶器官的损伤程度,手术的需求等因素综合评估与考虑;持续的低血压和血压的剧烈波动均会对患者造成严重的伤害,特别是高龄、危重症患者。

4. 防治低血压 高血压患者的血管调控功能较差,麻醉后血管扩张,如术中出血,则常易发生低血压,应加以防治。血压有下降趋势时,小剂量应用升压药,如去氧肾上腺素0.1~0.3mg 静注,并适当补充容量,以维持血压正常。高血压患者对升压药的反应个体差异大,有时常规剂量升压药,血压可异常升高,有时因酸碱失衡或血容量不足,反应较差,所以必须调整剂量和用药品种,全面考虑,才能维持血压稳定。

5. 预防和治疗高血压的并发症 了解高血压病程与进展情况,高血压病程越长,重要脏器越易受累,麻醉危险性越大;高血压病程虽短,但进展迅速者,即恶性高血压,早期就可出现心、脑、肾并发症,麻醉危险性极大。

6. 外科手术操作的影响 外科操作可能造成术中血压的剧烈波动,如大血管阻断及嗜铬细胞瘤探查,血压的平稳调控需要麻醉医师和外科医师的紧密配合,麻醉医师应提前备好升压药和降压药,并建立中心静脉通道,外科操作前把血压降到较低水平,外科操作也应循序渐进,双方应密切根据患者情况调节降压药速度及手术进度,维持血压相对平稳,当大血管开放或嗜铬细胞瘤切除前麻醉医师应提前补充血容量,预先输注升压药,外科开放动脉或阻断肿瘤血供的进度需根据患者情况,双方必须配合沟通,避免断崖式低血压。

(张 骁 苏殿三)

参考文献

[1] 邓小明,曾因明,黄宇光,主译. 米勒麻醉学 [M]. 8 版. 北京:北京大学医学出版社,2016.

[2] 中国心胸血管麻醉学会,北京高血压防治协会. 围手术期高血压管理专家共识 [J]. 临床麻醉学杂志, 2016, 32 (3): 295-297.

[3] 孙宁玲,喜杨. JNC8 高血压管理指南要点概述 [J]. 中国循环杂志, 2014, 29: 21-23.

[4] 郭树彬. 解析高血压危象:挑战和治疗 [J]. 中华急诊医学杂志, 2009, 18 (6): 575.

[5] 王天龙,王国林,邓小明,等. 成人嗜铬细胞瘤手术麻醉管理专家共识 [M]// 熊利泽,邓小明. 2017 版中国麻醉学指南与专家共识. 北京:人民卫生出版社, 2017, 112-121.

[6] 杭燕南,王祥瑞,薛张纲,等. 当代麻醉学 [J]. 2 版. 上海:上海科学技术出版社, 2013.

[7] JOHN F. BUTTERWORTH, DAVID C. MACKEY, JOHN D. WASNICK 著 . 摩根临床麻醉学 [M]. 王天龙 , 刘进 , 熊利泽译 . 第 5 版 . 北京 : 北京大学医学出版社 , 2015.

第五节　低血压

一、定义与发生机制

（一）定义

低血压（hypotension）是指体循环动脉压力低于正常的状态。低血压的诊断尚无统一标准。围手术期出现下述三种情形之一，均可被认为低血压：①动脉血压下降超过基础血压的 20%；②收缩压绝对值低于 90mmHg；③平均动脉压低于 60mmHg。根据病因可分为生理性和病理性低血压，按起病形式可分为急性和慢性低血压。

（二）发生机制

1. 心脏前负荷急剧减少

（1）失血性休克（外科手术导致大出血）。

（2）静脉回心血量减少（外科体位、气道压升高、气胸、外科手术压迫下腔静脉、仰卧位低血压综合征）。

（3）血管扩张导致有效循环血量相对不足（椎管内麻醉交感神经阻滞、麻醉药、血管活性药物作用）。

（4）心脏压塞。

（5）栓塞（空气、CO_2、脂肪、静脉栓子脱落）。

2. 外周血管阻力下降

（1）药物因素（麻醉药物、血管舒张药）。

（2）麻醉药物过量。

（3）休克（感染性、过敏性、神经源性）。

（4）内分泌系统疾病及危象（甲状腺功能减退、低血糖、糖尿病酮症酸中毒、嗜铬细胞瘤切除后）。

3. 心肌收缩力下降

（1）基础疾病心肌缺血 / 梗死、心肌病、严重瓣膜病（主动脉狭窄）。

（2）药物引起心肌抑制，包括麻醉药物。

（3）低氧血症。

4. 心律失常，包括心室率过快、不规律或心动过缓。

（三）危险因素分析

1. 麻醉诱导后，手术切皮前。

2. 血容量不足（创伤性失血性休克、高血压）。

3. 手术导致体液的丢失（开腹肠道手术、胸腔手术）。

4. 心脏、大血管、瓣膜及周围的手术。

5. 应用 ACEI 或 ARB 类降压药物的患者。

6. 心血管系统病史（高血压、冠心病、糖尿病、心律失常、心力衰竭）。

7. 椎管内麻醉平面过高。

二、典型临床表现与快速识别

(一)临床表现

低血压可以发生在麻醉诱导、维持和复苏期间的任何时期

1. 监护仪报警,在生命体征监护中无创血压或者有创动脉压监测最早出现报警。

2. 血压(收缩压、舒张压或平均压)逐渐下降或偏低:无创袖带测压数值偏低或持续动脉测压波形低平。

3. 意识状态改变(清醒患者可出现恶心、呕吐、头晕等)。

4. 桡动脉搏变弱或消失。

5. SpO_2 下降或该监测无法获得满意读数。

6. 可伴有心律失常。

7. $P_{ET}CO_2$ 数值下降。

8. 早期心动过速,后心率持续下降。

9. 皮肤苍白冰冷、尿量减少。

(二)辅助检查

1. 无创血压或有创动脉压监测血压下降或偏低

2. 呼吸监测 $P_{ET}CO_2$ 数值下降

(三)鉴别诊断

1. 监测有误,监护仪、传感器故障:重测无创血压;监测有创血压时须检查传感器固定位置、动脉测压管路是否通畅。

2. 人为改变报警因素:低压报警限设置过高。

3. 桡动脉痉挛或锁骨下动脉狭窄。

4. 患者侧卧位时未及时调整上肢的血压监测。

5. 无创血压袖带被压迫导致读数偏低。

三、危机处理方案

(一)危机处理(图4-5-1)

首先应排除致命的严重低血压以及确认患者确实出现了低血压,保证足够的通气和氧合,如有必要增加 FiO_2。

1. 应重复无创血压一次,冲洗动脉测压管路,触诊脉搏(无脉搏应考虑CPR),确认血压值。

2. 检查患者组织氧供血供状态,确保充分通气和氧供。

3. 若动脉搏动有力,生命征平稳,则应确认血压测量有效

(1)检查 SpO_2 的波形:对比心电图 SpO_2 脉搏下面积宽大,组织供氧尚可,确认是否可触及大动脉搏动,无规律 SpO_2 波形常常提示低血压。

(2)检查袖带无创测压:①重新测量一次。②确保袖带无外力压迫。③换另一侧测量。

(3)检查有创测压:①回抽通畅,评估动脉测压波形,如动脉导管贴壁应调整位置。②动脉测压换能器重新归零。③检查换能器零点位置是否正确。④确保传感器连接监测电缆。

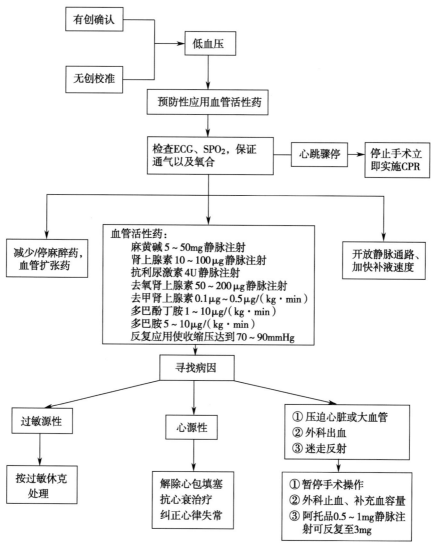

图 4-5-1　低血压危机处理流程

4. 若低血压存在,首先检查是否存在手术引起静脉或心脏压迫,检查是否出血或隐匿的失血,与外科医师沟通压迫止血,暂停手术。

5. 减少或停用任何血管扩张药物(包括麻醉药、血管舒张药)。

6. 继续使用血管活性药物,取决于严重性、低血压持续时间以及对治疗的反应,选用麻黄碱、去氧肾上腺素、去甲肾上腺素、肾上腺素和血管加压素等。(麻黄碱 5~50mg,肾上腺素 10~100μg,抗利尿激素 4U,在脓毒症且顽固性低血压的情况下可静脉注亚甲蓝。急性肾上腺皮质危象(Addisonian Crisis)患者可考虑使用静脉注射类固醇,如氢化可的松 100mg 静脉滴注)。

7. 容量复苏(晶体、胶体、血液制品),将患者的腿抬至高于心脏的高度,将患者置于 Trendelenburg 位置是简单易行的快速增加回心血量的方法。

8. 出现红斑、皮疹等怀疑过敏性休克,则立即停止输注可能导致过敏的外源物质,按照过敏反应流程处理。

9. 心搏骤停患者,立即启动 CPR 流程。

（二）危机后处理

1. 明确并纠正低血压的潜在病因。

2. 无创测压改为有创动脉测压。

3. 用经食管超声（TEE）或床边超声评估心脏充盈和功能。

4. 考虑放置漂浮导管用于液体管理。

5. 查血气、尿量等体液平衡指标和心肌酶谱。

（三）危机预防

1. 低血压的并发症

(1)心肌缺血或梗死。

(2)脑卒中。

(3)急性肾衰竭。

(4)过量液体输注导致慢性心功能不全和肺水肿。

(5)多器官功能衰竭。

(6)循环衰竭、心搏骤停。

2. 低血压的预防

(1)术前全面评估患者心血管状态,尤其是:患者病史、容量状态、心率、是否存在体位性低血压、颈内静脉充盈程度、术前血细胞比容。

(2)麻醉诱导前应明确患者液体负荷状态,保证合适的血管内容量。

(3)术中低血压高危患者应在麻醉前考虑放置有创动脉导管测压及中心静脉置管。

(4)及早确认患者无创袖带血压和有创动脉血压的关系。

(5)避免大剂量、快速的麻醉药物诱导,尤其对于高龄和危重患者。

(6)关注手术进程,尤其是可致大出血的步骤。

(7)术前考虑暂停 ACEI 或 ARB 类降压药。

(8)围手术期发生低血压时及时处理,查找病因。

(9)调整前负荷同时联合应用心血管活性药物,增加心脏功能、维持适当的后负荷。低血压和低外周阻力的患者推荐用去甲肾上腺素 $0.1\sim0.4\mu g/(kg \cdot min)$,一般小于 $0.8\mu g/(kg \cdot min)$;传统用小剂量的多巴胺 $2\sim5\mu g/(kg \cdot min)$;心肌收缩减弱应用多巴酚丁胺 $2\sim10\mu g/(kg \cdot min)$;合并左心衰急性肺水肿的患者还可加用硝酸甘油或硝普钠 $0.1\sim2\mu g/(kg \cdot min)$;还可应用氨力农或米力农强心并降低外周阻力。

四、典型病例

（一）病历摘要

患者,女性,56 岁。体检发现右肾占位一周。高血压病史 6 年余,每日服用北京降压 0号 1 片,血压控制在 140/80mmHg。因"右肾肿瘤,高血压病"择期在全身麻醉下行腹腔镜下右肾肿瘤切除术。既往史及体格检查无特殊。辅助检查:术前腹部 CT 示右肾占位。初步诊断:右肾肿瘤。拟全身麻醉下行右肾肿瘤切除术。

（二）危机发生与处理

患者入室后常规监测、左桡动脉穿刺置管。血压为 155/90mmHg,开放外周静脉,顺序诱导插管,行右颈内静脉穿刺置管术。术中顺阿曲库铵、瑞芬太尼、异丙酚和七氟烷维持麻醉。患者从平卧位转为左侧卧位后，血压逐步下降，予补液与静注麻黄碱、去氧肾上腺素升压处理，效果不佳，血压最低至 50/30mmHg，监测 CVP 升高至 18~20cmH$_2$O，心率增至 110 次 /min，SpO$_2$ 100%。未行手术，迅速转平卧位，停用麻醉维持药物，予地塞米松 10mg、甲泼尼龙 40mg、呋塞米 20mg、毛花苷丙 0.4mg 静注，加用血管活性药多巴胺 20mg/h，去氧肾上腺素 4mg/h 静脉泵入，辅以积极补液扩容治疗，患者血压波动在 50~80/30~45mmHg，CVP 17~19cmH$_2$O，心率 100~120 次 /min。急查的动脉血气、心肌酶谱及 D- 二聚体均在正常范围。床边胸片未见明显异常，床边 ECG 示广泛 ST 段压低，双肺听诊未闻及干、湿啰音。麻醉诱导 2 小时后患者意识恢复清醒，能执行指令，但血压仅为 80/40mmHg。持续输注去甲肾上腺素 0.3μg/(kg·min)，血压回升至 100/40mmHg，补液共 2 500ml，其中胶体液 1 000ml，晶体 1 500ml，尿量 200ml。

（三）危机转归

转入 ICU，予去甲肾上腺素 0.5μg/(kg·min) 复合多巴酚丁胺持续泵入，血压 112/71mmHg，CVP 17~18cmH$_2$O，心率 90 次 /min，尿量 75~100ml/h，循环稳定。逐步将去甲肾上腺素降至 0.06μg/(kg·min) 并顺利拔除气管导管。观察患者意识清楚，对答切题。去甲肾上腺素继续减量至停用，于次日后转普通病房，随访 3 天，未发现任何后遗症。

（四）危机事件分析

本例患者麻醉诱导后出现顽固性低血压，补液、麻黄碱、去氧肾上腺素升压效果较差，患者血压持续降低至 50/30mmHg，监测 CVP 升高后按心衰处理予利尿剂、强心后，泵注多巴胺、去氧肾上腺素，升压效果较差，去甲肾上腺素泵注后患者血压恢复，危机解除。

结合本例患者的临床表现，考虑利血平所致的顽固性低血压的可能性较大，因此，在临床工作中我们对利血平要有充分的认识，做到判断准确、治疗及时。该病例抢救是成功的。麻醉前准备既充分又有欠缺。充分之处在于麻醉诱导前行桡动脉、深静脉置管测压，这两项监测措施在抢救过程中发挥了重要作用。欠缺的是术前评估对北京降压 0 号不了解或认识不足，没有充分认识到利血平的危害性，因而术前没有停用北京降压 0 号。高血压患者在诱导后可能出现低血压，但无论是否存在其他原因所致的低血压。北京降压 0 号肯定是主要因素之一。患者低血压持续时间久，麻醉医师在处理过程中可能未意识到血管麻痹综合征，大量补液处理可能导致患者 CVP 升高，按照左心衰处理，强心、利尿，但此时严重低血压、心率较快的情况下造成冠脉的供血不足，从而使心输出量下降并非液体超载所致，强心利尿只会导致容量进一步减少，而低血压并无改善，血流动力学仍不稳定。大剂量的去甲肾上腺素应是首选，抢救过程中若能及时调整血管活性药（尽早选用去甲肾上腺素）及其剂量，低血压的纠正应当更快更好一些。

北京降压 0 号每片片剂包含利血平 100μg，二肼屈嗪 12.5mg，氢氯噻嗪 12.5mg，氨苯蝶啶 12.5mg。而利血平作用于交感神经末梢，减少以至耗竭交感神经传导介质去甲肾上腺素在交神经节后末梢的储存，因此患者可能出现血管麻痹综合征。血管麻痹综合征是一种以高排低阻、低血压为主要特征的循环紊乱综合征，类似脓毒症暖休克的变化，又称血管扩张性休克。在治疗上，一旦确诊，应该立即开始使用大剂量收缩血管药物。其发生率不高，但是处理不当后果是严重的，在围手术期出现低血压时，重要的是维持循环平稳，并进一步查找病因，保障患者生命安全。对高血压患者的用药史应做全面细致的了解，以做更好的术前准备。本病例提示我们充分了解评估患者用药史对麻醉安全十分重要。

五、临床建议与思考

1. 关于低血压定义有很多标准,在临床中存在争议。在危机管理中的低血压状态是指紧急需要迅速采取行动的低血压,因此建议高血压患者血压低于平时控制水平的 30%,即需采取干预措施。术前血压正常患者平均压低于 50mmHg 则应采取危机管理措施。

2. 迅速排除致死性的低血压是低血压危机处理的关键,常被忽视的严重低血压原因包括:严重过敏反应、麻醉过量、潜在大血管破裂出血、心肌缺血和肥厚性梗阻性心肌病、气腹手术膈肌破裂致张力性气胸,自发性 PEEP 等。

3. 低血压发生时优先考虑致死率和发生率较高的因素。

4. 低血压管理中对于顽固难纠正的低血压要积极增加诊断方法,如 TEE 早期应用。

5. 顽固低血压处理时间尽可能缩短,应当积极增加剂量和改换用药,尽快使 MAP 达 65mmHg 以上,而去甲肾上腺素由于强血管收缩作用推荐尽早使用,但只有在容量补足的前提下血管活性药的作用才能最终保证器官的灌注并维持升压的效果。

6. 低血压管理也需强调团队合作,麻醉医师与外科医师沟通,护士积极输液输血,与下级和上级医师沟通,都会产生良好效果,减少对患者可能的损害。

(陈灵科　苏殿三)

参考文献

［1］顾小萍, 蒋明, 马正良. 利血平——术中顽固性低血压——判断与治疗 [J]. 国际麻醉学与复苏杂志, 2010,(1): 86-87.

［2］MORRIS RW, WATTERSON LM, WESTHORPE RN, et al. Crisis management during anaesthesia: hypotension [J]. Qual Saf Health Care, 2005, 14 (3): e11.

［3］BOCCARA G, OUATTARA A, GODET G, et al. Terlipressin versus norepinephrine to correct refractory arterial hypotension after general anesthesia in patients chronically treated with ennin-angiotensin system inhibitors[J]. Anesthesiology, 2003,98: 1338-1344.

［4］CAN Z, GAN Y, TAO G. Vasoplegic Syndrome During Liver Trans-plantation [M]. Anesth Analg, 2009. 08 (6): 1941-1943.

［5］杭燕南, 俞卫锋, 于布为, 等. 当代麻醉手册 [M]. 3 版. 上海: 世界图书出版公司, 2016.

第六节　低氧血症

一、定义与发生机制

(一) 定义

低氧血症(hypoxemia)是各种因素导致的动脉血中的氧分压(PaO_2)<60mmHg,血氧饱和度的绝对值小于 90%,从而导致一系列的病理生理改变。低氧血症可以分为 3 级:SpO_2 值为 89%~92% 为轻度低氧血症,85%~89% 为中度低氧血症,<85% 为重度低氧血症。

(二) 发生机制

氧气从外界到被人体细胞利用主要通过 3 个过程:①肺通气(氧气由呼吸运动到达肺泡腔);②肺换气(肺泡腔的氧气通过自由扩散弥散入动脉血);③氧在血液中的运输(体循环将

氧气输送到外周组织供细胞利用),3 个环节中的任何 1 个环节出现问题都能造成低氧血症,如麻醉回路阻塞导致吸入氧分压变低、吸呼比设置不当造成通气不足、术中的大量失血没有及时补液导致心输出量减少以至于参与气体交换的血液减少且通气血流比失调、气体弥散异常等。

(三) 危险因素分析

1. 麻醉气体调节不当造成吸入气氧浓度(FiO_2)不足。

2. 呼吸抑制、神经肌肉阻滞、麻醉机回路阻塞、食管插管、支气管插管造成的肺泡通气量下降。

3. 慢性阻塞性肺疾病、肺水肿、肺部感染、肺栓塞、肺不张、终末细支气管塌陷引起的通气血流比例失调。

4. 病理性肥胖。

5. 高龄或婴幼儿存在解剖和生理上的异常。

二、典型临床表现与快速识别

(一) 临床表现

1. 清醒患者 血氧饱和度小于 90%,打哈欠,烦躁不安,心率加快,血压升高,有胸部重压感,出现喘息性呼吸困难,呼吸频率加快,严重时出现皮肤发绀,昏迷,循环衰竭,甚至心脏停搏。

2. 全身麻醉患者 血氧饱和度小于 90%,心率加快,血压升高,严重时皮肤发绀,心率减慢,血压下降,甚至心脏停搏。

当患者脉搏氧饱和度低于 90% 时,并伴有甲床、口唇黏膜发绀,我们可以对低氧血症做出迅速而正确的判断。

(二) 辅助检查

血氧饱和度、动脉血气分析。

(三) 鉴别诊断

1. 血氧饱和度探头出现故障或位置不当,患者过度运动,如寒战引起的颤抖,如果对血氧饱和度数值存在疑虑应检测血气。

2. 血氧饱和度仪器在末梢循环灌注不良时可能被误读,应检测血压。

3. 额外的血液光波吸收,如静脉染料(亚甲蓝)。

4. 某些指甲染料(蓝或黑色)可影响血氧饱和度的检测。

5. 氧代谢需求增加,如高热、甲状腺功能亢进、败血症、恶性高热等。

6. 高铁血红蛋白症(血氧饱和度大约 85%)。

三、危机处理方案

(一) 危机处理(图 4-6-1)

1. 清醒患者 清除口咽腔及呼吸道异物,开放气道,立即给予 100% 氧气浓度面罩辅助通气。

2. 全身麻醉患者 如果气管插管后十分钟内低氧血症不能改善,一定要确认气管导管是否插入食管,首先双肺呼吸音听诊,可通过二氧化碳波形、可视喉镜或纤维支气管镜确定气管导管是否在气管内。如果置入喉罩,要检查位置是否合适。

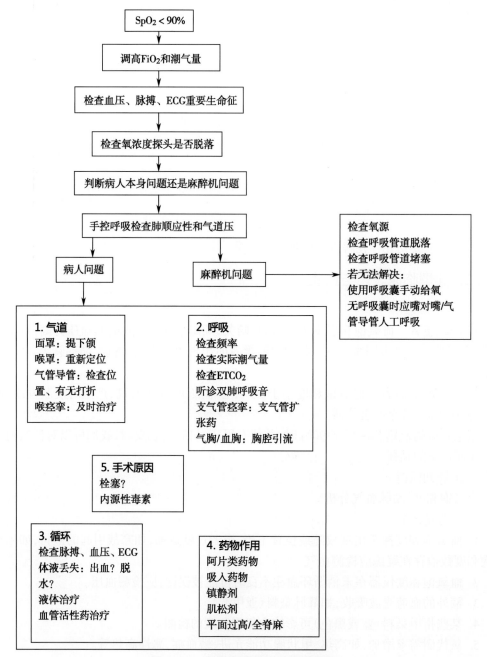

图 4-6-1　低氧血症危机处理流程图

3. 高流量纯氧通气。检查气体分析仪,排除吸入气体氧气百分含量(FiO₂)过低或者氧化亚氮(N₂O)浓度过高,提高吸入气氧浓度(FiO₂)至100%,确认血氧饱和度探头功能及位置正常。

4. 检查其他生命体征(血压、心电图),触摸脉搏。

5. 检查 $P_{ET}CO_2$ 并确认波形,维持良好的潮气量,调整呼吸频率,考虑增加呼吸末正压5cmH₂O,适当调整气管导管的位置。

6. 检查气道压力,采用手控呼吸,检查肺顺应性,同时可排除泄漏、麻醉机的因素。

(1)气道压高:①气道梗阻,如听诊发现气管内有分泌物应经气管导管行负压吸引,直到问题解决;②如果听诊双侧呼吸音不对称或胸廓起伏不对称,考虑血、气胸或支气管插管;③如果双肺听诊发现哮鸣音,考虑为支气管痉挛、肺水肿;④如果双肺听诊哮鸣音并伴低血压、快速心室率,考虑为心力衰竭、肺水肿。

(2)气道压低:呼吸环路脱落,麻醉回路泄漏。

(二) 危机后处理

1. 进行血气分析、术中床边检查胸片及心脏超声检查。

2. 如果通过上述处理并未好转可考虑胃内容物误吸,严重肺不张,肺栓塞,过敏性反应,先天性心脏病严重右向左分流,心功能衰竭加重,张力性气胸等。

3. 再次通过纤维支气管镜检查排除气管导管扭结、气管套囊疝以及气管腔内分泌物堵塞导管。

4. 维持合适的循环血容量,保证正常的心输出量、血红蛋白水平。

5. 与外科医师沟通,排除外科因素:如影响通气的牵开器、调整气腹压力,紧急恢复仰卧位(尤其是最近一次体位变化被认为影响了通气时)、单肺通气可恢复双肺通气、尽快结束手术。

6. 如果低氧血症持续或有恶化趋势,应立即通知上级医师协助治疗,同时请内科、ICU医师会诊,危机解除后送入 ICU 进一步治疗,有条件可用体外膜氧合维持呼吸循环功能的稳定。

(三) 危机预防

麻醉前应对患者的年龄、呼吸系统并发症及手术方式等详细评估,老年体弱者由于术前肺功能差,进行胸腹部手术时发生低氧血症的概率极大。这类患者在麻醉过程中应注意全面的监测,并适时采动脉血进行血气分析,这是判断患者氧合状态的精确指标。除此之外,麻醉医师的知识、技术以及高度责任感也是避免发生麻醉过程中的低氧血症的重要因素。由于患者病情千变万化,手术中不可能完全避免低氧血症的发生的。但通过我们的努力可以降低低氧血症发生的频率,并改善患者预后。

1. 麻醉前应对麻醉机、血氧饱和度探头、报警器进行谨慎的检查。

2. 预给氧 3 分钟以上使其呼出氧达 80% 或者让患者进行 10 次深呼吸。

3. 必要时术中调节吸入气氧浓度(FiO_2)及潮气量或增加 5cmH₂O 的 PEEP。

4. 了解患者哮喘、心血管病史,评估误吸风险。

5. 气管导管应固定良好,避免脱出或过深。

6. 呼吸和循环抑制药物需慎重使用。

7. 麻醉前应仔细评估患者呼吸功能,注意高位脊麻可能对呼吸的影响。

8. 术前访视应评估患者对手术体位的耐受度。

四、典型病例

(一)病历摘要

患者,男性,58 岁。55kg,ASA Ⅲ级。因外伤致脾破裂,左侧多发性肋骨骨折,急诊拟全身麻醉下脾切除术,左侧胸腔闭式引流术。

(二)危机发生与处理

入室前 30 分钟肌注丁溴东莨菪碱 20mg。诱导:咪达唑仑 0.1mg/kg,芬太尼 3μg/kg,丙泊酚 2mg/kg，阿曲库铵 0.5mg/kg，快速诱导插入 Ch.37 双腔气管导管，过程顺利。左肺呼吸音尚可但较右侧弱，术中持续泵入丙泊酚、瑞芬太尼和间断注入阿曲库铵维持麻醉。平卧位下行脾切除术后，血氧饱和度维持在 97%。左胸闭式引流后，引流瓶中有进行性出血，术者要求行左胸探查，患者在右侧卧位下行左胸探查 10 分钟后，发现 SpO_2 下降至 90%，听诊左肺无呼吸音，右肺尚可，考虑导管移位，便尝试调整导管位置，加强吸引，左肺仍无呼吸音，SpO_2 持续下降，术者要求张肺，迅即拔除双腔管，插入单腔气管导管，加压通气几分钟后左肺张开，SpO_2 持续下降至 60% 以下，听诊右肺满布湿啰音，意识到右肺淹没并告之术者，修补后立即关胸。短暂快速吸引，增加氧浓度，血氧无改善，SpO_2 降至 20%，此期间氨茶碱、泼尼松龙、呋塞米、甘露醇、脑部降温等对症处理防止脑水肿。关胸后，将患者左倾 45~60° 卧位拍背吸引，SpO_2 缓慢上升，术毕 1 小时后升至 90%。手术期间循环稳定，血压 100/60mmHg 以上。

（三）危机转归

患者 SpO_2 达 95% 带气管导管回 ICU，持续呼吸机 PEEP 通气，1 小时后患者苏醒，符合拔管指征后拔除气管导管，鼻导管给氧，SpO_2 持续在 90% 以上。术后予对症支持治疗，20 天后康复出院，无任何并发症。

（四）危机事件分析

该病例为胸腹联合伤患者，患者插入双腔支气管导管行脾切除手术，右侧卧位行左胸探查，出现低氧血症，考虑气管导管移位，调整导管位置后血氧仍持续下降，后拔出双腔管插入单腔管，仍无改善。改变体位至左侧卧位，予快速吸引、气管扩张剂及糖皮质激素等处理后吸引、体位引流，患者氧饱和度改善，危机解除。

在该危机事件中，患者术前外伤致多发肋骨骨折，应考虑左侧肺损伤导致气胸、血气胸甚至咯血的可能，事实也证明了在术中探查发现左肺破裂。破裂的肺部动静脉的损伤导致血流入左肺叶支气管甚至段支气管，插入双腔管的时候并未使用纤维支气管镜定位，导致无法判断双腔管位置。在右侧卧位手术进行 10 分钟左右出现血氧下降，主要原因是左肺的低通气及体位导致右肺 FRC 降低，VA/Q 失调所致。听诊左肺无呼吸音后，考虑到可能是导管移位，几番调整及吸痰无效，此时血氧持续下降，采取迅速改善左肺通气，低氧血症可能得到改善。但是更换气管导管应慎重，考虑患者左肺损伤可能导致肺段血管的破裂出血，造成左肺淹没或不张。且此时患者处于右侧卧位，增加了换管的难度。该病例中外科医师要求复张肺，麻醉医师盲目更换单腔导管，左侧肺通气改善后血氧未得到改善应考虑到左肺的分泌物血液引流进入右肺导致全肺淹没，血氧饱和度严重下降导致危机发生。正确的处理是纤维支气管镜明确双腔管对位。左肺充分吸引，保护健侧肺，保证健侧肺通气，而最终解决危机主要靠体位引流吸痰，对麻醉医师来说非常被动，患者安全及供氧条件已不受麻醉医师掌控。

胸科手术患者，尤其单肺通气患者术中易出现低氧血症，双腔支气管导管的位置常是麻醉的关键。应用纤维支气管镜并结合听诊常能保证良好的对位，但应注意体位改变时保护双腔管避免移位。在提高吸入气氧浓度，调节呼吸参数后，仍出现低氧血症应考虑患者肺部疾病的因素，肿瘤、创伤、手术操作都可能造成血液堵塞支气管或小支气管造成肺不张。低氧血症的并发症处理阶段应维持循环稳定，保证脑血流灌注可采用脱水加局部降温防治脑水肿。

五、临床建议与思考

1. 按血气分析的结果，低氧血症分为两种。①单纯低氧血症即 I 型呼吸衰竭：一般为弥散功能障碍和通气 / 血流比例失调所致。弥散功能障碍，通过提高吸入氧浓度，可纠正低氧血症，但通气 / 血流比例失调而产生的肺内分流，单纯氧疗并不能有效改善低氧血症，可在原呼吸模式上增加 PEEP 从而让萎陷的肺泡复张并处理肺部的原发疾病。②低氧血症伴高碳酸血症即Ⅱ型呼吸衰竭：常是通气不足所致的缺氧，伴有二氧化碳潴留，此时应调整呼吸机的参数，可加大潮气量或者呼吸频率，加快二氧化碳的排出。

2. 为了防治低氧血症，积极的术前准备是必要的，对吸烟者术前宜禁烟 2 周，加强呼吸功能锻炼，上呼吸道感染的患者应控制感染后手术。

3. 术中发生低氧血症时要注意严密监测生命体征，防止心功能衰竭，加强呼气末二氧化碳监测，尽早床边超声及胸片检查有助于判断低氧血症的发生原因。

4. 麻醉和手术方式对患者呼吸功能有不同程度的影响，因此应选择对呼吸功能影响小的手术方式，如主动脉手术腹膜外途径术后肺部并发症的发生率显著低于经腹手术。不同的麻醉方式对呼吸影响差别也很大，一般来说，局部麻醉患者术后呼吸功能恢复快，下床活动早，可减少手术后肺部并发症发生率。

5. 手术过程中对患者的呼吸管理至关重要，对麻醉机控制呼吸的患者，管道脱落是麻醉过程中发生低氧血症的常见原因，因此管道连接处、二氧化碳吸收罐应固定好且保证气密性。麻醉过程中应时刻保持高度警惕，对人机对抗，高气道压等常见事件能及时有效处理，让患者的气道管理一直维持在平稳安全的水平。

6. 低氧血症可引起一系列的并发症，如肺性脑病、心律失常、乳酸中毒和组织坏死等。对并发症的治疗只能治标不治本且疗效欠缺，因此最重要的是寻找引起低氧血症的病因并予以纠正。如提高吸入氧浓度增加氧气扩散入血、β_2 受体激动剂和抗胆碱能药物纠正支气管痉挛、静注呋塞米及治疗肺水肿等。

（高　雄　杨立群）

参考文献

［1］康健 . 低氧血症及组织缺氧与呼吸衰竭［J］. 中华医学杂志，2004.
［2］MILLER RD.Miller's Anesthesia［M］.6th ed.New York：Churchill Livingstone，2005.
［3］杭燕南，俞卫锋，于布为，等 . 当代麻醉手册［M］.3 版 . 上海：世界图书出版公司，2016.
［4］邓小明，李文志 . 危重病医学［M］.3 版 . 北京：人民卫生出版社，2014.
［5］MARINO PL.The ICU Book［M］.2nd ed.Philadelphia，1997.
［6］宋志芳 . 实用呼吸机治疗学［M］. 北京：科学技术文献出版社，2009.

第七节　过敏性休克

一、定义与发生机制

（一）定义

过敏性休克（anaphylactic shock）是抗原性物质进入已致敏的机体后，通过免疫反应在短时间内发生的一种强烈的累及多脏器综合征，是以血清免疫球蛋白 E（IgE）为介导的对过敏原的全身性反应，大多数是典型的Ⅰ型变态反应在全身多器官，尤其是呼吸、循环系统的衰竭。

（二）发生机制

Ⅰ型过敏反应,也称速发型过敏反应,是临床最常见的过敏反应。其发生机制为:当过敏原进入机体后,刺激机体产生以 IgE 为主的对应抗体。IgE 对分布在呼吸道和消化道黏膜、皮下疏松结缔组织和血管周围组织中的肥大细胞、对血液中的嗜碱性粒细胞和对血管内皮细胞有特殊的亲嗜性,与上述细胞表面的受体结合成为致敏细胞,使机体处于致敏状态。当机体再次接触相同变应原时,变应原插入两个已与细胞结合的 IgE 抗体之间,两个 IgE 分子桥连,引起细胞膜构形改变及钙离子流入,使细胞内颗粒脱落,后者释放出组胺等活性介质。这些介质的效应决定过敏反应的临床表现:毛细血管通透性增加、血管扩张和平滑肌收缩。导致荨麻疹、血管性水肿、低血压、支气管痉挛、胃肠痉挛和子宫收缩等表现。过敏性休克的表现与严重程度因机体免疫反应性、抗原量及途径等而有很大差别。通常突然发生过敏且反应剧烈,若不及时处理,可危及生命。

（三）危险因素分析

1. 目前没有有效的方法检测所有过敏原,手术室常见过敏原包括:肌松药、乳胶、抗生素、阿片类药物、鱼精蛋白、酯类局部麻醉药、血液及血液制品、镇静催眠药、胶体等。

2. 加重病情的因素包括哮喘、β 受体阻滞剂、血容量不足、椎管内麻醉、内源性儿茶酚胺反应性降低。

二、典型临床表现与快速识别

（一）临床表现

1. 皮肤潮红、瘙痒、风团样皮疹或一过性血管性水肿、全身皮肤黏膜水肿。

2. 低血压、心动过速、严重心律失常、循环衰竭。

3. 表现为血氧饱和度下降,严重者出现发绀,双肺哮鸣音、气道压升高常提示患者出现支气管痉挛,支气管痉挛常提示过敏严重。

根据临床表现将过敏反应分为 4 级(表 4-7-1)。

表 4-7-1 围手术期过敏反应床症状分级

分级	临床症状
Ⅰ级	仅表现为皮肤潮红、出现斑丘疹和荨麻疹
Ⅱ级	除皮肤症状外,出现低血压(血压下降 30% 以上)、心动过速;呼吸困难和腹痛及腹泻等胃肠道症状
Ⅲ级	出现威胁生命的症状,心动过速或心动过缓和心律失常;支气管痉挛以及胃肠功能紊乱
Ⅳ级	无效循环,呼吸、心脏停搏

（二）辅助检查

血清类胰蛋白酶(tryptase)血清类胰蛋白酶的测定可以帮助确诊过敏反应。血清类胰蛋白酶是一种肥大细胞蛋白酶,在过敏反应发生时浓度升高,提示该反应由免疫机制介导。在过敏反应的临床表现出现后 30 分钟,血清中可测得此酶,约 1 小时达高峰。围手术期发生过敏反应症状后,在条件允许的情况下,尽量留取血样以进行类胰蛋白酶测定。通常取三个抽血时间点,分别为过敏反应症状出现后即刻、1 小时及 2 小时,抽血各 5ml。与类胰蛋白酶基础值比较,判断其是否增高。

血清特异性 IgE、血清总 IgE。

（三）鉴别诊断

1. 低血容量性休克　由于循环容量相对于血管总容量明显减少,特点为舒张期充盈压力降低及容积减少。血流动力学监测可见 CVP、PCWP、CO 和 CI 降低,SVR 升高;动脉血压可正常或降低。常见原因有出血、体液丢失(经尿道、消化道、呼吸道)、静脉扩张致血管床容量增加。

2. 心源性休克　由于心肌收缩力降低或功能性心肌减少,或心脏解剖的结构、运动异常造成的心脏泵血功能衰竭,特点为舒张期充盈压力和容积增加。血流动力学可见 PCWP 高、CO 和 CI 低、SVR 一般增高。常见原因有心肌病变、心律失常、心力衰竭等。

3. 心外血管梗阻性休克　心外血管发生梗阻,特点为舒张期充盈异常或后负荷过高。大静脉受压时充盈压明显降低,肺栓塞时右室充盈压显著升高而 PCWP 降低;CO 通常降低,SVR 升高。

4. 分布性休克或血管源性(vasogenic)休克　血管收缩舒张调节功能丧失,导致小动脉和小静脉扩张,特点为液体复苏后心输出量增加,全身血管阻力降低。CO 可有各种变化,但通常是升高的。血流动力学特点是 PCWP 降低或正常、CO 升高、动脉血压降低、SVR 降低。常见原因有脓毒症(细菌、真菌、病毒、立克次体)、感染性休克综合征、神经源性、内分泌性(肾上腺危象)、药物中毒性(硝普钠)。

三、危机处理方案

（一）危机处理(图 4-7-1)

1. 去除过敏原　立即停止应用可疑有过敏反应的药物,停止使用麻醉药以及吸入麻醉药,停止使用任何可能是过敏原的物品,包括含乳胶制品。

2. 保留血液制品以便进行分析,可迅速采集血样送检 IgE。

3. 通知外科医师并寻求帮助,询问他们是否向体腔内注入可能致敏的药物或生物材料。

4. 严重过敏致休克,应立即终止手术。

5. 调节 FiO_2,高流量给氧并尽早气管插管机械通气,建立有创动脉测压。

6. 轻度至中度低血压,肾上腺素静脉注射 10~50μg 可反复使用至血压稳定。对于严重休克、心力衰竭或心搏骤停者应立即予心肺复苏,肾上腺素 1mg 静脉注射,必要时重复(见第二篇第一章第二节心搏骤停),及早使用肾上腺素静脉泵注 2~10μg/min。

7. 肾上腺素对循环改善无效的患者可静脉注射血管加压素(10~40U/次)或去甲肾上腺素(100μg)(当 β 受体阻滞剂治疗时,剂量 1~5mg)或亚甲基蓝(对儿茶酚胺和血管加压素耐药者,剂量 10~50mg)。

8. 建立多条静脉输液通路,严重者应行中心静脉穿刺置管术,通过静脉补液,可能需要很大量补液(几千毫升),应将患者下肢抬高增加回心血量。

9. 如果存在支气管痉挛,可将解痉平喘药物如 β 受体激动剂沙丁胺醇和糖皮质激素类药物喷入气管或雾化吸入。支气管痉挛状态可给予沙丁胺醇 250μg 静脉注射或 2.5~5mg 雾化吸入给药,氨茶碱 250mg 静脉注射,也可考虑使用硫酸镁解除支气管痉挛。

10. 抗组胺治疗:氯苯那敏 10mg、苯海拉明 25~50mg、雷尼替丁 50mg 静脉注射。

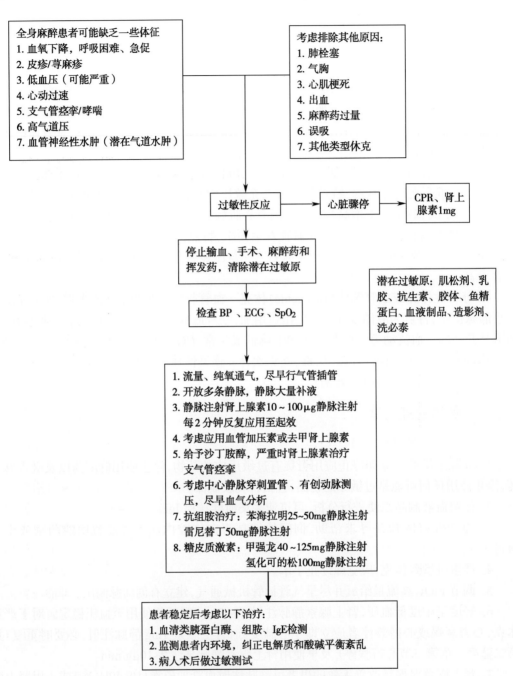

图 4-7-1 过敏性休克危机处理流程图

11. 糖皮质激素:氢化可的松 1~5mg/kg,地塞米松 10~20mg,或甲泼尼龙 40~125mg,甲泼尼龙的用量在严重过敏的患者可能较大。

(二) 危机后处理

1. 抽血检验过敏抗体,明确过敏诊断。

2. 再次对循环、呼吸状况进行评估,必要时床边胸片评估肺部炎症渗出情况及经食管超声心动图(TEE)评估容量与心肌收缩力。

3. 血气分析,维持电解质酸碱平衡稳定。

4. 病情稳定后送重症监护病房继续观察治疗。

（三）危机预防

1. 仔细询问病史并记录既往所有可能发生的过敏情况。

2. 在输血及血液制品时仔细核对患者信息，避免严重输血反应。

3. 有过敏史应查明过敏原，在必须要使用的特殊可疑过敏药物时，预给实验剂量并预防性使用糖皮质激素（地塞米松静脉注射 20mg，甲泼尼龙静脉注射 100mg）、抗组胺药苯海拉明 20~50mg 静脉注射。

4. 麻醉前准备肾上腺素，早期发现过敏征象（注意视诊和肺部听诊）并纠正低血容量性休克。

5. 为了防止再次发生严重的过敏反应，易发生过敏反应的患者应佩戴标志腕带。

四、典型病例

病例 1

（一）病历摘要

患者，女性，年龄 56 岁，身高 163cm，体重 52kg。因"中上腹不适半年余"入院，既往史、体格检查、辅助检查无特殊，诊断为胃腺癌，拟行腹腔镜胃癌根治术。

（二）危机发生与处理

患者入室血压 120/74mmHg，心率 71 次 /min，SpO$_2$ 96%，开放外周静脉，输注乳酸林格钠补液。全身麻醉诱导：地塞米松 5mg，咪达唑仑，芬太尼，丙泊酚（长链脂肪乳），罗库溴铵，诱导平稳，顺利插入气管导管，听诊双肺呼吸音清。术中持续泵入丙泊酚和瑞芬太尼。随即开始输注头孢美唑钠 2g，同时行右侧颈内静脉穿刺并输注羟乙基淀粉 130/0.4。此时血压 108/66mmHg，心率 58 次 /min。10 分钟后测得血压 66/41mmHg，心率 56 次 /min，立即给予麻黄碱 6mg 并复测血压，为 56/36mmHg，心率 80~90 次 /min，紧急呼救。并再次给与麻黄碱 10mg 后，测量血压为 49/30mmHg，心率上升至 120 次 /min。立即停止所有麻醉药，停止输注头孢美唑，立即给与去氧肾上腺素升压，但血压上升并不明显，行有创动脉穿刺置管测压，收缩压波动于 45~70mmHg，舒张压 23~39mmHg，心率 120~150 次 /min，血压下降的同时气道压力也迅速上升，最高达 46cmH$_2$O，口腔中大量稀薄分泌物，掀开无菌单发现患者双下肢皮肤潮红，大片风团样皮疹，皮温较高，综合上述病情考虑过敏性休克，立即静注肾上腺素 50μg。随后持续泵注肾上腺素和氨茶碱，静注地塞米松，氯化钙。半小时后血压上升至 119/85mmHg，心率 112 次 /min，生命体征逐渐平稳，气道压力降至 30cmH$_2$O 以下，双下肢皮肤颜色逐渐正常，皮疹淡化。

（三）危机转归

重新开始手术，手术顺利。手术结束后顺利拔出气管导管，PACU 观察 2 小时，无异常后返回病房。次日随访患者生命体征平稳，问答切题，全身皮肤色泽正常，无术中知晓等麻醉并发症。1 周后顺利出院。

（四）危机事件分析

本例患者全身麻醉诱导后输注抗生素头孢美唑、胶体液羟乙基淀粉 10 分钟后突然发生血压下降、心动过缓、麻黄碱对症处理效果欠佳，立即停麻醉药和胶体，行桡动脉穿刺测压，发现患者血压持续性降低，心率增快，气道压升高口腔大量稀薄分泌物，此时视诊患者皮肤风团样皮疹，考虑发生过敏性休克。

该患者发生的过敏性休克反应,在患者血压突然降低的情况下,首先用麻黄碱、去氧肾上腺素对症处理,效果欠佳,患者血压持续下降,此时按照低血压处理停麻醉药,同时对过敏反应也有考虑,停头孢美唑。此时并未意识到过敏反应的严重性,后气道压升高至46cmH$_2$O,口腔大量稀薄分泌物。掀开手术铺单发现患者皮肤潮红、风团样皮疹明确诊断为过敏性休克,予静注肾上腺素抢救。肾上腺素即可及时纠正低血压并有解除支气管痉挛、抑制肥大细胞组胺释放作用,患者气道压升高提示支气管痉挛,予氨茶碱解痉,地塞米松抑制炎症反应,过敏反应得到控制后危机解除。本危机事件中,麻醉医师的处理大致上是正确的,但是在低血压发生的时候,麻醉医师对患者病情的评估、病因的分析并不及时,忙于对症处理,忽视了对患者的观察,导致过敏性休克进展。麻黄碱重复应用后患者血压持续下降,应立即分析其他可能的原因并及时改用其他血管活性药物。在患者气道压升高至30cmH$_2$O时应警惕支气管痉挛的发生,并立即听诊双肺呼吸音变化,有助于更早发现过敏反应的发生。另外对过敏性休克的处理,除了肾上腺素以及解除支气管痉挛的处理,也应配合补液,纠正容量相对不足的状态。抗过敏药物的应用方面应联合苯海拉明、氯苯那敏,糖皮质激素的选择方面可选用起效迅速的甲泼尼龙静脉注射。

围手术期多种药物或使用的物品可以诱发过敏反应,如抗生素、琥珀酰明胶溶液、肌肉松弛药、阿片类和局部麻醉药等,对不明原因的血压持续性降低,麻醉医师既要及时对症处理,也需要及时检查患者,通过听诊、视诊的方法能尽早的判断患者是否发生了过敏反应。及时按照过敏反应处理,予小剂量肾上腺素,必要时可反复应用能及时纠正低血压和治疗支气管痉挛。保证血流动力学稳定的同时应优先解除支气管痉挛状态,如用沙丁胺醇、吸入糖皮质激素。抗过敏应考虑糖皮质激素(甲泼尼龙和氢化可的松起效均较地塞米松快)和抗组胺药苯海拉明,尽管过敏性休克属于容量分布性休克,炎症反应导致的渗出也会导致血容量相对不足,此时应及时输注液体,不应过分限制补液。

病例 2

(一)病历摘要

患者,男性,54岁,体重61kg,因"反复上腹痛伴发热1个月"入院。自述甲亢病史20余年,药物治疗后痊愈,具体不详。体格检查和既往史无特殊。实验室检查示凝血、生化、血常规、心肌酶谱、肝功能未见异常;抗甲状腺球蛋白抗体 1 060IU/ml(正常值0~115IU/ml),抗甲状腺过氧化物酶抗体 316.9IU/ml(0~34IU/ml);游离三碘甲状腺素 3.48μmol/L,促甲状腺激素 0.18IU/ml。心电图和心脏彩超未见异常,腹部彩超示肝内胆管多发结石伴扩张。诊断:肝内胆管结石;慢性胆囊炎。择期拟全身麻醉下行腹腔镜下胆囊切除术。

(二)危机发生与处理

16时30分患者入室,开放静脉通路常规监测,丙泊酚、舒芬太尼、顺阿曲库铵诱导插管,生命体征监测未见异常。顺利行右锁骨下静脉置管术,过程顺利。17时15分静滴抗生素(头孢哌酮钠他唑巴坦钠2.0g),约5分钟后患者心率从70次/min迅速上升至约117次/min,随即又迅速降至90次/min,怀疑药物过敏立即停用抗生素,予甲泼尼龙40mg静注,气道压从15cmH$_2$O升至28cmH$_2$O,心率降至30次/min,考虑为过敏性休克立即静脉予甲泼尼龙500mg、阿托品1mg、肾上腺素共8mg,碳酸氢钠250ml等对症治疗。胸外按压心肺复苏,同时嘱护士抽静脉血送检 IgE,患者多次出现心室纤颤,共电除颤4次。17时45分患者自主心率恢复至65次/min,血压71/35mmHg,予肾上腺素 0.5μg/(kg·min),持续泵注。17时49分患者再次出现室颤,电除颤3次,静脉注射甲泼尼龙500mg,肾上腺素(共5mg),去甲肾上腺素 0.5μg/(kg·min)、异丙肾上腺素 0.3μg/(kg·min)治疗。17 时 59 分患者心率恢复为 122 次 /min，血压 76/38mmHg，气管导管内出现粉红色泡沫痰，气道压 43cmH$_2$O，考虑出现急性左心衰，实验室检查为低钾、低钙，给予呋塞米共 80mg、氯化钾 4g 静脉泵注，氯化钙和碳酸氢钠纠正酸碱平衡紊乱，持续静脉泵注肾上腺素、去甲肾上腺素、异丙肾上腺素和多巴酚丁胺等维持血流动力学稳定。18 时 50 分患者再次出现室颤，予肾上腺素 2mg 静注，电除颤 1 次，5 分钟后心律恢复。

（三）危机转归

19 时 30 分患者心率 117 次 /min，血压 101/60mmHg，SpO$_2$ 90%，CVP 15cmH$_2$O，气道压 21cmH$_2$O，病情相对稳定后送 ICU 继续治疗。

（四）危机事件分析

本病例麻醉诱导期后，静脉滴注抗生素时出现病情变化，气道压升高、血压下降发生过敏反应，后患者心率迅速下降，出现心搏骤停，按照心搏骤停予胸外心脏按压、电除颤、肾上腺素、碳酸氢钠处理，患者恢复窦性心率后再次出现室颤，顽固性室颤较难复律，复律后出现左心功能衰竭，结合术前甲状腺功能检查结果，考虑过敏性休克诱发甲状腺功能亢进。

本病例首先高度怀疑抗生素引起的过敏反应。抗生素引起的过敏反应一般表现为循环系统的急骤变化，严重者可以出现过敏性休克、循环衰竭。该患者在应用抗生素后即出现过敏性休克，心搏骤停，予胸外心脏按压、肾上腺素、电除颤处理，对既往史无特殊的患者，顽固性室颤应仔细分析原因。抢救期间多次测定血清 K$^+$ 均较低，严重低钾血症可能与过敏性休克期间补充碳酸氢钠纠正酸中毒有关，但也需根据患者病情综合考虑。术中补钾量较大约 4g，但血清钾仍偏低，应考虑可能患者存在代谢方面疾病，结合术前甲状腺功能检查结果应高度怀疑患者合并甲状腺功能亢进症。患者抢救期间出现多次室颤、多次血清钾测定结果均在 2.5~3.0mmol/L 之间，甲状腺功能亢进症者糖氧化分解进程加快，细胞外 K$^+$ 转移到细胞内，引起血钾分布异常。而恢复窦性心律后的急性左心衰除外心搏骤停引起外，也应考虑甲状腺功能亢进症导致心肌氧耗量增加，诱发急性左心衰。在该患者的危机事件管理中，麻醉医师能根据患者出现的症状及时判断过敏性休克的发生，针对的处理是及时的，但是对甲状腺危象的诊断不够及时，导致患者顽固性室颤的发生以及持续的低钾血症。由于合并甲状腺危象，增加了患者复苏后心力衰竭发生的风险。这种患者的抢救应对患者的既往史现病史以及实验室检查结果的异常有仔细考量，比如本例患者在第二次或第三次除颤复律失败后，应考虑急查甲状腺功能，并予及时处理。

由于甲状腺功能亢进症常导致患者腹泻，消耗增多，K$^+$ 丢失较多，如长时间得不到治疗可导致低钾血症，而促甲状腺激素和甲状腺激素异常更进一步对血钾造成影响。在该例患者过敏性休克可能导致患者发生甲状腺危象，因此必须注意对甲状腺功能亢进症患者的术前治疗。本病例为一典型难治性过敏反应，由于合并 20 年甲状腺功能亢进症病史，术中发生了过敏性休克病情凶险，室颤反复发作，血流动力学不稳定持续时间较长。过敏性休克最基本的治疗原则是肾上腺素及液体治疗。本病例中未提及液体治疗情况，可能存在容量不足，因此大剂量应用多种血管活性药物，心肺复苏后血压仍处于较低水平。动静脉穿刺置管术始终未实施，不仅影响监测水平，同时也妨碍精准的液体治疗以及血管活性药物的调控。此外血管活性药物的选择过于复杂。

五、临床建议与思考

1. 围手术期过敏反应已成为威胁患者围手术期安全的重要因素，全身麻醉患者意识消失，不能主诉病情，手术时无菌单的遮盖妨碍了对患者皮肤改变的观察，并且手术、麻醉等其他因素的影响，使得麻醉医师难以早期发现过敏反应，而且过敏性休克发病非常迅速，因此麻醉医师应做好术前访视、术中严密监护、备好应急的抢救设备和药品，掌握过敏反应的诊断和处理流程，以减少过敏性休克的发生和提高救治成功率。

2. 疑发生过敏反应的患者，建议立即检测血清组胺、特异性 IgE，类胰蛋白酶和类糜蛋白酶。条件允许可在疾病发生后 6 个星期时进行药物皮肤试验。虽然难以进行肌松药特异性 IgE 测定，但进行总 IgE 测定仍有助于临床诊断。

3. 英国的过敏性休克指南推荐肌内注射肾上腺素，静脉注射肾上腺素常易于诱发心律失常，只能由专科医师，如麻醉科医师使用，而且患者必须连续心电监护，应避免皮下注射肾上腺素。

4. 严重过敏性休克血流动力学不稳定的状态可持续数小时，且 5% 的病例会反复发作。

5. 术前存在血容量不足、哮喘或应用 β 受体阻滞剂的患者，一旦发生过敏反应，病情凶险，治疗难度极大。

6. 对疑似过敏性休克的患者应注意暴露观察患者，关注气道压和双肺呼吸音的变化及早明确过敏性休克的发生，有助于及时按照正确的处理流程抢救患者。

（杨立群）

参考文献

[1] 中华医学会麻醉学分会. 2014 版中国麻醉学指南与专家共识 [M]. 北京：人民卫生出版社, 2014.
[2] 邓小明, 姚尚龙, 于布为, 等. 现代麻醉学 [M]. 4 版. 北京：人民卫生出版社, 2014.
[3] MCALEER PT, MCNICOL L, ROSE MA. Perioperative anaphylaxis: progress, prevention and pholcodine policy [J]. Anaesth Intensive Care, 2017, 45 (2): 147-150.
[4] MENG J, ROTIROTI G, BURDETT E, et al. Anaphylaxis during general anaesthesia: experience from a drug allergy centre in the UK [J]. Acta Anaesthesiol Scand, 2017, 61 (3): 281-289.
[5] DEWACHTER P, MOUTON-FAIVRE C. What investigation after an anaphylactic reaction during anaesthesia？ [J]. Curr Opin Anaesthesiol, 2008, 21 (3): 363-368.

第八节 创 伤

一、定义与发生机制

（一）定义

创伤（trauma）一般是程度严重，影响多个器官功能并威胁生命的损伤，导致长期的残疾或死亡，其预后程度取决于损伤严重程度、急救应变和转运能力，常常需要快速的急救复苏措施和外科手术。

（二）发生机制

1. 交通伤 占创伤的首要位置。现代创伤中交通伤以高能创伤（高速行驶所发生的交通伤）为特点，常造成多发伤、多发骨折、脊柱脊髓损伤、脏器损伤、开放伤等严重损伤。

2. 坠落伤　随着高层建筑增多,坠落伤的比重逐渐加大。坠落伤通过着地部位直接摔伤和力的传导致伤,以脊柱和脊髓损伤、骨盆骨折为主,也可造成多发骨折、颅脑损伤、肝脾破裂。

3. 机械伤　以绞伤、挤压伤为主,常导致单肢体开放性损伤或断肢、断指,组织挫伤,血管、神经、肌腱损伤和骨折。

4. 锐器伤　伤口深,易出现深部组织损伤,胸腹部锐器伤可导致张力性气胸、血气胸,内脏或大血管损伤,出血多。

5. 跌伤　常见于老年人,造成前臂、骨盆、脊柱压缩性骨折和髋部骨折。青壮年跌伤也可造成骨折。

6. 火器伤　一般表现为伤口小,但伤口深,常损伤深部组织、器官,也可表现为穿透伤,入口伤小,出口伤严重。

创伤性失血早期,机体开始启动局部和全身性的代偿反应。受损血管收缩限制出血,而侧支血管扩张增加缺血组织血流。创伤后疼痛、失血和大脑皮质反应,激活神经内分泌系统,是再灌注损伤的潜在原因。休克是导致创伤死亡的主要原因,其中30%~40%死于急性失血,而超过10%是由于休克后引起的多器官功能衰竭。

(三)危险因素分析

大量文献支持,第一目击者急救、术前心电图、肾上腺素、年龄、GCS评分 ≤ 8、头颈部的骨折、脉率异常等为独立的死亡危险因素。

二、典型临床表现与快速识别

(一)临床表现

创伤不仅发生率高,而且严重程度差别大,病情复杂,甚至危及伤员的生命。严重创伤可引起全身反应,局部表现有疼痛、肿胀、压痛、骨折脱位时有畸形及功能障碍。严重创伤还可能有致命的气道梗阻、血气胸、心脏压塞、大出血、休克、反流误吸、意识障碍等,创伤后伴随的全身炎症可引起多器官功能衰竭(MODS),最终导致创伤性休克。创伤识别分类详见表4-8-1。

表 4-8-1　创伤患者快速识别分类

Ⅰ级创伤	Ⅱ级创伤
SBP ≤ 90 和 / 或在送往医院途中接受输血	年龄 ≤ 5 或 ≥ 65
GCS ≤ 12 或进一步恶化的 GCS	11<GCS ≤ 14
RR ≥ 30 或 ≤ 8	坠落高度 >6m
RTS(校正的创伤积分) ≤ 11	汽车对行人创伤、驾驶室内的创伤
头部枪伤	邻近手腕 / 踝关节切割伤
开放性骨盆骨折	创伤伴随烧伤
邻近膝盖 / 肘关节的穿透性损伤	多处骨折 / 开放性骨折
肢端无脉搏	骨盆骨折 / 挤压受伤
创伤性瘫痪	出现喷出 / 倾翻性呕吐
气道异常或气管插管患者	医院之间转诊创伤发生 ≤ 24 小时
连枷胸	使用华法林、妊娠的创伤患者

（二）辅助检查

1. 血常规以及凝血功能,交叉配血。

2. 胸部和盆腔 X 线片 快速明确胸腔和腹腔创伤类型及程度。

3. 超声 FAST 法 快速诊断创伤严重程度的检查,针对腹腔、心包、胸腔的积液的筛查,休克患者心功能以及循环容量评估。

4. 全身 CT 扫描及 MRI 明确颅脑、脊柱、腹膜后等创伤。

5. 反应组织低灌注的动脉血气分析结果(BE,pH,血乳酸)是休克早期的可靠指标。

6. 血管造影(栓塞术)以及介入治疗。

（三）鉴别诊断

1. 溃疡或食管静脉曲张破裂出血。

2. 支气管扩张、肺部咯血。

3. 血液系统疾病造成的广泛出血。

4. 感染性休克。

5. 过敏性休克。

6. 心源性休克。

三、危机处理方案

（一）危机处理(图 4-8-1)

1. 面罩吸纯氧,高流量给氧,监测血氧饱和度、血压、心电图。

2. 呼叫创伤团队,迅速控制可见的大出血并止血,评估气道、呼吸、血流动力学状态。

3. 迅速建立 2 条以上的静脉通道(14~16G),考虑行中心静脉穿刺置管术以及有创血压监测,并开始液体及血液制品复苏。

4. 麻醉医师迅速的术前评估,备麻醉与抢救设备药品(麻醉机、可视喉镜、除颤仪、自体血回收机、快速的加温加压输液装置),按照 A-B-C-D-E-F 的原则进行抢救处理:

(1) A- 气道管理:颈椎损伤患者应使用颈托或手法固定颈部,避免颈椎活动造成移位或损伤加重。以下情况需要考虑建立稳定气道:①用面罩、口咽通气道无法纠正的顽固性低氧血症;②严重的颅脑损伤;③烦躁或是意识障碍进一步加重,需要行颅脑 CT,GCS 评分 <8 分。严重的创伤需要立即行快速诱导气管插管,紧急手术的患者,胸科手术的患者应考虑插入双腔支气管导管。快速诱导气管插管的患者应按饱胃处理,可采用压迫环状软骨或应用质子泵抑制剂防治反流误吸,应备好吸引器清除口咽部分泌物,创伤休克麻醉诱导要与患者的血流动力学状态相适应,创伤休克麻醉诱导药物推荐剂量详见表 4-8-2。患者不合作或气道损伤的患者应避免清醒的纤维支气管镜引导下的气管插管,困难气道的患者应做气管切开的准备,应有有经验的外科医师在场。

(2) B- 呼吸管理:识别严重的胸部创伤,张力性气胸应有明确的临床诊断。患者气胸、血气胸、连枷胸或肋骨骨折,应考虑支气管损伤、肺挫伤、纵隔 / 膈肌损伤、心脏挫伤或心脏压塞。第一肋骨折多提示创伤严重。

(3) C- 循环管理:明显的创面出血可用纱布压迫止血,建立足够的静脉通路(至少 2 条以上 14G 的静脉通路,及早置入中心静脉导管)。触摸脉搏搏动的速度以及强弱,评估外周灌注情况。血压应控制在平均动脉压(MAP)50~60mmHg 水平,既能防止血压过高增加出血又能防止血压过低导致重要器官灌注不足(心、脑、肾),必要时应用血管活性药(肾上腺素、麻黄

表 4-8-2　创伤休克麻醉诱导药物推荐剂量

药物	标准剂量	创伤剂量
依托咪酯	0.2~0.3mg/kg	0.1~0.2mg/kg
氯胺酮	1~2mg/kg	0.5~1.0mg/kg
丙泊酚	1.5~2.5mg/kg	0.5~1.0mg/kg
咪达唑仑	0.1~0.2mg/kg	0.05~0.1mg/kg
芬太尼	3~10μg/kg	1~3μg/kg
舒芬太尼	0.5~1.0μg/kg	0.1~0.5μg/kg

注：SBP<8kPa(60mmHg)的昏迷患者，不需给予诱导药物。

碱、去氧肾上腺素、去甲肾上腺素）及正性肌力药维持血流动力学稳定。对于青壮年患者，低血压可能是低血容量的晚期表现。无原发性颅脑损伤的前提下，患者意识的不断恶化提示患者的失血量已经达到全身血容量的30%以上。动脉穿刺置管术可以提供血气监测，评估患者的内环境以及复苏措施的效果，注意及时纠正患者的酸碱平衡及电解质紊乱。中心静脉氧饱和度<70%可能提示循环容量不足，需要经中心静脉输注大量液体复苏。

（4）D-中枢评估：注意监测患者GCS评分，观察瞳孔大小的变化，GCS的评分的变化常提示需要再次评估气道、呼吸、循环状态。麻醉诱导气管插管前应记录患者的意识及精神状态。

（5）E-暴露：充分暴露患者，进行全面检查，迅速评估患者病情，防止创口遗漏，做好保温措施防止患者体温过低。

（6）F-液体复苏：初始的液体复苏应使用晶体液或胶体液来补充血容量，通过血流动力学状态、尿量以及意识情况可以评估液体复苏的效果。对液体复苏反应迅速且效果能够持续常提示失血量<20%，并且没有进一步的活动性出血，液体治疗效果仅能短暂维持常提示失血量达到全身血容量的20%~50%。对容量复苏反应不足或无反应常提示隐性失血、心脏压塞、张力性气胸、肺栓塞、脊髓损伤、心源性休克、感染性休克。液体复苏应考虑患者的年龄、麻醉用药以及其他并发症，太激进的液体复苏常导致出血的增加以及凝血功能的变化，而补液量不足常导致重要器官灌注不足，应用血管活性药（肾上腺素、麻黄碱、去氧肾上腺素、去甲肾上腺素）及正性肌力药维持血流动力学稳定。所有的液体应加温后输注，至少应有1条静脉通路可以保证快速输液、大量输血策略的实施。

（二）危机后处理（图4-8-1）

初次评估和复苏处理后应再次对患者进行全身系统的评估，并做进一步的治疗和处理，可能需要重复初次的评估，并且需要更多的影像以及血液检查，应尽快评估剖腹探查手术的指征，而不必等待诊断明确。如有条件应进行创伤重点超声评估法（focused assessment with sonography for trauma，FAST）。

考虑可能的胸部损伤，肺或心脏挫伤、大血管横断或破裂、膈肌或食管的损伤。

骨盆的损伤往往出血量较大，需要快速行骨盆固定，并需要剖腹探查，但应注意尿道损伤的可能。

颈椎损伤需评估运动及感觉丧失的情况,注意患者呼吸方式的变化,患者多低血压伴心动过缓,腹膜刺激征消失。

四肢伤应注意血管神经的损伤情况,骨筋膜室综合征 5P:持续性疼痛(pain)、苍白或发绀(pallor)、感觉异常(paresthesias)、麻痹(paralysis)、无脉(pulselessness)常需要紧急手术减压。

进一步的处理包括对大出血、长时间手术、多发伤等的治疗,多发伤应根据创伤的部位,确定合理的手术顺序。

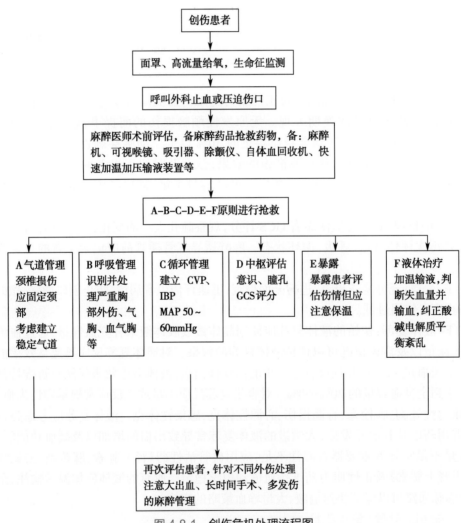

图 4-8-1　创伤危机处理流程图

(三) 危机预防

创伤后并发症预防有以下几点:

1. 胃内容物误吸,原因为患者昏迷状态、饱胃、麻醉以及机械刺激。

2. 术中知晓多因创伤患者应用小剂量麻醉镇痛药物引起。

3. 气道周围损伤导致困难气道。

4. 因大量输血导致输血相关急性肺损伤(TRALI)。

5. 凝血障碍。

6. 肺水肿。

7. 脓毒症、多器官功能衰竭（MOF）。

四、典型病例

病例 1

（一）病例摘要

患者，男性，45 岁，因"车祸伤 3 小时"入院。车祸伤致左侧肋骨多发骨折，双下肢挤压性损伤。既往史无特殊，否认手术史、过敏史。查体：患者嗜睡状态，面色苍白，心率 130 次/min，血压 87/57mmHg，呼吸 21 次/min，SpO$_2$ 95%。双侧小腿肿胀，足部疼痛、脚踝跖屈、背伸不能。辅助检查：心电图窦性心律过速，急诊血常规 Hb 83g/L，颅脑 CT 未见异常，肝肾功能、凝血功能报告未见。急诊室行左侧胸导管置入，引流瓶引出红色液体 600ml。初步诊断：血胸，双下肢挤压伤。急诊拟行胸外科及骨科探查手术。

（二）危机发生与处理

呼叫急诊手术团队后，入室常规监测，患者 SpO$_2$ 仅 91%，予面罩吸氧并立即微泵去甲肾上腺素维持血压，开放双上肢静脉通道并行交叉配血并通知血库拿浓缩红细胞 5 单位，新鲜冰冻血浆 600ml，并要求血库继续备血。麻醉医师立即快速输注晶体液和胶体液补充血容量，腹部超声提示饱胃状态，右侧桡动脉穿刺监测有创血压 71/39mmHg，中心静脉穿刺置管后通过中心静脉导管泵注去甲肾上腺素 0.3μg/（kg·min），快速输复方氯化钠、羟乙基淀粉，急查血气示：pH 7.03，PaCO$_2$ 57mmHg，PaO$_2$ 78mmHg，Hb 69g/L，Lac 8.1mmol/L，K$^+$ 6.7mmol/L。局部麻醉下清醒插入双腔气管导管，手术开始后患者出现失血性休克，予快速补液扩容。在输血补液同时予 50% 葡萄糖 50ml 加胰岛素 10U 30 分钟内静脉滴注，予 5% 碳酸氢钠 250ml 静脉滴注纠正代谢性酸中毒，予利尿剂利尿排钾并保护肾功能，泵注去甲肾上腺素维持收缩压不低于 90mm/Hg，患者循环稳定。输注浓缩红细胞 5U、血浆 600ml 后复查血气患者 Hb 80g/L，通知输血科送红细胞 5U、新鲜冰冻血浆 600ml 至手术室，在葡萄糖胰岛素、碳酸氢钠滴注完毕后复查的血气 pH 7.36，K$^+$ 4.9mmol/L。患者先行双下肢清创减压术，考虑解除下肢骨筋膜室综合征压迫，后开胸探查左肺清创并处理破裂的肺叶和胸腔积血。手术顺利，术中输浓缩红细胞 10U，新鲜冰冻血浆 1 200ml，晶体 1 500ml 胶体 1 500ml，尿量 700ml，术中出血 900ml。

（三）危机转归

术毕血气分析结果 Hb 100g/L，K$^+$ 4mmol/L，停去甲肾上腺素后有创收缩压稳定在 90mmHg 左右，送 ICU 进一步治疗后，于第 2 天下午 ICU 成功拔管，后患者经治疗后出院。

（四）危机事件分析

该患者为车祸伤，主要为胸部的多发肋骨伤，考虑左侧血气胸，下肢挤压性损伤，需要胸科和骨科做手术探查，且患者创伤引起失血性休克，下肢肿胀考虑骨筋膜室综合征。

行创伤相关检查评估伤情，入室后开通静脉通道，快速补液、输血及使用血管活性药物，纠正患者失血性休克，同时进行有创动脉监测和 CVP 监测及动脉血气分析。判断患者饱胃状态，予清醒插管或快速顺序插管（RSI）完成诱导可大大降低患者误吸风险，但清醒插管应有完善的局部麻醉。患者血气分析提示代谢性酸中毒，高钾血症，贫血以及高乳酸血症。根据血气监测及时予葡萄糖胰岛素、碳酸氢钠降低血钾，碳酸氢钠的输注也有助于纠正代谢性酸中毒。该患者术中出现的高钾血症考虑为挤压综合征导致。挤压综合征是指人体四肢或躯干等肌肉丰富的部位遭受重物（如石块、土方等）长时间的挤压,在挤压解除后出现身体一系列的病理生理改变。临床上主要表现为肢体肿胀、肌红蛋白尿、高钾血症为特点的急性肾衰竭。如不及时处理,后果常较为严重,甚至导致患者死亡。该危机事件中麻醉医师积极防治高钾血症、肾衰竭、心律失常等严重并发症。该患者创伤引起失血性休克,但明显的大出血不多。该患者虽然没有大量显性失血,但是由于血胸导致的血容量的转移,双下肢挤压综合征肿胀可能有大量隐性失血,从而引起有效循环血量减少、组织灌注不足,术中及时的血气分析有利于指导输血和液体复苏。该患者失血性休克,且术中大量补液输血,应注意采取保温措施,避免低体温的发生。在该患者的复苏中由于患者挤压综合征,肾功能可能已经受损,应减少羟乙基淀粉的输注避免加重肾功能损伤。

对创伤患者麻醉医师应与外科医师及时沟通评估患者伤情,及时处理失血性休克、低氧血症、水电解质酸碱平衡紊乱。患者一般多为饱胃状态,麻醉诱导前可放置胃管进行胃肠减压,给予抑酸剂,诱导可采用清醒气管插管或快速气管插管的同时采取综合措施防止误吸的发生。及早建立动脉测压和中心静脉通路,有助于术中快速补液及应用血管活性药物。超声评估不仅可用于术前评估饱胃状态,也可术中心脏超声评估容量以及心包积液等。

病例 2

（一）病历摘要

患者,女性,45 岁,因"全身多处刀刺伤"急诊入院。入室后,患者意识淡漠、皮肤苍白,可见腹部、胸部、颈部、双上肢多处深浅不一的伤口,身体及衣物均被血液浸染。血压 70/45mmHg,心率 125 次/min,呼吸 25 次/min,SpO₂ 97%,拟全身麻醉下行腹腔及胸腔探查术。

（二）危机发生与处理

入室给予面罩吸氧,并准备动静脉穿刺,迅速开放多条静脉通路,快速补充晶体液、胶体液,依托咪酯、芬太尼、维库溴铵诱导后插入双腔气管导管,七氟烷、瑞芬太尼麻醉维持,行右颈内静脉穿刺置管术,右桡动脉穿刺测压。手术床已经提前备保温毯,手术开始后,普外科开腹探查腹腔,见肠管破裂并肠系膜血管损伤,积血量约 800ml,修复破损的肠系膜血管。手外科清创缝合左上肢伤口。血压下降至 38/20mmHg,心率 150 次/min,加快输血输液,使用去甲肾上腺素 0.5μg/(kg·min),10 分钟后血压 40/22mmHg,心率 152 次/min,此时输注晶体液 2 000ml、胶体液 1 000ml、红细胞 4U、血浆 400ml,加大去甲肾上腺素用量至 1μg/(kg·min),血压升高不明显,血压波动在 50/20mmHg 左右持续近 1 小时,继续快速输注红细胞 6U,血浆 1 600ml,查血气示:pH 7.13,Hb 6g/dl,Lac 6mmol/L。给予碳酸氢钠 250ml 静脉滴注纠正酸中毒,但患者血压升高仍不明显,患者关闭腹腔时出血约 300ml,腹腔积血 400ml,掀开手术铺巾,发现患者背部有大量血液,立即将患者翻身,发现患者胸背部有一处伤口持续出血,立刻请胸外科医师开胸探查。发现左胸大量积血约 5 000ml,胸部探查时出血约 600ml,修补破损的肺叶及时止血后,患者血压逐渐回升至 80mmHg,但仍需大量去甲肾上腺素维持。术中累计输注晶体液 3 000ml,胶体液 1 000ml,输红细胞 10U,血浆 2 000ml,血小板 1U,出血量 1 000ml。

（三）危机转归

患者术后带气管导管送 ICU 进一步输血、补液治疗,50 小时后患者因多器官功能衰竭抢救无效死亡。

（四）危机事件分析

患者为多发创伤涉及胸、腹及四肢，大出血伴失血性休克，急诊绿色通道直接进入手术室进行抢救。抢救涉及多个部位和脏器，多个科室协同进行，术中出现持续性低血压，且时间较长，原因不明确，直至腹部手术完成后才发现胸部创伤且出血量较大。原发病因的漏诊导致患者预后不良。

该患者为全身多处刀刺伤，入室即失血性休克意识淡漠，患者伤情危重，此时对创伤的诊断和救治常出现矛盾，容易导致创口检查不全漏诊。患者刀刺伤，术前已经大量失血，且失血量难以准确评估。入室后立即诱导插管，并及时输血补液补充血容量，快速建立有创动脉测压及中心静脉通路。予大量去甲肾上腺素控制血压，术中血压持续下降，此时应考虑止血仍不完善。创伤常引起大出血，持续出血导致血容量恢复困难，止血是抢救的第一要务。本病例中患者入室后应当脱去全身衣物暴露并检查所有创面以免遗漏重要的创口。有时皮肤创口大小与脏器损伤程度不一致。创伤团队术前应当充分评估，可以通过体格检查、影像学检查、诊断性穿刺等辅助伤情的诊断。当术中出现不明原因的危机情况应再次检查并评估患者的创伤程度排除重要脏器及大血管的损伤。该患者先行腹部探查修补肠系膜动脉，事后证明胸腔的出血才是导致大出血的主要原因，由于胸腔出血的隐匿性，以及手术探查顺序可能难以事先明确导致止血不完善。患者左侧血胸，在插入气管导管后，麻醉医师应检查双肺呼吸音，及时告知呼吸音不对称的情况。胸腔大量积血造成呼吸道阻力上升这一情况麻醉前应该及时发现，术中长时间低血压除外血容量不足外，大量胸腔积血对纵隔的挤压导致纵隔移位可能是另一原因。麻醉医师在处理过程中出血量评估不足，术中应启动大量输血策略，术中血液制品的补充应该更加积极，并注意凝血功能的监测。

本病例术前诊断清楚，处理并不十分困难，外科及麻醉科医师只要常规检查评估、仔细管理应该可以及早发现问题。在紧急情况下我们强烈建议使用 FAST 对胸腹部重要器官进行检查。麻醉医师应掌握这项技术在手术室运用超声快速诊断，可以有效地查找病因，评估危机，对患者进行及时正确地救治。

五、临床建议与思考

（一）允许性低血压的复苏策略

对活动性出血的患者采用容许性低血压的复苏策略比过度积极的液体治疗更具优势，大容量液体复苏导致血液稀释血压升高，增加术中出血，形成恶性循环。因此，应该适当限制液体输注，以能够维持稍低于正常的血压（一般收缩压维持在 90mmHg）为治疗目标，直至出血得到有效控制。如果未合并颅脑损伤，在创伤早期将目标 SBP 维持在 80~100mmHg，直至严重出血得到控制。对于合并出血性休克和严重创伤性脑损伤的患者，建议将 MAP 维持在注 80mmHg，老年、慢性高血压、颈动脉狭窄、心绞痛以及肾功能不全患者应慎用控制性低压复苏。

（二）创伤患者常发生应激相关性高血糖。严格控制血糖水平低于 11.1mmol/L 有利于降低术后感染的发生率。

（三）选择对心血管抑制作用相对轻微的麻醉药物，尽早地使患者达到一个深度适当和稳定的麻醉状态，减轻患者创伤引起的应激反应，提供良好的手术条件。

（四）执行大量输血方案（massive transfusion protocol，MTP）对创伤患者早期复苏有重要作用，对于创伤出血或有明显出血危险的患者，应尽早给予止血药物氨甲环酸，建议在创伤后 3 小时内给予氨甲环酸；先以 1g 负荷剂量输注，超过 10 分钟，然后以 1g 剂量静脉输注，超过 8 小时。

（五）特殊创伤的麻醉处理

1. 颅脑创伤　麻醉前进行 Glasgow 昏迷评分或 AVPU（awake，verbal response，painful response，and unresponsive，AVPU）法，如有颅内压（ICP）升高。控制颅内压可联合采用限制晶液体、利尿剂、白蛋白、糖皮质激素和适度过度通气（$PaCO_2$ 28~32mmHg）等。

2. 脊髓创伤　脊髓损伤后在转运患者和气管插管过程中要特别小心以免加重损伤。脊髓休克患者的低血压需要积极的液体、血管活性药物维持血流动力学稳定，以免加重脊髓的缺血损伤，但应注意急性期过后，血管张力的恢复可能导致肺水肿的发生。

3. 颌面部和颈部创伤　外伤造成的解剖完整性破坏通常影响正压面罩通气和气管插管的操作。紧急环甲膜切开或气管切开术可能会挽救患者的生命。维持气道的通畅是最基本的要求，诱导时可行清醒气管插管或行快速气管插管。

4. 胸部创伤　气胸的患者需行胸腔闭式引流，引流管持续大量引流气体提示支气管损伤。张力性气胸需用 14G 套管针在锁骨中线第二肋间紧急穿刺，可使张力性气胸变为开放性气胸。连枷胸应注意固定肋骨，有大量咯血时则需要用双腔气管导管隔离患侧肺，以免血液流入健侧肺。心脏压塞对循环的影响是致命的，须立即心包穿刺引流或手术探查，注意术中反复压迫心脏导致心动过缓和严重低血压。

5. 腹部创伤　手术进入腹腔后，由于腹腔出血的填塞作用解除，可出现严重低血压。术前准备应与液体复苏同步进行，留置胃管并备好静脉通路做大量输血的准备。若需钳闭腹主动脉控制腹部大出血，通过快速输液装置输注液体和血制品补充容量，尽快控制出血并缩短钳闭时间则可降低肝脏、肾脏、肠道缺血损伤的发生。

6. 四肢创伤　脂肪栓塞常发生于骨盆骨折和大的长骨骨折，骨筋膜室高压综合征筋膜内压力升高伴有动脉压降低会造成缺血、组织缺氧和进行性肢体肿胀。挤压伤可引起肌红蛋白尿，早期纠正低血容量及碱化尿液有助于防止急性肾衰。

（六）新治疗方法的应用

一些外用药物的产生为伤口愈合创造了更佳条件，例如氧化纤维素、胶原蛋白海绵、明胶。给予创伤患者应用促红细胞生成素可有效纠正贫血，自体血回输也是一种常规疗法。床旁超声、体外膜氧合（ECMO）、体外血液净化（extracorporeal blood purification）等技术的应用，FAST 被应用于创伤患者，广义 FAST（extended FAST）可用于检查气胸、血胸、腹腔积血及深静脉血栓。

（李　悦　杨立群）

| 参考文献

［1］G. MORGAN, MAGED MIKHAIL, MICHAEL MURRAY. Clinical anesthesiology [M]. 4th ed. McGraw-Hill Medical, 2005.

［2］MILLER RD, ERIKSSON LI, FLEISHER LA, et al. Miller's Anesthesia [M]. 7th ed. Philadephia, Churchill Livingstone Inc. 2009, 2277-2311.

［3］CHERKAS D. Traumatic hemorrhagic shock: advances in fluid management [J]. Emerg Med Pract, 2011, 13: 1-19.

［4］ERTMER C, KAMPMEIER T, REHBERG S, et al. Fluid resuscitation in multiple trauma patients [J]. Curr

Opin Anaesthesiol, 2011, 24: 202-208.

［5］ SPINELLA PC, HOLCOMB JB. Resuscitation and transfusion principles for traumatic hemorrhagic shock [J]. Blood Rev, 2009, 23: 231-240.

［6］ SHAZ BH, DENTE CJ, HARRIS RS. et al. Transfusion management of trauma patients [J]. Anesth Analg, 2009, 108: 1760-1768.

第九节 脓毒症

一、定义与发病机制

(一)定义

脓毒症(sepsis)的定义为宿主对感染的反应失调而导致危及生命的器官功能障碍,即机体对感染的反应损伤了自身组织和器官进而危及生命称为脓毒症。感染性休克(septic shock)是指脓毒症发生了严重的循环、细胞和代谢异常,脓毒症发展到感染性休克后患者的病死率将显著增加。

(二)发生机制

脓毒症的主要病为感染如肺炎、腹部感染、肾脓肿、血源性感染等,脓毒症的发病机制如下:

1. 细菌内毒素 研究表明细菌的内毒素可以诱发脓毒症,脓毒症病理生理过程中出现的失控性炎性反应、免疫功能紊乱、高代谢状态及多器官功能损害均可由内毒素直接或间接触发。

2. 炎症介质 脓毒症中感染因素激活机体单核 - 吞噬细胞系统及其他炎症反应细胞,产生并释放大量炎性介质所致。脓毒症时,内源性炎性介质相互作用形成网络效应并引起全身各系统、器官的广泛损伤。同时某些细胞因子,如肿瘤坏死因子 TNF-α 等可能在脓毒症的发生、发展中起到重要作用。新近研究发现,脓毒症是由多种原发病因、不同病原体及其毒力因子、宿主基因组多态性及其反应的不均一性所引起的极其复杂的病理过程。脓毒症复杂性和非线性的临床特点,造成了对其预警、诊断和疗效评估的不确定性。

3. 免疫功能紊乱 脓毒症免疫障碍特征主要为丧失迟发性过敏反应、不能清除病原体、医源性感染易感。脓毒症免疫功能紊乱的机制,一方面是作为免疫系统的重要调节细胞 T 细胞功能失调,炎症介质向抗炎反应漂移,致炎因子减少,抗炎因子增多;另一方面则表现为免疫麻痹,即细胞凋亡与免疫无反应性,T 细胞对特异性抗原刺激不发生反应性增殖或分泌细胞因子。

4. 肠道细菌 / 内毒素移位 严重损伤后的应激反应可造成肠黏膜屏障破坏,肠道菌群生态失调及机体免疫功能下降,从而发生肠道细菌 / 内毒素移位,触发机体过度炎症反应与器官功能损害。

5. 凝血功能紊乱 凝血系统在脓毒症的发病过程中起着重要作用,它与炎症反应相互促进、共同构成脓毒症发生、发展中的关键因素。内毒素和 TNF 通过诱发巨噬细胞和内皮细胞释放组织因子,可激活外源性凝血途径,被内毒素激活的凝血因子Ⅻ也可进一步激活内源性凝血途径,最终导致弥散性血管内凝血(DIC)。

6. 基因多态性 临床上常见受到同一致病菌感染的不同个体的临床表现和预后截然不同,提示基因多态性等遗传因素也是影响人体对应激打击易感性与耐受性、临床表现多样性及药物治疗反应差异性的重要因素。

（三）危险因素分析

1. 高龄 / 极高龄患者。

2. 免疫系统缺陷的患者,如使用免疫抑制药及 AIDS 患者。

3. ICU 监护的患者(中心静脉导管、尿管,以及 ICU 耐药菌、交叉感染等)。

4. 外科手术(坏死性筋膜炎、经尿道碎石术等)。

5. 胰腺炎。

6. 急性肝功能衰竭。

7. 应用多种抗生素治疗的患者。

8. 中毒性休克综合征。

9. 过敏及类过敏反应。

10. 昆虫叮咬、输注反应、重金属中毒,应用污染的静脉药物或液体。

11. 严重外伤(腹部、颅脑等)。

二、典型临床表现与快速识别

（一）临床表现

脓毒症患者根据感染的严重程度及疾病的不同阶段临床表现不同,低氧血症、少尿、心动过速、呼吸急促、毛细血管再充盈不佳是常见的临床表现,脓毒症常合并器官功能障碍。

1. 全身性炎症反应综合征(systemic inflammatory response syndrome,SIRS) SIRS 患者核心温度体温 > 38℃或 < 36℃;心率 > 90 次 /min;呼吸急促,呼吸频率 >20 次 /min 或 $PaCO_2$<30mmHg;白细胞计数(WBC)>12×10^9 或 <4×10^9/L;伴或不伴精神状态改变。

2. 严重脓毒症 肌酐升高;国际标准化比率 INR 增加(DIC);GCS 评分 <12 分;血乳酸 >4mmol/L;液体治疗对低血压有效。

3. 脓毒症休克,表现同严重脓毒症,但脓毒症休克所致的低血压对液体治疗无效。

（二）辅助检查

血常规、抽血送检降钙素原、血气分析、血乳酸、血培养、抗生素敏感实验、凝血功能及尿量等。

（三）鉴别诊断

急性心肌梗死、脑卒中、失血性休克、过敏性休克、脊髓损伤等。

三、危机处理方案

（一）危机处理(图 4-9-1)

1. 高流量给氧,提高 FiO_2,常规监护心电图、无创血压、脉搏血氧饱和度、呼吸监测,并尽早行有创血压监测,中心静脉压监测。

2. 血气分析监测乳酸、血红蛋白水平,Hgb 应维持在 70~90g/L 的水平,若低于 70g/L 应考虑输血,纠正严重酸碱电解质平衡紊乱。

3. 尽早采血行血液培养(可能已完成)。

4. 使用广谱抗生素。

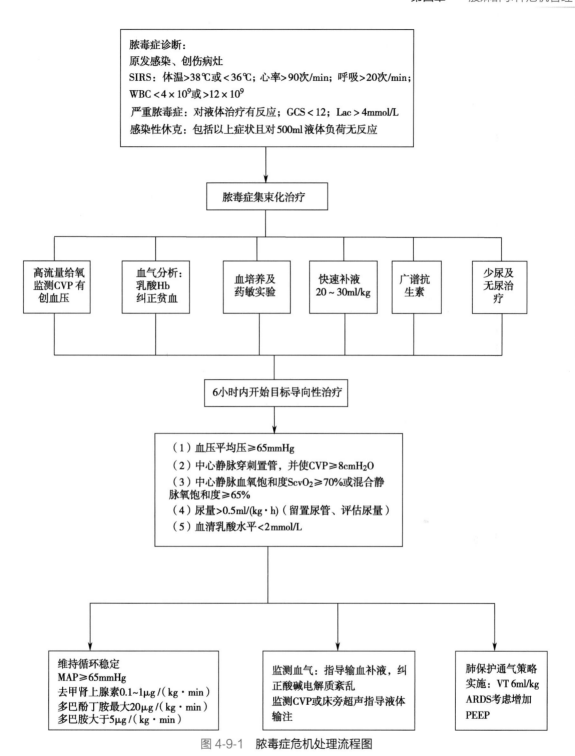

图 4-9-1　脓毒症危机处理流程图

5. 快速补液,首次 20ml/kg 快速输注,由于胶体具有肾毒性,应谨慎使用,对于 ARDS 的患者,输注白蛋白可以改善患者的氧合指数,若对液体治疗无反应,考虑早期开始目标导向性液体复苏治疗。

6. 评估尿量并采取措施增加尿量。

以上 6 条措施应在脓毒症复苏的早期开始

7. 尽早开始目标导向性治疗,在最初的 6 小时内应完成

(1)血压平均压 ≥ 65mmHg。

(2)中心静脉穿刺置管,并使 CVP ≥ 8cm H_2O。

(3)中心静脉血氧饱和度 $ScvO_2$ ≥ 70% 或混合静脉氧饱和度 ≥ 65%。

(4)尿量 >0.5ml/(kg·h)(留置尿管、监测尿量)。

(5)血清乳酸水平 <2mmol/L。

8. 若混合静脉氧饱和度未能 ≥ 65%,可以考虑以下几点措施。

(1)进一步增加液体负荷(在 30 分钟内输注 1 000ml 晶体液或 500ml 胶体液),如果脓毒症引起外周灌注不足的证据明显,补液的速度可适当加快,但应注意中心静脉压升高但循环无改善的情况。

(2)若患者血细胞比容(HCT)<30% 应输注浓缩红细胞。

(3)应用多巴酚丁胺静脉泵注最大剂量可达 20μg/(kg·min)。

9. 应尽早建立有创动脉测压,以指导血管活性药物应用,使 MAP 达到 65mmHg。

(1)去甲肾上腺素应作为首选的升压药物,剂量可达到 0.1~1μg/(kg·min)。

(2)血管加压素 0.03U/min 静脉泵注可用于对去甲肾上腺素和多巴胺不敏感的患者,也可考虑在这类患者中应用肾上腺素。

(3)避免低剂量 1~5μg/(kg·min)的多巴胺来保护患者肾功能。

(4)患者心功能较差,可考虑应用多巴酚丁胺。

(二)危机后处理

1. 若患者对血管活性药物和液体治疗反应较差,可考虑应用糖皮质激素,氢化可的松的药量可达到 300mg/d,静脉滴注。

2. 血液及血液制品的应用。

(1)如果 Hb<70g/L,应输注浓缩红细胞,最近有心肌梗死、严重低氧血症、乳酸性代谢性酸中毒、发绀性心脏病的患者 Hb>90g/L。

(2)实验室检查凝血异常且需要做有创操作或手术、出血风险较大的患者,应输注新鲜冰冻血浆 FFP 纠正凝血异常。

(3)以下情况需输注血小板:血小板 <5 × 10⁹/L;血小板 30~50 × 10⁹/L 但出血风险较大;血小板 <50 × 10⁹/L 且计划行有创操作或手术。

3. 气道压应控制在 30cmH_2O 以下,采取小潮气量通气策略 <6ml/kg。实施肺保护通气策略,为了降低气道压,适度的高碳酸血症是可以接受的。

4. 注意围手术期血糖的控制,血糖 <8.3mmol/L。

5. 为预防深静脉血栓的形成,如无禁忌可应用小剂量的低分子肝素或普通肝素抗凝治疗。若肝素禁忌应用物理方法按摩下肢,如使用气动腿部按摩器。高危患者两种方法可同时应用。

6. 应用 H_2 受体阻滞剂(西咪替丁、雷尼替丁)或质子泵抑制剂(奥美拉唑、兰索拉唑)预防应激性溃疡。

7. 根据药敏结果应用抗生素,无药敏结果时应考虑应用广谱抗生素。

(三)危机预防(图 4-9-1)

脓毒症的主要发病原因是感染,应注意纠正免疫力低下的状态,尽早开始控制肺炎、

腹腔感染。感染发生后应注意呼吸循环的监测,防止脓毒症进一步进展。脓毒症的并发症实质是脓毒症病理生理各阶段过程中的临床表现,常见的并发症包括:①休克;②急性肺损伤/急性呼吸窘迫综合征;③深静脉血栓形成,严重脓毒症患者应预防深静脉血栓形成(DVT),除非有禁忌证,推荐应用小剂量普通肝素(UFH)每日 2~3 次或低分子肝素(LMWH);④应激性溃疡,推荐应用 H 受体阻滞剂或质子泵抑制剂 PPI 预防严重脓毒症患者上消化道出血,预防上消化道出血的益处须和增加胃 pH 对诱发呼吸机相关性肺炎的潜在影响进行评估;⑤代谢性酸中毒,低灌注引起乳酸酸中毒,pH ≥ 7.15 时不推荐使用碳酸氢盐治疗以改善血流动力学或减少升压药的需要量;⑥弥散性血管内凝血(DIC)直至多器官功能衰竭。

四、典型病例

(一)病历摘要

患者,男性,61 岁,排便习惯改变 2 个月,诊断为直肠癌。在腹腔镜下行直肠癌根治术,手术历时 4 小时,出血约 100ml。术后 6 天出现发热,最高 39.5℃,抗感染治疗效果欠佳,于术后 8 天急诊行乙状结肠造瘘术。血常规示:WBC 25.77×10^9/L,Hb 113g/L,pH 7.32,PCO_2 22.9mmHg,PO_2 56mmHg,BE–17mmol/L,初步诊断为脓毒症,考虑急诊全身麻醉下行乙状结肠造瘘术。

(二)危机发生与处理

患者入手术室时,意识淡漠,无创血压测不出,SpO_2 无波形及数值,心率 185 次/min。立即面罩给氧,提高氧流量,并备去甲肾上腺素、多巴胺,备麻醉药品,常规药物减量诱导气管插管,桡动脉穿刺有创测压,右颈内静脉穿刺置管补液测 CVP。插管后患者血氧饱和度改善,约 96%,有创血压 52/30mmHg,心率 142 次/min,迅速补晶体液 1 000ml 及胶体液 500ml 静脉滴注,给予去甲肾上腺素、多巴胺泵注升压。给予小潮气量 6ml/kg 行肺保护通气。术中查血气示严重代谢性酸中毒,乳酸 >3mmol/L,给予碳酸氢钠 200ml 静脉滴注纠正酸中毒,复查血气示血钾较低,给予 10% 氯化钾缓慢静滴补钾。在补液以及血管活性药应用后,患者有创收缩压维持在 90~100mmHg。手术历时 4 小时,术毕前复查血气,患者内环境稳定,血乳酸降至 2mmol/L。围手术期补液 2 800ml,血液 300ml,血浆 600ml,尿量 1 700ml。

(三)危机转归

术毕,患者在多巴胺 5~8μg/(kg·min)泵注下,血压维持在 110~120mmHg,心率 100~110 次/min。带呼吸机送 ICU,3 天后患者转回普通病房,意识清循环稳定。

(四)危机事件分析

本例患者入室意识淡漠,血压、血氧饱和度监测不出,考虑感染性休克。迅速诱导插管,改善患者氧供,动静脉监测,并给予补液、去甲肾上腺素升压处理,纠正休克导致的内环境紊乱,患者循环稳定,外周灌注得到改善,危机解除。

患者入室因脓毒症导致 ARDS 及休克,呼吸、循环均可能衰竭,首先考虑的是控制患者的呼吸、循环,立即给予高流量纯氧通气,麻醉诱导气管插管有效改善患者氧合,加 5~10cm PEEP 可增加氧合避免肺泡塌陷。建立动静脉通路对该患者的成功复苏是关键的,动脉通路可以监测血气以及乳酸,及时纠正内环境紊乱可提高血管活性药物的效果。静脉通路的建立可迅速进行液体复苏以及应用去甲肾上腺素。术中的复苏需要晶体液和胶体液,在补充容量的同时,应用去甲肾上腺素,合并正性肌力药多巴酚丁胺维持血压稳定,及时纠正低钾血症,术中处理是及时有效的,乳酸的下降表明外周灌注和氧供改善,复苏成功。

去甲肾上腺素应是脓毒症休克升压的首选,但严重酸中毒的患者对去甲肾上腺素可能不敏感,可考虑应用多巴酚丁胺和糖皮质激素,及早纠正代谢性酸中毒,但应注意补碱的同时血钾降低。应尽早开始液体复苏,快速补液增加有效循环容量,感染性休克患者往往病情危重,呼吸和循环衰竭需要同时处理加以改善。应在抢救患者的同时,做气管插管的准备,以尽早控制患者呼吸,有创测压和中心静脉穿刺置管术常是必需的,一方面便于监测血气,纠正患者内环境紊乱,一方面可以评估抢救以及治疗措施的效果。对此类患者的补液应注意中心静脉压的监测,以避免发生肺水肿。而肺保护通气策略有助于改善患者氧合,严重脓毒症伴感染性休克的病例可考虑输注白蛋白,可有效改善 ARDS 患者氧合指数。

五、临床建议与思考

1. 液体复苏仍是脓毒症治疗的关键。对复苏未达预期标准或乳酸仍大于 4mmol/L 的患者,建议反复评估容量状态,可进行包括中心静脉压、上腔静脉血氧饱和度、超声和液体反应性的综合评估。根据对液体复苏的反应性状况,目标导向进行个体化液体治疗。

2. 对复苏液体的选择,《中国严重脓毒症 / 脓毒性休克治疗指南》仍推荐晶体液作为严重脓毒症和脓毒性休克的首选复苏液体,不建议使用羟乙基淀粉,但提高了白蛋白的证据等级(从 C 级升至 B 级),并且明确液体复苏时应选择使用限氯晶体液复苏。

3. 加强防治并发症 包括 ARDS、急性肾损伤、下肢静脉栓塞等,加强呼吸、循环和营养支持。

4. 尽管抗生素的起效可能缓慢,但对未应用抗生素的感染性休克患者,应考虑早期应用广谱抗生素。

5. 脓毒症患者的有效循环容量不足,常导致急性肾损伤以致少尿,在患者循环容量恢复,且血流动力学稳定的情况下,可考虑使用呋塞米利尿,但应注意尿量监测,避免利尿导致循环容量的丢失。

(崔 璀 杨立群)

参考文献

[1] RHODES A, EVANS LE, ALHAZZANI W, et al. Surviving sepsis campaign: international guidelines for management of sepsis and septic shock: 2016 [J]. Crit Care Med, 2017, 45 (3): 486-552.

[2] SEYMOUR CW, GESTEN F, PRESCOTT HC, et al. Time to treatment and mortality during mandated emergency care for sepsis [J]. N Engl J Med, 2017, 376 (23): 2235-2244.

[3] DE JONG E, VAN OERS JA, BEISHUIZEN A, et al. Efficacy and safety of procalcitonin guidance in reducing the duration of antibiotic treatment in critically ill patients: a randomised, controlled, open-label trial [J]. Lancet Infect Dis, 2016, 16 (7): 819-827.

[4] 邓小明,姚尚龙,于布为,等.现代麻醉学 [M].4 版.北京:人民卫生出版社,2014.

[5] 杭燕南,俞卫锋,于布为,等.当代麻醉手册 [M].3 版.上海:世界图书出版公司,2016.

[6] 邓小明,李文志.危重病医学 [M].3 版.北京:人民卫生出版社,2000.

第十节　弥散性血管内凝血

一、定义与发生机制

(一)定义

弥散性血管内凝血(disseminated intravascular coagulation,DIC)是在许多危重疾病基础上,致病因素损伤微血管,导致凝血系统激活,全身微血管血栓形成、凝血因子大量消耗并继发纤溶亢进,引起以出血及微循环衰竭为特征的临床综合征。

(二)发生机制

主要基础疾病和病因有:严重感染、恶性肿瘤、病理产科、手术和创伤、肝衰竭等。

DIC是一种血栓出血性综合征,其发生与凝血因子和血小板的激活以及凝血纤溶系统失调有关。其发病机制如下:

1. 血液高凝,内、外源性凝血系统被激活　血管内皮细胞损伤,激活凝血因子Ⅻ,启动内源性凝血系统。同时组织损伤,组织因子激活释放,启动外源性凝血系统。

2. 继发性纤维蛋白溶解亢进　凝血酶、激活的因子Ⅻ、受损组织及血管内皮细胞释放的激活物以及缓激肽的释放均能促使纤维蛋白溶解酶原转变为纤溶酶,后者为蛋白水解酶,可溶解纤维蛋白(原),使之降解为碎片,称纤维蛋白(原)降解产物。这些碎片可抗凝血酶,干扰纤维蛋白单体聚合及干扰血小板的聚集及释放,进一步加重出血。

(三)危险因素分析

感染、缺氧、酸中毒、小血管炎及白血病等均可造成小血管内皮细胞广泛损伤,胶原暴露而激活因子Ⅻ,启动内源系统发生凝血;同时血小板黏附于受损血管壁上聚集并释放其内容物,形成白色血栓。细菌内毒素及抗原抗体复合物亦可直接激活因子Ⅻ。孕期宫腔内容物、外科大手术和创伤的严重损伤和坏死组织、肿瘤细胞破坏、溶血及血小板破坏等均具有组织促凝活性。内、外源性凝血系统被启动后,在循环中形成凝血酶,促进血管内凝血加速发展,同时大量消耗凝血因子和血小板,导致凝血障碍。

二、典型临床表现与快速识别

(一)临床表现

DIC发生发展的过程中涉及凝血、抗凝、纤溶等多个系统,临床分为:①早期高凝状态期;②消耗性低凝期;③继发性纤溶亢进期;④脏器衰竭期。典型临床表现如下:

1. 出血　自发性、多部位(皮肤、黏膜、伤口及穿刺部位)出血,严重者可危及生命。

2. 休克或微循环衰竭　休克不能用原发病解释,顽固不易纠正,早期即出现肾、肺、脑等器官功能不全。

3. 微血管栓塞　累及浅层皮肤、消化道黏膜微血管,根据受累器官差异可表现为:顽固性休克、呼吸衰竭、意识障碍、颅内高压、多器官功能衰竭。

4. 微血管病性溶血　较少发生,表现为进行性贫血、贫血程度与出血量不成比例,偶见皮肤、巩膜黄染。

快速识别DIC可根据以下几点:

1. 存在可导致 DIC 的原发病。

2. 多部位自发性出血。

3. 微循环障碍或休克。

4. 实验室检测指标以下 3 项异常 ① PLT<100×10⁹/L 或进行性下降;②血浆纤维蛋白原 <1.5g/L 或进行性下降,或 >4g/L;③血浆 FDP>20mg/L,或 D- 二聚体升高或阳性;④ PT 缩短或延长 3 秒以上,APTT 缩短或延长 10 秒以上。

（二）辅助检查

1. 反映凝血因子消耗的证据 ①凝血酶原时间（PT）:正常值:11.5~16 秒。PT 延长（超过正常对照 3 秒以上），见于凝血酶原、因子 Ⅴ、Ⅶ、Ⅹ 缺陷，纤维蛋白原显著减少或抗凝血酶物质增加，维生素 K 缺乏等。PT 缩短（慢于正常对照 3 秒以上），表示因子 Ⅱ、Ⅴ、Ⅶ 和 Ⅹ 的单独或联合增多，见于因子 Ⅴ 增多症、高凝状态和血栓栓塞症等。常用国际标准化比值（international normalized ratio,INR）是从 PT 和测定试剂的国际敏感指数（ISI）推算出来的。INR 正常值 0.80~1.20。②部分激活的凝血活酶时间（APTT）:正常值 24~39 秒,DIC 患者 APTT 延长。③纤维蛋白原浓度:正常值定量法 2~4g/L;半定量法为 1:65。纤维蛋白原含量减少（小于 2g/L）见于 DIC 低凝血期。④血小板计数:血小板计数正常值（100~300）×10⁹/L。

2. 反映纤溶系统活化的证据 ①纤维蛋白原/纤维蛋白降解产物（FDP）:正常值为 1~6mg/L。FDP 增高（10mg/L）见于原发性和继发性纤溶症或溶栓治疗。② D- 二聚体:血液中纤维蛋白单体（fibrinmonomer）经活化因子 ⅩⅢ 交联后，再经活化的纤溶酶水解产生特异的降解产物称为纤维蛋白降解产物。D- 二聚体是最简单的纤维蛋白降解产物,其质量浓度的增加反映体内高凝状态和继发性纤溶亢进。与已形成血栓的溶解和纤溶系统激活或亢进有关,对 DIC 治疗评估和预后判断具有重要的意义。正常值为 <250μg/L 或 <250ng/ml,DIC 时升高。D- 二聚体对诊断肺栓塞（PE）有很高的阴性预测价值,用 ELISA 法测定 <500μg/L 可排除急性 PE,对 PE 的敏感性为 100%,特异性为 26%,阴性预测值 100%。③浆鱼精蛋白副凝固试验（3P 试验）。正常人 3P 试验为阴性;阳性者见于 DIC 早期,阳性率 68.1%~78.9%。晚期 DIC 患者的 3P 试验为阴性。

（三）鉴别诊断

1. 血栓性血小板减少性紫癜（TTP） TTP 是一组以血小板血栓为主的微血管血栓出血综合征,其主要临床特征包括微血管病性溶血性贫血、血小板减少、神经精神症状、发热和肾脏受累等。

2. 溶血性尿毒症综合征（HUS） 是以微血管内溶血性贫血、血小板减少和急性肾衰竭为特征的综合征。病变主要局限于肾脏,主要病理改变为肾脏毛细血管内微血栓形成,少尿、无尿等尿毒症表现更为突出,多见于儿童与婴儿,发热与神经系统症状少见。

3. 原发性纤溶亢进 严重肝病、恶性肿瘤、感染、中暑和冻伤可引起纤溶酶原激活物抑制物（PAI）活性减低,导致纤溶亢进、纤维蛋白原减少、降解产物 FDP 明显增加,引起临床广泛、严重出血,但无血栓栓塞和微循环衰竭表现。原发性纤溶亢进时无血管内凝血存在,无血小板消耗与激活,血小板计数正常。D- 二聚体正常或轻度增高。

4. 严重肝病 多有肝病病史,黄疸、肝功能损害症状较为突出,血小板减少程度较轻,凝血因子 Ⅷ 活性正常或升高,纤溶亢进与微血管病性溶血表现少见,但需注意严重肝病合并 DIC 的情况。

5. 原发性抗磷脂综合征（APS） 临床表现:血栓形成,习惯性流产,脑卒中发作、癫痫、偏头痛等神经症状,肺高压症,网状皮斑、下肢溃疡、皮肤坏死、肢端坏疽等皮肤表现;实验室检查:抗磷脂抗体(APA)阳性,抗心磷脂抗体(ACA)阳性,狼疮抗凝物质(LA)阳性,Coomb试验阳性,血小板数减少及凝血时间延长。

6. 消耗性的凝血异常　如大量出血或大手术,肝素诱导的血小板减少症,也会造成血栓形成,但是无 APTT 和 PT 的升高。

三、危机处理方案

(一)危机处理

原发病的治疗是终止 DIC 病理过程最关键和最根本的治疗措施。在某些情况下,病因能够迅速去除或控制的患者,凝血功能紊乱往往能自行纠正,但多数情况下,纠正凝血功能的紊乱往往是治疗疾病的关键举措。

(二)危机后处理(图 4-10-1)

1. 原发病治疗　请血液内科医师会诊,控制感染,抗肿瘤治疗,积极处理病理产科及外伤等。

2. 抗凝治疗　目的是阻止凝血过度活化、重建凝血 - 抗凝平衡、中断 DIC 病理过程。抗凝治疗应在处理基础疾病的前提下,与凝血因子补充同步进行。临床上常用肝素,包括普通肝素和低分子量肝素。

(1)使用方法:普通肝素一般不超过 12 500U/d,每 6 小时用量不超过 2 500U,静脉或皮下注射,一般连用 3~5 天;低分子量肝素 3 000~5 000U/d,皮下注射,一般连用 3~5 天。

(2)适应证:DIC 早期(高凝期);血小板及凝血因子呈进行性下降,微血管栓塞表现明显者;消耗性低凝期但病因短期内不能去除者,在补充凝血因子情况下使用;除外原发病因素,顽固性休克不能纠正者。

(3)禁忌证:术后或损伤创面未经良好止血者;近期有严重活动性出血;蛇毒所致 DIC;严重凝血因子缺乏及明显纤溶亢进者。

肝素需在监测情况下使用,APTT 延长为正常值的 1.5~2.0 倍时即为合适剂量,普通肝素过量可用鱼精蛋白中和。

3. 替代治疗　包括冰冻血浆、血小板悬液、纤维蛋白原、冷沉淀、F Ⅷ及凝血酶原复合物等。适用于有明显血小板或凝血因子减少证据且已进行病因及抗凝治疗、DIC 未能得到良好控制、有明显出血表现者。

4. 其他治疗　包括对症支持治疗、纤溶抑制药物治疗、糖皮质激素治疗等。

(三)危机预防(图 4-10-1)

1. 根据临床表现和实验室检查及时识别可能发生 DIC 的高危患者,如严重感染、恶性肿瘤、病理产科、手术和创伤、肝衰竭等。积极处理原发疾病,去除病因,如及时有效地控制原发感染病灶,对 DIC 的防治起着决定性作用。

2. 改善微循环及时纠正微循环障碍,疏通有微血栓阻塞的微循环,增加重要脏器和组织微循环的血液灌流量,具体包括补充血容量,解除血管痉挛(特别是防止 α 受体的过度刺激),早期应用肝素抗凝防止新的微血栓形成,应用抑制血小板黏附和聚集功能的药物(如双嘧达莫、阿司匹林等)以及酌情使用溶栓剂(如尿激酶)等。

3. 重新建立凝血和纤溶间的动态平衡。DIC 时由于大量凝血因子及血小板消耗,因此在病情控制或使用肝素治疗后,以及在恢复期可酌情输入新鲜全血、冰冻血浆或纤维蛋白原等,以利凝血与纤溶间恢复新的平衡。

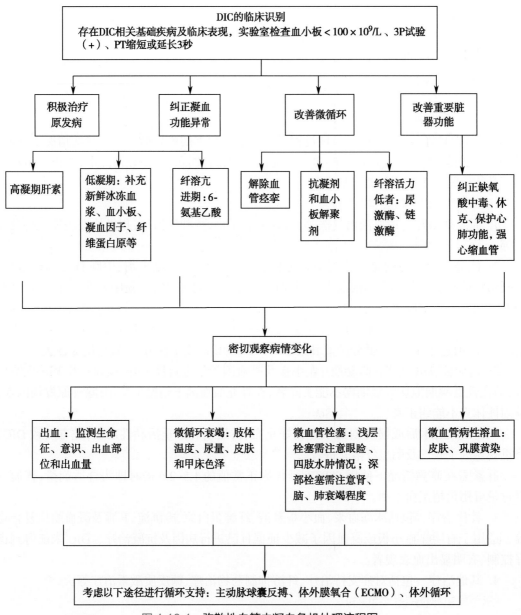

图 4-10-1 弥散性血管内凝血危机处理流程图

四、典型病例

（一）病历摘要

患者,女性,35 岁,孕 3 产 2,产后 20 小时,因"子宫次全切除术后 15 小时,无尿 3 小时"入院。患者因"宫内妊娠 40 周,单胎,临产"在当地医院住院。凌晨 1 时 30 分出现宫缩,15时 50 分宫口开全,因宫缩乏力,给予静脉滴注缩宫素加强宫缩,在腹部加压下,16 时 30 分娩出一活男婴。胎盘胎膜自然娩出完整,胎盘娩出后,于 19 时 10 分患者诉下腹部剧痛,急诊 B 超示腹腔积液,考虑子宫破裂。立即行剖腹探查术。术中见盆腹腔内积血约 2 000ml,子宫下段全层破裂,行子宫次全切除术。术中输浓缩红细胞 24U,血浆 2 000ml,术中尿量约 400ml,术后引流深红色血性液体约 700ml。次日晨发现无尿,血压 75/48mmHg,遂急诊转入上级医院。

患者入室监测,脉搏 138 次 /min,呼吸 28 次 /min,血压 159/102mmHg(去甲肾上腺素、多巴胺维持),血氧饱和度 97%。意识不清,皮肤黏膜散在的出血点及片状瘀斑,手术切口有少许渗血,阴道口可见活动性出血,色鲜红,无凝血块。血常规:Hb 37g/L,WBC 20.23×10^9/L,血小板 32×10^9/L;3P 试验阳性,纤维蛋白原 0.6g/L,PT、APTT 较正常延长 3 倍左右。诊断:弥散性血管内凝血,拟全身麻醉下行剖腹探查术。

(二)危机发生与处理

常规全身麻醉诱导气管插管,行中心静脉穿刺置管术及有创血压监测,迅速建立 3 路静脉通道,通知血库备红细胞 30~40U、血浆 3 000~4 000ml、冷沉淀 10U、血小板 3 治疗量,快速输血补液的同时用去甲肾上腺素 0.3μg/(kg·min)、多巴胺 6μg/(kg·min)升压。阴道壁缝合见有活动性出血(估计腹腔内出血可能),立即剖腹探查术。麻醉医师备自体血回收机,考虑血库可能难以提供足量血制品。由于患者术前血小板偏低,且患者凝血功能较差,在输注 10U 红细胞后数血浆、冷沉淀、血小板,查血气示患者贫血严重代谢性酸中毒,pH 7.2,给予 5% 碳酸氢钠 250ml 静脉滴注,此时患者血压下降至 90/40mmHg。加快输血、补液速度,同时补钾纠正低钾血症,在输注 20U 红细胞、1 000 血浆、5 单位冷沉淀后予输注第二个治疗量血小板。此时患者仍有大量出血,查血气后仍提示酸中毒贫血,输注 5% 碳酸氢钠纠正酸中毒,同时采血送检验科凝血四项、血常规,急查血小板数量。继续输注血浆 2 000ml,红细胞 13U,冷沉淀 5U,血小板 1 治疗量。术中腹腔内吸出血液及凝血块 3 000ml,见盆腔侧壁血肿大小约 8cm×10cm×6cm,左侧阔韧带出血点及左盆腔侧壁出血点逐一缝扎,阴道断端缝扎止血。检查腹腔见左侧盆壁,阴道后壁广泛渗血,缝扎止血后稍好转,查血气仍提示代谢性酸中毒,继续给予碳酸氢钠纠正代谢性酸中毒,此时患者血压较前升高,但仍需去甲肾上腺素维持,由于患者出现血性尿,给予甘露醇和呋塞米利尿,保护肾功能。腹腔置引流管可引出少量不凝血。术中失血量:引流袋 1 800ml,血液回收机 2 200ml。术中输浓缩红细胞 33U,血浆 3 000ml,单采血小板 2U,冷沉淀 8.25U,5% 碳酸氢钠 750ml,甘露醇 250ml,羟乙基淀粉 1 000ml,琥珀明胶液 1 000ml,林格液 1 000ml,尿量 1 550ml(血性)。

(三)危机转归

术后转至 ICU 病房继续抢救。积极补充血容量,纠正酸中毒及电解质紊乱,应用止血剂、抗纤溶剂(6- 氨基己酸)、凝血因子、血小板改善凝血状态,应用能量合剂等改善患者代谢状态,同时保护重要脏器功能。抗生素预防感染,甲氰咪呱保护胃肠道功能。积极治疗 48 小时后凝血功能改善。术后患者一直无尿,考虑失血引起的急性肾衰,给予以血液滤过治疗同时,补充血容量,积极补液利尿治疗。7 日后开始有少量尿液,随后尿量逐渐增加,肾功能渐恢复。患者转危为安。

(四)危机事件分析

该患者为顺产时出现子宫破裂,剖腹探查术切除子宫时大出血,大量输血、血浆,术后腹腔引流积血约 700ml,提示术中止血不彻底。患者凝血功能恶化后出现肾衰表现,转入上级医院。患者二次手术术前意识障碍、血小板降低、凝血功能障碍,3P 试验阳性,DIC 诊断明确。

麻醉医师在患者入室后积极维持患者血氧饱合度,应用血管活性药物以及输血、输液,能够迅速建立动静脉为大量输血、液体复苏、纠正内环境紊乱。同时备自体血回收机可节约用血。但 DIC 术中出血量大,血流动力学波动大,在维持循环稳定的同时需要积极处理酸碱电解质紊乱。手术止血和血液制品输注纠正凝血功能障碍是 DIC 处理的关键,积极的凝血功能监测、血小板监测,不仅可以指导输血治疗,也能很好地评估目前输血策略存在的问题及不足,及时改变成分血的输注量、输注顺序。本例患者的抢救是及时有效的但仍存在不足,琥珀酰明胶作为胶体液输注可能导致凝血功能的恶化,而羟乙基淀粉的应用会对危重患者的肾功能造成损伤,应减少这两种胶体的使用量。大量输血、补液,应注意对患者保温和体温监测,低温往往会加重已有的酸中毒状态。DIC 出血形式多样,术中患者出现血尿,考虑可能是肾小球动脉的出血导致,术中应用甘露醇、呋塞米利尿有助于改善患者肾衰竭状态。但肾衰的最终治疗应在术后进一步进行。而此类患者可能出现多器官功能衰竭,术中应注意通气和患者的氧合,避免通气不足。

早期诊断是 DIC 抢救成功的关键。孕产妇凡出现下列情况之一,即考虑有 DIC 的可能:①存在诱发因素,如胎盘早剥、死胎、感染、羊水栓塞、产后出血、休克、重度妊娠期高血压疾病、妊娠合并肝炎等;②广泛出血倾向,大多为阴道大出血且血液不凝固;③产前、产时、产后某一瞬间患者出现寒战、胸闷、呼吸困难、脉速、发绀、昏迷或惊厥,或难以用出血来解释的休克。对怀疑有 DIC 者,应立即检查血常规及 PT 四项以确诊,TT 时间的延长多提示纤溶亢进状态,纤维蛋白原(FIB)可指导冷沉淀输注的时机,有条件的科室应开展床边血栓弹力图(TEG)监测来判断出凝血障碍和 DIC 病情的发展,同时有针对性的根据 TEG 图形和参数进行成分输血和抗 DIC 治疗。还应进一步去除病因,积极治疗原发病,阻断内外源性促凝物质入血,这些都是积极终止 DIC 的关键。休克状态不应作为手术治疗的禁忌证,反之,及时、积极的手术有可能挽救患者的生命。产后大出血休克经保守治疗无效时也应果断地行子宫切除术。在休克状态下手术,术中要特别注意仔细彻底止血。否则,术后内出血,使患者再度休克,病情更为加重。本例 DIC 患者在基层医院因产后大出血虽然及时行子宫次全切手术,但因为术中止血不彻底,导致病情进一步加重。

五、临床建议与思考

1. 根据临床表现和实验室检查及时识别可能发生 DIC 的高危患者,如严重感染、恶性肿瘤、病理产科、手术和创伤、肝衰竭等。积极处理原发疾病,去除病因,如及时有效地控制原发感染病灶,对 DIC 的防治起着决定性作用。

2. 改善微循环及时纠正微循环障碍,疏通有微血栓阻塞的微循环,增加重要脏器和组织微循环的血液灌流量,具体包括补充血容量,解除血管痉挛(特别是防止 α 受体的过度刺激),早期应用肝素抗凝防止新的微血栓形成,应用抑制血小板黏附和聚集功能的药物(如双嘧达莫、阿司匹林等)以及酌情使用溶栓剂(如尿激酶)等。

3. 重新建立凝血和纤溶间的动态平衡。DIC 时由于大量凝血因子及血小板消耗,因此在病情控制或使用肝素治疗后,以及在恢复期可酌情输入新鲜全血、冰冻血浆或纤维蛋白原等,以利凝血与纤溶间恢复新的平衡。

(黄莉莉　苏殿三)

参考文献

［1］WADA H, MATSUMOTO T, YAMASHITA Y. Diagnosis and treatment of disseminated intravascular coagulation (DIC) according to four DIC guidelines [J]. Journal of intensive care, 2014, 2 (1): 15.

［2］LEVI M, SCULLY M. How I treat disseminated intravascular coagulation [J]. Blood, 2018, 131 (8): 845-854.

［3］中华医学会血液学分会血栓与止血学组 . 弥散性血管内凝血诊断中国专家共识 (2017 年版)[J]. 中华血液学杂志 , 2017, 38 (5).

［4］FEINSTEIN D I. Diagnosis and management of disseminated intravascular coagulation: the role of heparin therapy [J]. Blood, 1982, 60 (2): 284-287.

［5］WADA H, HASEGAWA K, WATANABE M. DIC: an update on diagnosis and treatment [J]. [Rinsho ketsueki] The Japanese journal of clinical hematology, 2017, 58 (5): 523-529.

［6］中华医学会血液学分会血栓与止血学组 . 弥散性血管内凝血诊断与治疗中国专家共识 (2012 年版)[J]. 中华血液学杂志 , 2012, 33 (11): 978-979.

［7］杭燕南 , 俞卫锋 , 于布为 , 等 . 当代麻醉手册 [M]. 上海 : 世界图书出版公司 , 2016.

第五章

心血管系统相关事件危机管理

一、定义与发生机制

(一) 定义

急性冠脉综合征(acute coronary syndrome,ACS)是指在冠状动脉粥样硬化的基础上,冠状动脉内不稳定的粥样斑块破裂或糜烂引起血栓形成所导致的心脏急性缺血综合征。包括 ST 段抬高型心肌梗死(STEMI)、非 ST 段抬高型心肌梗死(NSTEMI)和不稳定型心绞痛(UA)。

(二) 发生机制

1. 心肌氧供下降

(1)冠状动脉血流量下降

1)冠状动脉狭窄加重:粥样硬化、交感神经兴奋使血流加速,斑块破溃与血栓形成;凝血功能亢进,血小板活化导致局部血栓;侧支循环不足。

2)低血压:围手术期常见的各种原因的低血压导致冠状动脉的灌注量下降。

3)心率增快:心率超过 120 次/min 会导致总舒张期时间缩短,心肌血供降低。

(2)冠状动脉氧含量下降:贫血、血红蛋白异常、氧解离曲线左移等。

2. 心肌氧需求增加

(1)心率加快:交感 - 肾上腺髓质系统兴奋、炎症反应、升心率相关药物。

(2)心肌收缩力增强:交感 - 肾上腺髓质系统兴奋、炎症反应、正性肌力药物。

(3)容量负荷增加:交感 - 肾上腺髓质系统兴奋、炎症反应、血管活性药物造成血压升高后导致后负荷增加,液体输入增加致使前负荷增加。

(三) 危险因素分析

1. 主要危险因素

(1)年龄、性别:多见于 40 岁以上的中、老年人。与男性相比,女性发病率较低,但在更年期后发病率增加。

(2)血脂异常:脂质代谢异常是动脉粥样硬化最重要的危险因素。

(3)高血压:与本病关系密切。60%~70% 的冠状动脉粥样硬化患者有高血压,高血压患者患本病较血压正常者高 3~4 倍。

(4)吸烟:会使本病的发病率和病死率增高。

(5)糖尿病和糖耐量异常:糖尿病患者本病发病率较非糖尿病者高出数倍,且病变进展迅速。

2. 其他危险因素

(1)肥胖。

(2)从事体力活动少,脑力活动紧张,经常有工作紧迫感者。

(3)西方的饮食方式,常进较高热量、含较多动物性脂肪、胆固醇、糖和盐的食物者。

(4)遗传因素,家族中有在年龄 <50 岁时患本病者,其近亲得病的机会可比非遗传家族高 5 倍。

(5)性情急躁,好胜心和竞争性强,不善于劳逸结合的 A 型性格者。

3. 新近发现的危险因素

(1)血中同型半胱氨酸增高。

(2)胰岛素抵抗增强。

(3)血中纤维蛋白原及一些凝血因子增高。

(4)病毒、衣原体感染等。

二、典型临床表现与快速识别

(一)临床表现

1. 清醒患者　发作性胸骨后闷痛,紧缩压榨感或压迫感、烧灼感,可向左上臂、下颌、颈、背、肩部或左前臂尺侧放射,呈间断性或持续性。

2. 全身麻醉患者　突发血压下降或下降后不升高;不能解释的急性左心衰或颈静脉怒张合并的低血压。

(二)辅助检查

1. 心电图　T 波高尖,R 波增高,ST 段抬高或压低,进展性 Q 波,新出现的左束支分支阻滞或者完全房室传导阻滞等。

2. 心肌生化标记物升高　CK、CK-MB、cTnI 等。但在 ACS 的最早期,大部分患者的上述指标都是阴性的,缺乏特异性和敏感性。

3. 经胸或经食管超声心动图(TTE 或 TEE)检查　心肌缺血最早最敏感的表现就是二维超声心动检查出现节段性室壁运动异常(regional wall motion abnormality,RWMA)。对于既往有冠心病病史的患者,围手术期出现不明原因的低血压,即使心电监护没有上述变化,也应考虑到 ACS 的可能,条件允许时应尽快行床旁超声心动快速评估。

(三)鉴别诊断

1. 主动脉夹层　胸痛剧烈,常放射到背、肋、腹、腰和下肢,双侧上肢的血压和脉搏有明显差别,偶有意识模糊和偏瘫等神经系统受损症状。但无血清心肌坏死标记物升高可鉴别。二维超声心动图检查,X 线或磁共振体层显像有助于诊断。

2. 急性肺动脉栓塞　可发生胸痛、咯血、呼吸困难和休克。右心负荷急剧增加的表现,如发绀、颈静脉充盈、肝大、下肢水肿等。典型心电图示 I 导联 S 波加深,Ⅲ 导联 Q 波显著 T 波倒置可鉴别。

3. 急腹症 急性胰腺炎、消化性溃疡穿孔、急性胆囊炎、胆石症等，均有上腹部疼痛，可能伴休克。仔细询问病史、作体格检查、心电图检查、血清心肌酶和肌钙蛋白测定可协助鉴别。

三、危机处理方案

(一) 危机处理

1. 吸 100% 纯氧，维持血液携带氧的能力，维持 $SpO_2 \geqslant 90\%$。

2. 静脉注射 β 受体阻滞剂，治疗心动过速。艾司洛尔 10~30mg，持续泵入 25~200μg/(kg·min)，美托洛尔 1~5mg；钙通道阻滞剂：地尔硫䓬 0.15~0.25mg/kg 负荷量，然后 5~15mg/h。

3. 给予血管收缩药物治疗低血压。去氧肾上腺素 50~200μg，持续泵入 10~100μg/min；加快液体输入。

4. 给予血管舒张药物改善心肌供血。硝酸甘油 0.2~2μg/(kg·min)。当患者低血压时慎用。

5. 备好利多卡因、胺碘酮等抗心律失常药物。床旁备急救设备，准备电除颤。

6. 立即联系并接受心脏科医师指导，必要时进行经皮冠状动脉介入治疗(PCI)或冠状动脉旁路搭桥术(CABG)，进行紧急血管重建。

7. 避免低体温，维持内环境的稳定。

(二) 危机后处理

加强监测，持续监测心电图及血压，及时发现并处理心肌缺血、心律失常和低血压，防止心肌梗死等严重并发症；加强气道管理，保持呼吸道通畅，防止低氧血症；补充血容量，维持水、电解质平衡，维持血流动力学平稳，防止血压波动。围手术期有效的疼痛管理可消除应激及其相关不良的血流动力学波动以及高糖状态。

(三) 危机预防

1. 术前给予小剂量镇静镇痛药，缓解患者紧张情绪及术前疼痛，避免心动过速和高血压。

2. 术中连续监测，防止低血压、呼吸抑制及其所致的低氧血症的发生。

3. 围手术期做好充分的镇静镇痛，减轻插管反应、手术刺激、术后疼痛引起的血流动力学波动。

四、典型病例

(一) 病历摘要

患者，男性，78 岁，入院诊断为"输尿管肿物"，拟在全身麻醉下行"腹腔镜下肾、输尿管及膀胱袖状切除术"。既往患者高血压、冠心病、2 型糖尿病病史 10 余年，常年口服降压药、降糖药、阿司匹林等治疗，血压及血糖控制在正常范围。患者于 6 周前行 PCI 术，前降支置入 3 枚金属裸支架。患者 PCI 术后无心前区不适，活动耐量上可，能爬三层楼。术前心脏彩超示左心舒张功能减退，左室射血分数 45%。心电图提示非特异 ST-T 改变，其余检查基本正常。

(二) 危机发生与处理

全身麻醉诱导平稳，术中生命体征平稳，心电监测未见异常，血气分析正常范围，CO_2 气腹压力控制在 13mmHg 以下。术中生命体征：血压 100~130/60~80mmHg，心率 55~80 次 /min，SpO_2 98~100%。手术进行至 3 小时左肾切除时，心电监测显示 V5 导联的 ST 段压低伴 T 波倒置，有创动脉血压降至 70/50mmHg，心率加快至 98 次 /min，SpO_2 100%。手术进行过程中无明显出血，出血量约 100ml，手术创面无明显活动性出血，CO_2 气腹压力控制在 13mmHg 以下，急查血气各项指标均在正常范围，检查患者皮肤未发现过敏相关的皮肤表现。并立即采取容量治疗，并间断单次推注多巴胺 2mg、去氧肾 40μg 等升压治疗，同时中心静脉持续泵注多巴胺 3~10μg/(kg·min)，以及去甲肾上腺素 0.03~0.1μg/(kg·min)，但升压效果不佳。与手术医师沟通后紧急完成手术操作并解除气腹，对患者紧急行床旁 TTE 检查，TTE 提示左室壁活动度明显减弱，估测 LVEF 20%，综合因素后考虑急性冠脉综合征、急性左心衰。麻醉医师与外科医师共同决定尽快完成手术，积极抢救患者。静注肾上腺素 0.5mg，给予激素，并予纠正酸中毒、脱水、冰帽降温等、持续泵入多巴胺、去甲肾上腺素，血压升至 102/68mmHg。

（三）危机转归

手术结束后转入 ICU 继续治疗。

（四）危机事件分析

该患者术中发生了急性冠脉综合征。老年患者，存在冠心病、高血压、糖尿病，并于近期行 PCI 手术史以及气腹手术等，均是发生急性冠脉综合征的危险因素。

结合病史、低血压、窦性心动过速的临床表现、心电图动态变化以及床旁超声心动图检查提示术中急性冠脉综合征的发生，为整个手术团队积极抢救患者以及后续治疗提供了宝贵的时间。在危机发生后发现及时，诊断正确，抢救得力，及时处理了呼吸、循环和器官保护等多方面问题，为患者有良好的预后提供保障。

在全身麻醉过程中由于缺乏特异的临床症状和体征，实验室检查阳性结果滞后，且起病急骤，急性冠脉综合征不易与过敏性休克、循环系统疾病以及其他系统疾病相鉴别。此外，在证实患者在术中出现急性冠脉综合征的临床表现后，应进一步完善相关有创监测，并维持血流动力学指标平稳，尽快组织心脏科团队会诊，必要时完成血管重建手术治疗，围手术期加强相关并发症的防治。

五、临床建议与思考

1. 近期心肌梗死或不稳定型心绞痛的患者如果需要行择期或急诊手术，风险则更高。在临床工作中，每个麻醉医师无疑都会遇到 ACS 的患者，麻醉医师全面掌握 ACS 的识别、评估和处理，对降低患者围手术期并发症的发生和病死率具有重要意义。

2. 如发生心源性休克，血流动力学不稳定，可考虑采用主动脉内球囊反搏（IABP）治疗，减少心脏做功，维持血流动力学稳定，在血管重建或置入持续的心室辅助设备之前，可保留作为挽救生命的桥梁。

3. 心肌缺血性疾病患者的麻醉目标为预防、监测及治疗心肌缺血。手术过程中应注意外科手术进程，采用适宜麻醉技术及治疗药物，同时最大化的提高心肌氧供及降低心肌氧耗是麻醉过程中血流动力学调整的目标。

4. 积极的多学科团队协作，能为患者治疗提供宝贵的时间和有保障的预后。

5. 完善各项生命体征监测，采取积极有效的呼吸循环支持和重要脏器保护措施，能为后续治疗和患者的预后提供保障。

（苗永盛　华　震）

参考文献

［1］熊利泽，邓小明．2017 版中国麻醉学指南与专家共识 [M]．北京：人民卫生出版社，2017．

［2］FLEISHER LA, FLEISCHMANN KE, AUERBACH AD, et al. 2014 ACC/AHA guideline on perioperative cardiovascular evaluation and management of patients undergoing noncardiac surgery: Executive summary: A report of the american college of cardiology/american heart association task force on practice guidelines [J]. J Nucl Cardiol, 2015, 22: 162-215.

［3］KRISTENSEN SD, KNUUTI J. New ESC/ESA guidelines on non-cardiac surgery: Cardiovascular assessment and management [J]. Eur Heart J, 2014, 35: 2344-2345.

［4］Levine GN, Bates ER, Bittl JA, et al. 2016 ACC/AHA guideline focused update on duration of dual antiplatelet therapy in patients with coronary artery disease: A report of the american college of cardiology/american heart association task force on clinical practice guidelines [J]. J Thorac Cardiovasc Surg, 2016, 152: 1243-1275.

［5］London MJ. Preoperative administration of angiotensin-converting enzyme inhibitors or angiotensin ii receptor blockers: Do we have enough "vision" to stop it？ [J]. Anesthesiology, 2017, 126: 1-3.

［6］ROSHANOV PS, ROCHWERG B, PATEL A, et al. Withholding versus continuing angiotensin-converting enzyme inhibitors or angiotensin ii receptor blockers before noncardiac surgery: An analysis of the vascular events in noncardiac surgery patients cohort evaluation prospective cohort [J]. Anesthesiology, 2017, 126: 16-27.

［7］MAILE MD, ENGOREN MC, TREMPER KK, et al. Variability of automated intraoperative st segment values predicts postoperative troponin elevation [J]. Anesth Analg, 2016, 122: 608-615.

［8］GUAY J, KOPP S. Epidural pain relief versus systemic opioid-based pain relief for abdominal aortic surgery [J]. Cochrane Database Syst Rev, 2016: CD005059.

［9］UHLIG C, BLUTH T, SCHWARZ K, et al. Effects of volatile anesthetics on mortality and postoperative pulmonary and other complications in patients undergoing surgery: A systematic review and meta-analysis [J]. Anesthesiology, 2016, 124: 1230-1245.

［10］SIGMUND AE, FANG Y, CHIN M, et al. Postoperative tachycardia: Clinically meaningful or benign consequence of orthopedic surgery？ [J]. Mayo Clin Proc, 2017, 92: 98-105.

第二节　室上性心律失常

一、定义与发生机制

（一）定义

心律失常（arrhythmia）是指心脏冲动的频率、节律、起源部位、传导速度或激动次序的异常。室上性心律失常是在心室以上部位（包括心房和房室交界区）引起的传导异常，包括窦性心动过速、窦性心动过缓、房性期前收缩、房性心动过速、房扑、房颤、交界性心动过速。

本章主要介绍对血流动力学影响较大的阵发性交界区心动过速和房颤。

（二）发生机制

1. 冲动形成异常　窦房结、结间束、冠状窦口附近、房室结的远端和希氏束浦肯野系统等处的心肌细胞均具有自律性。自主神经系统兴奋性改变或其内在病变，均可导致不适当的冲动发放。此外，原来无自律性的心肌细胞，如心房、心室肌细胞，亦可在病理状态下出现异常自律性,诸如心肌缺血、药物、电解质紊乱、儿茶酚胺增多等均可导致自律性异常增高而形成各种快速性心律失常。

2. 冲动传导异常　折返是快速心律失常最常见的发生机制。产生折返的基本条件是传导异常,包括心脏两个或多个部位的传导性与不应期各不相同,相互连接形成一个闭合环;其中一条通道发生单向传导阻滞,另一通道传导缓慢,使原先发生阻滞的通道有足够时间恢复兴奋性,原先阻滞的通道再次激动,从而完成一次折返激动。冲动在环内反复循环,产生持续而快速的心律失常。

（三）危险因素分析

1. 存在基础疾病如冠心病、风湿性心脏病、高血压性心脏病、心肌炎后遗症、心肌梗死后遗症等。

2. 麻醉操作和手术刺激。

3. 术中缺氧、二氧化碳蓄积。

4. 低温、低血压。

5. 水、电解质、酸碱平衡紊乱。

6. 麻醉药物。

二、典型临床表现与快速识别

（一）临床表现

1. 房颤　心室率超过 150 次/min 患者有心悸、晕厥、胸痛、呼吸短促、低血压、恶心呕吐等症状;心室率不快时患者可无症状。心脏听诊第一心音强弱不等、心律极不规则、脉搏短绌。房颤时心房有效收缩消失,心排量比窦性心律时减少达 25% 或更多。

2. 阵发性交界区心动过速　发作呈阵发性,突发突止。诱发因素多为情绪激动或体位改变,有时并无明显诱因在静息状态下亦可出现。无器质性心脏病的年轻人多仅有突然心悸感,偶伴多尿;有器质性心脏病的患者,心动过速频率超过 160 次/min 且持续发作时间较久的可引起心脑等器官供血不足导致血压下降、头昏、黑矇甚至晕厥、抽搐发作(阿斯综合征)以及心绞痛、急性心力衰竭(心衰),甚至猝死。

（二）辅助检查

1. 房颤　心电图特征为:①P 波消失,代之以小而不规则的基线波动,形态与振幅均变化不定,称为 f 波,频率约 350~600 次/min;②心室率极不规则,通常在 100~160 次/min 之间;③QRS 波群形态通常正常。

2. 阵发性交界区心动过速　心电图特征为:①交界区期前收缩连续 3 个以上;②心室率多在 150~200 次/min,节律规整;③P 波在 QRS 波群之后,P-R 时间 <0.12 秒;④P' 波在 QRS 波群之后,R-P' 时间 <0.20 秒,有时可以无 P 波;⑤QRS 波群为室上性,如有差异传导也可宽大畸形;⑥心动过速突发突止;⑦一般心房与心室均由交界区冲动所控制,若由窦房结控制心房交界区控制心室则 P 波与 QRS 波群互不相关。

（三）鉴别诊断

1. 窦性心动过速　心电图特征为:符合窦性心律,频率 >100 次/min。

2. 房性心动过速　心电图特征为:①心房率通常为 150~200 次/min;②P 波形态与窦性者不同,在 Ⅱ、Ⅲ、avF 导联通常直立;③常出现二度 Ⅰ 型或 Ⅱ 型房室传导阻滞,呈现 2:1 房室传导者亦属常见,但心动过速不受影响;④P 波之间的等电线仍存在(与心房扑动时等电线消失不同);⑤刺激迷走神经不能终止心动过速,仅加重房室传导阻滞;⑥发作开始时心率逐渐加速。

3. 房扑 心电图特征为:①心房活动呈现规律的锯齿状扑动波称为 F 波,扑动波之间的等电线消失,在Ⅱ、Ⅲ、avF 或 V1 导联最为明显,典型房扑的心房率通常为 250~300 次 /min;②心室率规则或不规则,取决于房室传导比率是否恒定,心房率为 300 次 /min 未经药物治疗时,心室率通常为 150 次 /min(2∶1 房室传导);③ QRS 波群形态正常,当出现室内差异传导、原先有束支传导阻滞或经房室旁路下传时,QRS 波群增宽形态异常。

4. 室性心动过速 心电图特征为:①心率 100~200 次 /min;节律通常规则,但如果室性心动过速呈阵发性则心律不规则;② P 波与 QRS 波群没有固定关系,QRS 波群中能见到 P 波;③ QRS 波群增宽,>0.12 秒。

5. 室扑 心电图特征为:QRS 波群和 T 波难以辨认,代之以较为规则、振幅高大的正弦波群,150~300 次 /min(平均约 200 次 /min)。

6. 室颤 心电图特征为:心率快速且十分紊乱,节律完全不规则,P-QRS-T 波群消失。

三、危机处理方案

(一) 危机处理

1. 房颤

(1)加强生命体征监测。

(2)静脉注射 β 受体阻滞剂或钙通道阻滞剂,控制心室率。艾司洛尔 0.5mg/kg,持续静脉泵入 50~200μg/(kg·min);地尔硫䓬 0.25mg/kg(<20mg)静推 >2 分钟,注意低血压;或维拉帕米 5~10mg 静推 >2 分钟,15~30 分钟重复 5~10mg。

(3)药物复律:胺碘酮 150mg 静推 >10 分钟,然后静脉泵入 0.5~1mg/min,必要时可重复150mg 静推;普罗帕酮 70mg 静推 >10 分钟。

(4)电复律:如患者发作开始时已呈现急性心力衰竭或血压下降明显,宜紧急施行电复律。药物复律无效时亦可改用电复律。

2. 阵发性交界区心动过速

(1)加强生命体征监测。

(2)刺激迷走神经

1)颈动脉窦按摩:患者取仰卧位,先行右侧,每次 5~10 秒,切莫双侧同时按摩。

2)Valsalva 动作:深吸气后屏气,再用力作呼气动作。

3)诱导恶心。

(3)药物治疗

1)腺苷与钙通道阻滞剂:首选治疗药物为腺苷(6~12mg 快速静注),无效可改静注维拉帕米(首次 5mg)或地尔硫䓬(0.25~0.35mg/kg)。

2)β 受体阻滞剂:能有效终止心动过速,但应避免用于失代偿的心力衰竭、支气管哮喘患者,选用短效 β 受体阻滞剂如艾司洛尔较为合适。

3)钠通道阻滞剂:普罗帕酮 1~2mg/kg 静脉注射。

4)其他药物:合并低血压者可应用升压药物(如去氧肾上腺素、甲氧明或间羟胺),但老年患者、高血压、急性心肌梗死等为禁忌。

(4)直流电复律:患者出现严重心绞痛、低血压、充血性心力衰竭表现应立即电复律,急性发作以上治疗无效亦应施行电复律。

(5)食管心房调搏术:常能有效终止发作。

(二)危机后处理

1. 房颤

(1)控制心室率。

(2)抗凝治疗。

(3)房颤发作频繁、心室率很快、药物治疗无效者,可施行房室结阻断消融术、安置起搏器或射频消融治疗。

2. 阵发性交界区心动过速　是否需要给予患者长期药物预防取决于发作频繁程度以及发作的严重性。洋地黄、长效钙通道阻滞剂或β受体阻滞剂首选,可单独或联合应用。导管消融技术安全、有效且能根治心动过速,应优先考虑应用。

(三)危机预防

1. 房颤　治疗原发心脏疾病,控制诱发房颤的因素;避免术中缺血、缺氧、低血压的发生。

2. 阵发性交界区心动过速　预防主要为治疗患者存在的病理状态如急性心肌梗死、心肌炎和洋地黄中毒等。

四、典型病例

(一)病历摘要

患者,女性,72 岁,身高 156cm,体重 60kg,主诉"查体发现盆腔包块一周",诊断盆腔包块性质待查,拟全身麻醉下行"剖腹探查术"。既往高血压病史 9 年,口服氨氯地平控制血压 130/70mmHg;冠心病史 2 年,偶有活动后胸闷症状,心功能 NYHA Ⅱ级;否认其他病史。辅助检查血常规 Hb 108g/L,心电图示窦性心律,心率 76 次 /min,偶发房性期前收缩;超声心动图示左房扩大,二、三尖瓣轻度关闭不全,EF 60%;余无明显异常。

(二)危机发生与处理

患者入室后监测有创动脉压、心电图、血氧饱和度,入室血压 140/70mmHg,心率 76 次 /min,SpO₂ 99%。给予舒芬太尼 12μg、依托咪酯 20mg、顺苯磺酸阿曲库铵 12mg 静脉诱导,七氟烷 1~1.5%,O₂ 1.5L/min,N₂O 1.5L/min 吸入维持。诱导后于右颈内静脉放置中心静脉导管。手术进行至 45 分钟患者大量出血,间断予间羟胺升压,快速补液,输血红细胞 4U,血浆 400ml,患者血压 95/48mmHg,心率 103 次 /min,SpO₂99%;术毕患者血压 109/65mmHg,心律转为房颤律,心率 122 次 /min,给予艾司洛尔 20mg。5 分钟后患者血压 102/60mmHg,房颤律,心率 102 次 /min;给予胺碘酮 150mg 加入 100ml 5% 葡萄糖 200ml/h 静滴,20 分钟后患者转为窦性心律,心率 75 次 /min,血压 112/65mmHg。

(三)危机转归

患者生命体征平稳,术毕带管回 ICU,两日后拔管返回病房。

(四)危机事件分析

该病例为老年患者,术前合并高血压、冠心病史,超声心动图示左房扩大,二、三尖瓣轻度关闭不全,这些都是围手术期发生房颤的病理基础。术中因大量出血导致低血压、心肌灌注不足,从而诱发房颤。

处理原则为维持血流动力学平稳,及时输血输液补充血容量,纠正诱发因素,使用血管活性药物纠正低血压,改善组织灌注,同时采用 β 受体阻滞剂控制快速心室率。患者有冠心病史,考虑术中可能存在心肌灌注不足,血流动力学尚稳定,给予胺碘酮药物复律。如药物复律不成功或血流动力学不稳定可尝试电复律。

急性快速房颤和低血压之间往往形成恶性循环,一旦出现血流动力学紊乱的房颤常为致命性,需严密观察,及时处理。此外应纠正心律失常的诱发因素,此病例中大量失血为较明确的诱因,但应及时进行血气分析,明确术中是否发生低钾血症诱发了快速心律失常。有房颤病史的患者出现血流动力学紊乱多由心室率过快引起,因此控制心室率是首要任务。而对于初发房颤患者,首要任务是积极恢复窦性心律;一方面积极寻找并纠正引起房颤的各种临床原因,另一方面通过药物转复和电复律的方法恢复窦性节律,一般建议首选电复律。

五、临床建议与思考

1. 麻醉医师应注意术前评估,有危险因素的患者需加强围手术期监测及麻醉管理,避免诱发心律失常。

2. 依据心电图表现快速诊断,及时处理。

3. 危机处理重点为复律或控制心室率,维持血流动力学平稳。

(张静静　左明章)

参考文献

［1］林果为,王吉耀,葛均波.实用内科学 [M]. 15 版.北京:人民卫生出版社,2017.

［2］陆再英,钟南山.内科学 [M]. 7 版.北京:人民卫生出版社,2011.

［3］吴新民.麻醉学高级教程 [M].北京:人民军医出版社,2009.

［4］胡大一.心血管内科学高级教程 [M].北京:人民军医出版社,2009.

［5］American Heart Association. Guidelines for cardiopulmonary resuscitation and emergency cardiovascular care. Part 7. 3: management of symptomatic bradycardia and tachycardia [J]. Circulation, 2005, 112: 67-77.

第三节　室性心律失常

一、定义与发生机制

(一)定义

室性心律失常包括室性期前收缩、室性心动过速、心室扑动与心室颤动。室性心律失常的临床表现差异很大,可以毫无症状,也可引起血流动力学障碍,甚至心源性猝死。一些患者可同时有多种类型的室性心律失常,而在另一些患者,室性心律失常可以是心脏异常的最早或唯一表现。

(二)发生机制

1. 冲动形成异常　可分为自律性异常和触发活动异常。当潜在起搏点的冲动发放频率超过它们的固有频率,甚至干扰窦房结的正常节律时,成为异位起搏,如期前收缩、心动过速等。触发活动异常在临床上可见于电解质紊乱,如低钾血症、低镁血症、高钙血症等;心肌处于异常的病理状态,如缺氧、缺血、酸中毒、低温和缺血再灌注等;心肌细胞的损伤,如心肌病、心肌炎、心肌梗死等。

2. 冲动传导异常　可见于心室折返和束支折返。心室折返是引起持续性室性心动过速的常见原因。束支折返呈现传导延迟的表现，体表心电图示窦性心律时，室内传导延迟，可伴有 P-R 间期的延长，最常见的 QRS 波群呈左束支阻滞图形，频率 200 次/min，尤其在扩张型心肌病中多见。

（三）危险因素分析

1. 麻醉用药

（1）静脉麻醉药干扰自主神经系统。

（2）局部麻醉药抑制心肌的自律性和传导性。

（3）琥珀胆碱可引起严重的心动过速，尤其是烧伤、截瘫或洋地黄化患者，可导致室性心律失常。

2. 交感神经或副交感神经活动增强，术前恐惧和焦虑、麻醉期间血压升高和心动过速等心血管反应等。

3. 电解质紊乱。

4. 缺氧和二氧化碳蓄积。

5. 低体温。

6. 外科手术操作。

二、典型临床表现与快速识别

（一）临床表现

临床症状与体征取决于心律失常的性质、类型、心功能及对血流动力学影响的程度，可引起心悸、胸闷、头昏、低血压、出汗，严重者可出现晕厥、阿斯综合征，甚至猝死。

室性期前收缩时，心排出量和充盈量明显下降。心室颤动和扑动是为一种无效的频率收缩，心排血基本终止。有些患者虽有心电活动，但心肌无收缩，出现电-机械分离，血液循环也终止。心室停搏如果不及时抢救，很快会因血液循环终止而导致患者死亡。

（二）辅助检查

1. 室性期前收缩　心电图特征为：①提早出现的 QRS-T 波群，其前没有和其有关的异位 P 波；② QRS 波群宽大畸形，QRS 间期多 >0.12 秒；③期前收缩后代偿间期完全。

2. 室性心动过速　心电图特征为：①心率 100~200 次/min；节律通常规则，但如果室性心动过速呈阵发性，则心律不规则；② P 波与 QRS 波群没有固定关系，QRS 波群中能见到 P 波；③ QRS 波群增宽，>0.12 秒。

3. 心室扑动　心电图特征为：QRS 波群和 T 波难以辨认，代之以较为规则、振幅高大的正弦波群，150~300 次/min（平均约 200 次）。心室扑动与心率较快的室性心动过速难以区别，室扑通常为室颤的前奏。

4. 心室颤动　心电图特征为：①心率快速且十分紊乱；②节律完全不规则；③ P-QRS-T 波群消失。

（三）鉴别诊断

1. 人为因素所致电极放置不当。

2. 室上性心律失常，其 P 波通常消失，或在 QRS 波之后；QRS 波群形态通常正常。

3. 束支传导阻滞，尤其是合并心动过速者。

4. 起搏心律。

三、危机处理方案

(一) 危机处理

1. 室性期前收缩 频发室性期前收缩引起血流动力学紊乱时使用 β 受体阻滞剂或抗心律失常药物,如利多卡因、胺碘酮、艾司洛尔等。

2. 室性心动过速

(1) 血流动力学不稳定者,立即进行非同步电复律。

(2) 血流动力学稳定者,进行如下操作:

1) 进行同步电复律,防止室颤发生。选择双相除颤 200J 或单向除颤 360J。

2) 药物复律,胺碘酮缓慢静注 150mg,大于 10 分钟,1mg/min 持续输注 6 小时;或利多卡因 1.5mg/kg,然后以 1~4mg/min 持续输注。电复律应与药物配合使用,转复率高。

(3) 纠正诱发因素,如缺氧、低血压、酸中毒、心力衰竭等。有时诱发因素纠正,室性心动过速即可自行转复为窦律。

3. 尖端扭转型室性心动过速

(1) 血流动力学不稳定者,立即进行非同步电复律。

(2) 血流动力学稳定者,给予硫酸镁 2~5g,大于 2 分钟,后以 2~20mg/min 静脉滴注;无效可试用胺碘酮静脉注射;上述无效可行心脏起搏,消除心动过速。

(3) 纠正低钾、低镁等电解质紊乱、缺血、缺氧等诱因,停用延长 QT 间期的药物。

4. 心室颤动 一旦心电监测显示为心室颤动,应立即用 200J 能量进行直流电除颤,若无效可立即进行第二次和第三次除颤,能量分别增至 200~300J 和 360J。如果连续 3 次除颤无效提示预后不良,应继续胸外按压和人工通气,并同时给予 1mg 肾上腺素静脉注射,随之再用 360J 能量除颤一次。如仍未成功,肾上腺素可能每隔 3~5 分钟重复一次,中间可给予除颤。

(二) 危机后处理

室性心律失常的并发症防治主要是警惕其引起的血流动力学的变化。

(三) 危机预防

1. 完善术前检查。

2. 纠正诱发因素,如缺氧、低血压、酸中毒等。

3. 关注手术操作。

四、典型病例

(一) 病历摘要

患者,男性,36 岁,因车祸急诊入院,CT 示脑干损伤;广泛脑挫裂伤;硬膜外血肿。既往无高血压、糖尿病、冠心病史。拟在全身麻醉下行"右颞顶部硬膜外血肿开颅清除及去骨瓣减压术"。

(二) 危机发生与处理

手术开始后行甘露醇静脉快速滴注。术中心电监护突然出现以下情况:Ⅱ 导联示单源频发室性期前收缩,部分呈二联律、成对型、短阵室性心动过速。立即行 12 导联心电图示宽大畸形的 QRS 波,Ⅱ、Ⅲ、V1~V3 呈 QS 型,Ⅰ、V5~V6 呈 R 型,R-R 间期匀齐,心室率 130 次 /min。

心电图诊断为阵发性室性心动过速。急查电解质,血钾 2.03mmol/L,血钠 162.1mmol/L,血氯 118.3mmol/L。治疗方法:静脉给予 β 受体阻滞剂和胺碘酮,快速行有创动脉血压、中心静脉压监测,通过静脉补充氯化钾,治疗原发病。

（三）危机转归

低钾血症纠正后,患者生命体征平稳,术后带管返回 ICU。

（四）危机事件分析

本病例患者颅内血肿进行甘露醇脱水后出现血钾降低,血钾 <2.5mmol/L,发生室性心动过速。

低钾血症患者心电图改变与血钾浓度的关系密切,一般表现为驼峰状;当血钾 <2.5mmol/L 左右时,T 波与 u 波完全融合而难以分辨。室性心动过速常发生于各种器质性心脏病患者,最常见为冠心病,特别是曾有心肌梗死的患者。其次是心肌病、心力衰竭、二尖瓣脱垂等,其他原因包括电解质紊乱、代谢障碍等。本例颅脑损伤患者为中年男性,既往无心血管病史,术中给予渗透性利尿药甘露醇减轻脑组织水肿后,出现频发室性期前收缩、短阵室速,此时首先考虑是否有电解质紊乱。持续性室性心动过速是心脏病患者和非心脏病患者死亡的最常见病因。术中出现室性心动过速应积极寻找病因并纠正,同时使用抗心律失常药物。

甘露醇在脱水过程中最常见的不良反应为水和电解质紊乱,引起心律失常,应给予足够的重视,密切监测心电图的变化,及时发现低钾血症所致的恶性心律失常,及早诊断、及时治疗。

五、临床建议与思考

1. 临床上一旦发生室性心律失常,首先要快速识别心律失常的类型,并结合临床表现找到诱因。

2. 对于高危患者采取措施,预防室性心律失常的发生。

3. 针对不同类型的心律失常,及时治疗,防治并发症。

（赵楠楠　华　震）

参考文献

［1］ GABA DM, FISH KJ, HOWARD SN. Crisis management in anesthesiology [M]. Philadelphia: Churchill Livingstone, 1993.

［2］ WIJNMAALEN A P, DELGADO V, SCHALIJ M J, et al. Beneficial effects of catheter ablation on left ventricular and right ventricular function in patients with frequent premature ventricular contractions and preserved ejection fraction [J]. Heart, 2010, 96 (16): 1275-1280.

［3］ BIKKINA M, LARSON MG, LEVY D. Prognostic implications of asymptomatic ventricular arrhythmias: the Framingham Heart Study [J]. Ann Intern Med, 1992, 117: 990-996.

［4］ LIN D, CALLANS DJ. Nonsustained VT during exercise testing: causes and workup [J]. Am Coll Cardiol Curr J Rev, 2003, 57-60.

［5］ EUROPEAN HEART RHYTHM ASSOCIATION, HEART RHYTHM SOCIETY, ZIPES DP, et al. ACC/ AHA/ESC 2006 guidelines for management of patients with ventricular arrhythmias and the prevention of sudden cardiac death: a report of American College of Cardiology/American Heart Association Task Force and the European Society of Cardiology Committee for Practice Guidelines (writing committee to develop guidelines for management of patients with ventricular arrhythmias and the prevention of sudden cardiac death)[J]. J Am Coll Cardiol, 2006, 48: e247-e346.

第四节　心脏压塞

一、定义与发生机制

(一) 定义

心脏压塞(cardiac tamponade)是指心包腔内血液、凝血块(心脏切开术后、心腔穿孔、心脏供血动脉或静脉穿孔、主动脉夹层动脉瘤、创伤和抗凝治疗)、渗出性物质(恶病质、感染性心包炎、特发性心包炎)、非渗出性物质(尿毒症、系统性红斑狼疮、风湿性关节炎、特发性和放射性因素)或空气聚集引起心包腔内压力增高(高于心房和心室内压),产生体、肺循环静脉压增高等症状,主要表现为静脉压上升,动脉压下降,心率增快和心输出量减少。

(二) 发生机制

各种原因导致心包腔内压力持续升高,不仅限制了体循环静脉血回流至右心房,同时使室壁张力增加、心室腔减小,最终引起心排出量减少和血压下降。吸气时因胸腔内压力下降,回心血量增加,使右心室内压力增高,增加的心包腔内压力限制了右心室游离壁扩张,当右心室内压力高于左心室,可使室间隔凸向左心室,二维超声表现为室间隔"弹跳征",这会使左心室充盈进一步减少,从而引起体循环压力随呼吸周期的变化,临床上表现为奇脉。

心包积液患者是否发生心脏压塞主要取决于以下几点:①心包腔积液量和积聚速度(亚急性、慢性心脏压塞可达 1~2L;②急性心脏压塞仅需 150~200ml);③心包顺应性(心包增厚、钙化、纤维化或肿瘤浸润等导致心包僵硬时,少量积液即可引起心脏压塞);④循环血容量(低血容量时心室充盈压下降,少量积液即可引起心脏压塞)。

(三) 危险因素分析(表 5-4-1)

表 5-4-1　心脏压塞的危险因素分析

感染性因素	非感染性因素
病毒	创伤
细菌	医源性损伤(介入手术、心脏术后、心肺复苏并发症)
结核	急性心肌梗死后心脏破裂
	胸主动脉夹层破裂
	肾衰竭或尿毒症
	恶性肿瘤(心包原发肿瘤或恶性肿瘤侵犯心包)
	放射性心包炎
	甲状腺功能减退
	特发性心包炎
	抗凝药物
	全身性自身免疫疾病(风湿热、系统性红斑狼疮)

二、典型临床表现与快速识别

(一) 临床表现

1. 心音遥远、颈静脉怒张、低血压——心脏压塞"三联症"。

2. 心动过速,心排量下降。

3. 呼吸困难——早期症状。

4. 脉压减小 有时患者出现心前区疼痛、烦躁不安、面色苍白、大汗淋漓、发绀、意识改变、晕厥等症状。清醒患者,其主诉和症状往往是预警信号,而全身麻醉的患者,心动过速、血压下降、脉压减小等血流动力学变化是心脏压塞最常见的早期征象。

(二)辅助检查

1. 胸部 X 线可见心影增大、上腔静脉增宽、心隔角变钝,大量心包积液时心影增大呈烧瓶状。

2. 超声心动检查是诊断心脏压塞最敏感可靠的方法,作为 Ⅰ 类推荐,怀疑心脏压塞时立即进行床旁超声心动检查,对心包积液进行定性和定量评估。

3. CT 和心脏磁共振成像(CMR)对于无法行超声心动检查患者有时是可行的,对大量心包积液者还可用以排除纵隔和肺部疾病。

4. 对于心包内的局部积血或积液,经胸超声心动检查(TTE)可能会漏诊,而经食管超声心动(TEE)和心脏 CT 则更直观准确。

(三)鉴别诊断

1. 充血性心力衰竭 突然出现严重的呼吸困难,咳粉红色泡沫痰;全身麻醉患者以低血压为首要表现。听诊时双肺满布湿啰音和哮鸣音;心率增快,可闻及奔马律。

2. 限制性心包炎 患者可有发热、盗汗、咳嗽等感染性症状,心包渗出大量积液时可发生急性心脏压塞症状,胸痛、呼吸困难、发绀甚至休克。

3. 支气管哮喘或 COPD 急性发作期 发作性咳嗽、胸闷和呼吸困难;全身麻醉患者气道压突然升高,听诊双肺闻及哮鸣音。可因气管插管、手术刺激诱发,症状为可逆性,给予激素、支气管舒张剂等可缓解。

4. 低血容量 因手术失血、使用利尿剂、输血输液不足导致低循环血容量。

5. 急性冠脉综合征 患者突然出现胸闷胸痛、呼吸急促;麻醉状态下患者突发血压下降;心电图出现 T 波高尖、R 波振幅增高、ST 段抬高或压低等表现。

6. 肺栓塞 多发生在骨科手术和产科手术,患者突发剧烈胸痛、呼吸困难,动脉血气分析可见氧分压下降;D- 二聚体明显升高。

7. 张力性气胸 极度呼吸困难,听诊呼吸音消失。胸片检查示胸膜腔大量积气,肺可完全萎陷。

三、危机处理方案

(一)危机处理

1. 严密观察和持续吸氧、监护,同时备好急救所需设备和心血管活性药(直流除颤仪、去氧肾上腺素、肾上腺素、阿托品等)。

2. 维持血流动力学稳定

(1)确保外周静脉通路通畅,对患者进行有创监测,包括动脉及深静脉穿刺置管。

(2)必要时需备好体外循环设备和血制品。

(3)使用心血管活性药物和 / 或加快输液,降低潮气量或将机械通气改为手控通气,降低吸气时的压力,增加回心血量。

(4)行 TEE 监测,以指导术中用药和容量管理(饱胃或存在凝血功能障碍患者慎用)。

（5）进行麻醉深度监测，维持适宜的麻醉深度，全身麻醉维持药物以麻醉性镇痛药为主，辅以少量镇静药或吸入性麻醉药。

（6）心脏压塞解除前，应保持较高的交感神经张力，避免过度抑制导致心率减慢，维持患者生理范围内的低血压可以减轻心包内继续出血；控制呼吸应采取低压力、低潮量的机械通气或手控通气，避免给予呼气末正压（PEEP）。

（7）开胸后，心包积液对心脏的压迫得以纠正，患者血流动力学会有明显改善，大多数患者可早期停用血管活性药物，除非发生了心肌损害或心肌顿抑。

（8）注意对患者内环境和重要脏器功能的监测和保护，包括体温、动脉血气、尿量和凝血功能等。

欧洲心脏病学会（European Society of Cardiology，ESC）心肌和心包疾病工作小组于2014 年制定了对心脏压塞患者进行风险分层的评分和治疗指南（图 5-4-1），以便指导临床医师选择合适的治疗方案。

（二）危机后处理

1. 控制血压，避免出血

（1）术后疼痛、低氧血症、高碳酸血症、酸碱平衡紊乱等均可引起高血压，此时应积极处理病因，而不是盲目给予抗高血压药物。

（2）多数患者术后高血压可能与交感 - 肾上腺活性增强有关，常选择硝普钠持续泵注降压，若合并心动过速，可联合应用 β 受体阻滞剂。

（3）继续纠正患者可能存在的内环境或凝血功能紊乱，注意引流量，选择时机尽早拔除气管导管。

2. 外科治疗解除病因　心脏压塞的彻底治疗方法是心包引流，以降低心包内压力，维持心室充盈压，心包穿刺术或者外科手术减压均可。

（三）危机预防

1. 维持血流动力学稳定。

2. 纠正凝血功能紊乱。

3. 避免医源性操作损伤。

4. 治疗和控制原发性心包疾病。

四、典型病例

（一）病历摘要

患者，女性，51 岁，因"左髂静脉血栓，左下肢深静脉血栓"于局部麻醉监测下行"左下肢深静脉造影，髂静脉球囊扩张支架植入术"。既往体健，术前检查基本正常。

（二）危机发生与处理

手术历经 3 小时，期间血压 168/97mmHg，心率 71 次 /min，SpO$_2$ 100%。手术结束后 2 分钟，患者血压突然降至 73/49mmHg，心率 103 次 /min，SpO$_2$ 96%，随即患者呼之不应，无创血压测不出，立即给予胸外按压、气管插管、肾上腺素静推、有创动脉和中心静脉穿刺测压等处理，心率升至 130 次 /min，有创血压 131/101mmHg，CVP 26cmH$_2$O。动脉血气结果：pH 7.22，PCO$_2$ 26mmHg，PO$_2$ 540mmHg，K$^+$ 4.6mmol/L，Hgb 10.5g/L。床旁胸部 X 线透视显示心影增大；超声科会诊行床旁超声心动检查，确诊为心脏压塞。随即请心胸外科急会诊，于超声引导下行床旁心包穿刺术，引流出血性积液 850ml。

第一步 病因学评分

恶性肿瘤	2
结核	2
近期放疗史	1
近期病毒感染	1
复发性肺栓塞，既往心包穿刺史	1
慢性终末期肾衰	1
免疫缺陷或免疫抑制	1
甲状腺功能亢进或低下	−1
系统性自身免疫疾病	−1

第二步 临床表现评分

呼吸困难或气促	1
端坐呼吸（肺部听诊无湿啰音）	3
血压下降（收缩压 <95mmHg）	0.5
进行性窦性心动过速（除外药物影响、甲状腺功能减退或尿毒症）	1
少尿	1
奇脉>10mmHg	2
心包区疼痛	0.5
心包摩擦音	0.5
病情迅速恶化	2
病情进展缓慢	−1

第三步 影像学评分

胸部X线示心影增大	1
心电图示心电交替现象	0.5
心电图示低电压	1
大量心包积液（包绕整个心脏，舒张期积液深度>2cm）	3
中量心包积液（舒张期积液深度1~2cm）	1
少量心包积液（舒张期积液深度<1cm），无创伤	−1
右心房塌陷时间超过三分之一心动周期	1
IVC内径>2.5cm，呼吸塌陷率<50%	1.5
右心室塌陷	1.5
右心房塌陷	2
二尖瓣/三尖瓣跨瓣流速的呼吸变异率	1
心脏摆动	1

评分总和

总分≥6分，立即行心包穿刺术（无禁忌证）
总分<6分，可暂时推迟心包穿刺术（不应超过12~48小时）

以下情况应立即进行手术治疗（不需考虑评分）
1. 主动脉夹层
2. 急性心梗后心脏破裂
3. 近期严重胸部创伤
4. 心包穿刺术无法控制的医源性心包填塞

图 5-4-1 心包填塞评分流程图

（三）危机转归

当血性积液引流出来后血压 130/90mmHg，心率 80 次 /min，各项指标恢复正常，放置心包引流管后观察 30 分钟，带气管导管回 ICU 继续治疗。

（四）危机事件分析

这是一例介入手术所致的典型的医源性心脏压塞患者，可能在手术过程中置入导丝过深，误入心脏造成损伤，血液从破口进入心包，最终引起心脏压塞。其临床表现主要为血流动力学的剧烈变化——血压降低、心动过速，随即迅速发展为急性循环衰竭，最终心搏骤停。

该病例的抢救过程可大致分为以下三步：①首先对患者进行对症处理，挽救患者生命（心肺复苏、血管活性药物），同时建立了必要的有创监测（动脉测压和深静脉置管）；②随后积极寻找病因，明确诊断（该患者有血压下降、心动过速、脉压减小、CVP 升高等临床表现，动脉血气结果排除了内环境紊乱和出血性休克的可能，结合手术类型的高危因素，高度怀疑发生了急性心脏压塞，而床旁胸片和超声心动检查的结果进一步明确诊断）；③心脏压塞一旦确诊，立即于床旁进行心包穿刺引流。

急性心脏压塞发生发展迅速，严重危及生命。需连续监护、严密观察患者生命体征，包括有创动脉血压、中心静脉压、心电监护及血氧饱和度监测，准备急救所需心血管药物（如去甲肾上腺素、肾上腺素、氯化钙、利多卡因和阿托品等）和除颤仪。围手术期应用对循环影响小的麻醉药物，必要时使用心血管活性药物，避免心肌抑制及心率减慢，同时加快补液保证一定的前负荷。降低潮气量，避免使用正压通气，减轻胸腔压力和后负荷的增加对心脏充盈的影响。心脏压塞解除后，应根据中心静脉压调节输液量，防止因回心血量增加造成的心力衰竭。

五、临床建议与思考

1. 对于围手术期可能会发生心脏压塞的高危患者（术前存在心包疾病或创伤、介入手术等），应时刻警惕，密切监测生命体征和血流动力学的变化，患者可能在血压骤降之前已有临床症状，我们应重视清醒患者的症状和主诉，及早发现异常并积极处理。

2. 术前已存在心包积液的患者，可酌情行心包引流减压后再行手术，同时术中应避免低血容量，心腔内压力的降低更易引起心腔塌陷，出现心脏压塞。

3. 围手术期床旁超声的快速评估应作为每一位麻醉医师的必修课，对于术中突发的血流动力学改变，床旁超声可以快速评估患者循环状态，从而指导我们及时做出正确的诊断和治疗。超声引导心包穿刺可以提高穿刺的成功率和安全性，在条件允许的情况下应强制使用超声。

4. 心脏压塞并发症的发生往往与低血压导致的重要器官和组织低灌注有关，积极处理血流动力学的变化，对重要脏器功能进行监测和保护，维持内环境的稳定，是预防心脏压塞患者出现严重并发症的主要原则。

（徐　婷　左明章）

| 参考文献

［1］ RISTIC' AD, IMAZIO M, ADLER Y, et al. Triage strategy for urgent management of cardiac tamponade: a position statement of the European Society of Cardiology Working Group on Myocardial and Pericardial Diseases [J]. Eur Heart J, 2014, 35: 2279-2284.

[2] ADLER Y. 2015 ESC Guidelines for the diagnosis and management of pericardial diseases [J]. European Heart Journal, 2015, 36, 2921-2964.

[3] IMAZIOM, ADLERY. Management of pericardial effusion [J]. EurHeart J, 2013, 34: 1186-1197.

[4] IMAZIO M, HOIT BD. Post-cardiac injury syndromes. An emerging cause of pericardial diseases [J]. Int J Cardiol, 2013, 168: 648-652.

[5] MASUD H. KHANDAKER. Pericardial Disease: Diagnosis and Management [J]. Mayo Clin Proc, 2010, 85 (6): 572-593.

[6] PÉREZ-CASARES A, CESAR S, BRUNET-GARCIA L, et al. Echocardiographic Evaluation of Pericardial Effusion and Cardiac Tamponade [J]. Front Pediatr. 2017, 5: 79.

[7] IMAZIO M, MAYOSI BM, BRUCATO A, et al. Triage and management of pericardial effusion. J Cardiovasc Med (Hagerstown), 2010, 11: 928-935.

[8] KLEIN AL, ABBARA S, AGLER DA, et al. American Society of Echocardiography clinical recommendations for multimodality cardiovascular imaging of patients with pericardial disease: endorsed by the Society for Cardiovascular Magnetic Resonance and Society of Cardiovascular Computed Tomography [J]. J Am Soc Echocardiogr, 2013, 26: 965-1012. e15.

[9] COSYNS B, PLEIN S, NIHOYANOPOULOS P, et al. on behalf of the European Association of Cardiovascular Imaging (EACVI) and European Society of Cardiology Working Group (ESC WG) on Myocardial and Pericardial diseases. European Association of Cardiovascular Imaging (EACVI) position paper: multimodality imaging in pericardial disease [J]. Eur Heart J Cardiovasc Imaging, 2014, 16: 12-31.

[10] GERLACH RM, SAHA TK, ALLARD RV, et al. Unrecognized tamponade diagnosed pre-induction by focused echocardiography [J]. Can J Anaesth, 2013, 60 (8): 803-807.

第五节　肺　栓　塞

一、定义与发生机制

（一）定义

肺栓塞（pulmonary embolism，PE）是指各种栓子栓塞肺动脉或其分支，导致循环及呼吸功能障碍的疾病，包括肺血栓栓塞症、脂肪栓塞综合征、羊水栓塞、空气栓塞等。肺栓塞的临床表现多变且通常无特异性，使其难以诊断。

（二）发生机制

各种栓子进入肺循环，阻塞肺动脉造成机械性肺毛细血管前动脉高压，肺血管床减少造成肺循环阻力加大，肺动脉压力上升，右心室负荷加大，心输出量下降。当病情进一步发展可引起右心衰，血压下降。由于肺血管床具有强大储备能力，对于原无心肺异常的患者肺血管截断面积堵塞 30%~50% 才出现肺动脉压力升高。阻塞 50% 以上肺动脉压力骤然升高，右心室后负荷明显升高，而阻塞面积 85% 以上则可发生猝死。肺血管阻力上升除了血管机械性因素参与之外，神经体液因素和循环内分泌激素也起了十分重要作用，当肺栓塞发生后肺血管内皮受损，释放出大量收缩性物质如内皮素、血管紧张素 II。此外血栓形成时新鲜血栓含有大量的血小板及凝血酶；栓子在肺血管移动血小板活化脱颗粒，释放出大量血管活性物质，如二磷酸腺苷、组胺、5- 羟色胺、多种前列腺素等。

（三）危险因素分析

1. 年龄因素　致死性 PE 常发生在 50 岁以上。

2. 活动减少　因下肢骨折、瘫痪、重症心肺疾病、手术等原因，致使长期不适当的卧床，或健康人平时肢体活动减少，血流淤滞，深静脉血栓形成。

3. 静脉曲张和血栓性静脉炎。

4. 心肺疾病　特别是心房颤动并伴有心衰的患者最易发生。

5. 外伤因素　胫骨、骨盆、脊柱骨折常易发生 PE；软组织损伤和大面积烧伤也可并发 PE。

6. 手术因素　行长骨骨折手术易发生脂肪栓塞；术中患者呈沙滩椅位，静脉窦开放时，警惕空气栓塞；止血带充放气、体位变动时血栓容易脱落；应用骨水泥时，髓腔压力增高，微血栓进入肺循环致 PE；剖宫产手术，胎儿取出后，子宫收缩宫腔内压力增大，羊水经开放的静脉窦入血导致羊水栓塞。

二、临床表现与快速识别

（一）临床表现

1. 清醒患者　呼吸困难、气促和胸痛为主要临床表现。非特异性症状和体征还可包括心悸、咳嗽、咯血、晕厥以及下肢深静脉血栓的征象，如一侧下肢疼痛伴肿胀等。

2. 全身麻醉患者　体循环低血压、窦性心动过速或新发右心功能不全的心电图改变以及 $P_{ET}CO_2$ 降低。

（二）辅助检查

1. 动脉血气　大多 PE 患者 $PaO_2<80mmHg$，合并过度通气则造成低碳酸血症，肺泡 - 动脉血氧分压差增大，合并肺部疾病或进行机械通气未过度通气，CO_2 未及时排出，可出现 $PaCO_2$ 升高，$P_{ET}CO_2$ 下降。

2. D- 二聚体　大多数 PE 患者存在 D- 二聚体异常升高。D- 二聚体水平小于 500μg/L 或阴性可基本排除 PE。

3. 心电图　最常见是非特异性的 ST 段和 T 波改变。房性心律失常、右束支传导阻滞、下壁导联出现 Q 波、心前区导联 T 波倒置和 ST 段改变。

4. 血管造影术　肺血管造影是诊断 PE "金标准"，如出现小血管充盈缺损或突然中断提示存在栓子。在没有急性严重肺动脉高压所致的血流动力学不稳定的患者中，肺血管造影术通常是安全的且耐受性好。

5. 超声心动图　经胸超声心动（TTE）和经食管超声心动（TEE）可为 PE 尤其是合并有血流动力学紊乱者提供重要的诊断依据。

6. 螺旋 CT　CT 肺血管造影（CT-PA）越来越多的用于疑似 PE 患者的诊断。

（三）鉴别诊断

1. 其他原因所致的低氧血症。

2. 其他原因所致的低血压。

3. 肺动脉高压　除先天性因素外，肺动脉高压多为长期、慢性疾病引起，如 COPD、左心功能障碍、间质性肺疾病、慢性血栓栓塞等。

4. 右心衰竭　急性大面积肺栓塞可引起右心衰竭，呼吸困难、头昏、晕厥往往是急性肺栓塞合并右心功能不全的表现，提示合并血流动力学紊乱；常见体征有心率增快、血压降低、奔马律、颈静脉搏动增强或颈静脉怒张、氧饱和度下降。

三、危机处理方案

(一)危机处理

1. 紧急呼救,有序组织抢救,维持生命体征的同时联系相关科室会诊。

2. 去甲肾上腺素可作为首选的循环支持药物。当 pH<7.10 时,可考虑输注碳酸氢钠纠正酸中毒;使用肺血管舒张药如前列环素、吸入麻醉药等能降低肺血管阻力和肺动脉压;对于发生心搏骤停者则按心肺复苏流程处理。

3. 保证呼吸道通畅,给予纯氧,必要时面罩加压辅助通气,使血氧饱和度 ≥ 90%;如出现严重低氧血症、呼吸衰竭则应立即行气管插管机械通气。为了减轻正压通气对循环的不利影响,可考虑予以较低潮气量(约 6ml/kg),使吸气末平台压小于 30cmH_2O。

(二)危机后处理

1. 重要脏器功能支持与保护　提高组织灌注压、保证重要器官血供;激素治疗可以保护细胞膜的稳定性、降低器官的炎性反应和毛细血管的通透性、减轻组织水肿;罂粟碱能够减轻因迷走神经张力过高引起的肺血管和支气管痉挛。此外,对清醒患者予以适度的镇静与镇痛也十分必要。

2. 经验性抗凝治疗　①对于出血风险较低的患者应考虑经验性抗凝治疗;②对于中等出血风险患者,应根据已评估的风险 - 效益比以及患者及家属的意愿,根据具体情况进行经验性抗凝治疗;③对于存在抗凝治疗绝对禁忌证、高出血风险患者,应加快诊断性评估,以便在确诊后即开始替代治疗,如下腔静脉滤器置入术、取栓术。

3. 确定性治疗　肺血流再通是缓解 PE 患者病情最核心的治疗措施,主要包括抗凝、溶栓与外科取栓。术中肺血流再通面临最大的风险是难以控制或致命性的大出血,故应全面权衡患者抗凝、溶栓的风险收益比。

(三)危机预防

1. 避免术前长期卧床。

2. 下肢静脉曲张患者应用弹力袜,以促进下肢血液循环。

3. 治疗心律失常,纠正心力衰竭。

4. 对血细胞比容过高者,宜行血液稀释。

5. 对血栓性静脉炎患者,可预防性应用抗凝药。

6. 保持良好体位,避免影响下肢血流。

7. 避免应用下肢静脉进行输液或输血。

8. 一旦有下肢或盆腔血栓性静脉炎时,应考虑手术治疗。

目前提倡的临床决策评分如简化的 Wells 评分(表 5-5-1)能较好的预测急性肺栓塞的临床可能性。

表 5-5-1　急性肺栓塞临床可能性评估的 Wells 评分标准

项目	原始版(分)	简化版(分)
既往肺栓塞或 DVT 病史	1.5	1
心率 ≥ 100 次 /min	1.5	1
过去 4 周内有手术或制动史	1.5	1

续表

项目	原始版（分）	简化版（分）
咯血	1	1
肿瘤活动期	1	1
DVT 临床表现	3	1
其他鉴别诊断的可能性低于肺栓塞	3	1

注：临床可能性根据各项得分总和推算；三分类法（简化版不推荐三分类法）中总分 0~1 分为低度可能，2~6 分为中度可能，≥ 7 分为高度可能；二分类法中，对于原始版评分标准而言 0~4 分为可能性小，≥ 5 分为可能，对于简化版评分标准而言 0~1 分为可能性小，≥ 2 分为可能；DVT 为深静脉血栓形成。

四、典型病例

（一）病历摘要

患者，男性，58 岁，75kg。因右下肢胫骨平台骨折入院。入院后血糖 10.32mmol/L，经诺和灵（短效重组人胰岛素）治疗 1 周后术前血糖降至 9.2mmol/L，余各项检查正常。硬膜外麻醉下行"胫骨切开复位内固定术"。

（二）危机发生与处理

入室后血压 160/90mmHg，心率 120 次/min，SpO_2 94%。于 $L_{2~3}$ 穿刺，向头置管 3cm。硬膜外分次共注入 15ml 复合液（1.33% 利多卡因 +0.17% 丁卡因）。5 分钟后平面为 $T_{10}~S_5$。给药 30 分钟后开始行下肢驱血，扎止血带后血压开始渐降，约 15 分钟后降至 80/50mmHg，患者主诉憋闷，恶心。随之大汗淋漓、呕吐，心率 130 次/min，SpO_2 90%，给予吸氧、加快输液、静脉注射麻黄碱 6mg 后，效果不佳。患者发绀、意识消失，遂紧急气管插管，行机械通气。患者此时心音消失、心电图无波形，行胸外心脏按压，静注肾上腺素 3mg，给予激素，并予纠正酸中毒、脱水、冰帽降温等、持续泵入多巴胺 5μg/（kg·min），血压升至 200/100mmHg后渐渐下降并维持在 100/60mmHg，SpO_2 90%，血压 120 次/min，动脉血氧分压 100mmHg。心电图出现Ⅰ导联 S 波、Ⅲ导联 Q 波和 T 波；超声心动图显示右心室明显增大，肺动脉压力为 50mmHg；胸片右心明显增大；查血纤维蛋白降解产物（D- 二聚体）≥ 2 000ng/ml；CVP 25cmH$_2$O，即诊断为急性肺栓塞。紧急溶栓给予组织纤溶酶原激活物（t-PA）100mg，2 小时后 SpO_2 升至 98%，血气逐渐恢复正常，血压 100/58mmHg，心率 100 次/min。

（三）危机转归

转 ICU 继续观察治疗。

（四）危机事件分析

本例患者行下肢驱血，扎止血带后出现急性肺栓塞，并引发右心衰竭。另外存在骨折外伤史、卧床、未经系统治疗的糖尿病等，均是肺栓塞的危险因素。

由于缺乏特异的临床症状和体征，实验室检查不全面，且起病急骤，急性肺栓塞不易与循环系统疾病相鉴别。结合病史，患者起病与驱血带将下肢血栓驱动有密切关系，以及出现低血压、低氧血症的临床表现，提示尽快进行相应的辅助检查，为早期溶栓治疗提供了宝贵的时间。正压通气、紧急气管插管、吸入纯氧以保证氧合，给予升压药物维持血压，对症治疗。在栓塞后发现及时，诊断正确，抢救得力，及时处理了呼吸、循环和器官保护等多方面问题。

急性肺栓塞导致右心衰是围手术期严重事件,诊断及处理不及时可危及生命。围手术期发生肺栓塞的高危因素有术前合并深静脉血栓、房颤和肿瘤;高危手术有剖宫产、骨关节手术,其中术中体位改变、松放止血带、加压冲洗或扩骨髓腔、骨髓泥安放假体等均为高危因素。术中均应密切关注,一旦患者出现胸痛、低血压、低氧血症,且应用血管活性药物难以纠正,要考虑到肺栓塞的可能。

五、临床建议与思考

1. 肺栓塞漏诊、误诊率高,预后差,麻醉医师应关注术前评估及预防,提高术中诊断意识,加强管理、密切监测并及时发现异常临床征象。

2. 在迅速评估出血风险后初始抗凝治疗以及针对危重患者快速溶栓是恢复肺血流、改善病情最根本的治疗措施。体外膜氧合技术也是可选择的治疗方案。

3. 积极有效的呼吸循环支持和重要脏器保护是后续诊疗措施的前提和基础。

4. 深静脉血栓(DVT)与肺栓塞的关系密切,约 50% 的近端 DVT 患者可患肺栓塞而无临床症状,约 80% 因缺乏症状而不能及时诊断。因此,对下肢肿胀、小腿痛等应高度重视并做相关检查,这是诊断 DVT 和肺栓塞的重要线索。

5. 肺栓塞的主要治疗措施是对症处理和溶栓、抗凝治疗。对症处理的目的是维持血流动力学稳定,防治休克和心力衰竭,严重胸痛者可给予镇痛药。抗凝治疗应尽早实施,虽不能直接溶解血栓,但可以防止血栓进一步发展或再发,常用的药物是肝素和华法林。肺栓塞的溶栓治疗仍有争议,但对发病在 5 天之内的大块肺栓塞或伴明显低氧血症的肺栓塞,若无溶栓禁忌者仍多主张行溶栓治疗,常用的药物是尿激酶和重组织纤溶酶原激活剂。

(路　琳　华　震)

▌参考文献

［1］ LUCASSEN W, GEERSING GJ, ERKENS PM, et al. Clinical decision rules for excluding pulmonary embolism: a meta-analysis [J]. Annals of internal medicine, 2011, 155 (7): 448-460.

［2］ STEIN PD, TERRIN ML, HALES CA, et al. Clinical, laboratory, roentgenographic, and electrocardiographic findings in patients with acute pulmonary embolism and no pre-existing cardiac or pulmonary disease [J]. Chest, 1991, 100 (3): 598-603.

［3］ STEIN PD, SALTZMAN HA, WEG JG. Clinical characteristics of patients with acute pulmonary embolism [J]. The American journal of cardiology, 1991, 68 (17): 1723-1724.

［4］ KLINE JA, HERNANDEZ-NINO J, NEWGARD CD, et al. Use of pulse oximetry to predict in-hospital complications in normotensive patients with pulmonary embolism [J]. The American journal of medicine, 2003, 115 (3): 203-208.

［5］ STEIN PD, HULL RD, PATEL KC, et al. D-dimer for the exclusion of acute venous thrombosis and pulmonary embolism: a systematic review. Annals of internal medicine, 2004, 140 (8): 589-602, De Monye W, Sanson BJ, Mac Gillavry MR, et al. Embolus location affects the sensitivity of a rapid quantitative D-dimer assay in the diagnosis of pulmonary embolism [J]. American journal of respiratory and critical care medicine, 2002, 165 (3): 345-348.

［6］ STEIN PD, WOODARD PK, WEG JG, et al. Diagnostic pathways in acute pulmonary embolism: recommendations of the PIOPED II investigators [J]. The American journal of medicine, 2006, 119 (12): 1048-1055.

［7］ GEIBEL A, ZEHENDER M, KASPER W, et al. Prognostic value of the ECG on admission in patients with acute major pulmonary embolism [J]. The European respiratory journal, 2005, 25 (5): 843-848.

［8］ TURKSTRA F, KUIJER PM, VAN BEEK EJ, et al. Diagnostic utility of ultrasonography of leg veins in patients suspected of having pulmonary embolism [J]. Annals of internal medicine, 1997, 126 (10): 775-781.

［9］ GIBSON NS, SOHNE M, BULLER HR. Prognostic value of echocardiography and spiral computed tomography in patients with pulmonary embolism [J]. Current opinion in pulmonary medicine, 2005, 11 (5): 380-384.

［10］ 中华医学会心血管病学分会肺血管病学组 . 急性肺栓塞诊断与治疗中国专家共识 (2015)[J]. 中华心血管杂志 . 2016, 44 (3): 197-211.

第六节　胸主动脉夹层

一、定义与发生机制

（一）定义

主动脉夹层（aortic dissection，AD）是由于不同原因造成主动脉内膜破裂，在内膜和中外层间有血液通过时的压力导致大血管纵向剥离，形成双腔主动脉（假腔和夹层动脉瘤），或主动脉瘤样扩张近心处可阻塞冠状动脉供血，影响主动脉瓣功能，向远侧发展可使头臂动脉、肋间动脉、腹腔动脉、肠系膜动脉、肾动脉供血障碍或中断，引起相应器官功能紊乱。

（二）发生机制

病理基础是主动脉中膜结构异常和血流动力学异常，共同作用导致了主动脉夹层。主动脉出现囊性中层坏死，这是一个发病缓慢而又隐蔽的病变过程，病因十分复杂，常见的因素有马方综合征、动脉硬化、动脉炎、结缔组织遗传性疾病、严重外伤等，老年人动脉内膜退行性变化也会导致主动脉结构异常。另一方面，血流动力学异常是主动脉夹层的另一个发病原因，高血压患者和妊娠妇女都是主动脉夹层的多发人群，尤其是高血压，是主动脉夹层的高危因素。

（三）危险因素分析

1. 高血压，主动脉粥样硬化。
2. 主动脉中层病变　马方综合征、Ehlers Danlos 综合征。
3. 内膜撕裂　二叶主动脉瓣、主动脉瓣狭窄。
4. 妊娠、主动脉炎、创伤等。

二、典型临床表现与快速识别

（一）临床表现

1. 突然发生剧烈胸痛，呈撕裂样，可放射到背部。
2. 严重高血压　双侧肢体血压有明显差别，尤其是上肢；有的表现为低血压或无脉。
3. 主动脉瓣关闭不全　脉压增大、水冲脉。
4. 急性心肌梗死　冠状动脉开口受累，以右冠多见。
5. 心脏压塞　积液可由病变主动脉周围炎性渗出反应引起，也可由于 AD 短暂破裂或渗漏造成。

6. 严重者可伴呼吸困难、血压下降和休克。

（二）辅助检查

1. CT 普遍使用，进行初查。

2. 主动脉造影术是确诊 AD 首要、可靠的方法。

3. MRI 为诊断 AD 的金标准。

4. 经胸腔超声心动图或经食管超声心动图快速简便，对评估 AD 是一项易行且成功率高的诊断技术。

5. 血管内超声可以确定病变主动脉的解剖细节和夹层分离的范围。

（三）鉴别诊断

需要鉴别的疾病包括：急性冠脉综合征（有或无 ST 段抬高）引起的心肌缺血、心包炎、肺栓塞、不伴夹层的主动脉瓣关闭不全、不伴夹层的主动脉瘤、肌肉骨骼性疼痛、纵隔肿瘤、胸膜炎、胆囊炎、动脉粥样硬化性或胆固醇性栓塞、消化性溃疡病或穿孔性溃疡、急性胰腺炎、食管穿孔／破裂。

三、危机处理方案

（一）危机处理

1. 疑似胸主动脉夹层患者经确诊后应尽快收入重症监护室，给予阿片类药物止痛。

2. 血流动力学不稳定或气道受损的患者应行气管插管。

3. 术前对低血压患者进行评估，以确定低血压原因是否为失血、心包积血伴心脏压塞、瓣膜功能障碍或左心室收缩功能障碍。

4. 麻醉管理主要目标是避免血压剧烈波动。准备血管活性药物，如去氧肾上腺素、麻黄碱、加压素、尼卡地平、艾司洛尔和阿托品等。

5. 行动脉和深静脉穿刺置管，连续监测血压和 CVP，给予 β 受体阻滞剂和硝普钠控制心率降至 60 次 /min 以下、收缩压降至 100~120mmHg 或可耐受的最低水平，避免过多液体输注；使用 BIS 监测麻醉深度；控制性降温，对脑、肾、脊髓起到保护作用；使用 TEE 监测左室舒张末期容积、心肌缺血情况和瓣膜功能。

6. 注意开放性手术中主动脉阻断和开放时的血流动力学变化。主动脉夹闭后，心脏后负荷增加，会引起血压剧烈升高和心肌耗氧量增加，此时最常使用硝普钠降低心脏前后负荷，常辅助头高位更有效减少静脉回流降低前负荷。主动脉开放后，最常见的是低血压，处理原则包括扩容、减少或停止血管扩张药物使用、减少强效吸入麻醉剂，出现严重低血压时，可给予适当的缩血管药物、嘱术者压迫主动脉或重新夹闭。

7. 此外为保证脊髓灌注良好，可行脑脊液引流，降低脑脊液压力（维持在 8~10mmHg），维持脊髓灌注压（spinal cord perfusion pressure, SCPP）大于等于 70mmHg（SCPP = MAP–CSF pressure）；给予一定的甲泼尼龙可以减轻炎症因子造成的不良反应。

（二）危机后处理

胸主动脉夹层的患者术后并发症较多，开放手术后的常见并发症包括心肌梗死、心力衰竭、感染、脑卒中、神经认知障碍、术后出血再次行手术、呼吸衰竭、室性心律失常、麻痹（下肢麻痹和神经源性膀胱）、声音嘶哑等。腔内修复术的早期并发症包括内漏、血管损伤、支架在重要血管分支处以外展开、动脉瘤破裂、盆腔器官或下肢缺血、急性肾衰竭、心肌梗死、脑卒中、截瘫以及移植后综合征。晚期并发症最常见的情况是与内漏有关，此外还包括动脉瘤近端颈部变形、肢体闭塞、移植物移位或变形、腔内移植物感染、动脉瘤增大、重新开放以及破裂。术后应严密监测血流动力学的变化及重要脏器功能,尽早发现,及时处理。

（三）危机预防

预防主动脉夹层的关键是降低患者血压,避免诱发因素,维持血流动力学稳定。

四、典型病例

病例 1

（一）病历摘要

患者,男性,45 岁。主诉"突发胸背部疼痛 3 天",急诊以"胸主动脉夹层动脉瘤"收入院。患者 3 天前无明显诱因突发胸背部撕裂样疼痛,当地医院主动脉 CT 血管造影术（CTA）示:"胸主动脉夹层动脉瘤（DeBakey Ⅱ 型),夹层动脉瘤破口开于左锁骨下动脉开口远端 10mm 处,夹层动脉瘤长约 380mm,一直延续到腹主动脉,先兆破裂症状明显,形成的假腔压迫真腔约 80%~90% 左右"。当地医院行控制血压、镇痛等保守治疗后,疼痛有所好转。既往高血压病史,血压在 200/100mmHg 左右,未系统控制血压,有吸烟、饮酒史,其余病史无特殊。

查体:神清语利,痛苦面容,查体合作,体温 36.5℃,心率 90 次 /min,呼吸 18 次 /min,血压 160/90mmHg,复合以硝普钠 $0.5\mu g/(kg\cdot min)$、乌拉地尔 $15\mu g/(kg\cdot min)$ 联合控制血压;心肺腹查体无特殊,四肢动脉搏动可。

辅助检查:血常规示白细胞 $10.9\times10^9/L$,红细胞 $4.14\times10^{12}/L$,血红蛋白 132g/L,血小板 $206\times10^9/L$,C 反应蛋白 50mg/L,D- 二聚体 8.91mg/L（正常值 0~0.55mg/L）;血气:pH 7.44,PCO_2 36.4mmHg,PO_2 67.5mmHg。余检查未见明显异常。拟行"胸主动脉夹层支架置入 + 夹层动脉瘤腔内修复术 + 股动脉内膜剥脱成形术"。

（二）危机事件分析

本病例诊断为胸主动脉夹层动脉瘤（DeBakey Ⅱ 型）。该患者相关危险因素包括 45 岁、男性、高血压病史且控制不佳、存在典型胸主动脉夹层症状（无诱因突发背部撕裂样疼痛,痛苦面容）。辅助检查 CTA 提示胸主动脉夹层动脉瘤,排除心肺部急性并发症。

发现主动脉夹层后首要的治疗是降低患者血压,防止夹层动脉瘤破裂。术前给予镇静镇痛避免烦躁;麻醉过程应力求平稳避免血压波动;术中控制性降压;术后继续镇静镇痛,防止术后谵妄的发生;其次,进行急诊手术,该病例行腔内支架修复术,术前开通多条静脉通路、行右侧桡动脉置管、留置尿管,并在术中行控制性降压,主要目的不仅降低动脉瘤破裂风险,且减少支架打开时血压过高造成的支架移位情况。

主动脉夹层的治疗目的是减慢左室收缩速度,降低心肌收缩力和外周静脉压,治疗目标是使收缩压控制在 100~120mmHg,心率 60~70 次 /min,这样能有效地稳定或终止主动脉夹层的继续分离,使症状缓解,疼痛消失。并需要及时行外科手术治疗,手术风险极大,围手术期需以及特别关注和监护。

病例 2

（一）病历摘要

患者,女性,32 岁。停经 8 个月余,凌晨 1 时出现左侧背部阵发性剧痛,伴全身大汗淋漓,伴视物模糊,伴上腹部不适感,有恶心,持续至 3 时,自行缓解。于急诊科测血压 207/86mmHg,尿常规提示"尿蛋白 3+",予硝苯地平 1mg 口服后,急诊因"G1P0 孕 36 周 +4 天 LOA 待产,重度子痫前期"收入院。既往体健,无其余特殊病史。

查体：体温 36.5℃，心率 79 次 /min，呼吸 19 次 /min，血压 205/114mmHg，体重 94kg，身高 160cm。产科检查：宫高 34cm，腹围 117cm，胎心率 140 次 /min，胎位 LOA，无宫缩，宫口未开。

辅助检查：Hb 106g/L，凝血指标正常，纤维蛋白原 6.98g/L，急诊乳酸脱氢酶 1 188IU/L（313~318IU/L），急诊肌酸激酶 286IU/L（30~135IU/L），NT-proBNP 1 930pg/ml（0~116pg/ml）肌钙蛋白 -1 3.660μmol/L（0~0.034μmol/L），D- 二聚体 4.477μg/ml，肌酐 103μmol/L，尿蛋白 3+。心电图大致正常。腹部超声示肝胆胰脾肾未见异常，下肢超声示双下肢深静脉未见异常回声。心脏超声示 EF64%，左心增大，左心室舒张功能减低。

心内科会诊，建议重新做 12 导联心电图提示后壁心肌梗死，考虑"冠心病急性冠脉综合征，急性非 ST 段抬高型心肌梗死可能性大"；眼科会诊考虑右眼视网膜脱落；麻醉科会诊建议进一步检查 CTA，除外或明确主动脉夹层的可能。后行主动脉 CTA 示：主动脉可见双腔影，范围广泛，破口位于升主动脉，向下达腹主动脉肾下极平面。假腔大，真腔小，假腔绕着真腔螺旋状下行。头臂干、左侧颈总动脉也见双腔征。诊断为主动脉夹层（DeBakey Ⅰ型）。胸外科会诊考虑存在急诊手术指征，妊娠已达 36 周，建议先行妊娠终止手术。患者目前病情十分凶险，随时有生命危险。经全院会诊，拟在全身麻醉下行剖宫产术终止妊娠，然后在体外循环下行主动脉夹层修复术。

（二）危机发生与处理

患者，入科室，血压 186/101mmHg，心率 105 次 /min，SPO₂ 100%，诱导给予丙泊酚 150mg、舒芬太尼 12.5μg、罗库溴铵 50mg；维持丙泊酚 250mg/h，瑞芬太尼 600μg/h 泵入，吸入 3% 七氟烷，氧气 1L/min，空气 1L/min，艾司洛尔 200mgl/h 泵入，硝普钠 10mg/h，术中间断给予羟考酮 10mg。术中血压 180/91mmHg，心率在 95 次 /min。为避免压迫腹部引起夹层破裂，胎儿取出较慢，娩出 1 分钟 Apgar 评分 6 分，新生儿科医师立即进行胸外按压，气管插管抢救，半小时后呼吸恢复，转运到 PICU。同时妇科医师做子宫切除术，体外循环室给患者全身降温，将血液引导体外循环，心脏停跳，外科医师立即进行升主动脉、主动脉弓置换，在降主动脉放置血管内支架，缝合血管，心脏复跳，恢复体温，止血关胸。

（三）危机事件分析

妊娠是主动脉夹层的危险因素，40 岁以下女性主动脉夹层患者中约 50% 在妊娠期间发病，其中又以中、晚期妊娠发病多见。90% 的妊娠主动脉夹层伴有高血压或马方综合征。孕产妇急性胸痛需警惕致命性心血管事件，除了心肌梗死、肺栓塞、羊水栓塞外，还需特别警惕主动脉夹层。夹层一旦发生，生命进入倒计时 72 小时，每过 1 小时死亡率增加 1%。常规心脏彩超往往容易忽视或观察不到动脉夹层。对于可疑急性主动脉夹层患者，应尽早行心脏和大血管彩超检查，MRI 和动脉 CT 能更好地诊断主动脉夹层。

术前应稳定患者血压，对患者家属充分告知。麻醉前准备完善的血管活性药、监护设备、血液制品、血液回输装置、保证快速输液的中心静脉通路等。术中充分镇痛镇静，控制高血压，避免血压波动，维持能耐受的最低血压，尽可能维持脏器灌注。全身麻醉剖宫产胎儿呼吸容易受抑制，一旦取胎时间过长，会造成大脑缺血缺氧及不可逆的脑损伤。但是如果母体夹层破裂，妊娠妇女会瞬间丧命。另外剖宫产和夹层修补术是否可以分次进行？胎儿取出后，子宫创面渗血，体外循环全身肝素化后很有可能造成出血不止，腹腔内大出血危及生命。是否可以待产后患者身体恢复，再次进行夹层手术，然而动脉夹层的危险因素不解除，患者随时都有生命危险。此次手术将患者子宫切除以减少出血，再进行体外循环是较为合适的选择。

早识别、早诊断，选择合适的手术时机和方案，以及相关科室专业团队合作，是降低妊娠合并急性主动脉夹层死亡率的关键。

五、临床建议与思考

1. 胸主动脉夹层发病急，病情重，死亡率高，麻醉风险极大，术前对患者快速的全面评估、最优的麻醉方式选择、充分的监测工具、有效的药物准备，对于此类患者的麻醉起到事半功倍的效果。

2. 胸主动脉夹层麻醉过程中，血压控制平稳，尤其是主动脉夹闭和开放过程中血流动力学的稳定尤其关键。

3. 主动脉夹层所致脊髓梗死的发病率为 4%，并可能导致截瘫。脑脊液引流可降低蛛网膜下腔的压力，从而增大脊髓灌注压，是减少术后脊髓缺血的重要辅助手段。使用体感诱发电位（somatosensory evoked potential，SSEP）或运动诱发电位（motor evoked potential，MEP）或经颅 MEP 对脊髓进行检测，同时联合术中控制平均动脉压高于 100mmHg、低体温和使用激素，会明显降低脊髓缺血的发生率。

4. 胸腔积液是急性主动脉夹层最常见的肺部并发症。术前的呼吸功能障碍、慢性支气管炎和肺气肿、肺不张和感染是导致术后肺部并发症的主要危险因素，部分患者可因肿瘤长期压迫导致术后气管塌陷，这些都可导致低氧血症。故术前应充分询问呼吸系统相关病史，并完善动脉血气、肺功能、肺 CT 等检查。

5. 择期胸部或腹部主动脉腔内修补术后严重肾功能不全的风险较高，主要原因是静脉造影剂的使用，但也可能是因为在肾动脉附近操作血管内导管和导丝使血栓碎片移动，或者移植物侵犯肾动脉开口。因动脉瘤破裂而行急诊血管内治疗时，患者发生肾脏并发症及其他并发症的风险更高。

6. 胸主动脉夹层的危机管理，要充分发挥多学科的综合治疗和管理，包括血管外科、血库、ICU 等，为术中和术后安全提供充足保障。

（李俊峰　左明章）

参考文献

［1］庄心良，曾周明，陈伯意 . 现代麻醉学 . 3 版 . 北京：人民卫生出版社，2003.

［2］邓小明，姚尚龙，于布为，等 . 现代麻醉学 . 4 版 . 北京：人民卫生出版社，2014.

［3］王天龙，刘进，熊利泽，主译 . 摩根临床麻醉学 . 5 版 . 北京：北京大学医学出版社，2015.

［4］邓小明 曾因明 黄宇光 主译 . 米勒麻醉学 . 8 版 . 北京：北京大学医学出版社，2016.

［5］SCHERMERHORN ML, O'MALLEY AJ, JHAVERI A, et al. Endovascular vs. open repair of abdominal aortic aneurysms in the Medicare population [J]. N Engl J Med, 2008, 358: 464.

［6］FLEISHER LA, FLEISCHMANN KE, AUERBACH AD, et al. 2014 ACC/AHA guideline on perioperative cardiovascular evaluation and management of patients undergoing noncardiac surgery: executive summary: a report of the American College of Cardiology/American Heart Association Task Force on Practice Guidelines [J]. Circulation, 2014, 130: 2215.

［7］FLEISHER LA, FLEISCHMANN KE, AUERBACH AD, et al. 2014 ACC/AHA guideline on perioperative cardiovascular evaluation and management of patients undergoing noncardiac surgery: a report of the American College of Cardiology/American Heart Association Task Force on practice guidelines [J]. J Am Coll Cardiol, 2014, 64: e77.

［8］ULLERY BW, QUATROMONI J, JACKSON BM, et al. Impact of intercostal artery occlusion on spinal cord ischemia following thoracic endovascular aortic repair [J]. Vasc Endovascular Surg, 2011, 45: 519.

[9] KEITH CJ JR, PASSMAN MA, CARIGNAN MJ, et al. Protocol implementation of selective postoperative lumbar spinal drainage after thoracic aortic endograft [J]. J Vasc Surg, 2012, 55: 1.

第七节　急性心力衰竭

一、定义与发生机制

(一)定义

急性心力衰竭(acute heart failure, AHF)是指由于急性心脏病变引起心排出量显著、急骤降低导致的组织器官灌注不足和急性淤血综合征。急性右心衰主要为大块肺梗死或急性右室心肌梗死引起;临床上急性左心衰更为常见,以肺水肿或心源性休克为主要表现,是严重的急危重症。

(二)发生机制

急性心力衰竭的病理生理基础为心脏收缩力突然严重减弱,或瓣膜急性反流等心脏排血急剧减少,心室舒张末压迅速升高,静脉回流不畅。急性左心衰时,由于肺静脉压快速升高,肺毛细血管压随之升高使血管内液体渗入到肺间质和肺泡内形成急性肺水肿。肺水肿早期可因交感神经激活,血压升高,但随着病情持续进展,血压将逐步下降。

(三)危险因素分析

急性心衰常发生于既往存在慢性心衰或其他心脏疾病的患者,也可发生于既往心功能正常的患者。常见病因包括冠脉疾病、急性瓣膜综合征或慢性瓣膜病变急性加重、心肌病变等。在上述常见病因的基础上,围手术期可诱发急性心衰的的常见因素如下。

1. 急性冠脉综合征。

2. 心律失常(如心房纤颤、室性心动过速)。

3. 交感神经张力增加,血压过度升高。

4. 液体摄入过量。

5. 肺栓塞。

6. 脑血管意外。

二、典型临床表现与快速识别

(一)临床表现

1. 急性左心衰　清醒状态,突发严重呼吸困难,呼吸频率增加,可大于每分钟30~40次,强迫坐位、面色灰白、发绀、大汗、烦躁,同时频发咳嗽,咳粉红色泡沫状痰,严重者可因脑缺氧而意识模糊。

全身麻醉状态,常以低血压为首要表现,但也可能出现心动过速和高血压,外周氧饱和度下降,气道压增高,气管导管内可吸引出粉红色渗出液。一旦出现低血压,往往提示严重心室功能障碍,应警惕心源性休克发生,评估全身灌注。

听诊时双肺满布湿啰音和哮鸣音;心率增快,可闻及奔马律。

2. 急性右心衰　全身麻醉患者主要表现为低血压、颈静脉怒张、CVP升高。

单纯急性右心衰较左心衰少见,即使右室心肌梗死也较少引起严重的急性心衰。

（二）辅助检查

1. 心电图无特异性改变,可能表现为房颤、QT 间期延长、心肌梗死改变等,但可以提示急性心衰发生的原因。

2. 胸片可以表现为双侧肺门的肺泡水肿,呈现典型的"蝴蝶翼"样改变,还可出现心影增大、肺纹理增多。

3. 血气分析可出现低氧血症、代谢性酸中毒。

4. 心肌酶检查可出现肌钙蛋白升高、BNP 和 NT-proBNP 升高。

5. 对于行中心静脉压监测的患者,CVP 升高可能反映右心或左心功能障碍导致的右心充盈压升高。

6. 经胸超声心动可早期发现急性心衰、进行初步的病因学诊断并对心衰严重程度进行评估。可以评估室壁厚度、心腔大小以及左右心室功能,进行心衰的诊断和鉴别诊断。目测估计 LVEF 是临床实践中评估左室收缩功能最常用方法之一。

（三）鉴别诊断

1. 肺栓塞　肺栓塞表现为突然出现的呼吸困难、胸痛和咳嗽。可通过心电图检查和胸部影像学检查、心脏超声检查进行鉴别诊断。全身麻醉患者呼气末 CO_2 突然下降时,应高度警惕肺栓塞的发生。

2. 吸入性肺炎　围手术期误吸引起的吸入性肺炎可表现为气促、缺氧,肺部哮鸣音,肺部影像学检查异常。误吸物的 pH 值越低、误吸量越大临床表现越严重,吸入高酸性胃液的患者可出现严重肺损伤甚至 ARDS。可通过影像学检查、床旁超声心动检查与急性心衰相鉴别。

3. 哮喘　哮喘是一种气道高反应性疾病,可以表现为急性气促、咳嗽、乏力,全身麻醉状态下哮喘发作常表现为气道压力突然升高,听诊双肺可闻及哮鸣音,严重者可发生缺氧和血流动力学改变。急性心衰时也可发生心源性哮喘,可以通过影像学检查如床旁胸片或床旁超声心动检查进行鉴别。

三、危机处理方案

（一）危机处理

当患者出现严重或持续低血压时,在紧急处理的同时,应当对常见的引起低血压的原因进行分析。通过症状、体征和辅助检查诊断患者是否发生急性心衰,并对可能发生急性心衰的患者采取紧急治疗措施（图 5-7-1）。

1. 急性左心衰

（1）维持氧和:全身麻醉气管插管患者可提高吸入氧浓度,未插管患者应做好插管准备。

（2）减轻心脏负荷:静脉给予利尿剂呋塞米 40mg。若利尿药不能充分治疗淤血或液体过负荷,持续存在呼吸困难或难治性心衰,在利尿基础上可静脉给予硝酸甘油作为补充,硝酸甘油的起始剂量为 5~10μg/min,剂量范围一般为 10~200μg/min。

（3）增强心肌收缩力:静脉给予强心药（如毛花苷丙）。

（4）维持重要脏器灌注:使用血管加压药（如去甲肾上腺素）。

（5）怀疑左室流出道梗阻时,应给予 β 受体阻滞剂、静脉补液（无肺水肿时）、血管加压剂（如去氧肾上腺素或去甲肾上腺素）;不可给予强心药或血管舒张药物。有条件应当进行经胸心脏超声检查,进行病因诊断指导治疗。

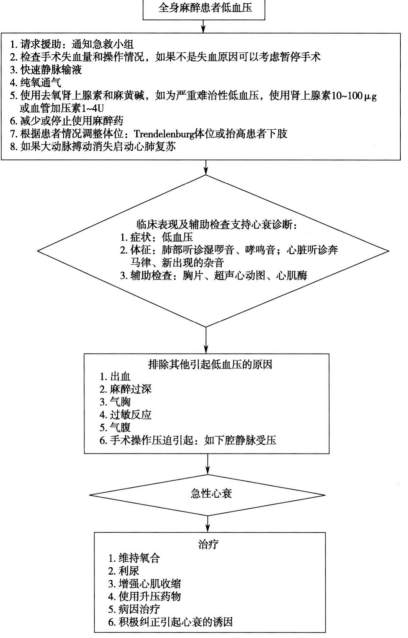

图 5-7-1 全身麻醉患者急性心衰紧急处理流程

2. 急性右心衰 常继发于严重三尖瓣反流、肺栓塞,主要是针对引起急性右心衰的病因治疗。

(二)危机后处理

1. 急性心衰易出现心源性休克,导致多器官功能衰竭。病情稳定后密切监测心率、心律、血压、SaO_2 及其他重要脏器的功能。每天评估心衰相关症状(如呼吸困难),治疗不良反应,以及评估容量超负荷相关症状。

2. 心衰治疗过程中使用利尿剂等药物易致电解质紊乱,其中低钾血症和低钠血症最为多见,应定期监测积极防治。

3. 对于无基础疾病的急性心衰患者,在消除诱因后,并不需要继续心衰的相关治疗,应避免诱发急性心衰,如出现各种诱因要及早、积极控制。有基础疾病的急性心衰患者,应针对原发疾病进行积极有效的治疗、康复和预防。

（三）危机预防

1. 迅速纠正心律失常。

2. 纠正水电解质紊乱及酸碱平衡失调。

3. 治疗贫血并消除出血原因。

4. 避免输液过多、过快。

5. 停用或慎用某些抑制心肌收缩力的药物。

四、典型病例

（一）病历摘要

患者,女性,28 岁,因足月妊娠、脐带绕颈拟于腰硬联合麻醉下行剖宫产。患者身高163cm,体重 70kg,既往体健,无高血压、糖尿病等,术前各辅助检查未见异常。

（二）危机发生与处理

入室体温 36.6℃,心率 80 次 /min,血压 120/70mmHg,意识清楚。常规监测,给予 300ml复方林格液扩容,于 $L_{2\sim3}$ 行腰硬联合麻醉,蛛网膜下腔给予 0.5% 布比卡因 2ml 后行硬膜外置管,穿刺置管顺利。固定硬膜外导管后嘱患者由左侧卧位变为平卧位,体位变动时患者突然出现喘憋、呼吸困难,呼吸急促,心率 138 次 /min,血压 85/55mmHg。患者入室时生命体征平稳,在由左侧卧位变为平卧位时突然出现血压下降、心律增快,考虑到患者妊娠情况,是否出现"仰卧位低血压综合征",立刻给予面罩吸氧、补液、静脉给予去氧肾上腺素 0.2mg,手术床摇至左侧位,血压难以维持,同时 SpO_2 逐渐下降。立即在全身麻醉下行剖宫产,丙泊酚1mg/kg、瑞芬太尼 0.5μg/（kg·min）持续泵入,罗库溴铵 0.6mg/kg 快速速诱导插管,迅速娩出胎儿,给予升压药的同时行心肺听诊,患者双肺湿啰音,心尖部 3 级收缩期吹风样杂音,结合之前出现的呼吸困难、喘憋症状,符合急性心衰体征,考虑患者出现急性心衰。及时给予毛花苷丙 0.2mg,呋塞米 40mg,艾司洛尔 20mg。行床旁心脏超声提示二尖瓣脱垂腱索断裂,左房可见反流束,明确引起急性心衰的原因为二尖瓣腱索断裂引起的二尖瓣脱垂。邀请心外科协助诊治。

（三）危机转归

转入 ICU,心外科制定相关手术方案继续治疗。

（四）危机事件分析

该妊娠妇女出现的危机为急性左心衰引起的严重低血压。患者可能存在先天性心脏结构异常、风湿性心脏病、感染性心内膜炎、心肌炎或结缔组织病等导致二尖瓣病变,在椎管内麻醉后,患者血压下降,反射性心率增快,心肌收缩力增强,导致二尖瓣腱索断裂。

妊娠妇女在行椎管内麻醉后发生的低血压常为"仰卧位低血压综合征",治疗措施包括补液及使用血管活性药物。该病例经常规处理后效果不佳,立即行呼吸及循环支持治疗,同时行心肺听诊、床旁超声心动明确病因为二尖瓣脱垂导致的急性左心衰。针对病因进一步对症治疗及专科会诊。处理准确、抢救及时。

心衰多发生在有心脏器质性病变的老年患者,既往心功能正常者少见。但是一旦患者出现低血压、低氧血症、双肺满布湿啰音等表现时均应考虑心衰。在对症治疗的同时，要积极迅速针对病因、诱因、病理生理变化综合治疗，目标是减轻心脏负荷，缓解肺淤血，改善组织供氧。

五、临床建议与思考

1. 急性心衰患者往往存在相关的基础疾病或既往慢性心衰状态，并在一定诱因下发生急性心衰，因此建立良好的生活方式、积极治疗基础疾病、避免诱发急性心衰的因素、选择对心血管影响小的麻醉药物减少围手术期血流动力学波动对预防围手术期急性心衰的发生有重要意义。

2. 进行紧急处理和治疗后的心衰患者还应当注意心力衰竭并发症的防治。

3. 急性心衰患者要慎用大剂量的强心药及缩血管药物，应尽早明确病因，积极去除病因，对症治疗。

4. 全身麻醉状态下有时很难迅速判断出心衰的类型，对于心脏功能状态不详，但是出现严重心衰症状（如肺水肿）和低血压或者心源性休克的患者应当给予强心药、血管加压药；根据患者情况进行主动脉球囊返搏等对症支持治疗；条件允许时应当即刻进行床旁心脏超声检查。

（刘　真　华　震）

参考文献

［1］陆再英, 钟南山. 内科学 [M]. 7 版. 北京：人民卫生出版社, 2009: 179-181.

［2］ADRIAAN A. VOORS, STEFAN D. ANKER, et al. 2016 ESC guidelines for the diagnosis and treatment of acute and chronic heart failure [J]. European Journal of Heart Failure, 2016, 18: 891-975.

［3］HOLM JH, FREDERIKSEN CA, et al. Perioperative use of focus assessed transthoracic echocardiography (FATE)[J]. Anesth Analg, 2012, 115 (5): 1029-1032.

［4］STEVE HOWARD, 黄建宏. 手术室应急手册 [M]. 斯坦福麻醉手术室应急手册创作小组, 2014: 15-16.

第六章

呼吸系统相关事件危机管理

第一节 肺 水 肿

一、定义与发生机制

(一) 定义

肺水肿(pneumonedema)是由多种病因引起肺毛细血管内的液体渗出到肺间质、肺泡腔和细支气管内,超过淋巴系统吸收的速度,使肺血管外的液体积聚过多,造成肺间质水肿,肺容积变化,严重影响气体交换的一种病理状态;肺水肿不是一种独立的疾病,而是许多疾病所致的综合征。

(二) 发生机制

1. 肺毛细血管静水压增高。

(1)心源性:如二尖瓣狭窄、左心室衰竭、左心房黏液瘤、三腔心、心肌病等。

(2)非心源性:先天性肺静脉根部狭窄、纵隔肿瘤所引起的肺静脉狭窄。

(3)输液过量:输入的液体过量和单位时间内输液过快。

2. 血管壁通透性增加:感染性肺水肿、弥散性血管内凝血(DIC)、尿毒症等。

3. 淋巴管系统引流障碍:肺移植后、硅沉着病等。

4. 胶体渗透压降低:肝肾疾病所致的低蛋白。

5. 肺间质负压增高。

(1)上呼吸道梗阻后肺水肿:①急性:喉痉挛、会厌炎、喉气管支气管痉挛、痉挛性哮喘、气道异物、喉头水肿、上气道创伤等。②慢性:梗阻性睡眠呼吸暂停综合征、增殖体或扁桃体肥大、鼻咽部肿物、甲状腺肿、颈部肿瘤等。

(2)肺复张性肺水肿:气胸和胸腔积液所引起的肺不张。

6. 原因不明性肺水肿 肺切除术后、高原性肺水肿、肺栓塞、肺实质性病变、心律转复、体外循环等。

7. 神经源性肺水肿 颅脑损伤、脑脓肿、脑血管意外、脑膜和脑部炎症、脑瘤、癫痫大发作。

（三）危险因素分析

1. 原发疾病因素

（1）二尖瓣狭窄患者围手术期极易诱发肺水肿主要包括精神紧张、心动过速等。

（2）心脏畸形手术后可能出现心力衰竭引起的肺水肿，如严重肺动脉瓣狭窄、成人巨大房室缺。

（3）嗜铬细胞瘤患者当术中出现大量儿茶酚胺释放，外周血管强烈收缩，大量血液进入肺血管床造成肺动脉高压，诱发肺水肿。

2. 手术因素

（1）体外循环转流时间过久可改变肺毛细血管通透性，降低胶体渗透压，可能诱发肺水肿的发生。

（2）全肺切除术使患者对输液量很敏感，极易在术中或术后发生肺水肿。

（3）前列腺电切、宫腔镜等手术时间长，进入患者体内液体过多，极易发生肺水肿。

3. 麻醉因素

（1）麻醉诱导期存在的一些因素可诱发肺水肿，如患者焦虑不安、体位改变、用药不当导致心动过速、心功能不全，术前准备不足、气管插管时的应激反应。

（2）氧中毒性肺水肿　长期吸入高浓度氧可造成黏膜细胞损害，肺泡透明膜形成，从而引起肺水肿。

（3）呼吸道梗阻　麻醉期间急性梗阻时，用力吸气造成胸膜腔负压增加，促进血管内液进入肺组织间隙。

（4）误吸　围手术期呕吐或胃内容物反流，可引起吸入性肺炎和支气管痉挛，肺表面活性物质灭活和肺毛细血管内皮细胞受损，从而使液体渗出致肺组织间隙内，发生肺水肿。

（5）肺过度膨胀　一侧肺不张通气时，导致另一侧肺过度膨胀，随之出现肺水肿，其机制可能与肺容量增加有关。

（6）术后肺水肿多发生在停止麻醉后 30 分钟，可能与以下因素有关：撤除正压通气、心排出量增加、PaO_2 下降、呼吸道梗阻、高血压等。

二、典型的临床表现与快速识别

（一）临床表现

1. 多数患者早期无明显症状，清醒患者通常表现为焦虑，烦躁，呼吸急促，端坐呼吸，鼻翼、胸骨上窝和肋弓收缩，伴或不伴咯血，严重时出现粉红色泡沫痰，伴有发绀或低氧血症，吸氧无明显改善。

2. 全身麻醉状态的患者发生肺水肿时气道阻力增大，氧饱和度下降，气管导管内溢出大量淡红色血性液体。听诊双肺布满干和 / 或湿啰音，患者球结膜水肿。

3. 麻醉苏醒期，患者表现为烦躁不安、呼吸困难、心率增快、发绀，吸纯氧时氧饱和度仍低于正常值。

（二）辅助检查

1. 化验检查　血、尿常规，肝、肾功能，心肌酶谱和电解质等检查为诊断感染、低蛋白血症、肾脏病、心脏病提供依据。

2. 动脉血气分析　在疾病早期主要表现为低氧、低 $PaCO_2$，后期则出现高 $PaCO_2$，出现呼吸性酸中毒和代谢性酸中毒。

3. X线检查 肺泡水肿主要表现为腺泡状致密阴影,呈不规则相互融合的模糊阴影,弥漫分布或局限于一侧或一叶,或从肺门两侧向外扩展逐渐变淡成典型的蝴蝶状阴影。有时可伴少量胸腔积液。

4. Swan-Ganz导管检查 床边进行静脉Swan-Ganz导管检查测肺毛细血管楔压(PCWP),可以明确肺毛细血管压增高的肺水肿,但PCWP高低不一定与肺水肿程度相吻合。

5. 肺部超声 急性肺水肿超声影像表现为弥漫匀齐的B线分布;固定增宽的下腔静脉;伴或不伴有左心室射血分数明显下降;左心舒张末期面积增加。

(三)鉴别诊断

1. 肺栓塞 两者都会出现低血压、胸闷、呼吸困难等临床表现,但是肺栓塞通常不会出现粉红色泡沫样痰,查体不会闻及双肺弥漫性湿啰音或小水泡音。

2. 支气管哮喘 既往多有哮喘病史,听诊闻及满肺哮鸣音。

3. 胸腔积液 根据胸部X线等影像学检查可鉴别。

三、危机处理方案

(一)危机处理

1. 充分供氧和正压通气 保证气道通畅,吸入纯氧如经鼻导管和面罩吸氧、无创通气或经鼻高流量氧疗(HFNC),或采用机械通气,应用PEEP,压力一般先从$5cmH_2O$开始,逐渐增至$10cmH_2O$,重症ARDS可增至$15\sim30cmH_2O$,尽量以不减少心排出量为准。

2. 快速利尿 减少体内过多液体,还可扩张静脉,减少回心血量。术中出现肺水肿后,立刻静脉注射呋塞米40mg,不见效时加大剂量重复给药。密切监测电解质和血容量。

3. 扩血管 α受体拮抗剂和硝酸甘油等扩血管药物对于充血性心衰引起的肺水肿非常有益,同时可以改善左心功能。吗啡可扩张周围血管,是治疗急性肺水肿的常规用药。

4. 增加心肌收缩力 合并心衰的患者术中出现肺水肿,首先考虑心源性肺水肿,一般首选多巴胺$2\sim10\mu g/(kg\cdot min)$,如升压效果不明显,则考虑用洋地黄类强心药物和肾上腺素$0.1\sim0.5\mu g/(kg\cdot min)$。给药期间密切注意患者的各项生命体征,避免波动过大。

5. 白蛋白 不是适用于所有患者,视具体情况而定。

6. 预防感染 应用恰当的抗生素控制肺部感染,可以与肾上腺皮质激素合用,促进肺水肿的消退。

7. 其他 苏醒阶段患者躁动不安,可应用镇静剂减少患者焦虑恐慌的症状,减少呼吸做功。

(二)危机后处理

1. 若病情无好转,可行气管插管和间歇正压通气治疗。

2. 若血压过低考虑用正性肌力药物支持治疗,如多巴酚丁胺$1\sim15\mu g/(kg\cdot min)$泵注。

3. 重复应用利尿剂,并置入导尿管。

4. 如果是急性心肌梗死,则考虑急诊造影或溶栓治疗。

5. 若肺水肿进一步加重可考虑使用体外膜氧合(ECMO)。

(三)危机预防

1. 围手术期可给予抗生素预防肺部感染;在抗生素的基础上应用肾上腺皮质激素,预防毛细血管通透性增加,减轻炎症反应。

2. 控制输液速度和输液种类,尤其是老年人、婴幼儿、心功能较差的患者。

3. 保持围手术期呼吸道的通畅,防止反流误吸、喉痉挛及支气管痉挛诱发的负压性肺水肿。

4. 避免麻醉药过量,抑制呼吸中枢。

5. 防止氧中毒,常压下吸纯氧时间应少于 6 小时,高压下应少于 1 小时。

6. 对于术前已存在心功能不全的患者,保持围手术期的血流动力学的稳定,避免出现血压的剧烈波动,可以减轻急性心衰的发生发展。

四、典型病例

病例 1

（一）病历摘要

患者,女性,57 岁,156cm,65kg,诊断为胆囊结石,拟在全身麻醉下行腹腔镜胆囊切除术。既往有冠心病史,曾行冠脉造影,近半年无明显症状,活动耐量良好。术前心肺听诊未见异常,胸片显示双肺陈旧病变,心电图大致正常。入室后血压 140/70mmHg,心率 70 次 /min,血氧饱和度 98%。

（二）危机发生与处理

麻醉诱导给予芬太尼 2μg/kg、丙泊酚 2mg/kg、顺阿曲库铵 0.2mg/kg,气管插管后行机械通气。麻醉维持给予吸入七氟烷,瑞芬太尼 0.1μg/(kg·min)持续泵入。术中血氧饱和度维持在 98% 以上,2 小时内共输入复方乳酸林格液 1 600ml,4% 琥珀酰明胶 500ml。术毕 5 分钟后,自主呼吸恢复,呼之能应,吸空气血氧饱和度为 95%,拔除气管插管。拔管 1 分钟后心率升至 170 次 /min,血氧饱和度降低至 83%,立即予面罩加压给氧,感觉气道阻力加大,血氧饱和度无明显改善,患者躁动不安,听诊双肺湿啰音。立即重新插入气管导管,从气道吸出粉红色泡沫状痰约 80ml,考虑肺水肿。予机械正压通气,PEEP 5cmH$_2$O,吸入纯氧,20 分钟后血氧饱和度上升到 99%。给予呋塞米 10mg、吗啡 5mg,心率逐渐由 170 次 /min 降至 120 次 /min。同时予甲泼尼龙 40mg,患者气道阻力减小,各项生命体征平稳。

（三）危机转归

转入 ICU 后行 X 线胸片检查,结果显示:双肺向心性弥漫性肺水肿。后续给予强心、利尿、扩血管、激素、抗生素治疗,病情好转后出院。

（四）危机事件分析

该患者在拔管时发生了急性肺水肿,支持诊断的临床表现包括:在拔除气管导管后,患者心率升高并烦躁不安;低氧血症,吸氧无明显改善;气道阻力增加;气道吸出大量粉红色泡沫痰。

根据患者病史及术中情况,诊断为急性左心衰导致的急性肺水肿。根据上述危机处理流程原则,首先充分供氧和正压通气,保证气道通畅,增加心肌收缩力,快速利尿减少体内过多液体,给予扩血管药物减少回心血量,适当镇静减少患者呼吸做功。本例患者在危机情况下的处理基本按照以上处理流程来及时救治患者,使得病情得到改善,但还可以考虑给予患者强心药物,增加心肌收缩力。加大镇静药物的应用,减少患者呼吸做功。

对于这种具有高风险因素的患者,应在术前加强心功能的评估,术中加强监护,必要时给予中心静脉穿刺及有创动脉压的监测。对于术前心脏功能不好的患者,手术过程中需控制液体输入。及时合理应用血管活性药物,来调整患者状态,使得适应整个围手术期的改变。

病例 2

（一）病历摘要

患者，男性，30 岁，175cm，60kg，因上腹痛 3 天，加重 10 小时来院就诊。患者既往无心肺疾病史，入院体格检查：全腹腹肌紧张，上腹部压痛反跳痛明显。腹部立位 X 线片提示：膈下游离气体，诊断：上消化道穿孔，拟行腹腔镜下上消化道穿孔修补术。

（二）危机发生与处理

麻醉采用静脉快速诱导，术中泵注丙泊酚和瑞芬太尼，间断静脉注射维库溴铵维持麻醉，术中平稳，手术历时 1.5 小时，共输入平衡液 1 000ml，琥珀酰明胶 500ml。术毕患者自主呼吸恢复，意识尚未清醒，患者烦躁不安，呛咳反射活跃，难以耐管，常规吸痰后拔出气管导管，就在气管导管拔出后，突然间口腔内涌出大量淡黄色液体，患者立刻出现呼吸困难，胸廓三凹症明显，呼吸音消失，快速吸痰，托下颌面罩加压给氧不能通气，5 分钟内 SpO_2 下降到 38%，立即静脉给予丙泊酚 50mg，阿曲库铵 30mg，再次行气管内插管，控制呼吸，SpO_2 上升至 80%，听诊双肺布满湿啰音，此时血压下降至 92/45mmHg，HR118 次/min。控制呼吸 15 分钟后，SpO_2 上升至 86%~90%，此时气管内出现血性泡沫痰，听诊双肺布满哮鸣音和湿啰音，静脉维持麻醉下气管内吸出大量血性泡沫痰，给予正压通气（PEEP 为 8cmH₂O），间断气管导管内吸引，总计吸痰量约 300ml，床边急行胸部 X 线片示双肺片状密度增高影，结合病史，考虑该患者发生了负压性肺水肿，给予地塞米松 10mg，呋塞米 10mg，15 分钟后听诊双肺，干湿啰音逐渐减轻。

（三）危机转归

约 30 分钟后，患者意识完全恢复，握拳有力，断开呼吸回路，吸空气 5 分钟 SpO_2 维持于 90%~95%，双肺呼吸音清，拔管后给予面罩吸氧，送入 ICU。期间共输入平衡液 1 000ml，琥珀酰明胶 1 000ml，NaHCO₃ 100ml。

（四）危机事件分析

此例患者发生了负压性肺水肿（negative pressure pulmonaryedema，NPPE），支持该诊断的临床表现为拔管后呼吸困难，出现面罩给氧无法纠正的低氧血症，全肺布满大量湿啰音，胸廓三凹征明显，说明有上呼吸道梗阻的发生，在紧急插管后又吸引出大量血性泡沫痰，可诊断为肺水肿。其诊断可以通过 X 线检查及肺部超声快速明确诊断。

一旦被确诊，应首先解除上呼吸道梗阻的情况，建立稳定通畅的呼吸通路，并立即按照急性肺水肿的处理原则来治疗，此病例及时诊断并充分供氧和正压通气，给予利尿、激素治疗有效，患者逐渐恢复。还应该继续细化治疗如使用抗生素防止肺部感染的发生等。

对于 NPPE 的处理有别于急性左心衰引起的肺水肿，本例患者在拔管前意识没有完全恢复，在吸痰刺激后拔除气管导管，使得拔管后发生喉痉挛，进一步引发 NPPE。所以选择适当的拔管时机非常重要，吸痰刺激咽喉部也是一种诱发因素，对于 NPPE 应做到以预防为主。在临床工作中我们对它要有充分的认识，做到判断准确、及时治疗。另外，NPPE 可迅速发生，迅速消散，其临床表现和 X 线表现可在 12~24 小时内改善。

五、临床建议与思考

1. 术前做好评估工作，了解患者的相关病史，仔细查阅辅助检查结果，高危人群积极预防肺水肿的发生；

2. 危机发生时，首先注意气道的保护，保证供氧，谨记"利尿"、"扩血管"、"强心"三大

重点,迅速解除肺水肿的症状;

3. 对于术中发生肺水肿的患者或高危人群,全身麻醉术后应谨慎拔管,必要时带管回ICU;

4. 随着超声技术在麻醉科的应用,肺部超声对于肺水肿具有较高的诊断与指导治疗价值。

5. 负压性肺水肿(NPPE)　是临床极少见并发症,其发生可能与气道梗阻后,患者用力吸气形成胸内负压的绝对值增大造成肺泡膜－毛细血管损伤有关,机制主要包括以下几个方面:

(1)患者用力吸气,导致胸腔内负压的绝对值增大,可达 $-50cmH_2O$,且几乎可全部传导至血管周围间隙,因此导致血管内液体向肺组织转移;

(2)上呼吸道梗阻时,引起患者缺氧,儿茶酚胺大量释放,使体 - 肺循环血管收缩,左、右室后负荷增加,肺毛细血管通透性也增加;同时吸气负压导致回心血量增加,两种因素相加促发肺水肿的产生;

(3)胸腔内跨肺负压的绝对值增大可导致肺泡—毛细血管膜应力衰竭,其特征是毛细血管内皮屏障断裂,肺泡上皮屏障断裂,甚至基底膜断裂,轻者出现血管内液渗出,重者使得红细胞漏入肺泡,引起明显的肺或支气管出血。

(王　琳　左明章)

参考文献

［1］ 盛卓人,王俊科.实用临床麻醉学 [M].北京:科学出版社,2009: 497-501.

［2］ 余奇劲,肖兴鹏.围手术期麻醉相关高危事件处理 [M].北京: 2011: 人民军医出版社,63-66.

［3］ 陈鸿,李海红,潘宁玲.围手术期突发肺水肿三例报道 [J].临床麻醉学杂志 [J], 2008, 24: 89-90.

第二节　张力性气胸

一、定义与发生机制

(一)定义

张力性气胸(tension pneumothorax)又称高压性气胸,常见于较大肺大疱的破裂或较深的肺裂伤或支气管裂伤,裂口与胸膜腔相通,形成活瓣,吸气时空气从裂口进入胸膜腔,而呼气时活瓣关闭,腔内空气不能排出。

(二)发生机制

张力性气胸的胸膜裂口呈活瓣样,吸气时张开,呼气时闭合,气体只能进入不能排出胸膜腔,胸腔内张力逐渐升高。张力性气胸迫使肺脏萎陷,纵隔移向健侧,压迫对侧肺脏和大血管,减少回心血量和心排出量,导致呼吸循环障碍,若诊断和处理不及时可危及生命。高于大气压的胸内压驱使气体经支气管气管周围疏松结缔组织或壁层胸膜裂伤处,大量进入纵隔或胸壁软组织,形成纵隔气肿或面颈胸部的皮下气肿。创伤性气胸的肺、支气管、胸壁损伤伤口均可呈单通道活瓣膜作用,自发性气胸的胸膜破口也可形成这样的活瓣作用。

（三）危险因素分析

围手术期出现的张力性气胸绝大多数为医源性原因所致。导致围手术期张力性气胸的可能因素主要有以下几个方面：

1. 手术操作因素

（1）颈胸部手术：如气管造口、甲状腺切除术、食管手术、胸廓成形术等。

（2）腔镜手术：腹腔镜下进行上腹部手术（如胆囊切除、肝脏手术）时，若术中损伤膈肌而未及时发现修补，易发展成为张力性气胸。

2. 麻醉操作因素

（1）臂丛神经阻滞：多发生在锁骨上、锁骨下阻滞法。

（2）高位硬膜外穿刺：针尖偏向一侧未及时发现，导致刺破胸膜和肺。

（3）中心静脉穿刺：尤其是在进行锁骨下穿刺时。

（4）机械通气：易诱发气压伤的因素（如高气道压、大潮气量、慢性气道堵塞、支气管插管等）。

（5）心肺复苏胸外心脏按压用力过大导致肋骨骨折，刺破胸膜和/或肺使大量气体进入胸膜腔。

（6）氧化亚氮（N_2O）进入空腔的速度快于空气排出的速度，会增加空腔内的压力，用于存在肺大疱或气胸的患者比较危险。

3. 患者因素

（1）肺部疾病，如患者术前已有肺炎、肺结核、肺气肿、肺大疱、肺部损伤等。

（2）胸壁、胸廓、胸膜疾病，如患者胸壁畸形、胸膜有炎症、粘连等。

二、典型临床表现与快速识别

（一）临床表现

1. 清醒患者　呼吸极度困难，常表现为端坐呼吸、烦躁不安、意识障碍、大汗淋漓、发绀，甚至窒息、休克；当合并皮下气肿时，患者前胸、颜面部肿胀。

2. 全身麻醉患者　气道压力异常增高，脉搏氧饱和度进行性下降；血压进行性降低；心率在早期表现为加快，患侧胸廓膨隆，肋间隙增宽，叩诊清音或鼓音，一侧或双侧肺呼吸音明显减低或消失，气管可出现偏移；于锁骨中线第二肋间穿刺可抽出气体。

3. 纵隔移位　严重的张力性气胸可造成心脏、大血管移位、大静脉扭曲，影响血液回流，出现体循环淤滞的表现，如颈静脉怒张等。

4. 血气胸　张力性气胸合并出血，患者会出现心悸、血压低、四肢发凉等，可伴有胸痛、刺激性咳嗽等症状。

（二）辅助检查

1. 胸片　气胸患者胸片上大多有明确的气胸线，即萎陷肺组织与胸膜腔内气体的交界线。气胸线外为无肺纹理的透光区，线内为压缩的肺组织，肺边缘呈弧形，或因肺叶萎陷程度不同而呈分叶状。可见纵隔、心脏向健侧移位。

2. CT检查　胸腔严重积气、肺完全萎陷、纵隔向健侧移位和/或膈肌低位，可伴有纵隔气肿。可观察到肺大疱是否存在，还可观察胸腔积气、积液情况、肺部压缩情况、胸腔积气的范围和积气量也可在检查中获得。对于一些特殊情况的气胸，在X线胸片上容易漏诊，而CT则无影像重叠的弱点，能明确诊断。

3. 超声　随着超声设备在麻醉领域的普及,利用床旁超声检查气胸为我们提供了新的选择。超声检查下缺乏以下两种征象可以作为超声检查怀疑气胸的主要征象:缺乏胸膜滑动征和缺乏"彗尾征"。

4. 诊断性胸腔穿刺　于锁骨中线第二肋间穿刺可抽出气体,且气体压力较高甚至可能将针栓推出。

（三）鉴别诊断

1. 肺大疱　肺大疱起病缓慢,病程较长,X 线检查肺大疱为圆形或椭圆形透光区,位于肺野内,其内仍有细小条状纹理。

2. 慢性阻塞性肺疾病和支气管哮喘　慢性阻塞性肺疾病呼吸困难是长期缓慢加重的,支气管哮喘有多年哮喘反复发作史。当慢性阻塞性肺疾病和支气管哮喘患者呼吸困难突然加重且有胸痛时,应考虑并发气胸的可能,胸部 X 线检查可助鉴别。

3. 急性心肌梗死　有类似于气胸的临床表现,如急性胸痛、胸闷、呼吸困难、休克等临床表现,但患者常有冠心病、高血压病史,心音性质及节律改变,无气胸体征,心电图或胸部 X 线检查有助于鉴别。

4. 肺栓塞　有栓子来源的基础疾病,无气胸体征,胸部 X 线检查有助于鉴别。

三、危机处理方案

对于存在高危因素的患者,围手术期若出现呼吸循环不稳定的情况,需要考虑到存在张力性气胸的可能,并进行确诊。排气减压、促进肺尽早复张是抢救张力性气胸的关键。胸腔闭式引流术虽常为首选,但危急情况下采用针刺胸穿抽气更为及时,更能提高抢救成功率。

（一）危机处理

1. 呼叫帮助。

2. 患者血流动力学不稳定时不需要等待胸部 X 线结果再开始治疗。

3. 高流量纯氧通气。

4. 考虑立刻使用胸部 X 线或经胸超声心动图(TTE)检查。

5. 用 14 号或 16 号针穿刺患侧锁骨中线第二肋间空隙,如果是张力性气胸可听到气流嘶嘶声,即能收到排气减压的效果,有条件的情况下可外接单向活瓣。

6. 针刺减压术后立即进行胸廓造口术放置胸腔导管。

（二）危机后处理

1. 张力性气胸经过术中紧急处理后,可保证患者平稳完成手术操作。仍需行胸腔闭式引流。同时应用抗生素,预防感染。

2. 长时间漏气者可考虑手术修补。如放置闭式引流后,漏气仍严重,患者呼吸困难未见好转,往往提示肺、支气管的裂伤较大或断裂,应及早行手术治疗。

（三）危机的预防

麻醉医师应认真、仔细、全面术前访视患者,对于存在危险因素的患者,全身麻醉时应采用保护性肺通气策略,包括小潮气量(5~6ml/kg)、快频率(14~16 次/min),适当使用 PEEP 等。但须牢记,PEEP 为张力性气胸禁忌证。一旦发现患者存在张力性气胸,立即停止使用 PEEP。

1. 麻醉医师在进行深静脉穿刺或神经阻滞等易引起胸膜损伤引发气胸的操作时,应提高穿刺操作水平,适当的减小操作时潮气量设置有利于降低气胸的发生概率。条件允许的情况下,超声引导等可视化的操作技术可以很大程度上避免穿刺导致的气胸。

2. 对于术前存在闭合性气胸的患者,尽量避免全身麻醉正压通气。若正压通气不可避免,可考虑提前放置胸腔闭式引流,避免出现张力性气胸。

四、典型病例

(一)病历摘要

患者,男性,58岁,170cm,78kg,因胃癌入院,拟在全身麻醉下行胃癌根治术。既往有慢性阻塞性肺疾病5年,吸烟史20年,术前胸片显示左肺肺尖部肺大疱。其余检查无明显异常。

(二)危机发生与处理

患者入室后监测,ECG无异常,心率76次/min,血压126/76mmHg。麻醉诱导依次静注丙泊酚2mg/kg,咪达唑仑0.05mg/kg,顺阿曲库铵0.2mg/kg,芬太尼2μg/kg,诱导后用ID7.5导管行气管内插管,过程顺利。听诊左右肺呼吸音清晰,确诊导管位置行机械通气,潮气量(VT)10ml/kg,呼吸频率(RR)12次/min。患者心率72次/min,血压110/68mmHg,麻醉维持,吸入2%七氟烷,静脉靶控输注瑞芬太尼(靶浓度为4ng/ml),间断静注顺阿曲库铵。手术进行约40分钟时,患者气道阻力迅速增大。气道压高达37cmH$_2$O,血压下降至76/44mmHg,心率升至147次/min,SpO$_2$为86%,即刻停止手术。听诊左肺呼吸音消失,右肺呼吸音减弱,左肺叩诊高度鼓音,颈部有皮下气肿,扪之有捻发音,初步诊断左侧张力性气胸。立即用16号针头沿第2肋间刺入胸膜腔。有气体排出,然后用胸腔引流套管针穿刺后接上闭式引流装置。

(三)危机转归

患者心率、血压恢复到正常水平,气道压恢复至18cmH$_2$O。SpO$_2$升至99%,继续手术。术毕20分钟患者苏醒,拔管后SpO$_2$ 96%~97%,进入监护病房,术后确诊肺大疱破裂,18天后痊愈出院。

(四)危机事件分析

本例患者主要是由于术前存在慢性阻塞性肺疾病、肺大疱,为围手术期张力性气胸的高危因素,潮气量设置过大,使得患者术中气道阻力迅速增大,左肺大疱破裂,形成张力性气胸。张力性气胸发展迅速使伤侧肺组织重度压缩,并将纵隔推向健侧,使健侧肺亦受压,从而使通气面积减少和产生肺内分流,引起严重呼吸功能不全和低氧血症。另外胸腔压力增高,造成回心血流减少,心搏量降低,引起了严重的循环功能障碍。

本例患者由于诊断迅速并且及时行胸腔排气和胸腔闭式引流,纠正了患者的张力性气胸,使得手术顺利完成,没有带来严重的后果。发生气胸并出现循环不稳定时,立刻停止吸入麻醉药,改用静脉麻醉药。必要时使用血管活性药支持治疗。

对于这种有高危因素的患者,术前及术中我们应该实施肺保护通气策略,虽然及时的诊断和处理是非常必要的,但是要预防突发事件的发生才是我们更加注重的方向。

五、临床建议与思考

1. 对于术前存在肺大疱等基础肺部疾病的患者,在进行术中正压通气时应尽量行保护性肺通气策略,避免过高的气道压力造成肺大疱破裂,形成张力性气胸。

2. 无论是术前进行深静脉穿刺、神经阻滞等,或术中进行膈肌附近操作时均应警惕气胸的发生。

3. 一旦发生张力性气胸,需要及时将张力性气胸转换为非张力性气胸,以维持生命体征平稳。首选进行胸腔闭式引流,若情况紧急可先于胸腔高点进行穿刺排气。

4. 在危急情况下立即用一粗针头在伤侧第二肋间锁骨中线处刺破胸膜腔,有气体喷射排出,即能收到排气减压的效果,有条件的情况下可外接单向活瓣。单向活瓣可在患者吸气时排出胸膜腔内气体,而呼气时闭合的活瓣阻止了空气进入胸腔。在转运患者的过程中或紧急情况下可在针柄处外接剪有小口的塑料袋、汽球等,亦可起到单向活瓣的作用。或者使用一长橡胶管或塑料管一端连接插入针的接头,另一端放在无菌水封瓶下面,以保持持续排气。

(钱璐璐 华 震)

参考文献

[1] ROHRICH RJ. Patient safety first in plastic surgery [J]. Plastic & Reconstructive Surgery, 2004, 114 (1): 201-203.

[2] BACON AK, PAIX AD, WILLIAMSON JA, et al. Crisis management during anaesthesia: pneumothorax [J]. Quality & Safety in Health Care, 2005, 14 (3): e18.

[3] TOMIYAMA Y, HIGASHIJIMA S, KADOTA T, et al. Trends in electrocardiographic R-wave amplitude during intraoperative pneumothorax [J]. J Med Invest, 2014, 61 (3. 4): 442-445.

[4] LICHTENSTEIN DA, MENU Y. A Bedside Ultrasound Sign Ruling Out Pneumothorax in the Critically Ⅲ [J]. Chest, 1995, 108 (5): 1345-1348.

[5] EDRICH T, POJER C, FRITSCH G, et al. Utility of intraoperative lung ultrasonography [J]. A & A Case Reports, 2015, 4 (6): 71.

第三节 支气管痉挛

一、定义与发生机制

(一)定义

支气管痉挛(bronchospasm)是支气管平滑肌痉挛性收缩,中、小气道可逆性地变窄,使气道阻力增加。

"寂静肺"是支气管痉挛患者的一种危重征象,当支气管发生强烈痉挛出现哮鸣音消失时,气道阻力极高,提示有广泛的气道阻塞,病情危重。

(二)发生机制

气道在物理、化学因素和/或药物等刺激下可发生进行性支气管收缩,尤其对哮喘、慢性支气管炎等气道阻塞性疾病患者,此类患者具有气道高反应性。哮喘的本质是气道炎症:小气道黏膜水肿、以嗜酸性粒细胞为主的黏膜下炎性细胞浸润、黏膜腺体的分泌功能亢进、小气道平滑肌收缩状态,气道水肿和组胺释放会增加气道受体活性,使各种刺激容易诱发支气管痉挛。

(三)危险因素分析

1. 既往患有呼吸道疾病如支气管哮喘或 COPD。此类患者处于气道高反应状态,使得气道对各种刺激反应较正常人更为敏感。

第二篇 麻醉事件危机管理

2. 气管插管、吸痰等对气道局部的直接刺激是支气管痉挛最常见的诱发因素。

3. 麻醉深度不够,不能有效抑制与麻醉、手术有关的神经反射。

4. 应用了具有兴奋性迷走神经,增加气道分泌物,促使组胺释放的药物,如硫喷妥钠、γ-羟丁酸钠,或促进组胺释放的肌松药,如筒箭毒碱。

二、典型临床表现与快速识别

(一)临床表现

1. 对于未实施全身麻醉的清醒患者,支气管痉挛发作时会有胸闷、呼吸困难的主诉,听诊肺部有哮鸣音,呼气延长。严重者呼吸费力、大汗淋漓、发绀、烦躁,SpO_2 下降。

2. 对于全身麻醉患者,术中突发支气管痉挛主要表现为:气道阻力和峰压突然增加,呼气相延长,听诊肺部出现哮鸣音,如果无法听诊胸部可以听诊呼吸回路的呼气管路;支气管痉挛严重者 SpO_2 持续下降,而呼末 CO_2 增加,并且有上升的呼末 CO_2 波形,压力控制通气下潮气量减少,更严重者出现呼吸音消失(寂静肺),甚至发生心律失常和心搏骤停。

(二)鉴别诊断

1. 气道梗阻　导管扭曲、痰栓堵塞气道,在通气的吸气相和呼气相均可听见声音,可通过纤维支气管镜检查诊断。

2. 肺水肿　早期肺水肿间质液在细支气管周围呈袖带样蓄积,可以引起喘鸣,并在呼气末发生,需要及早发现诊断并治疗。

3. 张力性气胸　在临床的体征可类似支气管痉挛,并且气胸的喘鸣可能是由于支气管受压所致,早期体征是低血压和心动过速,有助于鉴别。

4. 胃内容物误吸　吸入的物质可刺激气道,导致气道收缩。

5. 肺栓塞　一般认为肺栓塞时喘鸣是由于胺类释放周围气道所致支气管收缩。

三、危机处理方案

(一)危机处理

1. 首先是正确快速的诊断,明确诱因,消除刺激因素,若与药物有关应立即停用。

2. 病情严重者要紧急呼叫,请求帮助。

3. 高流量纯氧通气。对于非全身麻醉患者,给予面罩吸氧,必要时施行辅助或控制通气。全身麻醉患者改变麻醉机的呼吸参数,减少吸入/呼出时间比以保证足够的时间呼气。如果机械通气下潮气量很少,将机械通气改为手控通气,评估肺的顺应性、延长呼气时间、加压给氧。因为正常的机械通气模式很难达到为延长呼气时间而输出快速的吸入气流。

4. 增加吸入麻醉药浓度(异氟烷和七氟烷)往往是有用的。如果效果不佳,可以喷入快速起效的 β_2 受体激动剂。通过气管导管给药时,考虑到药物在气管壁附着,可以适当增加给药量(8~10喷)以达到药效。

5. 如果病情严重者(寂静肺),考虑静脉给予肾上腺素,首剂量 10μg 静注,之后可以逐渐增加剂量,监测心动过速或者高血压的发生。对于成年患者,负荷剂量后,还可以给予 0.5~2μg/min 的持续剂量维持支气管扩张。

6. 给予糖皮质激素,最好用氢化可的松 100mg 静脉推注。也可以给予大剂量甲泼尼龙 120mg。

7. 考虑静脉推注氯胺酮 0.2~1.0mg/kg,氯胺酮具有舒张支气管平滑肌的作用,对于反应性气道疾病或支气管痉挛的患者,应用氯胺酮可以改善肺的顺应性。

8. 利多卡因(5mg/kg)雾化吸入可抑制组胺诱发的支气管收缩,但是缺点是先有激惹气道引起气道张力增高的过程,利多卡因和沙丁胺醇复合吸入则可以起到更好的气道保护作用。

（二）危机后处理

1. 如果支气管痉挛持续时间较长,要考虑进行动脉血气分析,评估低氧血症和高碳酸血症程度。低氧血症、高碳酸血症和酸中毒会诱发心律失常,并且影响支气管扩张剂的药物治疗效果。

2. 如果患者手术结束仍有严重的支气管痉挛,或者困难气道患者考虑术后带气管导管回重症监护病房继续监护治疗。

（三）危机的预防

1. 详细询问病史及用药情况,完善相应的辅助检查,评估患者肺部疾病的严重程度。气道高反应的患者术前戒烟至少 1 周,常规吸氧、抗炎、解痉、平喘治疗,预防和控制呼吸道炎症。

2. 当患者处于支气管痉挛的风险时尽量避免择期手术和全身麻醉,如急性上呼吸道感染、近期有哮喘或者 COPD 等疾病的加重情况。

3. 已知患者存在哮喘或 COPD 疾病,在麻醉前要用支气管扩张剂和类固醇药物优化气道。

4. 对于存在支气管痉挛高风险且必须进行手术治疗的患者,可给予以下处理:

（1）局部麻醉可以减轻气道刺激。

（2）综合考虑全身麻醉的利弊:考虑使用氯胺酮静脉给药作为全身麻醉诱导用药;注意在插管前加深麻醉如静脉给予丙泊酚 30~50mg;在插管前 1~3 分钟给予利多卡因 1~1.5mg/kg,或者给予七氟烷吸入。

四、典型病例

（一）病历摘要

患者,女性,31 岁,158cm,74kg,因"咯血原因待查,支气管哮喘"拟在全身麻醉下行"支气管镜下肺活检术"。术前询问病史:患者 3 年前开始出现咳嗽,咳黄黏痰,咯血,诊断为"支气管哮喘""支气管扩张",后症状反复发作。9 个月前因病情加重,胸片提示"白肺",考虑"ARDS"于医院 ICU 使用无创呼吸机,输注激素、抗生素后缓解出院。3 周前再次出现上述症状入急诊。入院诊断:①咯血原因待查:支气管扩张合并感染? ②支气管哮喘。入院后给予抗炎、平喘、止血治疗。咯血原因不明,拟完善气管镜检查。患者曾在支气管镜室局部麻醉下行支气管镜检查,但检查刚开始就出现喘憋加重的情况,患者无法耐受。所以拟在全身麻醉下行支气管镜肺活检术。

（二）危机发生与处理

患者于 17 时 15 分入手术室。监测心率 62 次/min,血压 122/68mmHg,血氧饱和度 95%。给予吸氧,开放静脉通道。17 时 25 分按麻醉常规操作:依次静脉给予舒芬太尼 14μg,异丙酚 150mg,顺阿曲库铵 8mg 麻醉诱导,同时面罩控制呼吸 2~3 分钟。17 时 28 分顺利置入 i-Gel 喉罩,行机械通气,FiO_2 100%,潮气量 450ml,频率 12 次/min,气道压 20cmH$_2$O。此时心率 65 次/min,血压 112/60mmHg,血氧饱和度 100%。静脉靶控输注异丙酚(Cp3.0μg/ml)和瑞芬太尼(Ce3.5ng/ml)维持麻醉。17 时 30 分开始手术探查。于左下叶内侧基底段行支气管肺泡灌洗,共灌洗生理盐水 30ml,回收 15ml。检查开始患者即出现气道阻力增加,气道压升高,气道峰压持续在 40cmH$_2$O 左右,机械通气困难,立即改为手动加压通气。手动通气感到气道阻力非常大,氧饱和度最低 90%,结束检查。肺部听诊弥漫哮鸣音,考虑支气管痉挛。17 时 35 分给予甲泼尼龙 40mg 静脉推注,万托林 4 喷经喉罩喷入。SpO$_2$维持在 90%~95%,气道压持续 35~40cmH$_2$O。17 时 41 分 ~18 时 00 分氨茶碱 0.125g 入小壶静脉注射负荷剂量后,另外 0.125g 入 100ml 5% 葡萄糖水中缓慢滴注。17 时 44 分肾上腺素 50μg 经喉罩气管喷入,气道压逐渐下降,维持 30cmH$_2$O,SpO$_2$维持在 95% 左右,听诊肺内哮鸣音好转。

18 时呼吸科医师认为患者不具备拔除人工气道条件,建议带气管导管回呼吸监护室。18 时 5 分追加麻醉药物舒芬太尼 10μg,顺阿曲库铵 10mg,静脉靶控输注异丙酚(Cp3.0μg/ml)和瑞芬太尼(Ce3.5ng/ml),18 时 7 分拔出喉罩,可视喉镜下插入内径为 7.5 气管导管。18 时 8 分插管成功,但是气道压极高,无法进行机械通气和人工通气,未见呼末二氧化碳,SpO$_2$持续下降,由 90% 迅速降到 70% 左右。麻醉医师怀疑气管导管未置入气道,于是迅速拔出气管导管,持续面罩正压通气,同时呼救。SpO$_2$继续下降,最低降至 47%。继续面罩正压持续通气,SpO$_2$逐渐恢复至 95%。SpO$_2$下降时间不足 1 分钟,过程中心率血压平稳,心率 90 次 /min 左右,血压最低 82/45mmHg。SpO$_2$恢复后肺内听诊大量哮鸣音及少量湿啰音。

18 时 14 分再次静脉给予甲泼尼龙 40mg。持续面罩正压通气至 18 时 19 分,然后在可视喉镜引导下再次气管插管,并在可视喉镜下将导管送入气管内。麻醉机正压通气(压力控制、容量控制潮气量均不足 100ml),气道压仍在 40cmH$_2$O。手控通气,并调整呼吸机吸气 / 呼气时间比,患者气道压逐渐下降至 30~35cmH$_2$O,SpO$_2$ 95% 左右,听诊肺内哮鸣音减少,仍有湿啰音。18 时 50 分带气管导管转入呼吸科重症监护室(RCU)。

(三) 危机转归

患者次日拔出气管导管,未出现不良反应,及麻醉相关并发症。考虑术中出现由于机械性刺激所引起的重度支气管痉挛。

(四) 危机事件分析

该患者既往有严重支气管哮喘、支气管扩张病史,曾因 ARDS 于 ICU 治疗,在术中及麻醉时给予气道刺激就会导致气道阻力增加,气道压升高,通气困难,即发生气道痉挛。

在开始检查时患者即出现气道阻力增加,气道压升高,机械通气困难,首先考虑麻醉深度是否足够,在加深麻醉的同时,停止手术刺激,并给予激素、支气管扩张剂、氨茶碱等使得危机情况好转。但在插气管导管时又一次诱发了气道痉挛,发生了严重的缺氧情况并在未明确是否插入气道后又立即拔除气管导管等一系列操作,加重了患者的危机状况,在解除气道刺激并吸氧后状况得到缓解,这时行 2 次插管时再次出现气道压升高,潮气量很小,使得患者又一次陷入危机中。在该病例中声门上气道足以维持患者的通气功能,并在检查时已经表现出气道高反应性,所以应谨慎实施气管内的操作。

对于已经存在严重气道疾病的患者,应尽量减少气道刺激;可考虑吸入麻醉药维持麻醉,并且要有足够的麻醉深度;可以使用局部麻醉药联合 β 受体激动剂雾化吸入或静脉给予利多卡因 1mg/kg 减轻气道高反应性。

五、临床建议与思考

1. 术中支气管痉挛重在预防,关键是通过询问病史识别出危重患者,想要有效预防和减少围手术期呼吸系统并发症,术前一定要提前戒烟,积极治疗原发病,对患者进行肺功能锻炼指导。

2. 术前有效控制哮喘症状,任何近期发热、痰多等呼吸道感染症状都应该重视,感染控制后数周内气道高反应期间择期手术也应该避免。

3. 全身麻醉时要维持足够的麻醉深度,遇到刺激大的麻醉手术操作时,要保持一定的麻醉深度。

4. 术中密切观察,发现支气管痉挛及时处理:加深麻醉,全身和 / 或局部给予激素、支气管扩张剂等,减少对气道的进一步刺激。

5. 另外拔管时机和技巧也值得思考和关注,"理想"的拔管指征有可能会导致支气管痉挛的发生。待患者稍有体动或呛咳、吞咽反应后立即拔除气管导管,并给予面罩吸氧和适度辅助通气。

(彭文平 左明章)

参考文献

［1］邓小明,姚尚龙,于布为,等.现代麻醉学.4版.北京:人民卫生出版社,2014:1628-1640.

［2］LICCARDI G, SALZILLO A, DE BF, et al. Control of asthma for reducing the risk of bronchospasm in asthmatics undergoing general anesthesia and/or intravascular administration of radiographic contrast media [J]. Current Medical Research&Opinion, 2009, 25 (7): 1621-1630.

［3］WOODS BD, SLADEN RN. Perioperative considerations for the patient with asthma and bronchospasm [J]. British Journal of Anaesthesia, 2009, 103 (Supplement 1): i57-i65.

［4］LICCARDI G, SALZILLO A, PICCOLO A, et al. The risk of bronchospasm in asthmatics undergoing general anaesthesia and/or intravascular administration of radiographic contrast media. physiopatology and clinical/functional evaluation [J]. European Annals of Allergy & Clinical Immunology, 2010, 42 (5): 167.

第四节　咯　血

一、定义与发生机制

(一) 定义

咯血(hemoptysis)指喉部以下的呼吸器官(气管、支气管或肺组织)出血,并经咳嗽动作从口腔排出的过程。

大咯血(massive hemoptysis)是 24 小时内咯血量大于 600ml。

(二) 发生机制

1. 血管通透性增加　由于肺部的感染,中毒或血管栓塞时,病原体及其他谢产物可对微血管产生直接损害,或通过血管活性物质的作用使微血管壁通透性增加,红细胞自扩张的微血管内皮细胞间隙进入肺泡而造小量咯血。

2. 血管壁侵蚀破裂　肺部慢性感染使血管壁弹性纤维受损,局部形成小动脉血管瘤,在剧烈咳嗽动作时血管瘤破裂而大量出血,常造成窒息,突然死亡。此种血管瘤多见于空洞性肺结核。

3. 肺血管内压力增高　风湿性心脏病同瓣膜狭窄,肺动脉高压,高血压性心脏病等情况下,肺血管内压力增高,可造成血液外渗或小血管破裂而引起咯血。

4. 凝血功能障碍　常见于血小板减少性紫癜等血液病,由于凝血因子缺陷或凝血过程障碍,以及血管收缩不良等因素,在全身性出血倾向的基础上也可能出现咯血。

5. 机械性损伤　外伤或肺结核钙化灶,支气管结石对血管的机械性损伤引起咯血。

(三)危险因素(表 6-4-1)

表 6-4-1　咯血的病因

呼吸系统疾病	循环系统疾病	外伤	其他系统疾病	罕见疾病
肺结核、支气管扩张、肺脓肿、肺肿瘤、肺炎、硅沉着病等	风湿性心脏病二尖瓣狭窄、肺动脉高压、主动脉瘤、肺梗死及肺动静脉瘘	胸部外伤、枪弹伤、爆炸伤和医疗操作(如胸腔或肺穿刺、活检、支气管镜检查等)	血液系统疾病、慢性肾衰竭	子宫内膜异位症、氧中毒、肺出血肾炎综合征、鼻窦炎、内脏易位综合征

二、典型临床表现和快速识别

(一)临床表现

1. 咯血或者吐血、支气管痉挛。

2. 低氧血症、高碳酸血症。

3. 大量咯血可迅速导致患者窒息,患者可伴有躁动,口唇发绀,呼吸困难,严重者可导致意识消失和循环衰竭。

4. 全身麻醉患者的气道阻力升高,血氧饱和度的快速下降,吸引气道时可发现血性液体,有时出血可从气道工具中涌出。

(二)辅助检查

纤维支气管镜、CT、血管造影结果综合做出临床诊断。

(三)鉴别诊断

1. 与鼻腔、口腔、消化道等部位的出血。

2. 急性肺水肿。

三、危机处理方案

(一)危机处理

高危患者术前应进行危机预案,应准备好吸引装置、气管导管、纤维支气管镜、准备抢救药品、考虑备用双腔管。一旦术中患者咯血,麻醉医师应当立即采取以下措施(图 6-4-1)。

1. 评估患者呼吸、循环和意识的情况,保持呼吸道通畅,发生窒息者,取头低足高位,清理呼吸道,并考虑气管插管。

2. 躁动的患者可给予适度的镇静和镇咳药,避免过度抑制咳嗽中枢,引起窒息。

3. 全身麻醉时应当注意气道内吸引,保持气道通畅。

4. 考虑行双腔支气管插管肺隔离。

5. 可采用纤维支气管镜检查进行定向、定位和初步止血治疗。

6. 迅速启动多学科联合诊疗,并上报相关情况给医疗管理部门。

7. 危及生命的大咯血需要紧急进行支气管动脉栓塞或者手术治疗。

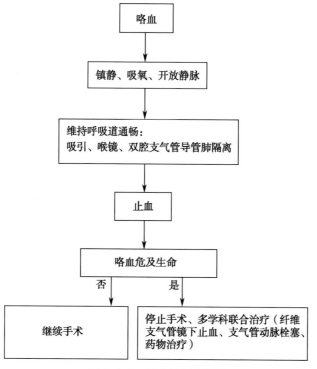

图 6-4-1 咯血处理流程图

（二）危机后处理

患者成功止血后需要严密监测患者生命体征和呼吸道情况,警惕再次发生咯血,并做好处理预案。做好病例记录,可以在科室进行病例讨论。与家属交代患者危机发生经过、诊疗情况、目前情况及未来可能出现的情况。麻醉医师应当同医疗团队共同决定患者的下一步治疗,积极发挥多学科联合诊治的作用,为患者提供合理专业的医疗诊治。

（三）危机的预防

1. 既往咯血患者或合并高危因素(例如支气管扩张)的患者行麻醉时应注重预防咯血并做好大咯血处理预案。

2. 在局部麻醉允许的情况下优选局部麻醉,因为保留意识和气道反射对于早期咯血的判断和维持气道通畅有益。

3. 全身麻醉术中应当注意气道阻力变化,选择合适的潮气量和呼吸频率维持一个较低的气道压水平,避免形成过大的张力诱发咯血。

4. 麻醉中需保持血压的平稳,避免血压剧烈地波动,尽量避免诱发气道高反应的药物(如吗啡)的应用。

5. 在气道内操作和口、鼻腔吸痰过程中应当轻柔,避免过度刺激。在麻醉诱导插管过程中和拔管过程中应当严密关注患者的呼吸系统和循环系统情况,气道的安全应该放在首要位置。

四、典型病例

（一）病历摘要

患者,男性,76 岁,167cm,60kg,拟全身麻醉下行直肠癌根治术。既往肺结核病史 20 年,术前胸片显示"右上肺叶部分不张伴空腔形成"。肺功能显示轻度慢性阻塞性肺病伴支气管舒张试验阳性。

（二）危机发生与处理

麻醉诱导后进行气管插管，设定潮气量 600ml，呼吸频率 10 次 /min。机械通气后不久，气管插管中突然反流大量鲜血约 300ml，数分钟内患者病情急剧恶化，心率升高至 143 次 /min，血压 65/34mmHg，1 分钟后出现无脉电活动，给予胸外按压，肾上腺素 1mg 间断静脉推注并立即再开放大静脉快速输液输血治疗。约 5 分钟后复苏成功，患者被紧急送往血管造影室进行栓塞治疗，栓塞了右上肺支气管动脉后，患者循环基本稳定。

（三）危机转归

患者返回 ICU，术后胸片提示右上肺完全不张，典型支气管充气征和肺实变。再次手术时采用硬膜外麻醉，麻醉平面 T_4~S_5，术中复合镇静镇痛，患者手术顺利。

（四）危机事件分析

本例患者是麻醉中出现的极为罕见的大咯血危机，其原因可能为肺结核空洞导致组织结构改变，在机械通气过程中受到牵张应力出现血管破裂，导致大量出血，患者迅速出现失血性休克，心搏骤停。

在大咯血的处理过程中应该及时清理气道内血液并转为头低右侧卧位，避免大量血液影响健侧肺通气。同时呼叫上级医师帮忙，请求多学科联合治疗。

存在围手术期肺部并发症的高危患者，术中应采取小潮气量肺通气策略，尽量减少正压通气对肺组织的损伤。一旦大咯血危机的发生，应按照处理流程紧急气道内吸引。保持气道通畅，这类患者的麻醉方式可以考虑椎管内或神经阻滞联合保留自主呼吸的全身麻醉，避免正压机械通气引起的相关肺部并发症的发生。

五、临床建议与思考

咯血是一种麻醉中罕见的突发情况，虽然在个案中有所报道，但是目前麻醉中咯血的处理经验还十分有限，尚无相关的指南和标准流程，加之很多麻醉危机事发突然，可能在临床中造成一定的判断失误，处置错误，延误诊治等情况。本文介绍了咯血的症状特征和临床识别特点，希望能够对于各位读者有所借鉴。麻醉中认为咯血最大的风险窒息，如何能够控制气道至关重要。同时应当把握循环管理。快速的多学科诊治对于改善患者的预后非常关键。建议如果有足够经验的麻醉医师也可以在紧急情况下试行纤维支气管镜检查以定位出血和进行初步的止血。希望各位读者能够在工作中把握重点，开拓思维，做好危机管理的应急预案，为患者的生命安全保驾护航。

（曲宗阳　华　震）

参考文献

［1］ YOON W1, KIM JK, KIM YH, et al. Bronchial and nonbronchial systemic artery embolization for life-threatening hemoptysis: a comprehensive review [J]. Radiographics, 2002, 22 (6): 1395-409.

［2］ JOUGON J1, BALLESTER M, DELCAMBRE F, et al. Massive hemoptysis: what place for medical and surgical treatment [J]. Eur J Cardiothorac Surg, 2002, 22 (3): 345-351.

［3］ ENDO S1, OTANI S, SAITO N, HASEGAWA T, et al. Management of massive hemoptysis in a thoracic surgical unit [J]. Eur J Cardiothorac Surg, 2003, 23 (4): 467-472.

［4］WANG YL1, HONG CL, CHUNG HS, et al. Massive hemoptysis after the initiation of positive pressure ventilation in a patient with pulmonary tuberculosis [J]. Anesthesiology, 2000, 92 (5): 1480-1482.

第五节　困难通气

一、定义与发生机制

（一）定义

困难气道（difficult airway）即经过正规训练的麻醉医师在行面罩通气和 / 或气道插管时遇到了困难。

困难面罩通气（difficult mask ventilation，DMV）有经验的麻醉医师在无他人帮助的情况下，经过多次或超过一分钟的努力，仍不能获得有效的面罩通气。

面罩通气分级　根据通气的难易程度将面罩通气分为四级，1~2 级可获得良好通气，3~4 级为困难面罩通气（表 6-5-1）。

表 6-5-1　面罩通气分级

分级	定义	描述
1 级	通气顺畅	仰卧嗅物位，单手扣面罩即可获得良好通气
2 级	轻微受阻	置入口咽和 / 或鼻咽通气道单手扣面罩；或单人双手托下颌扣紧面罩同时打开机械通气，即可获得良好通气
3 级	显著受阻	以上方法无法获得良好通气，需要双人加压辅助通气，能够维持 $SpO_2 \geqslant 90\%$
4 级	通气失败	双人加压辅助通气下不能维持 $SpO_2 \geqslant 90\%$

困难气管插管　是指常规喉镜下气管插管时间大于 10 分钟或尝试 3 次以上插管失败。

（二）发生机制

面罩通气困难的发生多见于肥胖、肿瘤、感染和炎症患者。小儿表现出的问题较成年人少，在无牙的老年患者中保持面罩的密闭更加困难。它的发生也与麻醉医师正确扣面罩技术的掌握有关。

（三）危险因素分析

1. 技术和设备因素　麻醉实施者临床操作技术和所在医院是否有先进的插管器械等因素。

2. 解剖因素　先天或是后天导致的患者口、咽、喉三条轴线不能成一条直线的因素，如上颌前突、张口度小、巨舌、鼻中隔偏曲、气管不居中等。

3. 全身或局部因素　肥胖、糖尿病、甲状腺肿、口咽部肿瘤、类风湿关节炎、打鼾、下颌骨小、胡须多。

4. 创伤和炎症因素　头面部创伤引的口腔内血肿、炎症等造成口腔空间变小或喉头水肿、颈部活动受限、颈部感染，大面积烧伤后形成的瘢痕挛缩使得张口受限。

5. 其他因素　妊娠妇女、饱胃的患者在气管插管时可能出现恶心、呕吐。

二、典型临床表现与快速识别

（一）临床表现

1. 困难面罩通气时麻醉医师在无他人帮助的情况下无法维持 SpO_2 在 92% 以上，出现发绀。

2. 不适当的胸廓运动，听不到或异常的呼吸音，听诊有严重梗阻的体征。

3. 胃胀气或胃扩张。

4. 没有监测到呼吸末二氧化碳，流量计监测不到呼出气流或呼出气流不足，以及出现与缺氧和高二氧化碳血症相关的血流动力学改变，如高血压，心动过速，心律失常等。

（二）辅助检查

1. X 线、磁共振可以显示患者的颈椎曲度的改变、颈椎活动受限的程度。

2. CT 可以诊断患者颈椎管狭窄的程度、颈椎骨质硬化、后纵韧带及黄韧带骨化、椎间融合的程度。

（三）鉴别诊断

1. 若气囊张力高而胸廓无起伏，应排除：患者体位不当，麻醉管道、过滤器、面罩或气道设备的阻塞；不佳的麻醉深度，当麻醉过浅而保留部分上呼吸道反射的挣扎患者，面罩通气很难进行；喉痉挛；意外的上呼吸道病变：肿瘤、囊肿、脓肿；下气道阻塞；支气管痉挛；张力性气胸。

2. 若气道漏气导致胸廓无起伏，则排除：供气装置是否有故障；气源是否打开；通常由于面罩密封不良，但也可以是环路、气囊或挥发罐漏气所致；气道梗阻造成呼出的气量减少。

三、危机处理方案

（一）危机处理

1. 立即应用高流量 100% 的氧气，由助手按压快速充氧开关。

2. 重新调整体位，使头颈部处于最佳位置，双手推送下巴，伸展颈部，同时使用 6mm 鼻咽通气道，改善面罩密封，由助手挤压呼吸囊（双人四手面罩通气技术）。缓慢而低压力的通气往往优于快速而高压力的通气。以上措施若不能改善患者情况，则考虑：

3. 用丙泊酚或七氟烷加深麻醉，尤其是在喉痉挛和麻醉过浅导致的通气困难。

4. 用琥珀胆碱（1mg/kg）或罗库溴铵（1mg/kg）并尝试插管，尽可能缩短从意识消失到气管插管的时间间隔。在患者入睡前，给予环状软骨向上向后方向的加压。

5. 可置入声门上通气工具（supraglottic airway device，SAD）例如喉罩。

6. 放弃麻醉，等待患者清醒，这个过程一定存在有效的给氧方法，保证患者有效氧合。

7. 若上述措施仍不能改善通气，患者氧合不能维持，则宣布紧急"不能通气，不能插管"状况，呼叫帮助，启动紧急气道应急预案，行紧急有创气道通气包括：环甲膜穿刺置管和经气管喷射通气（TTJV）、经环甲膜穿刺通气、经环甲膜切开通气。

（二）危机后处理

1. 与外科医师沟通，是否在目前条件下保障患者整个手术过程中的氧合并完成手术。

2. 在胃胀时留置胃管减压。

3. 在较浅麻醉时，经鼻的气管插管较为合适，但是存在出血的风险。

4. 详细记录麻醉中通气困难情况，术后告知患者及其家属，有条件则上传数据库。

5. 制定患者术后拔管计划。

（三）危机预防

围手术期困难气道是每位麻醉医师都会遇到的难题。大约90%以上的困难气道患者可以通过术前评估发现。当怀疑或预测患者会出现困难气道后,应做好充足的准备,使困难气道能够得到规避和及时的处理。

具体准备工作包括：

1. 困难气道管理用具和设备的准备　每个麻醉科均应备一个困难气道设备车或箱,内容包括紧急和非紧急气道工具,具体应用可结合科室情况与操作者的技术和偏好等具体情况选择工具。

2. 患者的准备　如剃除胡须,减轻体重,无牙患者全身麻醉诱导前不摘除义齿等。麻醉诱导前给予适当抗胆碱药也是预防措施之一。对于反流误吸高风险的患者应在手术前常规禁食、禁饮;使用药物降低胃内 pH 值。对于严重的胃排空延迟或肠梗阻的患者,应放置胃管,麻醉处理同饱胃患者。

3. 患者及家属知情同意　告知患者及家属麻醉过程中困难气道发生的可能,并解释遇到困难气道后的具体处理方案,让患者及家属有良好的心理准备并能积极配合,保证其知情权。

4. 人员准备　对于已预料的困难气道应进行术前讨论,在有经验医师或助手在场的情况下进行插管操作;出现非预料困难气道时,应立刻求助,有专业人员能够立刻赶到现场协助。

中华医学会麻醉学分会专家组于 2017 年修订并整理了《困难气道管理指南》,指南中修订了困难气道处理流程图,根据该流程图有目的、有准备、有步骤地预防和处理将显著增加患者的安全性(图 6-5-1)。

四、典型病例

（一）病历摘要

患者,男性,54 岁,80kg,170cm。因腰椎管狭窄,拟于全身麻醉下行腰椎后路减压椎弓根钉内固定术。患者既往体健,吸烟史 20 余年,否认药物过敏史、手术史及家族遗传史,无心血管系统疾病,无呼吸系统疾病,无颈椎及骨关节疾病。查体:一般情况良好,意识清楚,血压 125/75mmHg,心率 68 次 /min,呼吸 16 次 /min,体温 36.5℃。颜面无畸形,下颌稍小,张口 3 横指,上切牙稍前突,颈软,气管居中。心肺听诊无异常。辅助检查:血、尿常规正常,肝、肾功能正常,正常范围心电图,胸部 X 线片示双下肺纹理稍增粗。

（二）危机发生与处理

常规麻醉诱导,面罩充分给氧去氮后静脉注射丙泊酚 160mg、舒芬太尼 16μg、苯磺酸顺阿曲库铵 16mg,面罩加压给氧,2 分钟后置入普通喉镜,看不见会厌,退出喉镜,面罩加压给氧,静脉推注丙泊酚 40mg,更换为上级医师置入喉镜,助手协助压迫甲状软骨仍然不能显露会厌,咽部分泌物增多,伴局部受损少量出血,再次退出喉镜,面罩加压给氧,感觉气道阻力增加,伴氧饱和度下降,低至 90%,分泌物吸引后置入可视喉镜,也仅可见会厌部少许,声门不可见,咽部分泌物多,伴少量出血,氧饱和度降至 85%,立刻退出可视喉镜,面罩加压给氧,气道阻力增加,通气不足,饱和度无明显改善,置入口咽通气道并改为双手托下颌面罩加压通气,通气仍无明显改善,氧饱和度 83%,立即置入 i-gel 喉罩,连接呼吸回路,通气可,氧饱和度逐步上升至 100%,纤维支气管镜引导下经 i-gel 喉罩顺利插入气管导管,气管插管成功,移除 i-gel 喉罩,气管导管连接麻醉机行机械通气,手术过程平稳。手术结束患者清醒后拔除气管导管,安全返回病房。

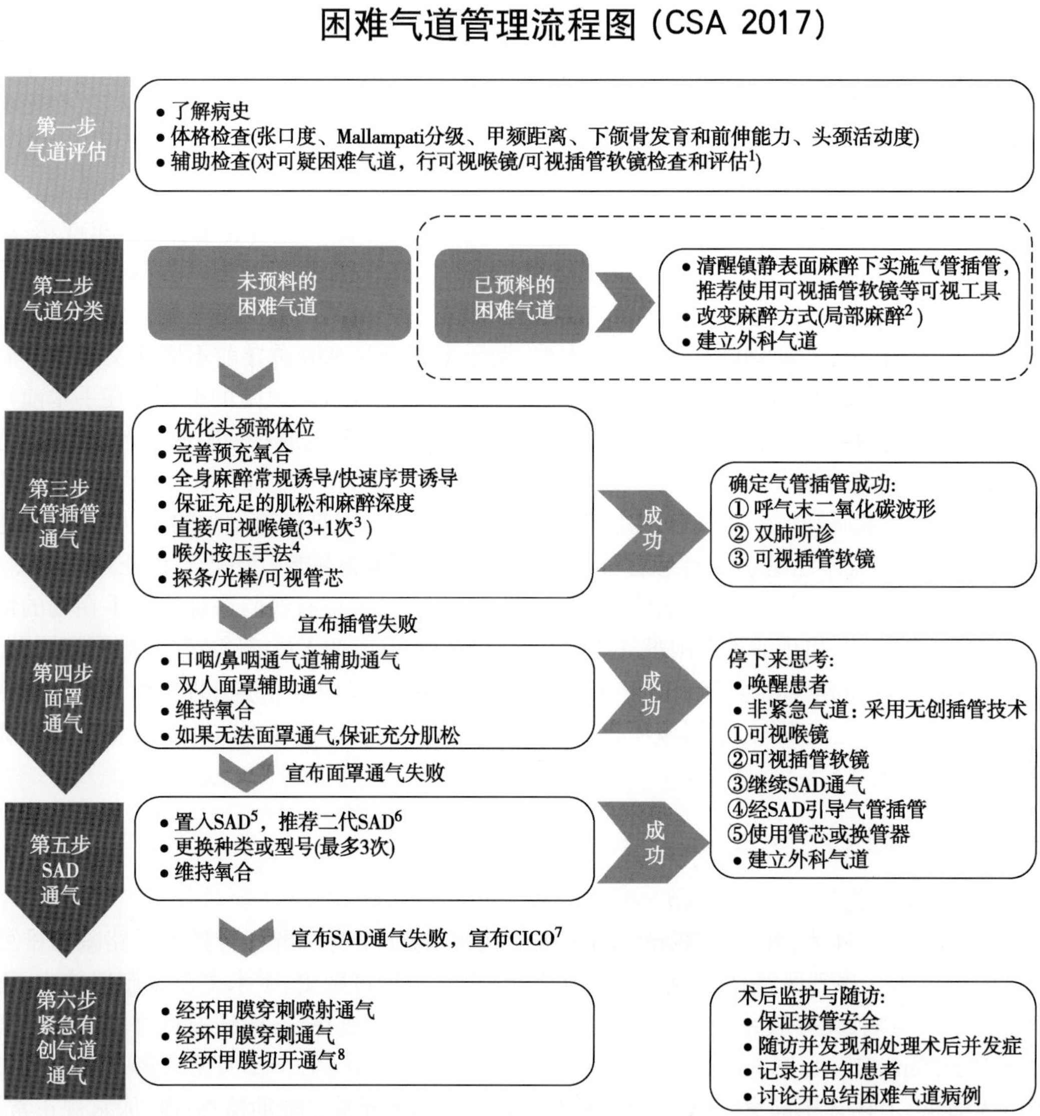

困难气道管理流程图（CSA 2017）

第一步 气道评估	• 了解病史 • 体格检查(张口度、Mallampati分级、甲颏距离、下颌骨发育和前伸能力、头颈活动度) • 辅助检查(对可疑困难气道，行可视喉镜/可视插管软镜检查和评估[1])

第二步 气道分类

未预料的困难气道 → 已预料的困难气道
• 清醒镇静表面麻醉下实施气管插管，推荐使用可视插管软镜等可视工具
• 改变麻醉方式(局部麻醉[2])
• 建立外科气道

第三步 气管插管通气

• 优化头颈部体位
• 完善预充氧合
• 全身麻醉常规诱导/快速序贯诱导
• 保证充足的肌松和麻醉深度
• 直接/可视喉镜(3+1次[3])
• 喉外按压手法[4]
• 探条/光棒/可视管芯

 成功 → 确定气管插管成功：
① 呼气末二氧化碳波形
② 双肺听诊
③ 可视插管软镜

宣布插管失败

第四步 面罩通气

• 口咽/鼻咽通气道辅助通气
• 双人面罩辅助通气
• 维持氧合
• 如果无法面罩通气,保证充分肌松

 成功 → 停下来思考：
• 唤醒患者
• 非紧急气道：采用无创插管技术
①可视喉镜
②可视插管软镜
③继续SAD通气
④经SAD引导气管插管
⑤使用管芯或换管器
• 建立外科气道

宣布面罩通气失败

第五步 SAD通气

• 置入SAD[5]，推荐二代SAD[6]
• 更换种类或型号(最多3次)
• 维持氧合

 成功

宣布SAD通气失败，宣布CICO[7]

第六步 紧急有创气道通气

• 经环甲膜穿刺喷射通气
• 经环甲膜穿刺通气
• 经环甲膜切开通气[8]

术后监护与随访：
• 保证拔管安全
• 随访并发现和处理术后并发症
• 记录并告知患者
• 讨论并总结困难气道病例

备注
1. 有条件时,可行头颈部X线/CT/MRI/超声检查。
2. 局部麻醉包括:椎管内麻醉、神经阻滞麻醉、局部浸润麻醉等。
3. 喉镜插管尝试的次数应限定在3次以内,建议尽早使用可视喉镜,第4次尝试只在更换另一位经验丰富的高年资麻醉医师的情况下才可进行。
4. 喉外按压手法:通过按压甲状软骨有助于暴露声门,该手法被称为BURP(向背、向上、向喉镜检查者的右侧按压)。
5. SAD:声门上通气工具，包括:喉罩/插管喉罩/喉管。
6. 二代SAD:胃食管引流型喉罩(双管喉罩)。
7. CICO:既不能通气又不能氧合。
8. 经环甲膜切开通气:指刀片+探条+气管导管法环甲膜切开通气。

图 6-5-1　困难气道管理流程图

（三）危机转归

术后随访患者诉咽部疼痛,2天后好转。

（四）危机事件分析

该病例麻醉诱导期间出现了未预料的困难气道,术前评估已发现患者存在数项困难气道的因素,如肥胖、小下颌、上切牙稍前突等。但由于插管前评估不足,开始没有选择合适的插管工具,此病例最初因普通喉镜无法暴露会厌,而随着喉镜置入的次数增多,咽喉部的局部损伤水肿导致困难面罩通气,成为紧急气道,喉罩的及时使用有效的解决了患者的通气和氧合,避免了心搏骤停、大脑损害甚至死亡等不良事件的发生。

在第二次退出喉镜并血氧饱和度下降时,气道阻力增加,已经出现了通气困难,此时应保持气道通畅,给予面罩加压通气,提高血氧饱和度,不应再继续尝试插管。因为继续喉镜置入可加重通气困难,使困难气道变成不能通气的紧急气道,使患者陷入危机中。这种情况下置入声门上装置或等患者清醒都是一种可选择的方案。

对于可疑困难通气的患者,麻醉医师可将诱导分成两步,首先是使用一定剂量的镇静药物,常规行通气试验,测试是否能够实施控制性通气,不能控制通气者,不要盲目给予肌松药和后续的全身麻醉药物,应谨慎处理,防治急症气道的发生。因为使用肌肉松弛药之后,上呼吸道肌肉失去张力,使得舌体及会厌后坠至咽后壁,造成上呼吸道的完全阻塞,即使向前提下颌也不能解除气道的梗阻。因此清醒气管插管可能是一种比较安全的选择。

五、临床建议与思考

对于未预料的困难气道患者,应预防紧急气道的发生,在主要的全身麻醉诱导药物和肌松药给入之前,测试是否能够实施控制性通气,不能控制通气者,不要盲目给入肌松药和后续的全身麻醉药物,应唤醒患者,行清醒插管,防止发生紧急气道。对于全身麻醉诱导后遇到的困难通气,应立即寻求帮助,呼叫上级或下级医师来协助。同时努力在最短时间内解决通气问题:

1. 面罩通气困难可以通过气管插管来挽救患者,但插管的难度更高,而插管失败往往进一步造成面罩通气困难。"不能通气,不能插管"紧急情形的发生比我们预期的更为普遍。

2. 如果尝试气管插管并有两次失败,应考虑改变插管方法。

3. Proseal、I-gel 及 LMA 三种喉罩在这种情形下交替应用。

4. 应用食管 - 气管联合导管

5. 一个麻醉医师给患者面罩给氧,放置大小合适的口咽通气道,另一位医师托起下颌并使患者颈部伸展,还有一位麻醉医师提供正压通气,三人协作可以提供最佳的面罩通气方案(6 只手)。

6. 如果患者是由于胡须造成的面罩密封不严,可以在患者面部用一张手术薄膜密封,并在口鼻处打一裂孔。

7. 这里还介绍一种方法:以一根气管导管插入食管并将气囊充盈,左右再放置一根气管导管至咽喉部,在门齿水平剪除三根导管的尾端,封堵中间导管,这样的处置可改善面罩通气。

8. 最后的方法就是进行紧急气管造口。

(杨　明　华　震)

参考文献

[1] Apfelbaum JL, Hagberg CA, Caplan RA, et al. Practice Guidelines for Management of the Difficult AirwayAn Updated Report by the American Society of Anesthesiologists Task Force on Management of the

Difficult Airway [J]. Anesthesiology, 2013, 62 (10): 597-602.

［2］于布为，吴新民，左明章等. 困难气道管理指南 [J]. 临床麻醉学杂志，2013. 29 (1): 93-98.

［3］Heinrich S, Birkholz T, Ihmsen H, et al. Incidence and predictors of difficult laryngoscopy in 11. 219 pediatric anesthesia procedures [J]. Paediatric Anaesthesia, 2012, 22 (8): 729-736.

［4］Tremblay MH, Williams S, Robitaille A, et al. Poor visualization during direct laryngoscopy and high upper lip bite test score are predictors of difficult intubation with the GlideScope videolaryngoscope.[J]. Anesthesia & Analgesia, 2008, 106 (5): 1495.

［5］Warters RD, Szabo TA, Spinale FG, et al. The effect of neuromuscular blockade on mask ventilation [J]. Anaesthesia, 2011, 66 (3): 163-167.

［6］Frerk C, Mitchell VS, Mcnarry AF, et al. Editor's choice: Difficult Airway Society 2015 guidelines for management of unanticipated difficult intubation in adults [J]. British Journal of Anaesthesia, 2015, 115 (6): 827-848.

［7］Cook TM, Kelly FE. Time to abandon the\ "vintage\" laryngeal mask airway and adopt second-generation supraglottic airway devices as first choice [J]. British Journal of Anaesthesia, 2015: aev156.

［8］Rossanderson DJ, Ferguson C, Patel A. Transtracheal jet ventilation in 50 patients with severe airway compromise and stridor.[J]. British Journal of Anaesthesia, 2011, 106 (4): 140-144.

第六节　喉痉挛

一、定义与发生机制

（一）定义

喉痉挛（laryngospasm）是支配声带或喉入口的运动肌肉发生痉挛，声门闭合反射过度亢进的表现，可导致阵发性咳嗽、吸气性喘鸣和上呼吸道完全性阻塞。

（二）发生机制

上呼吸道具有多种功能（吞咽、呼吸、发声），但保护气道避免外物的侵袭仍是最重要的，此功能涉及多个保护反射，其中喉关闭反射（封喉反射）包括声带收缩、屏气、吞咽和咳嗽。封喉反射的传入通路是喉上神经。反射的穿入通路汇聚于脑干的孤束核，孤束核不仅是传入通路的中枢而且是上呼吸道反射起源的必要中间神经元。封喉反射负责声带收缩涉及的喉内肌肉有横向的环杓软骨、甲杓软骨及环甲软骨的肌肉。上呼吸道黏膜刺激可产生心血管反射和支气管紧张反射主要包括以下几点：

1. 浅麻醉下喉或气道内操作刺激。

2. 口咽部或食管反流物的刺激。

3. 头颈、眼部、骨膜和腹腔脏器等迷走反射刺激。

4. 口咽部疾病如喉神经损伤。

5. 神经系统疾病如脑干损害、假性肌强直及运动神经元病等。

（三）危险因素分析

1. 年龄　低龄是喉痉挛最重要的危险因素，学龄前儿童具有最高的发生率。

2. 患者病史因素　近期有上呼吸道感染史、胃食管反流病史、父母有吸烟史，以及哮喘和过敏性疾病家族史，延髓麻醉、狂犬病、破伤风、癫痫大发作等病史。

3. 麻醉因素　麻醉深度不够，在浅麻醉期间吸引口腔分泌物、血液、痰液，置入口咽通气道、喉罩等操作；使用吸入诱导麻醉、一些增加呼吸道分泌物的麻醉药物的使用；未使用肌松药的深麻醉下气管插管以及在深麻醉下拔管。

4. **手术因素**　鼻部手术、腭裂修复手术、扁桃体或腺样体切除术、气道手术以及有气道出血的相关操作。

5. 麻醉机呼吸回路故障等引起缺氧、二氧化碳蓄积。

6. 甲状腺手术、低钙血症。

二、典型临床表现与快速识别

（一）临床表现

1. 初期表现为部分性喉痉挛，症状为吸气性呼吸困难，可伴有干咳及高调吸气性哮鸣音，发作时患者有憋闷感、出冷汗及发绀等缺氧症状。

2. 病情加重时出现完全性喉痉挛发生时声门严密闭合，气体完全不能通过，患者虽然具有强烈的呼吸动作，但无气体交换，面颊部明显发绀。

3. 若通气未能改善，心率先增快后下降，SpO_2 急剧下降，最终出现心律失常甚至心搏骤停。

（二）鉴别诊断

1. 呼吸回路阻塞。

2. 由于舌根后坠、肿瘤、异物、神经血管性水肿导致声门上的阻塞。

3. 外伤导致的喉部血肿，声带麻痹。

4. 由于异物、胃内容物的误吸、肿瘤、凝血块、痰块、支气管痉挛、气管软化导致声门下的阻塞。

5. 张力性气胸、过度通气、低钙血症。

三、危机处理方案

（一）危机处理

1. 部分性喉痉挛

1）托举下颌，密闭面罩给予 100% 氧气；

2）吸引气道以清除血液和分泌物；

3）应用间断气道正压通气（CPAP）；

4）适度的胸腹部压迫。

2. 完全性喉痉挛

1）紧急呼叫帮助；

2）采取部分性喉痉挛干预措施如上；

3）使用药物处理，并做好气管插管准备。存在静脉通路时可使用丙泊酚、阿托品、琥珀胆碱（剂量不少于 0.5mg/kg）或罗库溴铵（0.9~1.2mg/kg）；无静脉通路可通过肌注琥珀胆碱和阿托品，心动过缓时琥珀胆碱禁忌。

（二）危机后处理

1. 通过处理解除喉痉挛，如患者仍处于较深麻醉状态，可抬举下颌保持下颌骨前移位，确保气道通畅。

2. 避免置入口咽通气道，因其刺激舌周区域，有诱发喉痉挛再次出现的风险。

3. 保持呼吸道清洁,如果口咽有分泌物或渗出液,可轻柔吸除,缓解声门刺激。

（三）危机的预防

1. 术前病史充分了解,上呼吸道感染症状出现 2~3 周后手术较为安全。

2. 浅麻醉时,避免进行呼吸道和手术操作,手控通气是麻醉深度不足时发生喉痉挛的主要因素。

3. 拔管前,静脉注射利多卡因,深麻醉下吸除呼吸道分泌物和血液,拔管前给予 100% 氧气进行通气。

4. 拔管后可让患者自主呼吸,不用加压呼吸,特别是小儿,否则反易引起喉痉挛。

5. 待患者完全清醒后拔管,而不是麻醉未醒时拔管。

6. 提前准备好气道管理相关器具、药品。

7. 科室建立相应气道管理应急流程。

8. 科室定期进行相关气道管理技术培训及模拟场景实操训练。

四、典型病例

（一）病历摘要

患者,男性,50 岁,80kg,165cm,咽部异物感 1 周入院。电子喉镜检查示:左声带前中 1/3 息肉生长,拟在全身麻醉下行显微喉镜下息肉摘除术。患者既往有吸烟史 30 年,约 20 支/天,术前各项相关检查基本正常,平时睡眠打鼾。专科检查:张口度三横指,甲颏距离大于三横指。

（二）危机发生与处理

入室后监测生命体征,SpO_2 98%,心率 67 次/min,血压 150/90mmHg,备气管插管及困难气道处理器械。麻醉诱导顺利,经口喉镜暴露会厌,声门不显露,助手按压环状软骨下可见声门下嵴,在鱼钩状气管引导钢丝下一次性顺利插入 ID 7.5 气管导管,深度 23cm,固定一侧连接麻醉机,机械通气,术中以瑞芬太尼、丙泊酚维持麻醉,术中置入显微喉镜时声门暴露困难,曾一度按压环状软骨,手术历时 15 分钟。手术结束停用麻醉药物,停药 10 分钟后患者出现体动反应,有呼吸对抗和呛咳动作,改为手控辅助呼吸,患者意识恢复,可执行指令动作,但患者气道反应较强,口腔和气道内分泌物较多,吸净口腔和气道内分泌物,拔除气管导管。拔管后患者有吸气困难并闻及喉鸣音,明显三凹征出现,SpO_2 迅速下降至 79%,心率增快,血压升高,患者烦躁不安,口腔较多分泌物,口唇发绀,SpO_2 降至 55%,立即面罩加压给氧,但无法通气,立即给 150mg 丙泊酚,罗库溴铵 50mg,1 分钟后通气有所改善,SpO_2 逐渐升至 75%,待氧饱和度升至 90% 以上,在可视喉镜下行气管插管,在气管导管内及口咽部吸出大量分泌物。

（三）危机转归

继续输注丙泊酚和瑞芬太尼维持麻醉状态,50 分钟后,再次吸引气道分泌物,停止输注丙泊酚,瑞芬太尼以 0.5μg/(kg·min) 输注,等患者意识恢复后,拔除气管导管,可自行咳出分泌物,呼吸趋平稳,SpO_2 维持 98%,心率和血压平稳,观察 30 分钟,未出现呼吸困难症状,术后送返病房。

（四）危机事件分析

该患者发生了重度喉痉挛,由于吸气困难并闻及喉鸣音,明显三凹征出现,SpO_2 迅速下降,口唇发绀。原因有分泌物的刺激,吸引痰液的刺激,气管导管及手术的刺激。本例患者在既往有长期吸烟史,加上麻醉和手术反复气道操作,增加气道高反应性另外,患者体型偏肥胖且伴轻度的睡眠呼吸障碍,增加术后麻醉气道管理的难度。由于手术时间短,部分麻醉药物可能未完全代谢,特别是肌松药的残余作用,而过早的拮抗肌松药的作用,增加了术后呼吸肌疲劳的可能,致拔管脱机延迟,拔管后患者剧烈咳嗽,口腔较多分泌物,也增加了患者气道的应激反应。

首先患者有长期吸烟史,术前应该给予抗胆碱药物减少呼吸道分泌物,并在患者清醒前吸净分泌物,在患者完全苏醒后拔除气管导管。当考虑可能出现喉痉挛时,立即面罩加压给氧,如无法通气时应当给予相应药物解除喉痉挛,避免因无法通气,严重缺氧造成相关并发症。

对于预防围麻醉期出现喉痉挛,可以在拔管前声门局部喷洒利多卡因注射液、泵注瑞芬太尼或右美托咪定减轻拔管反应。麻醉医师要能够快速识别,并应快速查找原因,采取对因治疗。单人处理有困难时,马上呼叫他人协助解决处理。通过面罩加压辅助呼吸,观察呼吸困难缓解情况。如重度患者,一般处理无法改善症状者,可静脉快速注射小剂量丙泊酚、氯琥珀胆碱 1~2mg/kg 及阿托品,同时面罩加压给氧,待声门松弛后,再次气管插管或置入喉罩或面罩加压辅助呼吸。

五、临床建议与思考

1. 充分的术前准备　对病史的了解、必要的体格检查、对择期手术麻醉指征的把握、术前合理应用抗胆碱药物。

2. 合适的麻醉深度、恰当的拔管时机对于预防喉痉挛的发生有重要意义。

3. 及时诊断喉痉挛可以快速对症处理挽回患者生命。患者在吸气相,常常会有短暂的喉部放松。在吸气的同时给予一个有力的呼吸囊挤压,可以促进氧合及缓解喉痉挛。一般通过托举下颌,把面罩紧紧贴合于面部,吸引气道以清除血液和分泌物,给予 100% 氧气持续气道正压通气(CPAP),可很好的解除喉痉挛。行 CPAP 时,如压力过大,可因大量气体压入胃内导致胃扩张,从而导致食管反流。如果胃存在扩张,在喉痉挛解决后,应及时行胃内吸引。痉挛发生在浅麻醉时,它可以通过加深麻醉或唤醒患者而有效地处理,这取决于痉挛到底是发生在诱导期、维持期或苏醒期。另外一种治疗喉痉挛的技术被称为"振动呼吸囊(fluttering the bag)",它指麻醉医师以不连贯的节奏快速地挤压和松开麻醉机的呼吸囊,可有效的缓解喉痉挛。

4. 吸引分泌物及分泌物的存留都会刺激呼吸道发生喉痉挛,这时我们应在紧急时刻权衡利弊做出正确的处理,所以按照急救流程的处理方法可以使大多数患者迅速恢复。

(游志坚　陈向东)

参考文献

[1] 黄选兆, 汪吉宝. 实用耳鼻咽喉头颈外科学 [M]. 北京 : 人民卫生出版社, 2008.

[2] BURGOYNE LL, ANGHELESCU DL. Intervention steps for treating laryngospasm in pediatric patients [J]. Paediatric Anaesthesia, 2010, 18 (4): 297-302.

[3] MIHARA T, UCHIMOTO K, MORITA S, et al. The efficacy of lidocaine to prevent laryngospasm in children: a systematic review and meta-analysis [J]. Anaesthesia, 2014, 69 (12): 1388-1396.

第七节 误 吸

一、定义与发生机制

（一）定义

误吸（aspiration）是由于某些原因导致患者的咽喉反射迟钝或消失，胃内容物进入气道，造成气道阻塞或吸入性肺炎。

（二）发生机制

1. 最常见于饱胃患者麻醉诱导和苏醒期，以及手术牵拉腹腔脏器时。

2. 气管插管后套囊上部蓄积的大量分泌物，吸引不力也易引起误吸。

3. 术前禁食时间不足。

4. 麻醉特殊用药。

5. 患者咳嗽或用力挣扎。

6. 晚期妊娠的妊娠妇女。

（三）危险因素分析

1. 人为因素　麻醉实施者临床经验不足。

2. 解剖学因素　胃食管交接处解剖缺陷而影响正常的生理功能。

3. 疾病因素　帕金森病、延髓性麻痹、营养不良性肌强直和其他神经系统性疾病会损害保护反射，增加误吸风险。

二、临床表现和快速识别

（一）临床表现

1. 口咽部及喉镜下可见声门及气管内有胃内容物或口腔分泌物。

2. 出现急性呼吸道梗阻，气道压升高，严重者随之可出现窒息，同时血压骤升、心率加快。

3. 在误吸发生不久或 2~4 小时后出现"哮喘样综合征"（Mendelson 综合征），患者呈发绀，心动过速，支气管痉挛和呼吸困难。

4. 在受累的肺野可听到哮鸣音或湿啰音。

5. 若只堵塞支气管，又由于支气管分泌物增多，远侧肺泡气被吸收后发生肺不张。

6. 气道梗阻和肺不张导致肺内感染，引起吸入性肺炎，甚至发生肺脓肿。

（二）辅助检查

1. 纤维支气管镜检查可见反流的胃内容物残留及急性期呼吸道分泌物。

2. 胸部 X 线检查表现肺下垂部位渗出性改变，可快速进行诊断。

（三）鉴别诊断

1. 多种原因导致的支气管痉挛、低氧血症。

2. 肺炎、肺水肿、肺栓塞。

3. 气管导管的阻塞。

三、危机处理方案

(一)危机处理

1. 立即使患者处于 30° 头低足高位,并转为右侧卧位,因受累多为右侧肺叶,保留左侧肺的通气和引流。迅速用喉镜检查口腔,在明视下清理和吸引口咽部和气道中的胃内容物。

2. 吸入 100% 的纯氧,经鼻腔反复进行吸引,清除反流物。此时不宜应用肌松药,因喉反射的消失有进一步扩大误吸的危险。

3. 当气管内有黏稠性分泌物,或为特殊物质所堵塞时,予支气管冲洗,每次灌洗时,滴入 5~10ml 生理盐水,然后迅速用吸引器吸出,间断吸氧,多次反复直到抽出清凉液体为止。

4. 气道清理后可应用机械性通气以呼气末正压通气(PEEP)或持续气道正压通气(CPAP)以纠正低氧血症。

5. 清醒患者应尽快完成气管内插管,采用 Sellick 手法封闭食管。

6. 2 小时后如病情稳定可转入病房,密切随访;若尚未稳定需转入 ICU 进一步治疗。

7. 激素药物的应用 吸入物质的 pH 介入 1.5~2.5 之间,激素对吸入性肺炎的治疗最为有效。

(二)危机后处理

1. 置入硬质粗大的胃管以排空胃内容物。

2. 维持足够的麻醉深度。

3. 适当补液,酌情应用支气管扩张药物。

4. 酌情应用激素、抗生素及其他支持疗法,以治疗肺部继发感染。

(三)危机的预防

1. 加强麻醉前评估,对于有误吸高危因素的患者,提前置入硬质粗胃管,降低胃内压,术前充分禁食和胃排空。

2. 对饱胃患者尽可能采用局部麻醉或椎管内阻滞,也可采用清醒气管内插管。

3. 采用头高足低位和 Sellick 手法,快速诱导时按压环状软骨以闭合食管防止误吸。

4. 保留患者自主呼吸和咽反射进行诱导,备好有效的吸引器具。

5. 手术前服用无渣抗酸制剂,如 0.3mol 的枸橼酸钠 30ml。

6. 手术前使用抗胆碱药物,如阿托品或格隆溴铵。

7. 使用甲氧氯普罗胺刺激胃排空并增加食管下段括约肌张力。

8. 使用 H_2 受体拮抗剂或质子泵抑制剂减少胃酸进一步分泌。

9. 术后待完全清醒后再拔除气管导管。

四、典型病例

(一)病历摘要

患者,男性,72 岁,169cm,65kg,既往有慢性阻塞性肺疾病,曾因食管癌行 Ivor-Lewis 食管切除术。此次拟全身麻醉下行支撑喉镜激光辅助下声带肿物切除术。术前常规禁饮禁食。

(二)危机发生与处理

患者进入手术室,鼻胃管插入后静脉注射丙泊酚 2mg/kg、氯琥珀胆碱 1.5mg/kg、利多卡因 40mg 行快速诱导。应用视频喉镜行激光导管插管,观察到黄绿色胃液反流至口腔内,第一次尝试插管没有成功,反流的胃液被误吸入肺部。随后抽吸口腔内胃液,再次插管成功。

插管后即行气管内吸引,吸出胃液 50~100ml。术中生命体征稳定,术后拔管时无呼吸困难,但拔管后 SpO_2 逐渐降低至 78%,氧流量以 6L/min 面罩吸氧,之后 SpO_2 上升 85%,送 ICU 继续治疗。

（三）危机转归

术后胸片显示与术前相比,双侧肺叶出现弥漫性渗出。予吸氧、抗生素、激素对症治疗,15 天后康复出院。

（四）危机事件分析

该患者明确发生了反流误吸,首先曾接受过食管 - 胸腔手术,解剖结构发生改变,并且该患者麻醉前留置鼻胃管,诱导时应用琥珀胆碱都是增加反流误吸的危险因素。并且插管过程中无任何预防措施(如按压环状软骨或头高位等),导致胃液反流入气道。

这类患者术前评估和准备不充足,在诱导前可给予胃酸抑制剂、诱导时从胃管在头高脚低位进行吸引都可能有助于减少误吸的发生。发生反流误吸时,应将患者至于头低位或侧卧位,及时清理和吸引咽部和气道(必要时加深麻醉),应用支持性呼吸技术,包括气管插管、肺冲洗、机械通气,人工通气和气管插管时应持续环状软骨加压。并应用支气管扩张剂、类固醇和抗生素等药物预防相关并发症,静脉输液以维持血容量正常。如果发生误吸时反流物是胃液,不建议进行气管冲洗。发生反流误吸的患者术后不应立即拔管,可以带管回 ICU 继续呼吸机肺保护策略治疗,早期给予 PEEP,以防发生肺不张、顽固性低氧血症。

即使在术前禁食时间充足的情况下,但这类患者仍是围手术期间发生反流误吸的高危因素。误吸胃酸可引起化学性肺炎,进一步发展为 ARDS;颗粒误吸可引起肺不张;细菌感染可引起肺炎。患者发生误吸后,可表现为喉痉挛、支气管痉挛、缺氧、肺顺应性下降、心动过缓、心搏骤停等严重并发症。由于误吸的发生与术后死亡率和肺部疾病密切相关,麻醉医师应特别注意有可能发生误吸高危因素的患者。

五、临床建议与思考

1. 对于激素的应用,已有研究证实,糖皮质激素的治疗效果与吸入物质的 pH 有关,当吸入物质的 pH<1.5 时,肺实质的损害最为严重,此时激素治疗无效。吸入物质的 pH>2.5 时,肺内损伤与吸入水无异。

2. 关于是否应用碳酸氢钠溶液和盐水冲洗支气管,有研究证实发生酸性物质吸入性肺炎时,碳酸氢钠、生理盐水或氯化钠溶液灌洗液都会使肺损害加重。其依据是:①大量灌洗液有使盐酸向肺组织深部扩散的作用;②狭小的组织空间不可能同时容下吸入物质与灌洗液;③盐酸所造成的肺组织损害在极短时间内就会发生;④即使同等容积的盐酸(pH 为 1.6)与氯化钠溶液混匀,吸入物质的 pH 仅增加至 1.8;⑤盐酸与碳酸氢钠的中和为产热反应,可能会使支气管黏膜被灼伤。

3. 对于最佳 PEEP 的设置应为在肺内分流程度最低且不伴心输出量降低状态下。最佳及最适 PEEP 值的概念也不断改进。我们应用 PEEP 通气旨在达到下述目标:在 FiO_2 小于 0.5 时应用最小的 PEEP 值以达到机体所需的 PaO_2 水平。在容量通气模式下,最佳 PEEP 设置应为压力 - 容量环吸气支的拐点处压力 +2cmH₂O。

4. 随着喉罩(LMA)等声门上通气设备的使用增多,由于其并未进入下呼吸道,因此存在反流误吸风险增加的可能。

5. 虽然反流误吸在围手术期任何时间点都可能发生,但以全身麻醉后气管拔管时风险最高,故应待患者完全清醒、气道反射完全恢复后再进行拔管。

6. 值得注意的是临床上有 50% 以上发生误吸的患者并不存在明显的诱发因素,因此对围手术期的每一例患者均不可掉以轻心。

（游志坚　陈向东）

参考文献

［1］RONALD D, MILLER. Miller's Anesthesia [M]. 8th ed. Amsterdam: Elsevier Saunders, 2014.

［2］KOH GH, KIM SH, SON HJ, et al. Pulmonary aspiration during intubation in a high-risk patient: A video clip and clinical implications [J]. Journal of Dental Anesthesia and Pain Medicine, 2018, 18 (2): 111-114.

［3］BLACK DR, THANGATHURAI D, SENTHILKUMAR N, et al. High risk of aspiration and difficult intubation in post-esophagectomy patients [J]. Acta Anaesthesiologica Scandinavica, 2010, 44 (7): 899-899.

［4］MURAVCHICK S, BURKETT L, GOLD M I. Succinylcholine-induce fasciculations and intragastric pressure during induction of anesthesia [J]. Anesthesiology, 1981, 55 (2): 180.

第八节　气道断裂

一、定义与发生机制

（一）定义

气道断裂（airway fracture）是指颈部或胸部的贯通伤、穿入伤、挤压伤致使气管、主支气管或肺叶支气管完全断离,绝大多数发生于邻近隆突处。可因急性呼吸衰竭在短期内死亡。

（二）发生机制

1. 气道断裂的发病原因往往与机械能或热能破坏气道壁有关,包括以下因素:

(1) 颈部过伸并对未受保护的气管直接打击。

(2) 胸部或颈部的穿透性损伤。

(3) 气管支气管壁被气管导管或气管造口套侵蚀。

(4) 气管造口管异常入口(经皮气管造口放置期间)。

2. 胸部钝性创伤所引起的气管和支气管损伤的发病机制大致有以下几点:

(1) 胸部遭受突然的暴力挤压时,其前后径减小,横径增大,两肺向左右分离,当隆嵴受到的牵扯力超过一定限度时,主支气管即可发生破裂。

(2) 胸部受挤压瞬间,声门紧闭,气管被挤压于胸骨与脊柱之间,气管内压力骤然增高,远远超过胸膜腔内压力,气流冲破气管壁而发生破裂。

(3) 在解剖上,环状软骨和气管隆嵴部相对固定,而肺悬垂于两侧。当胸部受伤时,肺被挤向两侧及向后方,对隆嵴附近的支气管产生剪切力,导致该部破裂。

（三）危险因素分析

气道断裂的危险因素主要与颈部或胸部外伤、肿瘤、气管插管史或气道手术后等密切相关。

二、典型的临床表现与快速识别

（一）临床表现

创伤性气管或支气管破裂突出的症状是呼吸困难,还可伴有咯血、气胸等,部分患者可仅出现纵隔及皮下气肿而无气胸,少数伤员由于高度缺氧可发生昏迷。

支气管断裂的临床表现主要取决于支气管断裂的类型:

1. Ⅰ型为支气管断端开放于胸膜腔内,临床表现以张力性气胸为主,有呼吸困难、发绀、咯血等。

2. Ⅱ型为支气管断端位于纵隔内而不与胸膜腔相通,临床表现为纵隔、颈部及上胸部广泛皮下气肿。

3. Ⅲ型为支气管断端依赖周围袖状组织维持通气,暂时无表现,但以后易肺不张,肺部感染。

当具备气道断裂相关危险因素和明确诱因,且患者出现相应的临床表现,胸腔闭式引流有重度漏气,肺未能复张,就应考虑气管、主支气管破裂的诊断。

（二）辅助检查

1. X 线检查　主支气管断裂早期的主要 X 线改变是大量气胸、皮下及纵隔、颈深部气肿、胸上部肋骨骨折、主支气管截断或不连续、萎陷肺坠落征象与肺浮动征。即不张的肺脏上缘下降至肺门水平之下。在晚期,诊断主要依靠支气管分叉体层像及支气管碘油造影剂,可以清楚显示盲袋状的支气管近端或狭窄的支气管段。文献报道,25%~68% 的患者由于缺少典型的临床征象而延误诊断。

2. 气管 CT 断层检查　可发现气管断裂的直接征象,气管透亮带的变形及不连续甚至有错位的征象。

3. 纤维支气管镜检查　可以明确气管支气管断裂及狭窄的部位、程度等对于早期或晚期病例都有肯定的诊断价值。

（三）鉴别诊断

1. 气道梗阻　常以气促呼吸困难为主要表现活动后明显加重,有时症状的加重与体位有关,经支气管扩张剂治疗无效者;存在上气道炎症损伤特别是有气管插管和气管切开病史者;肺功能检查示最大呼气流速最大通气量进行性下降肺活量不变 FEV_1 降低不明显与最大通气量下降不成比例者;或 FEV_1 降低但闭合气量正常者。气道 CT 扫描可清晰观察气道横断面情况,不难与气道断裂鉴别。

2. 支气管哮喘　对过敏原高反应性,呈发作性和可逆性的特点,哮鸣音发生在呼气相,吸入支气管扩张剂和糖皮质激素往往能收到较好的临床效果,肺功能表现为呼气相的阻塞性通气功能障碍,支气管舒张和激发试验阳性。

3. 胸膜腔破裂　胸膜腔破裂导致的皮下气肿位于锁骨上窝、胸壁软组织,除非张力性气胸,一般不出现扩散性皮下气肿。

三、危机处理方案

（一）危机处理

1. 吸入纯氧,监测血压、心率、血氧饱和度。

2. 观察有无休克和气道损伤的症状和体征　呼吸急促,缺氧,意识改变,气胸,心动过速,低血压等。

3. 若存在严重呼吸困难,先紧急处理气道,保证氧合。

4. 评估呼吸道的结构破坏的情况和损伤性质　喉部、颌面部、颈部贯穿伤、热损伤,挫伤还是贯穿伤。

5. 评估其他部位的复合伤　头部、颈部、胸部、脊椎、骨和肌肉等。

6. 警惕误吸。

7. 若预测困难气道,应首先行清醒纤维支气管镜引导下气管插管,必要时行环甲膜穿刺术或气管切开等外科操作。

8. 气管支气管断裂　当高度怀疑气管支气管断裂时,尽早行胸腔闭式引流术,保持呼吸道通畅。

9. 鼻腔内气管插管导致鼻咽部断裂　在去除鼻内气管导管前,立即行直接喉镜或可视喉镜下经口气管插管。请耳鼻喉科会诊处理鼻咽部断裂。预防直接拔除鼻内气管导管导致的严重缺氧或经口气管插管困难。

（二）危机后处理

1. 在病情稳定后通常都置胃管并进行胃肠减压,同时给予 H_2 受体拮抗剂,减少胃酸分泌,防止胃内容物误入气道。

2. 此类患者多为开放感染伤口,应早用广谱抗生素控制感染;给予地塞米松可减少渗出,减轻气管黏膜水肿;应用氨茶碱可防止因气道误吸而致的气道痉挛。

3. 保持胸腔闭式引流通畅。术后早期可能有少量漏气,必要时加负压吸引,待漏气及胸腔渗液停止,肺完全膨胀后才可拔出胸腔闭式引流。

（三）危机的预防

在进行气道处理时避免暴力操作。气管、支气管断裂患者并发症较多,特别是气管断裂后纵隔气肿、气胸等,使胸内负压消失,纵隔移位,血压下降造成心肌灌注减少,加上反常呼吸的不良影响可能出现缺氧或二氧化碳蓄积,易引起心律失常。因此,在麻醉前应先行胸腔闭式引流改善通气,也有助于气管或支气管断裂的诊断。外伤患者多合并有失血性休克,能使心肌灌注进一步减少,增加了发生心律失常的概率,应及时补液、补血、稳定循环,保证冠状动脉供血,使其到达氧供需平衡。

四、典型病例

（一）病历摘要

患者,女性,16 岁,41kg,157cm,诊断为气管破裂,纵隔气肿,因骑自行车摔倒致颈部疼痛,呼吸困难 3 小时入院。患者神清,颈软,喉部可见一处 2cm 挫伤痕,按压有凹陷感,气管居中,颈部及上胸部可及握雪感,双侧呼吸运动对称,双侧语颤对称,呼吸音清,未及干湿性啰音,心前区无隆起,心脏听诊律齐无杂音。CT 检查示:颌颈部、纵隔及前胸壁多发软组织积气、双肺挫裂伤、双侧气胸并少量胸腔积液。麻醉专科检查:患者张口度三横指,甲颏距离大于 6cm,Mallampati 分级 Ⅰ 级,头颈活动可。

（二）危机发生与处理

患者入室后,监测生命体征:心率 134 次 /min,呼吸 28 次 /min,SpO_2 89%,血压 105/62mmHg。建立静脉通路,导尿,吸氧后 SpO_2 94%;常规备好麻醉机,监护仪,吸引器、麻醉和急救药品。对困难气道做重点准备,备好各种规格加强型气管导管、可视喉镜、纤维支气管镜,并请耳鼻喉科医师和手术医师到场随时准备气管切开、做好抢救措施。在保留自主呼吸镇静麻醉下行纤维支气管镜引导下气管插管,插管后给予气管内吸引,吸出少量血性液体,听诊双肺呼吸音清未闻及明显干湿啰音,确定气管导管在气管内固定并加用肌松药,控制呼吸,术中给予丙泊酚、瑞芬太尼、维库溴铵维持麻醉。术中探查发现前正中甲状软骨及以下三个软骨环全层破裂,长约 5cm,且后方环状软骨破裂长约 3cm。术中在保证患者血氧饱和度的情况下多次间断拔出气管导管行环状软骨修补。手术历时 2 小时,术中输林格液 1 000ml,出血约 30ml,尿量 200ml,手术过程顺利,生命体征平稳。术后予 PCIA 镇痛,机控呼吸带气管导管直接送至 ICU。术后 24 小时访视,患者意识清楚,疼痛评分 2 分,气管导管暂未拔除,生命体征平稳。

(三) 危机转归

术后 3 天拔除气管导管,喉部无明显不适,术后 12 天患者痊愈出院。

(四) 危机事件分析

患者由于外伤致气道断裂并伴有呼吸困难,颈部及上胸部可及握雪感,多发软组织积气、双肺挫裂伤、双侧气胸并少量胸腔积液。

由于该类患者多数存在困难气道,术前评估非常重要,同时需要多科室联合救治。若情况紧急可行清醒纤维支气管镜引导下气管插管,可以避免加重损伤或误插入假道。一旦发现插管困难,立即行环甲膜穿刺术或气管切开等外科操作,不仅有助于呼吸道内积血和分泌物清除,亦减少了呼吸道阻力,有利于充分供氧。

这类急诊气道断裂的患者病情多凶险,死亡率很高。抢救此类患者必须要分秒必争,要求麻醉科与手术医师密切配合,减少出血,防止血液进入气管和支气管内。麻醉医师必须对病情有预见性,及正确的判断能力和处理可能发生危急情况的能力。出血,呕吐物,分泌物或组织水肿都可致麻醉医师改变治疗方法。但是,插管失败是环甲膜切开或气道造口术的绝对适应证。

五、临床建议与思考

1. 气管、支气管断裂平时并不多见,因此给诊断带来一定的困难,加上患者往往急诊入院,并发症多且常危及生命,检查不完善就着急手术,给麻醉医师造成了更多的危险。若麻醉医师没有及时诊断就匆忙插管麻醉,可能会加重损伤,给患者带来生命危险。因此,这类患者的治疗关键就在于诊断,只有早期诊断才能对症治疗。提高对创伤性主支气管断裂的认识有助于该损伤的早期诊断。纤维支气管镜是最实用、最准确的诊断方法,确诊后应尽早手术,重建气道完整性。外伤性气管断裂病情危急,常伴有周围血管损伤出血引起误吸,故应快速吸除气管断裂口处的血液,将较细带气囊的气管导管由裂口向肺侧插入。伴发血气胸者应先做胸腔闭式引流。对于此类患者麻醉处理要做到迅速、果断、准确地将较细带气囊的气管导管由气管裂口处插入尤为重要。

2. 若气管破裂的位置在隆突以上,插管时应保留自主呼吸,对于这类患者,破裂口必须用气管导管进行桥接,保证气管插管套囊的位置低于破裂口。尽量在 24 小时之内拔管,避免正压通气,因为正压通气可导致吻合口破裂或破裂口扩大。

3. 若气管破裂的位置在隆突处,很难用气管导管进行桥接,因此需要选择双腔气管导管。根据患者的解剖结构和是否有超长的气管导管,可以考虑经口气管插管,尽量避免气管切开术。但是该类患者解剖表明,口腔气管导管可能会脱落,改为气管切开术可以安全地进行抽吸和定位。

(王婷婷　陈向东)

参考文献

［1］ MIÑAMBRES E, BURÓN J, BALLESTEROS MA, et al. Tracheal rupture after endotracheal intubation: a literature systematic review [J]. Eur J Cardiothorac Surg, 2009, 35 (6): 1056-1062.

［2］ CHOW JL, COADY MA, VARNER J, et al. Management of acute complete tracheal transection caused by nonpenetrating trauma: report of a case and review of the literature [J]. J Cardiothorac Vasc Anesth, 2004, 18 (4): 475-478.

［3］ MABRY RL, EDENS JW, PEARSE L, et al. Fatal Airway Injuries during Operation Enduring Freedom and Operation Iraqi Freedom [J]. Prehospital Emergency Care, 2010, 14 (2): 272-277.

［4］ COOPER RM. Complications associated with the use of the GlideScope videolaryngoscope [J]. Can J Anaesth. 2007, 54 (1): 54-57.

［5］ FITZMAURICE BG, BRODSKY JB. Airway rupture from double-lumen tubes [J]. J Cardiothorac Vasc Anesth. 1999, 13 (3): 322-329.

第九节　急性会厌炎

一、定义与发生机制

（一）定义

急性会厌炎（acute epiglottitis）又称声门上喉炎或会厌前咽峡炎，是一种特殊的、主要累及喉部声门上区的会厌及其周围组织（包括会厌谷、杓会厌襞等）的急性炎症病变，以会厌高度水肿为主要特征。

（二）发生机制

主要因呼吸系统感染、外伤、变态反应等造成喉部周围组织的炎症反应，进而侵及会厌。由于会厌的静脉血回流均通过会厌根部，因此如会厌根部受到炎性浸润的压迫，使静脉回流受阻，会厌将迅速发生剧烈水肿，且不易消退。同时，会厌周围组织的炎症可向后推移会厌，随着炎症及水肿的进一步发展，有可能使肿胀的会厌将气道完全阻塞，造成窒息以及死亡。

（三）危险因素分析

急性会厌炎按病因可分为感染性与变态反应性。急性感染性会厌炎诱发因素多为过度疲劳、上呼吸道感染及酗酒等；变态反应性会厌炎常有食物或药物过敏等引起。研究表明，急性会厌炎的预后与发病时间、喉局部病变、饮酒史、过敏史呈显著性相关系。

（1）感染：为此病最常见的病因。在过去，最常见的致病病原体是乙型流感嗜血杆菌，其他的致病病原菌还有：副流感嗜血杆菌、A群链球菌、肺炎球菌、金黄色葡萄球菌、肺炎克雷伯菌、脑膜炎奈瑟菌等；病毒也可以导致该病，如水痘-带状疱疹病毒、Ⅰ型单纯疱疹病毒等；在免疫力低下的患者中，还可有念珠菌、曲霉菌等真菌的感染。

（2）外伤：热损伤、机械损伤、化学损伤、放射线损伤等。

（3）变态反应：由于饮食、药物或虫咬等，对某种变应原发生反应。

（4）邻近器官的急性炎症：如急性扁桃体炎、咽炎、口底炎、鼻炎等周围器官的急性炎症可以蔓延而侵及会厌黏膜，引起水肿，也可继发于急性传染病后。

二、典型的临床表现与快速识别

（一）临床表现

1. 全身症状 轻症者全身症状不明显，重症者多有发热、寒战，体温在 38~39℃ 之间，少数可高达 40℃ 以上，此外还有头痛、乏力、周身不适、食欲减退等症状，查体可见急性病容。儿童及年老患者全身症状多较明显，病情进展迅速。小儿可迅速发生衰竭，表现为精神萎靡、体力衰弱、四肢发冷、面色苍白、脉快而细、血压下降，甚至昏厥、休克。

2. 局部症状

（1）咽喉疼痛：除婴儿不能诉喉痛处，多数患者咽喉疼痛剧烈并进行性加重，伴有明显的吞咽痛。

（2）吞咽困难：因剧烈的吞咽痛及会厌的肿胀，严重影响吞咽功能，甚至唾液也难咽下。重症者常饮水呛咳，张口流涎。

（3）发声含糊：因会厌肿胀，患者多有咽喉阻塞感，语音含糊不清，声带常不受累，很少有声音嘶哑。

3. 呼吸困难 多在发病 24 小时内出现，当会厌高度肿胀，声门变小，黏痰阻塞时，出现吸气性呼吸困难，伴有吸气性喉鸣；重症者呼吸困难出现早，进展迅速，数小时内可以引起窒息。呼吸困难可表现在呼吸时的特殊体位，此外患者比较躁动，不能安静，呼吸节律变浅变快，可出现三凹征。

（二）辅助检查

1. 实验室检查

（1）血常规：如白细胞增高等，提示感染或炎症表现。

（2）动脉血气分析：血氧饱和度下降等缺氧表现。

（3）血培养：可提示造成感染的病原菌类型。

（4）免疫学检查：可发现特殊病原体的抗体等。

2. 影像学检查

（1）喉部侧位平片：急性会厌炎时会厌肿胀增大，同时可见喉咽腔气道阴影缩小，界限清楚，此外会厌谷影可消失。

（2）颈部 CT：此项检查有延误病情风险。主要可用于观察脓肿形成，并除外其他疾病如颈深部脓肿、咽喉异物等。CT 可见会厌及其周围组织增厚，会厌前间隙消失等。

（3）颈部 MRI：此项检查同样有延误病情风险。主要可用于除外其他疾病及确认相关并发症。

（三）鉴别诊断

1. 喉异物 常有异物吸入史，较大的异物可有失声、剧烈咳嗽、呼吸困难、发绀，甚至窒息；较小异物则常有声嘶、喉喘鸣、阵发性剧烈咳嗽。若喉黏膜为尖锐异物刺伤，则有喉痛、发热、吞咽痛或呼吸困难等症状。依据喉异物吸入史、喉镜检查发现异物、喉前后位和侧位 X 线片、喉部 CT 扫描多可确诊并明确诊断。

2. 急性喉气管支气管炎 多见于 3 岁以内的婴幼儿，常先有轻微咳嗽，随后出现哮吼性干咳、喘鸣、声音嘶哑及吸气性呼吸困难。检查可见鼻腔、咽部和声带黏膜充血，会厌正常。直接经支气管镜检查可见声门裂以下弥漫性充血肿胀。

3. 白喉 起病较缓慢，全身中毒症状较重，咳嗽剧烈，呼吸困难发展较慢，声嘶或失声。

咽喉部形成片状灰白色白膜,不易擦去,强行剥离易出血。颈部淋巴结有时肿大,重者呈"牛颈"状。咽喉部拭子涂片及培养可找到白喉杆菌。

4. 会厌囊肿 病情缓慢,无全身症状。检查会厌可见囊性肿物,多见于会厌舌面。

三、危机处理方案

(一)危机处理

怀疑急性会厌炎的患者,均需要留院观察,密切观察呼吸变化,在药物治疗的同时,做好建立人工气道(包括紧急气管切开术或环甲膜穿刺术)的准备(图 6-9-1)。

1. 患者取半卧位,禁食、禁语,湿化给予 100% 氧气,充分给氧。

2. 建立静脉通道。对于患儿,只有在不加重气道狭窄的情况下建立静脉通道。

3. 若患者未处于紧急情况,完善影像学检查及间接喉镜检查,检查时确保气道安全。

4. 在诱导时耳鼻喉科医师必须在手术室,做好紧急建立人工气道的准备。

5. 检查所有的麻醉与外科器械是否可用,包括喉镜、不同型号的气管导管、吸引装置、监护仪、硬质气管镜、气管切开包等。

6. 当患者处于坐位时,给予七氟烷和 100%O$_2$ 吸入,诱导全身麻醉,待患者意识消失后,将患者体位改变成平卧位,保留自主呼吸,持续正压通气。

7. 待麻醉深度足够后给予气管内插管。气管插管前,可考虑静脉给予 1mg/kg 利多卡因。直接喉镜下快速评估气道,经口腔或鼻腔插入比标准内径小 0.5 号或 1.0 号的气道导管。

8. 一旦气管插管成功,进行血培养及广谱抗生素治疗。

9. 若气管插管失败,快速建立人工气道,包括紧急气管切开术或环甲膜穿刺术。

(二)危机后处理

1. 保持气道通畅,吸引气道分泌物。

2. 术后不应立即拔除气管导管,带管送 ICU,建议在 ICU 24~48 小时后拔管。

3. 注意观察术后伤口有无出血、气胸、皮下气肿等并发症,一旦发生,要积极处理。

4. 抗生素药物的及时应用,控制感染,减轻脓毒血症。

5. 若患者合并感染性休克,应快速补充血容量,积极控制感染,应用血管活性药物维持血流动力学稳定,纠正酸碱失衡。

(三)危机预防

1. 预防急性会厌炎的发生,平时应加强锻炼,增强机体抵抗力。对于会厌邻近器官的急性炎症,要及早发现并治疗感染。

2. 对儿童,可注射乙型流感嗜血杆菌疫苗,以预防该病原的感染。

3. 对于咽喉部疼痛、上呼吸道感染的患者,应及时就诊治疗,避免病情演变为急性会厌炎,危及生命。

四、典型病例

(一)病历摘要

患者,男性,27 岁,174cm,72kg,因患者 2 天前因受凉后出现咽痛不适,吞咽时咽痛加剧,伴有发热,体温波动在 38~39℃,口服抗生素治疗,症状无缓解,1 天前患者咽痛明显加重,伴有呼吸不畅。体格检查:体温:39.0℃,脉搏 86 次/min,呼吸 25 次/min,血压 110/75mmHg,

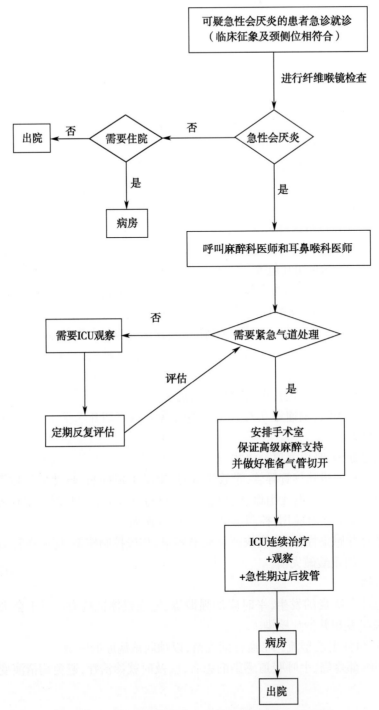

图 6-9-1　对于可疑急性会厌炎的患者气道管理流程图

急性痛苦面容,意识清楚,语言含糊,对答切题,口内似含物,呼吸音粗糙,吸气时可见有三凹征。咽部黏膜轻度充血,双侧扁桃体Ⅱ度肿大,表面未见脓点,间接喉镜检查示:会厌肿大呈球形,充血,声门无法窥清。

（二）危机发生与处理

患者半坐位入室，痛苦貌，语言含糊，术前 Mallampati 分级 Ⅱ 级，仅见软腭。常规监测心电图、血压、血氧饱和度和体温。耳鼻喉医师做好气管切开术的准备，立即吸氧，静滴大剂量的青霉素加地塞米松，以 1% 丁卡因鼻咽部充分表面麻醉，复合右美托咪定 40ml/h（4μg/ml）静脉输注共 6ml 慢诱导，拟于患者半坐位清醒状态下纤维支气管镜引导下经鼻插管，患者配合尚可，但反射活跃，且会厌明显水肿，纤维支气管镜前端阻力过大，未能成功，此时血氧饱和度降至 92%，退出纤维支气管镜后，及时给予七氟烷吸入麻醉，待患者意识丧失后，静脉给予 1mg/kg 利多卡因，后置入可视喉镜，行气管插管仍困难，氧饱和度下降至 78%，耳鼻喉科医师紧急气管切开，患者生命体征逐渐平稳，血氧饱和度恢复正常，带管送 ICU。

（三）危机转归

在 ICU 给予广谱抗生素治疗，术后恢复良好，电子喉镜复查会厌水肿消退，结构正常。闭合气管造口，未见其他并发症。

（四）危机事件分析

该患者在麻醉前已经出现因会厌肿大导致呼吸困难，在插管时声门无法窥清，为插管困难，尝试插管失败后使得插管困难变成通气困难，最后进行气管切开。

清醒纤维支气管镜引导下经鼻插管是一种比较明智的选择。对于这种会厌肿大的情况使用可视喉镜也可能难以暴露声门，喉镜置入和多次插管加重咽部水肿，使得通气困难。对于这种紧急困难气道。一旦插管困难，应立即行环甲膜穿刺或气管切开。气管切开后的患者术后插管维持时间一般应在 48 小时之内，时间过长易引起并发症，时间过短担心肿胀的气道再次引起呼吸困难。

对存在困难气道的患者麻醉前评估非常重要，如不能充分做好应对困难气道的准备，将会使患者陷入绝境。根据患者气道情况选择合适的麻醉方式至关重要。对于这类患者，首选清醒状态下纤维支气管镜引导下经鼻插管，若患者不配合，可尝试给予吸入麻醉药物，待患者意识消失后，尝试保留自主呼吸，给予经口或经鼻气管插管。凡有吞咽痛伴流涎、呼吸困难伴有发绀和喘鸣、呼吸急促伴心动过速，只要具备其中 1~2 项，即可考虑行气管切开，以解除患者的呼吸困难。儿童喉腔狭小、组织疏松、血管丰富，当发生急性会厌炎常易累及声门下时，更易发生窒息，故对儿童会厌炎应放宽气管切开的指征。

五、临床建议与特别思考

1. 急性会厌炎虽属急性上呼吸道炎症，但因其病变部位及病理过程的特殊性，而对生命具有潜在的威胁性，若被忽视常招致严重后果。故本病一经确诊，应让患者立即住院，在医护人员密切观察下不失时机地进行治疗。国外报道，急性会厌炎患者多安置在监护病房内观察和治疗，取半卧位，均禁食、禁语，湿化给氧，加强抗感染，保持呼吸道通畅。研究发现，男性、夜间发病、吸烟史及 PaO_2 降低是急性会厌炎预后不良的独立危险因素。对于入院时会厌水肿不重，而有以上危险因素的患者，亦应密切监测病情变化。

2. 咽喉疼痛是急性会厌炎的首发症状，喉镜检查是明确诊断的重要手段，抗感染和维持气道通畅是治疗关键，必要时建立人工气道。治疗急性会厌炎要早期发现、早用药、应用足量抗生素，以保持呼吸道通畅及抗感染为原则。如发现喉水肿，对呼吸道的通畅威胁很大，可用激素消肿，要大剂量应用激素，同时激素又有非特异性抗炎、抗过敏、抗休克等作用，因此激素与抗生素联合应用可获得良好的效果。

3. 采用清醒镇静表面麻醉下实施气管插管,推荐使用可视插管工具(如纤维支气管镜和电子软镜)。纤维支气管镜引导下经鼻气管插管与经口可视喉镜下气管插管都可以作为急危重症患者通畅气道的有效方法,但是前者的插管时间更短、一次成功率更高、并发症更少以及对心率和血压的影响更小,可作为优先选择的手段。

(王婷婷 陈向东)

参考文献

[1] SHAH RK, STOCKS C. Epiglottitis in the United States: national trends, variances, prognosis, and management [J]. Laryngoscope, 2010, 120: 1256-1262.

[2] ISAKSON M, HUGOSSON S. Acute epiglottitis: epidemiology and Streptococcus pneumoniae serotype distribution in adults [J]. Journal of Laryngology & Otology, 2011, 125 (4): 4.

[3] 刘学兵, 双羽, 李超. 急性会厌炎相关危险因素的 logistic 回归分析 [J]. 中国中西医结合急救杂志. 2009, 16 (5): 302-303.

[4] 陈兵, 栗红燕, 张小平. 2 例重症急性会厌炎的诊治及抢救. 中国耳鼻咽喉颅底外科杂志 [J]. 2008, 14 (3): 232-233.

[5] 王春燕, 王烁. 急性会厌炎不良预后的危险因素分析 [J]. 中华急诊医学杂志 [J]. 2016; 7: 915-919.

第十节 气道烧伤

一、定义与发生机制

（一）定义

气道烧伤(airway burns)指由于火焰、蒸汽、雾气、有害气体或化学毒剂所致的呼吸道甚至肺的损伤。大多数是由于吸入火焰、干热空气、蒸气和有毒、刺激性烟雾或气体所致,由于吸入烟雾中含大量未燃尽炭粒以及刺激性化学物质,在热力和化学作用下对气道造成的混合损伤。

（二）发生机制

1. 热力对呼吸道的直接损伤,热力包括干热和湿热两种。火焰和热空气属于干热,蒸气属于湿热。当吸入热空气时,声带可反射性关闭,同时干热空气的传热能力较差,上呼吸道具有水热交换功能,可吸收大量热量使其冷却,干热空气到达支气管分叉的隆突部时,温度可下降至原来的1/5~1/10,故干热往往造成上呼吸道损伤。湿热空气比干热空气的热容量约大 2 000 倍,传导能力较干空气约大 4 000 倍,且散热慢,因此湿热除引起上呼吸道损伤和气管损伤外,亦可致支气管和肺实质损伤。

2. 有害物质对呼吸道的损伤,这些物质除了可通过热力作用对呼吸道造成直接损伤,还可导致喉和支气管痉挛,并对呼吸道具有化学性损伤。水溶性物质如氨、氯、二氧化硫等与水合成为酸或碱,可致化学性烧伤。

（三）危险因素分析

1. 与环境有关 气道烧伤往往发生于不通风或密闭的环境,尤其是爆炸燃烧时,此环境内,热焰浓度大、温度高,不易迅速扩散,患者不能立即离开火场;加之在密闭空间,燃烧不完全,产生大量一氧化碳及其他有毒气体,使患者中毒而昏迷,重则窒息死亡。

2. 与燃烧物性质有关 合并爆炸燃烧时,高温、高压、高流速的气流和浓厚的有毒气体,可引起呼吸道深部及肺实质的损伤。

3. 与患者有关 患者站立或奔走呼喊,致热焰吸入,也是致伤原因之一。

二、典型临床表现与快速识别

（一）临床表现

气道烧伤可分为三度

1. 轻度烧伤 在咽喉以上,表现为口、鼻、咽黏膜发白或脱落,充血水肿,分泌物增多,鼻毛烧焦并有刺激性咳嗽,吞咽困难或疼痛等。

2. 中度烧伤 烧伤在支气管以上,出现声嘶和呼吸困难,早期痰液较稀薄,往往包含黑色炭粒,肺部偶有哮鸣音或干啰音。经气管切开后严重呼吸困难往往可改善。

3. 重度烧伤 烧伤深及小支气管,呼吸困难发生较早而且严重,往往不能因气管切开而改善,肺水肿出现亦较早,肺部呼吸音减低并有干湿啰音。

（二）辅助检查

1. 血气分析显示动脉氧分压降低,血氧饱和度下降。

2. 纤维支气管镜检查可以看到气道的损伤情况如气道狭窄、水肿、断裂。

（三）鉴别诊断

1. 肺炎、支气管痉挛、部分气道阻塞。

2. 其他原因导致的肺损伤、肺水肿。

三、危机处理方案

（一）危机处理

1. 快速建立人工气道,防止及解除梗阻,必要时机械通气是提高这类患者救治成功率的关键措施。

2. 通过支气管镜检查去除痰液、脱落黏膜及凝血块等并确定是否进行插管,提倡早期预防性插管,因为烧伤引起的气道水肿会导致困难气道,增加插管难度。

3. 烧伤伤员极可能发生休克,应尽快建立良好稳固的静脉补液通道,以补液公式为基础实行"个体化"补液,并根据病情调节补液速度和补液种类。

4. 快速开通静脉通道,留置导尿管,快速补充有效的血管内容量,输液量常调整到尿量至 $1\sim2ml/(kg\cdot h)$ 为宜。

（二）危机后处理

1. 加强气道湿化,定期吸痰防止气管导管堵塞。

2. 防治感染 根据伤情经验性静脉应用抗菌药物。

3. 维持内环境稳定,加强监护。

（三）危机预防

1. 关闭与有毒烟雾区域相邻的门窗,并用湿软布将缝隙填实,与有毒烟雾隔离。

2. 打开与非烟雾区相通的通道,使室内保持足够的氧气。

3. 用一定厚度的湿毛巾或棉织物捂住口鼻,滤去烟雾及一氧化碳。

4. 从烟火中出逃,穿过浓烟时身体尽量贴近地面。

5. 迅速使伤员脱离火灾现场,置于通风良好的地方,清除口鼻分泌物和碳粒。

6. 保持呼吸道通畅,有条件者给予吸氧,判断是否有一氧化碳、氰化氢中毒的可能性,及时送医疗中心进一步处理,途中要严密观察,防止因窒息而死亡。

四、典型病例

(一)病历摘要

患儿,男性,3 岁 11 个月,13kg,拟在气管插管全身麻醉下行扁桃体切除术。无其他疾病史,各项检查无异常。

(二)危机发生与处理

入室后,监测生命体征,静脉麻醉诱导药物:丙泊酚、芬太尼、维库溴铵、阿托品、地塞米松,插入 ID 4.0 普通气管导管,导管插入深度为 13cm,术中维持用丙泊酚、瑞芬太尼维持麻醉。给予 VT:105ml、f:23 次 /min,FiO_2 :100%,各项生命体征平稳。手术开始大约 10 分钟切除扁桃体时电刀贴紧气管导管,引发导管燃烧,持续约 4 秒,立即停止手术。手术医师见口腔黏膜烧伤明显,气管导管中段烧穿,立刻呼叫人来帮忙,麻醉医师立即吸引气道,掀起手术无菌单并拔除气管导管,面罩给氧并给予冷生理盐水冲洗口腔,助手准备好气管插管用具再次插管,保持气道通畅。后予抗炎、禁食等治疗 3 天。随后转院,转院后次日行电子支气管镜检查,见呼吸道黏膜附着大量黑色炭样焦痂及黄白色坏死物。转院后 3 天患儿出现高热,胸部 CT 提示肺部感染,留取深部痰液送检,根据药敏试验结果积极抗感染治疗,并加强体位引流。后三次复查电子支气管镜,提示声带肉芽组织、气道黏膜逐渐增生,未见明显气道狭窄或分泌物堵塞。

(三)危机转归

患儿出院后 10 天及 2 个月来院复诊,行电子支气管镜检查,未见气道瘢痕或狭窄,损伤黏膜基本修复。

(四)危机事件分析

本例患儿因术中电刀引起气管导管燃烧导致气道烧伤,使得口腔黏膜受损,但经过积极抢救治疗使得恢复良好。

在术中医师发现情况并立即停止手术,呼叫帮助。后及时更换气管导管及机械通气,因此并未出现气道梗阻的情况,并有利于气道分泌物的清除。另外,支气管镜检查在本例患儿的诊治过程中发挥了关键作用。及时清理气道内的坏死组织、分泌物及多余的肉芽组织,减轻气道阻塞、促进黏膜修复,避免瘢痕狭窄的出现。直观了解气道修复及肺内感染情况,并可留取深部分泌物行病原学检查以指导进一步治疗。根据病情反复进行支气管镜肺内治疗,使感染得以控制。

与该病例类似的手术意外导致气道烧伤很少见,但也要有预防和紧急应对此类危机事件的处理方法。即便是简单的手术也应做好各方面评估,做咽喉部手术,最好应用加强管或者用激光气管导管,术中尽量不吸入纯氧,导管型号的选择是否过小,套囊打气不充足导致漏气,外科在手术操作时最好使用湿纱条包绕气管导管,操作时刻停止供氧,严格规范操作,避免意外发生。出现了严重的气管烧伤,处理原则包括:去除燃烧物,除去氧源、灭火、评价受损伤程度。主要在于保证呼吸道畅通,预防呼吸道梗阻,机械通气,维持正常氧供,抗感染治疗也是关键所在。

五、临床建议与思考

1. 严重烧伤患者的机体处于脱水失衡状态,对呼吸不通畅等患者往往需辅助人工气道治疗,由于人工气道建立后失水量是正常人的 2~3 倍。同时气道切开促使上呼吸道失去加温、加热、过滤和保水等作用,气道湿度显著下降,形成痰痂阻塞气道,加上建立人工气道后需反复吸痰,会损伤气道黏膜,从而阻塞气道。相关研究表明气道建立后由于失去对病原菌过滤和非特异性免疫保护,因此容易形成感染,而感染形成脓液后未及时处理则会造成梗阻。气道烧伤患者应重复评估气道情况,按困难气道处理,重点在于解除气道梗阻。纤维支气管镜引导下插管即可以评估气管烧伤情况,又可以快速明视下进行插管。

2. 有因严重烧伤合并吸入性损伤在建立人工气道后突发支气管痉挛致死的相关报道,因此在急救处理上及时进行人工气道建立,临床上还需要充分气道湿化,将温湿度控制在理想范围内,以对人工气道保持湿化状态,降低痰液的黏稠度,同时鼓励患者多咳嗽。另外,要规范吸痰操作,要定期为患者翻身等,同时要控制好负压引流量,最关键的是保持人工气道处于无菌状态。

3. 激光手术气道烧伤处理建议

(1)术者立即停用激光,停止通气供氧,终止吸入麻醉。

(2)采用静脉麻醉药,维持合适的麻醉深度。

(3)即刻拔出气管导管,改用口咽通气道或麻醉面罩吸入纯氧。

(4)仔细检查烧伤范围,采用冷生理盐水冲洗咽部。

(5)备好灭火注射器。

(6)为防止灼伤及毒雾的继发损害,实行支气管镜检,清理灼伤创面,摘除残留异物,冲洗气管。

(7)在上述处理后,小心插入较细的气管导管以维持通气。

(8)根据灼伤程度决定是否行低位气管造口术,或保留气管插管并施行机械通气。

(9)取头高位,局部喷雾激素以减轻水肿。

(10)使用抗生素预防和治疗呼吸道及肺部感染。

(11)术后空气消毒隔离,分泌物做细菌培养。

(12)检查灼伤程度,每隔 3~5 日做 X 线胸部检查等,密切观察可能发生的气道出血、水肿和呼吸衰竭。

(游志坚　陈向东)

参考文献

[1] 杨宗城 . 烧伤治疗学 . 3 版 [M]. 北京 : 人民卫生出版社 , 2017.

[2] BITTNER E A, SHANK E, WOODSON L, et al. Acute and perioperative care of the burn-injured patient [J]. Anesthesiology, 2015, 122 (2): 448-464.

［3］GEORGE A. GREGORY, DEAN B. Andropoulos. Gregory's pediatric anesthesia [M]. 5th ed. New Jersey: Wiley-Blackwell, 2012.

［4］MADNANI D D, STEELE N P, DE VRIES E. Factors that predict the need for intubation in patients with smoke inhalation injury [J]. Ear Nose Throat J, 2006, 85 (4): 278-280.

［5］ANDERSON T A, FUZAYLOV G. Perioperative Anesthesia Management of the Burn Patient [J]. Surg Clin North Am, 2014, 94 (4): 851-861.

［6］林霞, 孟晨, 姜琴, 等. 手术意外致小儿重度气道烧伤一例 [J]. 中华烧伤杂志, 2018, 34 (2) 123-124.

第七章

神经系统相关事件危机管理

第一节　颅内压增高

一、定义与发生机制

(一) 定义

颅内压 (intracranial pressure, ICP) 是指颅腔内容物对颅腔壁所产生的压力,通常以侧卧位腰段脊髓蛛网膜下腔穿刺所测得的脑脊液压为代表。颅内压增高 (increased intracranial pressure) 是指 ICP>25mmHg,为神经外科常见临床病理综合征。正常情况下颅内压可有小范围的波动,与血压和呼吸密切相关。

(二) 发生机制

正常脑组织位于颅腔内,由于颅腔是封闭结构,脑组织、脑血流量及颅内压维持一下动态平衡,当各种原因导致颅内压升高后,对脑组织及脑血流量产生了极大的影响:

1. 脑脊液的调节　由于脑组织需保持一定的血流量以维持其正常功能,因此以脑脊液量的减少为主。颅内脑室和蛛网膜下腔的脑脊液被挤入椎管,脑脊液的吸收加快,由于脉络从的血管收缩,脑脊液的分泌减少。

2. 脑血流量的调节　颅内压增高的情况下,脑灌注压下降,血流量减少,脑缺氧。为了改善脑缺氧,机体通过全身血管张力的调整保证脑血流。

3. 血管自动调节　只要颅内压不超过 35mmHg,脑灌注压 (CPP) 不低于 40~50mmHg,脑血流保持相对恒定。

4. 全身血管加压反应　当颅内压增高至 35mmHg 以上,脑灌注压在 40mmHg 以下,脑血流量减少到正常的 1/2 或更少,脑处于严重缺氧状态,$PaCO_2$ 多超过 50mmHg,脑血管的自动调节功能基本丧失,处于麻痹状态。为了保持必需的血流量,机体通过自主神经系统的反射作用,产生库欣反应 (Cushing) 即血压、脉搏、呼吸的改变——血压升高,脉搏缓慢,呼吸深慢 (两慢一高)。

(三) 危险因素分析

1. 脑体积增加　最常见的原因是脑水肿,主要与血 - 脑屏障破坏和脑细胞代谢障碍有关。

2. 颅内血容量增加 ①二氧化碳蓄积和高碳酸血症;②下丘脑、脑干部位自主神经中枢和血管运动中枢遭受刺激引起脑血管扩张,使脑血容量急剧增加,导致颅内压增高。

3. 颅内脑脊液量增加 ①脑脊液分泌过多;②脑脊液吸收障碍;③脑脊液循环障碍。

4. 颅内占位病变 如颅内血肿、脑肿瘤、脑脓肿等。

5. 其他因素 如狭颅症,颅底凹陷症,年龄(婴幼儿骨缝未闭合,老年人脑萎缩)代偿空间大,病变扩张速度,病变部位,伴发脑水肿的程度,全身系统性疾病。

二、典型临床表现与快速识别

(一) 临床表现

1. 代偿期 颅腔内容虽有增加,但未超过代偿容积,颅内压可保持正常。其长短取决于病变的性质、部位和发展速度。

2. 早期 颅内容物增加超过颅腔代偿容积,逐渐出现颅内压增高的表现,如头痛、恶心等。此期颅压不超过体动脉压的1/3,脑组织轻度缺血缺氧。由于脑血管自动调节功能良好,仍能保持足够的脑血流量。

3. 高峰期 病变进一步发展,脑组织有较严重的缺血缺氧。患者出现较严重的颅内压增高的"三联症"——头痛、呕吐、视乳头水肿。病情急剧发展时,表现为库欣反应的特点。

4. 衰竭期 患者深昏迷,一切反应及生理反射均消失,双侧瞳孔散大,去脑强直,血压下降,心率快,脉搏细速,呼吸不规则甚至停止。

(二) 辅助检查

1. 颅脑 CT 检查 颅脑 CT 对于颅内出血,颅内肿瘤,脑脊液回流障碍等有较精确病因诊断。

2. 腰椎穿刺 可以直接测压力,同时获取脑脊液做实验室检查。对颅内压明显增高的患者有促成脑疝的危险,应尽量避免。颅内压监护将导管或微型压力传感器置于颅内来判断病情。

3. 其他检查 MRI、DSA CT、血管造影和 MRA,检眼镜检查。

(三) 鉴别诊断

1. 颅脑损伤 可用 CT 能直接地确定颅内血肿的大小、部位和类型,以及能发现脑血管造影所不能诊断的脑室内出血。

2. 高血压脑病 CT 检查可见脑水肿、脑室变窄。脑电图显示弥漫性慢波,α 节律丧失,对光刺激无反应。一般不做腰椎穿刺检查。

3. 颅内肿瘤 CT 可明确肿瘤生长的部位与性质。

4. 脑脓肿 CT 扫描常显示圆形或卵圆形密度减低阴影为感染灶。

5. 全身性疾病引起的颅内压增高的情况在临床上也相当多见。如感染中毒性脑病、尿毒症、水电解质及酸碱平衡失调、糖尿病昏迷、肝性脑病、食物中毒等。这些病发展到严重程度均可出现颅内压增高的表现。

三、危机处理方案

(一) 危机处理

主要目标是防止颅内压增高造成的神经损伤和脑疝(图 7-1-1)。

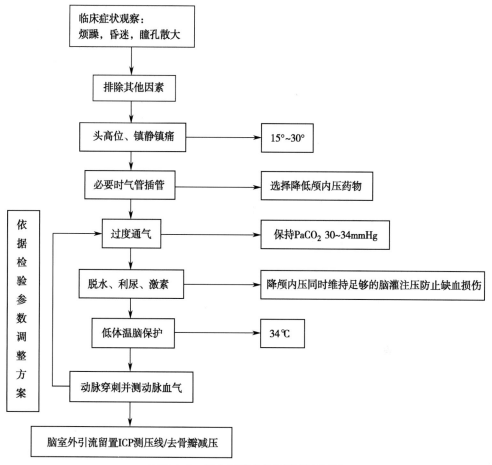

图 7-1-1　颅内压增高危机处理流程图

1. 观察　意识、瞳孔、血压、呼吸、脉搏、体温,有条件可行颅内压监测。

2. 减少诱发因素　疼痛、躁动、缺氧、癫痫、电解质紊乱。镇静镇痛药物使脑代谢率降低并维持血压处于稳定状态。

3. 头高位。

4. 插管时应用药物减少呛咳反应,麻醉维持尽量选择可降低颅内压的药物。

5. 降颅内压药物治疗　脱水、利尿、激素。

6. 脑保护治疗。

7. 脑脊液外引流　脑室穿刺外引流、腰大池持续引流。

(二) 危机后处理

主要防止一过性颅内压增高导致的神经损伤,癫痫,死亡。

1. 用血管活性药物和液体治疗维持脑灌注压(CPP)大于 60mmHg。

2. 用短效药物调整血压使平均压小于 130mmHg,保证血压不超过脑自主调节上限。

3. 过度通气的应用使 $PaCO_2$ 介于 30~34mmHg。切勿无节制的使用过度通气,反而会加重脑缺血。

4. 低体温技术的应用,体温至 34℃ 可以降低 ICP,脑代谢率,保护脑功能,可能提高预后。

5. 甘露醇按需应用。

6. 外科病因手术治疗。

(三)危机预防

1. 术中维持稳定的血压　药物减少应激,防止血压大幅度波动。

2. 尽量排除使颅内压升高、脑血流增加、脑代谢率增加的药物。

3. 预先评估颅内高压的高危因素患者,术前 CT 筛查颅内占位性病变,颅内动脉瘤等疾病,术中采用多种方式减少风险。

四、典型病例

(一)病历摘要

患者,男性,30 岁,因从摩托车跌落昏迷,之后意识不清,间断呕吐入院。CT 报告显示左枕骨骨折,弥漫性脑肿胀。急诊以"颅骨骨折脑水肿"收入院行手术治疗。既往史及家族史无特殊有关病史。一般体查:体温、脉搏、呼吸、血压均正常。重病容,躁动不安。左后枕部可打及 3.5cm×3cm×2cm 大小的头皮血肿,颌面部损伤。耳鼻无血液及其他液体流出。神经系统检查:意识模糊,躁动,检查不合作。格拉斯哥昏迷分级 11 分(睁眼 2,语言 4,运动 5)。瞳孔等大,光反灵敏,其他神经系统检查无异常。四肢对痛刺激感觉灵敏,深浅反射存在,未引出病理征。特殊检查:X 线头颅平片,颈椎平片无异常发现。CT 扫描各层未见明显异常密度区,脑室系统缩小并消失,中线结构无移位,环池,四叠体池缩小并消失,左枕部颅外软组织明显肿胀,左侧枕骨有一条低密度骨折影。

(二)危机发生与处理

入手术室后建立心电监护,心率 65 次/min,血压 138/79mmHg,脉搏氧饱和度 97%,患者浅昏迷状态,局部麻醉后行桡动脉穿刺置管并查动脉血气,用丙泊酚及芬太尼、罗库溴铵诱导待完全镇静后插管,立即头高位 20°。设置呼吸参数轻度过度通气,血气分析示 $PaCO_2$ 为 30mmHg,15 分钟后复查血气,中度通气至 $PaCO_2$ 30~34mmHg,术中充分镇痛,3 小时后手术结束,手术结束后 18 分钟患者苏醒,观察患者自主呼吸良好拔除气管导管。

(三)危机转归

患者转入神经外科重症监护病房持续监测 ICP,有创动脉血压、动脉血气分析及体温。治疗上通过液体复苏和血管升压药维持 CPP>60mmHg,以确保足够的脑灌注。保持适度的体温进一步辅助降低颅内压。经过持续的支持治疗患者病情逐渐稳定,一周后转入普通病房。

(四)危机事件分析

患者为外伤性脑损伤、脑水肿,导致颅内压增高,病因明确,诊断清楚。

从临床表现、影像学检查结果判断,该患者颅内高压处于高峰期。麻醉诱导和气管插管时期是防止颅内压升高的关键时期。其中丙泊酚和硫喷妥钠是理想麻醉诱导药物,硫喷妥钠是目前已知对脑代谢抑制作用最强的麻醉药,对缺血缺氧的脑组织有保护作用。丙泊酚呈剂量相关性抑制脑血流和脑氧耗,不影响脑血管对二氧化碳的反应性,对脑缺血再灌注损伤起保护作用。不管应用何种方法行麻醉诱导和气管插管都应缓慢进行,不能使颅内压升高和脑血流受到影响。

外伤后出现昏迷的患者,存在颅内高压可能性较大。在神经外科手术麻醉前必须防止颅内压升高或采取措施降低已经升高的颅内压。颅脑外伤昏迷患者常出现呼吸道梗阻,处理时一定充分氧合,给予适量的麻醉药物后再行气管插管,严格防止不用任何药物进行插管,以致颅内压进一步升高形成脑疝。麻醉方法首选全身麻醉,危重患者全身麻醉用药量要减少。全凭静脉或者静吸复合麻醉均可使用。推荐使用肌肉松弛剂,避免肌肉过度疲劳、肢体突然抖动或活动而影响手术操作,也可减少颅压的升高。使用甘露醇等进行脱水降颅压导致有效循环血容量不足,在适当补液同时,合理使用血管活性药物在不增加颅内压的情况下维持血压稳定。除动脉血气分析外,还可以通过监测呼气末二氧化碳分压($P_{ET}CO_2$)实现适当的过度通气以达到降颅压的目的。

五、临床建议与思考

1. 神经外科手术时头部抬高 15°~30° 有助于静脉回流和脑脊液引流。头部转向一侧可以充分暴露术野,但是过分扭曲或旋转头部会阻碍颈静脉回流,升高颅内压。摆放体位应注意保护气管导管,以免脱出,同时要监测呼吸回路。全凭静脉或者静吸复合麻醉都可以使用,镇静镇痛作用强,不增加颅内压和脑代谢,不影响血管对二氧化碳的反应性和脑血流,不破坏血-脑屏障,无神经毒性。危重患者全身麻醉用药量要减少,药物选择主要是诱导快,半衰期短蓄积少,不发生苏醒后二次抑制。多数开颅的患者在手术结束时,只要其神经系统功能完整就可以拔出气管导管。保留气管导管的患者要给予镇静,避免躁动。

2. 在开颅以后,因为先开始脱水,液体不足和用药过大,导致血压下降很明显,这个时候可以适当补液并用血管升压药物来维持循环稳定,相对于术前血压,血压在术中应尽量维持平衡,波动范围不宜超过 10%。

（杨 凯　林 云）

参考文献

［1］DINSMORE J. Anesthesia for elective neurosurgery [J]. Br J Anaesth, 2007, 99: 68.

［2］FROST E, BOOIJ L. Anesthesia in the patient for awake carniotomy [J]. Curr opin Anaesthesiol, 2007, 20: 33.

［3］JOHN F. BUTTERWORTH, DAVID C. MACKEY, JOHN D. WASNICK. Morgan & Mikhail's Clinical Anesthesiology [J]. 5th ed. 2013: 593-611.

［4］GONZALEZ A, JEYANANDARAJAN D, HANSEN C, et al. Intraoperative neurophysiologic monitoring during spine surgery: a review [J]. Neurosurg Focus, 2009, 27: 1.

第二节　颅脑创伤

一、定义与发生机制

（一）定义

颅脑创伤,又称为创伤性脑损伤(traumatic brain injury, TBI),为外界暴力直接或间接作用于头部所造成的损伤。重型颅脑创伤患者病情发展迅速,风险极大,需要麻醉医师准确地评估和及时地处理。

（二）发生机制

1. 中枢系统　脑血流和脑代谢率降低,随着颅内压升高,颅内更多的组织出现低灌注和低代谢;进一步加重脑组织缺血;血 - 脑屏障破坏导致的细胞毒性脑水肿;最终导致脑疝。

2. 循环系统 引起的 Cushing 反射常表现为高血压和心动过缓。

3. 呼吸系统 低氧血症和异常的呼吸模式,如自主过度通气。

4. 血液系统 多存在凝血异常。

5. 内分泌系统 颅脑创伤后腺垂体功能不全较为罕见并发症。出现尿崩症,多为一过性的,治疗以补充液体为主。

(三)危险因素分析

车祸,坠落伤,暴力事件,酗酒吸毒史,脑缺血缺氧史,蛛网膜下腔出血或自发性的脑出血史。

二、典型临床表现与快速识别

(一)临床表现

颅脑创伤病变迅速,需要认识其典型的临床表现并快速识别。由于不同病例的致伤机制、受伤部位、伤情轻重、就诊时机等因素的不同,临床表现差异较大,可根据格拉斯哥评分评估创伤轻重程度(表 7-2-1)。

表 7-2-1 改良格拉斯哥昏迷评分

项目	得分
睁眼	
自动睁眼	4
呼唤睁眼	3
刺激睁眼	2
不睁眼	1
言语反应	
正常交流	5
言语错乱	4
只能说出(不适当的)单词	3
只能发声	2
无发声	1
运动反应	
按指令动作	6
对疼痛刺激定位反应	5
对疼痛刺激屈曲反应	4
异常屈曲(去皮层状态)	3
异常伸展(去皮层状态)	2
无反应	1

1. 意识障碍　典型的意识障碍 - 清醒 - 意识障碍病程,提示硬膜外血肿的存在,而对于硬膜下血肿来说,由于通常伴有较重的脑损伤,故中间清醒期不明显。不同程度的意识障碍往往预示伤情的轻重程度,而意识障碍程度的变化又提示病情好转或恶化。

2. 头痛和呕吐　可以由头皮或颅骨损伤所致,也可由颅内出血和颅内压升高引起。颅内压升高是颅脑损伤患者伤后头痛的主要原因。反复的喷射性呕吐是颅内高压的特征性表现。

3. 瞳孔改变　Horner 综合征,应考虑是否存在脑干的局灶性损伤。如双侧瞳孔缩小,光反应消失,伴有双侧锥体束征和中枢性高热等生命体征紊乱症状,表示脑干受损范围较广。

4. 眼底改变　蛛网膜下腔出血时,眼底检查可见到玻璃体下火焰状出血。当出现脑水肿、颅内血肿或脑缺血时,颅内压显著增高,表现为视神经乳头生理凹陷消失或隆起,边界不清,动静脉直径比例 <2：3。

5. 锥体束征　中央前回脑挫裂伤导致对侧肢体程度不等的瘫痪,病变局限,只表现为单瘫,可伴有病理征(+)。脑干部位损伤,部位局限,引起对侧肢体完全瘫痪,病理征(+);脑干广泛受损,患者出现昏迷,伴有双侧肢体瘫痪,去大脑强直,双侧病理征(+)。颞叶钩回疝早期,会出现典型的患侧瞳孔散大,光反应消失,伴有对侧锥体束征阳性。

6. 脑疝　常见的脑疝有小脑幕切迹疝和和枕骨大孔疝。枕骨大孔疝导致呼吸和心血管中枢受累。小脑扁桃体疝病情发展较快,而意识障碍多不明显,临床上并无特殊表现和先兆,突然发生呼吸衰竭,患者往往因抢救不及而死亡。

(二) 辅助检查

1. 颅脑 X 线片及 CT　主要以影像学资料做出鉴别诊断,寻找出血部位,评估出血量及预后。

2. 动脉血气,血常规等。

(三) 鉴别诊断

1. 头皮损伤(擦伤、挫伤、裂伤、血肿、撕脱伤)。

2. 颅骨骨折　颅盖骨折分为线型骨折、凹陷性、粉碎性与穿入性骨折。

3. 颅底骨折　分为前颅底骨折、中颅底骨折及颅后窝骨折。

4. 外伤性蛛网膜下腔出血　头部外伤引起蛛网膜下腔出血,出血来源有静脉或动脉,可合并脑挫裂伤、颅内血肿等。

5. 外伤性颅内血肿　伤后血液积聚在颅腔内幕上达 20~30ml 以上、幕下 10ml 以上者称颅内血肿。

6. 脑干损伤　有原发性和继发性两种。原发性脑干伤指伤后立即发生,由暴力直接损伤脑干;继发性脑干伤指损伤后颅内压增高,导致脑疝形成而使脑干受压。

7. 脑震荡　为轻型脑损伤,是脑干网状结一过性功能障碍,可能有微小的病理改变如轻微脑弥漫性轴索伤。预后较好。

三、危机处理方案

需要尽快手术的颅脑创伤包括:急性硬膜外血肿、硬膜下血肿、颅内血肿和大脑挫伤出血等。重型颅脑创伤患者大多合并颈椎损伤、胸腹部外伤、失血性休克和低氧血症等,因此危机处理需要快速而全面。临床工作中往往病情危急,麻醉医师需要在麻醉评估的同时进行麻醉救治,包括气道管理、水电解质管理和降低颅内压治疗。

(一) 危机处理

颅脑创伤危机处理主要为以下几个方面,麻醉前评估见表 7-2-2。

表 7-2-2　颅脑创伤患者的麻醉评估

术前麻醉评估	1)呼吸道是否通畅,颈椎评估;2)呼吸氧合是否足够;3)循环状态;4)合并其他创伤;5)神经功能,格拉斯哥评分;6)合并慢性疾病
创伤评估	1)受伤时间;2)意识障碍持续时间;3)相关酒精和药物服用情况
呼吸管理	1)气管插管;2)气管切开;3)口咽通气道
循环管理	1)液体管理;2)血管活性药物;3)持续动脉压力监测
颅内压管理	1)颅内压监测;2)脑电神经监测;3)控制颅内压
其他管理	1)血糖管理;2)体温管理;3)脑保护;4)术后持续镇静下机械通气

1. 气道处理

(1)饱胃误吸:所有的颅脑创伤患者都应该被认为"饱胃"患者,进行快速顺序诱导。在预先给予患者充分吸氧后,麻醉医师按压环状软骨即 Sellick 手法关闭食管,避免气体进入患者胃内引起反流误吸。

(2)颈椎骨折:对于没能经 X 线检查排除颈椎骨折的患者,紧急气管插管时推荐保持颈椎中立位。

(3)困难气道:可考虑使用纤维支气管镜、光棒进行气管插管或气管切开。

(4)颅底骨折:对于存在鼓室出血、耳漏、乳突或眼部周围有瘀斑的患者,禁止行经鼻气管插管。

2. 机械通气　建立气道后,给予非去极化肌松药进行机械通气。机械通气管理的目标为:维持 $PaCO_2$ 30~34mmHg,PaO_2>100mmHg。$PaCO_2$ <25mmHg 可加重患者局灶性脑缺血的程度。

3. 循环管理　采取积极的输液和输血治疗,必要时应用血管活性药物。循环管理的管理目标:维持脑灌注压在 50~70mmHg,收缩压 >90mmHg。测定有创动脉血压的压力换能器应放置在乳突水平,以反映脑循环的情况。颅脑创伤后肾上腺素的剧烈释放可能是引起循环高动力和心电改变的主要原因,可以使用拉贝洛尔和艾司洛尔控制高血压和心动过速。

4. 颅内压管理　详见第二篇第七章第一节颅内压增高。

(二) 危机后处理

1. 颅脑创伤患者的液体复苏目标是维持血浆渗透压和循环血容量、避免胶体渗透压的明显下降,尽早防治低血压和维持脑灌注压在 60mmHg 以上。如果病情需要,可以插入 ICP 监测探头以指导液体复苏和预防 ICP 的剧烈升高。失血量大时应该输入血制品,血细胞比容至少应该维持在 30%~33% 之间以保障氧供。

2. 高血糖必要时使用胰岛素,重型颅脑创伤患者容易出现血糖升高的风险,进而导致的乳酸性酸中毒可以加速脑细胞的坏死。因此麻醉医师必须加强血糖监测,积极控制血糖至 100~180mg/dl,并且避免血糖的剧烈波动。

3. 低温可以通过降低脑代谢率、减少兴奋性氨基酸和自由基释放等发挥脑保护作用。目前尚不清楚低温对颅脑创伤患者的脑保护治疗时间窗,低体温治疗结束后恢复升温时也存在一定的风险。

4. 脑肿胀或手术部位的脑膨出会干扰手术,需要避免通气不足引起的低氧血症和高碳酸血症,必要时加强容量监测和血气监测。

5. 重型颅脑创伤患者麻醉复苏期推荐在重症监护室内镇静下持续进行气管导管机械通气。因为脑肿胀在颅脑损伤后 12~72 小时达到高峰,疼痛刺激导致的高血压,呼吸道刺激导致的咳嗽和呛咳都可以导致颅内再次出血。

（三）危机预防

重型颅脑创伤患者的危机预防主要是避免脑损伤部位的核心区域短时间内严重的脑缺血和脑组织坏死。损伤部位核心区周边区域的缺血状态较轻,如果及时恢复该区域的脑血流灌注则可以改善脑组织坏死的程度和速度,起到脑保护的作用。因此麻醉管理中,对循环血压、颅内压、脑氧供平衡、脑血流灌注、血糖和体温管理可以改善重型颅脑创伤患者的预后。

四、典型病例

（一）病历摘要

患者,男性,42 岁,2 小时前车祸伤,意识丧失。CT 检查提示"左侧额颞硬膜外血肿,颅内血肿",拟于全身麻醉下行开颅探查术。患者既往体健,既往否认高血压、糖尿病病史。体检提示,体温 38.5℃,呼吸 18 次 /min,血压 190/110mmHg,心率 58 次 /min,意识昏迷,格拉斯哥评分 6 分,双侧瞳孔不等大,左侧 5mm,对光反射弱,右侧 3mm,左侧额颞部可见一个 3cm×4cm 的软组织挫伤,肺部听诊可以闻及干啰音。

（二）危机发生与处理

患者紧急送入手术室后,立即行心电监护和纯氧吸入。患者生命体征为:心率 58 次 /min,血压 195/112mmHg,SpO$_2$ 99%,呼吸 15 次 /min。紧急进行麻醉评估和签署麻醉同意书,从家属处得知患者禁食时间约 6 小时,禁饮时间约 2 小时,体重约 70kg。在麻醉医师评估气道时,患者突然出现躁动和呛咳,从口腔流出血色的液体。麻醉医师紧急行吸痰管持续吸引口咽部液体,并进行快速静脉麻醉诱导:依托咪酯 20mg、罗库溴铵 80mg、芬太尼 0.2mg。在保持颈椎正位和环状软骨按压的情况下进行气管插管,气管内吸引无明显液体。行机械通气,通气参数为:潮气量 500ml,呼吸频率 12 次 /min,气道压 20cmH$_2$O。麻醉维持以丙泊酚和瑞芬太尼持续静脉泵入。行足背动脉穿刺测压,并间断血气分析。硬脑膜打开后血压从 130/83mmHg 下降至 92/48mmHg,加用血管活性药物多巴胺泵入,并积极输血输液,血压在 15 分钟后上升至 110/73mmHg。

（三）危机转归

术后带气管导管送入 ICU 持续镇静机械通气,持续监测颅内压及脑内出血情况,24 小时后患者突发心搏骤停,抢救无效宣布死亡。

（四）危机事件分析

本例为车祸伤导致的重型颅脑创伤患者,其临床表现主要为意识障碍和血流动力学的剧烈变化——血压升高、心动过缓。

该病例的抢救过程可大致分为以下四步:①对患者神经功能和颅脑创伤病情进展快速的评估,具体瞳孔的变化、格拉斯哥评分为 6 分和 Cushing 三联症(高血升压、心动过缓、呼吸浅慢)都意味着患者病情进展迅速,需要紧急麻醉和手术;②患者在气管插管前出现呕吐,麻醉医师紧急处理后没有出现误吸。快速麻醉诱导平稳,气管插管遵循预防误吸和避免颈椎损伤的原则,静脉麻醉维持并积极进行持续动脉血压监测,机械通气维持 $PaCO_2$ 33.5~37.5mmHg 和 PaO_2>95mmHg,定期进行血气电解质和血糖监测,积极进行液体容量治疗和血管活性药物治疗,避免循环血压和颅内压的剧烈波动;③打开硬脑膜时通常有血压的波动,积极进行血管活性药物和容量治疗有助于保持循环的稳定和脑血流的灌注;④手术结束后在重症监护室内进行持续镇静和机械通气,有助于患者顺利度过手术后的脑水肿加重期。

本病例进入 ICU 24 小时之后突发心搏骤停,其发生过程没有详细交代,因而分析原因很困难。除患者本身原因(可能存在颅底骨折)外,后续治疗是否还有更好的方案未得到积极的尝试,监测方面是否尚不够完善。针对严重的颅脑创伤,在初次处理危机事件时应当具有前瞻性的思考,缺氧、低血压、低灌注、低血糖、发热、抽搐是增加死亡率的主要原因,应当尽早采取一切措施予以避免。对原发性损伤进行干预的措施不能产生继发性脑损伤的后果。

五、临床建议与思考

1. 术前肺部听诊可及干啰音,可能属于神经源性肺水肿,我们不能将其当成心源性肺水肿来处理。正确的治疗包括药物或手术降低颅内高压、呼吸支持和液体管理。

2. 颅脑创伤可能合并颈椎骨折,我们在气管插管时需要严格按照保持颈椎中立位。必要时让麻醉助手采用颈椎保护器或颈椎保护手法,在轴向上稳定颈椎。

3. 术前由于甘露醇和利尿剂的使用合并循环容量不足,麻醉诱导和维持需要使用对循环影响较小的药物,必要时使用血管活性药物维持循环平稳。

4. 在颅脑创伤可能合并胸腹联合伤,更加需要注意对呼吸和生命体征的管理,联合气胸、血胸、脾破裂、肝破裂等外伤时,对循环和呼吸的稳定更加谨慎。

5. 严重颅脑创伤,在创伤后 24~48 小时会出现继发性颅脑损伤,主要包括脑水肿和颅内血肿。脑水肿继发于脑挫裂伤,颅内血肿因颅骨、硬脑膜或脑的出血而形成。因此,48 小时内患者生命体征均处于不稳定状态,随时可能出现脑疝,呼吸心搏骤停导致死亡。

(许 强 林 云)

参考文献

[1] 中华医学会麻醉学分会 . 2014 版中国麻醉学指南与专家共识 [M]. 北京:人民卫生出版社 , 2014, 130-134.

[2] BULLOCK R. Guidelines for the Management of Severe Traumatic Brain Injury [J]. 3rd ed. J Neurotrauma, 2007, 24 (Suppl 1): S1-S106.

[3] MOPPETT IK. Traumatic brain injury: assessment, resuscitation and early management [J]. Br J Anaesth, 2007, 99 (1): 18-31.

[4] CROSBY ET. Airway management in adults after cervical spine trauma [J]. Anesthesiology, 2006, 104 (6): 1293-1318.

[5] BARASH PG, CULLEN BF, STOELTING RK, et al. Clinical anesthesia [M]. 5th ed. Philadelphia: Lippincott Williams & Wilkins, 2006: 746-789.

[6] MANGAT HS. Hypertonic saline infusion for treating intracranial hypertension after severe traumatic brain injury [J]. Crit Care, 2018, 20; 22 (1): 37.

[7] PETERSON K, CARSON S, CARNEY N. Hypothermia treatment for traumatic brain injury: a systematic

review and meta-analysis [J]. J Neurotrauma, 2008, 25 (1): 62-71.

［8］ POLDERMAN KH. Induced hypothermia and fever control for prevention and treatment of neurological injuries [J]. Lancet, 2008, 371 (9628): 1955-1969.

第三节 静脉空气栓塞

一、定义与发生机制

（一）定义

静脉空气栓塞（venous air embolism, VAE）是指空气进入静脉系统, 随后通过中心静脉进入心脏, 聚集形成可压缩的气泡, 导致心输出量减少, 空气也可进入肺血管, 致肺组织供血中断或极度减少, 是临床上一类危险的围手术期并发症。

（二）发生机制

发生空气栓塞的必要条件有三个: 空气来源、血管破口、血管内外压力差。一是有空气进入血液的通道; 二是需要有一定的压力差, 即静脉压力相对低于大气压; 三是直接或间接的外界压力推动空气进入血液中。气栓的发生与空气进入的量和速度密切相关。因肺能一定程度上清除静脉内气泡, 故缓慢进入少量气泡一般无临床意义。但是短时间内大量气体进入静脉, 导致心腔堵塞, 影响血液流出, 迅速发生心血管功能衰竭, 进入体内空气量超过100ml 即可致死。在一些危重或循环不稳定的患者, 即使进入少量空气亦可迅速出现栓塞危象, 引起急剧的血流动力学改变。

（三）危险因素分析

坐位神经外科手术, 使用医用气体的手术, 腔镜手术, 过氧化氢溶液冲洗, 经尿道前列腺电切时空气进入静脉窦, 心导管造影, 体外循环进气或复跳前气体未排尽, 深静脉穿刺、漂浮导管放置, 拔除深静脉导管。

二、典型临床表现与快速识别

（一）临床表现

1. 清醒患者常突然出现烦躁不安、极度恐惧、表现为呼吸急促, 深大或表浅, 呈现进行性呼吸困难, 咳嗽, 胸闷胸痛, 严重者意识丧失, 甚至休克。

2. 血压下降, 心率增快, 血氧饱和度下降。

3. 中心静脉压上升。

4. 呼气末二氧化碳下降。

5. 有监护的情况下, 超声心动图提示气栓或者出现多普勒音调变化。

（二）辅助检查

1. 发现空气栓塞最敏感的是超声检查, 尤其是经食管超声, 小至 0.02ml/kg 的空气或 5~10μm 的气泡均可探知, 目前是诊断 VAE 的金标准; 心前区多普勒超声检查对心内气栓也非常敏感, 少量空气（约 0.25ml）进入即可感知, 并出现声音的变化。

2. 心电图可出现急性肺心病的心电图改变, 包括出现肺性 P 波, 右束支传导阻滞, 右心劳损等征象。

3. 通过中心静脉导管能抽吸到空气具有确诊意义。

（三）鉴别诊断

1. 羊水栓塞 多发生于产科情况,发病急。临床也以呼吸困难、发绀、休克等为其主要表现,与空气栓塞有相似之处。但是,羊水栓塞者常伴有明显出血倾向,心前区无磨轮样杂音;血液中检测到羊水成分可诊断。

2. 妊娠期高血压疾病 患者可突然抽搐,易与空气上行到脑部引起的空气栓塞混淆。但妊娠期高血压疾病者常伴有高血压、水肿、蛋白尿等,而空气栓塞者血压低甚至测不到。

3. 心源性休克 发病急、烦躁不安、发绀、胸痛、血压下降、脉细弱等与空气栓塞相似,但多有心血管病史,心前区无磨轮状杂音,心电图多示左心室病变而非急性肺心病图形。

三、危机处理方案

（一）危机处理

处理原则:一旦发生可疑的 VAE,迅速通知急救小组或他人帮助,立即采取措施阻止空气的进一步进入,关键是发现空气的入口。具体静脉空气栓塞处理,见图 7-3-1。

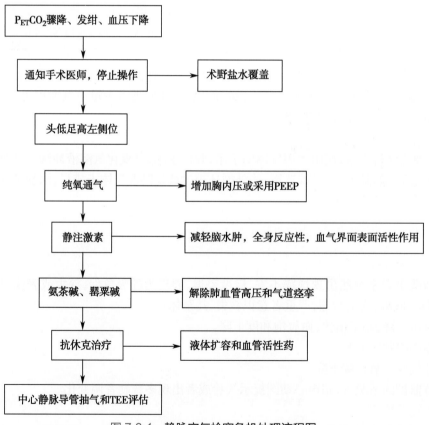

图 7-3-1 静脉空气栓塞危机处理流程图

1. 通知手术医师,停止一切手术操作,防止气体继续进入体内。术野用液体浸润。速将患者置于头低足高左侧位,目的是使肺动脉口的位置在右心室的下部,使气泡向上漂浮到右心室底,随心脏跳动,空气被混成泡沫,分次少量进入肺动脉内,同时使循环中的气体尽量避免经左右头臂静脉、颈静脉逆行进入脑部。

2. 纯氧吸入并机械通气,停用氧气外的一切气体吸入,增加胸内压或采用 PEEP。

3. 静脉注射激素,一是减轻脑动脉气栓所致的脑水肿,二是减轻全身的反应性,三是减轻血气界面的表面活性作用。

4. 胶体液及晶体液扩容。

5. 静注氨茶碱、罂粟碱以缓解肺动脉高压和支气管痉挛。

6. 酌情予以强心利尿、抗休克处理。

7. 若已放置中心静脉导管,可经导管抽吸进入心脏和大血管的空气,病情需要或患者情况允许时可行心导管右室抽气或经肋下右心室穿刺抽气,或经右颈静脉穿刺抽吸上腔静脉气体。

（二）危机后处理

维持呼吸循环功能的情况下,对上述治疗存活的患者以及治疗延时者有条件均应进行高压氧治疗,以降低气栓引起的神经损伤后遗症,降低病死率。因气泡的溶解速率服从 Fick 定律,高气压可使气泡体积、表面积和直径按规律缩小;气泡中的气体分压升高,使气体向组织和体液中的溶解量成正比增加。吸入高压氧能有效改善由气栓引起的缺血、缺氧,并可置换出气泡中的惰性气体。

（三）危机预防

1. 术前认真评估可能发生空气栓塞的手术,全面了解患者病史、查体以及实验室检查。和外科医师密切沟通,共同制订手术及麻醉计划,做好准备,完善各项监测措施。

2. 输液、体外循环前认真检查管路,排尽管路中的空气,确保管路无破损,衔接紧密。

3. 大手术注意监测 CVP,注意补液,防止 CVP 过低。

4. 各种腔镜操作防止过度通气。

5. 注意患者体位,防止手术操作部位处于较高位置。

四、典型病例

病例 1

（一）病历摘要

患者,男性,66 岁,70kg。因"外伤后四肢瘫痪两天"入院,术前诊断为颈髓损伤（C_{3-6}）。拟在全身麻醉下行经颈前路椎间盘切除植骨融合后路颈椎椎管减压术。术前检查大致正常。

（二）危机发生与处理

入手术室局部麻醉行右侧足背动脉置管,连续监测有创血压（ABP）,入室时 ABP 110/60mmHg、心率 56 次 /min、氧饱和度 90%。静脉诱导插管后首先仰卧位下行颈前路椎间盘切除植骨融合术,术中心率、血压、氧饱和度、$P_{ET}CO_2$ 均正常,3.5 小时后改俯卧位行颈（C_{2-6}）后路单开门减压术,术中分离棘突两侧肌肉时出血较多,约 600ml,快速输注胶体液加晶体液,此时血压突然由 125/76mmHg 快速降低为 60/30mmHg,心率 45 次 /min,氧饱和度由 100% 降为 72%,此时发现气道压过高大于 40cmH_2O,$P_{ET}CO_2$ 由 33mmHg 下降至 14mmHg,立即静推麻黄碱 10mg,阿托品 0.5mg,血压心率无变化,再次给予麻黄碱 30mg,阿托品 0.5mg,血压心率变化仍不明显,患者心率持续减慢,最慢至 30 次 /min,脉搏氧饱和度下降至 40%,给予肾上腺素 1mg,血压缓慢升至 80/40mmHg 后又下降,再次给予肾上腺素 1mg,血压、心率、氧饱和度仍无明显变化。随改手控呼吸,间断正压通气,此时突然出现转机,血压心率突然升高,最高时达 260/150mmHg,心率 160 次 /min,继续积极对症处理心血管危机,患者生命体征逐渐稳定,鉴于手术刺激等因素仍有导致患者生命体征剧烈波动的可能,与外科医师协商暂时放弃手术,转入 ICU。

（三）危机转归

转入 ICU 后持续对患者进行心血管及呼吸功能支持,继续予以相应药物维持患者生命体征稳定。一周后恢复如术前,后行二次手术,手术顺利,安全出院。

（四）危机事件分析

本病例介绍了一例颈椎手术并发空气栓塞的患者,多节段俯卧位颈椎内固定手术基于术野高于心脏水平,具有静脉气栓发生的高危性。空气最可能从开放的硬膜外静脉、椎旁静脉和去皮质的静脉窦进入血液。本例为分离肌肉时出血较多,空气从开放的静脉窦进入血液。空气栓塞表现有氧饱和度下降,呼气末二氧化碳分压下降,血压下降,气道压上升及顽固性循环障碍。本例抢救成功的关键在于及时发现,及早与术者沟通立即停止手术操作,估计进入血液的空气量不是很大,通过正压通气,气栓被挤出,经血液稀释后不再引起严重后果,加上血管活性药物的应用及快速大量补液,都是抢救成功的关键。

病例 2

（一）病历摘要

患者,女性,15 岁,50kg。因头痛 3 天入院。头颅 MRI 示:小脑蚓部及右侧小脑半球葫芦形占位,其内见亚急性和慢性期出血,病灶右下方见粗大静脉血管;右侧小脑半球病灶少许环形强化,小脑半球病灶周围水肿,第四脑室轻度受压。门诊以“小脑占位”收入院拟行手术治疗。既往体健,检查及检验结果未见特殊。

（二）危机发生与处理

入室时血压 100/60mmHg、心率 90 次 /min、脉搏氧饱和度 96%。术前快速晶体扩容,颈内静脉穿刺置管、持续 $P_{ET}CO_2$ 监测及足背动脉穿刺置管行实时有创动脉血压监测。全身麻醉下坐位行后正中切口入路。术中顺利切除肿瘤,缝合硬脑膜时时患者 $P_{ET}CO_2$ 突然降至 12mmHg,血氧饱和度降至 70%~80%、血压 70/50mmHg、心率 140 次 /min,怀疑空气栓塞,立即嘱外科医师用湿棉片压迫创面,快速扩容并应用多巴胺等提升血压,同时经颈内静脉回抽空气约 10ml,随后 $P_{ET}CO_2$ 及血流动力学逐渐正常,后经探查发现左侧横窦破裂出血,立即给予缝合。

（三）危机转归

术毕带气管插管返回神经外科重症监护室病房。呼吸机辅助 2 小时后患者恢复自主呼吸,后听诊双肺呼吸音清晰对称,拔出气管导管后患者无明显 VAE 相关不适症状。在神经外科重症监护室严密监护生命体征 3 天后转入普通病房,一周后安全出院。

（四）危机事件分析

坐位手术时头高于心脏水平,重力作用使静脉压力低于大气压,空气易从损伤的静脉进入循环系统引起栓塞。气栓的临床意义与空气进入体内的量和速度有关。空气栓塞可发生于坐位手术开始后的任何时间,较常见发生于剥离骨膜、翻开骨瓣或者静脉窦破裂时。本例抢救关键在于及时通知外科医师压迫创面防止空气进一步进入体内,经中心静脉抽出空气可以明确诊断并有效缓解症状,同时给与心血管活性药物维持循环功能。呼气末二氧化碳监测可及早发现坐位手术中的空气栓塞。在多普勒超声末普及的情况下,持续呼气末二氧化碳分压监测具有重要的临床意义。提示麻醉医师除了做好麻醉管理,还要及时了解手术进展,注意外科情况。

五、临床建议与思考

1. 对存在静脉空气栓塞高危因素的手术术前应做预防处理,例如经中心静脉置 Swan-Ganz 漂浮导管,有利于加强循环功能的监测,以备吸除腔静脉、右房内和肺动脉内蓄积的气栓。

2. 有条件的情况下,每位麻醉医师应掌握 TEE 及床旁即时超声,术中可快速明确并评估突发的 VAE,从而指导进一步的治疗。

3. 坐位手术摆放坐位前,快速给予容量负荷约 10ml/kg,以减轻体位改变时的循环波动,增加坐位时脑组织的静水压。

4. 术中时刻提高警惕,在无更敏感的监测手段时,强调做好 $P_{ET}CO_2$ 的监测。虽然敏感度不如超声,但仍是目前最方便,实用的手段。

5. 一旦怀疑发生了 VAE,应立即告知外科医师,同时加快外周静脉输液,并从中心静脉导管处抽气。病情需要或患者情况允许时也可行心导管右室抽气或经肋下右心室穿刺抽气。外科医师立即用湿棉片或湿纱布填塞组织缺口,骨蜡封闭骨端,并用大量生理盐水冲洗术野。

6. 循环不稳时给予相应的血管活性药物,效果仍不理想,与外科医师协商,迅速封闭伤口,终止手术进行。如果术中出现心搏骤停,立即将患者放置左侧卧位,头部轻度下倾(使停留在右心室的气体返回右心房,再通过中心静脉导管处抽吸气体),必要时行心肺复苏术和高压氧治疗。

7. 进入静脉的空气量、进入的速度和患者心肺功能的代偿情况,是决定病情严重程度的主要因素。少量的气体可无任何临床表现。气体较多时,患者表现为肺动脉压增高、右心衰竭、中心静脉压增高、$P_{ET}CO_2$ 下降、动脉压下降、动脉低氧血症和高二氧化碳血症。严重时可发生心搏骤停,甚至突然死亡。一旦发现有空气栓塞,应立即通告手术医师,暂停手术,检查静脉通路有无空气进入;停用 N_2O 吸入,纯氧通气;经中心静脉导管抽吸心内气体;升压药维持血压;头低左侧卧位或半左侧卧位;吗啡静脉注射等。心跳停止时,按心肺复苏的原则抢救。维持生命体征的同时运用 TTE 或 TEE 来评估气栓和右心功能。

(朱 轶　林 云)

参考文献

［1］ STEVE HOWARD, LARRY CHU, SARA GOLDHABER-FOEBERT, et al. Emergency Manual: Cognitive aids for perioperative clinical events [J]. Stanford Anesthesia Informatics and Media Lab, 2016, 25.

［2］ BRULL SJ, PRIELIPP RC. Vascular Air Embolism: A Silent Hazard to Patient Safety [J]. J Crit Care, 2017, 2: 255-263.

［3］ MIRSKI MA, LELE AV, FITZSIMMONS L, et al. Diagnosis and treatment of vascular air embolism [J]. Anesthesiology, 2007, 106: 164-177.

［4］ MUTH CM, SHANK ES. Gas embolism [J]. N Eng J Med, 2000, 342: 476-482.

［5］ MCCARTHY CJ, BEHRAVESH S, NAIDU SG, et al. Air Embolism: Practical Tips for Prevention and Treatment [J]. J Clin Med, 2016, 31 (11): E93.

［6］ BESSEREAU J, GENOTELLE N, CHABBAUT C, et al. Long-term outcome of iatrogenic gas embolism [J]. Intensive Care Med, 2010, 36: 1180-1187.

［7］ FATHI AR, ESHTEHARDI P, MEIER B. Patent foramen ovale and neurosurgery in sitting position: a systematic review [J]. Br J Anaesth, 2009, 120 (5): 588-596.

[8] Albin MS. Venous air embolism: a warning not to be complacent——we should listen to the drumbeat of history [J]. Anesthesiology, 201l, 115 (3): 626-629.

第四节 癫痫和癫痫持续状态

一、定义与发生机制

(一) 定义

癫痫(epilepsy)是由不同病因引起,脑部神经元高度同步化异常放电所导致,由不同症状和体征组成的发作性、短暂性、刻板性临床现象。

癫痫持续状态(status epilepticus, SE)或称癫痫状态,是癫痫发作的急危重症,传统的癫痫持续状态指癫痫全身性发作在两次发作期间意识不清楚,单次发作持续 30 分钟或在短时间内频繁发作。

(二) 发生机制

癫痫的发病机制可能与以下因素有关:

1. 离子通道学说 调节离子通道的神经递质和调质功能异常导致离子通道结构和功能改变,离子跨膜运动异常引起神经元异常放电,神经元高度同步化异常放电是产生癫痫的病变基础。

2. 异常网络学说 国际抗癫痫联盟认为患者脑部存在导致癫痫发作的易感性是癫痫突出的病理生理特征。

3. 异常放电总和 异常放电在局部神经网络中传播不断受兴奋性和抑制性神经元增益和减弱,当异常电流增加到冲破脑部抑制作用即可形成癫痫波并引起临床症状。

4. 不同类型癫痫发作机制不同 异常放电产生的部位、传播的范围决定了发作时症状的不同。

(三) 危险因素分析

1. 抗痫治疗不规范 包括规范药物治疗过程中突然减量、停药、漏服、自行更换药物种类与剂量等。

2. 脑器质性病变 包括脑外伤、肿瘤、血管病变、炎症、寄生虫、代谢病、变性、中毒等。

3. 其他因素 包括发热、感染、药物、手术、饮酒、酒精戒断、代谢异常、精神紧张、过度疲劳、妊娠及分娩等。

二、典型临床表现与快速识别

(一) 临床表现

1. 癫痫的发作有两个特征,即脑电图的痫样放电和癫痫的临床发作。所有癫痫发作都有共同的特征,即发作性、短暂性、重复性、刻板性。

2. 全身性强直阵挛发作 最多见,发作早期即出现意识丧失,随后全身骨骼肌持续性收缩,眼睑上翻,眼球上牵或凝视,张口后猛烈闭合,颈和躯干先屈曲后反张,上肢内收前旋,下肢先屈曲后猛烈伸直,持续 10~20 秒进入阵挛期,阵挛期每次阵挛后有短暂间歇,间歇期逐渐延长,在一次剧烈阵挛后发作停止,进入发作后期。苏醒后患者常感头痛、全身酸痛、嗜睡,部分患者可有意识模糊,若强行约束可能发生伤人或自伤。

3. 强直性发作多伴自主神经症状,如面色苍白　失神发作为突然发生和迅速终止的意识丧失;肌阵挛发作表现为突发的、短暂的、触电样的肌肉收缩或持续时间 500 毫秒以下的强直性肌肉活动的终止;失张力发作表现为肌张力突然低下,头下垂,下颌松弛而张口,可伴短暂意识丧失;单纯部分性发作;部分性继发全身性发作;痴笑性发作;伴或不伴失神的眼肌阵挛性发作。

4. 癫痫发作如不能自行停止,则可演变为癫痫持续状态(SE)。根据临床表现和脑电,SE 可分为惊厥型(convulsive SE,CSE)和非惊厥型(nonconvulsive SE,NCSE)两大类。CSE 由于症状典型易于被发现,而 NCSE 由于缺少显著运动症状,在诊断上有一定困难,失代偿后生理改变详见表 7-4-1。

表 7-4-1　**强直 - 阵挛持续状态失代偿期生理功能改变**

脑部改变	自主调节 ↓	颅内压 ↑	脑水肿	缺氧
代谢改变	血糖 ↓	血钠 ↓	血钾异常	代酸呼酸
自主神经与心血管	血压 ↓	缺氧	心肺功能 ↓	凝血因子 ↓

（二）辅助检查

1. 神经电生理检查　传统的脑电图(EEG)记录,将电极放置在可能是癫痫区域的脑部,出现痫样放电。

2. 神经影像学检查　CT 和 MRI 大大提高了癫痫病灶结构异常的诊断。阳离子衍射断层摄影(PET)可以测量脑的糖和氧的代谢脑血流和神经递质功能变化。单光子衍射断层摄影(SPECT)可以测量脑血流、代谢和神经递质功能变化。MRI 光谱分析仪(MRS)可以测量某些化学物质,如乙酰天冬氨酸含胆碱物质、肌酸和乳酸在癫痫区域的变化。

3. 实验室检查　血、尿、便常规检查及血糖、电解质(钙磷)测定、血清或脑脊液氨基酸分析可以发现可能的氨基酸代谢异常。

4. 脑脊液检查　病毒性脑炎时,白细胞计数增多、蛋白增高,细菌性感染时,还有糖及氯化物降低。脑寄生虫病可有嗜酸性粒细胞增多;中枢神经系统梅毒时,梅毒螺旋体抗体检测阳性。颅内肿瘤可以有颅内压增高、蛋白增高。

5. 神经生化检查　目前已经应用的离子特异电极和微透析探针,可以放置在脑内癫痫区域,测量癫痫发作间、发作时和发作后的某些生化改变。

6. 神经病理检查　手术切除癫痫病灶的病理检查,可以确定癫痫病因是由脑瘤瘢痕、血管畸形、硬化炎症、发育异常或其他异常引起。

7. 神经心理检查　评估认知功能的障碍,可以判断癫痫病灶或区域在大脑的哪一侧。

（三）鉴别诊断

1. 低钙性抽搐　发作时一般不伴意识丧失,无脑电图痫样放电,脑电图及血钙水平可以鉴别。

2. 麻醉药物　阿片类药物致胸壁僵直,琥珀胆碱致肌肉震颤。

3. 假性发作　多因心理障碍引起的脑功能异常,脑电图无痫样放电,抗癫痫药治疗无效,但需注意癫痫合并假性发作存在。

4. 偏头痛 偏头痛程度较癫痫重,偏侧或双侧剧烈头痛,脑电图表现为局灶性慢波,基底动脉型偏头痛意识障碍发生缓慢,易唤醒。癫痫头痛多在发作前后,程度较轻,脑电图为棘慢波,意识障碍发生突然,苏醒缓慢。

5. 短暂性脑缺血发作(TIA) 瘫痪症状多见而非抽搐,即使出现抽搐也不符合癫痫共性特点,且脑电图无明显痫性放电。

6. 过度换气综合征 主要由焦虑所致的心理、生理反应,出现心跳加快、出汗及不恰当过度呼吸等表现,引起血二氧化碳浓度过低、呼吸性碱中毒,造成手脚麻木,严重时四肢抽搐,动脉血气二氧化碳分压偏低。

7. 恐慌发作,寒战,麻醉深度太浅。

三、危机处理方案

(一) 危机处理

癫痫的治疗包括控制发作,病因治疗,药物治疗,手术或物理治疗和预防。癫痫发作的主要危机是癫痫持续状态,处理的首要目标是完全控制癫痫发作,同时保护患者生命体征及内环境的平稳,具体流程见图 7-4-1,若生命体征突然变化,可立即插管全身麻醉,防止患者情况加剧恶化。

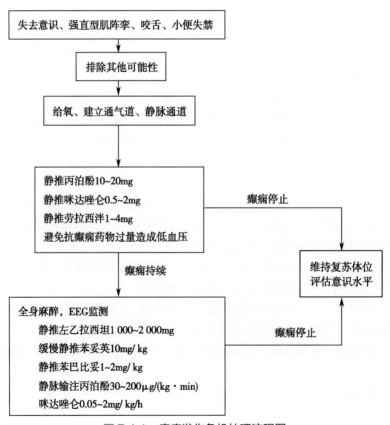

图 7-4-1 癫痫发作危机处理流程图

(二) 危机后处理

1. 因手术室内拥有多种生命监测及呼吸支持设备,麻醉医师迅速应用镇静药或肌松药等全身麻醉药物有效解除惊厥,快速终止癫痫发作的症状,即使是对于超级难治性癫痫持续状态(SRSE)。但大剂量的镇静药物及肌松剂的使用往往会掩盖癫痫本身的病情,因此发作是否终止仍需通过脑电图判断,若 24 小时无发作及 EEG 爆发抑制,可缓慢减停麻醉药物,继续 AEDs 治疗。若减药后临床或 EEG 复发,重新使用麻醉药物并加用其他抗癫痫药物,进一步评估病因。

2. 分析是否因为药物、酒精、颅脑病症、中枢感染、蛛网膜下出血等引发癫痫。

3. 防止并发症　预防低体温,横纹肌溶解,急性肾损伤、心律失常、误吸、神经源性肺水肿等。

4. 进一步监测 EEG,炎症因子,血药浓度水平,CT 评估脑损伤。

(三) 危机预防

1. 术前问诊患者癫痫史,若有则继续服用抗癫痫药物并确定血药浓度达到治疗水平。

2. 避免过度通气和低碳酸血症的发生。

3. 特殊手术需要和外科医师商讨是否应用预防性的抗癫痫药物。

4. 术中监测血糖水平。

5. 避免局部麻醉药中毒。

6. 对子痫前期的孕产妇应用硫酸镁。

7. TURP 手术中监测血钠浓度预防低钠血症。

四、典型病例

(一) 病历摘要

患者,男性,52 岁,因"车祸伤后 3 小时"入院。入院诊断:①左侧额、颞叶脑挫裂伤、硬膜下血肿、蛛网膜下腔出血;②左胫腓骨骨折。患者三小时前发生车祸,当即倒地,意识丧失,家人一小时前送入我院急诊,诊治过程中患者意识未恢复,急诊头部 CT 提示:左侧额颞叶脑挫裂伤,左侧额颞部硬膜下血肿,蛛网膜下腔出血。既往体健,否认患病史及用药史。拟转手术室行急诊去骨瓣减压及血肿清除手术。

(二) 危机发生与处理

患者在转运至手术室过程中突然出现牙关紧闭、四肢肌肉强直并抽搐,检查发现双目上翻,双侧瞳孔扩大,症状持续。入手术室后立即行以下处理:①约束患者;②面罩吸氧;③心电血压监测;④根据脑外伤及发作症状考虑头部外伤引起的癫痫持续状态可能,静注咪达唑仑 5mg,一分钟后患者仍持续抽搐,心电监护:心率 164 次 /min,血压 195/105mmHg,SpO_2 测不出,于是立即行全身麻醉诱导及气管插管:静推丙泊酚 120mg,芬太尼 0.2mg,罗库溴铵 60mg,抽搐停止,插入气管导管,听诊正常后固定深度,气管内吸痰后行机控呼吸,此时心率 101 次 /min,血压 161/89mmHg,SpO_2 98%。输液:25% 甘露醇 250ml 快速滴注,5% 葡萄糖注射液 500ml 缓慢静滴,根据出入量适度补液。完善动脉穿刺测压、血气分析等并根据结果调节呼吸参数、稳定电解质水平,纠正酸中毒等。

(三) 危机转归

脑外手术持续约 2 小时结束,患者术中生命体征平稳,带气管导管安全返回神经外科监护室行机械辅助通气,在这里进行持续的脑电图监测指导有效合理的治疗。可以将患者床头太高 30°,以确保充分的静脉引流。

(四) 危机事件分析

患者转运过程中出现的症状符合癫痫发作临床表现,无原发癫痫病史,因此颅脑损伤导致癫痫发作病因明确。

手术室内癫痫发作处理往往比较及时,手术室内条件能满足立即吸氧,建立有效通气,开放静脉通路,静脉予以镇静药物,当上述用药不能有效控制抽搐症状时,即可实施全身麻醉控制癫痫发作,全身麻醉是难治性癫痫持续状态的最终治疗方法。本例癫痫发作处理措施基本符合癫痫发作处理流程,积极予以降颅压,维持呼吸循环稳定,监测内环境变化等措施,患者生命体征恢复平稳。

脑外伤诱发癫痫发作,受伤脑组织是癫痫发作的病灶,药物可以控制,但短时间内又再次发作,清除病灶是最终措施。及时手术清除病灶,解除患者癫痫诱因,可以有效防止病情进一步发展导致的继发性神经系统损伤。术中除了要维持患者生命体征,还要检测血糖,电解质,观察尿量,液体正负平衡等,评估患者癫痫发作导致的器官损伤,减少癫痫和手术后并发症。

五、临床建议与思考

1. 在癫痫和癫痫持续状态是神经系统常见疾病,癫痫发作时间短暂,危险较小,但癫痫持续状态发作凶险,处理不及时可以导致严重脑缺氧、机体代谢障碍及多器官功能衰竭等。快速识别癫痫持续状态并迅速终止症状发作是危机处理的核心,可以有效减少全身继发性损害。

2. 麻醉科的优势在于强大的呼吸和循环管理能力可以有效支持镇静、镇痛和肌松等药物的使用,能达到终止癫痫持续状态发作。尽管近来有些文献报道,长期大量镇静药物致使患者重症监护时间延长,增加肺部并发症发生率,但不可否认的是对于难治性癫痫持续状态(RSE)及超级难治性癫痫持续状态(SRSE),早期启动麻醉干预是确定有效的终止发作的手段,同时也有利于下一步的病因治疗和预后转归,因此作为麻醉科医师最重要的是对病情做出快速准确判断、早期有效干预以及完整的生命支持。

(何 浩 林 云)

参考文献

[1] 邓小明, 姚尚龙, 于布为, 等. 现代麻醉学 [M]. 4 版. 北京: 人民卫生出版社, 2014.

[2] 中华医学会. 临床诊疗指南·癫痫病分册 [M]. 2015 修订版. 北京: 人民卫生出版社, 2015.

[3] GLAUSER T, SHINNAR S, GLOSS D, et al. Evidence-Based Guideline: Treatment of Convulsive StatusEpilepticus in Children and Adults: Report of the Guideline Committee of theAmerican Epilepsy Society [J]. Epilepsy Currents, 2016, 16 (1): 48-61.

[4] BROPHY G M, BELLR, CLAASSEN J, et al. Guidelines for the evaluation and management of statusepilepticus [J]. Neurocritical care, 2012, 17 (1): 3-23.

[5] MEIERKORDH, BOON P, ENGELSEN B, et al. EFNS guideline on themanagement of status epilepticus in adults [J]. European Journal of Neurology, 2010, 17 (3): 348-355.

[6] Eugen Trinka, Hannah Cock, Dale Hesdorffer, et al. A definition and classification of status epilepticus-Report of the ILAE Task Force on Classification of Status Epilepticus [J]. Epilepsia, 2015, 56 (10): 1515-1523.

[7] BROPHY. Guidelines for the evaluation and management of status epilepticus [J]. Neurocrit Care, 2012, 17 (1): 3-23.

[8] PRASAD A, WORRALLBB, BERTRAM EH, et al. Propofol and midazolam in the treatment of refractory

status epilepticus [J]. Epilep-sia, 2001, 42 (3): 380-386.

［9］ SHORVON S, BAULAC M, CROSS H, et al. TaskForce on Status Epilepticus of the ILAE Commission for European Affairs The drug treatment of status epilepticus in Europe: consensus document from a workshop at the first London Colloquium on Status Epilepticus [J]. Epilepsia, 2008, 49: 1277-1285.

第五节　脊髓休克

一、定义与发生机制

(一)定义

脊髓休克(spinal shock)也称脊休克,指脊髓突然横断失去与高位中枢的联系,断面以下脊髓暂时丧失反射活动能力进入无反应状态的现象。这是一种暂时现象,各种反射可逐渐恢复,恢复时间与受伤部位、受伤机制、机体基本身体状况及严重程度等有关。

(二)发生机制

正常情况下,从神经系统脊髓以上的部分下行的轴突释放低频冲动给脊髓的神经元,维持神经元的兴奋状态,准备对高频冲动做出反应。当脊髓横断时,横断损伤平面以上的轴突下行传导束的易化作用或兴奋作用丧失,损伤平面以下的脊髓丧失了冲动的传递,兴奋能力明显减少而出现脊髓休克。

(三)危险因素分析

最常见于是高胸部位或颈脊髓损伤。

脊髓休克发生在脊髓损伤的急性期,并在损伤后 4~6 周内发展为自主反射障碍。

二、典型临床表现与快速识别

(一)临床表现

表现为损伤脊髓平面以下运动、感觉、反射以及大小便功能的消失,但肛周感觉、肛门反射及球海绵体反射可保留。严重者临床表现为静息性低血压,心动过缓,痰液分泌增多,甚至心搏骤停,窒息致死亡。

(二)辅助检查

CT 和 MRI 检查　用于了解脊柱情况、脊髓损伤程度、有无压迫等。

(三)鉴别诊断

脊髓震荡:指暂时性和可逆性脊髓和马尾神经生理功能丧失,可见于只有单纯性压缩性骨折,甚至放射线检查阴性的患者。临床表现为不完全截瘫,损伤平面以下保留有感觉或运动或反射三者之一或更多,肛门反射都存在,电生理检查常可引出诱发电位。是脊髓损伤中最轻的一种,在伤后 24 小时内出现恢复,6 周内完全恢复脊髓功能。

三、危机处理方案

(一)危机处理

首先按 A(呼吸道是否通畅、呼吸频率、节律)、B(循环状态、血压、脉搏)、C(意识、瞳孔)、D(四肢活动度)程序对患者进行评估,判断患者最严重部位,以抢救生命为主。

其次患者制动、保持呼吸道通畅、给氧。若出现呼吸表浅,频率减慢,胸闷加重或不能自主呼吸者,应尽早气管插管或气管切开,呼吸机或简易人工呼吸器维持呼吸。

麻醉诱导过程及维持过程保持循环稳定,若出现低血压、心动过缓,遵循需多少补多少的原则,及早和及时补充血容量,合理配合使用血管升压药物和拟交感神经药物,纠正酸中毒,改善微循环,提高组织灌注。(图 7-5-1)

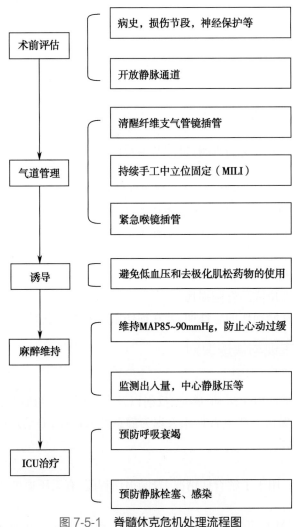

图 7-5-1 脊髓休克危机处理流程图

(二) 危机后处理

1. 当患者生命体征平稳后主要的治疗任务是防止已受损的脊髓进一步损伤并保护正常的脊髓组织,必要时应用正性肌力药物。

2. 其他治疗包括留置导尿管、胃管,帮助患者排便、监测患者出入量等。

3. 也可行中心静脉导管监测体液平衡,多普勒超声评估患者心泵功能。

(三) 危机预防

1. 受伤现场和围手术期正确运送患者以及体位变动,可有效避免脊髓二次损伤所导致的脊髓休克。

2. 脊柱手术中,术者在操作中宜动作轻柔,尽量减少牵拉、刺激造成的脊髓损伤。

3. 对于脊髓损伤而未发生脊髓休克的患者采取适宜的气管插管方法。

4. 选取对心血管抑制轻的药物,维持合适的麻醉深度,保证循环稳定和重要器官血流灌注,避免脊髓由于灌注不足而二次损伤所导致的脊髓休克。

四、典型病例

(一)病历摘要

患者,男性,56 岁,因颈部疼痛伴四肢麻木 1 个月余,加重伴行走不稳 2 天入院。2 天前病情加重伴行走不稳,且药物不能缓解,外院行颈椎 MRI 提示:颈 3~4、颈 5~6 间盘突出症(脊髓型)。为求进一步诊疗来我院,门诊以"颈椎病"收住我科。既往偶有颈部疼痛病史。体格检查:体温 36.5℃,脉搏 86 次 /min,呼吸 19 次 /min,血压 121/77mmHg。专科检查:颈椎曲度变直,颈部肌肉僵硬,颈椎活动轻度受限。颈 3~6 棘间压痛,颈 3~6 棘旁两侧压痛(+),叩击痛(-),双侧椎间孔挤压试验(+),扣顶试验(-),臂丛牵拉试验左侧(+)、右侧(+),旋颈试验(±),余病理反射未引出。辅助检查:超声心动图提示:二尖瓣、三尖瓣轻度关闭不全,余心脏形态结构及瓣膜活动大致正常。心电图提示:窦性心律,电轴左偏。初步诊断:脊髓型颈椎病。患者拟在局部麻醉 + 镇静下行颈椎前路减压术。

(二)危机发生与处理

入室后,常规心电监护生命体征。体温 36.8℃,脉搏 79 次 /min,呼吸 22 次 /min,血压 131/72mmHg,建立静脉通路,依次给予氟哌利多、芬太尼,面罩吸氧,吸入氧浓度 100%;氧流量为 2L/min。于右颈前入路行颈 5~6 及颈 3~4 间盘切除术,术中患者清醒、合作,生命体征平稳。但当用咬骨钳在颈 3~4 部位操作时,患者自述呼吸困难,四肢不能活动且无感觉,监护示:SpO_2 87%,血压 85/69mmHg,心率 52 次 /min。要求术者立即停止操作,并询问手术进展及出血量情况,术者明确回答未有明显出血。随即考虑脊髓休克。短暂面罩加压给氧后,通过纤维支气管镜成功插入 ID 7.0 气管导管,同时加大补液速度并配合使用多巴胺提升血压和心率,给予甲泼尼龙 80mg 冲击治疗,患者生命体征逐渐平稳后七氟烷和瑞芬太尼麻醉维持。

(三)危机转归

两小时后手术结束,停止麻醉后患者渐清醒,自主呼吸恢复,但潮气量 200~300ml,15 次 /min,四肢肌力差,带管送入 ICU 进一步呼吸支持治疗。72 小时后自主呼吸力量好,四肢肌力恢复Ⅳ~ Ⅴ级,拔除气管导管,转回普通病房继续治疗。

(四)危机事件分析

脊髓休克是临床中较少出现的并发症,现代脊椎手术一般都具有脊神经功能监测。

当患者出现脊髓休克时,立即予以吸氧,气管插管建立可靠通气道,缓解患者呼吸困难症状,同时通过液体复苏和血管活性药物维持循环稳定,针对可能存在的脊髓损伤使用激素治疗,患者生命体征恢复平稳。

此病例术中牵拉刺激而导致高位颈髓的脊髓休克,位置较低,并未严重影响呼吸循环中枢,仅出现呼吸困难,四肢不能活动且无感觉脊髓截断症状。颈椎手术在脊柱外科手术中难度大,术中由于牵拉刺激易出现危险的并发症。当患者生命体征出现不平稳时,应积极与术者沟通,询问手术进展及出血等情况,有助于病因的分析。当发生威胁患者生命安全的情况时,以抢救患者生命为主,同时做任何操作时应尽量避免对脊髓的二次损伤。

五、临床建议与思考

1. 对脊髓休克的患者做到早期识别,早发现。

2. 一旦发现,以抢救生命为主,同时做任何操作时应尽量避免对脊髓的二次损伤。

3. 当患者生命体征平稳后主要的治疗任务是防止已受损的脊髓进一步损伤并保护正常的脊髓组织。

4. 手术尽快解除脊髓压迫。

5. 选取对心血管抑制轻的药物,维持合适的麻醉深度,保证循环稳定和重要器官血流灌注,避免脊髓由于灌注不足而二次损伤所导致的脊髓休克。

6. 甲泼尼龙可以给予 3 小时内脊柱损伤的患者,一些证据表明它可能对不完全性脊髓损伤有一定程度的改善,临床用药时必须考虑到其副作用。

(夏海发　陈向东)

参考文献

[1] MORGAN G, MAGED MIKHAIL, MICHAEL MURRAY. Clinical anesthesiology [M]. 4th ed. McGraw-Hill Medical, 2005.

[2] MILLER RD, ERIKSSON LI, FLEISHER LA, et al. Miller's Anesthesia [M]. 7th ed. Philadephia, Churchill Livingstone Inc, 2009, 2277-2311.

[3] DUTTON RP. Trauma Anesthesia: The ASA Refresher Courses in Anesthesiology [J]. Anesth Prog, 2008, 36: 33-43.

[4] FATHI AR, ESHTEHARDI P, MEIER B. Patent foramen ovale and neurosurgery in sitting position: a systematic review [J]. Br J Anaesth, 2009, 120 (5): 588-596.

[5] ALBIN MS. Venous air embolism: a warning not to be complacent—we should listen to the drumbeat of history [J]. Anesthesiology, 2011, 115 (3): 626-629.

[6] DITUNNO JF, LITTLE JW, TESSLER A, et al. Spinal shock revisited: a four-phase model [J]. Spinal Cord, 2004, 42: 383.

[7] NANKOVIĆ V, SNUR I, NANKOVIĆ S, et al. Spinal shock. Diagnosis and therapy. Problems and dilemmas [J]. Lijec Vjesn, 1995, 117 (Suppl 2): 30.

[8] GULY HR, BOUAMRA O, LECKY FE. Trauma Audit and Research Network. The incidence of neurogenic shock in patients with isolated spinal cord injury in the emergency department [J]. Resuscitation, 2008, 76: 57.

[9] FURLAN JC, FEHLINGS MG, SHANNON P, et al. Descending vasomotor pathways in humans: correlation between axonal preservation and cardiovascular dysfunction after spinal cord injury [J]. J Neurotrauma, 2003, 20: 1351.

第六节　自主神经反射异常

一、定义与发生机制

(一)定义

自主神经反射异常(autonomic dysreflexia,AD)是由交感神经系统对有害刺激的过度反应引起的一组临床综合征,常发生于 T_6 及以上脊髓损伤(spinal cord injury,SCI)患者,可导致致死性并发症。

（二）发生机制

发生脊髓损伤后,脊髓损伤平面以下的交感神经活动不再受高级中枢的调节而仅依靠脊髓环路来控制,损伤平面远侧的脊髓仍然具有活性是发生 AD 的先决条件,而脊髓损伤平面的高低将直接影响交感兴奋的范围和程度。同时血管儿茶酚胺受体的增量调节、儿茶酚胺的神经释放增加、儿茶酚胺突触前的重吸收减少、压力感受器反射丧失、脊髓神经元中谷氨酸物质的变化、延髓对脊髓神经元的抑制丧失、降钙素基因相关肽纤维的增生等因素也参与 AD 的发生发展。

（三）危险因素分析

1. 泌尿系统因素 膀胱扩张是 AD 最常见的诱因之一。

2. 消化系统因素 胃肠道因素是引起 AD 排第二位的常见诱因。

3. 其他 脊髓损伤平面以下的关节脱位,下肢骨折,分娩,阴道检查,性交,射精,甚至昆虫叮咬、紧身裤都可引起 AD。

二、典型临床表现与快速识别

（一）临床表现

不同患者表现不同,主要症状与体征是占优势的损伤平面以上副交感神经兴奋为主,损伤平面以下交感神经兴奋为主而产生的综合结果。

AD 的临床表现包括:

1. 严重头痛。

2. 脊髓损伤平面以上部位大量出汗,尤其是面部、颈部和肩部。

3. 颜面部潮红。

4. 脊髓损伤平面以上的皮肤出现斑点和鸡皮疙瘩。

5. 脊髓损伤平面以下皮肤苍白干燥。

6. 视觉障碍,可有短暂的视物不清。

7. 鼻黏膜充血堵塞。

8. 焦虑或烦躁不安。

9. 恶心和呕吐。

10. 血压的显著升高是 AD 患者最主要的体征,血压升高可能并不引起其他临床症状,也可能发展为高血压危象合并肺水肿、左心室功能障碍、视网膜脱离、颅内出血、癫痫甚至死亡。

11. 迷走神经兴奋引起的心动过缓可从轻微心率减慢直至心搏骤停。如果患者患有冠状动脉疾病,则可能导致心肌梗死发生。

（二）辅助检查

1. 主要通过临床查体得出诊断 ①收缩压上升大于原来正常值的 20%;②至少伴有下列 5 项中的 1 项:出汗,寒战,头痛,面部充血,发冷。

2. MRI 检查 用于了解脊柱情况、脊髓损伤程度、有无压迫等。

（三）鉴别诊断

1. 多发性硬化症中 T_6 以上的脊髓斑块。

2. SCI 患者并存儿茶酚胺分泌肿瘤(与肿瘤释放的儿茶酚胺相关的 AD 相似症状)。

3. 子痫一般发生于妊娠晚期,表现为高血压、水肿和蛋白尿,多见于初产妇、双胎妊娠及羊水过多等情况。

三、危机处理方案

(一) 危机处理

1. 密切监测生命体征,立即寻找触发因素。

2. 至少每 5 分钟测量一次血压,尽快消除有害刺激。

3. 建议立即恢复膀胱引流。如果患者已经留置导尿管,则应对其进行评估以确定是否存在堵塞或错位,并且还应进行尿路感染检查。

4. 进行直肠检查来评估是否存在粪便嵌塞。

5. 如无法找到触发因素,并且体位等干预措施不能将患者收缩压降低至 150mmHg 以下,应开始进行药物治疗。

6. 对保守方法无效的少部分患者,可选用神经破坏性手术打断恶性传入,如交感神经节切除、骶神经根切断、骶神经后根切断、脊髓切除、后根神经节切除等(图 7-6-1)。

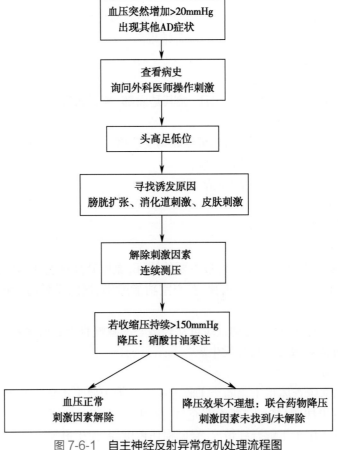

图 7-6-1 自主神经反射异常危机处理流程图

（二）危机后处理

1. 继续选择降压药物直至血压得到控制。

2. 长期药物治疗：哌唑嗪、胍乙啶、钙通道阻滞剂、可乐定和肼屈嗪。

（三）危机预防

1. 适当的膀胱和肠道护理（即预防粪便嵌塞、膀胱充盈）是预防 AD 发生的主要措施；

2. 通过留置导尿管或间歇性导尿以及定期泌尿系统感染的监测与随访是预防泌尿系统因素诱发 AD 的重要措施；

3. 保证通畅的排便和预防便秘对于预防消化系统因素诱发 AD 非常重要；

4. 为防止留置导尿管和肛门直肠手术引起 AD，应预防性应用利多卡因或奥布卡因软膏对导尿管及器械进行润滑处理；

5. 对 SCI 患者进行宣传教育，让他们了解 AD 的早期症状，并熟知常见诱因和处理方法。

四、典型病例

（一）病历摘要

患者，男性，46 岁，以四肢活动受限 2 小时为主诉入院。患者 2 小时前于 4m 高处木电线杆上施工作业时，木电线杆折断患者坠落摔伤，摔伤后四肢无法活动，有排尿感觉但无法排出，意识清醒，语言清楚，现为求进一步治疗来我院就诊，急诊以"无骨折脱位脊髓损伤"收入我科行手术治疗。发病以来精神可，无头昏头迷，无咳嗽、咳痰，无恶心呕吐，无发热。既往史体健。体格检查：体温 36.6℃，脉搏 87 次/min，呼吸 16 次/min，血压 120/80mmHg。专科检查：颈部压痛、活动受限、生理弯曲存在，四肢肌力异常。辅助检查：心电图、胸片、超声心动图未见明显异常。初步诊断：颈椎损伤。

（二）危机发生与处理

患者急诊入手术室后，血压 130/76mmHg、心率 70 次/min、脉搏血氧饱和度 96%。患者在急诊已开放右手静脉通路，据悉已补液将近 1000ml，入手术室后主诉有尿意，嘱其麻醉诱导后即留置导尿管，同时担心术中失血较多左足又开放一条静脉通路，遂麻醉医师与患者家属交代麻醉知情同意事项。15 分钟后一切准备就绪，麻醉医师即将静推药物为患者实施麻醉时，患者主诉头痛难忍，随即监护仪显示血压 210/106mmHg、心率 80 次/min、$SpO_2$97%，怀疑急性心肌梗死发作，行术中心电图监测未发现异常，数分钟后患者颜面潮红、口鼻腔分泌物增多、主诉视物不清，此时左足静脉通路入生理盐水将近 500ml，遂怀疑患者膀胱充盈诱发 AD，随即奥布卡因凝胶润滑留置导尿管引出 800ml 尿液，乌拉地尔 15mg 静脉注射对症处理，数分钟后患者自诉"头痛减轻，一下子舒服了"，测血压 140/85mmHg，即按原计划实施麻醉诱导及维持。麻醉过程平稳，手术过程顺利，术中出血约 100ml，术毕送患者入 PACU等待苏醒。

（三）危机转归

患者苏醒后自主呼吸可，符合拔管指征后拔除气管导管，但双下肢肌力弱，考虑排尿困难可能，继续维持导尿管，持续心电监护，心率、血压均在正常范围，半月后双下肢肌力渐恢复，拔除导尿管，自行排尿。

（四）危机事件分析

患者存在脊髓损伤，但节段不明确，又存在膀胱充盈从而诱发 AD。

发生 AD 后立即予以导尿排空膀胱,解除 AD 诱发因素。予降压药对症处理血压升高,经上述处理患者生命体征趋于平稳。

脊髓损伤患者中 85% 会出现 AD 症状,而 AD 的诱发因素中泌尿系统因素占 80% 左右,包括膀胱胀满、扩张,插入导尿管,导尿管堵塞,牵拉导尿管,尿路感染,逼尿肌括约肌协同不良,膀胱尿路镜检等,AD 以突发性血压升高超过基础血压20%合并头面部充血、潮红、出汗、鼻塞为主要症状。该患者急诊诊断脊髓损伤,入手术室后主诉有尿意,已存在膀胱充盈,之后又经足静脉通路快速补液 500ml,进一步加重膀胱充盈使其膨胀,进而引发 AD 样表现,之后经导尿和对症处理患者情况有所改善,某种程度上验证了我们的预判。此病例提醒我们对于 SCI 患者应及早预防 AD 的发生,尤其应从泌尿系统管理着手。

五、临床建议与思考

1. 患有 SCI 和 AD 的患者经常会接受一些医疗操作和手术,比如泌尿系统手术,而这些操作本身可能会触发自主神经反射性疾病。这些手术术中可以选择全身麻醉或区域麻醉,以脊髓麻醉为代表的区域麻醉具有阻断脊髓两侧反射弧,从而避免自主神经反射异常的优点。

2. 如果选用全身麻醉,当出现高血压或其他 AD 异常表现时,通过增加麻醉药来加深麻醉后患者症状往往可以得到缓解。然而,如果高血压不能通过加深麻醉来解决,那么应该使用降压药来维持循环功能稳定,直到刺激消除。

3. 妊娠的 SCI 妇女在分娩过程中有发生 AD 的风险。在 SCI 的妇女中,分娩症状可能只表现为腹部不适,痉挛增加和自主神经反射不良。据报道,硬膜外麻醉是控制 SCI 妇女分娩时发生 AD 的最佳选择。对于剖宫产或仪器辅助分娩,可以选用脊髓或硬膜外麻醉。

4. 自主神经异常也可能导致心肌缺血,肺水肿,脑出血,癫痫发作,昏迷和死亡,及时治疗严重的高血压是保证患者预后的主要目标。

5. 很多病例报道,脊髓麻醉可以消除自主神经异常症状,所以除了短效降压治疗外,增加麻醉深度可能有效预防高血压的出现。

(夏海发　陈向东)

参考文献

[1] MILLER RD. Miller's Anesthesia [M]. 6th ed. New York: Churchill Livingstone, 2005.

[2] 杭燕南, 俞卫锋, 于布为, 等 . 当代麻醉手册 [M]. 3 版 . 上海 : 世界图书出版公司 , 2016.

[3] 邓小明, 李文志 . 危重病医学 [M]. 3 版 . 北京 : 人民卫生出版社 , 2014.

[4] MARINO PL. The ICU Book [M]. 2nd ed. Philadelphia, 1997.

[5] VALLÈS M, BENITO J, PORTELL E, et al. Cerebral hemorrhage due to autonomic dysreflexia in a spinal cord injury patient [J]. Spinal Cord, 2005, 43 (12): 738, 740.

[6] KRASSIOUKOV A, WARBURTON DE, TEASELL R, et al. A systematic review of the management of autonomic dysreflexia after spinal cord injury [J]. Archives of Physical Medicine and Rehabilitation, 2009, 90 (4): 682-695.

[7] ELDAHAN KC, RABCHEVSKY AG. Autonomic dysreflexia after spinal cord injury: Systemic pathophysiology and methods of management [J]. Autonomic Neuroscience, 2018, 209: 59-70.

第七节　全脊髓麻醉

一、定义与发生机制

（一）定义

全脊髓麻醉（total spinal anesthesia）简称全脊麻，是指硬脊膜外隙神经阻滞时，致使注入硬脊膜外隙的局部麻醉药误入蛛网膜下隙，超过脊麻数倍剂量的局部麻醉药在脑脊液中产生全部脊神经根或脊髓阻滞，并影响或抑制中枢神经系统，除造成整个躯体感觉与运动功能全部消失外，还导致延髓生命中枢的抑制，从而出现呼吸功能丧失，循环系统虚脱。

（二）发生机制

由于硬膜外穿刺针孔较大，误入蛛网膜下腔有脑脊液流出，但如果穿刺针斜面部分进入蛛网膜下腔；或使用多孔硬膜外导管，远端孔可能进入蛛网膜下腔而近端孔在硬膜外间隙；或刺破蛛网膜，脑脊液流出后，后退穿刺针，脑脊液不再流出，但蛛网膜破损处形成单向活瓣。这些情况下脑脊液不易流出，但注入硬膜外阻滞量的局部麻醉药有可能出现全脊麻。

（三）危险因素分析

1. 硬膜外麻醉穿刺过程中，非故意穿破硬脊膜；放置硬膜外导管或导管移位。
2. 腰麻时局部麻醉药剂量过大。
3. 腰麻使用重比重局部麻醉药时患者过度头低足高位。
4. 正常硬膜外麻醉后又进行腰麻。
5. 腰麻第一次失败后重复给予局部麻醉药而未减少剂量。
6. 腰硬联合麻醉时硬膜外局部麻醉药试验剂量过大。

二、典型临床表现与快速识别

（一）临床表现

全脊麻临床症状主要体现在三大方面：①神经系统局部麻醉药毒性反应（包括中枢神经和周围神经）；②呼吸功能抑制或丧失；③循环系统功能抑制。

1. 当局部麻醉药误注入蛛网膜下隙后，患者开始感到胸闷、紧迫感、惶恐不安，继之出现说话无力，逐渐不能发声，全部脊神经所支配的躯干和四肢区域均无痛觉，患者已完全处于瘫软状态，意识迅速消失。

2. 由于肋间神经及膈神经完全身麻醉痹而出现呼吸困难，直至呼吸停止，全身缺氧发绀，进展迅速，急性缺氧窒息是引起患者致死的主要因素。

3. 由于交感神经被广泛阻滞，出现严重循环虚脱症状，表现为低血压、脉细弱无力，心率先增快后急剧减慢，心律失常，心动过缓是常见的临床症状，若不及时处理或处理不当可随时发生心搏骤停。

4. 大脑皮质麻痹症状，如意识消失，瞳孔散大。患者抢救成功且意识恢复后，除对麻醉经过无记忆外，一般无任何中枢神经系统后遗症。

（二）辅助检查

1. 如用药量过大,症状典型,诊断不难,但需与引起低血压和昏迷的其他原因进行鉴别。

2. 硬膜外腔麻醉时,要非常重视注射试验剂量后的判断,检查是否有腰麻表现。

3. 注毕首次量局部麻醉药后,坚持测试阻滞平面、调整阻滞平面,及时发现阻滞平面异常情况。

（三）鉴别诊断

1. 失血性休克　失血性休克也会出现意识模糊、低血压、脉细弱无力等症状,但休克往往是在快速、大量失血而又得不到及时补充的情况下发生的。

2. 局部麻醉药中毒　局部麻醉药的毒性反应除心血管功能障碍,还表现较为中枢神经系统毒性,如眼球及颜面部不自主的震颤,多语等。

3. 羊水栓塞　患者呼吸、循环系统功能抑制,意识障碍,凝血功能障碍,弥散性血管内凝血,无法解释的胎儿窘迫。

4. 过敏反应　皮疹/荨麻疹,支气管痉挛/哮喘,血管神经性水肿均是鉴别要点。

三、危机处理方案

（一）危机处理

处理原则:维持患者呼吸和循环功能

1. 立即高浓度面罩给氧,呼叫帮助,呼吸支持,必要时气管内插管建立人工气道。

2. 快速静脉输液。

3. 严重心动过缓或低血压立即给予肾上腺素(起始剂量 $10\sim100\mu g$,必要时增加剂量),如果轻度心动过缓给予阿托品($0.5\sim1mg$),如果加重,尽快给予肾上腺素。

4. 如果心搏骤停,开始 CPR,立即给予肾上腺素,见本书心搏骤停章节处理。

5. 如果是妊娠妇女,采用子宫左侧位立即通知妇产科和新生儿科,紧急剖宫产准备,监测胎儿心率。

（二）危机后处理

全脊麻的处理原则是维持患者循环及呼吸功能。若能维持循环功能稳定,30 分钟后患者可清醒。全脊麻持续时间与使用的局部麻醉药有关,利多卡因可持续 $1\sim1.5$ 小时,布比卡因持续 $1.5\sim3.0$ 小时,必要时可转入 ICU,进行持续的循环和呼吸功能支持治疗及严密的生命体征监测。尽管全脊麻来势凶猛,影响患者的生命安全,但只要诊断和处理及时,大多数患者均能恢复。

（三）危机预防

为减少或杜绝全脊麻的发生,麻醉医师必须规范操作,认真严谨,知识扎实,经验丰富,技术过硬。

1. 硬脊膜外隙阻滞前,应备好呼吸机、心电监护仪、面罩、气管导管、喉镜等急救用具和常规药品,监测患者脉搏、血压等基本生命体征,开放静脉通路。

2. 选择优质的穿刺工具,穿刺前应检查穿刺针斜面尖端是否标准,并合乎规格,软导管尖端是否过硬或过尖。

3. 严格规范操作规程,对于初学者,必须掌握操作要领,疑有穿刺困难者应让经验丰富的上级医师协助或指导操作。

4. 穿刺成功后及时回抽,确认穿刺针在硬脊膜外隙后方可置入导管,置管后再次回抽以防导管误入蛛网膜下隙。置管不畅更应小心谨慎,不应暴力操作。

5. 对于多次接受硬膜外阻滞,硬膜外间隙有粘连者或脊柱畸形或腹内巨大肿块、腹水、脊柱不易弯曲有穿刺困难者,不宜反复穿刺。

6. 老年、小儿硬膜穿破率比青壮年高,穿刺时要尤其小心。

7. 置管完成后应注入试验量,严密监测患者生命体征,观察患者意识状态。对于年轻患者试验量应为 3ml,观察 5~10 分钟;改变体位后应观察片刻,以防导管移位而刺入蛛网膜下隙;每次追加剂量前,应确保患者无脊麻征象,且注药时应回抽。

8. 改变体位后,若需再次注药,还应再次注入试验量。

9. 一旦穿破硬膜,最好该换其他麻醉方法,如全身麻醉或神经阻滞。

10. 警惕延迟性全脊麻,延迟性全脊麻发生较晚,且生命体征变化不明显,一旦发生全脊麻,应立即采取措施。

四、典型病例

(一)病历摘要

患者,女性,21 岁,身高 162cm,体重 78kg。以"停经 39+ 周,要求入院待产"为主诉入院。患者平素月经不规律,行径天数 7 天 / 月经周期 20~50 天,量中,色暗红,有痛经史,末次月经 2017-1-××,核实预产期 2017-10-××,停经 1 个月余测血 HCG 阳性,停经 50 余天 B 超示宫内早孕,单活胎。门诊以"瘢痕子宫,孕 3 产 1,孕 39 周待产"收入。既往身体健康,2013 年行剖宫产术。查体:体温 36.6℃,脉搏 64 次 /min,呼吸 20 次 /min,血压 133/77mmHg,心肺检查未见异常。专科情况:宫高:34cm 腹围:105cm,胎心率:145 次 /min,未触及明显宫缩。

(二)危机发生与处理

患者因孕 39 周拟行子宫下段剖宫产手术。术前检查均无异常,ASA Ⅰ级。入室血压 139/80mmHg,心率 98 次 /min,呼吸 20 次 /min,左侧卧位取 $L_{2\sim3}$ 间隙以 16G 穿刺针行硬膜外穿刺时不慎穿破硬膜,见清亮液体自穿刺针流出,立即向外拔针至无液体流出,做正压气囊实验证实针尖位于硬膜外腔,回抽无血无脑脊液,向头端置管 3.5cm 顺利无阻力,平卧位后,反复回抽硬膜外管无液体回流,给予 2% 利多卡因 3ml,5 分钟后无明显平面,产妇无诉不适,双下肢活动基本正常,继续硬膜外间隔分两次追加 2% 利多卡因各 3ml 和 4ml,总共 10ml,10 分钟后平面升至 T_7,血压稍有下降 116/65mmHg。开始手术,15 分钟左右时患者血压 72/40mmHg,并诉恶心、呼吸困难,立即加快补液,静注麻黄碱 10mg,面罩辅助呼吸,此时麻醉平面 T_1,且患者逐渐感觉说话、咳嗽和呼吸均无力,最后不能说话,但可点头和摇头,意识尚清,生命体征血压 110/65mmHg,心率 102 次 /min,SpO_2 98%,面罩辅助呼吸后患者自觉呼吸顺畅,手术时间约 40 分钟,手术顺利,术中生命体征基本保持稳定。

(三)危机转归

术毕平面为 $T_{2\sim3}$,到 50 分钟时消失至 T_8。患者逐渐能说话和咳嗽,1 小时左右患者可鼻导管给氧自主呼吸,不需要辅助。继续观察 30 分钟无其他异常后接硬膜外镇痛泵行术后镇痛,返回病房,嘱去枕平卧 3 天,观察 2 天后出院。

(四)危机事件分析

全脊髓麻醉是硬脊膜外隙阻滞时,注入硬脊膜外隙的局部麻醉药误入蛛网膜下隙,超过脊麻数倍剂量的局部麻醉药导致全部脊神经根或脊髓阻滞,根据上述病历资料可知,此次硬膜外穿刺不慎穿破硬膜,虽然后期硬膜外导管仍在硬膜外腔,但短时间内硬膜外腔注入大量局部麻醉药由于压力原因仍然会有过多的局部麻醉药进入蛛网膜下腔导致异常广泛的神经阻滞。从严格意义上来讲并非全脊髓麻醉。

全脊髓麻醉临床并不常见,临床多见此种异常广泛的脊神经阻滞,其处理流程与全脊髓麻醉处理流程基本相同。本例患者处理措施符合全脊髓麻醉处理流程,但本病例并非典型全脊髓麻醉,而是异常广泛脊神经阻滞,病情并不凶险,经过面罩吸氧,液体复苏和血管活性药物处理维持了循环稳定。

予以 2% 利多卡因 3ml 试验剂量未显示阻滞效果只能证明硬膜外导管不在蛛网膜下腔,但因给与局部麻醉药容量少压力小,通过硬膜外穿破口渗入蛛网膜下腔的局部麻醉药很少,未能显示异常广泛神经阻滞甚至全脊髓麻醉的征象。当硬膜外给局部麻醉药达到一定容量压力增大,渗入蛛网膜下腔的局部麻醉药急剧增加,导致很快出现异常广泛神经阻滞甚至全脊髓麻醉的临床表现。渗入蛛网膜下腔的局部麻醉药逐渐扩散广泛阻滞脊神经根,当平面足够高将影响或抑制中枢神经系统,除造成整个躯体感觉与运动功能全部消失外,还导致延髓生命中枢的抑制,出现呼吸功能丧失,循环衰竭。

此病例在硬膜外腔麻醉穿破硬脊膜的情况下通过退针重新回到硬膜外腔,并置入硬膜外导管实施麻醉,存在严重安全隐患,目前已明确应杜绝,可以改变穿刺间隙重新置管,最好更改麻醉方式。术后继续接镇痛泵进行术后镇痛同样存在隐患,值得商榷。

五、临床建议与思考

1. 全脊麻最明显特征是异常升高的阻滞平面及呼吸系统、循环系统功能的抑制。发生低血压,患者述呼吸困难,胸闷,麻醉医师必须提高警惕,分析检查可能的原因,同时采取措施。

2. 硬膜外穿刺是一种盲探性穿刺,所以要求熟悉有关椎管解剖。穿刺过程中患者发生躁动可能使导管移位而刺入蛛网膜下腔。有报道硬膜外阻滞开始时为正常的节段性阻滞,以后再次注药时出现全脊麻,经导管抽出脑脊液,说明在麻醉维持期间导管还会穿破硬膜进入蛛网膜下腔。

(夏海发　陈向东)

参考文献

[1] CARVALHO B. Failed epidural top-up for cesarean delivery for failure to progress in labor: the case against single-shot spinal anesthesia [M]. Int J Obstet Anesth, 2012, 21: 357-359.

[2] PAN PH, BOGARD TD, OWEN MD. Incidence and characteristics of failures in obstetric neuraxial analgesia and anesthesia: a retrospective analysis of 19, 259 deliveries [M]. Int J Obstet Anesth, 2004, 13: 227-233.

[3] WONG CA. Epidural and spinal analgesia/anesthesia for labor and vaginal delivery//CHESTNUT DH, POLLEY LS, TSEN LC, et al. Chestnut's obstetric anesthesia: principles and practice [J]. 4th ed. Philadelphia: Mosby, 2009, 462-463.

[4] 郭曲练, 姚尚龙. 临床麻醉学 [M]. 4 版. 北京 : 人民卫生出版社 , 2016: 8.

[5] 曾因明. 危重病医学 [M]. 4 版. 北京 : 人民卫生出版社 , 2016: 6.

第八节　局部麻醉药中毒

一、定义与发生机制

（一）定义

局部麻醉药中毒（local anesthetic toxicity）是指局部麻醉药在患者体内产生过高的血药浓度而导致的不良反应。

（二）发生机制

局部麻醉药中毒可分为过敏性、组织性，以及全身毒性反应。

1. 局部麻醉药引起的过敏性反应非常罕见，大多数均与含有氨基酯类的制剂或防腐剂如甲基对羟苯甲酸酯有关，并且酯类局部麻醉药引起的过敏性反应远比酰胺类多见。

2. 当局部麻醉药的浓度和剂量适宜时，对神经及其周围的组织是没有毒性的，而当其浓度过高时，可出现暂时性甚至永久性的神经组织损伤。

3. 全身毒性反应大多时因为局部麻醉药误入血管造成的，在外周神经阻滞中发生率更高，尤其是在成人的臂丛神经阻滞和骶管阻滞。

（三）危险因素分析

1. 局部麻醉药直接误入血管。

2. 局部麻醉药短时间内吸收入血过多。

二、典型临床表现与快速识别

（一）临床表现

1. 中枢神经系统　早期可出现头晕、目眩，耳鸣，视力模糊，嘴唇、手指甚至全身发麻，自觉口中有金属味等；晚期可出现嗜睡，肌肉震颤和抽搐，昏迷等。

2. 呼吸系统　患者可出现气道梗阻，气道反射消失，呼吸抑制甚至窒息。

3. 心血管系统　早期可出现高血压和心动过速；随着局部麻醉药剂量的增加，患者可出现低血压和心动过缓，最终出现致死性的呼吸循环衰竭和心搏骤停。

（二）辅助检查

1. 心电图　心电图对局部麻醉药心血管毒性作用的诊断有较大的价值。主更改变有：P-R 间期延长，QRS 时间增长，窦性心功过缓，部分或完全的房室分离以及室性心律失常，甚至室颤的发生。

2. 血药浓度监测　理论上局部麻醉药血药浓度监测对诊断局部麻醉药全身毒性反应具有确诊的意义。但实际工作中，依赖此法进行确诊目前并不可行。

（三）鉴别诊断

1. 低钠血症　血清钠小于 135mmol/L，主要症状为软弱乏力、恶心呕吐、头痛嗜睡、可逆性共济失调等。

2. 静脉注射含有肾上腺素的药品　表现为面色苍白、心动过速、警觉性提高等不良反应。

3. 低氧血症　各种原因如中枢神经系统疾患，支气管、肺病变等引起通气和 / 或换气功能障碍都可导致缺氧的发生,依据应用局部麻醉药史可资鉴别。

4. 肌松药使用不当　肌松药可导致肌肉松弛,呼吸停止,立即检查是否存在误用肌松药。

5. 椎管内麻醉阻滞平面过高　有局部麻醉药应用史,麻醉平面过高是蛛网膜下腔阻滞(腰麻)操作中出现的一种情况,一般是指麻醉平面达到胸4平面以上时,患者常会出现呼吸困难,胸闷不适,心率血压下降,恶心呕吐等现象。阻滞平面高、麻醉范围广和患者循环系统代偿能力不足是阻滞后发生血压下降的主要原因。对呼吸功能的影响主要是当肋间肌大部或全部麻痹,肺通气功能有不同程度的影响。一旦膈神经也被阻滞,则可能导致严重通气不足或呼吸停止。

6. 原发性癫痫　指除遗传因素外不具有其潜在病因的癫痫,属原发性癫痫。多见于儿童及青少年,绝大多数在30岁前发病。局部麻醉药中毒引起的癫痫为继发性癫痫。

7. 过敏性休克　昆虫刺伤、服用某些药品或某些食物会引起严重过敏性反应,在休克出现之前或同时,伴有一些过敏相关的症状,如皮肤潮红、瘙痒、喉头水肿、和/或支气管痉挛(哮喘)、刺激性咳嗽、连续打喷嚏等。

8. 羊水栓塞　主要是过敏反应,在分娩过程中羊水突然进入母体血液循环引起急性肺栓塞,过敏性休克,弥散性血管内凝血,肾衰竭或猝死的严重的分娩期并发症。

9. 惊恐状态　是一种人类及生物心理活动状态,是指人们在面临某种危险情境,企图摆脱而又无能为力时所产生的担惊受怕的一种强烈压抑情绪体验,常伴随一系列的生理变化,如心跳加速或心律不齐、呼吸短促或停顿、血压升高、脸色苍白、嘴唇颤抖、嘴唇发干、全身冒冷汗、四肢无力等,但无局部麻醉药应用史。

三、危机处理方案

(一) 危机处理

1. 患者出现中毒症状第一时间停止注射局部麻醉药。

2. 立即呼叫寻求帮助,并取出局部麻醉药中毒治疗箱,按局部麻醉药中毒辨识与处理流程进行处理。局部麻醉药中毒前处于健康状态的患者通常能够即时恢复,而严重的病例治疗时期则可能需要延长。

3. 患者出现呼吸抑制、窒息或意识丧失时,迅速建立气道,并保持纯氧持续通气。注意保持适度的通气参数但不要为患者行过度通气,因为这样会降低患者癫痫发作的阈值。

4. 保持静脉通路畅通,患者出现癫痫前的应激反应或癫痫发作时,静脉注射咪达唑仑0.5~1mg,丙泊酚10~20mg(高于此剂量心功能抑制加重)。这两种药物对于控制癫痫通常有效。

5. 患者出现癫痫发作,呼吸循环衰竭往往伴随而来。

(1) 立即静脉注射20%脂肪乳剂负荷剂量1.5ml/kg(注射时间长于1分钟),随后以0.25~0.5ml(kg·min)的速度输注至循环稳定。负荷剂量可重复使用,但前30分钟脂肪乳剂的总剂量不应高于10ml/kg。

(2) 如果癫痫状态持续,则考虑使用短效肌松药行气管插管,增加咪达唑仑的用量并联合其他抗惊厥药物如苯妥英钠等。

6. 患者出现心搏骤停,立即行CPR,并静脉注射肾上腺素。避免使用血管加压素、钙离子通道阻断剂、β受体阻滞剂。如果治疗效果不明显则考虑房室起搏器或心肺转流术。

（二）危机后处理

1. 既往身体健康局部麻醉药中毒程度较轻的患者通常可以成功复苏安全转入普通病房。

2. 对于发生心搏骤停的局部麻醉药中毒患者，需要在ICU监护12小时以上，因为局部麻醉药中毒在初步治疗后可持续或反复。

（三）危机预防

1. 建立局部麻醉药中毒治疗箱并告知相关人员治疗箱的物品和存放位置。

2. 在大剂量高浓度的局部麻醉药常用区域如手术间、PACU、产房等地点张贴局部麻醉药中毒的辨识与处理流程。

3. 预防性使用苯二氮䓬类药物能够提高原发性癫痫的发作阈值，但可能掩盖局部麻醉药中毒早期患者的精神症状。

4. 使用大剂量局部麻醉药的时候，需在阻滞前后进行标准的ASA麻醉监护。

5. 尽量避免或早期发现血管内注药是预防局部麻醉药中毒的关键，以下方法是有效的：①超声引导；②小心并反复回吸；③加入肾上腺素或微量异丙肾上腺素。

6. 关注患者对试验剂量的反应。

7. 在阻滞前后持续关注患者的意识，精神状态和循环。

8. 使用能够满足手术需要的最小局部麻醉药剂量。

9. 患者在使用局部麻醉药的过程中出现任何异常都应考虑局部麻醉药中毒，直到找出导致异常的其他原因。

四、典型病例

（一）病历摘要

患者，男性，16岁，60kg，因"左手小指机器碾压伤5小时"收入院。患者于5小时前左手小指不慎被机器碾压后离断，急诊以"左手小指离断伤"送入手术室。既往体健。体温36.7℃，脉搏77次/min，呼吸12次/min，血压127/69mmHg。心肺听诊无异常。

（二）危机发生与处理

患者拟在左侧臂丛神经阻滞下行左小指断指再植术。入手术室后，常规心电监护，建立静脉通路。生命体征：心率77次/min，规律；呼吸12次/min，规律；血压127/69mmHg。配制局部麻醉药1%利多卡因40ml，0.5%罗哌卡因20ml。持头皮针于肌间沟处刺入，患者诉出现异感并向指尖放射后注入1%利多卡因15ml和0.5%罗哌卡因10ml拔出头皮针。再持头皮针于腋窝处腋动脉搏动最明显位置旁刺入，见血液回流至头皮针管内，调整针头方向，回吸无血后注入1%利多卡因15ml和0.5%罗哌卡因10ml拔出头皮针。注射完成后患者即诉头晕，耳鸣，视物模糊，随即发生突然坐起并呼叫"拉住我"，手术室医师、护士迅速制动患者并给予咪达唑仑2mg，行面罩纯氧吸入，患者有挣扎动作，生命体征尚平稳，追加咪达唑仑5mg，严密观察，并备好急救药品。20分钟后，患者安静下来，意识恢复清醒，询问发生情况，自诉不能控制自己。鉴于臂丛神经阻滞效果良好，加强监测下完成手术。

（三）危机转归

患者术中生命体征平稳，术毕清醒返回病房，12小时后回访患者无异常。

(四)危机事件分析

患者在臂丛神经阻滞后出现了头晕,耳鸣,视物模糊,意识异常等中枢神经系统兴奋症状。一般情况下考虑局部麻醉药中毒,虽然臂丛神经局部麻醉药总量未超过绝对安全剂量,但由于使用了成人剂量,对 16 岁 60kg 的青少年来讲仍然相对过量,因而表现出轻度局部麻醉药中毒症状。

本例患者因局部麻醉药中毒导致抽搐发作,立即予以制动及静脉镇静药物,面罩加压吸入氧气,保证脑供氧。在患者抽搐发作未得到有效控制时,继续加大镇静药物剂量后抽搐得到控制。在抽搐发作缓解期间密切观察患者生命体征,随时准备给予患者呼吸循环支持治疗,同时做好再次急救的准备。本例局部麻醉药中毒症状较轻,处理及时,效果良好。

局部麻醉药中毒在临床上较常见,通过规范化操作,如注药前回抽常常可以有效避免。某些时候局部麻醉药大剂量注射行区域阻滞或局部麻醉有较大可能性误入血管的情况出现,如椎管内阻滞,肋间神经阻滞,臂丛神经阻滞,椎旁神经阻滞及腰丛神经阻滞等。随着局部麻醉药血浆浓度的增加,局部麻醉药毒性反应的严重程度也会增加,因此,必须严密观察可能出现的症状和体征。一旦出现可能的征象,如头晕,耳鸣,视力模糊,需引起高度警惕,立即停止给药,避免中毒症状加剧累及呼吸和循环系统。

五、临床建议与思考

早期发现局部麻醉药血管内注射是预防局部麻醉药中毒的关键,可采取分次注药,频繁回吸,严密监测患者生命体征等方式。一旦患者出现局部麻醉药中毒,开放气道和通气管理是首要任务。低氧血症、高碳酸血症和酸中毒能够加重所有局部麻醉药的毒性反应。因此,在处理局部麻醉药中毒的原则中,气道和通气至关重要。

(一)局部麻醉药中毒的处理原则

(1)立即停止局部麻醉药的注射。

(2)开放气道。

(3)保持通气。

(4)循环支持。

(5)药物治疗。

(二)评估与处理

关于局部麻醉药全身毒性反应的评估和处理与心肺复苏相似。

(1)与变态反应相关的支气管痉挛和全身性水肿使用支气管扩张剂,抗组胺类药物和皮质激素。

(2)对于纠正酸中毒,低氧血症和高碳酸血症可行气管插管机械通气。

(3)必要时行胸外按压和体外电除颤转复心律以恢复组织和器官的灌注。

(4)使用血管活性药物以及扩容治疗。

(5)对于无法有效复苏的难治性病例,房室起搏器或心肺转流术也能成为很好的方法。

(董嗣炜 陈向东)

参考文献

[1] NEAL JM, BERNARDS CM, BUTTERWORTH 4TH JF, et al. ASRA practice advisory on local anesthetic

systemic toxicity [J]. Reg Anesth Pain Med, 2010, 35: 152-161.

［2］ NEAL JM, MULROY MF, WEINBERG GL. American Society of Regional Anesthesia and Pain medicine checklist for managing local anesthetic systemic toxicity: 2012 version [J]. Reg Anesth Pain Med, 2012, 37: 16-18.

［3］ NEAL JM, HSIUNG RL, MULROY MF, et al. ASRA checklist improves trainee performance during a simulated episode of local anesthetic systemic toxicity [J]. Reg Anesth Pain Med, 2012, 37: 8-15.

［4］ WOLFE JW, BUTTERWORTH 4TH JF. Local anesthetic systemic toxicity: update on mechanisms and treatment [J]. Curr Opin Anesth, 2011, 24: 561-566.

［5］ MERCADO P, WEINBERG GL. Local anesthetic systemic toxicity: prevention and treatment [J]. Anesthesiol Clin, 2011, 29: 233-242.

第八章

代谢与内分泌相关事件危机管理

第一节　甲状腺危象

一、定义与发生机制

(一) 定义

甲状腺危象(thyroid storm),是由于急性恶化的甲状腺功能亢进症导致大量儿茶酚胺释放入血引起危及生命的高代谢综合征。

(二) 发生机制

确切的发病机制和病理生理尚未完全阐明,发生并非单一原因所致,而是由多方面因素引起的,可能的发生机制包括:

1. 大量甲状腺素骤然释放至循环系统　如:服用大量甲状腺激素,甲状腺手术,基础甲状腺功能亢进症,不适当的停用碘剂,放射性碘治疗不规律。

2. 血中甲状腺激素结合蛋白浓度减少　与其结合的甲状腺激素解离,血中游离甲状腺激素增多,发生原因包括:感染、甲状腺以外其他部位的手术等应激。

3. 机体对甲状腺激素反应的改变　某些因素的影响使甲状腺功能亢进症患者各系统的脏器及周围组织对过多的甲状腺激素适应能力减低,导致失代偿而引起危象。

4. 肾上腺素能活力增加　甲状腺激素可直接或间接增加儿茶酚胺使脂肪分解,产热过多。

5. 肝中清除减少和其他的非甲状腺疾病的存在　有报道认为感染时常伴发 50% 以上患者血中的 T_4 清除减少。

(三) 危险因素分析

甲状腺危象可由内科原因和外科原因诱发,大多由内科疾病引发,而且内科疾病诱发的甲状腺危象,病情往往更严重。

1. 内科的诱因可以是单一的,也可由几种原因合并引起。常见的包括:

(1)感染:主要是上呼吸道感染、咽炎及支气管肺炎,其次是胃肠和泌尿道感染及脓毒病,其他如皮肤感染等。

（2）应激：精神极度紧张、过度劳累、高温、饥饿、药物反应（如过敏、洋地黄中毒等）、心绞痛、心力衰竭、糖尿病酸中毒、低血糖、高钙血症、肺栓塞、脑血管意外、分娩及妊娠毒血症等。

（3）不适当停用碘剂药物。

（4）其他少见原因：放射性碘治疗甲状腺功能亢进症引起的放射性甲状腺炎、甲状腺活检以及甲状腺触诊用力过大，碘剂（碘造影剂，口服碘），甲状腺毒症治疗不充分或始终未进行治疗等。

2. 外科的诱因

（1）甲状腺组织损伤：外伤，手术损伤。

（2）术中甲状腺激素大量释放：术前甲状腺功能亢进症未得到控制，术中应激（如疼痛等），手术挤压甲状腺等。

二、临床表现与快速识别

（一）临床表现

典型甲状腺危象临床表现为高热、大汗淋漓、心动过速、频繁的呕吐及腹泻、谵妄，甚至昏迷，最后多因休克、呼吸及循环衰竭以及电解质失衡而死亡。各系统具体表现为：

1. 体温升高　高热常在39℃以上，大汗淋漓、皮肤潮红、继而皮肤苍白和脱水。

2. 中枢神经系统　早期可出现精神异常及焦虑不安，随后出现震颤、极度烦躁、谵妄或嗜睡，最后陷入昏迷。

3. 循环系统　窦性或异源性心动过速，可达160次/min以上，与体温升高无正相关，可伴心律失常，肺水肿或充血性心力衰竭。最终血压下降，陷入休克状态。

4. 消化系统　频繁出现恶心、呕吐，腹痛、腹泻症状。触诊可出现黄疸、肝脏可肿大体征，实验室检查显示肝功能异常，肝衰竭等。

5. 电解质紊乱　大多数患者伴发高钙血症，高镁血症，约半数患者有低钾血症，1/5的患者血钠减低。

诊断甲状腺危象具体流程可参照图8-1-1。

Burch和Wartofsky提出以半定量为基础的甲状腺危象临床诊断标准（表8-1-1），以区别重症甲状腺功能亢进症、甲状腺危象前期及甲状腺危象。

（二）辅助检查

1. 实验室检查

（1）激素释放水平：血清总T_3、T_4及rT_3升高，FT_3和FT_4增高更为明显，但与无危象甲状腺功能亢进症没有划分明确界限，而当检测出甲状腺激素水平显著高于正常时，则对诊断和判断预后有一定意义。

（2）肝功能：肝功能异常，甚至肝功能衰竭。

（3）电解质：高钙血症、低钾血症（50%）和高镁血症等。

（4）心电图：早期窦性心动过速，严重时可发生心肌梗死、心肌缺血、心律失常，甚至房颤、心搏骤停。

2. 影像学检查

（1）甲状腺超声：回声粗糙，欠均匀，血流丰富，呈"火海征"。

（2）心脏超声：早期心动过速，严重时可出现室壁运动异常，射血分数降低，房颤。

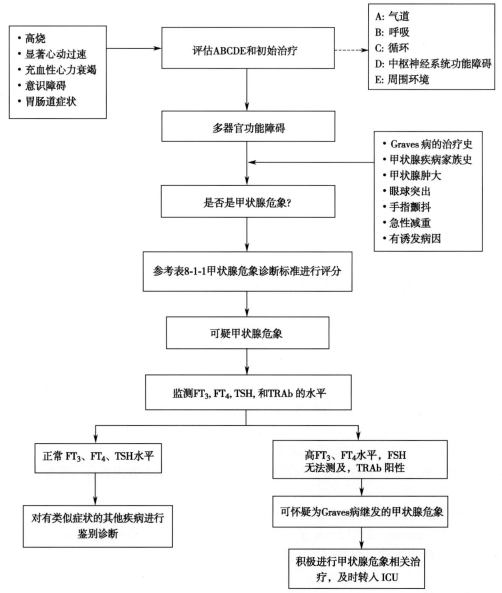

图 8-1-1 识别甲状腺危象流程图

表 8-1-1 甲状腺危象诊断标准

症状与体征	程度	分数
体温（℃）	37.2~37.7	5
	37.8~38.2	10
	38.3~38.8	15
	38.9~39.3	20
	39.4~39.9	25
	≥ 40	30

症状与体征	程度	分数
中枢神经系统症状	无	0
	轻(焦虑)	0
	中度(谵妄 / 精神病 / 昏睡)	10
	重度(癫痫、昏迷)	20
消化系统症状	无	0
	中度(腹泻 / 恶心 / 呕吐)	5
	重度(黄疸)	10
心率	99~109 次 /min	5
	110~119 次 /min	10
	120~129 次 /min	15
	130~139 次 /min	20
	≥ 140 次 /min	25
充血性心衰	无	0
	轻度(脚肿)	5
	中度(肺底湿啰音)	10
	重度(肺水肿)	15
心房颤动	无	0
	有	10
诱因	无	0
	有	10

注:分数 ≥ 45 为甲状腺危象;分数 25~44 为危象前期;分数 <25 为无危象。

(3)胸片:可用于提示是否存在肺部感染。

(三)鉴别诊断

1. 恶性高热 混合型高代谢状态,急性呼吸性酸中毒,急剧的 $P_{ET}CO_2$ 升高。

2. 嗜铬细胞瘤 主要表现为血压的剧烈波动,体温改变并不明显。

3. 可卡因和甲基苯丙胺中毒。

4. 感染,脓毒血症等。

三、危机处理方案

(一)危机处理

治疗原则:注意避免诱发危象的各种因素,早期及时诊断,积极处理。迅速抑制甲状腺素的合成,减少甲状腺激素的释放,拮抗甲状腺激素的作用。

具体的处理流程见图 8-1-2。

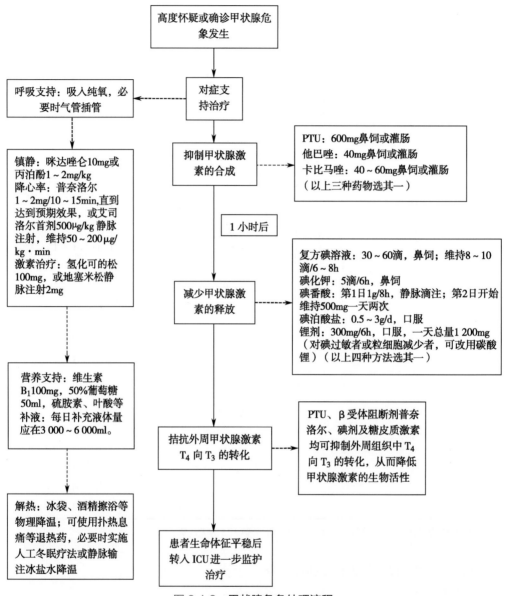

图 8-1-2　甲状腺危象处理流程

（二）危机后处理

1. 积极治疗诱发因素　积极治疗感染、糖尿病酮症酸中毒,肺栓塞,心肌梗死等诱发因素。

2. 对症治疗　积极降温治疗;处理心动过速、心衰、心肌梗死等并发症;纠正酸碱失衡等。

3. 血浆置换及透析疗法　有时患者经过上述治疗,病情依然没有明显改善,甚至出现多脏器功能衰竭的征象。这种情况的出现常常与血液循环中存在高水平的甲状腺激素有关,因此需要迅速的去除血浆中的甲状腺激素。有报道采用多次放血,在无菌条件下离心舍去血浆,再将血球稀释后重新回输。或者采用血液透析的方法去除血浆中的各种有害物质,可重复数次,直到病情缓解。

（三）危机预防

1. 加强术前准备　甲亢患者往往会面临需要急症手术的情况,但如术前准备不当,极易诱发甲状腺危象。表 8-1-2 为甲亢患者急症手术的快速准备指南。

表 8-1-2　甲亢患者急症手术的快速准备指南

药物类型	药品和剂量	机制
β 受体阻滞剂	普萘洛尔 40~80mg 3~4 次 / 天 PAO 艾司洛尔 50~100μg/（kg·min）iv	减少 T_4 向 T_3 转化
硫代酰胺	丙硫脲嘧啶（PTU）每 4 小时 200mg 鼻饲或灌肠 甲巯咪唑每 4 小时 20mg 鼻饲或灌肠	抑制甲状腺激素的合成 减少 T_4 向 T_3 转化 抑制甲状腺激素的合成
口服胆囊造影药	碘番酸 500mg 2 次 / 天 PAO	抑制甲状腺激素的合成减少 T_4 向 T_3 转化
糖皮质激素	氢化可的松 每 8 小时 100mg iv 地塞米松 每 6 小时 2mg iv 倍他米松 每 6 小时 0.5mg iv	稳定血管 减少 T_4 向 T_3 转化

2. 避免交感神经类药物（如氯胺酮、阿托品、泮库溴铵、麻黄碱）。
3. 在任何刺激（如喉镜检查）前达到并保持足够的麻醉深度。

四、典型病例

（一）病历摘要

患者,女性,21 岁,体型偏胖,因"扁桃体肥大"在全身麻醉下行双侧扁桃体切除术,手术顺利结束,术后带气管导管转入复苏室待醒。

（二）危机发生与处理

入复苏室后,患者未按预期正常苏醒,麻醉护士查体发现患者体温较入室时升高,伴心率逐渐加快,短时间内增快至 170 次 /min,测体温发现体温 39.2℃。立即呼叫复苏室麻醉医师前来,麻醉医师怀疑患者发生了非预期的危机事件,立即邀请心内科、呼吸内科、内分泌科等多科会诊,会诊医师对患者进行体检发现患者轻度突眼症,结合术前心电图提示心率 110 次 /min,提示患者可能出现了甲状危象,立即对甲状腺进行检查,患者昏迷状态且体胖颈短,甲状腺触摸不清,遂急行甲状腺功能检查及甲状腺超声检查,检验结果显示:血 $TT_3>8.0$ng/ml,TT_4 为 26.6μg/dl,$FT_3>30.0$pg/ml,$FT_4>6.0$ng/dl,TSH 为 0.002μIU/ml;甲状腺超声显示:甲状腺右叶（6.4cm×2.0cm×2.6cm）,左叶（4.0cm×2.5cm×2.1cm）,回声粗糙,欠均匀,血流丰富,呈"火海征"。结合临床表现,实验室检查及影像学结果,诊断患者发生了"甲状腺功能亢进症,甲状腺危象",遂立即将患者带气管导管转入 ICU,积极进行抗感染、补液、物理降温等措施,同时给予 PTU 首剂 600mg 经胃管注入,后序贯每 6 小时 250mg;复方碘液每天 3 次每次 5 滴;氢化可的松每 8 小时给予 100mg;美托洛尔每天 3 次,每次 25mg。

（三）危机转归

转入 ICU 第 5 天，患者各项生命体征均趋于平稳，拔出气管导管，患者自主呼吸后未诉不适。救治期间严密监测甲状腺激素水平，住院第 7 天接近正常值，遂将 PTU 减量至每天 3 次每次 100mg，停用复方碘液，期间逐渐减量氢化可的松至停用，第 9 天甲状腺功能各项指标基本正常。

（四）危机事件分析

该病例为一例隐匿性甲状腺危象发生，术中全身麻醉可能掩盖危象的相关临床表现，术后复苏期间，麻醉药物掩盖作用逐渐消退后，患者主要表现为苏醒延迟、体温升高、心率增快等相关临床表现，经多科会诊及相关检查后确诊为患者发生了甲状腺危象。

患者发生了甲状腺危象，在 PACU 明确诊断后，未立即采取危机处理流程，转入 ICU后才再针对甲状腺危象启动处理流程，从以上病例的处理情况来看，ICU 相关处理是及时的，也是符合甲状腺危象的处理原则的，因此患者的转归较好。然而，由于该诊断甲状腺危象的过程较长，同时启动标准危机处理流程延迟，可能是导致患者甲状腺危象康复较长，ICU 入住时间持续较长的原因。此次诱发患者突发甲状腺危象的主要原因包括两点：①术前未进行详细的病史询问及忽视术前突眼体征，对术前心电图提示 110 次/min的异常结果未给予重视，导致甲亢的漏诊，从而未进行相应的术前准备，甲亢未被控制而行手术以致诱发甲状腺危象；②手术及麻醉的应激致使大量甲状腺素释放入血，引起甲状腺危象。

该病例的经验教训包括：①术前一定要详细的询问病史，进行细致的体格检查，尽量消除可能导致严重并发症的隐患。②如已确诊甲亢的患者进行手术，一定要进行充分的术前准备，包括缓解精神紧张、营养支持、治疗并发症、合理服用抗甲亢药物等。③临床医师必须具备扎实的基础理论及丰富的临床经验，熟悉甲状腺危象危机处理流程，才能做到早发现、早确诊及正确处理，才能确保患者预后良好。总之，甲状腺危象的处理重中之重在于预防。

五、临床建议与思考

（一）甲状腺危象的机制还未完全明确

1. 甲状腺功能亢进多发生在甲亢未治疗或控制不良患者，在感染，手术，创伤或突然停药后，出现以高热、大汗、心动过速、心律失常、严重呕泻及意识障碍等为特征，常伴一个或多个器官的功能失代偿的临床综合征。

2. 原发性和继发性甲亢　原发性甲亢主要是由于甲状腺本身疾病导致甲状腺素过量分泌，继发性甲亢则是下丘脑和垂体分泌的促甲状腺释放激素和促甲状腺素分泌过多所致。在甲状腺危象中，最常见的基础疾病是 Graves 病，而且好发于年轻女性（10 倍于男性患者）。其次是毒性结节性甲状腺肿，比较少见的是高分泌的甲状腺肿瘤以及促甲状腺素分泌的垂体腺瘤。

3. 外源性因素和药物因素　外源性因素主要是异位甲状腺组织或转移性甲状腺肿瘤分泌过多的甲状腺素所致，而非甲状腺本身疾病引起，如卵巢甲状腺肿（一种罕见畸胎瘤）。某些药物，如 α 干扰素、IL-2、胺碘酮均可促进甲状腺素分泌而致甲状腺危象发生。有研究表明激素进入靶细胞的细胞核并发生相互作用是甲状腺素作用的机制。

4. 于动物实验或给甲亢患者作交感神经阻断，或服用抗交感神经或 β- 肾上腺素能阻断剂，症状和体征得到明显改善，说明是由于患者血中甲状腺激素增多，使儿茶酚胺的作用增强所致。

5. 因为碘化物可以抑制甲状腺素结合蛋白的水解,抑制甲状腺素的合成,使甲状腺素释放减少。由于突然停用碘剂,抑制效应消失,甲状腺内原来贮存的碘又能合成激素,释入血中的激素增加使病情迅速加重。

（二）临床诊断技巧

1. 甲亢患者在手术后 4~16 小时内发生危象者,要考虑与手术有关。而危象在 16 小时以后出现者,尚需寻找感染病灶或其他原因。

2. 甲状腺危象的诊断并不困难,关键是要想到本病的可能。既不能够片面地强调某一系统的突出表现,还要注意与各种感染、急性心肌梗死、急性胃肠炎、精神性疾病、严重的慢性消耗性疾病等相鉴别。此外,对于老年人、淡漠型甲亢者,甲状腺危象的表现可不典型,如高热、大汗、心率增快等可不明显,应提高警惕,此时应该结合血清甲状腺激素的检测而确诊。

3. 临床上也有很少一部分患者的临床症状和体征很不典型,突出的特点是表情淡漠、木僵、嗜睡、反射降低、低热、明显乏力、心率慢、脉压小及恶病质,甲状腺常仅轻度肿大,最后陷入昏迷,甚而死亡,临床上称为"淡漠型"甲状腺危象。

（三）临床处理建议

1. 急救过程中降温治疗时避免使用水杨酸制剂,因其可竞争性与甲状腺激素结合球蛋白结合,而使游离 T_3 和游离 T_4 水平升高;降心率过程中有心衰迹象者禁用 β 受体阻滞剂,如确有必要则使用短效制剂如拉贝洛尔较为安全。

2. 甲巯咪唑,卡比马唑严禁用于早期孕妇,因其有致畸作用,但可用于中、晚期孕妇。

3. PTU 也可抑制外周组织中 T_4 向 T_3 的转化。2010 年,美国食品药品管理局将 PTU 列入黑框警告,报道其可导致严重的肝损害及急性肝衰竭,有些甚至是致命的,因此 FDA 建议 PTU 只可用于不能耐受甲巯咪唑治疗者或不能用甲巯咪唑治疗的早孕妇。

4. 锂剂的使用　该药必须严格控制其用量在安全范围内,以免中毒。

（张雪萍　张中军）

参考文献

［1］ IDROSE AM. Acute and emergency care for thyrotoxicosis and thyroid storm［J］. Acute Med Surg, 2015, 12; 2 (3): 147-157.

［2］ NAYAK B, BURMAN K. Thyrotoxicosis and thyroid storm［J］. Endocrinol Metab Clin North Am, 2006, 35: 663.

［3］ 陆再英, 钟南山. 内科学［J］. 7 版. 北京：人民卫生出版社, 2008: 714.

［4］ 白耀. 甲状腺病学：基础与临床［J］. 北京：科学技术文献出版社, 2003. 5: 267-271.

［5］ BURCH HB, WARTOFSKY L. Life-threatening thyrotoxicosis［J］. Thyroid storm. Endocrinol. Metab. Clin. North Am, 1993, 22: 263.

［6］ TETSUROU SATOH, OSAMU ISOZAKI, ATSUSHI SUZUKI, et al. 2016 Guidelines for the management of thyroid storm fromThe Japan Thyroid Association and Japan Endocrine Society. Edocrine Journal［J］. 2016, 63 (12), 1025-1064.

［7］ 吴艺捷. 甲亢危象诊治的新进展［J］. 现代实用医学, 2006, 18 (6): 367-368.

［8］ TIETGENS ST, LEINUNG MC. Thyroid storm. Med Clin North Am, 1995, 79: 169.

［9］ PETRY J, VAN SCHIL PE, ABRAMS P, et al. Plasmapheresis as effective treatment for thyrotoxic storm after sleeve pneumonectomy. Ann Thorac Surg, 2004, 77 (5): 1839-1841.

[10] LANGLEY RW, BURCH HB. Perioperative management of the thyrotoxicpatient [J]. Endocrinol Metab Clin North Am, 2003, 32: 519.

第二节 急性肾上腺皮质危象

一、定义与发生机制

(一) 定义

急性肾上腺皮质危象(acute adrenal crisis)又称急性肾上腺皮质功能减退,是可以危及生命的内分泌急症。指机体在在严重感染、创伤、外科手术、严重精神创伤、分娩、大量出汗、呕吐、停用糖皮质激素等生理性或病理性应激情况下,肾上腺皮质激素绝对或相对分泌不足而出现肾上腺皮质功能急性衰竭所致的临床综合征。常导致急剧的全身多器官、多系统的功能衰竭。

(二) 发生机制

1. 肾上腺危象主要发病机制　人在应激状态下皮质醇分泌量是基础分泌量的 2~7 倍。当肾上腺急性损害或在原有损害的基础上出现应激状态时,就会出现急性肾上腺皮质激素分泌绝对或相对不足。肾上腺危象包括两种类型:原发性和继发性。原发性肾上腺皮质功能不全是由肾上腺组织破坏所致,患者同时存在糖皮质激素及盐皮质激素分泌缺陷,肾素水平下降、前列腺素产生增多及血管对去甲肾上腺素、血管紧张素Ⅱ反应降低等最终导致低钠血症以及循环的衰竭。继发性肾上腺皮质功能不全是由于下丘脑或垂体疾病使垂体促肾上腺皮质激素(ACTH)分泌缺陷,使受其调控的肾上腺皮质激素分泌功能受损,而肾上腺的盐皮质激素分泌功能仍存在,故患者主要表现为糖皮质激素功能缺失的特征。

2. 病因　肾上腺危象的病因主要见于:①未明确诊断或明确诊断但未按需调整剂量的慢性肾上腺功能减退患者,在感染、创伤等应激情况时,不能分泌更多的激素,导致病情恶化,危象发生;②既往身体健康的个体发生双侧肾上腺急性出血性毁损。儿童常见于假单胞菌引起的败血症或脑膜炎球菌血症;成年人多见于抗凝治疗或凝血障碍引起的双侧肾上腺出血;新生儿有时可因产伤而致双侧肾上腺出血;③长期服用甾体激素引起肾上腺萎缩的患者突然停药;④肾上腺皮质储备功能降低或先天性肾上腺增生症患者应用一些抑制甾体激素合成或促进其代谢、清除的药物和食物如利福平、米非司酮、镇静药、米托坦、酮康唑、甲状腺素、甘草、葡萄柚汁等。

(三) 诱因及危险因素

90% 以上的肾上腺危象患者都是有明显诱因的。其中胃肠道疾病是最常见的因素,因其直接影响了口服糖皮质激素的吸收。其次就是感染和应激。不同诱因和危险因素所导致的肾上腺危象的发生机制不同,临床表现和处理对策也是不同的,因此,了解肾上腺危象的诱因和危险因素也是非常重要的。表 8-2-1 为常见肾上腺危象的诱因及其危险因素。

表 8-2-1　常见肾上腺危象的诱因及其危险因素

诱因	危险因素
胃肠道疾病	病史:存在肾上腺皮质功能不全
感染	继往发作过肾上腺危象
围手术期	药物:外源性类固醇(糖皮质激素、氟替卡松、甲羟孕酮)
机体应激/疼痛	左甲状腺素
精神紧张	P450 色素酶诱导剂:苯妥英、利福平、苯巴比妥
用药不足	P450 色素酶抑制剂:酮康唑、氟康唑、依托咪酯
意外事件	抗凝药物
其他:酒精中毒	并发症:甲亢
脱水	妊娠
化疗	尿崩症
黄蜂叮咬	糖尿病
腹泻	卵巢早衰
妊娠	性腺功能减退

二、临床表现与快速识别

(一)临床表现

1. 临床表现　肾上腺皮质激素缺乏大多为混合性的,即糖皮质激素和盐皮质激素缺乏。但主要是由盐皮质激素质缺乏引起的相关表现及基础疾病的表现。一般来说,危象的共同临床表现如下:

(1)高热:大多数患者有高热,体温可达 40℃以上,少数病例可能无高热。

(2)循环系统:心率增快,可达 160 次/min,心律失常,脉搏细弱,不易扪及。全身皮肤湿冷,四肢末梢发绀,血压下降,休克,血压值常测不出。

(3)消化系统:食欲缺乏,甚至厌食、恶心呕吐、腹泻、腹胀、腹痛,偶有腹肌紧张而易误诊为急腹症。

(4)泌尿系统:因循环衰竭、低血压,患者往往发生肾前性肾功能减退,出现少尿、无尿、氮质血症,进一步发生肾衰竭。

(5)神经系统:患者极度孱弱,萎靡不振,烦躁不安,谵妄,逐渐出现神情淡漠、嗜睡、意识模糊,重症者精神失常、抽搐、昏迷。伴有低血糖时有出汗、震颤、视力模糊。

(6)全身症状:除高热外,还有极度乏力,严重脱水,失水量可达体重的 20%,低血压、休克、昏迷及原有皮肤、黏膜色素沉着加深等。

2. 快速识别　肾上腺危象是危及生命的急症,不能等到确诊才开始治疗。当临床高度怀疑危象时即需要立即治疗以挽救生命,故肾上腺危象的诊断通常是临床诊断。临床诊断主要根据病史、症状、体征及相关实验室检查。对于典型病例,尤其合并色素沉着的患者易于诊断,不典型病例且起病急者,因合并多种基础疾病易被延误诊断,危及生命。

临床依据包括:①当前疾病难以解释的脱水、低血压、休克;②在疲劳、厌食、体重降低的基础上出现急腹症;③无法解释的低血糖,其可能是继发性肾上腺皮质功能衰竭唯一异常的表现;④无法解释的高热、低体温;⑤低钠血症、高钾血症、钠/钾比值低于 27∶1;⑥其他生化异常包括氮质血症、高磷血症、低氯血症、高钙血症及低蛋白血症等;⑦脱水时尿比重低于

1.030；⑧患者可有贫血、淋巴细胞增多等。

（二）辅助诊断

1. 实验室检查

（1）血皮质醇水平测定：肾上腺危象的患者，经一夜的睡眠在晨起后（一般指早 8 点）测血皮质醇水平降低，高于正常水平可以排除肾上腺危象的诊断。

（2）血清 ACTH：意义在于鉴别原发、继发以及潜在的肾上腺危象，在原发性肾上腺危象者，ACTH 升高、肾素—醛固酮水平降低，继发性者 ACTH 降低，醛固酮分泌能力正常。

（3）ACTH 兴奋试验：是最具诊断价值的检查，用来检测肾上腺对外源性 ACTH 的反应能力。具体方法：静脉快速注射 250μg ACTH，检测注射前及注射后 30 分钟及 60 分钟的皮质醇水平，30~60 分钟血皮质醇峰值超过 20~30μg/L 可排除原发性肾上腺皮质功能不全及大部分继发性肾上腺皮质功能不全。如果患者试验前接受甾体激素治疗，会出现假阴性结果。此检查需在危象改善、病情稳定时开展。

（4）心电图异常：有高钾时，可出现高尖 T 波；糖皮质激素缺乏出现相关的 T 波低平或倒置，宽大 QRS 波等。

2. 影像学诊断

（1）腹部 X 线检查：对于继发与结核及真菌感染的肾上腺危象可见到局部钙化。

（2）肾上腺超声：可以看到肾上腺结构改变，为临床提供诊断依据。

（3）腹部 CT 扫描：可以见到由于结核或肿瘤浸润而导致的肾上腺增大；肾上腺缩小的患者见于先天性肾上腺萎缩、自身免疫病相关性肾上腺炎或进展期的肾上腺结核。此外，CT可以对肾上腺出血、血栓进行诊断。

（三）鉴别诊断

1. 急腹症。

2. 感染性休克。

3. 过敏反应。

4. 其他原因继发性低血压。

5. 抗高血压药物反应。

三、危机处理方案

（一）危机处理

当临床高度怀疑肾上腺皮质危象时应立即开始临床治疗，不需要等待化验结果确认诊断。治疗原则为液体复苏及补充皮质激素。主要措施为卧床、静脉输液、补充皮质激素、处理诱因、对症治疗，见图 8-2-1。

治疗目标为：去除诱因、纠正血压、恢复循环容量；补充适当的糖皮质激素及盐皮质激素；纠正水、电解质平衡。生命体征不稳定的患者应收入重症监护病房。

（二）危机后处理

在抢救期间应同时积极处理诱因，如感染、劳累、创伤、手术、分娩以及容量缺乏等。合并感染时应清除病灶，选用有效、适量的抗生素。长期使用激素的患者在专科医师指导下规律用药，不可随便减量停药。

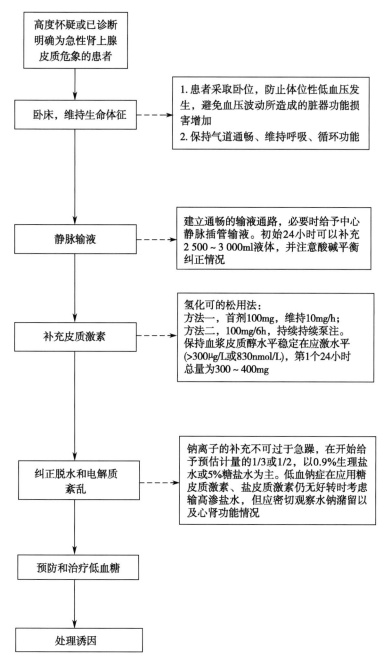

图 8-2-1　急性肾上腺皮质危象处理流程

随着危象状态的改善,氢化可的松的剂量可逐渐减量至每天 100~200mg。若病情稳定患者可以进食,可改为口服。病情稳定者在 4~7 天后渐减至维持量。每天 50mg 以上的氢化可的松可起到盐皮质激素的效应相当于 0.1mg 的氟氢化可的松。因此,急性阶段补充盐皮质激素是多余的,但随着病情的改善,糖皮质激素剂量逐渐减至维持量,可根据需要开始盐皮质激素治疗,口服氟氢化可的松每日 0.05~0.20mg。

（三）危机预防

目前业界普遍认为通过调整应激及医疗事件中糖皮质激素的用量、对患者及家属的管理教育以及建立紧急医疗救助可以大大减少肾上腺危象的发生及死亡率。

1. 应激状态下的糖皮质激素的剂量调整：应激时患者激素替代剂量如何调整，目前缺乏统一、固定的标准，而是根据病情的严重程度及应激状态决定。表 8-2-2 是近年推荐的不同应激状态下糖皮质激素剂量的调整方案。

表 8-2-2　糖皮质激素不同应激状态下的剂量调整方案

并存疾病	
应激状态	**剂量调整方案**
发热 >37.5℃，或感染需抗生素治疗者	平时氢化可的松的剂量加倍，直至恢复
严重恶心及应激如身体损伤	立即口服 20mg 氢化可的松
呕吐	立即肌内注射 100mg 氢化可的松并通知医师告知有急症艾迪生病

围手术期及其他医疗流程		
手术类型	**术前**	**术后**
大手术及恢复时间长（如心脏手术或需 ICU）	麻醉前氢化可的松 100mg im 或 50~100mg i.v.	持续静脉输注氢化可的松每 24 小时 200mg，或每 6 小时 100mg im 或 i.v. 直至能吃喝，换口服 48 小时以上的加倍剂量，再减至正常剂量
大手术能快速恢复者（如关节置换）	麻醉前氢化可的松 100mg i.m. 或 50~100mg i.v.	持续静脉输注氢化可的松每 24 小时 200mg，或每 6 小时 100mg i.m. 或 i.v.，24~48 小时，换口服 24~48 小时加倍剂量，再减至正常剂量
分娩	进入活跃期时给予氢化可的松 100mg i.m.	口服加倍剂量氢化可的松 24~48 小时，再恢复正常剂量
小手术及牙科大手术（疝修补及全身麻醉下的拔牙术）	麻醉前氢化可的松 100mg i.m.	口服加倍剂量氢化可的松 24 小时，再恢复正常剂量
镇静下的肠道侵入性操作如肠镜检查	肠道准备的前晚补液及氢化可的松 100mg i.m.，手术开始时 100mg i.m.	口服加倍剂量氢化可的松 24 小时，再恢复正常剂量
其他侵入性操作如胃镜牙科手术如根管治疗	手术开始时氢化可的松 100mg i.m.	口服加倍剂量氢化可的松 24 小时，再恢复正常剂量
微小操作如皮肤活检等	术前 1 小时口服加倍剂量氢化可的松或麻醉前 50~100mg i.m.	口服加倍剂量氢化可的松 24 小时，再恢复正常剂量

2. 教育　对慢性肾上腺功能不全的患者及家庭成员进行科学的教育将会大大降低患者危象的发生，减少肾上腺危象的病死率。表 8-2-3 重点列举了肾上腺皮质功能不全患者如何预防肾上腺危象的要素。

表 8-2-3　肾上腺皮质功能不全患者预防肾上腺危象的要素

要素	具体操作
患者教育	知晓治疗及剂量调整方案
	培训患者及亲近家属自身注射技巧
	学会关注氢化可的松注射后的症状及体征变化
	牢记紧急救助电话及网站
随身携带物品	佩戴警示手镯、卡片及项链
	足够 48h 剂量的氢考
方便取用的物品	紧急氢化可的松注射套件
	100mg 氢化可的松安瓿,0~25℃保存
	针管和注射器
手术期	患者应向新加入的外科或内科医师告知自身病情
	任何手术均需调整糖皮质激素用量(根据手术分级)
	需要时咨询内分泌专科医师
旅行前的准备	携带口服用药
	注射套件
	医师的说明(包括英文及本国语言)
	药物处方
	确定有医院及紧急救治设施及热线电话
	接种疫苗,避免去肠胃炎高发的地区

四、典型病例

(一)病历摘要

患者,男性,17 岁,发现反复鼻出血,牙龈出血,全身皮肤散在出血点 5 年,行骨髓穿刺诊断为特发性血小板减少性紫癜(ITP),5 年间自行规律服用药物(具体不详)治疗效果不佳,出血症状仍然反复出现。为求进一步治疗,入住血液内科,口服泼尼松,每日 3 次,每次 20mg 进行治疗,治疗 10 天后复查血小板无明显升高,且上述出血症状仍反复出现,遂由血液内科转至外科要求手术治疗。积极行术前准备,给予生理盐水 + 丙种球蛋白 20g,每日 1 次静脉滴注,以提高血小板,口服泼尼松减量为 10mg,每日 3 次,术前一般情况可,实验室检查无特殊,未查皮质醇及血浆 ACTH。择期在全身麻醉下行腹腔镜脾切除术(LS),术中经过顺利,手术结束送返病房。

(二)危机发生与处理

术后 6 小时患者突然出现胸闷、憋气、口唇苍白,血压下降至 72/56mmHg,心率 139 次 /min。考虑为低血容量性休克,立即加快输液速度,予葡萄糖氯化钠注射液 500ml 快速静及输注,同时给予吸氧 3L/min,10 分钟后患者主诉憋气好转,测血压为 117/71mmHg,脉搏为 124 次 /min。术后 8 小时,患者突然出现意识丧失,呼之不应,口唇苍白,四肢末梢凉,测体温 36.8℃,血压 73/45mmHg,心率 190 次 /min。考虑并发肾上腺危象,立即建立 3 条静脉通路,第 1 条输压积红细胞及新鲜冰冻血浆以扩充血容量,第 2 条用氢化可的松 100mg 加入 5% 葡萄糖 250ml,每 8 小时重复一次,第 3 条静脉通路给予升压药维持血压。患者 15 分钟后意识恢复,呼之能应,末梢皮温转暖。同时抽血急查血糖、电解质、二氧化碳结合力、血气分析等,掌握各项生化指标的动态变化,并积极对症处理,给予心电监测及生命体征监测。

（三）危机转归

术后 36 小时患者心率逐渐降至 110 次 /min，停用升压药，血压维持在 115/68mmHg，呼吸平稳，意识清楚，直至治愈出院。

（四）危机事件分析

病例中患者术前长期服用激素治疗，在接受腹腔镜下脾切除术后 6 小时左右出现了胸闷、憋气、口唇苍白及血压快速下降，心率增快等症状，经补液治疗后未好转，随后症状加重出现意识丧失，呼之不应，口唇苍白，四肢末梢发凉，监测体温 36.8℃，血压低至 73/45mmHg，心率 190 次 /min，结合临床表现和术前病史，考虑发生了肾上腺素危象，经输血补液加激素治疗后情况好转，术后对症治疗，术后 36 小时后各项生命体征恢复正常。

此例处理存在的问题：①危机意识不强，术前着重关注的是患者需要手术的病情，而忽略了患者因长期服用糖皮质激素可能导致的肾上腺皮质功能不全，而没有做好充足的准备。②糖皮质激素剂量调整方案不当，患者术前曾长期大剂量服用糖皮质激素，从而抑制了下丘脑—腺垂体功能，促肾上腺激素分泌不足，使肾上腺皮质萎缩，此时已有肾上腺皮质功能不全。虽然术前口服了泼尼松，但正常人的肾上腺皮质每日要分泌氢化可的松约 20mg，若患者遇到诸如手术、创伤、严重感染等应激状态时，肾上腺皮质激素的需求量显著增加（可达基础量的 10 倍），当围手术期糖皮质激素补充不充分时，就很容易发生肾上腺危象。按照本文前述的推荐方案，应在麻醉前静脉或肌注氢考 50~100mg，术后 24 小时持续静脉输注氢化可的松 200mg，或每 6 小时静脉输注或者肌内注射氢化可的松 100mg，总共输注 24~48 小时，但该患者的术前术后处理中没有及时补充足量的糖皮质激素以至发生肾上腺危象。③患者初始误诊为低血容量性休克，经相应处理后症状缓解，当再次出现休克症状，且病情继续恶化时，方考虑为肾上腺危象。说明对该病认识不足，不够了解肾上腺危象的基本理论知识，以至于误判病情，没有及时正确的处理，导致患者多次面临险境。后续诊断明确后的处理是符合肾上腺危象的处理原则的，包括糖皮质激素的补充、应急对症处理、严密监护等。

该病例中的危机重在预防，临床医师必须具备扎实的基础理论知识，才能拓展临床思维，遇到问题才能做出迅速有效的诊断及处理，患者的生命安全才更有保障。危机意识要强，对任何潜在的风险都不能掉以轻心，做好充分的准备工作，不存侥幸心理。术前要详细了解病史，不放过任何一个疑点，必要时召集相关专科医师会诊，制定详尽的术前准备及治疗方案，将患者的风险降到最低。肾上腺危象的处理重在预防，包括尽量减少或消除诱因；如遇应激或必需的医疗措施（如手术、侵入性检查等）时要及时调整糖皮质激素的剂量；对患者、家属及医护人员进行相关的教育等措施得当可大大降低危象的发作。

五、临床建议与思考

急性肾上腺皮质危象临床上表现为严重低血压或低血容量休克、急腹症、呕吐、高热或低体温、低血糖发作等。其发病率在慢性肾上腺皮质功能不全的住院治疗患者中大概为每年 5%~10%，死亡率约为每年 0.5%。

（一）临床上将之分为原发性肾上腺皮质功能减退和继发性肾上腺皮质功能减退，两者临床特征非常相似，但病理生理过程完全不同。原发性肾上腺皮质功能不全是由肾上腺组织破坏所致，常见原因如：肾上腺自身免疫性炎症、感染、浸润性疾病、梗死、抗凝治疗、白血病、血小板减少性紫癜及儿童脑膜炎双球菌或假单胞菌败血症引起的肾上腺出血等，其他原因包括双侧肾上腺切除、药物诱发的肾上腺功能不全等。此类患者肾上腺组织分泌糖皮质激素的束状带、分泌盐皮质激素的球状带及分泌性腺激素的网状带功能均受累,因此患者同时存在糖皮质激素及盐皮质激素分泌缺陷。肾上腺危象的发生主要归结于盐皮质激素的缺陷,盐皮质激素缺陷使尿钠重吸收减少、排出增多,继而出现低钠血症、脱水、低血压及低血容量休克甚至肾前性肾衰竭。同时,肾素水平下降、前列腺素产生增多及血管对去甲肾上腺素、血管紧张素Ⅱ反应降低等加剧了循环的衰竭过程。分泌缺陷的糖皮质激素对儿茶酚胺允许作用及与盐皮质激素受体结合作用的消失,参与了循环的衰竭过程。

(二)继发性肾上腺危象是由于下丘脑或垂体疾病使垂体促肾上腺皮质激素(ACTH)分泌缺陷所致。最常见的原因是长期接受糖皮质激素治疗使下丘脑—垂体—肾上腺轴功能被抑制,其他原因还包括下丘脑、垂体及垂体柄肿瘤或损伤。在此类患者中,垂体ACTH分泌的缺陷使受其调控的肾上腺皮质激素分泌功能受损,而肾上腺的盐皮质激素分泌功能仍存在,故患者主要表现为糖皮质激素功能缺失的特征。由于患者肾素—血管紧张素—醛固酮系统功能正常,此类患者肾上腺危象发病率极低,仅仅在垂体发生突然且严重的功能丧失如垂体卒中等情况下危象方发生。继发性肾上腺危象的患者临床上常存在其他垂体激素缺乏的表现,如继发性甲状腺功能减退、尿崩症等。

(三)对于肾上腺功能不全的患者,糖皮质激素替代治疗剂量尚没有客观评估指标,主要依靠临床症状的判断及医师的经验,这使得患者的替代剂量无法客观衡量;另外,一些患者长期服药的依从性差、应激状态下未按需增加剂量;长期接受皮质激素治疗的患者突然停药等,上述因素在应激状态下均可致危象的发生。但是这种种因素通过科学的管理在一定程度上是可以避免的,具体参照文中危机预防的处理。

(四)危机发生除了参考文中提到的处理流程,不得不提以下几点急救过程中的注意事项:

1. 在严重肾上腺危象时,脱水很少超过总体液的10%~20%。补液量依据脱水情况而定,补液过程中重点关注血压、出入量、电解质水平,并注意个体差异。

2. 治疗期间在应用皮质激素的同时需供给足量的葡萄糖。临床密切监测血糖变化,防止发生低血糖。

(张雪萍　张中军)

参考文献

[1] ARLT W, ALLOLIO B. Adrenal insufficiency [J]. Lancet, 2003, 361: 1881-1893.

[2] 张红, 朱大龙. 肾上腺危象的识别与处理[J]. 临床内科杂志, 2012, 29: 587-589.

[3] LORIAUX DL. Fleserin M Relative adrenal insufficieney [J]. Curr Opin Endocrinol Diabetes Obes, 2009, 16: 392-400.

[4] BOUILLON R. Acute adrenal insufficiency [J]. Endocrinol Metab Clin North Am, 2006, 35: 767-775.

[5] 郭树彬. 肾上腺危象的诊治[J]. 中国临床医师, 2011, 39: 6-7.

[6] TROY H. K. PUAR, NIKE M. M. L. STIKKELBROECK, LISANNE C. C. J. SMANS, et al. Adrenal Crisis: Still a Deadly Event in the 21st Century [J]. The American Journal of Medicine, 2016, 129: 339.

[7] 张澈. 急性肾上腺皮质功能减退症危象的诊断与治疗. 临床急诊杂志, 2002, 3: 248-249.

[8] BOUILLON R. Acute adrenal insufficiency [J]. Endocrino Metab Clin North Am, 2006, 35: 767-775.

[9] MEEKING S. Treatment of acute adrenal insufficiency [J]. Clin Tech Small Anim Pract, 2007, 22: 36-39.

[10] BRUNO ALLOLIO. Extensive expertise in endocrinology, Adrenal crisis [J]. European Journal of Endocrinology, 2015, 172: R115-R124.

第三节 糖尿病酮症酸中毒

一、定义与发生机制

（一）定义

糖尿病酮症酸中毒（diabetic ketoacidosis，DKA），是多种原因导致糖尿病患者血液和尿液中葡萄糖和酮酸浓度急性升高的代谢性酸中毒表现。

（二）发生机制

DKA 主要是由于体内胰岛素绝对或相对不足，胰岛素对抗性调节激素（如胰高血糖素、儿茶酚胺、皮质醇和生长激素），特别是胰高糖素升高，发生高血糖而导致的肾脏渗透性利尿而造成的。

DKA 最常见的诱因是感染，其他因素包括创伤、手术、麻醉、胰腺炎、心肌梗死、心脑血管事件以及药物作用等，其起病急、病情重，严重危害糖尿病患者的健康及生命安全。

（三）危险因素分析

1. 通常发生在 1 型糖尿病，也发生在 2 型及未被诊断的糖尿病患者。

2. 感染、创伤、发热、咳嗽、呕吐、腹痛、腹泻等急性应激诱发。

3. 胰岛素分泌减少或缺失。

4. 医疗疾病（如心肌梗死）或糖尿病的最初表现。

二、临床表现及快速识别

（一）临床表现

1. 典型临床表现

（1）多数患者在发生 DKA 前，原有糖尿病的表现有不同程度的加重，如多尿、多饮、口渴、乏力等。

（2）随后出现食欲减退、食欲缺乏、恶心、呕吐，常伴头痛、头晕、烦躁。

（3）病情进一步发展导致大量体液丢失，严重失水，尿量减少，皮肤弹性差，脉搏增快，血压降低，呼吸加深加快，呼出的气体有烂苹果味（丙酮气味）。

（4）病情延误者将导致代谢紊乱的进一步恶化，可出现反应迟钝、嗜睡甚至昏迷。

2. 快速识别

早期诊断是治疗成败的关键，临床上对于原因不明的恶心、呕吐、酸中毒、失水、休克、昏迷的患者，尤其是呼吸有烂苹果味、血压低而尿量多者，不论有无糖尿病病史，均应想到本病的可能性。

围手术期快速诊断应包括：若为清醒患者判断其意识，术前诊断为糖尿病的患者术中出现不明原因的血压下降，需进行快速血糖检测，结合末梢血糖检查及血气分析即能早期快速确诊 DKA。

（二）辅助检查

1. 床旁检测　立即查末梢血糖、尿糖、尿酮。

2. 实验室检查　抽血查血糖、血酮、尿素氮、肌酐、电解质、血气分析、心电图等以确定或排除本病。

如血糖 >13.9mmol/L 伴酮血症（血酮体 ≥ 3mmol/L）或尿酮阳性（尿酮 ++ 以上），血 pH<7.3 和 / 或血碳酸氢根 <18mmol/L 可诊断为 DKA。DKA 诊断明确后，尚需判断酸中毒严重程度：① pH <7.3 或碳酸氢根 <18mmol/L 为轻度；② pH <7.2 或 HCO_3^-<15mmol/L 为中度；③ pH <7.0 或 HCO_3^-<10mmol/L 则为严重酸中毒。

（三）鉴别诊断

1. 脓毒症。

2. 肾衰竭。

3. 水杨酸过量。

4. 先天性新陈代谢异常。

5. 酒精性酮症酸中毒。

6. 高渗性非酮症昏迷（明显高血糖但未发现酮症酸中毒）。

三、危机处理方案

（一）危机处理

DKA 的治疗原则包括：补液以纠正脱水、持续小剂量胰岛素应用以降低高血糖、纠正电解质异常及酸碱失衡、全程密切观察。术中发生 DKA 多较紧急，建议胰岛素静脉注射。

酮症酸中毒的治疗流程见图 8-3-1，为美国糖尿病学会（ADA）推荐方案。

（二）危机后处理

1. 当血糖小于 11mmol/L 时，根据电解质 Na^+ 的浓度，可选择 5% 葡萄糖或 0.45% 盐水进行补液。动态监测血糖，指导胰岛素剂量。

2. 查找出现糖尿病酮症酸中毒的原因，并进行治疗和预防再次发生危机情况。

（三）危机预防

外科治疗的主要目的不是预防高血糖，而是预防 DKA：

1. 术前识别胰岛素依赖患者并优化治疗。

2. 围手术期的胰岛素治疗方案应基于基础胰岛素需要量、既往病史及手术时间及时适当调整，并增加监测血糖的频次。

3. 大多数胰岛素依赖的患者应当继续使用胰岛素至手术当天。

4. 在麻醉和手术过程中维持稍低血糖或者轻度高血糖，目标血糖是维持血糖 5.6~10mmol/L。

5. 及早治疗感染和控制感染。

四、典型病例

（一）病历摘要

患者，男性，40 岁，体重 88kg，因"双足糖尿病足并感染，高血压病"于腰硬联合麻醉下行右下肢截肢术。既往血压及血糖控制不佳，未规律服用降压药和降糖药物，未规律监测血压，术前尿酮阳性。患者入手术室意识清醒，血压 168/95mmHg，血糖 9.1mmol/L，SpO_2 96%，经外周静脉持续静滴乳酸林格液。于 $L_{3~4}$ 行腰椎穿刺，穿刺过程顺利，见脑脊液后注入 0.5% 罗哌卡因 2ml，顺利置入硬膜外导管后取平卧位，测麻醉平面至 T_{10}。静注咪达唑仑 1mg 及芬太尼 0.05mg，手术开始，切皮无痛。

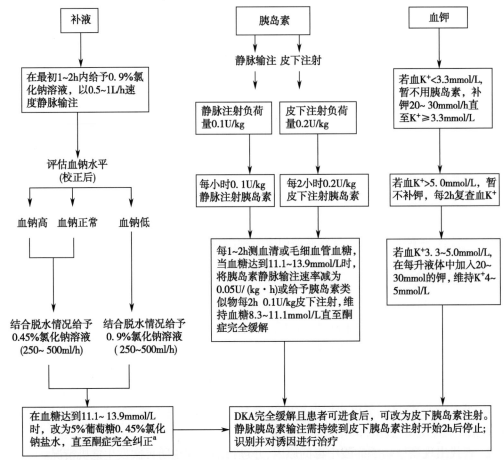

注: 治疗包括补液以纠正脱水和恢复组织灌注, 胰岛素使用以纠正高血糖、减少脂肪分解、酮体生成, 维持电解质及酸碱平衡。

[a]定义为血糖水平<13.9mmol/L, 碳酸氢盐水平>18mmol/L和动脉或静脉pH值>7.3。

图 8-3-1 ADA 推荐的糖尿病酸中毒治疗流程

（二）危机发生与处理

当手术进行到约 40 分钟时袖带血压 91/56mmHg, 发现患者意识不清, 呼叫患者无应答, 急查末梢血糖显示"H"（超过血糖仪测定上限）, 立即给予胰岛素 8U 静注, 然后以 0.1U/（kg·h）持续泵注。袖带血压很快降至 76/45mmHg, 立即静脉注射去氧肾上腺素 80μg, 血压升至 92/55mmHg, 心率 52 次/min, SpO₂ 90%。紧急动脉血气分析（此时患者动脉搏动摸不清楚）, pH 7.13, 结合术前尿酮"+", 考虑患者为 DKA。为确保安全, 立即对患者实施气管插管, 右颈内静脉穿刺置管, 并行桡动脉直接测压。经中心静脉快速给予生理盐水 1 500ml, 小剂量胰岛素持续泵注。期间间断分次静注去氧肾上腺素（每次 80~200μg）以维持血压。

（三）危机转归

30 分钟后手术结束, 测血糖 22.9mmol/L, 再次静注胰岛素 5U, 与手术医师及家属沟通后送患者到 ICU 进一步监护治疗。ICU 继续对症支持治疗并完善相关检查, 术后 2 小时血酮结果显示 3.5mmol/L, 后续继续胰岛素治疗, 直至血酮值显示正常。

（四）危机事件分析

病例中的患者术前患有糖尿病，血糖控制不佳，术前尿酮阳性，因糖尿病足需要行截肢术，入室血糖 9.1mmol/L，未重视，手术开始 40 分钟后患者意识不清，血糖值高至测不出，伴血压、心率、血氧饱和度下降，积极给予胰岛素治疗及升压药物治疗效果不佳，血气分析发现 PH 7.13，结合术前病史及术中临床症状，怀疑患者发生了 DKA，术中维持呼吸和循环同时积极降糖，术后送至 ICU 监护治疗，查血酮值 3.5mmol/L，证实患者确实发生了 DKA，后继续按照 DKA 处理后患者情况好转。

病例中患者发生 DKA 的原因可包括：①术前血压、血糖控制不佳，尿酮阳性；②术中输液使用乳酸林格液；③咪达唑仑及芬太尼镇静镇痛作用可导致患者呼吸抑制，引起二氧化碳蓄积伴缺氧等原因导致患者发生 DKA。术中疑似发生 DKA 时，应立即给予测血糖、血气，及时判断，在维持呼吸循环稳定的前提下，应补足血容量，并控制高血糖，必要时给予碳酸氢钠纠正酸中毒，纠正电解质异常。该病例中，麻醉医师对 DKA 的危险因素不熟悉，所以术前评估、术中输液管理、麻醉管理几个方面未予以重视，从而导致患者术中发生 DKA。

DKA 为急危重症，一旦发生其情况多较危急，切不可掉以轻心，以免贻误救治时机。对于急症手术，若患者血糖水平较高且伴有酮血症时，应认真权衡酮症酸中毒的严重性和手术的紧迫性。若病情危急需要立即手术，则应边手术边纠正高血糖和酮血症。同时应及时请求上级医师或同事的帮助，不能因"孤军作战"而错过患者的最佳治疗时机。

五、临床建议与思考

避免围麻醉期发生 DKA 应重在预防。术前合并有糖尿病的患者应把血糖控制在合适范围，做到有备无患；术中严密监测血糖水平，减少诱发因素如感染及强烈应激等，同时加强围手术期血糖管理，切忌忙中生乱。具体还应注意以下几点：

1. 不论高血糖还是低血糖，都可影响住院患者的预后、住院时间和医疗费用。

2. 糖尿病患者的血糖水平低于 4.4mmol/L 及正常人或平时血糖控制较好的糖尿病患者的血糖水平低于 3.9mmol/L 时即可诊断为低血糖状态，可出现低血糖症状（如交感神经兴奋）；当血糖水平低于 2.8mmol/L，中枢神经系统的糖供则会严重不足，患者可迅即出现严重的低血糖症状并很快发生低血糖昏迷。

3. 当血糖水平达 11.1mmol/L 以上时考虑血糖偏高，即可产生较为明显的代谢异常；达 13.9mmol/L 以上时易发生酮症酸中毒；而当血糖水平达 33.3mmol/L 以上时则易发生高渗性非酮症昏迷。

4. 麻醉医师必须熟悉血糖管理的相关知识，严格遵循糖尿病患者血糖控制目标的个体化原则：①术前血糖控制目标分层：一般控制：空腹血糖（FBG）或餐前血糖（PMBG）：6~8mmol/L，餐后 2 小时血糖（2h PBG）或不能进食时任意时点血糖水平 8~10mmol/L；宽松控制：FBG 或 PMBG 8~10mmol/L，2 小时 PBG 或不能进食时任意时点血糖水平 8~12mmol/L，特殊情况可放宽至 13.9mmol/L；严格控制：FBG 或 PMBG 4.4~6.0mmol/L，2 小时 PBG 或不能进食时任意时点血糖水平 6~8mmol/L；②一般情况下不必快速降糖和快速达标；③糖尿病患者住院期间血糖不一定要达标；④降糖治疗应尽量避免低血糖；⑤不能因采用宽松血糖管理而增加感染和高血糖危象的风险；⑥术前不应将血糖水平降得太低，即一般不强求将血糖降到正常水平；⑦无酮血症；⑧尿糖阴性或弱阳性，最好应在术前两周就能控制糖尿；

⑨急诊手术也要尽可能详细地掌握患者的病史,最好术前检查一次血糖,以后每 1~2 小时测定一次,避免术中严重高血糖或低血糖的发生;⑩理论上讲,静注 1U 胰岛素可使血糖下降 1.67mmol/L,而静注 7.5g 葡萄糖则可使血糖升高 1.67mmol/L。

5. 术中监测除一般常规监测项目外,应间断测定血糖及血气情况。应当注意的是,一般快速血糖监测仪在血糖水平超过 38mmol/L 即不能检出。此时屏幕上会显示"High",表示血糖已经超过血糖仪测定的上限。

6. 补液治疗至关重要,但补液过多或不足都会影响患者的治疗效果,因此应尽量按照上述补液流程补液,最好采用目标导向液体治疗。补液一般先给予等渗晶体液补充血容量,然后再给予胶体扩容。液体复苏效果不理想时,可使用血管活性药(如去甲肾上腺素)以维持组织器官的灌注。

7. 胰岛素应从小剂量开始应用,避免因大剂量胰岛素引起血糖急剧下降,导致低血糖及脑水肿,以及因胰岛素的应用使细胞外 K^+ 转移至细胞内,如果没有及时补钾将导致严重低钾血症。注意血钾水平的监测,及时补充 K^+ 以避免严重低钾血症的发生;谨慎补碱以避免矫枉过正。

(刘占立 张中军)

参考文献

[1] 刘建民,赵咏桔.糖尿病酮症酸中毒和高血糖高渗状态[J].中华内分泌代谢杂志,2003,19(6):505-508.

[2] 葛均波.内科学[M].8版.北京:人民卫生出版社,2013:753.

[3] UMPIERREZ G, KORYTKOWSKI M. Diabetic emergencies-ketoacidosis, hyperglycaemic hyperosmolar state and hyPaOglycaemia [J]. Nat Rev Endocrinol, 2016, 12 (4): 222-232.

[4] 林财威,张磊.糖尿病酮症酸中毒并发休克的液体复苏[J].中国临床医师杂志,2017,45(1):15-18.

[5] 翟笑,肖新华.糖尿病酮症酸中毒的救治及进展[J].临床内科杂志,2017,34(3):152-154.

第四节 未经诊断的嗜铬细胞瘤

一、定义与发生机制

(一)定义

嗜铬细胞瘤(phaeochromocytoma),为起源于神经外胚层嗜铬组织(细胞可被铬盐染色)的肿瘤,它主要分泌儿茶酚胺,多位于肾上腺髓质、交感神经节或其他部位含有嗜铬细胞的组织。

(二)发生机制

与大部分肿瘤一样,散发型嗜铬细胞瘤的病因仍不清楚。家族型嗜铬细胞瘤则与遗传有关,为常染色体显性遗传方式,并可与其他内分泌疾病如甲状腺髓样癌和甲状旁腺功能亢进并存。

正常肾上腺髓质的嗜铬细胞所合成的儿茶酚胺以肾上腺素为主,去甲肾上腺素仅占 15%~25%。肾上腺髓质嗜铬细胞瘤释放的儿茶酚胺中去甲肾上腺素约占 75%,与正常分泌之比相反。肾上腺髓质外的嗜铬细胞瘤所释放者几乎均为去甲肾上腺素。一般大小的嗜铬细胞瘤约含有 100~800mg 的去甲肾上腺素。

嗜铬细胞瘤为自主性分泌，其分泌过程不受中枢神经系统（意识）的控制，可持续或间断释放大量儿茶酚胺，常比正常高 20~50 倍，甚至高达 140 倍，引起持续性或阵发性高血压或持续性高血压阵发性加剧和多脏器功能及代谢紊乱。

由于机体长期暴露在高儿茶酚胺血浆浓度下，引起周围血管强烈收缩，可使血容量减少 20%~50%。早期血管并无器质性改变，但长期周围血管收缩增加心脏后负荷，同时也直接损害心肌，心肌缺血、缺氧逐渐加重，进而逐渐出现退行性改变、坏死、弥漫性心肌水肿，出现心脏结构和功能的改变，称为儿茶酚胺性心肌病，引起充血性心衰、心律失常、心肌缺血等。

（三）危险因素分析

1. 神经内分泌相关的肿瘤，可能会并存未被发现的嗜铬细胞瘤，如：

（1）多发性内分泌瘤综合征 2 型，包括：嗜铬细胞瘤、甲状腺髓样癌、甲状旁腺功能亢进。

（2）多发性内分泌瘤综合征 3 型，包括：嗜铬细胞瘤、甲状腺髓样癌、黏膜神经节神经细胞瘤、嗜酸性粒细胞瘤。

（3）小脑及脊髓血管瘤症，包括：嗜铬细胞瘤、视网膜血管瘤、中枢神经系统血管细胞瘤、肾和胰腺囊肿、肾细胞癌。

（4）多发性神经纤维瘤。

2. 诱发因素

（1）术前诱发因素，包括：妊娠状态，肿瘤出血或梗死，创伤疼痛刺激，情绪激动等。

（2）术中诱发因素，包括：麻醉诱导，体位改变，术中探查、分离与压迫肿瘤体，严重缺氧或 CO_2 蓄积，疼痛刺激或者应急状态。

（3）术后诱发因素，包括：疼痛、焦虑等。

二、临床表现与快速识别

（一）临床表现

1. 典型临床症状　本病的典型症状为三联症（头痛、心悸、多汗）及高血压、高代谢、高血糖，但典型"三联症"的患者不足总数的 10%，21% 的患者平素并无任何临床症状。

（1）高血压：为阵发性、持续性或持续性高血压阵发性加重，血压突然升高，收缩压可达 200~300mmHg，舒张压可达 130~180mmHg。

（2）心脏病变：清醒患者可诉心前区和上腹部紧迫感或疼痛感，伴窦性心动过速改变，甚至发生心律失常，更严重者可致急性左心衰竭、心肌梗死等。

（3）呼吸系统：肺水肿、急性呼吸窘迫综合征、咯血等。

（4）代谢紊乱：糖原分解增加，抑制胰岛素分泌，使空腹血糖升高，糖耐量降低和出现尿糖，甚至酮症酸中毒；脂肪分解代谢加速，呈高脂血症或基础代谢率上升，氧耗量增加，类似甲状腺功能亢进，伴有大汗、肌颤或发热；也可出现乳酸性酸中毒。

（5）神经系统症状：清醒患者可表现为剧烈头痛，也可交感神经兴奋，包括焦虑、恐惧或濒死感，严重者也导致脑血管意外等。

（6）胃肠道症状：恶心、呕吐、腹痛等不适。

(7)其他症状:肝肾功能损害,皮肤苍白,视力模糊及复视等。

2. 快速识别术中可疑的嗜铬细胞瘤 头痛、心悸、多汗三联症是嗜铬细胞瘤高血压发作时最常见的临床综合征。术前未经诊断的嗜铬细胞瘤患者多因"腹部包块"行腹腔镜探查或剖腹探查,在围手术期多以阵发性不稳定性高血压、快速型心律失常为主要表现,多与麻醉诱导、手术操作有直接关系。术中快速识别主要是以难以解释的血压异常增高与剧烈波动的体征为唯一关键依据。

(二)辅助检查

1. 实验室检查

(1)24 小时的尿儿茶酚胺,香草扁桃酸和甲氧基肾上腺素检测。

(2)动态心电图。

(3)心肌酶谱。

2. 影像学检查

(1)超声心动图。

(2)CT。

(3)MRI。

(三)鉴别诊断

1. 镇静或镇痛不足。

2. 恶性高血压。

3. 子痫。

4. 颅内压增高。

5. 曾有药物滥用史,如可卡因或苯丙胺等。

6. 甲状腺危象。

7. 恶性高热。

三、危机处理流程

(一)危机处理

1. 急性高血压的处理

(1)术中需要与外科医师保持良好顺畅的沟通,一旦血压升高超过原水平之上 1/3 或达到收缩压 200mmHg 时,应暂停外科操作,并进行积极降压。

(2)积极对症支持治疗,多模式联合降低血压和心率,具体的降压的理想程度为:降至原最高血压升高水平的 20%~30%。具体用药可参照表 8-4-1。

表 8-4-1 治疗嗜铬细胞瘤高血压期的血管活性药物

药物	使用方法	给药剂量及速度	备注
酚妥拉明	静脉推注	间断静脉推注 2.5~5mg(1mg/min)	每 5 分钟可重复一次
	静脉滴注	首剂静脉滴注 2.5~5mg(1mg/min),持续维持(20~100mg/h)	500mg 稀释至 5% 葡萄糖水 500ml 中
酚苄明	静脉泵注	0.5mg/kg	最快不低于 5 小时泵完,最大剂量不超过 1~2mg/(kg·d)

续表

药物	使用方法	给药剂量及速度	备注
镁剂	静脉泵注	1~4g/h	超过 4g/h 可出现潮热、兴奋等副作用
肼屈嗪	静脉推注	10~15mg	4~6 小时可重复一次
硝普钠	静脉泵注	0.25~10mg/(kg·min)	50~100mg 稀释至 5% 葡萄糖水 500ml 中。起效快,半衰期为 2 分钟,注意避光
硝酸甘油	静脉泵注	5~100mg/min	50mg 稀释至 50ml 液体中
艾司洛尔	静脉推注	0.5mg/kg	缓慢推注超过 1 分钟推完,半衰期 2~9 分钟
	静脉泵注	0.1~0.3mg/(kg·min)	
尼卡地平	静脉泵注	首剂 5mg/h,维持 3mg/h	20mg 稀释至 200ml 生理盐水或者葡萄糖水中。根据情况也可逐渐增快速度,最大速度不超过 15mg/h
氯维地平	静脉泵注	1~2mg/h	稀释至 0.5mg/ml。根据情况,每 2 分钟可翻倍剂量加速,最大速度不超过 32mg/h

2. 快速型心律失常的处理　心律失常主要是由于过多的儿茶酚胺直接作用于心脏或其所引起的血压剧烈变化间接所致。因而处理时,应先消除儿茶酚胺的作用,使用降压药控制血压,再根据相应情况给予抗心律失常药。

(1)艾司洛尔作为超短效 β 受体阻滞药,常用于治疗室上性心动过速,也可选用美托洛尔。

(2)若出现室性心动过速或频发室性期前收缩,应提高警惕,可静脉缓慢静注利多卡因 1~2mg/kg 或应用胺碘酮治疗。

3. 低血压的纠正

低血压是术后患者早期死亡的主要原因。结扎肿瘤血管或肿瘤切除时,儿茶酚胺的分泌迅速降低,使外周血管扩张、α 或 β 受体阻滞剂的残留作用以及血容量不足等常可使血压剧降,因此应提前防范。

(1)在结扎肿瘤血管与切除肿瘤前数分钟可根据情况停用 α 或 β 受体阻滞剂。

(2)加快"逾量"补液。

(3)及时应用血管活性药物给予支持以维持血管张力,辅助提升血压。通常需使用去甲肾上腺素,间断静注 20~100μg 或将 2mg 去甲肾上腺素溶于 5% 葡萄糖溶液 50ml 中,根据血压的水平调节持续泵入速度。一旦血压回升并稳定,应尽早逐步减慢泵速,直至完全停用去甲肾上腺素。若血压低伴心率慢者,可改用或联合应用肾上腺素以维持血压和心率在正常范围。

(4)应在 CVP 或 SVV 监测下进行扩容,避免过量液体输入导致肺水肿及心衰。液体过量可静注呋塞米 20~100mg 利尿。

4. 警惕低血糖及急性肺水肿

(1)术中加强血糖监测,血糖过高或过低均可影响患者预后,应注意监测血糖。

(2)术中发生急性心衰者并不多见,一旦发生,及时做出诊断并进行积极强心、利尿及应用扩血管药物,调整呼吸参数,采取适当的呼气末正压进行机械通气,同时应调整适当体位并积极给予对症处理。

5. 糖皮质激素的补充 肿瘤切除后应立即给予地塞米松 10~20mg 或甲泼尼龙 40mg 静注,是避免术中发生肾上腺皮质功能衰竭及增强机体耐力的重要措施。同时也有利于改善毛细血管的通透性,提高血管内皮对血管活性药物的敏感性,以及防止或减少低血糖发生的作用。

(二) 危机后处理

患者术后可出现各种严重病症,如低血压、低血糖、心律失常、心功能不全、肾上腺皮质危象、代谢异常等。因而对于术中其循环波动较大或术毕时生命体征不太稳定者,术后应将患者送 ICU 继续监护治疗一定时间为宜。

(三) 危机预防

1. 详细询问病史。

2. 对疑似嗜铬细胞瘤的患者完善术前相关检查。

3. 对确诊的嗜铬细胞瘤患者进行充分术前准备。

4. 疑似嗜铬细胞瘤的手术患者,备好相关血管活性药物。

四、典型病例

病例 1

(一) 病历摘要

患者,男性,51 岁,身高 163cm,体重 60kg。主因"上腹部疼痛半年,发现腹腔占位 1 周"入院。既往"高血压"病史近 3 年,规律服药控制,血压控制在 145/90mmHg,快走或情绪激动时自觉胸闷、气促,平素极少运动。术前检查:血常规、凝血四项、肝肾功能、电解质、胸片均正常;腹部 CT 示腹腔巨大肿物,考虑胃间质瘤可能。5 天后入手术室后因血压较高(180/110mmHg)及心电图广泛 ST-T 改变而暂停手术,完善心脏彩超、冠脉 CT 检查。心脏彩超示无明显异常,冠脉 CT 示冠状动脉 10%~20% 狭窄,心内科医师会诊后排除冠心病诊断。

(二) 危机发生与处理

12 天后于晨 10 点 55 分再次入手术室,监测 NIBP、心率、SpO₂、ECG,立即予咪达唑仑 2mg 镇静,监测血压 163/90mmHg,心率 72 次 /min,SpO₂ 98%。11 时 10 分开始麻醉诱导,依次予芬太尼 0.2mg、顺阿曲库铵 14mg、丙泊酚 50mg、依托咪酯 20mg,面罩辅助通气约 3 分钟,BP 上升至 177/98mmHg。再分次给予丙泊酚 150mg 后气管插管顺利,以吸入七氟烷(3%)、泵注瑞芬太尼 0.2μg/(kg·min)及丙泊酚 4mg/(kg·h)维持麻醉。接着行右颈内静脉穿刺置管,过程顺利,BP 逐渐回降至 140/80mmHg。

12 点 20 分追加顺阿曲库铵 4mg 后开始手术,外科医师切皮后患者血压逐渐上升至 190/110mmHg,予追加芬太尼 0.1mg 加深麻醉,两次予尼卡地平 1mg/ 次降压,但降压效果不佳,且发现血压升高与术者探查腹腔有较大关系,此时即怀疑该患者有嗜铬细胞瘤可能并按嗜铬细胞瘤切除术行麻醉准备。

13 点整行左侧桡动脉穿刺置管测 IBP 180/105mmHg,开始给予硝普钠持续泵注 1µg/(kg·min),继续开始手术。当手术探查、牵拉肿瘤时,血压突然升到 320/180mmHg,此时嗜铬细胞瘤的诊断已基本确诊无疑。立即让手术医师暂停手术操作,加大硝普钠用量至 3µg/(kg·min)并呼叫上级麻醉医师,同时手术台上请泌尿外科医师会诊,完善嗜铬细胞瘤手术麻醉的准备。

13 点 50 分继续手术,术者谨慎探查后,确定肿物来源于左侧肾上腺且肿瘤较大(约 4cm×6cm)。麻醉医师快速扩容,予甲泼尼龙 40mg 静注,25% 硫酸镁 20ml 持续泵注 1 小时,硝普钠持续泵注至肾上腺肿物切除。术程中麻醉医师密切关注血压,手术医师尽可能减轻对肿瘤的直接挤压。收缩压超过 200mmHg 时嘱手术医师暂停手术操作,同时予酚妥拉明(每次 1mg 缓慢静注),间或加用尼卡地平(每次 1mg 缓慢静注);其间收缩压控制在 160mmHg 时心率仍有 130 次/min 左右,分两次静注美托洛尔共 5mg 使 HR 降至 90~110 次/min。切除肾上腺肿物历时 70 分钟,期间 IBP 收缩压波动在 120~250mmHg 之间,心率波动在 90~140 次/min,其中波动明显的时点为术者剥离瘤体的 30 分钟时间段,血压和心率呈"过山车"样波动,共用酚妥拉明 6mg,尼卡地平 6mg。

(三)危机转归

肿物切除后,患者血压基本平稳,极小量去甲肾上腺素支持(80µg/h)半小时,后续不需去甲肾上腺素支持。将近术毕测 Hb 84g/L,血糖 15.9mmol/L。手术历时 5 个小时,完成经腹膜后巨大肿瘤切除、脾切除、肠粘连松解术,出血约 400ml,共输红细胞悬液 4.5U,羟乙基淀粉 2 000ml,平衡液 2 000ml,尿量 1 200ml。术毕血压 120/60mmHg,心率 101 次/min,带气管导管送 ICU 继续监护治疗。第 2 天,患者生命体征平稳,顺利拔除气管导管,第 3 天转回普通病房。术后病理报告确诊(肾上腺)嗜铬细胞瘤。

(四)危机事件分析

上述病例为因"腹腔占位"行剖腹探查术的患者,平素因快走或情绪激动时自觉胸闷、气促,日常活动中极少运动,避免了剧烈运动等诱发因素,从未测得过高的血压。上次入手术室后因血压高及心电图广泛 ST-T 段改变而暂停手术,心脏彩超及冠脉 CT 未示明显异常,心内科医师会诊后排除冠心病诊断。这些正常的辅助检查使医师忽略了嗜铬细胞瘤的可能。

但该患者在麻醉诱导以及手术操作时出现不明原因和难以控制的高血压疑似嗜铬细胞瘤。该病例的抢救大致分为以下四步:①暂停手术,建立动、静脉监测,准备各种急救药品,预防性扩容,补充激素;②严密监测有创动脉血压下进行手术,依据血压波动情况暂停手术操作,调控血压、心律;③术中逾量输血、输液,监测血气、血糖及尿量。④肿瘤切除后血管活性药物支持,术毕带气管导管送 ICU 继续监护治疗。逾量补充液体尤为重要,本病例中在识别嗜铬细胞瘤后迅速扩容,待其他准备工作完善后准备切除肿瘤时已输注羟乙基淀粉 1 000ml 和乳酸林格液 1 500ml,整个术程入量共 4 900ml,出血量及尿量共计 1 100ml,但逾量补充液体一定要在心肺功能允许的情况下进行。

未经诊断的嗜铬细胞瘤由于缺乏严格的术前准备,其围手术期死亡率可高达 45%,手术风险剧增,麻醉处理必须格外细致谨慎。作为临床工作者,应熟悉嗜铬细胞瘤的相关表现,对有疑似症状的患者应提高警惕,一旦怀疑嗜铬细胞瘤,必须按照嗜铬细胞瘤手术做好全方位准备后再继续手术。若可疑嗜铬细胞瘤时尚未开始手术,需权衡利弊,必要时应暂停手术,确诊后待做好充分术前准备后再行手术治疗。

病例2

（一）病历摘要

患者，女性，24 岁，体重 48kg。因"停经 57 天，同房后下腹痛 5 小时"于 4 点整入院，入院时神清语利，痛苦面容，面色苍白，伴有头昏、心慌、出冷汗等不适，伴生命体征改变，表现为血压低，血压 92/52mmHg，心率快，心率 124 次 /min，呼吸 24 次 /min，神经系统查体阴性。术前检查：WBC 29.2×10^9；RBC 3.43×10^{12}；Hb 106g/L；HCT 31%；尿：β-HCG（+）；超声显示：盆腔 103mm × 60mm 混合性包块，内见卵黄囊样回声，盆腔积液 55mm；其他检查未见明显异常。既往体健，偶有心慌，两年前顺产一男婴。给予补液后，患者血压逐渐上升，但心率仍快，至 6 点 15 分时，血压 145/90mmHg，心率 140 次 /min，呼吸 22 次 /min，SpO$_2$ 100%；入手术室前共输入羟乙基淀粉注射液 1 000ml，复方氯化钠注射液 500ml，血浆 200ml，红细胞悬液 2U；期间患者呕吐 2 次，给予赛格恩 2mg，地塞米松 5mg 止吐。患者诊断为"异位妊娠"，拟全身麻醉下行腹腔镜探查术。术前给予咪达唑仑 3mg，阿托品 0.5mg。

7 点 5 分入室，麻醉评估患者为 ASA Ⅲ级，无明显困难气道；血压 120/90mmHg，心率 130 次 /min，呼吸 25 次 /min，SpO$_2$ 100%。准备完善后开始麻醉诱导，给予芬太尼 0.15mg，瑞芬 0.5mg/h，依托咪酯 12mg，维库溴铵 5mg。麻醉维持使用丙泊酚和瑞芬太尼。术中生命体征：血压 128/82mmHg，心率 123 次 /min。手术过程顺利，35 分钟后手术结束，术中补液总量：羟乙基淀粉溶液 500ml，林格液 1 000ml，血浆 400ml，红细胞悬液 2U；术中出液总量：腹腔积血 2 000ml，尿 100ml。8 点整术毕，停药 15 分钟后患者清晰，给予拔管并送往 PACU 复苏。

（二）危机发生与处理

8 点 25 分入复苏室，入室生命体征为：血压 140/90mmHg，心率 132 次 /min，呼吸 25 次 /min，SpO$_2$ 92%。入室后患者持续血氧偏低，增大鼻导管吸氧流量，血氧饱和度仍无明显上升。9 点 05 分时，血压 140/90mmHg；心率 140 次 /min；呼吸 30 次 /min；SpO$_2$ 92%，给予硝酸甘油泵注，维持速度为 0.3μg/（kg·min）。9 点 30 分，患者咳出粉红色泡沫痰，并出现意识淡漠，SpO$_2$ 由 95% 降至 70%，血压上升至 168/90mmHg，心率增快至 162 次 /min，给予毛花苷丙 0.4mg，甲泼尼龙 40mg，输入红悬液，吗啡 5mg，呋塞米 20mg，多巴胺维持泵注，泵注速度为 6μg/（kg·min）；同时给予咪达唑仑 10mg 镇静，维库溴铵 4mg，再次实施插管，控制呼吸。穿刺动脉测压并查血气，血气结果显示 pH 值为 7.18，给予 NaHCO$_3$250ml 静滴后复测血气，pH 值为 7.3。12 点 40 分，气管导管内吸引出少许白痰，双肺听诊少量湿性啰音，血压 145/82mmHg，心率 142 次 /min，SpO$_2$ 100%。与家属进行沟通后，将患者送往 ICU 进一步监护治疗。复苏室期间患者总入量为红细胞悬液 6U，盐水 100ml，NaHCO$_3$250ml。总出量为粉红色泡沫痰 600ml，胃内容物 400ml，尿 10ml。

（三）危机转归

13 点整转入入 ICU 后，完善相关检查，诊断为"异位妊娠；重症心肌炎；急性肾衰；急性左心衰；急性肺水肿；室性心律失常"。给予间羟胺、肾上腺素、抗病毒等进行治疗，患者情况无改善，并持续恶化，最终于次日 11 点 50 分死亡。患者病情急剧恶化，为查明死亡原因，与家属沟通后进行尸检，尸检结果显示：左肾上方见一圆形肿物，大小 8.0cm × 7.5cm × 6.0cm，切面呈鱼肉状，内见出血。组织学检查示：左肾上腺细胞胞质可见大量嗜铬颗粒，符合嗜铬细胞瘤的病理改变。

（四）危机事件分析

此病例中患者为一年轻女性患者，因"异位妊娠"入院，同时发生了未经诊断的嗜铬细胞瘤危机，最终因抢救无效而死亡，尸检后发现患者为嗜铬细胞瘤。由于患者是急诊入院，相关检查不完善，同时已存的失血性休克掩盖了嗜铬细胞瘤的相关表现，故患者主要表现为心率持续过快，低血氧饱和度难以纠正，心衰伴肺水肿等心肌损害的表现，导致嗜铬细胞瘤相关症状不明显而不易被诊断。

患者入院时心率快表明嗜铬细胞瘤危机很可能入院前已发生，病房医师给予输血、补液纠正休克，但心动过快症状未明显改善，结合患者既往"偶有心慌"病史，应该提高警惕，患者可能并非单纯的失血性休克。进入手术室麻醉后，患者血压无降低，持续异常心动过快，不完全符合休克患者麻醉后应有的生命体征改变时，麻醉医师应给予重视，此时应积极分析原因并对症治疗，对于心动过速可给予艾司洛尔降心率。术毕患者清醒后拔管并转入复苏室，患者表现为难以纠正的血氧饱和度偏低，给予小剂量的硝酸甘油泵注无明显改善，此时应考虑患者可能发生了肺水肿，可给予强心、利尿、扩血管等治疗，必要时气管插管机械通气治疗。随后患者出现咳粉红色泡沫痰，血氧饱和度下降至70%，并且发生意识淡漠，立即给予气管插管机械通气，及抗心衰治疗后血氧饱和度很快升至100%，血气结果提示酸中毒，说明患者可能出现了左心衰合并肺水肿，机械通气及抗心衰治疗是有效的。入ICU后，针对患者左心衰及心肌损伤进行治疗后病情无改善，反而持续恶化，说明患者心衰及心肌损伤可能是未经发现疾病的并发症状，而非病因症状，此时应警惕患者可能隐存其他疾病，仅对症治疗存在局限性，全面评估患者病情把握全局十分必要，经过完善相关检查，排他性鉴别诊断，腹部CT可能会提示左肾上腺肿物，进而发现患者为嗜铬细胞瘤。

未经诊断的嗜铬细胞瘤由于缺乏严格的术前准备，手术风险剧增，麻醉处理必须格外细致谨慎。作为临床工作者，应熟悉嗜铬细胞瘤的相关表现，对有疑似症状的患者应提高警惕，一旦怀疑嗜铬细胞瘤，必须按照嗜铬细胞瘤手术做好全方位准备后再继续手术。若可疑嗜铬细胞瘤时尚未开始手术，需权衡利弊，必要时应暂停手术，确诊后待做好充分术前准备后再行手术治疗。

五、临床建议与思考

（一）嗜铬细胞瘤在不同情况的发生率

嗜铬细胞瘤约85%~90%位于肾上腺髓质，约10%位于肾上腺髓质之外（异位嗜铬细胞瘤：从颈动脉体到盆腔均可发生），约10%呈恶性，约10%为家族型，约10%出现于儿童，约10%为双侧，约10%为多发性。该疾病较为少见，在成人高血压患者中发病率<0.1%。

（二）嗜铬细胞瘤对机体的威胁

嗜铬细胞瘤对患者的健康及生命威胁极大，易诱发心、脑血管急症而致残甚至致死，其患者的死亡有25%~50%发生在麻醉诱导阶段或因其他疾病而进行手术的过程中，其余发生在围手术期不同阶段，平时发作或因其并发症而死亡。但随着医学科学的不断进步，该类患者的致残率和死亡率正在显著下降。其围手术期最危险的时段是麻醉诱导、分离肿瘤时和切除肿瘤后三个阶段。

（三）产妇并发嗜铬细胞瘤

妊娠中、晚期时，妊娠妇女、胎儿对受体阻滞药耐受较好，可按常规准备，于剖宫产时切除肿瘤。早期妊娠者,可终止妊娠或手术切除肿瘤,但术后流产率很高。

近年来,镁离子在嗜铬细胞瘤切除术的麻醉中日益受到重视。镁离子作为钙离子拮抗剂,对血管有直接扩张作用;阻滞交感神经,抑制儿茶酚胺释放,间接扩张血管;干扰神经肌肉接头处活性物质的释放;且镁离子还有镇静、抗惊厥及抗心律失常作用。一般常用25%硫酸镁20ml,共5g。患者入手术室后或麻醉诱导后给予25%硫酸镁10ml于30分钟内泵注,之后以1~1.5g/h持续泵注至瘤体即将切除前,此有利于平稳控制血压、减少降压药的用量及对抗心律失常。

(四) 嗜铬细胞瘤切除术的麻醉关注点

1. 麻醉处理要点

(1)除手术医师娴熟操作的重要性之外,麻醉医师熟悉该病的病理生理、相关药理知识和手术环节并能及时给予正确处理是手术安全及成功的关键。

(2)注意围麻醉期高血压危象(高血压并发症,脑出血、急性左心衰及心律失常)、严重低血压、心律失常及低血糖等的防治。

(3)预防性扩容。

(4)嗜铬细胞瘤切除术中,在麻醉诱导、分离肿瘤、切除肿瘤后三个节段的血流动力学波动明显。气管插管操作应在完善的镇静、镇痛及肌松状态下轻柔进行;分离肿物期间挤压肿瘤导致儿茶酚胺大量释放使血压骤升,可导致高血压危象及其并发症的发生。此期间以应用硝普钠及酚妥拉明和尼卡地平为宜;肿物切除后,体内儿茶酚胺含量骤降,血管张力降低可导致血压、心率下降,及时补充血容量并适当使用去甲肾上腺素以稳定血压,力求平稳过渡。

(5)避免缺氧和CO_2蓄积。

2. 不建议用于嗜铬细胞瘤癌患者的麻醉药物

(1)地氟烷因刺激交感神经活性,可能引起心血管系统不稳定,故不建议使用。

(2)琥珀胆碱引起肌纤维成束收缩增加腹内压,机械性地挤压肿瘤诱发儿茶酚胺释放而不适用。

(3)对交感神经有兴奋作用的药物,如氯胺酮。

(4)依托咪酯对肾上腺功能有抑制作用而不适用。

(5)理论上应尽可能避免使用吗啡、卡肌宁、本可松、阿托品、麻黄碱、氟哌利多及氟哌啶醇(影响儿茶酚胺的再摄取)等药。

3. 麻醉方法的选择

推荐首选全身麻醉,目前,越来越多地采用腹腔镜下行嗜铬细胞瘤切除术,且目前调控心血管及术后静脉镇痛药的品种较多、效果较好,以静吸复合全身麻醉为宜,可充分发挥吸入麻醉药的降压和肌松作用于该种手术,达到较好的调控血压。

不推荐单独使用硬膜外麻醉,理论上硬膜外阻滞可以抑制或减少术中儿茶酚胺分泌,对机体干扰轻微,术后恢复快,但患者常不能耐受牵拉反应,也不能完全消除患者精神紧张,不易调控术中循环波动,且更不宜于呼吸管理。

也可选择复合麻醉方法(全身麻醉复合硬膜外麻醉),由于硬膜外阻滞后血管扩张,有利于扩容和控制高血压,减少每种麻醉的用药量,而全身麻醉可阻滞手术刺激所致的内脏牵拉反应,可维持术中较好的平衡麻醉,但其缺点是肿瘤切除后的低血压发生率高,需要增加去甲肾上腺素的用量和用药时长。

(吴文燕　张中军)

参考文献

[1] LENDERS JW, EISENHOFER G, MANNELLI M, et al. Phaeochromocytoma [J]. Lancet, 2005, 366: 665-675.

[2] MAN PE, LEONG M, CHANG J, et al. Plasma free metanephrines are superior to urine and plasma catecholamines and urine catecholamine metabolites for the investigation of phaeochromocytoma [J]. Pathology, 2009, 41: 173-177.

[3] MULLINS F, O'SHEA P, FITZGERALD R, TORMEY W. Enzyme-linked immunoassay for plasma-free metanephrines in the biochemical diagnosis of phaeochromocytoma in adults is not ideal [J]. Clin Chem Lab Med, 2012, 50: 105-110.

[4] EISENHOFER G, LATTKE P, HERBERG M, Et al. Reference intervals for plasma free metanephrines with an age adjustment for normetanephrine for optimized laboratory testing of phaeochromocytoma [J]. Ann Clin Biochem, 2013, 50: 62-69.

[5] WILLIAMS DT, DANN S, WHEELER MH. Phaeochromocytoma-views on current management [J]. Eur J Surg Oncol, 2003, 29: 483-490.

第五节 低血糖

一、定义与发生机制

(一)定义

低血糖(hypoglycemia),是一组多种病因引起的血糖水平低于正常低限时(<3.3mmol/L)所引起的相应症状与体征的生理或病理状况。

(二)发生机制

引起低血糖的原因很多,按其发生与进食的关系可分为空腹低血糖和餐后低血糖(表8-5-1);按其进展速度可分为急性低血糖、亚急性低血糖和慢性低血糖;按症状可分为症状性低血糖和无症状性低血糖;按病因可分为器质性低血糖、功能性低血糖和外源性低血糖;这些分类方法之间有一定的内在联系和交叉。

空腹低血糖症主要病因是不适当的高胰岛素血症,常见于:胰岛素瘤、降糖药、胰外肿瘤、卡尼丁(肉毒碱)缺乏、生长激素不足、糖原贮积病、重症肝病、严重营养不良、乙醇过量、服抗组胺类或单胺氧化酶抑制药等。餐后低血糖症主要病因是胰岛素反应性释放过多,常见于:特发性低血糖、胃肠手术后、半乳糖血症、果糖不耐受等。

表8-5-1 低血糖的临床分类

空腹(吸收后)低血糖症

1. 内源性胰岛素分泌过多

(1)胰岛β细胞疾病:胰岛素瘤、胰岛增生

(2)胰岛素分泌过多:促胰岛素分泌剂如磺酰脲类、苯甲酸类衍生物所致

(3)自身免疫性低血糖:胰岛素抗体、胰岛素受体抗体、胰岛β细胞抗体

(4)异位胰岛素分泌

续表

2. 药物性:外源性胰岛素、磺酰脲类及饮酒、喷他脒、奎宁、水杨酸盐等

3. 重症疾病:肝衰竭、心力衰竭、肾衰竭、脓毒血症、营养不良等

4. 胰岛素拮抗激素缺乏:胰高血糖素、生长激素、皮质醇及肾上腺单一或多种激素缺乏

5. 胰外肿瘤

餐后(反应性)低血糖症

1. 糖类代谢酶的先天性缺乏:遗传性果糖不耐受症、半乳糖血症

2. 特发性反应性低血糖症

3. 滋养性低血糖症(包括倾倒综合征)

4. 肠外营养(静脉高营养)治疗

5. 功能性低血糖症

6. 早期出现的进餐后期低血糖症(2 型糖尿病)

(三) 危险因素分析

1. 胰岛素或口服降糖药过量(通常是偶然的)。

2. 糖尿病患者未控制饮食,过量运动。

3. 胰岛素瘤。

4. 垂体功能减退。

5. 急性肝功能衰竭。

6. 胃部分切除术后。

7. 妊娠。

8. 酒精过量。

9. 严重的败血症。

10. 奎宁治疗。

二、典型临床表现与快速识别

(一) 临床表现

1. 典型临床表现　　低血糖症的临床表现是非特异性的,个体差异很大。其严重程度取决于:①低血糖水平;②低血糖发生的速度及持续时间;③机体对低血糖的反应性;④年龄等。总的来说,主要表现在交感神经兴奋症状和脑功能障碍两个方面,及少见的特殊情况的临床表现,主要包括:

(1)交感神经系统兴奋症状:由于低血糖激活交感神经系统释放肾上腺素、去甲肾上腺素和一些肽类物质,从而产生多汗、饥饿感、震颤、手抖、心悸、焦虑、紧张、面色苍白、软弱无力、心率加快、四肢冰凉、收缩压轻度增高等症状。

(2)脑功能障碍症状:即中枢神经系统症状,其本质是中枢神经系统缺乏葡萄糖供能的结果。初期为精神不集中,思维和语言迟钝,头晕、嗜睡、视物不清、步态不稳,可有幻觉、躁动、易怒、行为怪异等精神症状。病情继续发展可累及大脑皮质及皮质下功能,出现幼稚动作、肌肉颤动、意识障碍、癫痫样抽搐、瘫痪、肌张力低、腱反射减弱、病理征阳性并逐渐出现

昏迷。

（3）特殊情况：长期糖尿病的患者由于自主神经系统病变可能对低血糖缺乏适当的交感神经反应，常常不易察觉；全身麻醉或者区域麻醉使用了镇静、催眠药的患者由于麻醉本身可以掩盖低血糖的症状和体征；昏迷患者的低血糖症状不易被发现且容易被掩盖。

2. 快速识别　局部麻醉、区域麻醉的患者清醒时往往可以出现 Whipple 三联症（低血糖症状；发作时血糖低于 2.8mmol/L；供糖后低血糖症状迅速缓解），多可诉心慌、饥饿感、眩晕、出冷汗。

全身麻醉期间患者出现不明原因的低血压、心动过速、脉压增大及出汗或停用全身麻醉药后苏醒延迟均应考虑低血糖之可能，应该进行快速血糖测定。特别是在应用胰岛素治疗中应仔细观察患者病情，如出现上述早期低血糖表现应考虑到低血糖的可能，并应快速行床旁血糖监测，进行快速诊断与处理。

（二）辅助检查

实验室检查：血糖，胰岛功能。

影像学检查：头颅 CT。

（三）鉴别诊断

低血糖的症状与体征常为非特异性表现，通常以交感神经兴奋症状为主者，易于鉴别，但以脑缺糖而表现为脑功能障碍为主者，可能误诊为精神病、神经疾患（癫痫、短暂性脑缺血发作）或脑卒中等。

1. 糖尿病酮症酸中毒　血糖升高一般为 16.7~33.3mmol/L，血酮体显著升高，尿酮体强阳性，酸中毒明显，血浆渗透压 ≤ 320mOsm/L。

2. 脑血管病昏迷　脑出血、脑梗死可有神经系统定位体征，出现意识改变，甚至昏迷。头颅 CT、MRI 有助于鉴别。

3. 短暂性脑缺血发作　是由于某种原因造成的脑动脉一过性或短暂性供血障碍，症状突然出现，发作时表现为神经功能缺损，可快速缓解，血糖不低。

4. 药物、酒精中毒性昏迷　患者有服药或大量饮酒史，一般血糖正常或偏低，予以高糖治疗无效，予以特效解毒药及促进药物代谢或排泄后可清醒。

三、危机处理方案

（一）危机处理

低血糖的处理原则是尽早发现，快速纠治，避免长时间严重低血糖导致神经系统功能发生不可逆性损害。

（1）立即给予 50% 葡萄糖 40~60ml 静脉推注，快速纠正低血糖，使血糖快速升至 4.0mmol/L 以上。然后以 5%~10% 葡萄糖静脉滴注，必要时需重复静脉推注 50% 葡萄糖 20~40ml。理论上讲，成人用 7.5g 葡萄糖可使血糖水平上升 1.67mmol/L（相当于 50% 的葡萄糖注射液 20~40ml 可使血糖水平上升 2.23~4.46mmol/L）。

（2）也可加用氢化可的松 100~200mg 和 / 或胰高血糖素 0.5~1mg 肌肉或静脉注射，维持血糖在 6~10mmol/L 左右。对疑诊低血糖患者，不必等待检验结果，可立即开始给予葡萄糖治疗。

（3）对血糖恢复正常 30 分钟后仍意识模糊者，称为低血糖后昏迷，可能存在脑水肿，应加用降颅压药物,如 20% 甘露醇 125~250ml 静脉滴注,并动态观察血糖变化及病情进展情况。

（二）危机后处理

1. 低血糖并发症的处理　并发神经系统损害表现的患者,应判断是否发生了脑水肿、颅内压升高,是否合并了癫痫的发生,并进而给予相应的对症处理以促使其神经系统供能的恢复。

2. 加强血糖监测　加强危重患者的血糖监测,特别是在胰岛素治疗的初期和胰岛素治疗接近目标血糖水平时,增加血糖监测频率。在应激性高血糖管理中,目前并不提倡严格血糖控制策略,而主张相对宽松的血糖控制策略,使血糖控制在相对适当的水平,以尽量避免低血糖等不良事件的发生。静脉持续给予葡萄糖应该注意血糖监测,使血糖控制在正常范围,避免血糖波动过大而带来不良后果。

3. 病因治疗　及时寻找和确定病因,并针对病因进行治疗,可有效地解除低血糖症状和防止低血糖复发。

（三）危机预防

1. 在应用胰岛素时,同时输注适量的含糖液体。

2. 对在胰岛素治疗中曾经发生过低血糖者,应重新评定胰岛素敏感性,调整治疗剂量。

3. 停用其他影响血糖代谢的药物和治疗措施如血液透析治疗等,应调整胰岛素用量。

四、典型病例

（一）病历摘要

患者,男性,69 岁,因患"大隐静脉曲张"拟在蛛网膜下腔麻醉下行"大隐静脉高位结扎与剥脱术"。既往有糖尿病病史 10 余年,自述血糖控制尚可。入院检查血红蛋白 103g/L,空腹血糖 8.5mmol/L,余无异常。手术当日晨测空腹血糖为 6.7mmol/L。术前禁食 16 小时（为接台手术）,无术前用药。入手术室后常规监测血压、SpO_2、ECG 等。入手术室时血压 118/72mmHg,SpO_2 98%,心率 85 次 /min。开放外周静脉,乳酸林格液 500ml 静脉滴注。蛛网膜下腔穿刺间隙选择 L_{3-4},穿刺顺利,0.5% 罗哌卡因 2.2ml 注入,10 分钟后测麻醉平面至 T_{10},生命体征无明显改变。外科医师消毒铺巾、开始手术。

（二）危机发生与处理

手术开始 40 分钟后患者诉头晕、胸闷、心悸且有饥饿感,监护仪显示血压 88/52mmHg,SpO_2 96%,心率 125 次 /min。予以面罩吸氧,去氧肾上腺素 80μg 静脉推注,加快补液速度。症状无明显改善。考虑患者有糖尿病病史,术前禁食时间较长,怀疑低血糖症可能。急查手指血糖为 2.6mmol/L。予以 50% 葡萄糖 40ml 静脉推注,然后以 5% 葡萄糖 500ml 缓慢静脉滴注。患者症状很快消失,监护仪显示血压 110/68mmHg、SpO_2 100%、心率 77 次 /min,查手指血糖 6.8mmol/L。

（三）危机转归

手术时间共计 85 分钟,术毕将患者安全送回病房,并嘱动态监测血糖。

（四）危机事件分析

这是一例术中较为典型的低血糖病例,其临床表现为典型 Whipple 三联症:①低血糖症状;②发作时血糖低于 2.8mmol/L;③供糖后低血糖症状迅速缓解。此外还伴有中枢神经系统症状和自主神经兴奋症状。因为症状典型,而且患者处于清醒状态,所以及时发现、及时处理,没有引起不良后果。

病例中患者术前有糖尿病病史,平素血糖控制可,术前禁食禁饮时间长达 16 小时,入室后生命体征正常,术中患者出现了头晕、胸闷、心悸和饥饿感,伴有血压降低,心率增快,给予面罩吸氧和升压药物,加快补液等一系列措施之后,患者不适症状未改善,根据既往病史,测血糖为 2.6mmol/L,诊断为低血糖,立即给予补充葡萄糖液升高血糖,患者不适症状很快缓解,复测血糖为 6.8mmol/L,生命体征恢复正常,成功解除低血糖危机。

围手术期由于应激反应导致升糖激素增加,一般血糖升高则更为多见。但是由于长效降糖药物的残留、术前使用胰岛素和禁食的影响,围手术期发生低血糖症者也并不罕见。因为麻醉药物、镇静药物、抗交感神经药物以及手术刺激的干扰,往往容易掩盖低血糖的症状。因此,在术中出现原因不明的血压下降、大汗,麻醉医师应该考虑到低血糖症的可能,并及时给予处理。特别指出的是,当糖尿病患者出现意识改变时,务必要鉴别出低血糖昏迷与酮症酸中毒性昏迷以及高渗性非酮症糖尿病昏迷,并根据不同病因进行不同的针对性处理。因此,对于围手术期低血糖,应及时做出快速诊断、立即给予快速处理,否则可能引起灾难性的后果。

五、临床建议与思考

低血糖症时不同患者或同一患者每次发作时的表现可不一样,这主要取决于血糖下降的速度、程度和个体的反应性、耐受性。如血糖下降缓慢,可以无明显的交感神经兴奋症状,而只表现为脑功能障碍,甚至仅以精神行为异常、癫痫样发作、昏迷为首发症状;若血糖下降较快,则多先出现交感神经兴奋的表现,然后逐渐出现脑功能障碍。长期低血糖的患者,血糖降低的程度与临床表现有时不相称,如有时血糖为 1.1mmol/L 可仍无症状,有时血糖并不太低,却出现了癫痫样抽搐或昏迷症状。同时还应注意:

(一)血糖与脑功能有密切联系,其机制包括:

脑组织没有糖原储备,不能利用游离脂肪酸,且酮体生成需要一定时间,因此脑细胞功能活动几乎全部依赖于血浆葡萄糖供能。即使是血浆葡萄糖浓度比较低时,中枢神经每小时仍大约需要消耗葡萄糖6g,约占体内葡萄糖消耗总量的60%。当血糖下降至2.8~3.0mmol/L时,胰岛素分泌受抑制,升糖激素(胰高血糖素、肾上腺素、生长激素和糖皮质激素等)的分泌增加,出现交感神经兴奋症状;血糖下降至 2.5~2.8mmol/L 时,脑组织的糖供则会严重不足,引起脑组织充血、多发出血、脑水肿、坏死,甚至脑软化。首先大脑皮层受抑制,继而波及皮层下中枢包括基底核、下丘脑及自主神经中枢,最后累及延髓,低血糖纠正后,按上述顺序逆向恢复。反复发作或持续较长时间的严重低血糖可导致中枢神经功能损害,甚至导致永久性脑损伤或死亡。

(二)临床常提及的几个容易混淆的低血糖相关的概念

1. 低血糖状态与低血糖症 当糖尿病患者的血糖水平低于 4.4mmol/L 及正常人或平时血糖控制较好的糖尿病患者的血糖水平低于 3.9mmol/L 时即可诊断为低血糖状态,此后随时间推移便可出现低血糖症状(如交感神经兴奋症状);当血糖低于 2.8mmol/L 时,脑组织的糖供则会严重不足,患者可迅速出现严重的低血糖症状,甚至低血糖昏迷;当血糖水平低于 1.67mmol/L 时,患者可很快发生昏迷。

2. 胰岛素瘤 胰岛素瘤内源性高胰岛素低血糖症中最常见的原因,其中 β 细胞的腺瘤约占 84%(约 90% 的腺瘤是单个的),其次是腺癌,再次是弥漫性 β 细胞增生。肿瘤多位于胰腺内,胰头、体、尾各部位发生的概率相同。异位者好发于胃壁、十二指肠或空肠上段。腺瘤一般较小,直径在 1~2cm,少数可达 15cm,血管丰富,包膜完整。本病多见于 40~50 岁的成人,性别差异不明显。少数胰岛素瘤可与甲状旁腺、垂体和肾上腺组合成多发性内分泌腺瘤综合征 I 型(MEN-I 型)。CT、MRI、选择性胰血管造影、超声内镜有助于肿瘤定位。手术切除肿瘤是本病的根治手段。无法手术切除的 β 细胞癌或癌术后的辅助治疗,可应用链脲佐菌素(streptozotocin)或其类似物吡葡亚硝基脲(chlorozotocin)。

3. 药物性低血糖症 药物性低血糖症是低血糖症中最常见的病因。主要发生于糖尿病患者接受降糖治疗的过程中,由于血糖控制越严格低血糖发生风险越高,因此制定血糖控制目标时要注意个体化。本病常见于应用胰岛素和磺酰脲类及非磺酰脲类促胰岛素分泌剂时。常见诱因为药物剂量过大、用法不当、摄食不足和不适当的运动。老年和 / 或合并肾功能不全的糖尿病患者,应用格列本脲时,极易发生顽固、严重且持久的低血糖;合并自主神经病变的糖尿病患者,易发生未察觉的低血糖症。

4. 特发性低血糖症 特发性低血糖症是餐后(反应性)低血糖症的常见类型。主要见于情绪不稳定和神经质的女性,患者无糖尿病家族史、无胃肠道手术史,发作多与精神因素有关,临床表现以疲乏、焦虑、紧张、易激动、软弱、易饥饿、颤抖等交感神经兴奋的综合征为主。低血糖多发生于早餐后早期,每次发作 15~20 分钟,能自行缓解。发作时血糖低于 2.5mmol/L,但血胰岛素浓度和胰岛素释放指数均正常。本病能耐受 72 小时饥饿试验,病情有明显的自限性。心理治疗和体育锻炼有助于情绪的稳定,饮食上可采用混合餐或少食多餐。

5. 胰岛素自身免疫综合征 患者血中有胰岛素自身抗体,可出现反常性低血糖症,且无胰岛素用药史。低血糖多发生在餐后 3~4 小时,与胰岛素抗体免疫复合体解离的胰岛素大量释放有关。由于游离胰岛素大量释放可抑制内源性胰岛素的合成和分泌,因此 C 肽测量可正常 / 轻度增高,而其增高幅度远远低于胰岛素的增高幅度。本病可见于应用含巯基药物如甲巯咪唑、卡托普利、青霉胺等,以及合并其他自身免疫病,如系统性红斑狼疮、类风湿关节炎、多发性肌炎等情况。应用糖皮质激素治疗有效。胰岛素受体抗体引起的低血糖症常表现严重的缺糖性脑功能紊乱症状,女性常见。

(石 伟 张中军)

参考文献

[1] WHITMER RA, KARTER AJ, YAFFE K, et al. Hypoglycemic episodes and risk of dementia in older patients with type 2 diabetes mellitus [J]. JAMA, 2009, 301 (15): 156.

[2] BONDS DE, MILLER ME, BERGENSTAL RM, et al. The association between symptomatic, severe hypoglycaemia and mortality in type 2 diabetes: retrospective epidemiological analysis of the ACCORD study [J]. BMJ, 2010, 340: 4909.

[3] SARKAR U, KARTER AJ, LIU JY, et al. Hypoglycemia is more common among type 2 diabetes patients with limited health literacy: the Diabetes Study of Northern California (DISTANCE) [J]. J Gen Intern Med, 2010, 25: 962.

第六节 低 体 温

一、定义及发生机制

(一) 定义

低体温(hypothermia),为中心温度低于 36℃,临床上将低体温的程度划分为轻度(32~35℃),中度(30~32℃),重度(26~30℃),致死温度(23~25℃)。

(二) 发生机制

麻醉是造成围手术期低体温的主要原因,麻醉药物可使机体寒战,血管收缩阈值降低及出汗阈值升高,使温度变化阈值由正常的 0.2℃增加到 2~4℃。全身麻醉期间其低体温具有"三阶段模式"的特征,即第一阶段:全身麻醉后的第 1 小时内,由于末梢血管扩张,引起热量再分布,核心温度迅速下降;第二阶段:麻醉后的 1~3 小时,此时核心温度下降减慢并呈线性下降;第三阶段:麻醉后 3~4 小时,此时核心温度达到平台期,并趋于稳定。

椎管内麻醉期间其体温下降的过程与全身麻醉相类似,但椎管内麻醉时阻滞平面以下外周血管的收缩功能,故体温持续下降且不易达到平台期,这是椎管内麻醉与全身麻醉的主要区别。此外,椎管内麻醉辅助应用镇静、镇痛药物也可明显影响体温调节机制。

低体温一方面能降低器官的氧需和氧耗,稳定细胞膜,减少毒性产物的产生,有利于器官的保护;但另一方面,低体温可引起器官血流量的明显减少,产生一些无氧代谢的产物,如乳酸等,故低体温对循环、呼吸、神经、凝血功能、药物代谢都会产生不良的影响。

(三) 危险因素分析

1. 年龄较大的老年人和年龄较小的小儿都很容易出现体温过低。

2. 长时间暴露在低温环境,或接触低温液体,如围手术期大量输血、输液、冲洗、消毒,过低的手术室温度。

3. 头部受伤的患者因中枢调控异常导致体温过低。

4. 长期服用抗抑郁药物。

5. 内分泌因素 低血糖、甲状腺功能减退。

二、典型临床表现与快速识别

(一) 临床表现

1. 典型临床表现

(1)寒战反应:如术中麻醉深度不够或术后未采取适当措施升温,常会导致患者发生严重的寒战反应。

(2)心律失常:低体温可引发各种类型的心律失常。严重的有频发室性期前收缩及室性心动过速,当体温低于 28℃时易发生心室颤动,这也是低体温最严重的并发症。成人发生室颤的临界温度是 26~28℃,儿童的临界温度则更低一些。

(3)凝血功能障碍:低体温导致血小板功能损害,直接损害凝血级联反应的酶活性,从而导致术中出血增加。

(4)酸中毒:低温时外周组织灌注不足、氧供减少而导致代谢性酸中毒,特别是在组织温差太大时更易发生。

(5)消化道出血:长时间低温或者深低温的患者,术后易发生应激性消化道溃疡,此可能与低温期间血流缓慢,形成消化道动脉栓塞而导致其出血有关。

2. 快速识别 不同的体温,临床表现也有一定的区别,主要包括:

(1)<35℃:表情淡漠,意识思维混乱,全身不协调颤抖。

(2)<32℃:代谢性酸中毒和高钾血症,低血容量,凝血功能障碍,瞳孔放大,心律失常,心输出量减少。

(3)<28℃:无自主意识,脑电图无反应(<18℃),心律失常或心搏骤停,室颤,或心电图出现 J 波;肾脏失去尿液浓缩功能的利尿。

(4)<15℃:心脏停搏。

(二)辅助检查

1. 直接提示 动态体温监测,手术室内常用于监测体温的部位包括:鼻咽、体表、食管、直肠等。

2. 间接提示 动态监测心电图,脑电图,凝血功能,血气分析,电解质分析,凝血功能等。

(三)鉴别诊断

1. 甲状腺功能减退症。

2. 糖尿病。

3. 测体温仪故障。

4. 局部低体温。

三、危机处理方案

(一)危机处理

术中应监测患者体温,尤其是老年患者和小儿,如果患者术中出现低体温,应从以下几点进行快速改善患者低体温:

1. 吸入纯氧(加温至 40~42℃,加湿)。

2. 被动复温 更换因血液、汗液等打湿的衣服和手术铺巾;调高室内温度。

3. 主动复温 使用暖风机;使用加热毛毯或床垫;加温输入的液体(若需要大量输血可以考虑使用快速输液系统)。

4. 中心静脉穿刺并测压。

5. 监测有创动脉,采动脉血监测血气。

6. 使用加温的液体进行体腔冲洗。

7. 当低温对人体害大于利时,可以复温至 32~34℃(除了需要较低体温保护脑神经)。

8. 术后转入重症监护。

(二)危机后处理

初步改善患者体温后,后续应着重持续加强监测体温及生命体征,并给予措施预防发生低体温相关并发症:

1. 低体温患者药物代谢缓慢,麻醉复苏延迟,延长复苏时间。

2. 复温后血管扩张,血容量相对不足,补充加温的液体预防低血压。

3. 中枢调节引起骨骼肌的剧烈颤抖,氧耗量增加至之前的八倍,增加吸入氧浓度。

4. 患者凝血功能可能存在异常,注意加强监测。

5. 预防加温装置或者加温液体温度过高引起局部组织烫伤坏死。

6. 动态监测心电图,预防心律失常。

7. 注意观察四肢,特别是肢体末端,对冻伤组织进行治疗和处理。

8. 排除潜在的代谢紊乱,内分泌失调,如甲状腺功能减退症,或者糖尿病。

9. 预防感染。

（三）危机预防

用于维持正常体温的干预措施可分为以下几类:

1. 增加周围环境温度　①提高室温;②各种保暖覆盖物的使用如棉被等;③变温毯的使用,常用的可流动的循环水毯,水温控制在 40℃左右,可进行有效的保温和增加皮肤热量;④体外保温仪。

2. 麻醉或手术加温　①低流量的紧闭或半紧闭麻醉回路及麻醉气体的增温加湿装置的使用可减少气体交换热量的损失;②腔镜手术时 CO_2 或冲洗液体增温装置的使用。

3. 输入加温的液体,对输入患者的液体或者血液用加温器进行加温,一般设置加温仪参数为 40℃左右。

4. 纠正患者的酸碱平衡失调和电解质紊乱。

5. 纠正患者凝血功能障碍。

6. 控制或消除寒战。

7. 避免血管活性药物对体温的影响,许多药物可直接影响动脉壁的张力。

四、典型病例

（一）病历摘要

患者,女性,27 岁,体重 56kg,身高 156cm。因"腹部巨大肿块"入院,拟在全身麻醉下行"部分肝切除术"。既往体健,入院查体:右上腹可触及一肿块,胸片示右肋膈角钝化,提示右胸腔少量积液,腹部 CT 显示有一直径约 22.5cm 且血供丰富的巨大肝脏肿块。术前禁食禁饮 8 小时,入室后测血压 140/80mmHg、脉搏 100 次 /min、SpO_2 100%,心电图正常。依次静脉注射芬太尼 100μg、依托咪酯 20mg、异丙酚 50mg 及罗库溴铵 35mg 行全身麻醉诱导气管插管,过程顺利。接麻醉机行 IPPV 机械通气,呼吸频率 12 次 /min、潮气量 7ml/kg。静脉持续泵注瑞芬太尼 0.15μg/(kg·min),吸入 2%~3% 七氟烷、吸入空氧混合气体 2L/min(吸入氧浓度为 50%)维持麻醉,并根据情况适时调整其麻醉药物的用量;间断静注肌松药维持适宜肌松。术中监测:脉搏血氧饱和度、呼气末二氧化碳分压、心电图、有创动脉血压、中心静脉压,并间断行动脉血气分析。术中适量静脉输液,维持中心静脉压 8~10cmH₂O,维持尿量 300ml/h 左右。

（二）危机发生与处理

手术开始后约半小时,患者下腔静脉不慎被撕裂并大量出血。外科医师立即行下腔静脉修补止血术,麻醉医师开始液体复苏治疗,静脉快速输注 6% 羟乙基淀粉注射液及平衡盐溶液扩容,间断给予小剂量去氧肾上腺素(每次 40~120μg)及麻黄碱(每次 5~10mg)静注以维持血流动力学稳定,并立即通知输血科紧急备血。下腔静脉撕裂后约 30 分钟时,已输入 HES1 500ml 及平衡盐溶液 1 000ml。此时测患者血红蛋白已由术前的 126g/L 降至 60g/L,立即开始输注浓缩红细胞及血浆,改吸纯氧以维持患者较高的 PaO_2。此时连接体温监测仪监测患者体温为 33.2℃,考虑到此低体温是由于大出血致体热大量丧失及短暂大量输入未加温的液体所致,立即采用保温毯及输液加温器加温,但体温上升很慢。下腔静脉撕裂后 1 小时,下腔静脉裂口已修补完毕,但术野却渗血严重,此时已输入红细胞悬液 15U、血浆 1 000ml,葡萄糖酸钙 4g,测患者体温 33.8℃、CVP 15cmH$_2$O,测血常规及凝血四项示血红蛋白已升至 98g/L、Plt 80×10^9/L、PT(凝血酶原时间)25 秒、TT(凝血酶时间)34s、APTT(凝血酶时间)69s、INR 1.8、纤维蛋白原 1.2g/L,血钙 1.03mmol/L,pH 7.15 及电解质紊乱。立即给予患者 5% 碳酸氢钠 250ml 静注,快速输注血小板 2 个治疗量及冷沉淀 20U,并行腹腔温生理盐水灌洗升温,30 分钟内患者体温从 33.8℃ 升至 35℃。腹腔灌洗之前患者体温低于34℃,给予患者 5% 碳酸氢钠 250ml 后其酸中毒很难纠正(pH7.22);腹腔灌洗 40 分钟后体温升至 35.9℃,未再给予碳酸氢钠,患者 pH 由 7.22 升至 7.35,复查血常规及凝血四项示 Plt 120×10^9/L、PT 16s、TT 21s、APTT 39s、INR 1.2、纤维蛋白原 2.5g/L、Hb 85g/L 并基本稳定在此范围。术野渗血在下腔静脉修复好 40 分钟后基本停止。手术历时 6 小时 25 分钟,出血量约 8 000ml。术中共输入羟乙基淀粉溶液 2 500ml、平衡盐溶液 1 500ml、红细胞悬液 23U、血浆 2 000ml、冷沉淀 20U、血小板 2 个治疗量、0.9% 生理盐水 500ml。术中尿量 1 600ml,术毕患者生命体征基本平稳,拔除气管导管后送回病房。

（三）危机转归

术后并未造成严重后遗症,该患者于术后 15 日痊愈出院。

（四）危机事件分析

此病例中,患者因肝脏巨大肿瘤行全身麻醉下肿瘤切除术,大出血后大量输血补液,发生低体温导致的凝血功能差,伤口渗血不止,复温后凝血功能很快恢复正常,伤口停止渗血,病情好转。导致发生低体温的原因可能包括:①肝脏是安静状态下的主要产热器官,该手术涉及肝脏,肝脏的产热功能可能会受到一定的影响;②未给予体温监测,可能导致低体温发生时不能察觉;③大量输血输液时,未使用快速输液加温系统对输入的液体进行加温,导致低体温;④长时间腹腔暴露;⑤术前未准备液体加温垫,保温毯复温效果不显著;⑥血管活性药物的使用导致外周血管收缩,减弱了传导复温的效果。

该病例中为肝脏手术,极有可能发生大出血和低体温,此类患者在术前应给予体温监测,重视体温保护,如术前给予复温液体垫,升高室内温度,注意减少腹腔暴露面积和时间等。术中患者共失血 8 000ml,通过扩容、成分输血、补充电解质等对症支持治疗,积极止血、补液、输血、使用升压药物效果不明显,修补后术野仍渗血不止,虽然维持了患者循环状态的相对稳定,但同时也使得患者的体温低(33.2℃),血红蛋白、血小板已回升,但血气、电解质、凝血功能等提示异常。大出血和大量输液是引起患者术中低体温的主要原因,内环境紊乱及凝血因子丢失,加之大量补液引起的血液稀释等原因,引起了创伤、酸中毒、凝血功能障碍等恶性循环。当术中给予患者温盐水腹腔灌洗使其体温回升后,患者的酸中毒也很快自行得以纠正,其凝血功能也较快恢复正常,术野渗血逐渐得以有效控制,因此遇有患者术野渗血严重且难以控制时,应想到低体温引起凝血功能障碍的因素,及时采取措施恢复患者体温、改善患者的凝血功能,只有这样,才能有效地控制术野渗血。

对于易发生低体温的人群,应加强体温管理,术中加强体温监测、注意患者保暖并采用输液加温装置以维持患者体温正常,及时对输入患者体内的液体和血制品进行加温,可有效预防患者发生严重的低体温,对减少手术并发症、降低患者死亡率具有非常重要的意义。

五、临床建议与思考

(一) 低体温引起凝血功能障碍

1. 低温抑制凝血因子活性 凝血因子能充分发挥作用的最佳温度为 37℃。早期研究发现，低温对凝血有很大影响，可引起凝血功能紊乱，出血时间延长，其原因包括低温使凝血相关酶的活性下降，激活纤溶系统，抑制了凝血级联反应，导致凝血功能障碍。低于 35℃时，活化部分 APTT、PT、TT 都明显延长。

2. 低温可减少血小板计数并影响其功能。低温可影响血小板膜受体的功能，使血小板变形能力减弱，抑制其释放血栓烷 B_2 而减少血小板的聚集及血栓形成。有临床研究发现，体温低于 34℃时，不但酶活性下降，血小板功能也会明显降低，但此原因引起的血小板功能降低在复温后便能较快恢复到正常水平。因此低温患者应该在体温恢复正常后再进行手术方能明显减少出血，非主动降温手术中低温的患者也应该及时纠正低体温，以减少手术中的出血。

3. 低体温对凝血系统的影响是综合作用的结果。低温作为一种全身性影响因素，不仅仅影响凝血相关酶的活性及血小板功能，并且对凝血系统的影响涉及凝血反应的各个环节。此外，多种凝血相关酶都是由肝脏合成及分泌的，如纤维蛋白原、凝血酶原、Ⅱ、Ⅶ、Ⅸ、Ⅹ 因子等，低温导致肝血流灌注减少、代谢降低，肝功能的降低必然会引起这些凝血因子的合成及分泌减少，从而导致凝血功能紊乱。

(二) 临床经验分享

1. 研究表明，体温每下降 1℃，基础代谢率可下降 8%。适度的控制性低体温常用于大血管置换、重要脏器移植和体外循环等手术中，以降低机体代谢和氧耗，起到器官保护作用，但非有意的控制性低体温则会增加围手术期患者不良事件的发生率及死亡率。

2. 输注 500ml 冷液体，体温将下降 0.5~1℃。手术间的温度常在 22~25℃之间，麻醉下的患者长期暴露于手术室，可通过传导、辐射、对流等形式使体温下降，据统计其下降幅度可达 0.6~1.7℃。

3. 寒战是为了增加机体的产热而升高体温，是机体的一种保护性反射，可能与强烈的血管收缩有关。寒战发生时其氧耗可增至正常状态的 5 倍，降低动脉氧含量和氧饱和度，增加心肌缺血发生的风险，甚至导致各种意外发生。

4. 低温时交感神经和迷走神经的失衡是其发生心律失常的可能原因之一，此外，低温所致的酸碱平衡紊乱及低钾、高钙血症等电解质紊乱也是其发病原因。

5. 在患者的周围，往塑料膜制作的空隙中注入加热的空气，可使体表周围形成一个暖空气的外环境，减少热量丢失并增加皮肤热量。

6. 低体温导致严重的凝血功能障碍，除积极纠正低体温外，还可以适当输入血小板和凝血因子以改善患者的凝血功能。

7. 成人的术后寒战可给予小剂量的哌替啶(12.5~25mg)或右美托咪定(0.4μg/kg)即可有效地加以制止，但更好的还是应通过维持正常的体温以减少寒战的发生。在气管插管行机械通气的患者中可以通过应用镇静或肌松药控制寒战，直到体温恢复到正常和麻醉药物的后遗效应消失。

（戴中亮　张中军）

参考文献

［1］邓小明, 姚尚龙, 于布为, 等. 现代麻醉学［M］. 4 版. 北京 : 人民卫生出版社, 2014, 349-355.

［2］葛均波, 徐永健. 王辰. 内科学［M］. 9 版. 北京 : 人民卫生出版社, 2018.

［3］SØREIDE KJETIL. Clinical and translational aspects of hypothermia in major trauma patients: from pathophysiology to prevention, prognosis and potential preservation.［J］. Injury, 2014, 45 (4): 647-54.

［4］HOROSZ B, MALECMILEWSKA M. Methods to prevent intraoperative hypothermia.［J］. Anaesthesiology Intensive Therapy, 2014, 46 (2): 96-100.

［5］MADRID EVA, URRÚTIAGERARD, ROQUÉIFIGULS MARTA, et al. Active body surface warming systems for preventing complications caused by inadvertent perioperative hypothermia in adults. ［J］. Cochrane Database Syst Rev, 2016, 4: CD009016.

［6］PERLMAN R, CALLUM J, LAFLAMME C, et al. A recommended early goal-directed management guideline for the prevention of hypothermia-related transfusion, morbidity, and mortality in severely injured trauma patients［J］. Critical Care, 2016, 20 (1): 107.

第七节　恶性高热

一、定义与发生机制

(一) 定义

恶性高热 (malignant hyperthermia, MH) 是由 RYR1 基因常染色体突变引起的遗传性疾病, 是一种具有家族遗传性的亚临床肌肉病, 表现为挥发性吸入麻醉药和氯琥珀胆碱等所触发的骨骼肌异常高代谢状态。

(二) 发生机制

MH 发生机制尚不十分清楚, 目前认为 MH 的本质是骨骼肌肌浆网钙释放通道的遗传缺陷所致。人体骨骼肌兴奋 - 收缩 (EC) 偶联作用是将肌纤维表面的神经递质的化学信号转变为肌肉收缩。此偶联过程中肌细胞内的重要环节, 是位于肌浆网表面参与形成钙离子通道的罗纳丹受体 RYR1 被激活, 钙离子通道打开, Ca^{2+} 经通道由肌浆网内释放入胞浆内, 引发肌肉收缩。含氟麻醉药或去极化肌松药, 能引发基因突变的 RYR1 受体的功能改变, 导致钙离子通道异常开放, 从而引发肌细胞内 Ca^{2+} 浓度持续升高, 骨骼肌持续强直收缩。

基因突变引起 RYR1 功能改变, 对含氟类吸入麻醉药或去极化肌松药敏感, 致内质网 Ca^{2+} 通道门控动力学改变。除家族遗传因素外, MH 的发作还必须有一定的诱发因素, 家族遗传因素和诱发因素相结合才能导致恶性高热的发生。

(三) 危险因素

1. 有 MH 病史 (或家族史) 的患者。

2. 给药氯琥珀胆碱后咬肌痉挛患者。

3. 在儿科患者中更为常见。

4. 与某些先天性异常 (斜视、肌肉骨骼畸形、中枢核心疾病、低钾周期性瘫痪) 相关。

5. 吸入性麻醉药物, 如氟醚、异氟烷等。

二、典型临床表现及快速识别

(一) 临床表现

MH 的临床表现多种多样,包括从轻微症状到典型的暴发性急性危象。恶性高热一般急性发作,多在麻醉诱导后发生,但也可延迟数小时,甚至于返回恢复室后发作。

1. 麻醉期间最早出现的临床体征　以咬肌痉挛较为常见,以致气管内插管困难,继而扩展到全身骨骼肌,使关节不能活动。

2. 代谢方面的改变　①血液酸碱失衡,电解质异常:一旦发病,约占 40% 体重的骨骼肌强直,受累肌肉需氧糖代谢急剧增加,血乳酸水平增加 15~20 倍,引起酸碱失衡,代谢紊乱。②$P_{ET}CO_2$(正常通气时)的增加:是麻醉中最敏感的早期体征,这些变化发生在心率、体温和循环儿茶酚胺水平增加之前。③体温急剧升高:患者体温快速持续升高(每 15 分钟升高 0.5℃,平均每 2 小时升高 1.3℃,最高可达 45~46℃或以上),如同时使用琥珀胆碱和氟烷,体温上升最快,可达到每 5 分钟升高 1~2℃。

3. 循环方面的改变　①血压波动一般为最初升高,后期逐渐下降;②继心排量降低、低血压后,常出现心动过速和心律失常,心律失常以室性期前收缩常见。

4. 其他方面的临床表现　①中枢神经受累,最终症状包括昏迷、反射消失和瞳孔固定散大,可能遗留中枢神经系统损害,恢复程度差异较大。②肺部继发于系统性变化,包括呼吸急促、过度通气、通气 / 血流比例失调,血 $PaCO_2$ 增加和血 PaO_2 降低,最终出现肺水肿。③肾出现继发性变化:少尿和无尿。④继发性弥散性血管内凝血。

(二) 辅助检查

1. 动脉血气分析　常显示重度代谢性和呼吸性酸中毒、高乳酸血症。机械通气状态下 $PaCO_2$ 一般超过 60mmHg,pH 明显下降(<7.25)、碱剩余常超过 –8mmol/L。

2. 血清电解质检查　初期血清 K^+ 升高,但使用利尿剂后则可正常或降低;由于 ATP 大量降解,血清磷酸盐含量升高。

3. 酶学检查　肌酸磷酸激酶(CPK>10 000U/L)异常升高、血清肌红蛋白 >1 700ug/L,乳酸脱氢酶(GPT)等均升高。

4. 血常规　可见血小板减少,有溶血现象,严重时可发生 DIC。

5. 尿液检查　(尿肌红蛋白 >60ug/L)也可有力支持恶性高热诊断。

(三) 鉴别诊断

1. 监护仪故障(体温监测或 $ETCO_2$ 监测)。

2. 浅麻醉。

3. 感染,败血症,发热。

4. 甲状腺功能亢进。

5. 止血带反应。

6. 速发型过敏反应。

三、危机处理方案

(一) 危机处理

一旦考虑 MH 诊断,须马上呼救,组成抢救小组,争分夺秒开始抢救处理。

1. 一般对症处理

(1)绝缘诱因:停用吸入麻醉药物,高流量氧气进行过度通气,尽快排出体内的吸入麻醉药物;更换麻醉机管道,最好也更换呼吸器,100%纯氧过度通气,排出代谢产生的过多二氧化碳。

(2)纠正酸中毒:给予碳酸氢盐(2~4mEq/kg),骨骼肌持续产生乳酸可能再次导致酸中毒,因为离子化乳酸可缓慢穿过肌肉细胞膜,进入细胞外液。

(3)降体温:使用多种方法进行积极降温,包括输注冰液体,表面降温,灭菌冰液体体腔降温等。体温降至38~39℃时应停止使用降温措施,防止意外出现体温过低。

(4)监测尿量:调整液体量和利尿剂以达到尿量不少于1~2ml/(kg·h),每6小时监测一次磷酸激酶至24小时。必要时邀请肾内科协助治疗,可能需要血液透析和CPB治疗。

(5)对症治疗:根据血气分析、电解质、体温、心律失常、肌张力和尿量指导进一步治疗。应严格监测血浆K^+水平,降低血浆K^+水平最有效的方法是应用有效剂量的丹曲林逆转MH,只有出现心律失常或心功能较差时,才有使用钙剂的指征。对于持续性高钾血症,钙剂和强心苷是抢救药。

(6)监测凝血功能:必要时输入血制品,及早干预可能的弥散播性血管内凝血。

2. 丹曲林药物处理 丹曲林是目前治疗MH的唯一特异性药物。MH一旦确诊应立即应用丹曲林,以免循环衰竭后,因骨骼肌血流灌注不足,导致丹曲林不能到达作用部位而充分发挥肌松效应。临床所应用的丹曲林是冻干制剂,每瓶含有丹曲林20mg、甘露醇3g和一定量的氢氧化钠,pH为9.5。使用时须用60ml蒸馏水溶解,配制成每毫升含丹曲林0.33mg的溶液。

在心电图监测指导下尽早静脉注射丹曲林,首次剂量为2.5mg/kg,每5分钟可追加1次,也可以采用静脉滴注1mg/(kg·min),直到体温、肌肉强直或心动过速症状改善,15分钟最大总量为10mg/kg,总量一般不超过40mg/kg。MH复发率接近50%,常发生在6.5小时内。病情稳定后为控制复发,可改用维持量1~2mg/kg,每3~4小时一次。

MH处理流程图可参考手术室危机处理清单中的处理流程,如图8-7-1。

(二)危机后续处理

病情稳定后,应取股四头肌活检标本进行组织病理学检查,同时应建立档案以便追踪研究家族史,筛选易感者。

(三)危机的预防

向患者和患者家属获取麻醉史,如果已知易感个体或病史提示MH易感性,可使用非触发性麻醉剂,包括有运动诱发或热诱发横纹肌溶解史的患者可归为易感患者,对此类患者发生MH预防方案包括:

1. 准备一台未被强效吸入性麻醉药污染的麻醉机。排空并停用挥发罐,以10L/min快速充空气或氧气10分钟,使用新的环路、送气管道、储气囊和二氧化碳吸收剂。或者使用独立式呼吸机和静脉麻醉药。

2. 准备好降温装置、冰块和冷盐水。

3. 使用二氧化碳曲线监护仪和核心体温监护仪(不使用液晶的皮肤探头)。

4. 避免使用触发MH的麻醉药。任何可能的情况下,区域麻醉是较好的选择。

5. 如果麻醉过程无异常,术后观察患者至少3小时。如果观察到任何MH反应的征象,在征象消失后的12~24小时内密切观察患者。

使用可诱发恶心高热的麻醉药品后，出现未曾预料、无法解释的呼气末二氧化碳增高、无法解释的心动过速/呼吸急促或使用琥珀酰胆碱后咬肌痉挛时间延长，晚期出现高热

开始

❶ 呼叫帮助和急救车：
　▶ 问："谁是急救领导者？"

❷ 准备恶性高热急救箱

❸ 拨打恶性高热急救热线

❹ 指定专人准备丹曲林或丹曲林钠

❺ 准备低温生理盐水静脉注射

❻ 关闭吸入性麻醉药，改用不会引起恶性高热的药物
　• 避免因为更换呼吸回路或二氧化碳吸收器，延误治疗

❼ 将吸入氧浓度调至100%

❽ 高流量通气10L/min 或更高

❾ 如果可能终止外科操作

❿ 给予丹曲林或丹曲林钠

⓫ 对于代谢性酸中毒可疑患者给予碳酸氢盐(保持pH>7.2)

⓬ 治疗潜在的高血钾

⓭ 治疗存在的心律不齐
　• 按照抗心律失常药物使用标准进行，禁用钙通道阻滞剂

⓮ 送检
　• 动脉血气
　• 电解质
　• 血清肌酸激酶
　• 血/尿肌红蛋白
　• 凝血全套

⓯ 启动支持性护理
　▶ 如果患者体温>38.5℃，给予降温
　　• 如果温度<38℃，停止降温
　　• 开放体腔灌洗
　　• 经鼻胃管凉水灌洗
　　• 体外冰敷
　　• 静脉输注冷盐水
　▶ 放置Foley导管，监测尿量
　▶ 与ICU联系

药物剂量和治疗

丹曲林 丹曲林钠	• 丹曲林每支混合60ml无菌水 丹曲林钠混合5ml无菌水 • 注射2.5mg/kg，持续给药直到症状好转，可能> 10mg/kg • 很少需要用到30mg/kg
碳酸氢盐	• 1~2mEq/kg，缓慢静注 (可能存在的代谢性酸中毒)

高钾血症治疗

葡萄糖酸钙 —或— 氯化钙	• 30mg/kg • 10mg/kg，静注
胰岛素	• 10U胰岛素加入1~2安瓶 50%葡萄糖中 (1安瓶=25g葡萄糖)

引起恶性高热的药物
• 吸入麻醉药
• 司可林

鉴别诊断

心肺系统	医源性	神经病学	毒理学
• 低通气 • 脓毒症	• 外生二氧化碳 (腹腔镜) • 过度加热 • 神经阻滞剂恶性综合征	• 脑膜炎 • 颅内出血 • 缺氧性脑病 • 外伤性脑损伤	• 放射造影剂神经毒性 • 抗胆碱能综合征 • 可卡因、安非他命、水杨酸中毒 • 酒精戒断症状
内分泌 • 甲亢 • 嗜铬细胞瘤			

图 8-7-1　MH 处理流程图

四、典型病例

(一) 病历摘要

患者，男性，23 岁，因车祸致右侧锁骨骨折、右侧第 1~7 肋骨后端骨折，拟在神经阻滞麻醉下择期行右锁骨骨折切开复位内固定术。臂丛阻滞加颈浅丛阻滞，麻醉效果不佳，无法完成手术，改气管插管全身麻醉。诱导药物为芬太尼 0.15mg、丙泊酚 200mg 和顺阿曲库铵 16mg，插管时觉下颌松弛欠佳，顺利插入气管导管。2% 七氟烷吸入，静脉泵注瑞芬太尼及丙泊酚行静吸复合维持麻醉，未行体温监测。

(二) 危机发生与处理

手术开始时，患者心率及 $P_{ET}CO_2$ 逐渐升高，加深麻醉、扩容，同时增加通气量，效果不佳。此时血压变化不大，仍未监测体温。手术开始 50 分钟后，其心率升至 135 次/min，$P_{ET}CO_2$ 升至 62mmHg，血压由 145/90mmHg 降至 120/60mmHg，气道压等其他呼吸指标无明显异常。继续加大通气量，给予美托洛尔静注降低心率，效果仍然不好。手术开始后约 70 分钟时，查血气发现患者严重酸中毒，pH 6.9，$PaCO_2$ 135mmHg，怀疑恶性高热可能，立即请示上级医师，向家属交代病情，停用七氟烷，更换钠石灰罐，更换麻醉机，积极进行相应治疗。邀请胸外科及 ICU 医师会诊，听诊双肺呼吸音清且对称，床旁胸片排除气胸可能，建议立即送 ICU 进行救治。约 20 分钟后手术结束，停用所有麻醉药物，揭开手术铺单发现患者大汗淋漓，触摸体表发烫，触摸钠石灰罐发热，紧急监测外周体温达 39.5℃，$P_{ET}CO_2$ 高至不能测得，心率 145 次/min，严重怀疑恶性高热，并开始紧急积极抢救。调配人员，分工合作，再次

向家属交代病情。紧急动脉测压，开放右颈内静脉，紧急冰袋冷敷外周大动脉处降温，静滴低温晶体液。积极对症纠正酸中毒，应用激素、乌司他丁、利尿剂及血管活性药物，尽力维持血流动力学稳定。本院没有特效药丹曲林储备，紧急向外院求助。明确诊断后抢救约 1 小时，患者病情进一步恶化，皮肤颜色灰暗，大量出汗，肌肉僵直，收缩压最低降至 50mmHg，HR 从 160 次 /min 降至 50 次 /min，体温最高升至 41.2℃，SpO$_2$ 最低降至 64%。血气显示：pH 6.8，PaCO$_2$ 152mmHg，PaO$_2$ 低至 55mmHg，钾 5.6mmol/L，钠 159mmol/L，肌红蛋白 190.8ng/m，磷酸肌酸激酶（CK）1 926U/L，乳酸脱氢酶 809U/L。加快输液及应用血管活性药物稳定循环（静脉泵注去甲肾上腺素，间断静推肾上腺素 0.1~0.2mg），血压及心率逐渐上升。股静脉置入透析管（拟行 CRRT）。再次向家属交代病情并告病危。又经约 1 小时积极抢救后，生命体征渐趋稳定，遂将其转入 ICU 进一步监护治疗。入 ICU 病房后垫冰毯，2~8℃冰盐水静滴，冰帽等降温行脑保护。床边血液净化纠正高肌红蛋白，纠正酸中毒，降钾，改善内环境。快速补液扩容，呼吸循环支持。利尿护肾，护肝等保护脏器功能。期间肌红蛋白最高达 3 488ng/ml，肌酐 542μmol/L，肌酸激酶达 7 917U/L。入 ICU 病房 4 小时后外院援助的丹曲林到达即开始使用。次日患者生命体征平稳，体温正常，无抽搐，停用丹曲林。

（三）危机转归

术后第 3 日拔出气管导管，第 12 日出院，无明显后遗症发生。

（四）危机事件分析

病例中患者为青年男性患者，全身麻醉下行右锁骨骨折切开复位内固定术中，患者突发心率持续增快，呼吸末二氧化碳持续升高，对症处理后，情况无改善，并出现严重的高碳酸血症和酸中毒，怀疑恶性高热，停止使用七氟烷，更换钠石灰罐，改为静脉麻醉下完成手术，术毕发现患者全身大汗淋漓，测体温高达 39.5℃，钠石灰罐发烫，P$_{ET}$CO$_2$ 高至不能测得，HR 145 次 /min，诊断为恶性高热，立即急性纠正酸中毒、利尿、血管活性药物升压等措施，并联系外院支援特效药物丹曲林，积极对症处理，生命体征维持困难，使用丹曲林治疗后患者情况开始好转，次日生命体征平稳，各项异常指标开始好转，预后良好未发生并发症。

该病例中患者发生了非预期的恶性高热危机情况，患者临时更改麻醉方式在静吸复合全身麻醉下接受手术，术中出现原因不明的呼末二氧化碳升高及心率增快，由于术中麻醉医师未监测体温，加上对恶性高热的临床表现不熟悉，发生持续呼末二氧化碳升高和心率增快的早期临床表现时，并未提高警惕，而是仅对症治疗；同时由于手术部位的特殊性，患者头面部及身体其他部位全部被手术无菌单覆盖，麻醉医师不方便查看患者，而未及时发现患者全身大汗淋漓及体温升高；手术进行一半，患者情况未改善，测血气发现严重的高碳酸血症合并酸中毒，怀疑恶性高热，此时麻醉医师停止了吸入麻醉药物，而改用静脉麻醉药物维持继续完成手术，但并未对患者进行体格检查，未监测体温，说明麻醉医师对恶性高热的处理流程不熟悉；确认发生恶性高热后，立即积极对症处理，并取用特效药物丹曲林，最终在一系列积极抢救措施维持生命体征和特效药物丹曲林的及时使用情况下，患者的危机情况得到逆转，最终平稳。

MH 是一种以代谢增加为特点的疾病，不一定出现体温升高，例如如果散热高于产热或早期心排出量急剧下降时。MH 综合征可作为多种疾病最终的共同表现出现，不一定发生在 MH 易感者，因为各种不同的疾病可能与 MH 症状相似。麻醉过程中出现任何不能解释的快速性心律失常，都应考虑有发生 MH 的可能。咬肌和外侧翼状肌富含慢反应纤维，对去极化表现为挛缩，即琥珀胆碱用药后引起颌肌张力增加的表现，一般此时四肢肌肉松弛。如果用药后除牙关紧闭外还有其他的肌肉发生僵直,那么绝对发生了 MH,应当立即终止麻醉同时开始 MH 的治疗。多数患者的代谢和酸碱平衡失调的变化发生相当之快,以至于心排出量锐减,常可在数小时内死于顽固性心律失常和循环衰竭。

五、临床建议与思考

(一) MH 是一种灾难性的代谢性危机事件,是目前所知的唯一可由常规麻醉用药引起围手术期高死亡率的遗传性疾病。1966 年 Wilson 及其同事首次正式使用恶性高热这一术语,总的发病率约为 1/250 000。起初死亡率约为 70%,后由于早期诊断和特效药物丹曲林的使用,其死亡率已降低至 5%~10%。

(二) 在 1915—1925 年间,一个家族经历了三次麻醉诱发的以肌肉僵直和高热为特点的恶性高热死亡,最终在家族中三个后代的恶性高热易感性得到证实。透过骨骼肌代谢增加或症状早期的肌肉僵直,挛缩反应的低阈值,肌酸激酶(CK)值的升高这些表现,人们逐渐认识到高热症状是骨骼肌的直接参与,而不是中枢体温调节的失常。

(三) 有典型临床表现的暴发型,占 MH 总数的 6.5%。典型的暴发型病例常在出现早期的前驱征兆后迅速出现代谢和循环方面的急剧改变。约 75% 患者可出现肌肉强直、横纹肌溶解破坏,最早期变化表现为骨骼肌 Ca^{2+} 外流产生骨骼肌细胞内或静脉内 Ca^{2+} 浓度增加,同时 pH 下降或 PaO_2 下降,或者 $PaCO_2$、乳酸、钾增加。

(四) 而更常见的是不完全的疑似型,比如使用氯琥珀胆碱后有咬肌痉挛。发生咬肌痉挛经过咖啡因 - 氟烷挛缩实验阳性、肌活检证实为 MH 的占 50%。有些出现术后不明原因的肾功能障碍、尿素氮和肌酐上升。现在还有越来越多的病例证实,易感体质的人群如果进行超强度体育训练,暴露在高温下极度中暑甚至激怒时也会引发恶性高热。如果没有及时发现并用丹曲林治疗,死亡率也非常高。

(五) MH 发病率非常低,但一旦发生,则是灾难性的事件,重在预防,可参照以下几点进行预防:

1. 术前访视,要考虑到患者 MH 易感性可能,要有警惕性:详细询问患者及亲属有无不良的代谢或骨骼肌肉性麻醉反应病史,有无与 MH 易感性相关的潜在肌肉疾病;告知围手术期 MH 发病的风险及可能的病情转归。

2. 如果易感患者为择期手术,尽可能回顾患者先前的麻醉记录,可咨询 MH 专家热线并尽量获取 MH 诊断性肌肉活检,手术尽量安排在有条件的医疗单位进行。

3. 如有可能,医院应备有足量丹曲林(36 小瓶,配备无菌水稀释剂),设立一支训练有素的能治疗暴发性 MH 发作的应急小组,小组需要定期进行 MH 危机模拟训练。

4. 全身麻醉术中应检测 $P_{ET}CO_2$ 及体温,北美 MH 监测站 2007—2012 年数据显示,患者没有体温监测与行中心体温监测比较,因诊断延迟而相对危险性增加 13.8 倍。

(海 超 张中军)

参考文献

[1] GLAHN KP, ELLIS FR, HALSALL PJ, et al. European malignant hyperthermia group. recognizing and managing a malignant hyperthermia crisis: guidelines from the European malignant hyperthermia group [J]. Br J Anaesth. 2010; 105: 417-420.

［2］BARNES C, STOWELL KM, BULGER T, et al. Safe duration of postoperative monitoring for malignant hyperthermia patients administered non-triggering anaesthesia: an update［J］. Anaesth Intensive Care, 2015, 43: 98-104.

［3］WAPPLER F, FIEGE M, STEINFATH M, et al. Evidence for susceptibility to malignant hyperthermia in patients with exercise-induced rhabdomyolysis［J］. Anesthesiology, 2001, 94: 95-100.

［4］SCHIEMANN AH, DURHOLT EM, POLLOCK N, et al. Sequence capture and massively parallel sequencing to detect mutations associated with malignant hyperthermia［J］. Br J Anaesth, 2013, 110: 122-127.

［5］HOPKINS PM. Is there a link between malignant hyperthermia and exertional heat illness?［J］. Br J Sports Med, 2007, 41: 283-284.

第八节　低钠血症及低渗透压

一、定义与发生机制

（一）定义

低钠血症及低渗透压（hyponatremia and hypo-osmolality），是指血清钠低于 135mmol/L，特别是低于 130mmol/L，血浆晶体渗透压低于 270mOsm/L，也称为水中毒。

（二）发生机制

医源性低钠血症是指在经尿道前列腺电切术（TURP）、输尿管镜检查、宫腔镜术，甚至在关节腔镜检查中，经静脉吸收低渗非导电性冲洗液造成血管内容量过多，引起有临床症状的低钠血症，也称稀释性低钠血症或水中毒。最主要的原因是术中冲洗液被快速、大量吸收导致血钠降低、血浆渗透压降低及血容量过多。高压冲洗时，冲洗液吸收量可达 10~30ml/min。由于血钠降低后，血浆的渗透浓度下降，细胞内相对呈高渗，水从细胞外转移到细胞内，可引起脑细胞水肿，导致一系列的中枢神经系统症状及体征。急性低钠血症时，因脑细胞尚无适应性反应，水进入较多较快，故临床症状及体征较显著。

导致低钠血症的原因有两方面：①钠丢失过多，如过度出汗、呕吐、腹泻、大面积烧伤和利尿药的应用等；②水潴留过多，如肾衰、抗利尿激素释放不当综合征（SIADH）。须注意的是低钠血症有时并不代表总体钠的不足，而常因全身水分相对增多引起血清钠浓度的降低。

（三）危险因素分析

1. 临床上通常认为灌洗液悬吊高于手术区域上方 80cm（冲洗液压力过高，超过 60cmH₂O）、膀胱内压高、手术时间长（>1 小时）、使用低渗冲洗液及静脉窦开放较多是其危险因素。

2. 采样误差，如：滴灌臂。

3. 高龄或低龄患者输液过多。

4. 长期使用利尿剂，特别是噻嗪类，如：苯丙酰甲噻嗪。

5. 自身疾病引起：胰腺炎，心脏病，肝功能衰竭，肾病，肺炎，抗利尿激素分泌异常综合征（syndrome of inappropriate antidiuretic hormone）。

6. 不恰当的液体管理：①术后输低渗液体过多；②或因麻醉、疼痛等因素引起抗利尿激素分泌增加；③宫腔镜检过程中甘氨酸吸收。

7. 高血糖或高血脂引起测血钠偏低(血糖每升高 3.5mmol/L,Na^+ 降低 1.5mmol/L)。

二、典型临床表现与快速识别

(一) 临床表现

1. 临床上的低钠血症可根据总体钠含量分为总体钠含量降低的低钠血症、总体钠含量正常的低钠血症、总体钠含量升高的低钠血症。详见表 8-8-1。

表 8-8-1 低钠血症的分类

	总体钠降低	总体钠正常	总体钠升高
肾性	利尿剂、渗透性利尿、盐皮质激素缺乏、肾小管酸中毒	原发性烦渴	充血性心力衰竭
		糖皮质激素缺乏	肝硬化
		甲状腺功能减退	肾衰竭
肾外	呕吐、腹泻、经皮肤丢失、"第三间隙"	药物因素	–
			–

2. 临床上也可根据血钠水平分为轻度低钠血症(血 Na^+130~135mmol/L)、中度低钠血症(血 Na^+120~130mmol/L)及重度低钠血症(血 Na^+<120mmol/L)。

3. 低钠血症的临床表现依据其发病的缓急,可分为急性低钠血症(小于 48 小时)及慢性低钠血症(大于 48 小时)。在急性发作时,症状通常在 Na^+ 浓度低至 120~125mmol/L(儿童和绝经前女性更高)时出现,常伴有血压升高、SpO_2 下降、头痛、谵妄、躁动、呕吐和嗜睡。当 Na^+ 浓度低于 110mmol/L,可出现抽搐、知觉丧失、休克,甚至心搏骤停而死亡。在慢性病程中,临床症状及体征较轻,即使 Na^+ 浓度小于 120mmol/L,也可能没有明显的临床表现。但也有报道血钠浓度下降至 100mmol/L 而没有临床症状的病例。

表 8-8-2 列举了 TURP 综合征的症状、体征及原因。

表 8-8-2 TURP 综合征的症状、体征和原因

系统	体征和症状	原因
心血管系统	高血压、窦性心动过缓、肺水肿	液体快速吸收
	低血压、心动过速	继发于低钠血症、低渗透压的第三间隙变化
心电图改变	QRS 增宽、ST 段抬高、室性心律失常	低钠血症、低血压、心衰
呼吸系统	呼吸急促、氧饱和度降低	肺水肿
神经系统	恶心、视觉障碍、烦躁、癫痫、嗜睡、昏迷	低钠血症及低渗透压引起脑水肿、颅内压升高
血液系统	弥散性血管内凝血	低钠血症、低渗透压
泌尿系统	肾衰竭	低血压
代谢系统	酸中毒	甘氨酸对乙醛酸、氨的脱氨基作用

（二）辅助检查

1. 实验室检查 血气分析,电解质分析。

2. 影像学检查 心电图,胸片,心脏彩超,头颅 CT。

（三）鉴别诊断

1. 抽样误差。

2. 高血糖。

3. 高血脂。

4. 镇静药物。

5. 精神错乱。

6. 器质性脑综合征。

三、危机处理方案

（一）危机处理

一般的治疗原则是:吸氧、利尿、脱水、强心及合理应用高渗盐水防治心衰、肺水肿和脑水肿,并应根据患者的具体情况采用相应的处理措施以纠治患者的异常情况。

对于术中出现的症状性低钠血症,应根据情况进行相应的处理,包括:

（1）对于血 Na^+>120mmol/L 的轻、中度低钠血症可通过利尿来治疗。

（2）有明显症状者(恶心、呕吐、谵妄、嗜睡)可使用 3% 高渗盐水,其初始速度为 1ml/(kg·h),使 Na^+ 浓度的增加达到 1mmol/(L·h),持续 3~4 小时后复查电解质。输液速度应根据情况进行调整,以确保最初的 24 小时治疗其 Na^+ 增加不超过 10mmol/L。

（3）血 Na^+<120mmol/L 的严重症状性低钠血症(癫痫、昏迷)如果处理不当,风险高于渗透性脱髓鞘。应首先单次输注 3% 高渗盐水 100ml,使 Na^+ 浓度增加达 2~3mmol/(L·h)。如果神经系统的状态没有得到改善,可以间隔 10 分钟再予以同样的剂量 1~2 次,然后按照中度症状患者的处理方法继续治疗。

（二）危机后处理

治疗期间要严密监测血钠水平,避免由于低钠血症纠正过快而导致渗透性脱髓鞘,或者补钠过度导致高钠血症。对相同的低钠血症,有些患者需要积极的干预,有些患者则不一定需要处理。不恰当的液体进入循环系统,或是液体不恰当地进入循环系统,都可能引起相应的并发症。通常认为全身麻醉手术患者的血钠浓度高于 130mmol/L 是安全的。监测患者心脏功能,颅内压,对已发生心衰、肺水肿、脑水肿等的患者送往 ICU 进一步治疗。

（三）危机预防

对于术前已存在的低钠血症,特别是有症状的低钠血症,应尽可能在外科手术前纠正。如果是紧急外科手术,则需在术中及术后进行积极且有效的治疗。

1. TURP 手术过程中的预防:①使用双极(非单极)切除系统(可允许生理盐水作为灌溉液);②避免使用蒸馏水作为灌注液;③尽量减少手术操作时间,如果需要切除的范围较大,可考虑分次手术;④减少静脉窦开放,进行充分静脉窦电凝;⑤降低灌注压(调整灌水液的高度)。

2. 避免使用低渗液作为灌注液。

3. 以下情况增加测电解质的次数,监测血 Na^+ 的水平:①慢性肾衰竭患者;② TURP 手术时间较长;③长期服用可导致血 Na^+ 下降的药物。

4. 在有创血流动力学监测下进行心功能评估及指导液体治疗。

四、典型病例

(一)病历摘要

患者,男性,75 岁,因良性前列腺增生症伴排尿不畅 2 余年入院,拟于腰硬联合麻醉下行经尿道前列腺电切术(TURP)。患者既往体健,入院时查体未见明显异常,入院后实验室检查示 HCT 28.4%,Na^+ 138mmol/L,K^+ 3.9mmol/L。入室时 NIBP 140/75mmHg,心率 72 次 /min,SpO_2 98%。行 $L_{3\sim4}$ 椎间隙穿刺,给予 0.5% 布比卡因 2ml 腰麻后行硬膜外置管,过程顺利。15 分钟测试阻滞平面上达 T_6 水平,此时 NIBP 110/58mmHg,心率 96 次 /min,SpO_2 96%。给予患者鼻导管吸氧,并给予咪达唑仑 1mg 及芬太尼 25μg 静注后外科医师开始手术,手术过程中予以 5% 甘露醇溶液行膀胱冲洗,压力约 60cmH$_2$O。

(二)危机发生与处理

手术进行 40 分钟后,患者血压升至 150/90mmHg,心率 58 次 /min,SpO_2 95%。手术进行 1 小时后,患者诉头痛不适(可耐受),此时 NIBP 165/100mmHg,心率很快升至 115 次 /min,SpO_2 降至 93%,立即给予面罩吸氧,咪达唑仑 1mg 静注,同时嘱外科医师减慢冲洗液速度。手术进行约 80 分钟,当术者正在进行前列腺尖部电切操作时,患者诉头痛加重,伴胸闷、恶心,此时 NIBP 突然降至 78/46mmHg,心率降至 48 次 /min,SpO_2 降至 90%。立即嘱外科医师停止手术操作,并给予麻黄碱 6mg 静注,3 分钟后患者 NIBP 微升至 80/50mmHg,HR 升至 52 次 /min,但患者却烦躁不安,面色苍白,四肢厥冷,双肺底听诊有对称性湿啰音。此时根据患者的临床表现考虑患者发生了 TURP 综合征,迅速将患者体位由截石位变为头高仰卧位,立即给予呋塞米 20mg 及多巴胺 1mg 静注,接着持续泵注多巴胺 3~5μg/(kg·min),并急查动脉血气。5 分钟后心率升至 65 次 /min、血压升至 90/56mmHg。此时血气结果示 pH 7.25,$PaCO_2$ 48.5mmHg,PaO_2 75mmHg,Na^+ 125mmol/L,K^+ 3.2mmol/L,HCO_3^- 22mmol/L,BE −1.4mmol/L,Hct 22.3%。再次给予呋塞米 20mg 静注,并继续泵注小剂量多巴胺以维持血流动力学平稳,将平衡液改换成 0.9% 氯化钠注射液静滴。30 分钟后患者生命体征基本恢复正常,停止多巴胺泵注,继续进行手术操作。

(三)危机转归

40 分钟后手术结束,术毕复查动脉血气结果:pH 7.32,$PaCO_2$ 42.6mmHg,PaO_2 90mmHg,Na^+ 133mmol/L,K^+ 3.8mmol/L,HCO_3^- 25.2mmol/L,BE-0.8mmol/L。患者生命体征平稳,遂将其送返泌尿外科病房。

(四)危机事件分析

病例中患者为一名老年男性患者,椎管内麻醉下行 TURP 术,术中不明原因出现血压逐渐升高,血氧饱和度下降,心率增快等临床表现,给予面罩吸氧和镇静后稍好转,随后患者逐渐出现胸闷、恶性、血氧、心率、血压下降等症状,给予对症治疗后,情况未好转,表现出烦躁不安,面色苍白,四肢厥冷,双肺听诊发现湿啰音,测电解质发现 Na^+ 降低,怀疑患者发生了 TURP 综合征,立即停止手术,改变体位为头高仰卧位,同时根据血气和电解质的结果使用利尿剂,使用血管活性药物升压维持生命体征稳定,积极处理 30 分钟后,患者生命体征恢复正常,继续手术并加强监测,患者顺利完成手术预后良好。

该病例术中心率和血压显著降低发生在手术开始 1 个多小时后,且该患者的麻醉阻滞平面不高,布比卡因的用量也较小,故不认为椎管内麻醉是心率及血压降低的原因。失血过多也是 TURP 术中引起患者血流动力学显著改变的一个常见原因。然而,失血过多通常先引起心率加快和血压下降,不会出现高血容量性低钠血症的相关表现,如血压升高及头痛等,而且此病例未发现患者术野有明显出血,故不认为失血是其血流动力学显著变化的主要原因。此时血气检查对于两者的鉴别诊断则显得非常重要。术中患者的血流动力学显著改变发生在术者正在进行前列腺尖部的电切操作时,且麻黄碱和多巴胺治疗有效。因此,不能排除此患者心率、血压明显降低与迷走神经兴奋也有一定关系。但术中多测监测血气及电解质的结果,及给予利尿和对症治疗后患者情况好转,支持水中毒的诊断。

本例患者术中早期出现血压增高及心率减慢并未被引起重视以致发生了明显的低血压和心率减慢时才考虑到本病的诊断,给患者的身心造成了一定影响,对我们自己也是一个深刻的教训。由此也提醒我们,平时应加强理论学习和专业素养的培训,不断提高自己的临床技能和临床思维能力。只有这样,遇到患者术中病情变化时,才能及时作出正确诊断并给予及时和正确的处理,避免给患者造成伤害。

五、临床建议和思考

(一) TURP 综合征的诊断和鉴别诊断:在 TURP 手术中,由于过多的冲洗液经开放的前列腺静脉窦吸收而发生的一组体征和症状,包括低钠血症、低渗透压和水中毒。通常发生在术中或术后几个小时内,其表现为:①初期表现为血压升高(收缩压、舒张压均升高),中心静脉压升高,和 / 或心动过缓或过速;后期则表现为血压下降,心动过缓,伴或不伴有各种类型的心律失常,甚至室颤。②清醒患者常诉头痛、胸闷、视力模糊和恶心,甚至出现呕吐,进一步则表现为烦躁不安,意识障碍。③严重时出现左心衰和急性肺水肿,表现为:呼吸困难,氧饱和度下降,血气示低氧血症,双肺听诊常有对称性湿啰音或患者咳粉红色(淡黄色)泡沫痰。④电解质检查结果示血钠下降,伴早期血钾降低,后期血钾升高。

(二) 然而,遇有 TURP 综合征不典型时,如仅表现为低血压和心动过缓时,需要及时进行鉴别诊断:

1. 椎管内麻醉的并发症 低血压和心动过缓是椎管内麻醉的常见并发症,发生率分别为 30% 和 10% 左右,且老年人的发生率更高。当阻滞平面高达 T_4 时,低血压和心动过缓的发生率显著升高。此外,使用布比卡因进行椎管内麻醉时,应注意其心脏毒性引起的血流动力学改变。

2. 手术牵拉刺激引起的迷走神经反射 前列腺由自主神经纤维包绕,副交感神经主要集中于前列腺尖部。

3. 血容量丢失过多 典型 TURP 综合征患者的临床表现主要为血流动力学的变化(血压和心率降低),还有稀释性低钠血症。前列腺电切中不可避免地伴有显性及隐形失血。

总而言之,低钠血症的临床表现千差万别,处理方法也不尽相同,需要临床医师仔细斟酌考量,把握低钠血症的诊断要点、处理原则及正确处理方法。

(三) TURP 综合征是最常见的医源性水中毒,通常发生在术中或手术后几小时内。初期表现为血压升高(收缩压、舒张压均升高)、心动过缓和心动过速,后期则表现为血压下降及心率减慢。清醒患者出现烦躁不安、意识障碍、恶心、呕吐、头痛、视力模糊等脑水肿症状。肺水肿时出现呼吸急促和缺氧性发绀。实验室检查出现血钠降低,且血钠是一项最重要的诊断指标(当血钠下降至 120mmol/L 时,表现为烦躁和意识恍惚;低于 110mmol/L 时可发生抽搐、知觉丧失，休克，甚至心搏骤停而死亡）。

（四）一旦怀疑 TURP 综合征，除及时测定血气、了解血钠水平及其他指标外，应立即采取下列治疗措施：吸入高浓度氧以纠正缺氧；减慢甚至关闭冲洗液，同时调整患者体位至头高位，甚至头高仰卧位；静脉注射利尿剂以促使大量水分排出体外，恢复正常血容量及血浆正常晶体渗透压；轻、中度低钠血症予以利尿后可自行恢复；重度低钠血症可根据公式：(Na^+) 测定值 + 需要量 = $[(Na^+)$ 期望值 $-(Na^+)$ 测定值 $] \times 0.6^* \times$ 体重（kg）（* 部分男性为 0.6，女性为 0.5）进行纠正。当血气结果不能及时回报时，重度低钠血症者可静脉缓慢输注 3% 氯化钠 100~500ml，并密切关注患者的意识改变，之后应根据血 Na^+ 水平决定其输注高渗氯化钠的量和速度，切忌补钠速度过快而造成神经脱髓鞘改变；密切监测心功能和肺水肿情况，酌情使用洋地黄类及其他强心药物以增强心肌收缩力，联合利尿及扩血管治疗纠正心衰及肺水肿；防治脑水肿，静脉注射地塞米松，必要时进行脱水治疗以减轻脑水肿、降低颅内压；应用对肾功能无明显损害的抗生素预防感染；一旦发生 TURP 综合征应尽快暂停或结束手术。

（五）TURP 综合征重在预防，关键在于减少冲洗液的过快及过量吸收。宜采用低压灌注，并应将冲洗液的压力控制在 40cmH$_2$O 以下；经常排空膀胱以防止膀胱过度充盈；避免前列腺被膜穿孔和大量静脉窦开放以避免冲洗液过快及过量吸收。

（戴中亮　张中军）

参考文献

［1］邓小明，姚尚龙，于布为，等 . 现代麻醉学［M］. 4 版 . 北京：人民卫生出版社，2014.

［2］葛均波，徐永健 . 王辰 . 内科学［M］. 9 版 . 北京：人民卫生出版社，2018.

［3］MORLEY, JOHN E. Dehydration, Hypernatremia, and Hyponatremia［J］. Clin Geriatr Med. 2015. V31N3: 389-399.

［4］GUAN Z, LIU J. Sudden occurence of hypotension and bradycardia during greenlight laser transurethral resection of prostate: case report of two cases［J］. BMC Anesthesiol, 2016, 16: 70.

［5］CORSO RM, CATTANO D. Hyponatremia: killer or innocent bystander?［J］. Minerva Anestesiologica, 2014, 80: 401-403.

第九节　高钾血症和低钾血症

高 钾 血 症

一、定义与发生机制

（一）定义

高钾血症（hyperkalemia）是指血清钾浓度 >5.5mmol/L 的一种病理生理状态，此时体内的总钾含量可能增多、正常或缺乏。根据高钾血症的程度，临床上通常将高钾血症分为轻度（5.5~6.0mmol/L），中度（6.1~7.0mmol/L）及重度（≥ 7.0mmol/L）。

（二）发生机制

钾是人体中含量居第二多的阳离子，钾的生理作用是参与细胞的新陈代谢、调节渗透压和酸碱平衡、参与细胞膜电位的形成等。98% 钾位于细胞内,细胞内钾的浓度为 140~150mmol/L;2% 钾位于细胞外的组织间液和血液中,其血清钾浓度为 3.5~5.5mmol/L。细胞内、外钾离子浓度的梯度是形成细胞膜静息电位的基础。

细胞的静息电位和阈电位的差值决定其细胞的兴奋性,差值越小,外来刺激导致的膜电位的去极化越容易达到阈电位而产生动作电位,因此静息电位和阈电位的差值越小则兴奋性越高。细胞膜静息电位的数值主要取决于跨细胞膜的钾的浓度梯度,高钾血症时,跨细胞膜的钾浓度梯度减低,细胞膜静息电位降低,与阈电位的差值减小,细胞的兴奋性增高。但是严重高钾血症时,静息电位低于阈电位,此时细胞将不再能产生动作电位。

（三）危险因素分析

1. 排钾减少　①肾小球滤过率下降为临床上最常见的高钾血症原因。②肾小管排钾减少:盐皮质激素减少、潴钾利尿药、血管紧张素转换酶抑制剂、肾小管酸中毒及系统性红斑狼疮等均可导致肾小管排钾功能下降。

2. 摄入钾过多　多为医源性,如补钾过多过快、输入大量的库存血、应用大剂量的含钾药物等。

3. 转移性高钾　细胞破裂或者细胞膜上 Na^+-K^+-ATP 酶功能障碍,细胞内高浓度的钾释放或转移到细胞外间隙导致。可见于溶血、大范围的烧伤及创伤和组织坏死、酸中毒、高钾血症性周期性瘫痪等。

4. 假性高钾血症　血样溶血、严重的白细胞或血小板增多均可导致细胞内钾释放而造成假性高钾。此时检测的血样呈现高钾,但机体的细胞外液钾水平并不升高。

二、典型临床表现与快速识别

（一）临床表现

1. 典型临床表现　导致高钾血症的原发疾病的症状和体征常常与高钾血症的临床表现相混杂,可能同时合并的钠、镁、钙和酸碱紊乱均可使高钾血症的临床表现变得复杂及多变,而且不同程度的高钾血症,其临床表现和处理的紧急程度也并不完全相同。高钾血症主要表现为:

（1）心肌收缩功能降低,骨骼肌软弱无力甚至麻痹。

（2）心电图发生改变,当血钾从 5.5mmol/L 逐渐升至 8~10mmol/L 及以上时,心电图可依次表现为 T 波高尖、PR 间期延长、QRS 波群增宽、R 波降低、P 波消失、正弦波,甚至出现室颤波形等,如图 8-9-1。

（3）处在麻醉状态的患者,可能难以发现高钾血症的临床表现,而心电图的改变可能是唯一容易察觉的临床表现。

2. 快速识别　在麻醉手术中应尽量应用床旁快速检测手段检测血钾浓度,以免延误诊断。血清钾浓度 >5.5mmol/L 即可确诊,需排除假性高钾。有导致高钾血症的基础疾病和心电图改变等临床表现能协助诊断。确诊高钾血症后,还应寻找和确定高钾血症的原因。

（二）辅助检查

1. 实验室检查　血钾高于 5.5mmol/L;心电图检查显示 T 波高尖。

2. 影像学检查　心脏彩超显示心肌收缩异常。

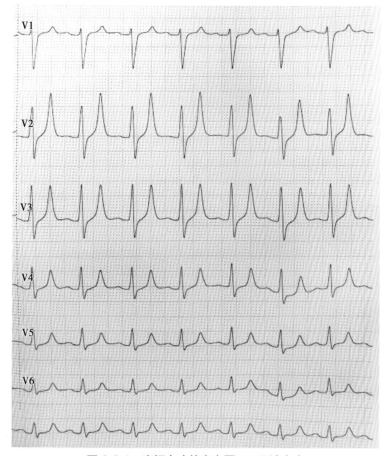

图 8-9-1　高钾血症的心电图——T 波高尖

（三）鉴别诊断

1. 样本误差　操作不当等原因导致细胞体外溶解引起血钾升高。

2. 血小板增多或白细胞增多的患者。

3. 药物一过性反应　琥珀胆碱处理后，血钾短暂上升等。

三、危机处理方案

（一）危机处理

高钾血症最严重的危险是心脏抑制，因此一旦确诊高钾血症，应迅速降低血钾水平，保护心脏。高钾血症处理流程可参照图 8-9-2。

在降低血钾的治疗过程中应严密监测血钾水平，并根据高钾血症的病因做相应处理，以防高钾血症复发。

1. 钙剂　常用 5% 氯化钙或 10% 葡萄糖酸钙 10~20ml 稀释后 2~5 分钟内静脉推注，5 分钟后可重复用药。推注时应有心电图监测。用药后 5 分钟可起效，效果可维持 1 小时。若患者同时用洋地黄类药物，需警惕钙剂增加洋地黄类药物的毒性。

2. 碳酸氢钠　常用 5% 碳酸氢钠 100~200ml 快速输注，在输注过程中应警惕容量负荷增加导致肺水肿的发生。在麻醉过程中，也可以行过度通气以升高 pH 值，促进钾离子转移至细胞内。

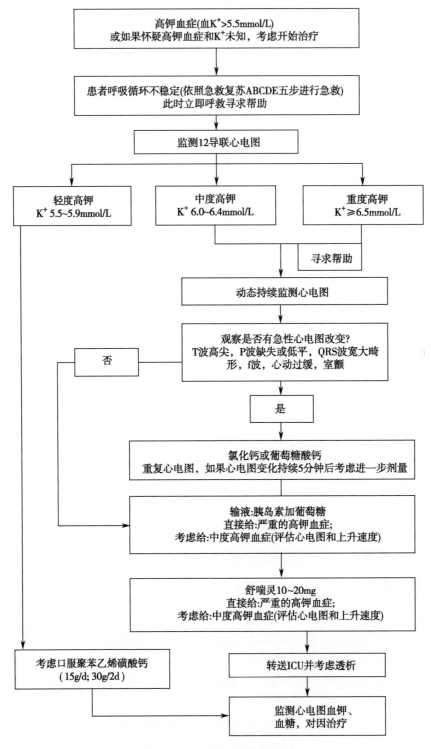

图 8-9-2 高钾血症处理流程

3. 胰岛素加葡萄糖 用50%葡萄糖100ml或者10%葡萄糖500ml静脉输注,按照3~4g葡萄糖用1U胰岛素的比例加入胰岛素。20分钟内血钾即可降低,30~60分钟达峰值,降血钾的效应可持续6小时。建议每小时监测血糖,以防止低血糖的发生。

4. β-肾上腺素能受体激动剂　吸入沙丁胺醇起效迅速,可以和葡萄糖胰岛素、碳酸氢钠合用,起协同作用。心动过速是沙丁胺醇常见的不良反应。

5. 阳离子交换树脂　聚磺苯乙烯离子交换树脂能在肠道与钾离子交换,从而使钾排出。口服或者保留灌肠 2 小时后起效,6 小时达峰值。因为起效慢,不适用于手术麻醉中的高钾血症的治疗。

6. 利尿剂　肾功能正常的患者,可给予袢利尿剂呋塞米利尿而增加肾排钾。静脉用呋塞米 20~40mg,5 分钟可起效,30 分钟可达峰值。排钾的量与尿量并不密切相关,因此利尿剂常常作为其他治疗的辅助措施。

7. 肾替代疗法　保守疗法无效或者危及生命的高钾血症应采用肾替代疗法。血液透析是清除血清钾最快、最有效的方法;腹膜透析需要尽早应用。在手术麻醉过程中的紧急高钾血症,紧急血液透析是其他治疗方法无效后的首选。

（二）危机后处理

1. 监测心电图　预防发生心律失常:室颤等。
2. 维持内环境稳定　避免发生低血压,碱中毒,脱水或水中毒,低血糖或者高血糖。
3. 预防透析相关不良事件　肝素相关并发症。

（三）危机预防

1. 术前对高危患者签署术中 K^+ 置换协议。
2. 避免给 K^+ 释放过度敏感的患者使用琥珀胆碱。
3. 对高钾血症高危患者增加监测血气电解质的频次。
4. 坚强关注并持续监测心电图。
5. 补钾患者注意补钾后监测血钾,避免补充过多。
6. 维持内环境稳定,避免发生代谢性或呼吸性酸中毒。
7. 输血过程中尽量使用液体加温仪,并注意监测血气电解质。

四、典型病例

（一）病历摘要

患者,男性,68 岁,因"主动脉瓣置换术后一周,腹痛查因"急诊入院。既往有主动脉瓣关闭不全,于一周前在体外循环下行主动脉瓣置换,余无特殊病史。入院后出现少尿,血生化检查示 BUN 18.7mmol/L、Cr 197μmol/L、K^+ 5.8mmol/L。诊断为肠坏死,感染性休克,急性肾衰竭,拟紧急行剖腹探查术。入手术室时患者意识淡漠,末梢发绀,SpO_2 测不出,血压 132/67mmHg,心率 98 次 /min,呼吸 22 次 /min。局部麻醉下行桡动脉有创连续动脉监测和深静脉置管后开始麻醉诱导,依次给予咪达唑仑、依托咪酯、芬太尼、顺式阿曲库铵后行气管插管,采用七氟烷吸入和泵注瑞芬太尼维持麻醉。

（二）危机发生与处理

手术刚开始,患者心电图提示频发室性期前收缩、心率增快 120 次 /min、T 波高尖,立即查动脉血气,其结果显示 K^+ 7.1mmol/L,其余无明显异常。立即给予葡萄糖酸钙 10ml、5% 碳酸氢钠 100ml、胰岛素加葡萄糖按 1:4 配比配制,每小时输注 100ml 等处理。手术开始 1 小时 45 分钟后,患者突发室颤,立即行胸外心脏按压及电除颤,并给予肾上腺素和胺碘酮,同时抽血复查血钾为 8.1mmol/L,立即静注呋塞米 40mg,再次给予葡萄糖酸钙 10ml 及 5% 碳酸氢钠 100ml。10 分钟后患者恢复自主心律,测血钾 7.5mmol/L,继续手术操作,间断复查血钾水平并给予积极纠治,适当补液并应用血管活性药物以尽力维持循环稳定。术中发现部分小肠及左半结肠坏死,行部分小肠及左半结肠切除。3.5小时后手术结束,查血钾6.8mmol/L,患者生命体征基本平稳。

（三）危机转归

术毕将患者送ICU继续监护治疗。术后次日上午拔除气管内导管,术后第10日患者痊愈出院,无后遗症发生。

（四）危机事件分析

病例中为一老年男性患者,因肠坏死、感染性休克,急性肾衰急行剖腹探查,术前1周接受了主动脉瓣换瓣术,术前血钾5.8mmol/L,术后不久患者即出现心律失常、T波高尖、心率增快的表现,随后突发室颤,测血钾高,最高达8.1mmol/L,判断为高钾血症,急行心肺复苏处理同时降钾治疗,给予呋塞米、葡萄糖酸钙、碳酸氢钠降钾,血管活性药物维持血流动力学稳定,3.5小时手术结束后患者生命体征稳定,带气管导管进入ICU,血钾6.8mmol/L,经ICU监护治疗后患者血钾降至正常范围,安全拔管,最终痊愈出院。

此病例中术前检查发现患者高钾血症（K$^+$5.8mmol/L）,由于心电图未见明显改变,因此并未给予应有的重视。进入手术室完成动脉穿刺后,麻醉医师再次忽视监测血钾的重要性,加上患者肠坏死易发生电解质异常,已存在感染性休克,术前急性肾衰竭等多重因素导致手术开始后血钾升高到7.1mmol/L。尽管采用了多种降钾治疗措施,但由于感染性休克导致微循环障碍,加之患者少尿,降低了保守治疗的疗效,而且也没有及时地监测血钾水平,降钾的效果也无法及时得知,因此也没有及时采用更有效的血液透析治疗以快速确切地排钾,其结果导致了室颤的恶性事件。高钾血症是此病例发生室颤最主要的原因。该患者在室颤之前,出现了典型的高钾血症心电图表现,在恢复自主心律后,复测血钾仍高达7.5mmol/L。另外,酸中毒降低高钾血症导致室颤的阈值也促使了室颤的发生。

术前高钾血症的心脏毒性与心电图的改变并不完全一致,因此并未引起足够重视。此病例提示,一旦发现高钾血症,无论心电图有无改变,均应立即开始积极的降钾治疗和密切监测血钾水平。手术和麻醉过程中并不是血液透析的禁忌证。持续肾脏替代治疗（continuous renal replacement therapy,CRRT）与传统的血液透析相比,更适合于在手术中应用,它能快速降低血钾水平且对循环系统影响较小。有研究显示,急性肾衰竭的手术患者,尽早开始CRRT治疗,能显著提高患者的生存率。保守治疗的效果难以估计,应及时监测保守治疗的效果,一旦发现降钾治疗不理想,应立即采用血液透析治疗才能快速的将多余的钾排出体外。

五、临床建议与思考

降血钾相关措施对应的机制:

1. 钙离子并不能清除钾离子,也不影响钾的分布。钙离子与钠离子在钠通道上有竞争性抑制作用,钠离子的快速内流形成动作电位,血浆钙离子浓度的增加抑制钠内流,导致阈电位上移,增加静息膜电位与阈电位的差距,从而稳定心肌细胞的兴奋性,因此高钙能对抗高钾的心肌毒性。

2. 碳酸氢钠造成细胞外碱中毒,细胞膜H$^+$-K$^+$交换增加,促进钾转移至细胞内;肾远曲小管Na$^+$浓度上升,导致Na$^+$、K$^+$交换增加,增加钾从肾脏排出;常用的碳酸氢钠为高渗液,使水分转移出细胞外而使细胞外液增加,从而稀释细胞外液的钾浓度。对于酸中毒的病例效果最佳。

3. 胰岛素促进细胞摄取葡萄糖的同时而使钾离子转移至细胞内。

4. 沙丁胺醇和其他 β_2- 肾上腺素能受体激动剂可通过激动 Na^+-K^+-ATP 酶,导致钾离子转移至细胞内。

临床中发生高钾血症患者往往由药物引起,通常与高钾血症相关的药物见表 8-9-1。

表 8-9-1　通常与高钾血症相关的药物

通常与高钾血症相关的药物

改变 K^+ 跨膜运动

β- 受体阻滞药

地高辛

含钾的药物

钾补充剂

盐的替代品

高渗溶液(甘露醇、葡萄糖)

琥珀胆碱

静脉注射阳离子氨基酸

储存的红细胞(溶血释放钾)

草药(如紫花苜蓿、蒲公英、马尾草、马利筋草和荨麻)

降低醛固酮分泌的药物

血管紧张素转换酶抑制剂;血管紧张素受体阻滞剂

非甾体抗炎药

普通肝素

抗真菌药物(酮康唑,氟康唑,伊曲康唑)

环孢素

他克莫司

抑制醛固酮与矿皮质激素受体结合的药物

螺内酯

依普利酮

屈螺酮

抑制上皮细胞钠通道活性的药物

保留钾利尿剂(阿米洛利,三氨苯)

甲氧苄啶

喷他脒

低 钾 血 症

一、定义与发生机制

(一) 定义

低钾血症(hypokalemia)是指血清钾 <3.5mmol/L 的一种病理生理状态。临床上通常将低钾血症分为轻度(血 K^+ 3.0~3.5mmol/L),中度(血 K^+ 2.5~3.0mmol/L)及重度(血 K^+<2.5mmol/L)。

（二）发生机制

低钾血症是临床上常见的一种电解质紊乱,约20%的住院患者有不同程度的低钾血症。血清钾降低,一般反映机体总钾量减少。当血液浓缩或者细胞内的钾转移到细胞外时,虽然机体的总钾量减少,但是其血清钾可能是正常或者增高,因此此时血钾水平并不能反映机体的总钾量。

主要发生机制是细胞膜静息电位的数值主要取决于跨细胞膜的钾的浓度梯度,低钾血症时,跨细胞膜的钾浓度梯度增加,细胞膜静息电位增加,细胞膜超极化,与阈电位的差值增大,细胞的兴奋性降低。

（三）危险因素分析

1. 摄入不足　长期禁食、厌食、偏食,或胃肠外营养补充的钾 <3g/d,并持续 2 周以上。

2. 排出过多

(1)胃肠道失钾:长期大量的呕吐、腹泻、胃肠引流或造瘘均可丢失大量的钾。

(2)肾脏排钾:①肾脏疾病:失钾性肾病、肾小管酸中毒、急性肾衰竭多尿期等;②利尿药:呋塞米、氢氯噻嗪等排钾性利尿药,甘露醇、高渗糖等渗透性利尿药;③内分泌疾病:醛固酮增多症、Cushing 综合征等;④酸碱失衡及电解质紊乱:补钠过多、碱中毒、低镁血症等。

(3)其他:大面积烧伤致组织液丢失,腹腔积液引流,透析,高温大量出汗等均可失钾。

3. 转移性低钾:①碱中毒或酸中毒的恢复期,一般血清 pH 值每升高 0.1,血清钾约下降 0.7mmol/L;②大量葡萄糖输注尤其与胰岛素共用时;③急性应激或 β_2- 肾上腺能受体激动剂,激活 Na^+-K^+-ATP 酶;④周期性瘫痪,如家族性低钾血症性周期性瘫痪,甲亢等;⑤低温。

4. 稀释性低钾。

二、典型临床表现与快速识别

（一）临床表现

1. 典型临床表现　低钾血症的临床表现缺乏特异性,轻度的低钾血症(>3.0mmol/L)可以完全无症状,重度的低钾血症(<2.5mmol/L)影响神经肌肉功能,甚至引发致命的呼吸肌麻痹和心律失常。

低钾血症主要表现为骨骼肌软弱无力甚至麻痹。血钾降低可导致心电图发生改变,当血钾降低至 2.5mmol/L 左右时,心电图可表现为 T 波低平或消失、出现 U 波及 Q-T 间期延长。单纯的低钾血症通常并不直接导致心律失常,若合并洋地黄中毒、低镁血症等可导致期前收缩、室性心动过速、室颤、心搏骤停等心律失常。处在麻醉状态的患者,可能难以发现低钾血症的临床表现,特异的心电图改变可能是唯一容易察觉的临床表现,见图 8-9-3。

2. 快速识别　血清钾 <3.5mmol/L 即可确诊。心电图改变结合钾丢失的病史能协助诊断。在手术麻醉期间应尽量采用床旁快速检测手段检测血钾浓度,不应在手术麻醉过程中纠结于失钾的原因,以免延误诊断。

低钾血症往往合并酸碱失衡和水电解质紊乱,并发症的确诊有利于采用合理的治疗措施。

（二）辅助检查

1. 实验室检查　血钾低于 3.5mmol/L。

2. 心电图检查显示 T 波低平。

3. 影像学检查　心脏彩超显示心肌收缩异常。

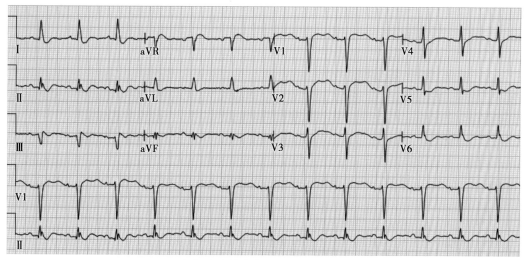

图 8-9-3　低钾血症的心电图——T 波低平,出现 U 波

（三）鉴别诊断

1. 库欣综合征。

2. 唐氏综合征——如果同时有高血压和未服用利尿剂的低钾血症。

3. 低镁血症。

4. 低钙血症。

5. 检测样本不准确。

三、危机处理方案

（一）危机处理

1. 根据低钾血症的程度和临床症状与心电图的改变来决定治疗措施。

2. 常用静脉滴注氯化钾法补钾,一般以 10% 氯化钾 15~30ml 加入 5%~10% 葡萄糖溶液 500~1 000ml 中。补钾的速度以 20~40mmol/h 为宜(每克氯化钾相当于 13.4mmol 钾)。

3. 没有临床症状和心电图改变的低钾血症,宜慢速补钾;若有严重的肌无力和心电图改变,应适当增加补钾的浓度和速度,并经中心静脉输入,可用微量输注泵精确控制输注速度。绝对禁止用 10% 的氯化钾直接静脉推注,因可导致严重的心律失常和心搏骤停。

（二）危机后处理

1. 治疗过程中预防加重神经肌肉阻滞。

2. 在补钾过程中,注意动态监测血钾和心电图,预防发生补钾过量引起高钾血症。

3. 补钾过程中可引起局部疼痛,对血栓性静脉炎进行处理。

（三）危机预防

1. 术前对使用利钾性利尿剂的患者进行电解质监测并适当补钾。

2. 术前需要胃肠准备的患者应给予适当补液和补充电解质。

3. CPB 手术期间进行血钾监测,并适当补充。

4. 避免发生低镁血症。

5. 避免发生血清钾严重降低的情况:①避免过度换气;②避免发生代谢性碱中毒;③避免使用 β$_2$- 受体激动剂。

四、典型病例

(一)病历摘要

患者,男性,69 岁,68kg,诊断为膀胱癌,拟在全身麻醉下行腹腔镜全膀胱切除＋空肠代膀胱术。患者既往高血压 10 余年,自行服用抗高血压药,自行服用复方降压药片控制血压,血压维持在 145/85mmHg 左右。否认心脏病,糖尿病,慢性支气管炎等特殊病史。日常活动不受限制,饮食尚可,精神好。术前检查:ECG 正常,超声心动图提示左房增大,左室舒张功能轻度减退,主动脉瓣轻度反流,EF 值 63%。实验室检查 Na^+ 132mmol/L、K^+ 3.0mmol/L,实验室检查余无异常。术前一天口服泻药并行清洁灌肠。入室后给患者行 NIBP、ECG、SpO_2 监测。麻醉诱导用咪达唑仑 2mg、舒芬太尼 $20\mu g$、顺阿曲库铵 12mg 及异丙酚 150mg 依次静注。诱导插管后行桡动脉监测动脉压,并经右颈内静脉置入静脉导管,使用七氟烷吸入复合瑞芬太尼静脉泵注维持麻醉,间断追加顺阿曲库铵维持适宜肌松。术中行 IPPV 通气,维持 $P_{ET}CO_2$ 在 35~40mmHg。

(二)危机发生与处理

手术开始约 45 分钟时发现患者心跳加快(心率 110 次/min),ECG 显示 ST 段压低、T 波倒置并出现 U 波,动脉血气示 pH 7.31、$PaCO_2$ 42mmHg、BE 4mmol/L、K^+ 2.3mmol/L、Na^+133mmol/L。1 小时内经中心静脉补氯化钾 2g 后复查血 K^+ 2.6mmol/L,ECG 可见 T 波改善。然后经中心静脉持续补钾(0.5g/h),并间断测血钾水平。手术历时约 8 小时,出血量约 1 000ml,术中输红细胞 4U,乳酸林格液 2 000ml,羟乙基淀粉 1 000ml,尿量约 2 500ml。术中间断应用小量血管活性药物维持循环稳定,术毕血 K^+ 3.0mmol/L,患者生命体征基本正常,将其送 ICU 继续监护治疗。

(三)危机转归

术后第 3 日血钾恢复正常(3.7mmol/L),生命体征平稳,转出 ICU。术后第 12 日顺利出院,无后遗症发生。

(四)危机事件分析

病例中为一老年男性患者,全身麻醉下行膀胱癌根治术中发生了低钾,多种原因共同引起低钾,包括:①氢氯噻嗪可单独或联合其他药物治疗高血压。在国内广泛应用的多种经济型复方降压药中均含有氢氯噻嗪,如复方降压片、北京降压 0 号、复方利血平、复方罗布麻片等。患者术前长期服用复方降压片,因其含有氢氯噻嗪成分,加之患者术前存在轻度的低钠、低钾血症,均提示其术前已经存在钠、钾缺乏。②术前口服泻药和灌肠可导致肠液丢失,肠液含钾量高,钾丢失较多。③术前禁食减少钾的摄入。④灌肠、禁食、手术及麻醉等均可增加患者应激水平,应激导致肾上腺素分泌增加,激活细胞膜 Na^+-K^+-ATP 酶而使钾离子转入细胞内。⑤术中输入的部分液体含钾量低,如羟乙基淀粉不含钾。⑥ 手术中肾素 - 血管紧张素 - 醛固酮系统激活,抗利尿激素分泌增加,导致钠水潴留及钾离子排出增加。⑦ 低体温可促进钾离子转移至细胞内。凡手术时间较长,且未采取被动保暖措施者,其发生意外低体温的可能性可高达 80%。该患者手术较大,手术时间较长,术中发生低体温在所难免。

该患者已发生了心率增快,心电图波形改变,所以第 1 小时补钾速度可稍快,此病例中第 1 小时补充氯化钾 2g,K^+ 上升至 2.6mmol/L 后,ECG 可见 T 波低平形态稍改善,说明补钾已有效果,此时患者生命体征稳定,可减慢补钾速度,该病例中给予调节补钾速度至 0.5g/h,并加强监测血钾浓度,符合我们的处理原则,经正规补钾后,该患者情况终得到改善,预后较良好。

从该病例中,我们应当吸取一定的经验教训,包括:①应详细掌握患者术前用药情况。术前应用利尿药者,应全面评估电解质平衡状况。②长时间禁食、术前行肠道准备者,应警惕低钾血症的发生,可在麻醉诱导前快速检测电解质水平,以策安全。③创伤大、液体丢失多、输液较多、手术时间长的手术,具有导致电解质紊乱的多种危险因素,应常规监测血气及电解质,及时发现异常并加以及时纠正。④麻醉中的患者其低钾血症的临床表现不明显,心电图的特征性改变可能是诊断低钾血症的第一线索,因此应密切注意心电图的变化。⑤意外低体温不仅可导致低钾血症,还能导致苏醒延迟等其他麻醉并发症,因此在手术过程中常规监测和维持体温是非常重要的。⑥严重低钾血症出现心电图改变时,应及时快速补钾,以缓解症状,防止室速甚至室颤等恶性心律失常的发生。待症状缓解后,应降低补钾速度,缓慢补钾,同时要严密监测血钾水平。

五、临床建议与思考

补钾需要谨慎,注意事项:

1. 检查肾功能和尿量以防止高钾血症的发生。尿量 30ml/h 以上者,补钾较为安全;肾功能不全或少尿和无尿者补钾时,应进行严密监测。

2. 补钾过程中应监测心电图。

3. 高浓度快速补钾时,应每小时监测血钾浓度;症状缓解后应降低补钾的浓度和速度。

4. 钾在细胞内外平衡需要 15 小时或更久,应持续监测,以防止交替发生高钾血症 / 低钾血症。

5. 纠正合并的酸碱失衡和电解质紊乱,如不纠正同时合并的低镁血症,则难以纠正低钾血症。

6. 低钾血症与低钙血症并存时,低钙的症状常不明显,纠正低钾血症后,可出现手足抽搐,应及时补充钙剂。

(罗耀文　张中军)

参考文献

［1］ NYIRENDA MJ, TANG JI, PADFIELD PL, et al. Hyperkalaemia ［J］. BMJ, 2009; 339: 1019-1024.

［2］ Muzzarelli S, Maeder MT, Toggweiler S, et al. Frequency and predictors of hyperkalaemia in patients>60 years of age with heart failure undergoing intense medical therapy ［J］. Am J Cardiol, 2012, 109: 693–698.

［3］ AHEE P, CROW AV. Management of hyperkalaemia in the emergency department ［J］. J Accid Emerg Med, 2000, 17: 188-191.

［4］ WEISBERG LS. Management of severe hyperkalaemia ［J］. Crit Care Med, 2008, 36: 3246-3251.

［5］ BALAVOINE AS, BATAILLE P, VANHILLE P, et al. Phenotype-genotype correlation and follow-up in adult patients with hypokalaemia of renal origin suggesting Gitelman syndrome ［J］. Eur J Endocrinol, 2011, 165: 665–673.

［6］ SUNG CC, LIN SH. Drug-induced hypokalaemia: Part 1 ［J］. Adverse Drug React Bull, 2012, 273: 1051-1054.

［7］ SUNG CC, LIN SH. Drug-induced hypokalaemia: Part 2 ［J］. Adverse Drug React Bull, 2012, 274: 1055-1058.

第十节　类癌综合征

一、定义及发生机制

(一)定义

类癌(carcinoid)又称类癌瘤,是一组发生于胃肠道和其他器官嗜银细胞的新生物,其临床、组织化学和生化特征可因其发生部位不同而异。此种肿瘤能分泌 5- 羟色胺(血清素)、激肽类、组胺等生物学活性因子,引起血管运动障碍、胃肠道症状、心脏和肺部病变等,因此而被称为类癌综合征(carcinoid syndrome)。

(二)发生机制

本病病因尚未能阐明。类癌瘤是一种能产生小分子多肽类或肽类激素的肿瘤,即 APUD 细胞瘤,它能通过靶细胞增加环腺苷单磷酸盐而起作用。类癌瘤能分泌具有强烈生理活性的血清素、胰舒血管素和组胺外,有的还可分泌其他肽类的激素,如促肾上腺皮质激素、儿茶酚胺、生长激素、甲状旁腺激素、降钙素、抗利尿激素、促性腺激素、胰岛素、胰高血糖素、前列腺素、促胃液素、胃动素等物质。产生类癌综合征的主要物质是血清素和缓激肽,组胺也参与一部分作用。血清素对周围血管和肺血管均有直接收缩作用,对支气管也有强烈收缩作用,对胃肠道节前迷走神经和神经节细胞有刺激作用,使胃肠道蠕动增强,分泌增多。缓激肽有强烈的扩血管作用,有些类癌瘤尤其是胃类癌可产生大量的缓激肽、组胺等血管活性物质而引起皮肤潮红。循环中血清素增高还可引起心内膜纤维化。

(三)危险因素分析

本病为少见病,在胃肠道肿瘤中占 1.5%,日本统计本病占尸检病例的 0.14%~1.8%,占手术病例的 0.06%~0.16%。本病可发生于任何年龄,阑尾类癌的发病年龄较轻,平均 30 岁,其他部位类癌的发病年龄平均 50 岁左右。除阑尾类癌外,大部分类癌肿瘤发生于男性较多。

二、典型临床表现与快速识别

(一)临床表现

类癌瘤缺乏特殊征象,并非所有类癌患者都有类癌综合征的表现诊断颇为困难,临床上往往被忽略或误诊为阑尾炎、克罗恩病、肠癌等疾病。仅 7%~18% 的患者有类癌综合征的表现,当类癌瘤出现类癌综合征时则诊断较易。

典型者表现为皮肤潮红(74%~84%)、腹泻和腹痛(68%~79%)、喘鸣或支气管痉挛(18%)、心脏瓣膜病变(37%~41%)等。类癌综合征患者中约有 1/3 的患者心脏受累,典型的损害是右心瓣膜纤维斑块形成,造成三尖瓣脱垂或狭窄,肺动脉瓣膜也常受累,严重者术中可能出现急性右心衰竭,应予注意。

类癌发病部位的不同临床表现也不同,根据发病部位可将类癌的临床表现分为三种类型,包括:

(1)第一类发生于胃、十二指肠头部,可产生 5- 羟色胺(5-HT)、促肾上腺皮质激素(ACTH)、生长激素(GH)、促性腺激素释放激素(GRH)。临床表现为异位内分泌综合征。

(2)第二类发生于十二指肠尾部及右半结肠,亦可产生 5-HT、激肽、神经肽、前列腺素等。

临床可出现肠梗阻或全身症状。

(3)第三类发生于横结肠或直肠,通常仅表现为肿瘤局部症状。

(二)辅助检查

1. 实验室检查

(1)血清:5-HT 含量增加。

(2)尿常规:5-HT 的代谢产物 5- 羟氧吲哚醋酸(5-HIAA)排出增多均对诊断有较意义,如超过 261.5~523μmol/d,诊断即可成立。

2. 侵入性探查

(1)消化道内镜检查及活检。

(2)支气管镜检查可确定位于支气管的类癌。

(3)直肠指诊和直肠镜检查有助于直肠类癌的诊断。

3. 影像学检查

(1)选择性血管造影对肠道类癌有帮助。

(2)B 超或 CT 检查可了解类癌肝转移情况。

(三)鉴别诊断

1. 过敏反应。

2. 高血压。

3. 支气管痉挛。

4. 其他 胃肠道疾病。

三、危机处理方案

(一)危机处理

类癌综合征患者围手术期间的主要并发症包括:严重低血压或高血压、支气管痉挛和原发性水、电解质紊乱等。如果围手术期发生顽固性低血压和支气管痉挛应考虑到类癌危象(carcinoid crisis)的诊断。一旦发生,应立即进行抢救。其抢救措施包括:

1. 静脉注射奥曲肽 50~100μg。

2. 适量快速输液扩容。

3. 应用血管活性药物稳定循环。

4. 解除支气管痉挛,使用抑酞酶、氨茶碱及激素等。抑肽酶可缓解支气管痉挛的症状。生长激素抑制因子衍生物临床疗效较好,可以在麻醉诱导前给药,术中也可以酌情追加。氟烷、氯胺酮等也有一定的解痉作用。

5. 处理类癌性心脏病引起的右心衰竭,应按急性右心衰处理原则给予及时纠正。

(二)危机后处理

1. 对围手术期低血压进行对因处理 低血压处理的方法包括:①在必要的监测下(如 CVP、PCWP 和尿量等)适当进行输液扩容治疗;②应用生长激素抑制因子衍生物 Octreotide 可迅速、有效地纠正低血压;③必要时可酌情静注血管紧张素 1.5mg/kg,但应尽量避免应用肾上腺素能受体激动药。

2. 对高血压和心动过速进行处理 类癌综合征患者术中高血压可能也是由于肿瘤释放的 5-HT 所引起,但较低血压少见且易于纠正。多数患者经加深麻醉后血压即可恢复正常。治疗高血压和心动过速的药物包括:5-HT 受体阻滞药 Letanserin、钙通道阻滞药、柳胺苄心啶、β-受体阻滞药艾司洛尔及扩血管药物硝普钠等。

3. 围手术期还应注意患者的血糖和电解质的变化并及时进行纠治。此外,还应加强术后镇痛管理以减轻手术创伤引起的疼痛应激对患者的影响。

（三）危机预防

麻醉用药和处理的要点是尽可能避免上述并发症的出现,一旦出现应予以及时、有效的处理。

1. 术前准备和用药　类癌综合征患者术前准备与嗜铬细胞瘤患者相似。术前应对患者的心肺功能、电解质平衡以及全身状况作仔细评估,因人而异地制订麻醉计划。类癌综合征患者尤其是有哮喘史的患者,在麻醉期间易发生支气管痉挛,且多伴有血压波动、心动过速和皮肤潮红等症状。术前可应用生长激素抑制因子衍生物 Octreotide50~100μg,于术前 1 小时静注给药,必要时术中静脉追加 10~20μg。术前镇静药物剂量宜稍大。

2. 麻醉用药和术中监测　麻醉诱导力求平稳。麻醉用药应避免引起血压的剧烈波动或支气管痉挛的发生。异丙酚,维库溴铵,七氟烷,芬太尼等适宜用于该疾病的麻醉管理。也可选择椎管内或者神经阻滞预防发生术中喉痉挛,血压波动过大。对心脏受累及心功能较差的患者,必要时可采用肺动脉漂浮导管监测。由于术中患者可能发生严重的支气管痉挛,所以,麻醉期间应注意监测气道压力、血氧饱和度和呼气末二氧化碳等指标的变化。

四、典型病例

（一）病历摘要

患者,男性,61 岁,身高 172cm,体重 65kg,ASA Ⅱ级。患者既往无慢性疾病病史,术前无明显不适症状。因肺部活检诊断为不典型类癌,拟在全身麻醉下实施"左上肺癌根治术"。查体:左上肺听诊可闻及少许哮鸣音。实验室检查结果基本正常。肺部 CT 检查发现左上肺肿块及左肺门多个肿大淋巴结影。术前晚患者口服艾司唑仑 1mg 后入睡,入手术室 30 分钟前肌注苯巴比妥钠 100mg。患者入室时血压 135/85mmHg,脉搏 82 次 /min,呼吸 15 次 /min,SpO$_2$98%,体温 37.2 ℃,心电图正常。依次静注咪达唑仑 2mg、异丙酚 120mg、舒芬太尼 20μg 及顺苯磺酸阿曲库铵 12mg 行全身麻醉诱导,顺利插入双腔支气管导管后采用纤维支气管镜定位,确定对位准确后行 IPPV 机械通气,并根据 P$_{ET}$CO$_2$ 调整呼吸参数。超声引导下行右桡动脉及右颈内静脉穿刺置管,连续监测有创动脉压和中心静脉压。采用持续泵注异丙酚和瑞芬太尼复合吸入七氟烷维持麻醉,间断静注顺苯磺酸阿曲库铵维持适宜肌松。术中患者取右侧卧位,行右侧单肺通气（潮气量 300~320ml,频率 13~16 次 /min,压力保持在 12~25cmH$_2$O）。

（二）危机发生与处理

手术进行约 30 分钟后,当术者术中行肿瘤切除牵拉肺叶时患者突然出现心率增快（120 次 /min）,血压下降（70/35mmHg）,气道压骤升至 38cmH$_2$O。当时查体示面、颈及前胸部潮红；急查动脉血气示 pH 7.20,PCO$_2$ 56mmHg,PO$_2$ 128mmHg,K$^+$ 4.5mmol/L,Ca^{2+} 0.9mmol/L,Hct 34%,BE −5mmol/L。立即嘱术者停止手术操作,恢复双肺通气,静注去氧肾上腺素、血管加压素、氨茶碱、甲泼尼龙及抑肽酶等药物进行升压、解痉及抗过敏治疗,并给予快速补液进行扩容处理,10 分钟后患者心率恢复至 80 次 /min,血压 113/72mmHg,气道压 18cmH$_2$O。恢复单肺通气,继续手术操作。50 分钟后手术结束,患者带气管导管入麻醉恢复室。

（三）危机转归

恢复室复查血气示 pH 7.36，PCO_2 40mmHg，PO_2 213mmHg，K^+ 3.9mmol/L，Ca^{2+} 1.2mmol/L，HCT 30%，BE −1mmol/L。20 分钟后患者自主呼吸恢复，呼之能睁眼，拔除气管导管后将其送返病房。

（四）危机事件分析

病例中为一中老年男性患者，术前诊断为不典型类癌而接受肺癌根治术，术中切瘤体时牵拉肺叶，患者突发心率增快、血压下降，气道压上升，祖露的头面部出现潮红，测血气提示患者存在高碳酸血症，酸中毒，低钙血症。立即停止手术操作，改回双肺肺通气，并给予去氧肾上腺素等血管活性药物维持循环，氨茶碱、甲泼尼龙、抑肽酶等药物解痉、抗过敏治疗，快速输液扩容等一系列急救后，患者恢复正常心率、血压，气道压也下降至正常，恢复单肺通气，手术继续，患者生命体征始终平稳至手术结束，并最终拔管安返病房。

本例患者为肺癌切除术中发生类癌综合征的案例。该例患者在手术期间出现皮肤潮红、心率增快、血压下降及气道压升高等类癌综合征症状。主要原因就是手术操作引起肺部类癌组织短时释放出大量的激素类介质和血管活性肽类物质，从而导致上述症状的发生。主要处理措施是对症治疗，即保持患者血压、心率的稳定，积极降低气道压，纠正电解质及酸碱平衡紊乱以维持内环境稳态。如果出现顽固性的低血压和支气管痉挛，即通常所说的类癌危象（carcinoid crisis）时，要及时应用生长激素抑制因子衍生物奥曲肽（Sandostatin），该药可阻断 5-HT 和激肽的外周作用，防止其他介质的释放，可迅速、有效地缓解或控制症状。

在胃肠道、肺及泌尿生殖系统等部位肿瘤的手术过程中，凡遇到患者在术中突然出现皮疹、循环虚脱、支气管痉挛致气道压显著增高的类过敏性休克者，都应该想到"类癌综合征"的可能。只有这样，才能对患者进行及时、正确的处理，才能使患者尽快转危为安，免遭严重的并发症伤害，从而才能使患者安全地度过围手术期。我们深信，随着外科学及麻醉学的发展和进步，以及人们对类癌综合征认识的不断普及和深入，对该类患者手术麻醉过程中如何有效避免类癌综合征的发生及发生后的治疗策略将逐渐得到重视和完善。

五、临床建议与思考

（一）各临床表现的发生机制和原因

1. 类癌起源于消化道的嗜银细胞，人群发病率大约为 1.5/10 万。75% 以上类癌见于胃肠道，其中最常见于回盲部（75.6%），胃肠道以外的类癌可见于支气管和肺（9.9%），性腺（0.5%）等。1909 年，Oberndorfer 对类癌进行了描述。1954 年，Thorson 对一小肠类癌伴肝转移的病例作了报道。

2. 类癌是一种少见的神经内分泌癌，可发生于身体许多部位。大多数的类癌发生于胃肠道，最常见于阑尾，其他部位包括胸腺、肺、乳腺、头颈部、性腺、生殖泌尿系。10% 类癌组织可分泌激素类介质或血管活性物质，从而引起类癌综合征。1999 年 WHO 肺癌新分类将支气管类癌分为高分化神经内分泌肿瘤（典型类癌）和低分化神经内分泌肿瘤（不典型类癌）。不典型类癌患者 70% 有局部淋巴结、肝或骨转移，而典型类癌远处转移率低于 5%。类癌患者可出现阵发性皮肤发红、腹痛、腹泻、哮喘、心动过速等类癌综合征，或向心性肥胖、高血压、水肿、乏力、低钾血症性碱中毒及色素沉着等异位 ACTH 综合征表现。

3. 类癌细胞可产生 20 多种具有生物活性的胺类、多肽以及激素。目前，认为 5-HT 在发病中起主要作用，5-HT 可引起皮肤潮红、胃肠蠕动亢进、支气管痉挛以及心血管副作用。

体内长期高水平的 5-HT 常引起右心内膜纤维化和瓣膜病变。5-HT 在体内的代谢产物 5-羟氧吲哚醋酸经肾脏滤过后从尿中排出。

4. 综上所述,类癌组织分泌的活性介质包括 5-HT、缓激肽、组胺、前列腺素和激肽等。类癌综合征的生化诊断依据是 5-HT 生成过量引起的血中 5-HT 水平增高及尿中 5-HT 代谢产物(5-羟氧吲哚醋酸)水平升高。刺激上述介质释放的因素包括儿茶酚胺、组胺以及肿瘤的机械性压迫等。类癌综合征的临床特征取决于肿瘤的部位和是否有肝转移所引起的肝功能损害。肿瘤释放的介质一般经肝脏首关代谢,严重的肝转移致肝功能障碍或肿瘤位于门脉系统以外时,即可能出现临床类癌综合征的表现,其症状包括:皮肤潮红、腹痛、腹泻、支气管痉挛、轻度高血糖和室上性心动过速等。类癌瘤常累及心脏瓣膜,尤其是右心病变,引起三尖瓣脱垂和肺血管狭窄。此类患者围手术期管理较为困难,应采用综合措施加强管理。

5. 围手术期低血压是最常见的并发症。引起低血压的原因包括:①肿瘤因子释放引起的外周血管扩张;②术前反复腹泻引起患者不同程度的脱水和低血容量;③麻醉药物对心肌的抑制及血管扩张作用;④术中探查挤压肿瘤促使血管活性肽类物质释放;⑤手术本身的影响,如姑息性肠切除术可能增加液体和蛋白的丢失;治疗性肝动脉结扎可能增加循环血中肿瘤坏死因子的水平;⑥低血压本身又可通过反射性交感兴奋的机制,刺激肿瘤因子的释放而加重低血压。

(二) 当前有效治疗方法

外科手术切除原发病灶是治疗类癌综合征的主要方法。药物治疗可通过抑制此类患者体内血管活性肽类物质的合成,抑制其释放或阻断靶器官而奏效,如抑肽酶抑制缓激肽合成;酚苄明阻止 5-HT 的释放;甲基多巴可抑制 5-HT 合成;生长激素抑制因子衍生物可阻止缓激肽的释放;还有受体拮抗剂如艾司洛尔等。近年来,生长激素抑制因子及其衍生物奥曲肽(Octreotide)的临床应用大大改善了治疗效果。该类药物可阻断 5-HT 和激肽的外周作用,防止其他介质的释放,可在麻醉前使用,术中亦可以酌情追加。最近,Quinlivan 等报道术中采用 Octreotide 可有效地控制麻醉期间出现的顽固性支气管痉挛,对治疗腹泻等其他症状同样有效,可能成为类癌综合征患者的主要治疗药物。儿茶酚胺可通过刺激肿瘤释放活性物质而加重症状,应尽量避免使用。化疗药物如氟尿嘧啶、白细胞干扰素也用于类癌综合征的治疗。

(三) 临床经验分享

异丙酚可较有效地避免插管时的心血管反应,是类癌综合征患者较为理想的诱导药物,亦可连续静脉泵注维持麻醉。硫喷妥钠对循环功能抑制明显,并可引起体内组胺释放,在心脏受累的类癌综合征患者应慎用。肌松药中以维库溴铵较为理想,氯琥珀胆碱因可引起肌颤、压迫肿瘤而诱发血管活性物质的释放,应避免使用。麻醉维持应选用对循环抑制较轻和无肝毒性的药物,吸入麻醉药七氟烷和镇痛药中的芬太尼适用于类癌综合征患者。目前对类癌综合征患者是否适合选用椎管内麻醉有不同意见。椎管内麻醉易引起低血压,而当扩容处理无效时,又不宜采用交感肾上腺素能受体激动药,因此,采用椎管内麻醉时应注意控制适当的阻滞平面。对肝功能有严重损害的患者,行椎管内麻醉前必须进行凝血功能检查。由于此类患者在麻醉诱导和术中探查挤压肿瘤时,可能引起血压的剧烈波动,有必要强调麻醉期间采用有创直接动脉测压和中心静脉压监测。

(戴中亮　张中军)

参考文献

［1］邓小明,姚尚龙,于布为,等.现代麻醉学.4版.北京:人民卫生出版社,2014,1235-1248.

［2］CHAN DL, SINGH S. Developments in the treatment of carcinoid syndrome-impact of telotristat. Ther Clin Risk Manag［J］. 2018, 20, 14: 323-329.

［3］CHEUNG VTF, KHAN MS. A guide to midgut neuroendocrine tumours (NETs) and carcinoid syndrome. Frontline Gastroenterol［J］. 2015, 6 (4): 264-269.

［4］KRIDIS WB, GUERMAZI Z, MNIF H, et al. Lower-Extremity Vasospasm Caused by Carcinoid Syndrome. Am J Gastroenterol［J］. 2017, 112 (11): 1636.

［5］MASAB M, SAIF MW. Telotristat ethyl: proof of principle and the first oral agent in the management of well-differentiated metastatic neuroendocrine tumor and carcinoid syndrome diarrhea. Cancer Chemother Pharmacol［J］. 2017, 80 (6): 1055-1062.

［6］ANTHONY LB. Primary Metastatic Small Intestinal Carcinoid Tumor Without Carcinoid Syndrome. Oncology (Williston Park)［J］. 2015, 29 (10): 755-759.

［7］SHEN C, SHIH YC, XU Y, et al. Octreotide long-acting repeatable use among elderly patients with carcinoid syndrome and survival outcomes: a population-based analysis［J］. Cancer. 2014, 120 (13): 2039-2049.

第九章

胸科麻醉事件危机管理

第一节　支气管胸膜瘘

一、定义与发生机制

(一) 定义

支气管胸膜瘘(bronchopleural fistula)是指肺各级支气管与胸膜腔之间发生异常交通的情况。起源于肺泡的持续性漏气不是支气管胸膜瘘,而被认定为肺泡胸膜瘘。

(二) 发生机制

对支气管胸膜瘘发生病理生理的了解,是预防与治疗的关键。支气管与胸膜腔之间的异常通道主要由于创伤、感染和伤口愈合不良造成,其常见病因见表9-1-1。

表 9-1-1　支气管胸膜瘘的常见病因

手术因素	麻醉因素	疾病因素
肺切除后手工缝合/吻合器缝合断裂 穿透性肺损伤 胸腔穿刺、经支气管镜活检、创伤性 气道操作	气管或支气管插管所致创伤 管芯或光棒所致支气管损伤 持续机械通气	癌、感染(脓胸、肺脓肿、肺结核)、 囊肿、大疱导致的支气管破损 肺癌新辅助放疗、化疗 持续自发性气胸

(三) 危险因素分析

相关的危险因素可分为术前、术中和术后,详见表9-1-2。

表 9-1-2　支气管胸膜瘘的危险因素

术前因素	术中因素	术后因素
FEV1%降低,免疫抑制,长期糖 皮质激素治疗,活动性肺结核, 放、化疗,营养不良和不受控制的 糖尿病等	全肺切除术(尤其是右侧全肺切 除术),无覆盖的长支气管残端, 以及手术技术差,导致残端闭合 不牢或支气管残端血供受损	机械通气时间长、肺不张、肺炎、 脓胸、再次气管插管、频繁支气管 吸痰和支气管残端残余肿瘤

二、典型临床表现与快速识别

(一) 临床表现

支气管胸膜瘘的临床表现取决于其大小以及发病是急性还是慢性。

当瘘管很小时(数毫米),主要症状是咳嗽或呼吸急促,尤其是当患者躺在有瘘管的一侧时。

当瘘管较大时,支气管残端突然大量裂开,可观察到胸腔积液中有大量浓痰。这可能导致痰液甚至胸腔内积液大量通过瘘管反流至气管支气管,造成窒息而死亡。当脓胸存在时,感染症状占主导地位。

慢性支气管胸膜瘘发病更加隐蔽,胸膜腔内的脓液逐渐侵蚀支气管系统。表现为低热、乏力、全身不适、咳嗽、咳脓性或血性痰。咯血、恶臭、皮下气肿较少见。

(二) 辅助检查

1. 床边试验 将亚甲基蓝注射到可疑患者的胸膜腔内,通过蓝染痰液证实为支气管胸膜瘘。

2. 影像学诊断 在肺切除术后,患者正常胸片和 CT 通常显示术后胸膜腔剩余空间液体逐渐增加,气体逐渐减少;手术侧胸膜腔留下的空间较大,通常伴同侧膈肌逐渐升高,及纵隔向术侧轻微移动。但在发生支气管胸膜瘘的患者中,这些趋势是相反的:肺切除术后胸腔内空气逐渐增加,液体减少,气液平面下降超过 2cm;纵隔移位不存在或先前移位的纵隔向健侧恢复。在重度患者中,可发生张力性气胸,伴纵隔移位。在患者肺切除术后,这些 X 线表现对于无其他症状的患者早期诊断支气管胸膜瘘具有重要价值。由于瘘管常不规则,在 CT 上难以直接诊断瘘管。通过薄层螺旋 CT 和三维重建等特殊技术可以更方便地显示瘘管。

3. 支气管造影术 当瘘管太小而不能被 CT 扫描检测时,通过带有放射性核素的氙气或 N_2O 等示踪气体可能有助于诊断。患者吸入带有放射性核素的气体后,连接在胸腔的气体分析仪若能检测出,可确定诊断。

4. 纤维支气管镜 纤维支气管镜通常被认为是确诊的最佳工具,因为它可评估支气管残端,确定瘘管的位置、大小,以及评估残端的愈合能力,且可排除结核或其他传染病。如果支气管镜检查结果不能肯定,可以通过支气管镜在残端滴灌亚甲蓝,若在胸腔内发现蓝染即可诊断。

(三) 鉴别诊断

1. 漏出性胸腔积液 当充血性心力衰竭,肾病综合征,肝硬化等形成低蛋白血症导致胶体渗透压低和水钠潴留而引起胸腔积液。

2. 渗出性胸腔积液 主要见于结核和恶性肿瘤等。

3. 乳糜胸 胸导管破裂或阻塞,使乳糜溢入胸膜腔形成乳糜胸。

4. 胸膜间皮瘤 原发于胸膜间皮组织或胸膜下间皮组织一种少见肿瘤。临床表现为持续性胸部钝痛及气促,症状逐渐加重,胸膜活检和胸腔镜病理结果可确诊。

5. 结缔组织并发胸膜炎 以系统性红斑狼疮、类风湿关节炎等多见。常伴有原发病的其他改变。

三、危机处理方案

(一) 危机处理

1. 胸腔闭式引流 在全身麻醉正压通气中,胸腔闭式引流管对预防危及生命的张力性气胸起着至关重要的作用。

（1）必须确保引流管在胸腔内的位置良好。在多数情况，引流管会被脓胸的脓性物质阻塞。因此如果对于引流管的通畅有疑虑，麻醉诱导前应更换导管。

（2）在诱导之前，引流管必须持续吸引以保持胸腔尽量排空。

（3）在诱导后和设置正压通气前，应停止抽吸，以限制通气经瘘管的泄漏。为了避免张力性气胸的发生，切勿夹紧引流管。

（4）在手动通气过程中，仔细观察采用不同吸气压力水平的气泡溢出量是很重要的，这有助于估计瘘管的大小。显然，空气泄漏越大，就越需要用双腔管隔离肺以防止通气不足。

2. 诱导前的体位　即使胸腔管可能已经放置了几天，但绝不能假定胸膜腔是空的，或支气管没有受污染。因为经常发生脓液聚集包裹于胸腔内，胸腔管失效的情况，所以患者诱导前应处于恰当的体位：头高，患侧卧位。尽量减少胸腔内容物污染气管、支气管和肺部的风险。

3. 肺隔离　因胸腔内容物可自由进入支气管系统，健侧肺及支气管可能被脓性物质污染，或被胸腔积液浸没，造成致命性窒息。在手术室中，插入双腔气管导管是行手术修复支气管胸膜瘘常规保护气道的方法。而清醒下利用纤支管镜引导双腔管插至健侧支气管最安全。原因是在采用纤维支气管镜直视下引导双腔管插管可防止进一步损伤支气管残端和瘘管，而保持自主呼吸的优点是防止张力性气胸。

（二）危机后处理

在维持循环稳定的情况下，外科医师尽快找到瘘口，行外科治疗。如 Clagett 手术，直接修补或胸腔镜检查等传统治疗方法；支气管镜下治疗(各种胶、线圈和密封剂)应用越来越多，部分可作为危重患者的临时治疗措施，使患者的基础状况得到改善(详见图 9-1-1)。

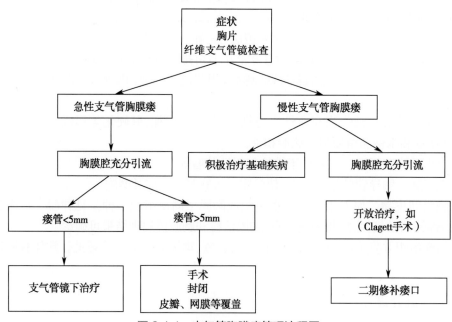

图 9-1-1　支气管胸膜瘘管理流程图

（三）危机预防

麻醉诱导前及术中确认胸腔引流管的通畅,选择合理的麻醉策略及加强术中生命体征的监测。

1. 麻醉策略

（1）如果选择清醒下纤维支气管镜引导双腔管插管,重要的是气道表面麻醉须细致,因为双腔管更粗,更难插入,对气管刺激更大;不仅气管的上部需要表面麻醉,而且隆突以下的支气管也需要充分表面麻醉。审慎合理地运用静脉镇静,因为在双腔管成功放置并用纤维支气管镜仔细检查其位置之前,必须始终保持自主呼吸。此外,建议使用足够大的双腔管,以避免在重复的手术操作中造成移位。

（2）当患者不愿意或不能接受清醒插管时,可在吸入麻醉及表面麻醉下保留自主呼吸插入双腔管。使用挥发性气体如七氟烷,因其可快速诱导和气道刺激小,是首选(详见表9-1-3)。

（3）在直接喉镜下难以插入双腔管的情况下,可以使用专用的视频喉镜。

（4）由于感染风险大,不适用硬膜外镇痛。局部麻醉药通过局部浸润到手术部位及神经阻滞可以做静脉麻醉药物的补充。

表 9-1-3　支气管胸膜瘘的麻醉策略

瘘口大小	处理策略	注解
小	静脉诱导,经单腔管常规双肺通气	使用正常方法或小潮气量 评估漏气程度 胸腔负压吸引或水封用来防止张力性气胸 瘘管气流阻力高(潮气量丢失有限)
大	保留自主呼吸:清醒气道表面麻醉＋镇静、吸入诱导、全凭静脉麻醉 静脉诱导、单腔气管内插管和呼吸暂停期间支气管镜检查 用合适的双腔管导管(直接纤维支气管镜下放置),建立肺部隔离,并通过管腔行小儿支气管镜检查	自主负压呼吸使剩余肺部足够扩张 避免张力性气胸风险 对侧污染风险 充分预吸氧,使快速支气管镜检查,在氧饱和度降低发生前完成 自主呼吸插入双腔气管导管(清醒气道表面麻醉±镇静或麻醉),正压单肺通气只能在肺隔离稳定后进行

2. 肺通气策略(详见表9-1-4)

表 9-1-4　支气管胸膜瘘的通气策略

模式	方法	优点	缺点
传统的双肺通气	小潮气量 快呼吸频率	简单熟悉 使用单向阀在胸腔引流管中定时阻断以利吸引	传统的外源性 PEEP 不可用 阀故障或非同步时段的危险 瘘管过多泄漏潮气量的危险
独立肺通气	健肺的常规通气 瘘管侧设定不同模式、同步或非同步、使用不同的呼吸机	优化不同顺应性下的肺复张和气体交换,患侧肺单一呼吸机带有可变的阻力阀,可合并 CPAP 或瘘管侧高频通气	需要双腔管 管理两台呼吸机复杂且费力

续表

模式	方法	优点	缺点
高频通气	一系列以呼吸频率超过 60 次 /min 为特征的通气技术	低气道峰压和平均压下充分的气体交换 可能改善残余肺的吸气与呼气	缺少标准化 设备欠熟悉 不能监测远端气道压或潮气末 CO_2 气压伤危险

四、典型病例

(一)病历摘要

患者,男性,65 岁,既往肺结核 20 余年,糖尿病。因 "右结核性毁损肺" 接受了 "右肺切除术"。术后保留气管插管继续在 ICU 治疗,第 3 天拔管。术后 2 周低热,大量浓痰咳出,血白细胞明显升高,同时出现呼吸困难,低氧血症。胸部 CT 示右侧胸腔内气液平面明显下降,纤维支气管镜可见右侧支气管残端有一约 6mm 的瘘管,并偶有脓性分泌物漏出。拟在全身麻醉下行 "开胸探查 + 支气管胸膜瘘修补术"。

(二)危机发生及处理

入室患者生命体征:体温 37.8℃、血压 138/86mmHg、心率 125 次 /min、SpO_2 91%。右侧胸壁见一胸腔闭式引流管,夹子开放,挤压无液体流出。行右侧颈内静脉及左侧桡动脉穿刺置管。麻醉诱导:咪达唑仑 2mg、罗库溴铵 0.6mg/kg、依托咪酯 0.4mg/kg、舒芬太尼 0.2μg/kg。插入左 37F 双腔支气管导管,反复听诊肺部来确定导管深度及管口位置并用纤维支气管镜确认。连接麻醉机控制呼吸,通气参数为潮气量 8~10ml/kg,呼吸频率 12 次 /min,吸呼比 1:2,此时气道压峰压 18cmH_2O。麻醉维持:丙泊酚 TCI 1μg/kg、瑞芬太尼 TCI 3ng/kg、七氟烷 1.5%。由于为右侧瘘口,遂改患者为左侧卧位,此时见气道峰压 28cmH_2O,生命体征等未见明显变化。听诊双肺,左侧呼吸音清,右肺呼吸音弱。怀疑支气管移位,遂再次行纤维支气管镜定位,见右侧支气管大量脓性分泌物喷涌而出,于右侧支气管内留置吸痰管持续吸引,同时单肺通气。拔出胸腔闭式引流管见引流管前段为脓性分泌物堵塞。单肺通气下血氧饱和度维持在 96%~98%,气道峰压 28~30cmH_2O。吸引左侧支气管未吸出分泌物,右侧支气管仍有少量脓性分泌物。整个手术历时 3 小时,患者术中生命体征较平稳。

(三)危机转归

患者术毕送 ICU,一天后拔除气管导管。引流瓶未见明显的血液及脓性分泌物。询问患者仅诉伤口稍疼无其他明显不适。10 天后顺利出院。

(四)危机事件分析

本例患者于改变体位后突发气道压急剧升高,在排除导管移位等常见原因下,见支气管内大量脓性分泌物,同时查看胸腔闭式引流管见前端堵塞。考虑脓性分泌物堵塞支气管导管而引起的气道压剧烈变化。

由于此时我们已插好双腔导管,将两肺隔离开来,才没有发生右侧脓性分泌物误入左侧,引发患者窒息等恶性事件。

对气管内分泌物的合理控制是保证支气管胸膜瘘患者麻醉安全的重要措施。术前应尽量抽尽胸腔积液,以免变换体位时患侧积液通过瘘口淹至健侧肺,甚至导致窒息死亡。对于分泌物较多的患者,采用患侧在下的半侧卧位插管,可有效避免健侧肺被分泌物堵塞,保证充分供氧。对于严重呼吸困难不能平卧的患者,采用面罩紧闭法给氧,半坐卧位麻醉诱导。待肌松显效后可缓慢改仰卧位插管。术中体位变化及术中牵拉肺等操作常有较多浓痰涌出,阻塞气管至气道压升高,采取在患侧支气管内留置吸痰管持续吸引,必要时经吸痰管注入生理盐水稀释脓性分泌物后吸出,避免凝结堵塞气道,术中吸净患侧肺分泌物后可缓慢间断膨肺,以促进患侧肺的复张。

五、临床建议与思考

1. 对于支气管胸膜瘘手术的患者,麻醉诱导前,务必确认胸腔闭式引流管是否通畅。

2. 对于术中突发的呼吸循环剧烈的变化,首先要排除张力性气胸等危及生命的情况。采用合理的通气策略,减少张力性气胸的发生率。

3. 术中采用肺隔离技术,既可保护健侧肺,又可避免瘘相关的不良事件的发生。

4. 关胸前应注意以 20~40cmH$_2$O 气道压测试支气管断端缝合处是否漏气。

5. 对于支气管 - 食管瘘的患者,为了防止胃内容物经瘘口误入支气管而引起窒息,麻醉诱导方式采用清醒气管插管且气管导管插入的深度要超过破口。

6. 对于支气管 - 纵隔瘘的患者,麻醉诱导及术中要警惕由于大量气体经瘘口进入纵隔而导致循环的衰竭。

(罗南博 刘志恒)

参考文献

[1] 赵乃康. 56 例支气管胸膜瘘手术麻醉体会[J]. 华夏医学, 2009, 22 (3): 505-506.

[2] ZHANG J, HU S, GAO B, et al. Interventional closure of postpneumonectomy bronchial pleural fistula with a self-expandable double umbrella-shaped occluder knitted with nitinol shape memory alloy [J]. J Thorac Cardiovasc Surg, 2007, 134 (2): 531-533.

[3] AKULIAN J, PATHAK V, LESSNE M, et al. A Novel Approach to Endobronchial Closure of a Bronchial Pleural Fistula [J]. Ann Thorac Surg, 2014, 98 (2): 697-699.

[4] TOUFEKTZIAN L, PATRIS V, SEPSAS E, et al. Does postoperative mechanical ventilation predispose to bronchopleural fistula formation in patients undergoing pneumonectomy? [J]. Interact Cardiovasc Thorac Surg, 2015, 21 (3): 379-382.

第二节 单肺通气低氧血症

一、定义与发生机制

(一) 定义

单肺通气(one-lung ventilation, OLV)时低氧血症(hypoxemia)定义为手术时应用双腔支气管导管或支气管堵塞器等进行单侧肺部通气时 SpO$_2$ 低于 85%~90%,或吸入氧浓度(FiO$_2$)为 100% 时,PaO$_2$ 低于 60mmHg。

（二）发生机制

其发生的主要原因是肺隔离的机械因素即双腔支气管导管或支气管阻塞导管的位置不当,其次为单肺通气所致的通气 / 血流比(ventilation/perfusion,$\dot{V}/\dot{Q}$)失调(即非通气侧 $\dot{V}/\dot{Q}$ 骤降)以及通气肺的病变不能耐受单肺通气(详见表 9-2-1)。

表 9-2-1　单肺通气低氧血症的常见病因

机械原因	导致 $\dot{V}/\dot{Q}$ 失调原因
双腔支气管导管或支气管阻塞器位置不当	体位
	全身麻醉
管腔被血液、分泌物或组织碎屑堵塞	开胸
	缺氧性肺血管收缩抑制
	心排量减少

（三）危险因素分析

1. 术前手术侧肺高灌注　术中术侧肺高灌注而无通气,易导致通气血流比例的失调。

2. 术前 PaO_2 低。

3. 右侧手术。

4. 肺活量测定呈限制性通气。

5. 仰卧位　患者仰卧位时,重力对双肺的影响是一致的,而在侧卧位时,重力的影响导致通气侧的血流量增加、非通气侧减少,从而氧合改善,单肺通气时侧卧位的患者比仰卧位的患者氧合好。

6. 肥胖　有研究显示,BMI 大于 $30kg/m^2$ 的胸外手术患者与非肥胖患者相比,术中和术后低氧血症的发生率更高。

7. 通气(非手术)侧肺显著病理改变　如肺炎、支气管痉挛、胸腔积液、气胸、间质性肺水肿、肺叶或全肺切除术后。

二、典型临床表现与快速识别

（一）临床表现

主要表现为术中血氧饱和度降低。

（二）辅助检查

血气分析 $PaO_2 < 60mmHg$。

（三）鉴别诊断

1. 吸入氧分压过低　排除麻醉机故障。

2. 肺泡通气不足　排除气管导管移位、脱落、打折等人为因素。

3. 弥散功能障碍　肺水肿、限制性肺疾病等导致氧交换障碍。

4. 肺泡通气 / 血流比例失调　$\dot{V}/\dot{Q}$ 小于 0.8 表明通气量显著减少,见于慢性气管炎,阻塞性肺气肿,肺水肿等病,$\dot{V}/\dot{Q}$ 大于 0.8 表明肺血流量明显减少,见于肺动脉梗死,右心衰竭。$\dot{V}/\dot{Q}$ 无论升高或降低无疑均是导致机体缺氧。

5. 右向左分流:法洛四联症、艾格曼森综合征等由于肺动脉未氧合的静脉血直接进入主动脉。

三、危机处理方案

（一）危机处理

1. 血氧饱和度严重快速下降：恢复双肺通气。

2. 血氧饱和度缓慢下降：

（1）增加吸入氧浓度至 100%。

（2）运用支气管纤维支气管镜检查双腔管或封堵器的位置。

（3）确保心排量足够。

（4）减少吸入麻醉药物至 <1.0 MAC。

（5）对通气侧行肺行手法复张。

（6）对通气侧行 5cmH$_2$O 呼气末正压通气。

（7）对非通气侧行 1~2cmH$_2$O 持续气道正压通气。

（8）对非通气侧行间歇性通气。

（9）对非通气侧行局部通气：氧气吹入；局部肺叶吹入。

（10）支气管阻塞器使非通气侧局部肺叶萎陷。

（11）阻断非通气侧肺局部血流。

（二）危机后处理

1. 改吸入麻醉为静脉麻醉，以减轻缺氧性肺血管收缩的抑制。

2. 使用阿米三嗪，收缩肺血管。

（三）危机预防（图 9-2-1）

1. 术前呼吸锻炼　良好积极的心态、正确的呼吸方法、体能训练、术前戒烟、稀释和清除分泌物（祛痰、平喘、抗感染等）。

2. 肺隔离监测　运用纤维支气管镜准确地进行双腔支气管导管或支气管阻塞器的定位，保持呼吸道通畅，及时清除堵塞物。

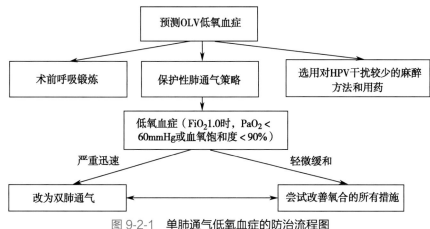

图 9-2-1　单肺通气低氧血症的防治流程图

3. 单肺通气时麻醉管理策略

（1）麻醉方法和用药：全身麻醉可采用全凭静脉麻醉或静吸复合麻醉，吸入麻醉尽可能采用对缺氧性肺血管收缩（HPV）干扰较小的异氟烷、七氟烷或地氟烷。避免高浓度吸入麻醉，可采用全身麻醉联合硬膜外阻滞或椎旁阻滞的方法。

（2）肺隔离与通气过程中措施：良好的肌肉松弛使得通气肺和胸壁的顺应性增大，防止通气肺的肺内压增高或气道压增高使得肺血管收缩而减少肺血流。

（3）FiO_2设置：单肺通气前应用高FiO_2，手术侧肺萎陷较快，但高FiO_2下PaO_2改善的重要性大于吸收性肺不张的缺陷。单肺通气开始后，FiO_2可逐渐降低，使SpO_2维持≥90%即可。

（4）适宜的机械通气模式：容量控制呼吸双肺通气时，设定潮气量6~8ml/kg，呼吸频率12~14次/min，监测气道的峰压宜<20cmH_2O；单肺通气时潮气量和呼吸频率可不变，但监测气道峰压宜<25cmH_2O，通气功能障碍者气道峰压<30cmH_2O；压力控制呼吸以求在相同的气道峰压下获得最大的潮气量，同样一般在双肺通气时气道压力设定不超过25cmH_2O，单肺通气时气道压力设定不超过30cmH_2O。

（5）允许性高碳酸血症：目的是为了降低由过度通气所致肺泡过度膨胀而造成的肺气压伤；允许性高碳酸血症是肺保护性通气策略的被动结果。

（6）合适的呼吸频率和I:E比：较长呼气时间和更大分钟通气量有利于低潮气量下排出二氧化碳（CO_2）到一定程度。在高呼吸频率条件下，通气无效腔量增加，影响CO_2排出。呼吸频率高和呼气时间长也缩短吸气时间，并可能导致部分肺单位不能复张。

（7）吸入气体加温、加湿：有利于气管和支气管纤毛运动；使分泌物变得稀薄，容易排出；预防微小肺不张；预防支气管痉挛。

（8）液体管理：维持满足机体有效灌注的最低血容量，避免肺脏液体过度负荷而致肺损伤。

四、典型病例

（一）病历摘要

患者，男性，70岁，61kg。因"咳嗽、咳痰伴低热1个月余"入院。患者一年前因左上肺癌在全身麻醉下行左上肺叶切除术，术后常规化疗4次。查体：左上肺呼吸音减低。辅助检查：CT示右下肺空泡结节影，纵隔无淋巴结肿大。肺功能检查：用力肺活量（forced vital capacity，FVC）2 200ml（预计值的85%），一秒钟用力呼气量（forced expiratory volume in one second，FEV1）1 340ml（预计值的65%），FEV1/FVC为61%。初步诊断：转移性右下肺癌。拟全身麻醉下行"右下肺叶切除术"。

（二）危机发生及处理

全身麻醉前留置硬膜外导管。全身麻醉诱导后顺利插入37F左侧双腔气管导管。麻醉维持采用静吸复合，硬膜外间断追加0.5%罗哌卡因3~5ml。手术开始后15分钟开始单肺通气，20分钟后开始出现SpO_2进行性下降至70%，同时血压下降至80/52mmHg。立即嘱术者停止操作，增加吸入氧浓度（FiO_2）至100%并双肺通气。此时查血气分析示pH 7.31、PaO_2 52mmHg、动脉血二氧化碳分压（$PaCO_2$）51.1mmHg。待血氧饱和度改善后，纤维支气管镜检查导管定位良好。再次单肺通气，同时术侧肺加用持续正压通气至3cmH_2O，通气侧加呼气末正压通气至5cmH_2O，SpO_2维持在85%左右，术中间断双肺通气维持SpO_2于90%。

（三）危机转归

手术结束，待患者肌力恢复后吸空气血氧饱和度维持在90%左右。考虑患者高龄，曾行肺部分切除，阻塞性肺功能障碍，遂换单腔气管导管转入ICU进一步监护。患者于术后1

天拔管,鼻氧管吸氧维持 SpO_2 于 95% 左右。

（四）危机事件分析

本文介绍了一例老年患者行右下肺叶切除术案例,曾行肺部分切除,肺功能检查示:阻塞性肺功能通气障碍。单肺通气后出现血氧饱和度的进行性下降,静吸复合及硬膜外麻醉的联合应用引起低血压的发生,进一步加重了低氧血症的程度,同时血气分析示 PaO_2 52mmHg。

立即增加吸入氧浓度(FiO_2)至 100% 并双肺通气,升高血压改善氧合。待血氧改善后通过纤维支气管镜检查排除了导管对位不良。采用术侧肺加用持续正压通气至 $3cmH_2O$、通气侧加呼气末正压通气至 $5cmH_2O$、术中间断双肺通气等策略使 SpO_2 维持在 90% 左右。

该例患者麻醉中呼吸管理应从评估预测、围手术期预防措施、术中低氧血症处理等几方面制定通气策略(详见图 9-2-1)。术前评估该患者,预测其 OLV 时容易发生低氧血症的因素包括:右肺手术、左上肺叶切除术后、肺功能测定接近正常。应充分做好术前呼吸锻炼及宣教工作,手术麻醉选择尽可能减少抑制缺氧性肺血管收缩(HPV)的麻醉方法及药物,术中采用保护性肺通气策略,减少肺损伤风险的措施,提前预防术中低氧血症发生。术中患者出现低氧血症逐渐下降,在用纤维支气管镜排除双腔支气管导管位置异常并充分吸引痰液、血液等分泌物后,可尝试提高吸入氧浓度,减少吸入麻醉药用量,维持循环稳定,左侧肺增加 5cm 呼气末正压通气(PEEP),右侧肺低压力持续正压通气(CPAP),手术医师阻断右侧肺局部血流,必要时行右肺间歇性通气。单肺通气对氧合影响明显,应从围手术期多学科合作、多渠道管理,保障患者安全。

五、临床建议与思考

（一）高频喷射通气

非通气侧肺使用高频喷射通气(High Frequency Jet Ventilation,HFJV),可比使用 CPAP 更显著地提高动脉氧合。

（二）允许性高碳酸血症

应用较小潮气量(6~8ml/kg),低分钟通气量,允许二氧化碳分压适度升高($PaCO_2 < 80~100$mmHg),从而避免气压 - 容量伤。相对禁忌证包括肺动脉高压、右心功能不全、严重冠状动脉疾病以及颅内压增高。

（三）右美托咪定

通过作用于缺氧性肺血管收缩、氧耗、心输出量和炎症等因素影响单肺通气中的氧合。

（四）氢水

有动物研究表明氢水具有抗氧化作用,可改善 OLV 诱导的肺损伤,并且它可以通过其抗炎、抗氧化和降低肺组织中的 NF-κB 活性发挥其保护作用。

（五）ECMO

近年来,越来越多的病例报道 ECMO 用于胸外科手术中常规技术不能维持氧合的管理。胸外科患者可以使用 ECMO 的方法有两种:静脉 - 静脉(v-v)和静脉 - 动脉(v-a)。利用 ECMO 的适应证是由于患者特有的疾病或解剖异常导致普通通气情况下难以维持氧合和清除二氧化碳。使用 ECMO 改善胸科手术氧合的适应证主要有:①严重气道梗阻;②隆突扩大切除术;③接受肺减容手术的严重肺气肿患者;④行开胸术的急性呼吸窘迫综合征患者;⑤肺切除术后行气管食管瘘修补术;⑥肺切除术后行食管切除术;⑦对侧全肺切除术后行肺段切除术;⑧严重胸部创伤的抢救治疗。

（六）未通气侧肺给氧

临床上对于单肺通气低氧血症处理方法,于未通气侧肺连接一导管持续中低流量给氧,既保证了术侧肺的部分氧供,又不至于使术侧肺部膨胀而影响手术操作。

（罗南博　刘志恒）

参考文献

［1］ KIM S H, JUNG K T, AN T H. Effects of tidal volume and PEEP on arterial blood gases and pulmonary mechanics during one-lung ventilation［J］. J Anesth, 2012, 26 (4): 568-573.

［2］ ŞENTÜRK M, SLINGER P, COHEN E. Intraoperative mechanical ventilation strategies for one-lung ventilation［J］. Best Pract Res Clin Anaesthesiol, 2015, 29 (3): 357-369.

［3］ WU Q, ZHANG J, WAN Y, et al. Hydrogen water alleviates lung injury induced by one-lung ventilation［J］. J Surg Res, 2015, 199 (2): 664-670.

［4］ 郁雅琼. 高频振荡通气应用于单肺通气对氧合的影响［D］. 苏州大学, 2014.

［5］ 张博智, 李文志. 单肺通气中右美托咪定肺保护作用的研究进展［J］. 临床肺科杂志, 2016, 21 (7): 1335-1337.

［6］ JAVIER H. Campos, Andrew Feider. Hypoxia during one-lung ventilation-a review and update.［J］. J Cardiothorac Vasc Anesth, 2018, 3 (5): 2330-2338.

第三节　单肺通气时通气侧气胸

一、定义与发生机制

（一）定义

胸膜腔是不含气体的密闭的潜在性腔隙。当气体进入胸膜腔造成积气状态时,称为气胸（pneumothorax）。气胸可分成自发性、外伤性和医源性三类。胸科手术中通气侧气胸多为医源性气胸,术中发生气胸后,胸膜腔内压力逐渐增大,肺组织受压萎陷,致使静脉回心血流受阻,产生程度不同的心、肺功能障碍。

（二）发生机制

正常情况下胸膜腔内没有气体,这是因为毛细血管血中各种气体分压的总和仅为706mmHg,比大气压低54mmHg。自主呼吸周期胸腔内压均为负压,系胸廓向外扩张,肺向内弹性回缩对抗产生的。胸腔内出现气体仅在三种情况下发生:肺泡与胸腔之间产生破口,气体将从肺泡进入胸腔直到压力差消失或破口闭合;胸壁创伤产生与胸腔的交通,也出现同样的结果;胸腔内有产气的微生物。术中发生的气胸主要见于第一种情况,术中机械通气下,多种因素均可导致气胸的发生。

气胸发生后,正压通气时进入胸膜腔的气体对肺组织产生压迫,使肺失去膨胀能力,表现为肺容积缩小、肺活量减低、最大通气量降低的限制性通气功能障碍,由于肺容积缩小,初期血流量并不减少,产生通气／血流比例下降,导致动静脉分流,出现低氧血症。大量气胸时,由于胸膜腔内正压对血管和心脏的压迫,使心脏充盈减少,心搏出量降低,引起心率加快、血压降低,甚至休克。张力性气胸可引起纵隔移位,致循环障碍,甚或窒息死亡。

（三）危险因素分析（表 9-3-1）

表 9-3-1 术中气胸危险因素

患者自身因素	医疗相关因素
肺大疱	近期行 CPR（心肺复苏术）
哮喘 /COPD（慢性阻塞性肺疾病）	胸膜破口（开胸手术、穿刺活检、中心静脉穿刺、胸
肺部感染	段硬膜外导管置入）
吸烟	气道创伤（硬质纤维支气管镜、气管插管、喷射通气）
气胸病史	压力 / 容积伤（可由双腔管错位引起）
胸部穿透伤 / 钝挫伤	使用氧化亚氮

二、典型临床表现与快速识别

（一）临床表现

以下的临床表现在单肺通气前后均可出现，术中一定要对这些生理指标的变化保持警惕。这些指标可能最初无任何改变，只在术后胸片中被发现。

1. 难治性低氧血症 术中发生气胸早期由于肺组织通气减少而血流尚无明显变化，可使通气血流比值逐渐降低，表现为逐渐发生的低氧血症，且常规措施很难逆转。

2. 气道压增加 肺组织逐渐压缩，气道压开始增加，这时很容易被误诊为气道分泌物增加或是管道问题，但气道吸引往往无法解决问题。

3. 低血压 当肺组织压缩到一定程度时，肺血流开始减少，回心血量降低，从而致使心输出量降低，表现为低血压、休克状态，此时心率也会反射性增加，甚至开始出现节律异常。

4. 心律异常 胸内压的增加以及静脉回流受阻致使心脏收缩受限，表现为 QRS 波幅降低以及 CVP 的升高。

5. $P_{ET}CO_2$ 降低 由于通气血流比值的降低，以及肺组织的低灌注状态致使 $Pa_{ET}CO_2$ 增大，表现为 $P_{ET}CO_2$ 的逐渐降低，值得注意的是，该指标改变可在气胸早期出现，甚至早于低氧血症的出现。

除了上述生理指标的改变，气胸的发生也伴随一些体征的出现。少量气胸时体征不明显，听诊可出现呼吸音减弱。大量气胸时，肺组织被严重压缩，气管向对侧移位，听诊呼吸音减弱或消失，叩诊呈过清音或鼓音，心或肝浊音界缩小或消失。

（二）辅助检查

1. X 线胸片 X 线胸片检查是诊断气胸的重要方法，可显示肺受压程度、胸腔积液及纵隔移位等情况。气胸的典型 X 线表现为外凸弧形细线条阴影，称为气胸线，线外透亮度增高，无肺纹理，线内为压缩的肺组织。大量气胸时，肺脏向肺门回缩，呈圆球形阴影。大量气胸或张力性气胸常显示纵隔及心脏移向通气侧。合并纵隔气肿在纵隔旁和心缘可见透光带。

2. B 超 由于超声的实时、动态、便捷等特点，使得其在围手术期的应用越来越广泛。B 超诊断气胸标准：肺点出现；肺滑行消失；无 B 线；无肺搏动。其流程见下图（图 9-3-1）。

（三）鉴别诊断

1. 急性上呼吸道梗阻 包括喉痉挛、支气管痉挛、气管导管被分泌物堵塞、套囊疝、气管插管位置不正、气管内导管扭曲、外科操作导致梗阻等。急性上呼吸道梗阻因其表现为上呼吸道梗阻,低氧血症等类似症状极易干扰诊断,但通过检查气道、呼吸回路、气道吸引以及明确的影像学证据一般可排除诊断。

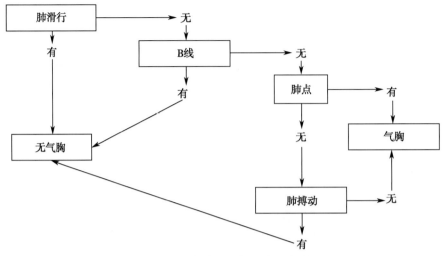

图 9-3-1　肺超声进行气胸诊断流程图

2. 肺间质水肿　过敏反应、心肌梗死继发肺水肿、液体超负荷等。此类并发症虽然也有低氧血症高气道压等类似表现,但术中多有明显诱因,且对症处理后可很快缓解。

3. 肺栓塞　肺栓塞同样表现为循环衰竭、低氧血症、呼气末二氧化碳的下降等,但与气胸不同的是这些症状出现的顺序不同,肺栓塞常先出现低血压以及骤降的呼气末二氧化碳,然后才是低氧血症,而气胸则是最先表现为低氧血症以及高气道压。

4. 机器故障　呼吸回路堵塞、吸气/呼气活瓣卡住。此类问题可在早期通过检查机器发现,较易鉴别。

三、危机处理方案

(一) 危机处理

胸科手术中通气侧气胸是一种并不常见但却致命的并发症,术中一旦出现难治性低氧血症以及气道压力的增高,在排除其他可能的因素后应利用一切手段尽快进行气胸的诊断,诊断明确后应尽快解除肺组织压迫。目前对于这一并发症的处理措施尚无可靠指导意见,但根据现有经验可按(图 9-3-2)进行处理。在积极处理气胸的同时,应尽力保证患者循环平稳,若出现呼吸心搏骤停,应立即开始心肺复苏。

(二) 危机后处理

1. 保持胸腔闭式引流管的通畅。

2. 对于单肺通气难以维持血氧者,可行术侧肺的部分通气。

3. 若破口较大难以自行愈合者,行破口修补术。

(三) 危机预防

1. 对于术前存在肺部疾病,合并气胸危险因素的患者,术中注意呼吸参数的调控(小潮气量,避免气道压过高)。

2. 规范临床有创操作,避免肺部损伤。

3. 避免暴力插管。

4. 双腔支气管通气行纤维支气管镜定位,避免导管误入某一肺叶。

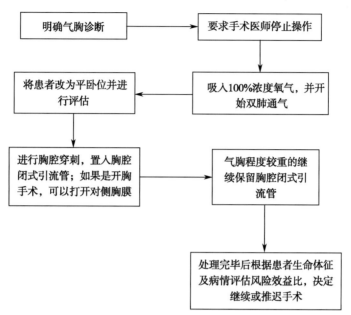

图 9-3-2　术中气胸处理流程图

四、典型病例

（一）病历摘要

患者,女性,55 岁,患有"晚期肺气肿"。胸片提示左肺气肿,肺功能 FEV1 为 0.25L（占预计值 13%）。余检查未见明显异常。拟在全身麻醉下行"左肺移植术"。

（二）危机发生及处理

全身麻醉诱导后行双腔支气管气管插管,改右侧卧位,后外侧切口下行左肺切除以及移植术,术野止血完毕后,胸腔内放入两条引流管,关闭胸腔。术中阻断时间为 2 小时 19 分钟。术毕患者血压 100/60mmHg,心率 75 次 /min,将患者转为平卧位后,突然血压心率无法测量,呼气末二氧化碳从 44mmHg 降至 22mmHg,动脉血氧饱和度从 100% 降至 80%,混合静脉血氧饱和度从 70% 降至 47%,中心静脉压从 12mmHg 升高至 30mmHg,肺动脉压从 30/18mmHg 升高至 70/26mmHg,很快患者心搏骤停。立即启动心肺复苏流程,开始胸外按压以及手控通气,静注阿托品、肾上腺素、血管加压素。

（三）危机转归

患者持续无心电活动,经食管超声心动图也无法探测到患者心脏活动,全力抢救后,患者仍然没有恢复心跳。术后胸片（图 9-3-3）提示患者右肺气胸,压缩约 50%,纵隔向左侧移位,左侧胸腔引流管位置正常。术后尸检发现右肺存在严重的肺气肿表现,右侧胸膜表面存在许多小到中等大小的气泡,右肺经支气管行固定液灌注后,可见右肺下叶基底部存在一破口（图 9-3-4）;大小肠系膜上均发现广泛的气肿表现;主支气管、肺动静脉吻合口均是完整的。

（四）危机事件分析

患者肺气肿的基础疾病、术前麻醉医师进行的中心静脉导管的置入都是引起气胸的可能因素。然而从尸检提供的信息来看，患者右肺破裂位置在右肺下叶基底部，基本可排除中心静脉置入损伤的因素。综合考虑该患者，极有可能是在术前存在肺气肿和COPD的基础上，术中和术后翻身过程的气压伤导致了气胸的发生。

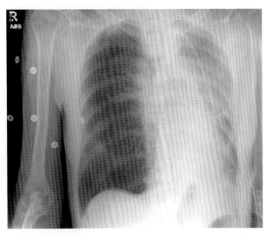

图 9-3-3　术后患者胸片

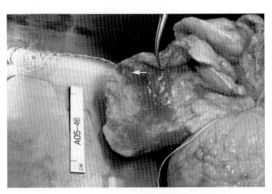

图 9-3-4　右肺下叶肺泡破裂处（箭头）

患者本身心肺功能较差，左肺又是移植肺，难以耐受气胸带来的低氧、循环衰竭等问题。术后尸检右肺下叶基底部存在一破口，提示此处肺泡破裂，该裂口很可能使空气不断进入胸膜腔继而引发张力性气胸；大小肠系膜上广泛的气肿表现，提示空气已经胸腔进入腹腔。床旁超声及胸片已广泛应用于临床，未能及时应用这些检查措施；同时未行肺部听诊以快速明确或排除气胸的诊断。虽然采取了积极的抢救措施，但无法从根本上解决问题，最终没能挽救该患者的生命。

对于术前存在肺部疾病的患者，术中要警惕由于通气策略不当或手术操作等导致的肺破裂，重视心肺听诊及相关体格检查，为我们的临床判断提供思路。对于出现张力性气胸的患者，首要治疗措施为穿刺抽气，减轻胸腔内的压力，从而改善循环衰竭的状态。

五、临床建议与思考

1. 对于存在气胸易发因素的患者，在术中应提高警惕并尽量避免高气道峰压，一旦出现血氧降低及气道压升高等表现，应在排除一些常见问题后及时考虑气胸的可能性，并按照前述流程进行诊断处理。

2. 采用术中B超结合早期临床体征及临床表现进行快速诊断、快速处理，可大大提高患者预后，见图9-3-5。

3. 患者如果存在气胸的易发因素，我们术中应进行针对性的预防，并且术中采取保护性通气策略，防止气道峰压升高，术后预防呛咳，尽量降低气胸发生概率。

4. 临床医师有肺部B超检查和诊断能力。

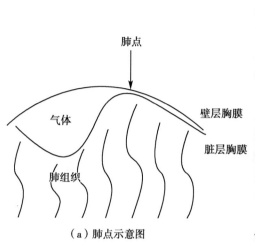

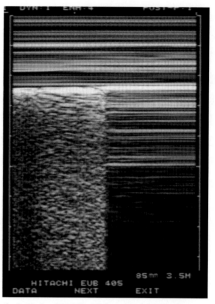

（a）肺点示意图

（b）肺点B超图像　图中左侧可见沙滩征，右侧可见平流征，表明右侧胸膜下无肺组织

图 9-3-5　肺点

（张　杰　刘志恒）

参考文献

［1］SAADAH ALRAJAB, ASSER M YOUSSEF, NURI I AKKUS, et al. Pleural ultrasonography versus chest radiography for the diagnosis of pneumothorax: review of the literature and meta-analysis［J］. Critical Care, 2013; 17: R208.

［2］German Moreno-Aguilar, Daniel Lichtenstein. Lung ultrasound in the critically ill (LUCI) and the lung point: a sign specific to pneumothorax which cannot be mimicked［J］. Moreno-Aguilar and Lichtenstein Critical Care, 2015; 19: 311.

［3］OLUFEMI AKINDIPE, SEBASTIAN FERNANDEZ-BUSSY, MAHER BAZ. Intraoperative contralateral pneumothorax during single-lung Transplantation［J］. Gen Thorac Cardiovasc Surg, 2008; 56: 302-305.

［4］李晓君. 床旁超声对气胸的诊断价值［J］. 中国医疗设备, 2009, 24 (7): 95-96.

第四节　全肺切除术后心疝

一、定义与发生机制

（一）定义

大部分肺切除术或全肺切除手术创造的心包缺损未闭合时,心脏通过缺损处进入另一侧胸腔,导致上腔静脉、下腔静脉、气管远端和肺静脉扭曲及心包缩窄,表现为上腔静脉综合征、心血管虚脱、肺水肿、心肌梗死和室性心律失常等症状,称之为心疝（heart hernia）。

（二）发生机制

手术中切除部分心包或其他胸部肿瘤切除涉及心包,导致心包的缺损和裂开。有文献报道称,当右侧心包缺损大于 5cm×5cm 时,易发生心脏疝;左侧心包的上半部分缺损在 5cm×5cm 以下,也可发生心疝。也有文献认为已发现心脏移位的发生率与缺损的大小无关,并且没有任何侧偏好。在右侧疝中,心脏右旋突入右侧胸腔,心脏位置旋转造成心房、心室和大血管的扭转以及心室流出道阻塞,导致心输出量急剧下降。而左侧疝则心脏旋转不明显,但是心肌突入疝环,造成心室肌肉绞窄,同时心包缺损边缘压迫冠状动脉造成冠脉供血严重不足。心外膜心肌由于供血不足导致缺血性损伤同时心脏静脉回流受限导致心肌水肿。如果绞窄不能迅速缓解,则会导致致命的心室流出道阻塞,心律失常和心肌梗死。虽然心包缺损较大的患者发生心脏疝风险增大,但是对于左心室部位的心包缺损,心疝能发生在 2cm 以下的开口处。

（三）危险因素分析

在手术结束时或在术后早期(通常在第一个 24 小时内)患者仰卧时可能出现心疝。促使其产生的因素其一是手术侧胸腔压力改变:比如胸廓造口引流管施加负压吸引,正压通气,对患者进行气管导管拔管时咳嗽等。另一个重要诱发因素是患者体位改变时由于重力的影响,导致心脏从心包缺损或者裂口处疝出。（表 9-4-1）

表 9-4-1　心疝危险因素和诱因

心疝发生手术相关危险因素	心疝诱发因素
经过心包全肺切除手术	胸廓造口引流管负压吸引
肺叶或胸部肿瘤涉及心包	正压通气
	气管导管拔管时患者咳嗽
	术后体位变动

二、典型临床表现与快速识别

（一）临床表现

右侧发生心脏疝时腔静脉扭转梗阻,中心静脉压升高而表现为急性上腔静脉综合征(面色发绀、颈静脉怒张)。同时由于腔静脉扭转导致回心血量急剧下降,心输出量下降导致患者严重低血压、心动过速,患者自觉胸闷、心悸、气促。左侧发生心疝时由于心室受压,出现左心室的充盈和排空障碍,同时心包缺损边缘压迫冠状动脉造成冠脉供血严重不足,除胸闷、心悸、气促等症状外,很可能迅速出现心率增快、休克甚至心搏骤停。由于心肌缺血为左侧心疝的主要特征,故持续的心电监护下,患者的心电图可表现为心肌缺血、心律失常。

（二）辅助检查

1. 床边 X 线胸片　右侧心疝患者的胸片可以发现心脏穿过中线突入右侧胸腔(雪堆征),大血管根部和心脏连接处呈现 V 形,同时可以显现扭曲的中心静脉导管(图 9-4-1,图 9-4-2);左侧心疝患者 X 线胸片表现为左侧心脏边界呈现半球形(图 9-4-3),疝入心包的心室和大血管之前出现明显的切迹,胸腔引流管的位置改变等。

2. 超声心动图　手术区域的积气干扰经胸廓回声使得经胸超声获得满意的成像变得困难,在这种情况下,经食管超声心动图能帮助了解心脏各个腔室的形态和功能情况。但是,如果患者迅速恶化,患者的状态可能不允许进行 X 线和超声心动图评估,每位麻醉医师在面对肺切除术后的紧急情况时,对心疝的发生有足够的警觉更有助于明确诊断。

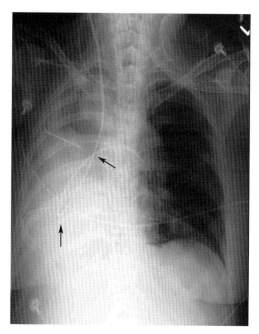

图 9-4-1　右侧心疝:Swan Ganz 导管扭曲（黑色箭头）

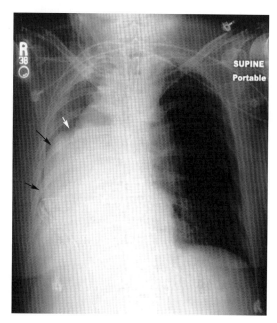

图 9-4-2　右侧心疝:大血管根部和心脏边界形成 V 形状切迹

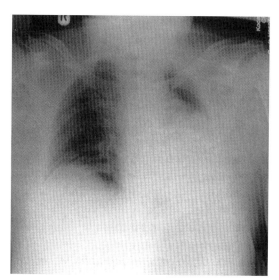

图 9-4-3　左侧心疝:心影已经到达左胸侧壁

（三）鉴别诊断

1. 继发性胸腔内出血　肺部手术后继发胸腔内出血的发生率约为 2%,当出血量较大时,可导致患者有效循环血量不足而产生低血压等休克症状。通过观察胸腔引流量,动态监测血红蛋白和红细胞计数及床边 X 线胸片或 B 超检查可有助诊断。

2. **其他原因导致的急性心衰**　非心疝导致的急性心衰多发生于心脏功能储备能力差，且伴发生严重的心律失常和电解质平衡失调的患者，通过复习患者的病史，了解术中出入量，诊断性强心利尿治疗来鉴别。经食管超声能够快速而有效的提供关于患者心脏形态和功能方面的信息。有助于病因分析和诊断。

3. **非手术侧张力性气胸**　肺组织严重压缩，肺血流开始减少同时肺循环阻力加大，回心血量降低，从而致使心输出量降低，表现为低血压、心率增加、心律失常、低氧血症等。通过肺部听诊、床边 X 线胸片检查及肺部超声检查可以鉴别诊断。

4. **急性肺栓塞**　肺栓塞患者的床旁 X 线片可提示肺内有楔形阴影，尖端指向肺门；心电图示 I 导联呈深 S 波，III 导联有显著的 Q 波并伴有 T 波倒置。

三、危机处理方案

（一）危机处理（图 9-4-4）

1. 应立即恢复手术体位或健侧卧位。

2. 停止手术侧的胸腔负压吸引。

3. 在外科医师准备好之前尽可能的维持自主呼吸。

（二）危机后处理

1. 立即动脉监测有创血压，采集动脉血行血气分析，了解患者血红蛋白水平进一步的确立诊断。

2. 以血管活性药物维持循环。

3. 在麻醉诱导后心疝解除前，应避免健肺过度膨胀，机械通气采取小潮气量以维持较低的气道压，避免给予呼气末正压（PEEP）。

4. 有文献建议在手术侧胸腔注入（1~2L）气体，增加术侧胸膜腔内压力。

5. 紧急行心脏复位心包缺损修补术。手术时可间断缝合心包切口，如缺损较大直接缝合困难或缝合后张力过大出现压迫心脏时，可用涤纶补片或胸膜片修补缺损。对于发生心疝而未嵌顿的患者，通过心脏的重力作用缓解心脏移位，通常情况下心脏位置的回纳可以改善患者心输出量，缓解由心脏位置扭转而导致的血流动力学波动。

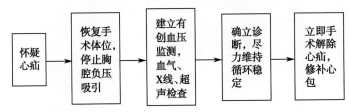

图 9-4-4　心疝处理流程图

（三）危机预防

1. 对于涉及心包手术的患者，注意心包缺损的大小，对于破损大者及时修复缺口。

2. 维持麻醉苏醒期的平稳，避免呛咳等引起胸腔内压力急剧的升高。

3. 对于存在心包缺损未行修复者，注意体位变动对循环的影响。

四、典型病例

（一）病历摘要

患者,男性,45 岁,因慢性支气管扩张反复咯血,以及过去 4 年来频繁发生的呼吸道感染症状入院。胸部术前 X 线和 CT 扫描显示右肺过度充气,左上叶塌陷;左半舷模糊,心脏轮廓模糊(图 9-4-5)。拟在全身麻醉下行"左肺完全性肺切除术"。

（二）危机发生及处理

麻醉诱导后,使用左侧 39F 双腔支气管导管(DLT)隔离左肺。使用纤维支气管镜检查证实了 DLT 放置正确。进行左侧后路开胸手术,术中发现该患者附着在心包膜上的残余肺塌陷。由于肺部广泛的粘连和心脏向左移位,左胸腔几乎消失。完成全肺切除术并在心脏钝角边缘附近切除 6cm×4cm 的附着性心包膜区域。由于心脏抵靠胸壁,心包缺损缺陷未修复。考虑术后送重症监护病房(ICU)继续控制通气,手术结束时 DLT 改为 7.5mm 气管导管。手术结束换气管导管后,患者血流动力学稳定,心率和血压分别为 84 次 /min 和 126/80mmHg。准备送 ICU 过程中,在床头抬高至 30° 时,患者身体意外地向左侧倾斜,有创监测显示即时急性低血压和心动过缓。立即给与泵注肾上腺素。然而,该患者几分钟内出现心室颤动。即刻启动心肺复苏流程,2 次推注 1mg 肾上腺素并行胸外按压,电复律失败。即刻行二次开胸探查术。开胸后发现左心室通过心包缺损疝入左胸腔,心尖与胸壁接触。将心脏回复到原始位置。

（三）危机转归

恢复窦性心律且血流动力学状况显著改善。术者用合成的涤纶补片修补心包缺损患者。术后右侧卧位送 ICU。在 ICU 机械通气 8 小时后拔除气管。患者术后恢复顺利,术后第 10 天出院。术后出院前复查 CT(图 9-4-6)扫描显示,心包成形术涤纶贴片(箭头)和一个闭塞的胸膜腔。

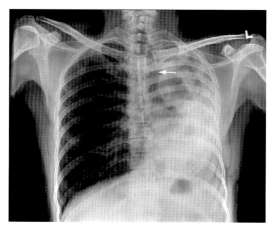

图 9-4-5 术前胸片

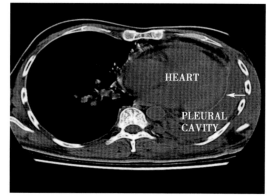

图 9-4-6 术后出院前 CT 扫描

（四）危机事件分析

该例左肺切除术患者,由于肺部广泛的粘连和心脏向左移位,左胸腔几乎消失。完成全肺切除术并在心脏钝角边缘附近切除 6cm×4cm 的附着性心包膜区域。由于心脏抵靠胸壁,心包缺损缺陷未修复。在手术结束后准备送重症监护病房继续治疗过程中,由于身体向左侧倾斜变动而突发的血流动力学的剧烈变化——心动过缓、急性血压降低,随即迅速发展为急性循环衰竭,最终室颤。

该病例病情进展迅速,首先对患者进行对症处理,挽救患者生命(心肺复苏、电除颤、血管活性药物)。同时外科医师及时决定进行二次开胸探查及时解除心疝为此患者能成功救治的关键。

该患者心疝发生有明显的诱因,即在体位改变之后,因为心脏重力作用,使得心脏位置改变并通过缺损的心包而发生嵌顿。麻醉医师在手术结束时改变患者体位及转运患者进重症监护病房的过程中,应掌控全局,要求整个团队尽量的轻柔。转运途中需严密观察和持续吸氧、监护,同时应备好急救所需设备和心血管活性药(去氧肾上腺素、肾上腺素、氯化钙、利多卡因、阿托品)。体位改变导致心脏回心血量剧烈减少或迷走反射引起也可能造成心动过缓及低血压甚至心搏骤停。但及时的处理转归相对良好。如患者生命体征持续恶化,结合手术时心包缺损的情况,因怀疑是否发生心疝。该患者在手术结束后用单腔气管导管替换了双腔导管,在此过程中患者如有咳嗽,造成短时间内胸腔压力急剧改变,也是发生心疝的危险因素。由于心疝发生后临床症状表现与术后其他因素导致的急性心衰、心肌缺血无法快速鉴别,并且因为心疝发生相对罕见,也让医务人员缺少相关的临床经验。

五、临床建议与思考

1. X线胸片对早期诊断心疝非常有价值,如果患者病情允许,应当尽早进行。

2. 一旦确诊或高度怀疑心疝时,应同时制定再次手术麻醉计划,通知手术团队(包括外科医师、护士、灌输医师、血库)和相关人员做好准备。

3. 心脏疝重在预防,作为麻醉医师应当对手术过程有足够的了解,术者应重视心包切口的闭合,即使心包缺损 ≤ 4cm × 4cm,也应修补。术后早期应尽量避免诱发因素。

4. 对经心包全肺切除手术患者,术后早期尽量避免剧烈咳嗽、移动患者,患侧胸膜腔负压吸引力不可过大。当胸腔内有大量胸腔积液时,需少量且缓慢开放胸腔引流。

5. 当患者术后出现剧烈的血流动力学波动时,把心脏疝作为怀疑对象保持警觉,明确其发生的机制和诱因,才能快速明确诊断使得患者得到及时治疗。

6. 经食管超声可以快速评估患者心脏情况,从而指导我们及时做出正确的诊断和治疗。该项技术应作为每一位麻醉医师的必修课。

(项明方 刘志恒)

参考文献

[1] MEHANNA M J, ISRAEL G M, KATIGBAK M, et al. Cardiac Herniation After Right Pneumonectomy [J]. Journal of Thoracic Imaging, 2007, 22 (3): 280-282.

[2] 刘伟光,蔡航,侯延君,等. 全肺切除及心脏手术并发心疝 7 例分析[J]. 中国误诊学杂志, 2008, 8 (23): 5782-5783.

[3] 陈德祥,吴吉明,胡剑鹏,等. 开胸手术后心脏疝三例救治体会[J]. 医学临床研究, 2008, 25 (7): 1303-1304.

[4] MEHANNA M J, ISRAEL G M, KATIGBAK M, et al. Cardiac Herniation After Right Pneumonectomy

［J］. Journal of Thoracic Imaging, 2007, 22 (3): 280-282.

［5］BOMMART S, BERTHET J P, DURAND G, et al. Imaging of postoperative complications following surgery for lung cancer［J］. Diagnostic & Interventional Imaging, 2015, 98 (1): 11.

［6］National Clinical Guideline Centre (UK. Acute Heart Failure: Diagnosing and Managing Acute Heart Failure in Adults［J］. Encyclopedia of Intensive Care Medicine, 2014.

［7］PETER SLINGER. Update on anesthetic management for pneumonectomy［J］. Curr Opin Anaesthesiol, 2009, 22: 31–37.

［8］HU B, LAN Y, LI Q, et al. Reduction of cardiac herniation following intrapericardial pneumonectomy with pleural perfusion of saline［J］. Intensive Care Medicine, 2018.

第五节　大气道出血

一、定义及发生机制

（一）定义

临床上将口腔、鼻咽、喉部以及喉以下的任何部位呼吸道出血，均归入大气道出血。大气道出血累及部位多位于主支气管以下，明确出血病因、部位及出血量对临床诊疗具有重要意义（图 9-5-1）。

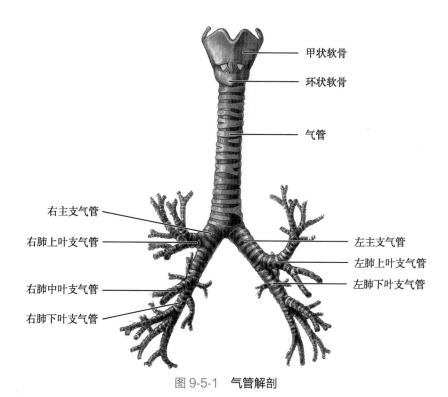

图 9-5-1　气管解剖

（二）发生机制

急性外伤或胸廓重击使肺脏血管破裂引发出血，感染、充血或溃疡侵犯血管壁破溃出血。

（三）危险因素分析（表 9-5-1）

表 9-5-1 大气道出血常见危险因素

外伤性出血	呼吸系统疾病	心脏及血管疾病	其他
胸部刺伤、枪弹伤、肋骨骨折等	支气管扩张、肺脓肿、肺结核、肺炎等	心功能不全、肺栓塞、主动脉瘤、高血压、上呼吸道血管曲张破裂等	血液疾病、肿瘤、免疫系统疾病等

二、典型临床表现与快速识别

（一）临床表现

1. 凝血块导致气道阻塞，可发现气道压力升高，呼吸末 CO_2 升高，或者突然出现呼吸末 CO_2 测不出。

2. 血氧降低，心率加快或减慢等，插管患者气管导管中可见红色血性液体溢出。

3. 听诊肺部，可闻及啰音或哮鸣音。

4. 吸引器吸引出血性分泌物（图 9-5-2）。

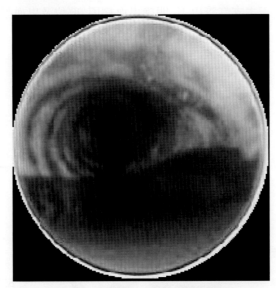

图 9-5-2 纤维支气管镜探查气道出血

（二）辅助检查

1. 实验室检查 凝血功能，痰液检查，影像学表现等。

2. 支气管镜检查 可协助明确出血部位，判断病变程度，或者进行支气管灌洗、局部用药止血、气囊填塞等处理。

3. 肺动脉造影和 / 或肺动脉栓塞术 诊断性肺动脉造影可以为支气管动脉栓塞术创造条件，有效率可以高达 80%，但应仔细掌握介入指征。

（三）鉴别诊断

1. 支气管疾病 常见的有支气管扩张、支气管结核、支气管肺癌等。

2. 肺部疾病 常见于肺结核、肺脓肿等。

3. 心血管疾病　常见于风湿性二尖瓣狭窄、急性心衰等。

4. 其他出血性疾病　白血病、急性传染病(肾出血热)、支气管子宫内膜异位症等。

5. 呕血　指患者呕吐血液,由于上消化道(食管、胃、十二指肠、胃空肠吻合术后的空肠、胰腺、胆道)急性出血所致。

三、危机处理方案

(一) 危机处理

1. 吸引气道内血液,保持气道通畅。

2. 紧急止血,介入或压迫(不影响气道通畅)。

3. 监测生命体征,必要时有创动脉压监测。

4. 尽快开发粗大静脉通道。

5. 再次评估气道及循环的稳定性,然后根据患者情况进行处理,必要时气管插管。慎重给予镇静类或阿片类药物,安抚烦躁患者以及避免剧烈咳嗽。

(二) 危机后处理

1. 大气道出血患者围手术期麻醉管理相关问题

(1)术前评估及准备——患者是否稳定,是否需要紧急介入手术或开放手术。

(2)尽量全面了解患者病史、体格检查、实验室检查以及影像学结果。

(3)确切了解患者目前生命体征和重要脏器功能情况,并尽可能采取适当措施加以改善,如休克患者适当补液或输注血制品。

(4)制订麻醉计划,与手术团队(包括外科医师、护士)和相关人员(血库)沟通并做好准备。

(5)与患者充分沟通,尽量减轻紧张情绪,必要时取得患者配合进行清醒条件下的麻醉或手术操作。

(6)需要转运患者,途中需严密观察生命体征和必要的呼吸支持,同时应备好急救所需设备和心血管活性药(除颤仪、去氧肾上腺素、肾上腺素、氯化钙、利多卡因、阿托品)。

2. 麻醉及术中管理——维持血流动力学稳定

(1)诱导前确保外周静脉通路通畅(建议使用 14G 或 16G 套管针),对患者进行标准生命体征监测,必要时可先行有创监测,包括动脉及深静脉穿刺置管。对合并有严重血、气胸或张力性气胸的创伤患者,可能需要在胸腔闭式引流后,再进行气管插管全身麻醉。

(2)保证足够的麻醉工作人员,备好相关插管用品,包括合适型号的纤维支气管镜、气管导管(包括单腔导管、双腔导管等)、吸痰管、肝素生理盐水、吸引装置;麻醉相关用药等。

(3)所有患者均应该按照湿肺及饱胃处理,麻醉诱导必须在手术团队和患者完全准备好后才能开始,必要时甚至需备好体外循环设备和血制品。

(4)对于活动性、自发大出血,或者是困难气道患者,取得患者配合,采用适度镇静及充分表面麻醉下行清醒气管插管;对于插管条件好,无活动性出血患者宜采用静脉快速诱导插管,或者经面罩控制呼吸压力不宜过大,避免血块进入小支气管导致小气道阻塞。

(5)诱导插管操作尽量轻巧,减少刺激,喉镜暴露或者纤维支气管镜暴露若见口腔、咽喉或气管内血性分泌物应先洗引干净,尽量避免呛咳。

(6)诱导后低血压的处理包括使用心血管活性药物和 / 或加快输液等,需保证合适的麻醉深度,避免呛咳。

(7)插管后注意避免气道压力过高,术中要保证两肺的隔离,并应该分开吸引,保护健侧肺不受污染,同时避免患侧肺的分泌物和血液凝结成块。

(8)术中注意对患者内环境和重要脏器功能的监测和保护,包括体温、动脉血气、尿量和凝血功能等,必要时进行相应处理。

(9)麻醉中或手术过程中新发或意外出血,也应及时互相沟通,在稳定气道及生命体征的同时,齐心合力制定最合适的后续方案,安全平稳地将患者送回病房或监护室。

3. 术后管理——拔管时机的选择

(1)患者可能存在肺部疾病,大部分患者术后气体交换功能仍然很差,而且相对正常的肺可能被患侧肺的血液污染,且患者在麻醉手术期间可能存在生理紊乱,因此术后患者应留置气管导管并继续机械通气。

(2)当患者肺部分泌物和血液较多时,容易凝结成块,不容易吸引,即使术中使用肝素溶液溶解,在支气管残端、双腔支气管导管大小套囊之间以及气管导管和气管之间可能存在大量凝血块。为了便于患者术后转入 ICU 进行气道观察和处理,往往会将术中放置的双腔支气管导管更换成单腔导管,以减少对呼吸道的刺激,而如果在患者没有恢复意识的状态下,无自主呼吸时予更换单腔导管,可能导致聚集的凝血块向下肺部移动,导致健侧肺支气管堵塞,从而引起患者缺氧窒息,故术毕可能并不一定需要更换单腔导管而应继续使用双腔支气管导管进行呼吸支持直至清醒,待呛咳反射恢复后拔管。

(3)尽量完善术后镇痛,避免因疼痛刺激导致患者不敢进行咳嗽咳痰,减少肺不张等肺部并发症的发生。

(4)继续纠正患者可能存在的内环境或凝血功能紊乱,休克患者应适当补充血容量。

(三) 危机预防

1. 对于已插管的患者保证气管的通畅。

2. 对于清醒患者充分表面麻醉下清醒插管。

3. 评估气道出血的部分以明确导管的选择。

4. 评估出血量以维持循环的稳定。

四、典型病例

(一)病历摘要

患者,女性,26 岁,因"大咯血 4 天"由外院急诊转入,入院诊断:右肺结核? 右肺动脉畸形? 右肺实变;左肺误吸? 患者入室时意识模糊,SpO_2 61%,血压 121/69mmHg,心率 110 次 /min,血气分析:pH 7.46,PaO_2 30mmHg(FiO_2 100%),$P_{ET}CO_2$ 41mmHg,BE 5.4mmol/L,Hb 96g/L。入院前为双腔支气管导管左侧单肺通气。

(二)危机发生及处理

入手术室后改为双肺人工通气,纤维支气管镜确定气管导管位置良好,因左肺部吸出不凝血,怀疑左侧肺误吸,30 秒后 SpO_2 骤降为 30%,怀疑右肺功能丧失,停止操作,手控左侧单肺通气,VT 300~400ml,RR 20~25 次 /min,气道压 30~38mmH_2O,SpO_2 83%。静脉泵注丙泊酚 4mg/(kg·h),瑞芬太尼 0.05~0.1μg/(kg·min)维持左侧卧位行剖胸探查术,术中见右侧胸膜腔少量淡血性积液,肺叶呈蓝灰色,增大、实变。游离右侧主支气管并套带切开,支气管腔内吸出凝血块,反复肺泡灌洗,期间 SpO_2 多次回落至 80% 以下,停止灌洗,扎闭右主支气管切口行双肺通气,维持 SpO$_2$ 90% 左右,右上肺通气恢复,右中下肺通气不良,行右中下肺叶切除。调整左侧单肺通气,VT 280~350ml,呼吸 20~25 次 /min,气道压 28~36mmH$_2$O,SpO$_2$ 96%。再次行右上肺叶灌洗,见右上肺叶持续引流出新鲜血性液体,各段支气管开口均有鲜血流出,予加压素及蛇凝血酶等无明显效果,遂行右上肺叶切除。手术结束后 SpO$_2$ 98% 左右,pH7.35,PaO$_2$35mmHg(FiO$_2$100%),PCO$_2$ 51mmHg,BE 2.6mmol/L,Hb 93g/L,血压 129/81mmHg,心率 112 次 /min,更换 ID7.0 气管导管送 TICU。术中估计肺叶支气管渗血 800ml,切除肺叶时急性出血约 500ml,输注浓缩红细胞 8U,血浆 400ml,晶体液 1 300ml,胶体液 1 000ml,尿量 800ml。

(三) 危机转归

术后 6 小时患者清醒,自主呼吸,SpO$_2$ 97% 左右,pH 7.39,PaO$_2$ 115mmHg(FiO$_2$ 40%)。术后 2 天气管切开,术后 20 天气管切开闭口,术后 30 天患者康复出院.

(四) 危机事件分析

本节开头所述病例中患者于外院已行双腔支气管气管插管,虽然保证良好肺隔离而且有效防止了后期健侧肺叶的窒息风险,但是可能由于双腔支气管气管插管吸引、清理呼吸道较为困难,带管时间长,导致后期患侧肺叶被出血封堵,致其实变,最终致右中下肺叶丧失功能。本例患者短时间患侧肺积聚大量血液,以及麻醉药物可能抑制肺血管收缩,同时健侧肺存在可疑误吸,导致手术早期单肺氧合差,改善氧合、通畅气道是救治关键。

手术切除右肺中下叶后阻断部分右肺血流,肺内分流相对减少,使得 SpO$_2$ 回升,而右肺上叶切除后彻底阻断右肺血流,氧合得到改善。同时,大咯血患者在术前有血容量丢失,术中行肺叶切除时可能会再度大失血,故关注呼吸系统的同时应对循环系统状况予以关注,本例患者术中创伤出血和破裂肺内血管持续性失血,总共输注浓缩红细胞 8U,血浆 400ml,循环相对稳定,术毕血红蛋白接近术前值。因此,当呼吸系统功能稳定之后,患者转归良好,康复出院。

咯血患者需行肺部手术者多为急诊,术前检查可能并不完善,首先应保证呼吸道通畅,确保肺部出血充分引流,有利于患侧肺氧合、防止健侧肺误吸,这类患者通常伴有低氧血症、贫血、窒息等风险,因此应充分评估者心肺功能,制定合适的麻醉方案。

五、临床建议与思考

1. 对于气道大出血的患者,麻醉均需按饱胃处理,警惕患者可能已经存在的误吸。

2. 采用肺隔离技术,避免血液误入健侧肺,影响患者的氧合。

3. 在关注患者呼吸氧合方面的同时,密切关注循环系统及动脉血气的变化情况。

4. 如发现支气管或小支气管有凝血块堵塞,请呼吸内科会诊,取出凝血块,疏通气道,他们是这方面的专家。

(项明方　刘志恒)

参考文献

[1] 刘德行,朱宇航,朱昭琼.大咯血抢救性手术麻醉一例[J].临床麻醉学杂志,2013,29 (8): 745-745.

[2] 武广函,高成杰,王瑞雯,等.两例大咯血患者手术中麻醉处理的体会[J].中国胸心血管外科临床杂志,2014,(4): 574-574.

［3］ ARONSOHN J, DOWLING O, KARS M, et al. Massive hemoptysis during general endotracheal anesthesia in adults with Cystic Fibrosis.［J］. Journal of Clinical Anesthesia, 2017, 42: 17-18.

［4］ YENDAMURI S. Massive Airway Hemorrhage［J］. Thoracic Surgery Clinics, 2015, 25 (3): 255-260.

［5］ NAKAYAMA S, MIYABE M, TABATA K, et al. Anesthetic management of massive endobronchial hemorrhage after pulmonary embolectomy［J］. Masui the Japanese Journal of Anesthesiology, 2003, 52 (8): 863.

第十章

苏醒期事件危机管理

一、定义与发生机制

(一) 定义

胸痛 (chest pain) 概念一直以来模糊不清,有狭义和广义两种定义。狭义定义仅指解剖学胸部范围内(上至颈下界,下为骨性胸廓下口,前为胸骨,后为胸椎)的疼痛感受。广义定义是指由各种原因引起一种解剖学胸部范围内的主观感觉的任何不适和/或胸部疾病引起其他部位的不适感,是临床上一种常见而又能危及生命的症状。胸部主观不适感包括疼痛、麻木、压迫感、烧灼感、发冷感、胸闷、气促等无法言述的感觉。

(二) 发生机制

胸痛作为一主观感受,其产生有三个环节:致痛源 - 神经传导 - 感知中枢。各种炎症、物理、化学物质、肿瘤等因素刺激或压迫各器官,导致相应器官损伤,引起组织释放化学物质(K^+、H^+、组胺、5- 羟色胺、缓激肽、P 物质及前列腺素等),作用在损伤区域的感觉神经末梢,将感觉冲动通过脊髓背角传入到中枢—丘脑进行加工、整合并再一步传到大脑皮质的感觉中枢,产生痛觉引起胸痛。如心绞痛、心肌梗死是由于心肌短暂(或持续)缺血、缺氧,局部代谢产物积聚而致。此外,内脏痛还可引起相应部位的体表疼痛,叫牵涉痛。如心绞痛时除出现胸骨后或心前区疼痛外,还放射到左肩及左臂内侧。

(三) 危险因素分析

1. 缺血/梗死。
2. 肋骨骨折,胸壁或腹部损伤。
3. 长期制动、肥胖、妊娠、创伤、接受骨盆手术。
4. 消化系统疾病如胃溃疡,胆石症以及胃管放置不当。

二、典型临床表现与快速识别

(一) 临床表现

1. 疼痛的部位及性质　胸壁疾患的疼痛常固定于病变部位且局部有明显压痛;急性肺

炎、肺梗死、自发性气胸、胸膜炎等的疼痛在患侧胸部;心绞痛和急性心肌梗死常位于胸骨后或心前区且放射至左肩及左臂内侧;纵隔食管疾患的疼痛常位于胸骨后,膈肌及膈下疾患常在肋缘及斜方肌处有放射痛。程度自轻微的隐痛至剧烈的疼痛不等、性质各异。

2. **伴随症状** 伴咳嗽者考虑呼吸系统疾病;伴有高热者考虑肺炎;伴有小量咯血者考虑肺癌、肺梗死、肺结核等;伴突发呼吸困难者考虑自发性气胸;伴吞困难者考虑食管疾患。

（二）辅助检查

1. **心电图** 心电图是诊断缺血性胸痛的重要手段。所有因胸痛就诊的患者均需进行心电图检查,首份心电图应在接诊患者 10 分钟内完成。

心肌损伤标志物传统心肌损伤标志物包括肌钙蛋白 I（CTn I）、肌酸激酶（CK-MB）、肌红蛋白（Mb）等一系列反映心肌细胞坏死的生物分子（表 10-1-1）。

表 10-1-1 心肌损伤标志物变化情况

心肌标志物	升高	高峰	降至正常
肌红蛋白（Mb）	2h	12h	24~48h
肌钙蛋白 I（cTnI）	3~4h	11~24h	7~10d
肌钙蛋白 T（cTnT）	3~4h	24~48h	10~14d
心肌酶谱（CK-MB）	4h	16~24h	3~4d

2. **D- 二聚体** D- 二聚体可作为急性肺栓塞的筛查指标。D- 二聚体 $<500\mu g/L$,可以基本除外急性肺血栓栓塞症。

3. **超声心动图** 超声心动图也是一项诊断胸痛患者的重要无创检查,如果发现新发的室壁矛盾运动、主动脉内出现游离内膜瓣、右心扩张并室间隔左移呈 "D" 字形等,可有助于急性心肌梗死、主动脉夹层及急性肺栓塞的诊断。对于其他非致命性胸痛,如应激性心肌病、心包积液等,超声心动图也具有重要的诊断价值。

4. **胸片** 胸片适用于排查呼吸系统源性胸痛患者。心脏与大血管的轮廓变化有时可提示患者主动脉夹层、心包积液等疾病,但缺乏特异性。

5. **心脏负荷试验** 心脏负荷试验包括平板运动试验、负荷超声心动图、负荷心肌核素灌注显像。各类负荷试验均有助于协助排查缺血性胸痛,但是对于存在血流动力学障碍、致命性胸痛及严重的主动脉瓣狭窄、梗阻性肥厚型心肌病等情况禁忌选择心脏负荷试验。

6. **CT** 普通胸腹部 CT 扫描广泛应用于临床工作中,其清晰的成像对于大部分胸腹腔疾病可提供直观的诊断依据。注射对比剂选择性 CT 血管成像,已经成为主动脉夹层、急性肺栓塞等胸痛相关疾病的首选确诊检查,也成为筛查冠心病的重要手段。

（三）鉴别诊断

1. **心肌梗死（AMI）** 典型的心肌梗死症状为突然发作剧烈而持久的胸骨后或心前区压榨性疼痛,常伴有面色苍白、烦躁不安、大汗、血压降低、心律失常、恐惧或濒死感等。应特别注意非典型疼痛部位、无痛性心肌梗死、其他不典型临床表现。女性常表现为不典型胸痛,而老年人更多的表现为呼吸困难。

2. **主动脉综合征——急性主动脉夹层破裂** 突然出现前胸前区或肩胛区呈刀割样撕裂痛或剥开样,并沿着扩散方向放射到背部及腹部,常伴有呼吸困难、休克表现（如面色苍白、出冷汗、四肢厥冷等）,甚至偏瘫、下肢麻木及猝死。

3. 肺栓塞　突然起病,有胸痛、呼吸困难、咯血、发热等呼吸系统症状较突出为特征,严重者可伴有发绀、休克,甚至猝死。大面积肺梗死可有湿啰音、胸膜摩擦音,叩诊呈浊音。呼吸音可减低,消失或呈管状呼吸音。心率增快,血压下降。同时可以出现右心奔马律、肺动脉瓣区第二音增强、肝大等右心衰竭的体征。

4. 气胸　典型症状为突发性胸痛,继之有胸闷和呼吸困难,并可有刺激性咳嗽。这种胸痛常为针刺样或刀割样,持续时间很短暂。

三、危机处理方案

(一)危机处理

1. 保持患者气道通畅。
2. 建立持续 ECG、有创动脉及饱和度监测。
3. 维持患者饱和度在 94% 以上,应用高流量 100% 纯氧吸入,面罩给氧,必要时行气管插管机械通气。
4. 维持患者血流动力学稳定。
5. 镇痛。
6. 患者情况发生急剧变化时应及时呼叫上级医师。

(二)危机后处理

高危胸痛明确诊断后,应及时进行相关处理。

1. 心肌梗死的处理主要是保护和维持心脏功能,挽救濒死的心肌,防止梗死面积的扩大,缩小心肌缺血范围,及时处理各种并发症,防止猝死,使患者能安全度过急性期。

2. 急性主动脉夹层破裂的处理主要是阻止夹层血肿进展和撕裂造成的严重并发症。药物治疗主要降低收缩压和左室射血速度,首选硝普钠和 β 受体阻滞剂。

3. 肺栓塞的处理方法主要有药物治疗、介入治疗和手术治疗,临床上应根据不同情况,选择合适的治疗方法。

4. 气胸的处理目的在于排尽胸腔气体,并防止复发。常用的治疗方法包括:保守治疗(适用于稳定型小量气胸及首次发作症状较轻的闭合性气胸)、排气治疗(胸腔穿刺抽气和胸腔闭式引流)、化学性胸膜固定术(适用于持续性或复发性气胸、双侧气胸、合并肺大疱、肺功能不全不能耐受手术)、经支气管镜支气管填塞术以及手术治疗。

(三)危机预防

术前详细询问病史。对于有高危因素的患者,围手术期加强生命体征监测,维持血流动力学稳定。做好术后镇痛,对于有症状的患者,及时发现,尽早处理。

四、典型病例

(一)病历摘要

患者,男性,26 岁,身高 173cm,体重 50kg。因"转移性右下腹痛 2 天"急诊入院,诊断"急性阑尾炎"。患者既往体健。血常规 WBC13×10^{12}/L,出凝血时间正常。胸片未见明显异常。心电图正常。拟全身麻醉下行"腹腔镜下阑尾切除术"。

(二)危机发生与处理

入室建立静脉通道,监测生命体征,体温 39℃,血压 125/79mmHg,心率 112 次 /min,SpO_2 98%。面罩给氧去氮 3 分钟,麻醉诱导咪达唑仑 2mg,丙泊酚 100mg,芬太尼 0.15mg,

顺阿曲库铵 12mg，气管插管顺利。丙泊酚 5~8mg/(kg·h)，瑞芬太尼 0.2~0.3μg/(kg·min)维持。调整呼吸参数，潮气量 7~9ml/kg，呼吸 12~16 次 /min，I∶E=1∶2，维持 $P_{ET}CO_2$ 35~45mmHg。手术历时 40 分钟，清醒拔管后送 PACU。30 分钟后，患者诉右侧胸闷胸痛，此时患者呼吸频率 25~30 次 /min，SpO_2 下降至 78%~85%。立即高流量面罩给氧，监护仪示心率 110~120 次 /min，ST-T 段未见明显异常。查体见右侧胸廓饱满，比左侧高，叩诊右肺鼓音，听诊左肺呼吸音清，右肺无呼吸音，考虑急性气胸发生。请胸外科会诊，立即行床旁胸片，示右侧肺组织压缩 70%，纵隔左移。诊断为右侧张力性气胸，行右侧锁骨中线第二肋间胸腔闭式引流术，见大量气泡溢出。

（三）危机转归

10 分钟后引流瓶无气泡出现，患者诉胸闷胸痛明显改善，此时 SpO_2 99%，心率 90 次 /min，呼吸 15 次 /min。追问患者既往病史，诉三年前曾行"左肺大疱手术史"。继续观察 30 分钟生命体征平稳后，送回病房。

（四）危机事件分析

本病例患者既往有肺大疱病史，全身麻醉下正压通气以及头低位等原因导致气道压力过高，结合患者胸闷胸痛等临床表现，呼吸心率的增加，心电图排外心脏病变，床旁胸片明确气胸的诊断。

由于术前对患者病史采集的不完善，术中呼吸参数调节的不当，导致相关并发症的发生率增高。患者出现右侧胸闷胸痛、血氧下降等情况立即高流量面罩给氧以缓解缺氧。同时查体发现右侧胸廓饱满，比左侧高，叩诊右肺鼓音，听诊左肺呼吸音清，右肺无呼吸音。考虑气胸。请胸外科会诊，立即行床旁胸片，示右侧肺组织压缩 70%，纵隔左移。诊断为右侧张力性气胸。立即于胸腔闭式引流，引流胸腔气体，缓慢膨肺，从而确保生命体征稳定。

全身麻醉下并发张力性气胸的患者，其临床表现主要为术中或术后血氧饱和度下降、心率加快、气道压高，患侧胸廓饱满、叩诊鼓音、听诊无呼吸音。急救的治疗原则为立即排气，降低胸膜腔压力。对于术后出现胸闷胸痛的患者，要尽早排除心肌梗死、气胸、肺栓塞等急症。必要的体格检查及床旁胸片、超声的应用可以为我们临床决策提供依据。尽早缓解患者的症状，防治恶性事件的发生。

五、临床建议与思考

术后胸痛常见的原因主要见于呼吸及循环系统。我们可以通过心肺体格检、查心电图、床旁胸片等方法进行初步判断。目前急诊床旁超声的广泛应用为急性胸痛患者的早期诊断和干预提供了帮助。急性胸痛的常见病因的超声影像有以下特点：

1. 急性心肌梗死　早期即可表现室壁节段性运动异常，心肌回声可减低或变化不明显。

2. 主动脉夹层　直接征象为撕脱主动脉内膜呈带 / 线状漂浮摆动，间接征象包括升主动脉根部增宽、心包积液、心脏压塞和主动脉瓣反流。

3. 张力性气胸　缺乏胸膜滑动征、彗星尾征，出现平流层征、肺点征可支持诊断。

4. 肺栓塞　直接征象主肺动脉远端及左右肺动脉或右房右室内显示血栓样回声。间接征象包括右心扩大、肺动脉主干增宽、右室壁运动减低、三尖瓣反流及肺动脉高压。胸痛的超声诊断流程如图 10-1-1。

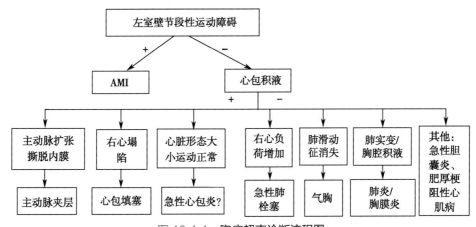

图 10-1-1　胸痛超声诊断流程图

（董嗣伟　毛卫克）

参考文献

［1］席杨.急诊急性胸痛患者的原因分析及诊治体会 [J]. 临床医药文献电子杂志 , 2017, 4 (1): 73-73.

［2］翁文超，黄继.超声心动图对急性胸痛病因鉴别诊断的临床价值分析 [J]. 医学影像学杂志 , 2017, 27 (9): 1823-1825.

［3］王鸿，候洪.急性胸痛的发病机制与诊治原则 [J]. 重庆医学 , 2008, 37 (12): 1363-1364.

［4］LISTED N. Chest pain: a heart attack or something else? Tips for telling cardiac chest pain from other types [J]. Harv Heart Lett, 2010, 20 (9): 1-2.

［5］XIN L I, SUN J, DAI G. The One-step Imaging Study of Acute Chest Pain Trilogy by 64 Slice Spiral CT [J]. Journal of Clinical Radiology, 2011, 30 (7): 974-978.

［6］LEE TH, GOLDMAN L. Evaluation of the patient with acute chest pain.[J]. Radiologic Clinics of North America, 2010, 48 (4): 745-755.

第二节　苏醒延迟

一、定义与发生机制

（一）定义

麻醉苏醒延迟（delay of recovery）是指麻醉结束后从无意识状态至完全清醒并恢复完整保护性反射过程的时间超过所采用全身麻醉方式正常苏醒的时间。

（二）发生机制

麻醉苏醒延迟发生的原因较多，最常见的为以下三个方面：药物的残余作用、代谢紊乱、神经损害（表 10-2-1）。

苏醒延迟是多因素作用的结果，其机尚不清楚。一般认为，全身麻醉药物可导致中枢神经系统不同区域的非均一性抑制，以致不同区域的神经功能以不同的速度恢复，多数患者很快平静苏醒。有研究表明苏醒延迟与脑内抑制性氨基酸类神经递质（r- 氨基酸、甘氨酸）含量升高和兴奋性神经递质（谷氨酸、天门冬氨酸）含量降低相关联。有文献报道老年麻醉苏醒延迟可能与增食激素(orexin)表达水平下降有关。

表 10-2-1 麻醉苏醒延迟的常见原因

麻醉药物残余作用	代谢紊乱	神经损害
药物绝对或相对过量	肝脏疾病	脑出血
中枢神经系统(CNS)敏感性增加	肾脏疾病	脑缺血
	内分泌和神经系统疾病	脑栓塞(空气、脂肪、血栓等)
蛋白结合减少	低氧血症和高碳酸血症	脑缺氧
肝脏代谢功能下降	低血糖或严重高血糖	
麻醉药物再分布	脑脊液酸中毒	
麻醉药排泄延迟	高渗综合征	
	电解质紊乱	
	低温或高温	
	神经毒性药物	

(三) 危险因素分析

高龄、BMI 过高或过低导致麻醉药物绝对或相对过量、术前有效睡眠不足、精神压力大、中枢神经系统损伤或功能障碍、代谢性疾病等患者易发生苏醒延迟。

二、典型临床表现与快速识别

(一) 临床表现

在采用短效的静脉或吸入麻醉药维持下,停用后 30 分钟后,患者仍未意识恢复、呼吸未恢复或稳定、且不能对言语或刺激等作出相应的回答或动作,可认为苏醒延迟。

(二) 辅助检查

国际上有关麻醉后患者恢复的评分体系主要有三个:Steward 苏醒评分、改良 Aldrete 评分、Pads 评分。改良 Aldrete 评分相对全面可靠,能够保证达到其标准的患者麻醉药作用已经完全消退,对苏醒监测指标进行风险分层的评分(表 10-2-2),以便指导临床医师估计苏醒程度。

表 10-2-2 改良 Aldrete 评分表

项目	指标	评分标准
活动度	可以自由或根据指令活动所有的肢体	2
	可以活动两个肢体	1
	不能活动肢体	0
呼吸	深呼吸并自主咳嗽	2
	呼吸困难或浅呼吸	1
	窒息	0
意识	完全清醒	2
	呼叫能唤醒	1
	呼吸无应答	0

项目	指标	评分标准
循环	基础血压 ±20mmHg 之内	2
	基础血压 ±20~50mmHg 以内	1
	血压波动 > 或 < 基础血压 50mmHg	0
SpO₂	吸入空气 SpO₂>92%	2
	需吸氧 SpO₂>90%	1
	即使吸氧 SpO₂<90%	0

注:改良 Aldrede 评分表各项指标评分总和为患者的麻醉苏醒监测评分,最高分为 10 分,分值越高,苏醒程度越好。分值超过 9 分方可转入病房。

（三）鉴别诊断

1. 麻醉药物残余作用　若麻醉药物未代谢完全,使用相应的拮抗药可改善患者的状态。

2. 代谢紊乱　血气分析或电解质检查可见异常。

3. 神经损害　颅脑 CT 等可见脑组织改变。

三、危机处理方案

（一）危机处理

1. 气道维护　保持呼吸道通畅,同时给氧。

2. 呼吸　确保足够通气。监测呼吸频率、潮气量、通气量、SpO₂、$P_{ET}CO_2$ 或者动脉血气,必要时予无创或有创通气。

3. 循环　评价术后血压、心率、ECG、中心静脉压、外周循环、尿量。注意手术后患者大量出血引起低血压、休克,确保各重要脏器正常灌注。

4. 意识　神经功能检查(瞳孔,脑神经,反射,对疼痛的反应)排除神经损害。

（二）危机后处理

1. 药物残余作用

苯二氮䓬类(BDZ)药物残余中枢抑制作用的特效逆转剂——氟马西尼;新斯的明或布瑞亭能拮抗非去极化肌松药的肌松残余作用;纳洛酮静脉注射可拮抗阿片类镇痛药残余作用;增加分钟通气量能使得吸入麻醉药物尽快从肺部排除。

2. 代谢紊乱

(1)低氧血症和高碳酸血症:积极病因治疗,氧疗,解除支气管痉挛。

(2)低温:压缩空气风毯、电热毯、循环水加热毯、加温液体、辐射加热、预先加热等加热方法。

(3)低钾:针对病因治疗,必要时补钾。静脉补钾的注意事项尿量要在 30ml/h 以上;氯化钾浓度一般不超过 40mmol/L,特别注意绝对禁止直接静脉推注;不可过快,不超过 20mmol/h;每天补钾要准确计算,对一般禁食患者无其他额外损失时 2~3g 为宜。严重缺钾者,不宜超过 6~8g/d。

(4)低血糖:首先解除低血糖症状(静脉注射给予 50% 葡萄糖 40~60ml);纠正导致低血

糖症的各种潜在原因。对于糖尿病患者术后低血糖的出现,可静脉输注 5% 或 10% 葡萄糖,4~6 小时以上输完,500ml 液体中根据血糖和血钾水平添加胰岛素和氯化钾。

（三）危机预防

1. 术前评估及准备

（1）充分了解病史,尤其是药物史、查体、实验室检查。

（2）确切了解患者目前生命体征、重要脏器功能情况、内环境情况,并采取相应的措施加以改善。

（3）术前与患者充分沟通,尽量减轻紧张情绪,避免术前用药。

2. 术中管理

（1）加强监护,围手术期进行麻醉深度以及肌松监测。必要时进行体温监测。

（2）维持术中血流动力学稳定。

（3）及时纠正酸碱平衡及电解质紊乱。

3. 术后管理

（1）术毕及时停麻醉药物,避免手术结束时再次使用肌松药、应用长效镇痛药物。

（2）术后疼痛、低氧血症、高碳酸血症、酸碱平衡紊乱等均可引起高血压,此时应积极处理病因,而不是盲目给予抗高血压药物。控制血压,避免出血。

（3）继续纠正患者可能存在的内环境或凝血功能紊乱,注意引流量,注意拔管时机的掌握。

（4）术毕合理时间选择拮抗药物、剂量,避免加重苏醒延长（图 10-2-1）。

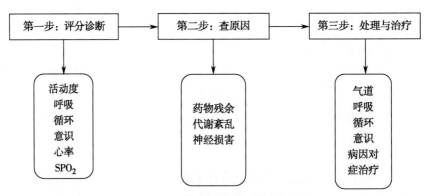

图 10-2-1　苏醒延迟危机处理流程图

四、典型病例

（一）病历摘要

患者,女性,54 岁,体重 50kg,因"右上腹痛伴皮肤黄染 4 天,发热 3 小时"急诊入院。诊断为"胆总管结石并感染"拟急诊全身麻醉下行"胆总管切开取石及 T 管引流术"。患者有高血压病史多年,血压最高 198/120mmHg,未正规治疗,自述无冠心病、糖尿病病史。四天未进食。查体:体重 60kg,体温 38.9℃,心率 130 次 /min,呼吸 20 次 /min,血压 165/90mmHg。意识清,急性痛苦貌。全身皮肤黏膜黄染,颈静脉无怒张,双肺呼吸音粗,心率 130 次 /min,律齐,各瓣膜听诊区未闻及明显杂音,A2>P2。血常规提示白细胞 $15 \times 10^{12}/L$,凝血功能检查大致正常,血钾 3.0mmol/L,血糖 6.5mmol/L。ECG 提示 ST-T 改变。

（二）危机发生与处理

入室后监测生命体征,心率 110 次 /min,NIBP 150/92mmHg,SpO₂ 95%,建立外周输液通道后,行左桡动脉穿刺置管测有创动脉压,行右颈内静脉置管测 CVP 15cmH₂O。常规诱导:咪达唑仑 2mg、芬太尼 0.2mg、顺阿曲库铵 12mg、丙泊酚 100mg,插管顺利,调节呼吸参数,维持 P$_{ET}$CO₂ 35~45mmHg。术中瑞芬太尼 0.15~0.2μg/（kg·min）,丙泊酚 5mg/（kg·h）,间断给予顺阿曲库铵。术中生命体征稳定,麻醉效果满意。手术历时 3.5h,输入胶体液 1 000ml,晶体液 2 500ml,出血量 600ml,尿量 400ml。术毕 2 小时心率 98 次 /min,血压 145/86mmHg,体温 36.0℃,但无自主呼吸、对刺激无反应,护士诉尿液增至 1 500ml（未用利尿药）,床旁心电图示 ST 段压低,T 波压低、增宽,Q-T 时间延长。怀疑电解质紊乱,急查血气分析提示:血钾 2.9mmol/L。诊断为“苏醒延迟”。给予 10% 的氯化钾 1g 稀释至 30ml 于 1 小时内泵入,并进行加温保暖处理。

（三）危机转归

患者逐渐恢复自主呼吸,意识清醒,按指令进行操作,监护显示 ST-T 正常,Q-T 间期未见明显延长,体温 37.2℃,遂拔出气管导管。复查血气:血钾 3.2mmol/L。观察半小时后无特殊,送回病房。

（四）危机事件分析

本患者麻醉过程顺利,排外麻醉药物的残余作用,考虑患者术前有多日禁食史,ECG 有 ST-T 改变,血清钾 3.0mmol/l,这些已提示了可能有低钾,同时术中冷液体输注,全身麻醉下体温调控能力下降,没有保暖措施等也导致药物代谢缓慢,术毕心率血压的增高使肾小球滤过率的增加引起多尿,导致血钾进一步降低,产生低钾血症。通过心电图表现及血气分析明确低钾血症的诊断。患者全身皮肤黏膜黄染,血常规提示白细胞 15×10^{12}/L。高胆红素及感染对中枢神经系统的抑制作用。急性梗阻对肝功能的一过性损害。以上均是导致患者苏醒延迟的原因。

补钾保温、梗阻的解除、胆红素的下降、肝功能的恢复、感染的改善,患者意识逐渐恢复,保护性反射恢复。但需注意围手术期补充钾不要过快、过急、过量。

麻醉术后的苏醒延迟,临床表现主要为停麻醉药 30 分钟未恢复保护性反射。常见原因见于药物的残余作用、代谢紊乱、神经损害等。临床上对于苏醒延迟的患者我们首先要排除药物残余的作用,进而在分析是否存在内环境的紊乱。对于老年患者及术中存在长期低血压的患者,要警惕脑缺血而引起的脑梗。明确导致苏醒延迟的原因,尽早对症治疗,促进患者的苏醒,改善预后。

五、临床建议与思考

1. 应进行麻醉深度监测,维持适宜的麻醉深度,尽可能选择作用时间短、副作用少的麻醉药,全身麻醉维持药物以复合麻醉为主。

2. 注意对患者内环境和重要脏器功能的监测和保护,包括体温、血糖、动脉血气、尿量、凝血功能等,合理输液。

3. 要紧密关注手术进度,调整麻醉深度。

4. 如考虑肌松残留作用,当 TOF 出现 3 个以上反应、TOF 为 0.7 或 T₁>25% 时为拮抗药的使用时机。推荐新斯的明 0.07mg/kg+ 阿托品 0.026mg/kg。新型的拮抗剂 sugammadex,

有效逆转氨基甾类肌松药(如罗库溴铵)的神经肌肉传导阻滞作用。推荐为 2~4 倍于肌松的剂量。

5. 临床上颅脑手术患者苏醒延迟发生率较高,鉴于目前超声引导下神经阻滞的发展,完善的头皮镇痛(枕大神经、枕小神经、耳颞神经、眶上神经、滑车上神经和额支的阻滞),实现了清醒下颅脑手术的开展,有效的避免了脑功能区的伤害,同时减少了麻醉药物的用量。

(夏海发　陈向东)

参考文献

［1］刘进,邓小明.2014 版中国麻醉学指南与专家共识 [M] . 北京 : 人民卫生出版社 , 2014: 135-141.

［2］邵兵,李宇柯,光洪德.麻醉后监测治疗室全身麻醉患者苏醒延迟的原因与护理对策 [J] . 护士进修杂志 , 2017, 32 (13) : 1222-1224.

［3］刘冬冬,杨义.全身麻醉术后苏醒延迟原因分析及处理 [J] . 中国实用医药 , 2011, 06 (29) : 81-82.

［4］黄玲,黄冰,潘灵辉,等.全身麻醉术后苏醒延迟影响因素的 Logistic 分析 [J] . 临床麻醉学杂志 , 2006, 22 (7) : 547-549.

第三节　术后意识障碍

一、定义与发生机制

(一) 定义

术后意识障碍(conscious disturbance),是指由于手术前及术中诸多因素致手术后患者对自身和环境的感知发生障碍,或患者赖于感知环境的精神活动发生障碍的一种状态。

(二) 发生机制

1. 药物　全身麻醉药物的中枢神经系统毒性、手术中麻醉深度及药物用量都是可能导致术后意识障碍的原因。

2. 激素　大量的研究表明,术后意识障碍的损害与糖皮质激素水平高有关。较大手术或者是大手术可以引起下丘脑 - 垂体 - 肾上腺轴(HPA)和交感神经系统激素的释放。

3. 炎性介质　外科手术创伤激活免疫系统释放各种炎性介质。组织器官损伤、细胞因子能够诱发其他炎性介质的激活,并直接或间接影响大脑功能。

4. 缺氧　长时间低氧状态等使大脑敏感性下降,导致不可逆的局部或大面积脑组织缺氧性损伤。

5. 大脑灌注不足　休克状态、高碳酸血症等原因导致脑血流量减少,脑灌注下降引起神经学改变或意识障碍。

6. 血栓形成或栓塞　栓子或血栓阻塞脑动脉导致支配神经元和神经胶质细胞坏死产生脑梗死,梗死面积大小和位置决定了临床症状有轻有重,各不相同。

(三) 危险因素分析

术后意识障碍发生的危险因素与以下密切相关:

1. 术前紧张、焦虑、恐惧等情绪。

2. 手术种类,心血管手术、非心脏大手术、高危手术、移植手术和矫形手术等。

3. 手术中呼吸机参数设置不当,人工肺氧合能力不足导致持续缺氧或过度通气引起继发性脑损伤。

4. 体外循环下心脏手术产生空气栓塞或术中动脉粥样斑块、脂肪颗粒、组织碎片、小的菌栓等脱落引起脑的低灌注。

5. 腹腔肠道手术后因肠道细菌引发感染中毒性休克。

6. 手术中出血量较大或术后伤口持续渗血而组织血液灌注不足引起的失血性休克。

7. 颅脑手术术中不慎刺激脑干生命中枢,产生惊厥性脑损伤。

8. 患者同时合并颅内感染等。

9. 手术麻醉意外:如麻醉药物引起的过敏性休克,手术损伤大血管引起的循环剧烈波动等。

10. 高龄。

11. ICU 环境 ICU 由于仪器设备多、噪声大、患者无隐私且身上插满各种管道、无家属的陪伴,这些都会严重影响患者的精神心理状态。

二、典型临床表现与快速识别

(一)临床表现

1. 意识模糊(confusion) 也叫意识混浊,意识清晰度明显降低,能保持简单的精神活动且极为缓慢,对时间、地点、人物的定向力有不同程度障碍,可表现情感反应淡漠、随意运动减少、注意力难以集中、语言简单不连贯。对外界刺激阈值明显增高,除强烈刺激外,很难引起反应。意识障碍消退后则大部分遗忘,但这种状态可过渡到昏睡或昏迷状态。

2. 谵妄状态(delirium) 是以兴奋性增高为主的高级神经中枢活动失调状态,主要表现为意识内容的改变,伴有精神运动行为异常和睡眠与觉醒周期紊乱。患者表现为觉醒水平差,定向力丧失、注意力难以集中,感觉错乱(出现幻觉、错觉)、躁动不安、言语杂乱无序等。意识障碍呈波动性和移行性,有明显的昼轻夜重周期性,可持续数小时至数月不等,多与病情变化有关。意识障碍消退后患者对病中经历常可完全遗忘或部分记忆。

(二)辅助检查

1. CAM(谵妄量表)是目前全球使用最广泛的谵妄筛查工具(表 10-3-1)

表 10-3-1 **谵妄量表**

特征	表现
急性发病和病情波动性变化①	与患者基础水平相比,是否有证据表明存在精神状态的急性变化,在一天中,患者的异常行为是否存在波动性(症状时轻时重)
注意力不集中②	患者的注意力是否难以集中,如注意力容易被分散或不能跟上正在谈论的话题
思维混乱③	患者的思维是否混乱或者不连贯,如谈话主题分散或与谈话内容无关思维不清晰或不合逻辑,或毫无征兆的从一个话题突然转到另一个话题
意识水平的改变④	患者当前的意识水平是否存在异常,如过度警觉(对环境刺激过度敏感、易惊吓)、嗜睡或昏迷

注:谵妄诊断为特征①加②和特征③或④阳性 =CAM 阳性。

2. 颅脑CT 部分患者CT可见腔隙性脑梗死、脑出血等;增强CT可见颅内动脉狭窄等。

（三）鉴别诊断

1. 疾病恶化晚期意识障碍 该患者一般无术前精神症状,但是与原发病种有关,与麻醉种类无关,与年龄无关,发生的时间多在疾病和术后后期,主要临床表现为表情淡漠、嗜睡、昏迷、反应迟钝等。预后差,随疾病恶化死亡多。

2. 老年性痴呆症 患者术前多有精神症状,术后意识障碍与原发病种无关,与麻醉种类无关,多为高龄患者,发生时间贯穿整个病程,主要临床表现为胡言乱语、躁动,有时可大喊大叫。原发疾病好转症状可减轻。

3. 抑郁状态 患者表现为情绪、心境低落,至少持续两周。

三、危机处理方案

（一）危机处理

1. 通过"字母原则"快速有条理地对意识障碍患者进行检查及处理:

N（neck）——颈部:意识障碍患者,要时刻警惕可能存在头颈部外伤,查体时切忌擅自移动患者的颈部。

A（airway）——气道:去枕平卧,保持呼吸道通畅,头可偏向一侧,以便分泌物及呕吐物流出及吸引,避免舌后坠;必要时行气管插管或切开机械辅助呼吸。

B（breathing）——呼吸:保证供氧,确保患者能充分呼吸,实时监测血气分析,必要时使用呼吸兴奋剂尼可刹米(作用于延髓呼吸中枢)和洛贝林(作用于颈动脉化学感受器)或呼吸机辅助呼吸。

C（circulation）——循环:建立静脉通路,监测生命体征,确保患者有充足的血液灌注,若为休克患者,积极补液,必要时给予强心、升压药物;对危及患者生命的高血压应积极用降压药物处理。

D（diabetes）——糖尿病:怀疑低血糖所致意识障碍,在不能检测的情况下可以经验性静脉推注 50% 葡萄糖液 40~80ml;糖尿病酮症酸中毒患者注意补液,成人按 4~6U/h、儿童按 0.25U/（kg·h）应用胰岛素治疗。

D（drugs）——药物:兴奋、躁动、抽搐、去大脑强直或去皮质强直致肌张力障碍患者可考虑应用镇静、抗惊厥或抗精神病药;同时应警惕患者酒精或药物中毒的可能,如果有相应检查证实,立即给予解毒剂治疗;手术患者应考虑麻醉药物的使用是否过量同时应用拮抗剂;术后疼痛患者应考虑止痛药物的使用。

E（electrolyte）——电解质:纠正水电解质紊乱,维持渗透压、酸碱平衡,适当补充能量及营养。

E（epilepsy）——癫痫:注意患者是否癫痫发作或存在抽搐,若为癫痫持续状态可考虑使用安定、水合氯醛和冬眠Ⅰ号等;若出现抽搐可适当予以肌注苯巴比妥或鼻饲苯妥英钠、卡马西平。

F（fever）——发热:严重的颅内病变可出现中枢性高热,可予以经验性抗感染治疗,同时适当采用酒精擦浴、冷敷、亚低温、冬眠Ⅰ号等措施降温。

H（herniation）——脑疝:如果患者有影像学方面检查的支持并出现昏迷、瞳孔改变、运动障碍、生命体征紊乱等征象,应考虑按颅内压增高给予处理,包括脱水、高渗降颅压药物,必要时请神经外科会诊行脑脊液分流术、脑室穿刺持续引流术、减压术等;恢复期可考虑使用脑代谢促进剂、神经保护剂、苏醒剂等。

I(investigation)——调查:持续监测患者的生命体征,并及时作出有效处理。

（二）危机后处理

1. 患者术后意识障碍可能与术后疼痛或尿管不适有关,患者自控静脉镇痛(PCIA)是常用的镇痛方式,其主要药物是阿片类镇痛药,其药物本身也是引起意识障碍的危险因素。除此之外可以选用患者自控硬膜外镇痛(PCEA)、外周神经阻滞镇痛、非甾体抗炎药(NSAIDs)等。

2. 低氧血症、高碳酸血症、酸碱平衡紊乱等均可引起意识障碍,此时应积极处理病因,给予有效治疗。

3. 继续纠正患者可能存在的内环境或凝血功能紊乱。

4. 必要时请神经专科医师会诊。

（三）危机预防

1. 术前评估及准备

(1)全面询问患者病史,认真查体,了解实验室检查以及 CT、MRI 等检查。

(2)确切了解患者目前生命体征和重要脏器功能情况,并采取适当措施加以改善。

(3)酌情减量术前用药或不用,因抗胆碱能药物和苯二氮䓬类药物可增加术后意识障碍的风险。

2. 术中管理

(1)高危患者尽量选择椎管内麻醉或区域阻滞,以减少或不用阿片类镇痛药。

(2)必须实行全身麻醉患者,诱导药物避免使用氯胺酮和吸入性麻醉药(可诱发术后谵妄)。

(3)术中低血压及低氧均可引起脑功能损害,诱发术后意识障碍,应及时作出处理。

(4)全身麻醉术中应进行麻醉深度监测,维持适宜的麻醉深度,警惕术中知晓,防止创伤后应激综合征的发生。

(5)可在切口部位辅以局部麻醉药浸润、神经阻滞等方法完善镇痛效果,以减少阿片类镇痛药物的使用。

(6)术中注意对患者内环境和重要脏器功能的监测和保护,包括体温、尿量、电解质和凝血功能等。

3. 术后管理

(1)完善患者的术后镇痛。

(2)加强术后生命体征的监测,维持循环的稳定。

四、典型病例

（一）病历摘要

患者,女性,53 岁,身高 148cm,体重 60kg,因"阴道异常流血 9 天,发现宫颈癌变半月"入院。诊断"宫颈腺癌 IB1 期",患者既往有"高血压"病史 3 年,近期口服硝苯地平缓释片20mg/d 控制血压。入院查心电图:窦性心律;I 度房室传导阻滞;ST-T 改变。心脏彩超及其他检查未见明显异常。拟在全身麻醉下行"经腹广泛性全子宫＋双侧附件切除＋盆腔淋巴清扫＋盆腔粘连松解术"。

（二）危机发生及处理

入室行心电监测：心率 90 次 /min，NIBP 143/70mmHg，SpO$_2$ 100%，常规诱导：咪达唑仑 3mg，芬太尼 0.2mg，顺阿曲库铵 14mg，丙泊酚 120mg，顺利置入 7.0 气管导管固定接呼吸机机械通气。术中持续泵入丙泊酚及瑞芬太尼，并间断推注顺阿曲库铵维持麻醉。麻醉手术历时 6 小时 10 分钟，期间收缩压 102~143mmHg，舒张压 46~86mmHg，心率 48~90 次 /min，SpO$_2$ 100%。术中补液共 3 000ml，胶体和晶体各 1 500ml，输红细胞 4U。出血量约 1 100ml，尿量约 800ml。术毕拔管后送回病房。术后第一天访视患者出现躁动，思维混乱，注意力难以集中，答非所问，间断出现幻觉。此时患者生命体征尚平稳，复查血常规及电解质未见明显异常。考虑患者未行术后镇痛（家属诉夜间因伤口疼痛休息不好），遂监测下给予舒芬太尼 10μg 缓慢注射止痛，未出现呼吸抑制等不良反应。

（三）危机转归

用药后患者渐入睡，持续心电监护提示生命体征正常，3 小时患者清醒，前述症状缓解，询问患者对之前无记忆。术后第二及第三天访视患者，意识清，对答如流，未诉其他不适。

（四）危机事件分析

该患者术后一天急性出现的意识清晰度降低，注意力难以集中，思维混乱，答非所问，幻觉、躁动等。患者呼吸道通畅，生命体征平稳，循环稳定，排除危及生命的情况；麻醉手术时间长、术中出血量较多、手术创伤大、术中瑞芬太尼维持后未行疼痛转化且术后未行疼痛治疗，考虑术后镇痛不全，夜间睡眠失衡，根据谵妄量表评判谵妄的可能性大。

完善的镇痛可以减少患者的应激反应、相关炎性因子的释放，减少镇痛不全而引起的不良反应。瑞芬太尼作为短效的阿片类药物可以为患者术中提供良好的镇痛，但停药后容易出现痛觉过敏等严重不良反应。所以必要的疼痛转化是必需的。但该患者仅诱导时给了 0.2mg 芬太尼，术中瑞芬太尼维持镇痛，而没有采取其他镇痛措施或追加镇痛药物，从而导致患者术后出现烦躁不安等情况。该患者生命体征平稳，我们可以请神经内科或外科会诊，排外脑缺血或脑出血等危及生命的情况。于监测下给予舒芬太尼 10μg 缓慢注射止痛，患者症状明显缓解。

对于术后出现意识障碍的患者，我们首先可以通过 CT 等排除危及生命的一些情况（脑出血、脑梗死等），同时密切监测患者的生命体征及意识变化情况，尤其是老年患者。由于阿片类药物对呼吸抑制的影响，临床上为了避免患者的苏醒延迟，往往会减少此药物的用量，从而间接导致患者的镇痛不全。快速康复（ERAS）重要的组成部分即多模式镇痛，我们可以复合一些其他镇痛药物（NSAIDs、右美托咪定等）和方法（切口浸润麻醉、神经阻滞等）以减少阿片类药物的用量，以保证患者安全平稳的渡过围手术期。

五、临床建议与思考

1. 麻醉医师应加强对围手术期意识障碍的认识，在实施医疗活动前应建立良好的医患关系，术前谈话应向家属讲明患者因麻醉、手术后可能出现意识内容及觉醒程度方面的改变。积极加强术前心理支持及认真术后随访有利于诊断。

2. 手术刺激和麻醉引发的精神创伤，可增加意识障碍的风险，而老年人对这种应激反应的承受力下降，应更加予以重视。了解围手术期可能诱发意识障碍的因素，尽量避免和积极处理，对患者的预后具有十分重要的意义。术后应积极进行生命体征、体温的监测和复查血常规、电解质、血糖等。重视清醒患者的症状和主诉，及早发现异常并密切关注病情的变化趋势,及时处理。

3. 不完善的镇痛会显著增加患者术后出现意识障碍的发生率。由于阿片类药物大量的使用会引起很多的并发症(恶心呕吐、呼吸抑制等),临床上往往控制阿片类药物的使用而使患者出现严重的术后疼痛。多模式镇痛(术前 NSAIDs、区域镇痛)的应用大大减少了阿片类药物的使用同时能够提供更为完善的镇痛。

4. 对于出现术后谵妄的患者要尽早干预,以免进一步发展为术后认知功能障碍(POCD)。

5. 术后应用右美托咪定可以减少谵妄的发生率,但最佳给药时间和给药持续时间仍有待研究。

(王婷婷　陈向东)

参考文献

[1] ALDECOA C, BETTELLI G, BILOTTA F, et al. European Society of Anaesthesiology evidence-based and consensus-based guideline on postoperative delirium [J]. Eur J Anaesthesiol, 2017, 34 (4): 192-214.

[2] 刘超,韩新巍,丁鹏绪,等.老年患者术后谵妄研究进展 [J].实用医学杂志,2013, 29 (12): 1891-1893.

[3] TEI M, WAKASUGI M, KISHI K, et al. Incidence and risk factors of postoperative delirium in elderly patients who underwent laparoscopic surgery for colorectal cancer [J]. International Journal of Colorectal Disease, 2016, 31 (1): 67-73.

[4] 赵佳林,孙松涛,杨艺.脑卒中造成意识障碍患者的临床特征分析 [J].中华神经创伤外科电子杂志,2016, 2 (5): 286-288.

[5] LIU Y, ZHANG K, JIN F. Causes and countermeasures of conscious disturbance after transurethral resection of prostate [J]. Medical Journal of National Defending Forces in Southwest China, 2012: 1-13.

第四节 脑 卒 中

一、定义与发生机制

(一)定义

脑卒中(cerebral stroke)又称"卒中"、"脑血管意外"(cerebralvascular accident,CVA),是一种急性脑血管疾病,是由于脑部血管突然破裂或因血管阻塞导致血液不能流入大脑而引起脑组织损伤的一组疾病,包括缺血性和出血性卒中。缺血性卒中的发病率高于出血性卒中,占脑卒中总数的 60%~70%。

(二)发生机制

脑卒中是一种或多种因素作用导致,多与心、脑等组织器官或炎性物质等损伤相关,常见发病原因见表 10-4-1,临床中缺血性卒中与出血性卒中发生机制区别见表 10-4-2。

表 10-4-1　脑卒中的发病原因

损伤部位	常见病因
心血管疾病	高血压病、动脉粥样硬化、风湿性心脏病、亚急性细菌性心内膜炎、人工心脏瓣膜病、心脏黏液瘤、严重心律失常、心力衰竭、心搏骤停
颅内血管异常	动静脉畸形、烟雾病、动脉瘤

续表

损伤部位	常见病因
炎症	结核性、病毒性、化脓性、真菌性、风湿性引起的脑炎、脑膜炎、脑动脉炎
血液异常	黏稠度增高、血液浓缩、低血压、放射病、红细胞增多症、血小板减少性紫癜、白血病、遗传性凝血病、口服避孕药或激素引起的凝血异常
代谢性疾病	糖尿病、高脂血症
物理性损伤	外伤、电击伤、中毒、脑部肿瘤放射治疗等。
其他	年龄、性别、气温、环境、情绪、过度紧张、疲劳、吸烟、酗酒、肥胖

表 10-4-2　脑卒中的发病机制

出血性卒中	缺血性卒中
脑出血:长期的血压增高使得脑内动脉壁发生透明变性,动脉壁变薄、脆性增加,同时出现小的动脉瘤或动脉壁囊性扩张。血压骤然升高,动脉耐受性下降发生破裂,同时释放血管活性物质使周围动脉进一步收缩、破裂,导致恶性循环	动脉血栓性脑梗死:在脑动脉粥样硬化等动脉病变的基础上形成管腔内血栓,造成供血中断
蛛网膜下腔出血(SAH):由脑表面或脑底及脊髓的血管破裂出血,血液流入蛛网膜下腔所引起。也可由脑实质或脑室出血,硬膜外或硬膜下血管破裂,血液突破脑组织进入蛛网膜下腔	脑栓塞:由心源性(占 70%)或非心源性栓子(脂肪,肿瘤细胞团,气体,植入物)堵塞脑血管引起

(三) 危险因素分析

脑卒中的危险因素分为可干预与不可干预两种。不可干预因素主要包括:年龄、性别、种族、遗传因素等。可干预因素包括:高血压、糖尿病、血脂异常、心房颤动、无症状性颈动脉粥样硬化和不当生活方式等。针对手术麻醉患者,应当考虑以下危险因素:

1. 心血管疾病　如高血压,心房纤颤,陈旧性前壁心肌梗死。
2. 脑血管疾病　如暂时性缺血性发作(TIAs)、偏头痛。
3. 代谢内分泌疾病　如糖尿病,高胆固醇血症。
4. 不当生活方式　如吸烟,饮酒。
5. 相关高危手术　如颈动脉内膜剥脱术或支架植入术,神经介入手术。
6. 对循环影响较大的操作　如体外循环,控制性降压。
7. 长期卧床的患者。

二、典型临床表现与快速识别

(一) 临床表现

脑卒中在各年龄段男女均可发生,同时因发生脑卒中的部位,范围和性质不同,临床表现也存在差异,其主要表现为新发的局灶性神经功能损害或精神状态的改变。具体表现有:

1. 头痛　头痛常为脑卒中首发症状,以蛛网膜下腔出血最为突出,数秒或数分钟即可发生,刚开始时位于病灶同侧,当颅内压增高或血液流入到蛛网膜下腔时,表现为全头部爆裂样疼痛。缺血性脑卒中患者头痛较轻微,但缺血面积较大合并颅内压增高时,也会出现剧烈头痛。

2. 呕吐　呕吐常伴随头痛一起出现,多见于出血性脑卒中,蛛网膜下腔出血可出现典型的喷射性呕吐。患者若呕吐出咖啡色(酱油样或棕黑色)胃内容物,可能合并上消化道出血。缺血性脑卒中引发呕吐较少。

3. 意识障碍　意识障碍是出血性脑卒中最突出的症状。临床特点是位于皮质和基底核区外侧的少量出血,意识可保持清醒,脑干、基底核区、丘脑和小脑的较大量出血,因影响脑干网状结构上行激活系统,意识障碍都比较严重;脑室出血患者可迅速出现昏迷;蛛网膜下腔出血意识障碍程度较脑出血轻。缺血性卒中出现意识障碍少见。

4. 偏瘫　偏瘫是脑卒中较常见症状。病灶在颈内动脉系统主要影响大脑额、颞、顶叶、内囊、壳核、丘脑等组织,症状为病灶对侧偏瘫、偏身感觉障碍、同向性偏盲症状,称三偏综合征,以内囊出血最为多见;病灶在椎基底动脉系统主要影响大脑的枕叶、脑干、小脑等组织,症状主要有视神经麻痹、眼球震颤、周围性面瘫、肢体瘫痪和 / 或锥体束征、同侧肢体共济失调等。

5. 语言障碍　分为失语和构音障碍。失语表现为不能用言语表达,无法感知和理解别人所说内容。构音障碍包括:发声含糊、吐字不清、言语不利,语速、语调、节奏异常等。

6. 其他表现　脑卒中的常见临床症状还包括:精神萎靡不振、嗜睡;烦躁焦虑、心烦易怒;精神运动迟缓、智力障碍、记忆力减退;突发视感障碍、耳鸣、听力下降;饮水呛咳、口角流涎、咀嚼吞咽困难;持物不稳、一侧肢体水肿;步态异常、二便障碍;少数可表现为神经源性心功能障碍和肺水肿等。

(二)辅助检查

1. 检查血糖,心电图。

2. 脑 CT 或 MRI 检查,明确损伤部位和损伤程度,区分缺血性脑卒中和出血性脑卒中,帮助明确病因诊断。

3. 颈动脉超声,如果涉及颈动脉手术或可能出现颈动脉缺血的情况,可行颈动脉超声明确诊断。

4. 超声心电图,对于心源性疾病引起的脑卒中可帮助明确诊断,同时可对心脏功能进行评估。

(三)鉴别诊断

1. 偏头痛　一侧或两侧颞部反复性发作的搏动性头痛,常伴呕吐。

2. 局灶性癫痫发作　为大脑皮质局部病灶引起在某部位的局限发作,致病灶与神经元发育异常、变性或肿瘤等结构异常的脑区相关,可以通过脑部影像学和脑电图检查定位。

3. 低血糖　是一组以血糖浓度过低,出现交感神经兴奋和脑细胞缺氧为主要特点的综合征。

4. 硬膜下血肿　指颅内出血,血液积聚在硬脑膜下腔。CT 显示新月形阴影。

三、危机处理方案

(一)危机处理

1. 维持氧合,保持 SpO_2 不低于 95%。

2. 控制血压,如果出现未控制高血压或血压波动,应建立有创动脉测压。

3. 房颤的患者控制心室率。

4. 监测血糖,心电图。

5. 神经系统检查。

6. 脑 CT 或 MRI 检查,确认区别脑卒中的类型。

7. 颈动脉超声,如果涉及颈动脉手术或可能出现颈动脉缺血。

（二）危机后处理

1. 如果急性血栓性脑卒中发病时间小于 3 小时,静脉使用组织纤溶酶原激活剂（rtPA）（0.9mg/kg,最大剂量 90mg）效果最佳,先快速推注总剂量的 10% 后再静脉滴注剩余量。也可使用阿司匹林,请外科和神经内科会诊。

2. 将患者送往卒中中心治疗

3. 根据患者情况治疗房颤等原发因素,与外科和心内科医师协商使用抗凝剂。

（三）危机预防

1. 术前充分评估患者,控制血压、血糖,房颤患者控制心室率。

2. 麻醉诱导及维持保证循环稳定,加强监测,避免血压剧烈波动、麻醉过深或过浅、低体温、酸碱平衡和电解质紊乱。

3. 术后控制血压,避免术后疼痛,各种管道刺激、低氧血症,高碳酸血症等。

四、典型病例

（一）病历摘要

患者,女性,79 岁,身高 155cm,体重 75kg,因"摔伤致左髋肿痛、活动受限 5 天"入院。诊断"左股骨粗隆间粉碎骨折"。患者既往有"高血压"病史 30 年,肾功能不全 1 年,腹膜透析 1 年。有输血史。吸烟 3 年,每日约 7 支,已戒烟 2 年。入院查心电图:心电图显示房颤;ST-T 改变。双下肢血管超声:左下肢股动脉、股深动脉、股浅静脉、腘动脉、胫前、胫后动脉及足背动脉内膜增厚伴斑块形成,胫前动脉中重度狭窄。左侧股浅静脉中远端、腘静脉管腔内实性回声充填,考虑血栓形成。肺通气功能:重度限制性通气功能障碍。胸部 CT:双肺见斑片状影及纤维索条影;双侧大量胸腔积液,双肺下叶后部膨胀不全;主动脉及冠状动脉粥样硬化。胸腰退行性变。叶间胸膜增厚。心影增大,肺动脉增宽。心脏超声示:二尖瓣后瓣环局灶钙化斑,二尖瓣反流（轻度）;主动脉瓣反流（轻度）。拟在腰硬联合麻醉下行"左股骨粗隆粉碎骨折闭合复位 PFNA 内固定术"。

（二）危机发生及处理

入室行心电监测,心率 87 次/min,NIBP 163/68mmHg,SpO$_2$ 90%,予 3L/min 吸氧后,SpO$_2$ 升至 95%,取右侧卧位 L3/L4 间隙行腰-硬联合麻醉,见脑脊液后腰麻推注 0.5% 布比卡因 1.5ml,后向头侧顺利置管 5cm 固定,回抽无血液脑脊液,硬膜外推注 2% 利多卡因 3ml 试验量,5 分钟后观察患者无全脊麻等不适,并测平面至 T$_{10}$。麻醉手术历时 2 小时 20 分,期间 NIBP 收缩压 188~128mmHg,舒张压 92~54mmHg,心率 87~59 次/min,SpO$_2$ 60%~100%。术中共补平衡液 500ml,出血量约 30ml,尿量无。术毕送回病房。术后第 2 天查房出现嗜睡,意识不清,不言语及对答。伸舌不配合,右侧鼻唇沟变浅,口角向左侧歪斜。右侧肢体肌力 2~3 级,无自主活动,对疼痛刺激无反应。右侧病理征（+）。左上下肢可自主活动,疼痛刺激出现逃避动作。低流量吸氧血气分析提示:pH 7.26,氧分压 68.7mmHg,二氧化碳分压 71.7mmHg。立即查头颅 CT:未见明显异常。考虑患者一般情况差,氧合欠佳,遂转入透析室行腹膜透析,在转运途中出现深昏迷,GCS 评分 4 分（E1V1M2）,呕吐,呕大量宿食,无发热,无四肢抽搐,鼻导管给氧,氧饱和度维持在 51%,急送入 ICU 予气管插管接呼吸机辅助呼吸,监测患者氧饱和度仍低，并出现心脏停搏，予心肺复苏持续胸外按压、应用肾上腺素、静滴碳酸氢钠等抢救。

（三）危机转归

患者恢复自主心跳 50~60 次 /min，双侧瞳孔直径 7.0mm，对光反射消失。向患者家属交代病情，告病危，患者家属表示理解，要求办理自动出院。

（四）危机事件分析

本病例术后第二天出现嗜睡，意识不清，不言语及不对答，右侧肢体偏瘫，同时伴有呕吐；头部 CT 未见明显异常。结合患者高龄体型肥胖、"高血压"病史及肾功能不全腹部透析病史；肺功能差；且动静脉斑块及血栓形成。考虑缺血性脑卒中可能性大。

患者年龄大且基础疾病较多、肺功能差，遂采取腰硬联合麻醉以减少对患者生理功能的干扰。患者术前就考虑下肢静脉血栓形成，应请血管外科会诊决策是否需要安装血栓过滤网，防止血栓脱落导致栓塞。同时对于房颤的患者未排外心房血栓的形成。术中患者的血压波动较大（NIBP 收缩压 188~128mmHg，舒张压 92~54mmHg），且血氧饱和度最低降至60%，及早发现异常并关注血流动力学的变化趋势，积极处理。患者出现低血压未及时的适当补充部分血容量，术中补液量仅 500ml，且适当的补液可以稀释血液降低血液的黏滞性。患者于术后第二天出现Ⅱ型呼吸衰竭未及时气管插管。气管插管不仅可以改善患者的氧合且可以避免误吸等严重并发症的出现。入 ICU 后虽然进行对症处理，气管插管辅助呼吸、心肺复苏、血管活性药物使用等，积极挽救患者生命。但因患者基础情况太差，缺氧时间过长，虽已恢复自主心跳，但瞳孔已散大。

对于术前身体情况较差的患者，需严格把握手术时机。如手术必须进行，术前谈话要向家属讲明老年人术后可能发生相应并发症，加强观察和护理。术前焦虑情绪的心理支持及术后随访有利于早期诊断；同时围麻醉期要合理用药，时刻关注患者生命体征，预防和治疗低氧血症及高血压或低血压，维持水、电解质平衡。

五、临床建议与思考

1. 对发病性质的判断　脑卒中病因有出血性和缺血性，不同原因导致的相同临床表现，但不同原因导致的脑卒中处理要点及关注点不同。所以在临床上要明确脑卒中的原因，避免由于处理不当导致患者病情进一步加重。

2. 降低颅内压　重症脑卒中急救治疗的关键是降低颅内压，控制脑水肿，防治脑疝形成。使用脱水剂至关重要，一般采用 20% 甘露醇快速静脉滴注或静推，每次 125~250ml，半小时内滴完。但要注意甘露醇可能导致的心肺肾衰竭，高龄患者应适当减少用量，合并肾功能不全可予甘油果糖与白蛋白及呋塞米交替使用，同时注意电解质的变化。

3. 注重血压的调控　脑卒中后脑血管的自动调节能力丧失，脑血流直接依赖体循环血压。对于出血性脑卒中，卒中急性期的血压增高，对于大部分患者不需要急于降压治疗，如有明显颅内压增高则可经过积极的脱水利尿等处理降低血压。对于缺血性脑卒中，维持血压于基础水平，大多数不主张降压治疗。

4. 抗凝剂　对大多数急性缺血性脑卒中患者，不推荐早期进行抗凝治疗；特殊情况下溶栓后还需抗凝治疗者，建议在神经内科医师指导下进行。凝血酶抑制剂的使用还有待于进一步的研究证实。

5. 溶栓　对急性缺血性脑卒中发病 3 小时内的患者，应按照适应证和禁忌证严格筛选患者,尽早静脉给予 rtPA 溶栓治疗。

6. 抗纤溶　很多研究显示脑梗死急性期血浆纤维蛋白原和血液黏滞度增高,蛇毒酶制剂可显著降低血浆纤维蛋白原,并有轻度溶栓和抑制血栓形成的作用。

(殷焱燕　张亚军)

参考文献

[1] 郭伟,李斗,彭鹏.急性缺血性脑卒中急诊急救中国专家共识(2018)[J].临床急诊杂志,2018,19(6):351-359.

[2] 纪禹同,冯国飞,董凤英,等.老年心房颤动患者缺血性脑卒中的临床特点及抗凝治疗分析[J].中华老年心脑血管病杂志,2018,20(7):711-715.

[3] 李爱丽,王五洲.围手术期脑卒中36例临床分析[J].中国实用神经疾病杂志,2011,14(17):58-59.

[4] 李欣,李雯,刘凌云.早期静脉溶栓治疗急性缺血性脑卒中的临床疗效[J].中国老年学,2011,31(24):4926-4927.

[5] JIANG C, YONGSHAN H U, YI W U. The cost-effectiveness analysis of early rehabilitation of cerebral vascular accident patients [J]. Chinese Journal of Rehabilitation Medicine, 2006, 21 (11): 973-976.

第五节　肌松药残留

一、定义及发生机制

(一)定义

肌松药残留阻滞作用(residuel neuromusclar blockers,RNMB):指麻醉后未预料的神经肌肉阻滞延长,特指在神经肌肉阻滞定量监测中,四个成串刺激指数(TOFr=T4/T1)低于0.90和/或双短强直刺激(DBS)有衰减时残留神经肌肉松弛对机体产生的不良反应。

(二)发生机制

作为全身麻醉药物重要组成部分之一,神经肌肉松弛药主要是作用于神经肌肉接头(NMJ)运动终板处接头前膜、突触间隙及接头后膜烟碱型 Ach 受体,影响 NMJ 兴奋传递、兴奋-收缩耦联全过程,动作电位不能正常传导,肌纤维不能正常兴奋与收缩而产生肌肉松弛作用。因与烟碱型 Ach 受体作用方式不同有去极化肌松药代表的竞争性阻滞与非去极化肌松药代表的非竞争性阻滞。

当患者有神经肌肉系统疾病、内环境酸-碱紊乱及合用影响代谢药物等多种因素导致肌松药不能正常代谢、消退时,药物作用时间延长,作用程度加强,进而导致肌松药残留阻滞作用的发生。

(三)危险因素分析

1. 未能够根据患者病情特点和手术需求合理选用肌松药,老龄、女性、肌肉不发达和慢性消耗患者肌松药作用时间延长。

2. 长时间或多次应用中、长时效非去极化肌松药或重复使用氯琥珀胆碱(≥10mg/kg)。

3. 复合应用与肌松药有协同作用的药物,如吸入麻醉药,氨基糖苷类抗生素,抗胆碱酯酶药,或镁制剂、锂剂、维拉帕米等药物。

4. 低体温、水电解质紊乱及酸碱失衡,延长肌松药的代谢和排出,乙酰胆碱的合成和神经末梢乙酰胆碱囊泡释放受损。

5. 胆碱酯酶缺乏,如肝脏疾病、营养不良、癌症转移、妊娠。

6. 肝、肾功能严重受损,降低神经肌肉松弛药代谢、清除作用。

7. 如患者或家庭患有诊断明确的神经肌肉疾病(如重症肌无力)或表现(无法解释的无力)。

二、典型临床症状与快速识别

(一)临床表现

因肌松药残留程度的不同,可能存在多种临床表现,包括:

1. 意识状态　可表现为正常镇静,呼之不应,无应答,或表现为惊恐、眼球转动但无力睁眼,或视物不清、复视。

2. 动作能力　肌肉松弛无法活动,或手足挣扎、抽搐、身体摆动,无力咳嗽、无法握手,不能抬头或抬头小于 5 秒。

3. 呼吸能力　气道阻塞或梗阻,无呼吸动作或潮气量 ≤ 5ml/kg,血氧饱和度提示 ≤ 90%。

4. 通过神经刺激仪进行残留程度判断(表 10-5-1)。

表 10-5-1　肌松残留程度

TOFr	临床表现
<0.7	无法按指令抬头、握手、睁眼或伸舌
0.7	能咳嗽、睁眼、伸舌和持续抬头 5 秒;平均潮气量(TV)=17ml/kg
0.7~0.75	复视、视觉障碍、握力下降、不能坐起、不能门齿对咬、不能用吸管吸水
0.8	视觉障碍,全身乏力
0.9	复视现象减轻
1.0	眼外肌仍未完全恢复

(二)辅助检查

定性方法:拇内收肌 TOF<0.90 代表肌松药残留阻滞;当 DBS 触感能辩出衰减,约为 TOF0.6 时水平。

主要的定量方法有:加速度仪(AMG)、肌机械效应图(MMG)、肌电效应图(EMG)、肌音效应图(PMG)等。AMG 为目前临床上最为常用的监测方法。且有证据表明,术中运用 AMG 监测相较于常规、定性的 TOF 监测,可减少肌松药残余作用、肌肉无力、气管拔管后不良呼吸的发生。

(三)鉴别诊断

1. 镇静药物浓度过高导致的呼吸停止,待药物浓度下降后明显好转。

2. 镇痛药过量导致呼吸暂停或呼吸缓慢,给予纳洛酮 0.2~0.4mg 后明显好转。

3. 原有精神障碍性疾病,不能正常配合。

4. 严重多脏器衰竭及并发症导致的呼吸抑制。

5. 神经系统疾病,如重症肌无力或肌无力综合征(伊顿 - 兰伯特综合征)、休克、喉神经麻痹。

6. 黏液性水肿昏迷。

7. 低钾血症或高钾血症(低钾性肌无力:少见的临床低钾导致系统肌无力)。

8. 甲状旁腺功能亢进症合并高钙血症或低钙血症导致的无力或手足抽搐。

三、危机处理方案

(一) 危机处理

1. 当表现通气不足时立即通过面罩通气与供氧,按基础生命支持方法进行,严密监测脉搏血氧变化,必要时再次气管插管行机械通气。

2. 如果通气充足,考虑下颌松弛,可以放置口咽通气道,给予辅助通气;同时安慰患者,消除紧张与疑惑,鼓励患者慢慢的呼吸,陪着患者直到呼吸功能的全部恢复。

3. 利用神经刺激仪进行 TOF 或 DBS 测定,判断神经肌肉功能消退程度,当 TOF 显示刺激没有恢复时可用 PTC 测定,指导拮抗时机(拮抗时机为 PTC ≥ 10)。

4. 给予充足的拮抗首剂药物(新斯的明最大剂量 70μg/kg,格隆溴铵 10μg/kg)。

5. 如果拮抗后神经肌肉功能还没有恢复,或考虑有 Ⅱ 相阻滞时,应再次麻醉后进行气管插管,转运到 ICU 继续通气治疗。

6. 如果患者意识处于部分麻醉状态,消除患者顾虑并给予小剂量的咪达唑仑或丙泊酚进行镇静。

7. 保持正常体温及正常血碳酸水平。

(二) 危机后处理

1. 患者生命体征平稳后,对患者及其家属进行抽血做麻醉药物、辅助药物及生物学的假性胆碱酯酶的基因检测,检测阳性者做好病史记录并告知患者及家属,预防再次发生危机。

2. 对于可疑的神经肌肉疾病请神经内科医师会诊。

3. 如果患者有再次用药需求,需向患者讲诉事件细节,以防事件再次发生严重的后果。

(三) 危机预防

1. 在神经肌肉功能恢复前对米库氯铵的拮抗会导致肌松作用延长和阻滞程度加深。

2. 当 TOF 无显示恢复时最好不要进行肌松药的拮抗。

3. 成功的神经肌肉拮抗依赖于细胞内 pH 值,应保持好正常的呼吸酸 - 碱平衡。

4. 可考虑应用布瑞亭进行非去极化药的拮抗作用,特别是对罗库溴铵。

四、典型病例

(一) 病历摘要

患者,女性,60 岁,体重 55kg。因"体检发现降结肠肿块 3 天",诊断"降结肠癌"。既往无特殊病史。拟在全身麻醉下行"腹腔镜下右半结肠根治术"。

(二) 危机发生及处理

全身麻醉诱导:咪达唑仑 2mg、丙泊酚 100mg、芬太尼 0.2mg、维库溴铵 8mg,4 分钟后气管插管,机械通气潮气量 400ml、频率 12 次 /min,丙泊酚 TCI 2~3μg/ml、瑞芬太尼 2~5ng/ml 及吸入七氟烷 1%~2% 维持麻醉,间断追加芬太尼 0.05mg 镇痛,每隔 1 小时追加维库溴铵 2mg 维持肌松。手术历时 5 小时结束。术毕前 30 分钟停止吸入七氟烷,提前 10 分钟停止泵入丙泊酚及瑞芬太尼，芬太尼总用量 0.4mg，维库溴铵 16mg，常规进行新斯的明 1mg、阿托品 0.5mg 拮抗，10 分钟后患者清醒，唤之睁眼；自主呼吸恢复，呼吸 12 次 /min，潮气量 220~280ml，带插管自主呼吸空气时，SpO₂ 为 95%，吸痰后拔管，送回 PACU。30 分钟后发现患者意识模糊，烦躁乱语，心律 120 次 /min，呼吸 25 次 /min，SpO₂ 下降，最低 48%；立即面罩高流量吸氧，SpO₂ 提高到 89%~92%，心率下降到 90 次 /min，潮气量约 300ml，除外腹部出血、腹痛原因后考虑肌松药残留阻滞作用，再次应用新斯的明 1mg、阿托品 0.5mg 拮抗。

（三）危机转归

2 分钟后患者感觉明显好转，诉刚才有"呼吸无力，想说话说不出来，快要死了的感觉"，吸空气情况下 SpO₂ 维持在 95% 以上，继续观察 30 分钟无特殊后送回病房。

（四）危机事件分析

本例中年女性，一般状况正常，无特殊病史及重要脏器的并发症，ASA 评级 Ⅱ 级，麻醉诱导、麻醉维持均符合正常操作过程，术毕按常规流程进行拮抗，患者呼吸功能恢复，肌力部分恢复，在 PACU 观察期间患者再次出现因肌肉松弛，呼吸功能下降导致的通气不足表现。

立即面罩加压给氧，在保持循环平稳、内环境稳定、肝肾功能正常等情况下，于合适的时机进行拮抗，缓解了危机。分析原因有：术中每隔一小时追加维库溴铵 2mg 维持肌松，导致游离肌松药物增加；麻醉维持为静脉复合七氟烷吸入，使肌松药作用时间明显延长。

由于个体对肌松药敏感性的不同，术后拮抗时机的不准，临床上很大一部分患者于术后存在不同程度的肌松残余作用。肌松残余作用可能导致的术后并发症有呼吸衰竭、肺部并发症、误吸等。必要的肌松监测可以为我们判断肌松残余的程度提供客观的指标，同时为肌松的拮抗时机提供量化的指标，指导我们更好的把握拮抗时机，减少肌松残余相关不良事件的发生。

五、临床建议与思考

1. 根据患者情况选择合适的肌肉松弛药，依据患者状态注意给药剂量和追加时间，尤其是高龄或营养不良等。

2. 应熟练掌握每一个肌松药的药理作用及代谢特点，特别是非去极化肌松药的不同作用时间及不同代谢途径。

3. 避免麻醉过程中同一患者多种肌松药的使用。

4. 注意吸入麻醉药对肌松药的协同阻滞导致的作用时间延长。

5. 保持麻醉过程中循环稳定、维持体温、酸碱平衡等。

6. 进行连续神经肌肉刺激仪监测，指导肌松药的用量及合适的拮抗时机。

7. 布瑞亭　布瑞亭是新型氨基甾类肌松药特异性拮抗剂，为修饰后的 γ- 环糊精。高选择性、高亲和性地包裹甾类肌松药如罗库溴铵或维库溴铵后，经肾脏排出，从而使血液和组织中罗库溴铵或维库溴铵的浓度急剧下降，神经肌肉接头功能恢复常态。能在不同时刻进行拮抗，PTC=0，布瑞亭需 16mg/kg；PTC=1~2 时 4mg/kg，TOFr=0.5 时 0.2mg/kg，可在 2 分钟内消除罗库溴铵残留阻滞作用。给予布瑞亭不需要伍用抗胆碱药物，避免抗胆碱药物可能引起的不良反应。布瑞亭对阿曲库铵、顺阿曲库铵、米库氯铵等苄异喹啉类肌松药无拮抗作用。

8. 围手术期各类肌松监测的应用（表 10-5-2）。

表 10-5-2　围手术期肌松监测的应用

刺激种类	围手术期应用
单刺激（SS）	确定超强刺激（1.0Hz） 气管插管时肌松程度监测（0.1）
四个成串刺激（TOF）	气管插管时肌松程度监测 维持术中肌松和恢复期监测
强直刺激后单刺激肌颤搐计数（PTC）	肌松无效应期维持深度肌松 预测 SS 和 TOF 出现的时间
双短强直刺激（DBS）	术后肌松消退的感观判断

（殷　爽　奉光举）

参考文献

［1］刘进，邓小明 . 2014 版中国麻醉学指南与专家共识 [M]. 北京：人民卫生出版社，2014: 76-81.

［2］吕兰，陶刚，魏官峰 . 肌松监测下老年患者术后拔管安全性和有效性观察 [J]. 西南军医，2017, 19 (4): 321-323.

［3］李颖芬，欧阳葆怡，冉建 . 新斯的明拮抗顺阿曲库铵肌松效应时机分析 [J]. 广东医学，2010, 31 (15): 2022-2024.

［4］HERRING W J, WOO T, ASSAID C A, et al. Sugammadex efficacy for reversal of rocuronium-and vecuronium-induced neuromuscular blockade: A pooled analysis of 26 studies [J]. Journal of Clinical Anesthesia, 2017, 61 (5-6): 84-91.

［5］MURPHY G S, SZOKOL J W, MARYMONT J H, et al. Intraoperative acceleromyographic monitoring reduces the risk of residual neuromuscular blockade and adverse respiratory events in the postanesthesia care unit.[J]. Anesthesiology, 2008, 109 (3): 389-398.

［6］PLAUD B, MERETOJA O, HOFMOCKEL R, et al. Reversal of rocuronium-induced neuromuscular blockade with sugammadex in pediatric and adult surgical patients [J]. Anesthesiology, 2009, 110 (2): 284-294.

［7］BUTTERLY A, BITTNER E A, GEORGE E, et al. Postoperative residual curarization from intermediate-acting neuromuscular blocking agents delays recovery room discharge [J]. Br J Anaesth, 2010, 105 (3): 304-309.

第六节　少　尿

一、定义与发病机制

（一）定义

少尿（oliguria）指 24 小时尿量少于 400ml 或者每小时尿量少于 17ml。急性肾损伤（acute kidney injury）指由导致肾脏结构或功能变化的损伤引起的肾功能突然（48 小时以内）下降，表现为血肌酐绝对值增加 ≥ 0.3mg/dl（ ≥ 26.4μmol/l），或者增加 ≥ 50%（达到基线值的 1.5 倍），或者尿量 <0.5ml/（kg·h），持续超过 6 小时。改善全球肾脏病预后组织（kidney disease improving global outcomes，KDIGO）分期标准见表 10-6-1。

表 10-6-1 急性肾损伤（AKI）的 KDIGO 分期标准

期别	肾小球功能指标（Scr）	尿量指标
1 期	升高 ≥ 26.5μmol/L 或升高 1.5~1.9 倍	<0.5ml/(kg·h)，时间 6~12h
2 期	升高 2.0~2.9 倍	<0.5ml/(kg·h)，时间 ≥ 12h
3 期	升高 ≥ 353.6μmol/L，或需启动肾脏替代治疗	<0.3ml/(kg·h)，时间 ≥ 24h 或无尿 ≥ 12h

注：Scr 为血清肌酐；GFR 为肾小球滤过率。

（二）发生机制

AKI 的病因分为肾前性、肾性和肾后性因素。

1. 肾前性因素如有效循环血容量不足、肾血管痉挛等导致血压过低，肾血流不足。

2. 肾性因素如急性肾小管坏死（ATN）、间质性肾炎、肾小球肾炎等。

3. 肾后性因素如前列腺肥大、泌尿系结石、肿瘤等尿路梗阻性疾病因素。

（三）危险因素分析

1. "脆弱"肾　合并有糖尿病、高血压、血管病变者。

2. 已有的慢性肾脏疾病 - 肾小球肾炎和 / 或肾病综合征。

3. 肾毒性因素　（抗生素、造影剂、NSAIDs 药物、ACE 抑制剂、环孢素、肌红蛋白）、败血症、梗阻性黄疸、ABO 溶血性反应。

4. 外科原因　大动脉手术、肾血管手术、长时间及体外循环手术。

5. 其他未明原因。

二、典型的临床表现与快速识别

（一）临床表现

围麻醉手术期主要表现在少尿或无尿及其他伴随症状，如水肿、心功能衰竭等。

（二）辅助检查

1. 肾功能检查　血尿素氮及血肌酐升高。

2. B 超　因尿道梗阻可见膀胱充盈。

3. X 线　见泌尿系统结石、肾萎缩及肾肿瘤等病变。

（三）鉴别诊断

1. 低血容量　可用补液试验进行判断血容量是否充足。

2. 心功能衰竭　血管活性药物的应用。

3. 腹压过高　压迫肾血管或泌尿系统。

4. 急性肾小管坏死　可用呋塞米试验判断肾小管功能。

5. 输尿管梗阻　泌尿系结石或肿瘤导致梗阻。

6. 机械管道阻塞　如导尿管未打开。

三、危机处理方案

（一）危机处理

当监测到少尿或无尿时进行下述处理

1. 通过尿管进行每小时尿量的测量(引流不畅,尿管阻塞立即注射 50ml 生理盐水到膀胱以排除)。

2. 维护血容量正常。

3. 估算液体丢失量和计算液体平衡

(1)补液试验(250~500ml 超过 15 分钟灌注),必要时可重复一次,但是避免液体负荷大于 1L。

(2)放置中心静脉导管,监测并保持 CVP 在 10~12cmH₂O。

4. 维持血压在正常水平(MAP>70mmHg)或稍高水平(如患者有高血压病史),必要时准备血管活性药。

5. 维持心排出量,必要时考虑应用多巴胺。

6. 治疗危害生命的电解质紊乱。

(二)危机后处理

当上述处理尿量还没有达到正常时,须进行下述处理

1. 是否合并急性高钾血症。

2. 是否经尿道前列腺切除术(TURP)导致的急性水中毒综合征。

3. 立即停用或避免使用肾毒性药物。

4. 考虑应用甘露醇或呋塞米来增加利尿,以保证液体管理更容易。

5. 请肾内科医师或重症医学医师会诊,以加强肾前性或肾源性急性肾损伤的管理。

6. 请肾脏外科医师处理尿路梗阻原因,必要时进行耻骨上膀胱穿刺或经皮肾穿刺引流。

(三)危机预防

加强患者术中液体管理治疗,适当补充血容量及维持循环的稳定;避免使用肾毒性药物;注意各种引流管的通畅,尽早解除梗阻。

四、典型病例

(一)病历摘要

患者,男性,48 岁,体重 60kg,因"饮酒后车祸致头部外伤 2 小时"入院,入院时轻度昏迷,有恶心呕吐,诊断:多发性脑挫伤,右侧硬膜外血肿,术前血尿素氮 7.46mmol/L,肌酐 97.5μmol/L,其余检查均在正常范围。拟在全身麻醉下行"去骨瓣减压,血肿清除术"。

(二)危机发生及处理

患者入室血压 180/95mmHg,心率 60 次/min,呼吸 26 次/min,诱导用药:咪达唑仑 2mg,芬太尼 0.2mg,罗库溴铵 50mg,气管插管后吸入 1~2% 七氟烷、瑞芬太尼 0.15~0.2μg/(kg·min)维持,行有创动脉测压、右颈内静脉穿刺置管输液,术中血压维持在 100/60mmHg 以上,心率、血氧饱和度、呼末二氧化碳均维持正常,CVP 显示 6cmH₂O,当去骨瓣后,手术野大量出血、渗血,估计出血 2 000ml,血压下降至 60/20mmHg,HR130 次/min,CVP 提示 2cmH₂O,考虑低血容量性休克,立即停止吸入麻醉药,加快输液,输血 3.5U,麻黄碱、多巴胺等血管活性药物使用,效果不佳,50 分钟后血压渐上升到 90/50mmHg,CVP 提示 3cmH₂O,此时发现患者无尿;1 小时后血压再次下降至 75/40mmHg,继续扩容,输血治疗,30 分钟后血压上升至 130/80mmHg,手术历经 5 小时 30 分钟,补入晶体液 5 500ml,胶体液 1 000ml,红细胞悬液 6.5U,手术结束,自主呼吸恢复,无尿,呋塞米 20mg 静注后无改善,急查血尿素氮 8.31mmol/L、

肌酐 142.3μmol/L，血电解质在正常范围，行气管切开后送 ICU 继续治疗。患者全身中度水肿，提示急性肾功能损伤，继续输血、白蛋白、大量利尿剂，效果不佳，7 小时后复查尿素氮、肌酐进一步增加，无尿产生，遂紧急进行床旁血液透析。

（三）危机转归

患者于术后第 3 天出现部分尿液，且尿量逐渐增加，血肌酐尿素氮等水平下降。遂转入普通病房继续观察。于术后第 10 天康复出院。

（四）危机事件分析

本病例前期诱导及麻醉维持过程的处理方案都属正常，对于去除骨瓣后颅内高压状态迅速下降，出血量明显增加，加剧了循环功能衰竭，导致肾前性缺血缺氧；由于循环纠正不及时，使肾皮质及髓质缺血缺氧时间过长，导致肾性功能受损，急性肾损伤、肾衰竭产生。

患者在去除骨瓣后颅内高压状态迅速下降，出血量明显增加，虽积极的输血输液及使用相关升压药物仍未能改善患者的低血压状态。对于预计手术出血较多的患者，应在麻醉诱导时即补充一定的血容量避免突然的出血导致循环的衰竭。整个手术过程虽然积极的补液升压及使用利尿药物，但仍未能改善肾功能，术中我们要注意避免使用肾毒性的药物及使用扩张肾血管的药物（如多巴胺等）。由于在 ICU 尽早的进行了肾透析处理，及时保护好肾功能，改善患者的预后。

对于术中低血压状态，在纠正血容量不足的同时应用去甲肾上腺素或肾上腺素等血管活性药物，减少低血压的时间。血细胞不足情况，长时间缺血、缺氧、低血压、低温液体输注等导致严重代谢性酸中毒，应积极纠正酸碱平衡。术中要密切关注患者的尿量变化，尤其是术中大出血导致循环的剧烈变化，肾脏低灌注状态。对于出现急性肾功能不全的患者，最好的措施为尽早进行血液透析，减轻肾脏负担，为肾脏功能的恢复提供一个缓冲期。

五、临床建议与思考

1. 尿量监测应作为常规监测指标之一，特别是高龄、小儿、原有肾功能不全、术野遮盖不便于术中导尿、长时间手术、俯卧位等，并注意保持导尿管处于通畅状态。

2. 维持术中循环功能稳定，MAP ≥ 80mmHg 以保持肾前性血供。

3. 维持术中酸碱平衡，避免代谢性酸中毒的产生。

4. 对于术前合并有肾功能不全患者，请肾内科医师会诊，采用相应方法维持肾功能状态。

5. 如肾衰竭不能及时纠正，尽早进行肾透析处理。

6. 造影剂肾损害最有效的治疗是适度输注等渗性碳酸氢钠（在造影剂 1ml/kg 持续 6 小时之前，给予 3ml/kg 至少 1 小时输注完毕），同时 N- 乙酰半胱氨酸（1 200mg 造影前 24 小时和造影后 48 小时）对碳酸氢钠有一定的协同作用。

7. 在少尿患者中甘露醇、呋塞米及噻嗪类利尿剂（肾脏剂量的多巴胺）在减少急性肾衰竭、肾透析及死亡率没有明显优越性，甘露醇最佳用于横纹肌溶解或脑水肿患者。

8. 腹间隔室综合征，腹内压升高导致肾与内脏低灌注压，呼吸窘迫，膈肌活动受限，导致静脉回流障碍，也是造成少尿或无尿的原因之一。

9. 羟乙基淀粉作为临床常用的扩容液体，有病例报道其可能导致患者术后急性肾损伤，对于有危险因素的患者，我们要慎重使用。

10. 对于慢性肾疾病、长期禁食及 NSAID 药物使用患者适当输注盐水可以减少肾衰竭风险。

（杜家敏　奉光举）

参考文献

［1］钟宝琳, 黄桂明, 李以平, 等. 术后发生急性肺损伤的危险因素分析 [J]. 临床麻醉学杂志, 2015, 31 (9): 888-890.

［2］司徒伟, 崔向丽, 刘丽宏, 等. 羟乙基淀粉 130/0. 4 氯化钠注射液致肾功能损害 15 例临床分析 [J]. 临床药物治疗杂志, 2015, 13 (1): 79-82.

［3］孙洁, 郧丰. 卵巢过度刺激综合征合并腹腔间室综合征 1 例及分析 [J]. 现代实用医学, 2016, 28 (11): 1539-1540.

［4］DUNN W J, SHIMIZU T, SANTAMARIA N, et al. The effect of urinary and arterial blood pH on the progression of acute kidney injury in critically ill patients with systemic inflammatory response syndrome or sepsis and oliguria [J]. Australian Critical Care, 2016, 29 (1): 41-45.

［5］Kara Beth Chenitz, Meghan B. Lane-Fall. Decreased Urine Output and Acute Kidney Injury in the Postanesthesia Care Unit [J]. Anesthesiology Clinics, 2012, 30 (3): 513-526.

［6］DEVARAJAN P. Update on mechanisms of ischemic acute kidney injury.[J]. Journal of the American Society of Nephrology, 2006, 17 (6): 1503-1520.

［7］WAIKAR S S, LIU K D, CHERTOW G M. Diagnosis, Epidemiology and Outcomes of Acute Kidney Injury [J]. Clinical Journal of the American Society of Nephrology Cjasn, 2008, 3 (3): 844-861.

第十一章

产科麻醉事件危机管理

第一节 急诊剖宫产

一、定义与发生机制

（一）定义

急诊剖宫产（emergency cesarean sections）指需紧急或者立即经腹部切口将胎儿娩出的手术方式，可分为紧急剖宫产（urgent cesarean sections）和即刻剖宫产（stat cesarean sections）。

紧急剖宫产指母亲或胎儿的生命此时受到了威胁，但情形不是特别危急，手术分娩是为了防止情况恶化。

即刻剖宫产指在分娩期间当胎儿或母亲生命受到威胁时，在短时间内经腹切开子宫取出胎儿终止妊娠，以确保母亲和胎儿的安全。

（二）发生机制

按时间标准剖宫产可分为 4 级：1 级是指母亲或胎儿的生命受到了紧急威胁，手术分娩必须尽快执行，越快越好；2 级指母亲或胎儿的生命此时受到了威胁，但情形不是特别紧急，手术分娩是为了防止情况恶化；3 级是指母亲或胎儿的生命此时没有受到威胁，但若自然分娩，母亲或胎儿的生命易受到威胁，手术分娩是为了防止威胁的发生；4 级为择期手术，可由母亲和医师自行决定，不是严格的医学指征。

（三）危险因素分析

急诊剖宫产危险因素分析见表 11-1-1。

表 11-1-1 急诊剖宫产危险因素

危及母体	头盆不称（胎儿头过大，不能通过骨盆）
	产程过长（如第二产程延长）
	胎位不正（枕横位、枕斜位、臀先露）
	高龄产妇（年龄 >40 岁）、多次分娩
	妊娠妇女状态危急（母体大出血、羊水栓塞、妊娠期高血压疾病、心脏病）

续表

危及胎儿	胎儿窘迫
	胎儿心率过低或过高
	子宫异常（瘢痕子宫、子宫破裂、宫缩失调、子宫畸形）
	胎盘脐带异常（前置胎盘、胎盘早剥、脐带脱垂、脐带过长）
	多胎妊娠、巨大胎儿、胎儿发育异常
	生殖器疱疹伴胎膜破裂、绒毛膜羊膜炎

二、典型临床表现与快速识别

（一）临床表现

1. 紧急剖宫产　轻微胎儿窘迫、难产（胎先露异常、头盆不称、功能性子宫收缩失调）、产钳等助产失败、瘢痕子宫。

2. 即刻剖宫产　严重胎儿窘迫、脐带脱垂、产妇大出血、子宫破裂、产妇心跳停止且对心肺复苏无反应。

（二）辅助检查

1. 凝血功能检查在胎盘早剥等妊娠期大量失血应即时进行。

2. 超声和MRI对于胎盘前置、胎盘植入诊断具有较高灵敏度。

3. 胎心率监护（FHR）需要评价胎心率基线、基线变异与宫缩的关系，是评估胎儿是否正常的最有用技术。

（三）鉴别诊断

产科医师依据急诊剖宫产临床表现及手术指征来判断是否需要行紧急剖宫产或者即刻剖宫产，经过麻醉医师与产科医师充分沟通后决定实施何种麻醉方法为最佳。

三、危机处理方案

（一）危机处理

急诊手术的应急启动，可借鉴澳大利亚墨尔本妇女医院的紧急剖宫产手术流程：

1. 产妇值守医师或助产士根据分娩状况，按照相关诊断标准报告产妇需要紧急剖宫产，并通知总机。

2. 总机通过手术室公共广播系统宣布紧急剖宫产。

3. 总机通过群组界面呼叫产科、麻醉科、新生儿科等相关科室。

4. 产妇由病区或产房转运至手术室的同时，手术相关人员已经在手术室做好相关准备。

5. 产妇入手术室后需要再次评估，确定是否需要紧急剖宫产，同时麻醉医师进行麻醉前相关评估。

6. 如果必须手术，马上开始麻醉。

7. 如果已行有效的硬膜外分娩镇痛，直接经硬膜外导管给予局部麻醉药。如果时间允许也可行蛛网膜下腔麻醉。如果行全身麻醉，应采用快速顺序诱导（RSI）（图11-1-1）。

（二）危机后处理

1. 母体

(1)进行即时血液检测（血常规、血气分析、电解质、血钙、凝血功能）。

(2)根据临床状况输注血液制品。

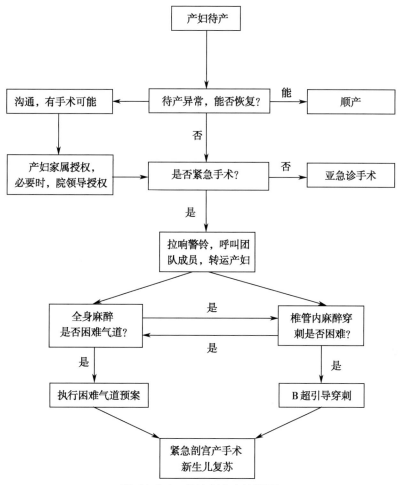

图 11-1-1　急诊剖宫产流程图

（3）使用血管活性药支持循环稳定。

（4）全身麻醉时，调整每分通气量，保持正常的二氧化碳水平（呼气末氧化碳分压30~32mmHg）。

（5）胎儿娩出后，给予阿片类药物、巴比妥类药物或丙泊酚复合吸入麻醉。如果需要，可以考虑使用肌松药。

（6）在手术结束时，当患者清醒，麻醉充分逆转，可以听从指令，并且充分拮抗肌松后，拔除气管导管。拔管前可行双侧腹横筋膜阻滞（TAP）来缓解患者剖宫产术后疼痛。

（7）椎管内麻醉时，使用无重复呼吸面罩给予患者 100% 氧气。

2. 新生儿

加强与产科和新生儿科合作，确保每次分娩时至少有 1 名熟练掌握新生儿复苏技术的医护人员在场，共同保护胎儿向新生儿的平稳过渡，具体操作方案见《新生儿复苏》章节。

（三）危机预防

剖宫产麻醉方案的选择与实施：

对于直接威胁到母亲或者胎儿健康的即刻剖宫产手术，全身麻醉为首选。对于紧急剖宫产手术，如果时间允许并且无椎管内麻醉禁忌证，则椎管内麻醉为首选。但最佳麻醉方法的选择，需要麻醉医师与产科医师共同对产妇情况评估后确定。

1. 全身麻醉

(1) 全身麻醉诱导前

1) 呼叫其他麻醉医师协助。

2) 将产妇置于合适体位。

3) 保持子宫处于左倾位。

4) 检查胎儿心音(如果胎儿心率正常,可能有时间进行椎管内麻醉,没必要在全身麻醉下行紧急剖宫产)。

5) 麻醉前酌情口服非颗粒性抑酸药枸橼酸钠 30ml 和 / 或 30 分钟前静注或口服 H_2 受体拮抗剂。

6) 孕期由于肥胖、气道水肿等因素造成产妇气管插管失败率较高,需准备多种喉镜、喉镜片、带管芯气管导管、插管钳、插管型喉罩等设备。

7) 麻醉诱导前予以 100% 氧气行预充氧。

8) 麻醉诱导前完成剖宫产患者手术准备(体位摆放,消毒,铺单)。

9) 术前尽量完成预防性抗生素的使用。

(2) 全身麻醉诱导

1) 快速诱导同时按压环状软骨防止反流误吸。

2) 诱导用药丙泊酚 2mg/kg,依托咪酯 0.2~0.3mg/kg(可在产妇低血容量或低血压时应用),氯胺酮 1mg/kg(可在产妇低血容量或低血压时应用),氯琥珀胆碱 1.5mg/kg。

3) 如果需要骨骼肌松弛,可以用中短效非去极化肌松药(如美维松或阿曲库铵)。

4) 插入直径 6~6.5mm 的气管导管,插管成功后可使用吸入麻醉药 1~2 最低肺泡有效浓度(MAC),100% 氧气吸入,严密监测血压。

(3) 全身麻醉维持

胎儿和胎盘娩出后,降低或停止吸入麻醉药使用,使用阿片类药物和丙泊酚输注防止产妇苏醒。

(4) 全身麻醉术后拔管

1) 患者完全清醒,口腔吸引,调整体位拔出气管导管,防止误吸。

2) 转运患者时使用无重复呼吸面罩吸 100% 纯氧。

2. 椎管内麻醉

硬膜外或蛛网膜下腔麻醉单独或联合应用是目前产科麻醉最常用的方法。

(1) 椎管内麻醉前

1) 静脉输注羟乙基淀粉 500ml。

2) 麻醉前酌情口服非颗粒性抑酸药枸橼酸钠 30ml 和 / 或 30 分钟前静注或口服 H_2 受体拮抗剂。

3) 直至婴儿娩出甚至更长的时间需要使用无重复呼吸面罩给予患者 100% 氧气。

(2) 椎管内麻醉实施

1) 穿刺时产妇体位为侧卧位或者坐位。

2) 穿刺点一般选则 $L_{1~2}$、$L_{2~3}$、$L_{3~4}$ 椎间隙。

3) 蛛网膜下腔麻醉可以迅速控制疼痛,但要密切关注最高感觉阻滞平面水平。

4) 硬膜外麻醉容易获得较高的阻滞平面,在需要时还可以经硬膜外导管分次追加药物。

5) 腰 - 硬联合麻醉既起效迅速、可靠、阻滞完善,又可以通过硬膜外导管补充麻醉药和进行术后镇痛。

（3）椎管内麻醉后

1）患者仰卧子宫左倾位,吸氧。

2）无创血压监测每 1~2 分钟一次直至循环稳定。低血压时,给予去氧肾上腺素 100~200μg,或麻黄碱 5~10mg 静脉注射。

3）控制感觉阻滞平面不高于 T_4,也有利于防止严重低血压的发生。

4）手术前密切关注感觉和运动阻滞平面,如果阻滞平面不足可改为全身麻醉。

四、典型病例

（一）病历摘要

患者,女性,28 岁,因"停经 36 周,阴道流液 1 小时"于 17 时 30 分入院,平素月经较规则,既往体健,无过敏史。1 小时前无诱因出现阴道大量流液,色清,无阴道流血及下腹痛,胎动好,遂就诊我院,门诊以"胎膜早破孕 1 产 0 宫内孕 36 周单活胎"收入院。体温,36.6℃,脉搏 90 次 /min,呼吸 20 次 /min,血压 109/76mmHg,妊娠妇女体重 66kg,身高 160cm,胎心 140 次 /min,Bishop 宫颈成熟度评分 4 分。

（二）危机发生与处理

17 时 48 分入产房行胎心监护,胎心基线波动 140 次 /min,变异可。40 分钟有一次加速,18 时 45 分接助产士报告胎心慢,立即查看患者,见胎心监测探头探测胎心 90 次 /min,患者无明显腹痛,有阴道流液,阴道流血,立即消毒阴道检查,查头先露,宫口容 2 指尖,宫口周围触及条索状物,约 3cm 长,有搏动感,考虑脐带脱垂,立即用手持续上推胎头,抬高臀部,呼叫全部当班人员（1 名副主任医师、1 名主治医师、1 名住院医师、4 名助产士）到场抢救,18 时 47 分将产妇迅速推入产房手术室,行急诊剖宫产手术,通知新生儿科医师及麻醉科医师到场。

在阴道持续上推胎头,推入产房手术间后,多普勒胎心监测仪未测出胎心率,立即呼叫超声科会诊,同时用 B 超探查,胎心率 110 次 /min,立即碘伏消毒铺巾,局部麻醉后,行子宫下段横切口剖宫产术。见羊水清,量约 300ml,吸尽羊水,以 LOA 取出一男活婴,胎儿娩出后感宫颈口脐带往宫腔回纳,Apgar 评分 1 分钟 10 分,5 分钟 10 分。手术时间为 1 小时 14 分钟,术中诊断为"脐带脱垂;急性胎儿窘迫;胎膜早破;早产;孕 1 产 1 宫内孕 36 周左枕前部宫产;早产儿"。

（三）危机转归

卡贝缩宫素 100μg 术中静推促进子宫收缩,预防产后出血,子宫收缩好。常规缝合子宫切口,请麻醉医师行静脉全身麻醉后,给予探查子宫双附件正常,查切口无渗血,常规关腹,手术过程顺利,麻醉满意,术中失血 150ml,尿液 450ml,补液 1 000ml,术毕测血压 115/72mmHg,心率 88 次 /min,安返病房。

（四）危机事件分析

脐带脱垂、胎心率下降导致急性胎儿窘迫,符合即刻剖宫产指征。

用手持续上推胎头,避免脐带受压导致胎儿窘迫情况恶化,在局部麻醉下立即进行剖宫产取出胎儿,随后立即予以静脉全身麻醉进行子宫缝合及关腹,尽可能减少剖宫产手术给产妇带来的痛苦和应激反应。在启动即刻剖宫产的同时,立即呼叫麻醉科,新生儿科等相关科室协助进行产妇麻醉及新生儿复苏。

急诊剖宫产手术（特别是即刻剖宫产）以抢救母胎生命为目的,术前准备时间短、病情复杂,可能存在饱胃、困难气道、困难穿刺等情况,需做好相关麻醉预案;理论上从决定手术到胎儿娩出越快越好,但这涉及多学科合作,故平时的演练、娴熟的技能和充分的医疗条件均不可少。

五、临床建议与思考

(一)1996 年德国妇产科专家 Hillemanns 建议急诊剖宫产术自决定手术至胎儿娩出的时间间隔(decision to delivery interval,DDI)30 分钟内较为合适,这个观点也得到了美国妇产科医师协会的支持。随着临床基础条件的改善、可视化仪器的运用、麻醉技术的进步、多学科协调及急诊手术流程的优化,DDI 明显缩短,但对于最佳时间尚无定论。

(二)理论上紧急剖宫产术流程越快优势越明显。由于中枢神经系统缺氧的极限时间是4~6 分钟,也有学者提出了"5 分钟即刻剖宫产"的观点,但尚未证实能改善母体或胎儿预后。若顺产过程中突发胎儿窒迫、胎心率下降且难以迅速恢复,提示胎儿生命受到紧迫威胁,需尽快手术分娩、解除胎儿或母亲受到的紧迫威胁;尽可能缩短 DDI,完善的硬件设施和默契的多学科合作是关键,具体应从如下方面考虑:

1. 首先要有专用的产房急诊手术室,设计合理,尽可能缩短产妇转运时间,手术间需配备多功能麻醉机、监护仪、手术床、无影灯和便携 B 超仪等,麻醉(全身麻醉和椎管内阻滞)与新生儿抢救相关物品、药品、用具以及无菌手术器械、敷料包、手术材料等时刻处于备用状态。另还需以产房为中心,建立连接产房、手术室、医师办公室(产科、新生儿科、麻醉科)和值班室的即时通讯传呼系统,一旦警铃响起,相关人员可同时听到紧急呼叫,直奔产房手术室。由于紧急剖宫产需多学科合作,相互间的密切配合非常重要,因此,团队之间应经常培训、定期模拟演练、定期考核、定期检查仪器和用品,每班要安排专门负责急救的人员(要求业务娴熟),随叫随到,真正做到急而不慌、危而不乱、忙而有序。

2. 术前准备要充分,在妊娠妇女待产过程除了密切观察产程外,还要有预见性给患者或家属谈话,签好手术同意书和麻醉同意书,避免危急时难找到家属签字;另建议配备特殊器械小包,以加快手术器械清点,力争优化每一个细节,以最快速度推进手术。

3. 由于紧急剖宫产术前准备时间短促,妊娠妇女病情急危、饱胃且易合并有困难气道和 / 或困难穿刺,同时强烈的宫缩痛也会影响妊娠妇女的配合,而蛛网膜下腔阻滞引起的循环紊乱和全身麻醉药物对新生儿的抑制也不可忽视,这些因素给麻醉的选择和管理带来了巨大挑战。研究表明,妊娠妇女因妊娠性肥胖、舌体肥大、咽喉、气管黏膜水肿等,气管插管失败率是非妊娠妇女的 10 倍,最新研究表明妊娠妇女 BMI ≥ 30 是紧急剖宫产的一个独立的危险因素,其需紧急手术的风险几乎增加了 1 倍,手术时间相对更长,新生儿 5 分钟内的Apgar 评分更低,所以完善的术前评估尤为重要;但紧急剖宫产术时间异常仓促,此时进行完善、细致的麻醉评估不太现实,这无形中增大了麻醉风险。有条件的医院可安排麻醉医师进驻产房,不仅能随时为产妇提供分娩镇痛服务,还能提前对产妇进行详细的术前评估,减少麻醉相关风险。一个比较理想的方法是通过麻醉门诊来完成,凡是拟到该院分娩的产妇,尤其是肥胖、高危产妇应在预产期前 1~3 周到该院麻醉门诊进行详细的麻醉评估和术前相关检查,同时甄别出存在困难气道和困难穿刺高风险的产妇,并在妊娠妇女产检手册上做好醒目标志以提醒医务人员注意,有条件的城市还可建立"术前麻醉评估信息共享系统"大数据库,以便当事麻醉医师能及时获得患者术前评估信息,更快、更好、更安全的为患者服务。

4. 紧急剖宫产在时间允许的情况下可以选用椎管内麻醉。妊娠妇女因背部脂肪丰富腰椎间隙不易触及,增大了穿刺难度,但借助便携式 B 超仪此问题很容易克服。

单次蛛网膜下腔阻滞局部麻醉药用量少,一旦局部麻醉药未能全部注入蛛网膜下腔,其麻醉效果将极其有限,因此要尽可能的确保所有的局部麻醉药都能注入到蛛网膜下腔,一个比较可靠的方法是边注射边回抽,只要脑脊液回流通畅,便可确保局部麻醉药注射到位,从而获得理想的麻醉效果。

如果产妇已行硬膜外分娩镇痛,紧急剖宫产时可直接经硬膜外导管给予局部麻醉药(在转运产妇时即可开始给药),但给药前需检查硬膜外导管是否脱出、打折、误入血管或蛛网膜下腔。若产妇硬膜外分娩镇痛效果良好(持续给药时宫缩痛降低 50% 以上),不建议再次行蛛网膜下腔穿刺操作,因为硬膜外腔余留的镇痛液会影响操作者对脑脊液的判断,即使通过检测穿刺针内流出液中的葡萄糖含量来辨别脑脊液也不一定可靠。布比卡因常用于产科蛛网膜下腔或硬膜外腔麻醉的剖宫产与分娩镇痛,其心脏毒性大于利多卡因,且布比卡因引起的心搏骤停很难复苏。

5. 紧急剖宫产时也可选用全身麻醉,特别是"5 分钟即刻剖宫产",全身麻醉是首选,全身麻醉具有遗忘、肌松、镇痛和舒适性好、对循环影响小、术后寒战的发生率低等优点,特别是椎管内麻醉禁忌或失败,或者术中可能大出血(如胎盘植入)等产妇的手术,全身麻醉是理想的选择。目前剖宫产手术常用的全身麻醉药物有丙泊酚、氯胺酮、瑞芬太尼、非去极化肌松药以及七氟烷等。

6. 全身麻醉下紧急剖宫产手术时,气道管理才是术中管理的关键,产妇一般都被认为存在困难气道的风险,有文献报道双管型喉罩用于剖宫产时安全易行、效果良好,但对于进食有渣饮食的产妇,依然存在误吸的风险,若当全身麻醉深度不够时,有诱发喉痉挛的危险。虽然麻醉技术不断进步,仪器设备越来越先进,但仍然要警惕产妇困难气道的可能并做好相关预案。产妇转运至手术床后快速消毒铺巾、切皮前 15~30 秒给予诱导药(如,丙泊酚、瑞芬太尼和罗库溴铵等),诱导时助手可压迫环状软骨以防止食管反流,麻醉医师要尽可能在手术医师按压上腹部拟娩出胎儿前完成好气管内插管或是喉罩置入,以防止手术操作致胃内压增加诱发反流和误吸,对于存在气道困难的患者,可备好肌松拮抗剂舒更葡糖,以便能尽快恢复自主呼吸。

(黄晓雷　李元涛)

参考文献

［1］ POPHAM P, BUETTNER A, MENDOLA M. Anaesthesia for emergency caesarean section, 2000—2004, at the Royal Women's Hospital, Melbourn [J]. Anaes Inten Care, 2007, 35: 74-79.

［2］ 乐杰 . 妇产科学 . 7 版 . 北京 : 人民卫生出版社 , 2008: 135-136.

［3］ 李玉琴 , 郑博文 , 王良山 . 医疗团队资源管理模式在紧急剖宫产中的应用 [J]. 中华妇产科杂志 , 2016, 51 (8): 631-633.

［4］ PULMAN KJ, TOHIDI M, PUDWELL J, et al. Emergency Caesarean Section in Obese Parturients: Is a 30-Minute Decision-to-Incision Interval Feasible ？ [J]. Obstet Gynaecol Can, 2015, 37 (11): 988-994.

［5］ 文江帆 , 韦天全 , 欧连春 . 5 分钟紧急剖宫产对母婴结局的影响及麻醉管理 [J]. 广东医学 , 2017, 38 (18): 2826-2829.

［6］ PETTERSEN DA, MURZAKANOVA G, SANDVIK L, et al. Maternal body mass index as a predictor for delivery method [J]. Acta Obstet Gynecol Scand, 2018, 97 (2): 212-218.

［7］ PIPER TP. Recent advances in intravenous anaesthesia [J]. Br JAnaesth, 2005, 94 (3): 393.

第二节 胎儿宫内窘迫

一、定义与发生机制

（一）定义

胎儿宫内窘迫（fetal distress）是指因妊娠妇女、胎儿或胎盘的各种高危因素引起的胎儿在宫内缺氧和酸中毒，表现为胎心率及一系列代谢和反应的改变，并危及其生命和健康。慢性胎儿窘迫多发生在妊娠末期，往往延续至临产并加重。多因妊娠妇女全身性疾病或妊娠期疾病引起胎盘功能不全或胎儿因素所致。急性胎儿窘迫主要发生于分娩期，多因脐带因素、胎盘早剥、宫缩过强且持续时间过长及产妇处于低血压、休克等而引起。

（二）发生机制

胎儿窘迫常见病因：①脐带异常，如脐带打结、绕颈、扭转、脱垂、过长或过短；②胎盘异常，如胎盘早剥、前置胎盘大出血；③母体严重循环障碍，如羊水栓塞、子宫破裂、感染等各种原因导致的休克以及妊娠妇女应用麻醉药或镇静剂过量导致的呼吸抑制；④缩宫素使用不当造成过强和不协调宫缩，宫内压长时间超过母体血液进入绒毛间隙的平均动脉压等。

（三）危险因素分析

导致胎儿窘迫的因素涉及多方面，可归纳为 3 大类。

1. 母体因素

当母体轻度缺氧时即可对胎儿产生影响，母体因素如下：

(1)微小动脉供血不足：如高血压、慢性肾炎和妊娠期高血压等。

(2)红细胞携氧量不足：如重度贫血、心力衰竭和肺心病等。

(3)急性失血：如产前出血性疾病和创伤、瘢痕子宫破裂等。

(4)子宫胎盘血运受阻：①急产或子宫不协调收缩；②缩宫素使用不当，引起过强宫缩；③产程延长，特别是第二产程；④子宫过度膨胀，如羊水过多和多胎妊娠；⑤胎膜早破，脐带可能受压等。

2. 胎儿因素

(1)胎儿心血管系统、血液系统疾病：如先天性血红蛋白病、母儿血型不合等降低胎儿血红蛋白的携氧能力；严重的先天性心血管疾病；颅内出血等。

(2)胎儿畸形：胎儿先天性心脏畸形使胎儿心脏向绒毛内毛细血管搏出量减少。

3. 脐带、胎盘因素

脐带和胎盘是母体与胎儿间输送氧及营养物质的传递通道，其功能障碍必然影响胎儿获得所需氧及营养物质。

(1)脐带发育异常或病变：脐带过长、过短，脐带缠绕、打结及扭曲，脐带血肿及阻塞，脐带脱垂等。

(2)胎盘异常：胎盘位置异常（前置胎盘），胎盘发育障碍（过小或过大）、胎盘形状异常（膜状胎盘、轮廓胎盘等）和胎盘感染等。

二、典型临床表现与快速识别

(一)临床表现

急性胎儿窘迫的常见症状有:

1. 胎心率异常　胎心率变化是急性胎儿窘迫最重要的征象,正常胎心率为 120~160 次 /min,规律。缺氧早期,胎心率于无宫缩时加快 >160 次 /min;缺氧严重时胎心率 <120 次 /min;胎心监护可出现多发晚期减速、重度变异减速;胎心率 >100 次 /min,基线变异 <5 次 /min,伴频繁晚期减速提示胎儿严重缺氧,可随时胎死宫内。

2. 羊水胎粪污染　羊水污染可分 3 度:Ⅰ度浅绿色,常见胎儿慢性缺氧;Ⅱ度深绿色或黄绿色,提示胎儿急性缺氧;Ⅲ度呈棕黄色,稠厚,提示胎儿缺氧严重。由于宫内胎粪排出还受孕周影响,单纯羊水粪染不一定是胎儿窘迫的证据,需结合胎心监护进行综合评估。

3. 胎动异常　缺氧初期胎动频繁,继而减弱,乃至消失。

4. 酸中毒　采集胎儿头皮血进行血气分析,若 pH<7.20(正常值 7.25~7.35)、PO_2<10mmHg(正常值 15~30mmHg)、PCO_2>60mmHg(正常值 35~55mmHg)可诊断为胎儿酸中毒。

(二)辅助检查

1. 胎心监护有产前无应激试验(NST)　观察胎动时胎心率无加速反应,或无胎动,即为无反应型。有时甚至发生胎心率自发减速。宫缩应力试验(CST)可为阳性结果。

2. 胎动计数　正常胎动次数 ≥ 10 次 /2 小时,若 <10 次 /2 小时或减少 50% 者提示胎儿缺氧可能,胎动消失 24 小时后胎心消失。

3. 胎盘功能检查　测定 24 小时尿雌三醇(E3)值,并动态连续观察,若急剧减少 30~40%,或于妊娠末期连续多次测定 24 小时尿 E3 值在 10mg 以下者,表示胎儿胎盘功能减退。

4. 羊膜镜检查　见羊水混浊呈黄染至深褐色,有助于胎儿窘迫诊断。

5. 血气分析　检查胎儿头皮血进行血气分析。

6. B 型超声系统检查　胎儿双顶径、头腹围之比、股骨长度、羊水量等识别有无胎儿生长迟缓。

(三)鉴别诊断

胎心改变不能只凭一次听诊而确定,应多次检查并改变体位为侧卧位后再持续检查数分钟。

当子宫收缩时,由于子宫—胎盘的血液循环暂时受到干扰,使胎心变慢,而当子宫收缩停止后,胎心很快就恢复正常,因此应以两次子宫收缩之间的胎心为准。

三、危机处理方案

(一)危机处理

急性胎儿窘迫,应采取果断措施,尽快改善胎儿缺氧状态,产科医师依据是否危及产妇和胎儿生命决定经阴道分娩或者行急诊剖宫产,但均需要做好新生儿窒息抢救准备,新生儿复苏流程见图 11-2-1。

1. 一般处理　产妇左侧卧位,面罩吸氧 10L/min,应用血管活性药或补液改善低血压,纠正酸中毒、电解质紊乱。

2. 若因缩宫素使用不当所致,立即停用缩宫素,并给予特布他林单次静脉或皮下注射,也可给予硫酸镁肌内注射或静脉滴注。

3. 若出现下列情况,应尽快终止妊娠:

（1）宫口开全且胎头双顶径已达坐骨棘平面以下，应尽快阴道助娩。

（2）宫口未开全或短时间内无法阴道分娩者，应立即行剖宫产：①胎心率 <120 次 /min，或 >180 次 /min，伴羊水污染Ⅱ度；②羊水污染Ⅲ度伴羊水过少；③胎儿电子监护显示宫缩应激试验出现频繁晚期减速或重度变异减速；④胎儿头皮 pH<7.20。

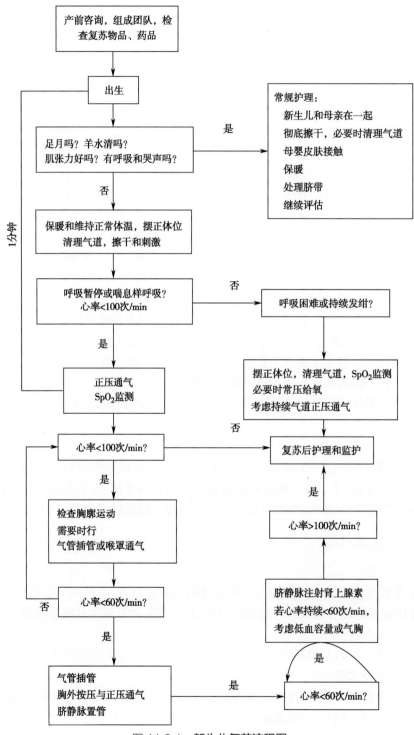

图 11-2-1　新生儿复苏流程图

（二）危机后处理

由于母体因素导致的胎儿宫内窘迫，胎儿取出后要积极去除病因，尽可能保证产妇安全。

胎儿娩出后进行 Apgar 评分，若存在窒息需要抢救，见新生儿复苏流程及本节临床建议与思考。

（三）危机预防

1. 产前定期检查，对于存在心血管等基础疾病的产妇需密切注意产妇及胎儿宫内情况，避免胎儿宫内窘迫发生。

2. 孕期注意自我保健，增加营养，劳逸结合，避免不良生活习惯，预防胎盘早剥。

3. 予以产妇 100% 氧气吸入，避免产妇出血、全身麻醉循环抑制、椎管内麻醉阻滞平面过高引起的产妇明显低血压。

4. 胎动是表明胎儿存活的良好标志，是妊娠期监测胎儿宫内状况的一种简便方法。逐日记录胎动计数，若发现胎动与往日比较过频或过少都可能提示胎儿有宫内缺氧，应及时到医院检查。

5. 对治疗无效的胎儿宫内窘迫，如已近足月，未临产，宫外环境优于子宫内，及早终止妊娠。

6. 使用听诊器直接听取，心电图检查，多普勒超声脐血流检查发现胎心率异常变化时应及时采取应对措施。

四、典型病例

（一）病历摘要

患者，女性，35 岁，因"停经 40 周，下腹痛伴见红 1 天"入院；平素月经规则、体健，既往有"宫腔粘连宫腔镜手术史"，无过敏史；体温 36.5℃，脉搏 100 次 /min，呼吸 20 次 /min，血压 126/75mmHg，妊娠妇女体重 65kg，身高 159cm，胎心 140 次 /min，Bishop 宫颈成熟度评分 6 分，入院诊断为孕 3 产 0 宫内孕 40 周 LOA 单活胎先兆临产。

产妇术前 1 小时内进清饮约 300ml，巧克力约 36g，为饱胃状态。查体：张口度约 5cm，Thyromental 距离约 6cm，Modified Mallampati Score 评分 I 级，ASA 分级：I E 级；BMI=25.7kg/m^2；实验室检查（血常规、尿常规、凝血功能、血生化）和 ECG 正常值范围。

（二）危机发生与处理

入院后次日 8 时 20 分入产房待产（宫口 3cm），16 时胎心监护显示胎心基线 130 次 /min，出现频繁减速，最低 60 次 /min，约 1 分钟后恢复，评估短时间内无阴道分娩可能，建议妊娠妇女行剖宫产并签署相关知情同意书。16 时 18 分胎心再次减到 60 次 /min，持续约 2 分钟仍未完全恢复，考虑胎儿宫内窘迫，立即启动产房紧急手术预案。

患者于 16 时 21 分入产房手术室后行心电监护：血压 127/78mmHg，心率 103 次 /min，呼吸 21 次 /min，SpO$_2$：99%，行蛛网膜下腔阻滞，穿刺点 L$_{2\sim3}$；常规消毒、铺巾局部麻醉后直接用 25G 腰麻针穿刺至蛛网膜下腔，见脑脊液回流后注入局部麻醉药（0.75% 布比卡因 2ml，0.1% 吗啡 100μg，脑脊液稀释至 3ml），改平卧位、左倾 15°，去氧肾上腺素 10mg 配入 0.9% 氯化钠注射液 500ml 静脉滴注，根据血压调整滴速；麻醉平面 T$_6$，16 时 28 分手术，16 时 30 分胎儿娩出，体重 3.74kg；新生儿第 1 分钟呼吸、肤色、肌张力欠佳，Apgar 评分为 6 分，经新生儿复苏处理后 5 分钟评分 10 分、10 分钟评分 10 分；手术用时 28 分钟，术中输液 900ml、尿量 80ml、出血约 200ml,全程患者清醒无痛感,术毕测麻醉平面 T_6,静脉 PCA 镇痛。术后诊断为"胎儿窘迫,脐带缠绕,孕 3 产 1 宫内孕 40 周 +1 天 LOA 剖宫产术后,高龄初产,单活婴(男),"。

（三）危机转归

胎儿娩出断脐后呼吸、肤色、肌张力欠佳,心率约 100 次 /min,给予刺激及面罩辅助通气后效果不佳,立即行气管插管(内径 3.0mm),气管内吸引吸出少量黏稠液体,辅助呼吸后肤色明显红润、刺激反射强烈,遂拔出气管导管,新生儿哭声响亮,心率 125 次 /min,鼻导管吸氧观察。

（四）危机事件分析

胎心率短时间内反复出现频繁减速最低至 60 次 /min 且恢复正常时间逐渐延长,考虑存在胎儿宫内窘迫,符合急诊剖宫产指征。

虽然胎儿存在宫内窘迫,但未达到即刻剖宫产指征,有充足时间施行椎管内麻醉。我国使用椎管内麻醉施行剖宫产手术历史较长,紧急剖宫产情况下经验丰富的麻醉医师在几分钟内即可完成椎管内麻醉的实施。术前产妇为饱胃状态,胎儿宫内窘迫虽紧急但施行全身麻醉产妇发生误吸风险较大,此时选择蛛网膜下腔阻滞可以更好保证产妇安全。

本例术后确认由于脐带缠绕导致胎儿宫内窘迫,紧急剖宫产取出胎儿后评估新生儿存在轻度窒息,在给予刺激、吸氧、气管插管等复苏措施后新生儿状态恢复正常,但仍应继续观察母婴情况。目前妊娠妇女分娩施行椎管内麻醉较为普遍,降低了全身麻醉时饱胃产妇误吸的风险。椎管内麻醉与全身麻醉相比降低了静脉镇静药及阿片类镇痛药对胎儿呼吸的影响,更好地保证了胎儿的安全。已经施行硬膜外分娩镇痛的产妇,在紧急剖宫产时不建议再次行蛛网膜下腔麻醉,因为硬膜外腔余留的镇痛液会影响麻醉医师对脑脊液的判断,但给药前需检查硬膜外导管是否存在脱出、打折、误入血管或蛛网膜下腔等异常情况。双侧腹横筋膜阻滞虽然也可为腹部手术提供镇痛,但镇痛不完善,亦不能抑制内脏牵拉反应,且实施神经阻滞操作时间长,在紧急剖宫产时不宜应用。

五、临床建议与思考

（一）本例新生儿复苏由儿科医师进行,经气管内吸引后,新生儿自主呼吸即恢复正常。紧急剖宫产时,胎儿娩出后第 1 分钟内的复苏非常关键,新生儿复苏一般分为 4 个步骤:

1. 快速评估和初步复苏。

2. 正压通气和脉搏血氧饱和度监测。

3. 气管插管正压通气和胸外按压。

4. 药物和 / 或扩容。评估主要以呼吸、心率和脉搏氧饱和度为主,"评估→决策→措施"不断重复,心率对决定进入下一步骤最重要,详见新生儿复苏流程(图 11-2-1)。

（二）新生儿复苏时需注意的事项

1. 吸球或吸管清理口咽鼻分泌物时,不可过度用力,以免诱发喉痉挛,刺激迷走神经引起心动过缓,并使自主呼吸延迟出现。

2. 当羊水胎粪污染时,若新生儿无活力,应在 20 秒内完成气管插管及胎粪吸引。

3. 复苏的关键是建立充分的氧供,若普通刺激诱发自主呼吸无效,则需要正压通气,要求在"黄金 1 分钟"内实施。

4. 正压通气压力 20~25cmH$_2$O,频率 40~60 次 /min,若需胸外按压时,氧浓度应为 100%,胸外按压和正压通气的比例为 3∶1,即 90 次 /min 按压和 30 次 /min 呼吸。

5. 喉罩也可以用于新生儿复苏,其适应证为:①气囊-面罩通气无效,气管插管失败或不可行;②小下颌或相对大舌;③多用于体重≥2 000g 的新生儿。

6. 心率持续 <60 次 /min,可给予肾上腺素,首选脐静脉给药,用量 1:10 000 的肾上腺素静脉 0.1~0.3ml/kg,气管内 0.5~1ml/kg,必要时 3~5 分钟重复 1 次。

7. 若需扩容,首选生理盐水,首次给予 10ml/kg,经脐静脉或外周静脉 5~10 分钟缓慢注入,新生儿早期复苏时一般不推荐使用碳酸氢钠。

8. 复苏的全程需注意体温管理。

值得注意的是,麻醉医师在参与抢救新生儿的过程中,应该继续关注产妇的病情变化,让产妇长时间脱离视线、无人照看是非常危险的。

(肖 永 李元涛)

参考文献

［1］中国新生儿复苏项目专家组. 中国新生儿复苏指南 (2016 年北京修订)[J]. 中国新生儿科杂志 , 2016, 31 (4): 241-246.

［2］PLANTE L, GAISER R. Practice bulletin No. 177: Obstetric analgesia andanesthesia. Obstet Gynecol, 2017, 129 (4): 73-89.

［3］NOSKOVA P, BLAHA J, BAKHOUCHE H, et al. Neonatal effect of remifentanil ingeneral anaesthesia for caesarean section: a randomized trial [J]. BMCAnesthesiology, 2015, 15: 38.

［4］周玲 , 潘建辉 , 柴小青 . 双管型喉罩在全身麻醉剖宫产术中的应用 [J]. 临床麻醉学杂志 , 2013, 29 (3): 244-246.

［5］SUMIKURA H, NIWA H, SATO M, et al. Rethinking general anesthesia for cesarean section [J]. J Anesth, 2016, 30 (2): 268-273.

［6］GIRARD T. Pro: rocuronium should replace succinylcholine for rapid sequence induction [J]. Eur J Anaesthesiol, 2013, 30 (10): 585-589.

第三节 产科大出血

一、定义与发病机制

(一)定义

通常认为大出血是指需要紧急干预以挽救患者生命的出血症状或出血量超过患者血容量25%。目前关于产后出血的定义,在国际上尚无统一和令人满意的标准。我国《产后出血预防与处理指南 (2014)》提出,产后出血 (postpartum hemorrhage,PPH) 是指胎儿娩出后24 小时内,阴道分娩者出血量≥ 500ml、剖宫产分娩者出血量≥ 1 000ml。

(二)发生机制

产科大出血的发病机制本质上是低血容量性休克,即有效循环血量锐减,导致静脉回流不足,心排出量下降,血压下降。

(三)危险因素分析

产后出血的常见四大病因,包括子宫收缩乏力、软产道损伤、胎盘因素和凝血功能障碍。简称 4T,包括 tone(产力)、tissue(组织)、trauma(创伤)和 thrombin(凝血酶)(表 11-3-1)。其中,子宫收缩乏力和产道损伤占 80%。子宫收缩乏力所导致的 PPH 是全世界产妇死亡的的首要原因。

表 11-3-1　产科大出血高危因素

病因	高危因素
子宫收缩乏力	
全身因素	产妇体质虚弱、合并慢性全身性疾病或精神紧张等
药物	过多使用麻醉剂、镇静剂或宫缩抑制剂等
产程因素	急产、产程延长或滞产、试产失败等
产科并发症	子痫前期等
羊膜腔内感染	胎膜破裂时间长、发热等
子宫过度膨胀	羊水过多、多胎妊娠、巨大儿等
子宫肌壁损伤	多产、剖宫产史、子宫肌瘤剔除术后等
子宫发育异常	双子宫、双角子宫、残角子宫等
产道损伤	
子宫颈、阴道或会阴裂伤	急产、手术产、软产道弹性差、水肿或瘢痕形成等
剖宫产子宫切口延伸或裂伤	胎位不正、胎头位置过低等
子宫破裂	子宫手术史
子宫体内翻	多产、子宫底部胎盘、第三产程处理不当
胎盘因素	
胎盘异常	多次人工流产或分娩史、子宫手术史、前置胎盘
胎盘、胎膜残留	胎盘早剥、胎盘植入、多产、既往有胎盘粘连史
凝血功能障碍	
血液系统疾病	遗传性凝血功能疾病、血小板减少症
肝脏疾病	重症肝炎、妊娠期急性脂肪肝
产科 DIC	羊水栓塞、Ⅱ~Ⅲ度胎盘早剥、死胎滞留时间长、重度子痫前期及休克晚期

二、典型临床表现与快速识别

(一) 临床表现

1. 阴道流血或创面出血引起低血容量性休克　收缩压 <90mmHg,心率 >120 次 /min,意识水平下降,外周灌注减少。

2. 胎儿娩出后阴道持续出血,且血液不凝固,应考虑凝血功能障碍。

3. 剖宫产时创面广泛出血,且血液不凝固,皮肤出血性瘀斑或无法解释的出血,应警惕 DIC 的发生。

4. 由于孕期产妇血容量可增加约 20%,产后出血的症状和体征易被掩盖,失血量估计不足,但循环失代偿表现会很快出现。

（二）辅助检查

1. 血常规　红细胞、血红蛋白、血细胞比容（Hct）和血小板计数下降；

2. 动脉血气　血红蛋白下降（早期因血液浓缩可能无明显下降），严重时可合并乳酸升高、代谢性酸中毒等。

3. 凝血功能、血小板功能或血栓弹力图（TEG），警惕 DIC 发生。

（三）鉴别诊断

1. 速发型过敏反应　常有过敏原接触史，出现血压下降，多伴皮疹、皮肤瘀斑。

2. 脓毒性休克　通常由革兰氏阴性杆菌所致脓毒症引起，主要见于急性化脓性梗阻性胆管炎、坏疽性胆囊炎及一些院内感染。

3. 其他原因引起的低血压　全身麻醉时麻醉深度过深或椎管内麻醉阻滞平面过高。

4. 其他部位的隐匿出血　例如消化道出血，可伴有呕血、黑便、便血等；泌尿系出血可伴有血尿，胸腔出血可伴有呼吸困难等。

5. 孕产妇脱水　常有孕吐、腹泻、大量出汗等造成脱水的临床表现。

6. 羊水栓塞　产妇突然烦躁不安、寒战、呕吐、呛咳、呼吸困难、发绀、迅速休克。发病急骤者，可于数分钟内死亡。

三、危机处理方案

（一）危机处理

多学科合作，及时诊断和治疗是降低患者死亡率的关键因素。我国《产后出血预防与处理指南（2014）》提出产后出血防治流程见图 11-3-1。

1. 呼叫产科、麻醉科、介入医师、护士帮忙。

2. 100% 氧气吸入，监测生命体征和尿量。

3. 建立两条 14G 静脉通路。

4. 液体复苏首选乳酸林格液，后续液体复苏加用胶体液，建议晶体液与胶体液的比例为 3∶1，一般晶体液不超过 2 000ml，胶体液不超过晶体液的 2/3，将平均动脉压维持在 65mmHg 左右，CVP 8~12mmHg。

5. 输血治疗

（1）通常血红蛋白低于 7g/dl 才进行输血，但持续出血时是否输血还需要经验判断而不是等待检测结果。

（2）大量出血时，启动大量输血方案，可采用 1∶1∶1 的近似比例输注 FFP∶血小板∶浓缩红细胞。

（3）完善实验室检查，包括血细胞比容、血小板、凝血酶原时间和纤维蛋白原、血栓弹力图（TEG）等，及时分析病情予以调整。

（4）输注冷沉淀或纤维蛋白原维持纤维蛋白原 >2g/L，可酌情给予氨甲环酸 0.5~1g。条件允许可选择自体血回输，难以控制的大量出血，还可以考虑尽早给予基因重组活化凝血因子Ⅶa（rFⅦa）。

（5）大量输血时可能出现危及生命的低钙血症和凝血功能障碍，需经验性的输注钙剂（如输注 4 单位任意血制品后给予 1g 氯化钙）并监测电解质。

6. 加强容量监测　通过有创动脉血压、中心静脉压、连续心功能监测、混合静脉血氧饱和度以及经胸心脏超声（TTE）或经食管超声心动图（TEE）来指导和评价液体复苏治疗效果

第
二
篇
　
麻
醉
事
件
危
机
管
理

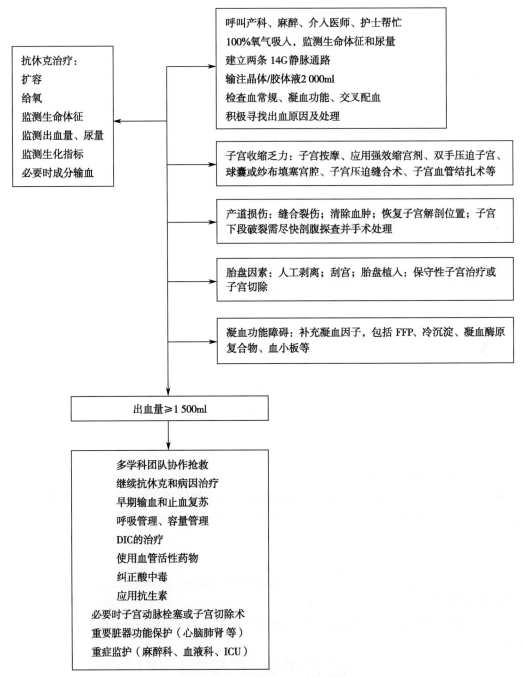

图 11-3-1　产后出血防治流程图

和心脏功能。

7. 维持循环和内环境稳定　①使体温、pH、钙、血小板和纤维蛋白原等在理想范围；②在充分扩容的基础上,使用血管活性药物;③纠正酸中毒:组织恢复灌注后酸中毒可逐步纠正,所以碳酸氢盐只用于紧急情况或 pH<7.15。

8. 保护脏器功能　加强容量监测,维持平均动脉压 65mmHg 左右,保证重要脏器如心、脑、肺、肾等组织灌注,尿量大于 0.5ml/(kg·h)。

9. 其他 ①穿弹力袜预防静脉血栓形成;②启用保暖设备维持正常体温;③手术开始前按标准常规预防性应用抗生素,在手术时间延长(如≥3小时)或有严重出血时重复应用。

(二)危机后处理

1. 持续进行有创动脉血压、中心静脉压以及超声心动图等监测。

2. 持续监测血常规、凝血功能。

3. 产房及手术室输注液体均应适度加温并对产妇进行体表加温。

4. 由于存在产后24小时再次出血的情况,所以应使血红蛋白>7g/dl。

5. 一旦病情稳定,应将产妇转运至ICU密切监护治疗。

(三)危机预防

1. 预测可能出现大失血者,产前建立有创监测(动脉血压和中心静脉压)。

2. 准备快速加温输血系统、抢救车(除颤仪等)、血管活性药物、麻醉药物,体温监测和体表加温设备、自体血回收设备等。

3. 即使硬膜外导管已置入,当产妇血流动力学不稳定或存在凝血功能障碍时,立即改为全身麻醉插管。

4. 全身麻醉诱导可选择静脉麻醉药或静吸复合,静脉药物有丙泊酚、依托咪酯、氯胺酮、肌松药或瑞芬太尼等。产妇低血压时,可采用依托咪酯或氯胺酮进行麻醉诱导。

5. 麻醉维持胎儿娩出前多采用挥发性麻醉药吸入维持,胎儿娩出后给予阿片类药物、巴比妥类或丙泊酚复合吸入麻醉药。

6. 产妇困难气道的发生率较高,全身麻醉快速顺序诱导后要做好困难插管准备。

四、典型病例

(一)病历摘要

患者,女性,37岁,63kg,阴道分娩后4小时,因"软产道裂伤,失血性休克"急诊入手术室。既往无传染病或慢性病史,无药物或食物过敏史,无手术和输血史。体温:36.0℃,脉搏:135次/min,呼吸:28次/min,血压:82/43mmHg。入室意识模糊,面色苍白。听诊心音未见明显异常,双肺呼吸音清。

(二)危机发生与处理

手术及事件发生过程:入室后鼻导管吸氧5L/min,开放两条外周静脉通道,局部麻醉下行颈内静脉穿刺置管和桡动脉穿刺测压。予以罗库溴铵50mg,依托咪酯10mg,芬太尼0.2mg,咪达唑仑2mg进行麻醉诱导,气管插管顺利。术中快速输入加温的林格液和血制品,使用小剂量去甲肾上腺素和肾上腺素持续微量泵注,监测动脉血气,维持血流动力学稳定和电解质酸碱平衡。产科医师探查后决定行软产道和宫颈缝扎术,手术历时3小时,总失血约2 100ml,尿量1 400ml。入量林格液2 000ml,羟乙基淀粉1 000ml,浓缩红细胞8U,血浆1 200ml,冷沉淀10U,纤维蛋白原2g,1个治疗量血小板。

(三)危机转归

术毕患者生命体征平稳,麻醉苏醒后拔除气管导管,送入ICU进一步治疗。术后第一天随访,患者生命体征平稳,无特殊不适。

(四)危机事件分析

临床表现较典型(软产道裂伤后,出现意识模糊,面色苍白,脉搏细速,低血压等),产后出血及失血性休克诊断明确。估计失血量较实际出血量可能存在较大差异,实际出血可能淤积于腹腔、盆腔等隐匿部位,造成估计出血量较实际出血量少。

处理流程合理,包括:①吸氧,监测生命体征,开放足够的静脉补液通路,进行全身麻醉插管;②进行中心静脉压和有创动脉血压监测,及时准确的反映血压变化,指导补液量和速度;③积极进行液体复苏和输血治疗;④使用血管活性药物维持循环,进行动脉血气分析监测内环境;⑤产科医师探查后行软产道和宫颈缝扎术达到止血作用。最后患者通过积极治疗和处理后,生命体征平稳,预后良好。

在产道出血明确,存在两条外周静脉通路情况下,应争取实施麻醉后立即进行外科止血治疗,尽量减少产道出血时间,麻醉后再行有创穿刺测压对患者来说可能会是更好地选择。麻醉医师可使用超声探查腹腔、盆腔积血积液情况,进一步评估产妇失血失液量。使用血气分析仪,快速血红蛋白分析仪帮助评估患者失血情况。

五、临床建议与思考

1. 所有产妇都有发生产科大出血的可能,尤其是存在一种或多种产后出血高危因素的患者。相关部门应制定完善的产科大出血处理防治流程、加强多学科之间的沟通并组织必要的专业人员培训和演习。

2. 产后失血量的评估准确性较低,患者机体代偿健全时肉眼评估失血量往往会低估病情的发展,错过早期复苏的时机甚至导致复苏失败。有的妊娠妇女如合并妊娠期高血压、存在贫血、脱水或本身身材矮小,即使未达到严重产后出血的诊断标准,也会出现病情的恶化。

3. 对大出血的患者应进行体温监测,维持正常的体温,体温的下降会造成凝血功能的恶化和难以纠正的酸中毒,当出现凝血障碍、酸中毒和低体温时,临床处理将十分困难。

4. 输血和自体血回输。

5. 早期关注凝血功能。

(肖玉慈　李元涛)

参考文献

[1] ABDULKADIR R, MCLINTOCK C, DUCLOY A S, et al. Evaluation and management of postpartum hemorrhage: consensus from an international expert panel [J]. Transfusion, 2014, 54 (7): 1756–1768.

[2] Dahlke J D, Mendez-Figueroa H, Maggio L, et al. Prevention and management of postpartum hemorrhage: a comparison of 4 national guidelines [J]. American Journal of Obstetrics & Gynecology, 2015, 213 (1): 1-10.

[3] 中华医学会妇产科学分会产科学组 . 产后出血预防和处理指南 [J]. 中华妇产科杂志 , 2014, 49 (9): 641-646.

[4] Obstetriciansgynecologists A C O. ACOG Practice Bulletin: Clinical Management Guidelines for Obstetrician-Gynecologists Number 76, October 2006: postpartum hemorrhage [J]. Obstetrics & Gynecology, 2006, 108 (4): 1039-1047.

[5] Prevention and Management of Postpartum Haemorrhage: Green-top Guideline No. 52 [J]. Bjog An International Journal of Obstetrics&Gynaecology, 2017, 124 (5): e106-149.

[6] Collis R, Guasch E. Managing major obstetric haemorrhage: Pharmacotherapy and transfusion [J]. Best Practice&Research Clinical Anaesthesiology, 2017, 31 (1): 107.

[7] ZHENG C N, YANG T H, LIN J Z, et al. MRI in the diagnosis of placenta accreta [J]. Chinese Journal of Magnetic Resonance Imaging, 2017.

[8] 刘建 , 黄建容 . 产科失血性休克的诊断、监测及抢救 [J]. 实用妇产科杂志 , 2003, 19 (5): 263-265.

[9] MAIN E K, GOFFMAN D, SCAVONE B M, et al. National Partnership for Maternal Safety Consensus Bundle on Obstetric Hemorrhage.[J]. Anesthesia & Analgesia, 2015, 44 (4): 462-470.

第四节 羊水栓塞

一、定义与发生机制

（一）定义

羊水栓塞（amniotic fluid embolism）是指在分娩过程中，以及在产后短时间内羊水进入母体循环引起的以低氧血症、严重低血压、抽搐、弥散性血管内凝血功能障碍等为一系列严重症状的综合征。

（二）发生机制

过强宫缩、急产、羊膜腔压力高是羊水栓塞发生的主要原因；胎膜早破、前置胎盘、胎盘早剥、子宫破裂、剖宫产术中生理及病理性血窦开放是其发生的诱因。

羊水进入母体血液循环后，通过阻塞肺小血管，引起过敏反应和凝血机制异常而导致机体发生一系列病理生理变化。

（三）危险因素分析

发生羊水栓塞的危险期从分娩开始直至分娩结束之后。诱发羊水栓塞的危险因素包括：产妇高龄、多次分娩、胎盘位置异常、胎盘早剥、子痫、多胎妊娠、死胎引产、人工或自发破膜，以及剖宫产等。

二、典型临床表现与快速识别

（一）临床表现

当妊娠妇女在分娩、剖宫产时或产后突然出现严重的低血压、凝血障碍、呼吸窘迫及胎儿窘迫，要考虑到是否发生了羊水栓塞。

1. 急性低血压或心搏骤停。
2. 急性缺氧，定义为呼吸困难、发绀或呼吸骤停。
3. 凝血障碍，定义为其他原因不能解释的血管内消耗性凝血障碍、或有纤溶的实验室证据、或临床严重出血。
4. 上述突发表现发生在分娩过程、剖宫产、宫颈扩张和清宫、或产后 30 分钟内。
5. 没有任何其他明显的混杂条件或对上述观察到的症状和体征无潜在的解释。

（二）辅助检查

1. 在抢救时抽取下腔静脉血镜检有无羊水成分。
2. 床旁胸部 X 线摄片，可见双肺弥散性点片状浸润影。
3. 床旁心电图，提示右心房、右心室扩大，ST 段下降。
4. 超声心动图排除特殊心脏疾病。
5. 实验室检查：血小板计数及凝血功能检查。

（三）鉴别诊断

由于羊水栓塞的很多症状并不具有特异性，因此其鉴别诊断的范围较广，且要考虑包括产科、非产科及麻醉科的相关疾病（表 11-4-1）。尽管这些鉴别诊断疾病的发生时间及临床表现与羊水栓塞极为相似，但只有羊水栓塞及胎盘早剥可以导致消耗性凝血障碍的突然发生。

表 11-4-1 羊水栓塞的鉴别诊断

产科疾病	非产科疾病	麻醉并发症
胎盘早剥	心肌梗死	麻醉平面过高（全脊麻）
子痫	肺栓塞	局部麻醉药毒性反应
子宫破裂	误吸	错误用药
宫缩乏力	败血症	
	过敏反应	
	静脉空气栓塞	

三、危机处理方案

（一）危机处理

尽管没有单一的手段能够逆转羊水栓塞症状，但是及时的诊断和积极的治疗可以使母婴都得到一个良好的预后。产妇复苏要优先关注以下三点：①维持氧供；②血流动力学支持；③纠正凝血功能。

羊水栓塞的处理如下（羊水栓塞抢救流程见图 11-4-1）：

1. 气道（呼吸循环监测及支持）

（1）吸入纯氧。

（2）气管插管，必要时行控制呼吸。

2. 心血管支持（有效的心肺复苏及稳定血流动力学）

（1）开始胸外按压。

（2）子宫左倾位，缓解下腔静脉受压。

（3）补液，使用升压药及肺血管舒张药。

（4）建立大口径静脉通道。

（5）有创压力监测。

3. 胎儿（紧急剖宫产）

（1）胎心监测。

（2）产妇呼吸心搏骤停时行紧急剖宫产 5 分钟内取出胎儿。

4. 止血治疗（输血及纠正凝血功能）

（1）启动大量输血方案。

（2）连续实验室检查，检测凝血功能及电解质。

（3）提供血液成分治疗。

（4）保证正常体温

（二）危机后处理

1. 患者复苏成功后给予稳定的机械通气。

2. 恢复子宫张力，可行子宫按摩、宫腔填塞，使用缩宫素，将子宫推向左侧，改善胎盘灌注。

3. 发生羊水栓塞在容量恢复正常后仍存在循环抑制，应继续给予支持治疗，纠正电解质紊乱及酸碱代谢失常。

4. 有条件的医院可采用盆腔血管栓塞、体外循环心肺支持、体外膜氧合、主动脉内球囊反搏、血液过滤和血液置换等技术。

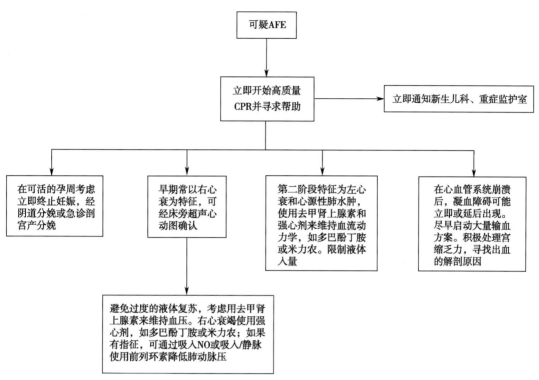

图 11-4-1　羊水栓塞抢救流程图

（三）危机预防

1. 对于高龄产妇、早产或过期产及经产妇等更易发生羊水栓塞的患者应提高警惕。

2. 在分娩或剖宫产术中，若患者出现胸闷、烦躁、寒战等不适，要及时注意观察并积极处理。

3. 合理使用缩宫素，宫缩过强时适当应用镇静剂。

4. 严格掌握剖宫产指征，避免在胎儿娩出过程中强力按压腹部及子宫。

四、典型病例

（一）病历摘要

患者，女性，30 岁，59kg，以"停经 38 周，阴道流血水 1 小时"来诊。平素月经规律，既往体健。2010 年行剖宫产术。1 小时前开始阴道流液，色淡红，无腹痛，胎动如常，门诊以"孕 2 产 1 孕 38 周单活胎左枕前，胎膜早破，胎盘早剥，瘢痕子宫"收入院。孕期体力轻度下降，体重增加 15kg。辅助检查：血红蛋白 128g/L，血小板 161×10^9/L。凝血四项示：PT 12.0 秒，APTT 41.4 秒。心电图：窦性心律，心室率 85 次/min；彩超：宫内妊娠，单活胎 BPD 9.12cm，FL 6.67cm，AC 32.08cm，AFV 6.12cm，胎盘 Ⅱ 级，位于前壁。

（二）危机发生与处理

手术及事件发生过程：入室脉搏 85 次/min，呼吸 20 次/min，血压 130/72mmHg，脉搏氧饱和度 99%，患者在左侧卧位下于 $L_{3\sim4}$ 间隙穿刺行腰硬联合麻醉，穿刺顺利，推注 0.5% 布比卡因 10mg，测量平面达 T_4 水平，麻醉效果良好。手术开始 6 分钟后娩出一女活胎，Apgar

评分 10 分。术中血压波动在 115~100/70~60mmHg,心率 80~100 次 /min,脉搏血氧饱和度 98%~100%。术者在缝合子宫时发现宫缩乏力,出血较多,故给予缩宫素 10U 静滴。5 分钟后患者主诉寒战、恶心,考虑为缩宫素引起的不良反应,立即鼻导管吸氧改为面罩吸氧 3L/min。1 分钟后,患者出现抽搐,呼之不应,测量血压 75/45mmHg,血氧饱和度进行性下降,心电图显示心律不齐,出现室性期前收缩二联律,心率降至 40 次 /min,立即开始心肺复苏,并呼叫上级医师。在上级医师帮助下,行气管插管及中心静脉穿刺,监测呼末二氧化碳可见二氧化碳分压下降到 15mmHg 以下。经过几分钟胸外按压,患者心率恢复到 60 次 /min 以上。

根据患者出现的症状及其胎盘早剥的现病史,考虑患者可能发生了羊水栓塞,立即静脉给予地塞米松 20mg,罂粟碱 90mg,阿托品 0.5mg,加快输液速度,同时抽血检验凝血功能。血压最低降至 52/30mmHg,为维持血压,开始以 0.1μg/(kg·min)的速度泵注去甲肾上腺素。为应对可能出现的凝血功能异常,未等凝血结果回报,便开始输注血液制品,包括新鲜冰冻血浆 1 200ml、血小板 1 个治疗量、浓缩红细胞 6U。血压逐渐维持到 90/60mmHg 左右,心率上升到 70 次 /min 上下,脉搏氧饱和度也到 95% 以上。复苏成功后,术者继续手术,但创面渗血不止,检验科血常规及凝血功能回报:血红蛋白 80g/L,血小板 76×10^9/L,PT 15.2 秒,FBG 322mg/dl,TT 14.4 秒,APTT 54.0 秒。再次给予浓缩红细胞 6U、新鲜冰冻血浆 1 200ml 及血小板 1 个治疗量,静脉推注氨甲环酸 0.5g。术者行双侧子宫动脉上行支结扎、B-Lynch 缝合、宫腔填塞纱条及子宫横行捆绑术。约 3 小时后,创面出血得到有效控制。术中出血 4 000ml,尿 550ml,输入浓缩红细胞 12U、新鲜冰冻血浆 2 400ml、血小板 2 个治疗量、输入乳酸林格液 1 500ml、生理盐水 200ml。

（三）危机转归

术后 10 分钟,患者清醒,血压 110/65mmHg,心率 75 次 /min,SpO$_2$ 98%,潮气量 480ml,拔除气管导管,安返 ICU,术后随访患者无麻醉手术并发症。

（四）危机事件分析

此患者临床表现以寒战、恶心症状开始,考虑存在麻醉平面过高、低血压、低体温、局部麻醉药中毒、缩宫素药物反应等可能,但后续术中突然出现抽搐、意识消失考虑存在局部麻醉药中毒、癫痫发作等,但患者有明显的血压下降、低氧血症及呼末二氧化碳浓度降低,考虑发生羊水栓塞,而寒战、恶心可能为羊水栓塞的前驱症状。急性循环衰竭、呼吸困难 / 低氧、DIC 和/或意识改变等符合羊水栓塞的临床表现,在充分排除其他医疗解释后,诊断为羊水栓塞。

由于患者症状典型,诊断及时,因此得到了积极有效的处理,主要包括:①呼吸循环监测及支持;②有效的心肺复苏;③使用血管活性药物稳定血流动力学;④及时启动大量输血方案,纠正贫血和凝血功能紊乱;⑤应用糖皮质激素缓解过敏症状及肺动脉高压。

血管活性药物使用应更早开始,用量应更积极,及早给予患者有效的循环支持治疗。中心静脉穿刺置管不仅可以监测患者容量治疗效果及心脏前负荷水平,还可以加快输血输液,同时还可经中心静脉抽血进行羊水成分检查。

五、临床建议与思考

1. 羊水栓塞的发生机制仍有一定的争议,确诊羊水栓塞国外十分谨慎,国内外用药治疗也有所差异:国内的羊水栓塞急救指南多主张使用激素及罂粟碱等药物,但 2016 年美国母胎医学协会发表的第 9 号临床指南(羊水栓塞的诊断和处理)中并未提到这两种药物的使用,因此在抢救过程中使用这两种药物并无循证学依据。目前,国外最新的研究发现阿托品、昂丹司琼及酮洛酸（即 AOK 方案）可降低肺血管阻力，舒张支气管，降低迷走张力，防治呼吸循环衰竭，联合使用可能对缓解羊水栓塞导致的肺动脉高压有一定的益处。因此，羊水栓塞患者术中可以考虑使用。羊水栓塞产妇若出现大出血并 DIC，应尽快启动大量输血方案。另外，在羊水栓塞的治疗的过程中有关肝素的使用也颇具争议，应该谨慎执行。

2. 典型羊水栓塞的患者诊断较为简单，若患者为不典型性羊水栓塞，也应及时想到羊水栓塞的可能，并通过实验室检查及床旁心动超声图扫描，及时作出诊断。如果早期没有及时发现，都会因机体长时间的低灌注状态，引起严重缺氧、酸中毒、羊水中促凝物质激活凝血系统，从而发生 DIC，导致患者的迅速死亡，所以产科医师及麻醉医师应高度重视此病的发生，以减少产妇的死亡率。

（刘 洋 颜学滔）

参考文献

［1］谢幸，苟文丽. 妇产科学 [J]. 8 版. 北京：人民卫生出版社 2013: 215-218.
［2］CLARK SL. Amniotic fluid embolism [J]. Obstet Gynecol, 2014, 123 (2): 337-348.
［3］DEAN LS, ROGERS RP 3RD. HARLEY RA, et al. Case scenario: Amniotic fluid embolism [J]. Anesthesiology, 2012, 116 (1): 186-192.
［4］LUIS D. PACHECO, GEORGE SAADE, GARY D. V. HANKINS, et al. Amniotic fluid embolism: diagnosis and management [J]. Am J Obstet Gynecol, 2016, 215: B16-24.
［5］Annecke T, Geisenberger T, Kurzl R, et al. Algorithm-based coagulation management of catastrophic amniotic fluid embolism [J]. Blood Coagul Fibrinolysis, 2010, 21: 95-100.

第五节 子痫和子痫前期

一、定义与发生机制

（一）定义

子痫前期（preeclampsia）指妊娠 20 周以后出现收缩压 ≥ 140mmHg 和 / 或舒张压 ≥ 90mmHg，且伴有下列任一项：尿蛋白 ≥ 0.3g/24h，或尿蛋白 / 肌酐比值 ≥ 0.3，或随机尿蛋白 ≥（+）（无法进行尿蛋白定量时的检查方法）；无蛋白尿但伴有以下任何一种器官或系统受累：心、肺、肝、肾等重要器官，或血液系统、消化系统、神经系统的异常改变，胎盘 - 胎儿受到累及等。中华医学会妇产科学分会发布的《妊娠期高血压疾病诊治指南（2015）》以及各国更新指南已经将"轻度子痫前期"概念摒弃。

重度子痫前期妊娠妇女出现下述任一表现可诊断为重度子痫前期：

（1）血压持续升高：收缩压 ≥ 160mmHg 和 / 或舒张压 ≥ 110mmHg。

（2）持续性头痛、视觉障碍或其他中枢神经系统异常表现。

（3）持续性上腹部疼痛及肝包膜下血肿或肝破裂表现。

（4）肝酶异常：血丙氨酸转氨酶（ALT）或天冬氨酸转氨酶（AST）水平升高。

（5）肾功能受损：尿蛋白 >2.0g/24h；少尿（24h 尿量 <400ml、或每小时尿量 <17ml）、或血肌酐 >106μmol/L。

（6）低蛋白血症伴腹水、胸腔积液或心包积液。

（7）血液系统异常：血小板计数呈持续性下降并低于 $100*10^9/L$；微血管内溶血（表现有贫血、黄疸或血乳酸脱氢酶（LDH）水平升高）。

（8）心功能衰竭。

（9）肺水肿。

（10）胎儿生长受限或羊水过少、胎死宫内、胎盘早剥等。

子痫（eclampsia）为子痫前期基础上发生不能用其他原因解释的抽搐。

（二）发生机制

子痫是产妇死亡的主要原因之一，子痫确切的病因及发生机制尚不清楚，目前有两种对立的假说，即高血压脑病假说和由脑血管痉挛所引发的脑缺血假说。

（三）危险因素分析

根据子痫前期 / 子痫的定义可知，子痫的危险因素同子痫前期，既往疾病，家庭因素，生活习惯等对于子痫及子痫前期的发生具有重要影响（表 11-5-1）。

表 11-5-1　子痫前期和子痫发生危险因素

孕前因素	妊娠相关因素
初产妇	葡萄胎
妊娠妇女年龄 >40 岁或 <18 岁	多胎妊娠
慢性高血压、肾脏疾病	原因不明的胎儿生长受限
糖尿病	尿道及牙周感染
结缔组织病	
血栓形成倾向	
肥胖 / 胰岛素抵抗	
子痫前期家族史	
前一次妊娠不良结局	

二、典型临床表现与快速识别

（一）临床表现

1. 高血压。

2. 蛋白尿。

3. 水肿。

4. 持续性头痛、视力模糊、盲点、精神状态改变、反射亢进、上腹部或右上腹疼痛。

5. 突发抽搐，可持续 60 秒，抽搐发作具有自限性，也可复发。严重的抽搐可导致呼吸衰竭和循环衰竭。

6. HELLP 综合征以溶血、肝酶升高和血小板减少为特点，是子痫前期极其严重的表现形式。

（二）辅助检查

1. 血液检查　包括全血细胞计数、血红蛋白含量、血细胞比容、血黏度、凝血功能，根据病情轻重可反复检查。

2. 肝肾功能及电解质测定　肝细胞功能受损时可致 ALT、AST 升高，患者出现白蛋白缺乏为主的低蛋白血症。肾功能受损时,血清肌酐升高与病情严重程度相平行。重度子病前期与子痫应测定电解质与二氧化碳结合力,以早期发现酸中毒并纠正。

3. 尿液检查　应测尿比重及尿常规,尿蛋白(+)时尿蛋白含量为300mg/d;当尿蛋白(++++)时尿蛋白含量为5g/d。重度妊娠期高血压患者尿蛋白检查应每2日一次。

4. 眼底检查　视网膜小动脉的痉挛程度反映全身小血管痉挛程度,继而能反映本病的严重程度。

5. 头颅CT　妊娠期高血压疾病导致脑皮质呈现高密度影,并有脑部斑点状出血。

6. 其他　心电图,超声心动图,胎盘功能,胎儿成熟度检查,脑血流图检查等视病情而定。

（三）鉴别诊断

妊娠及产后发生抽搐可能有多种原因,应当加强鉴别诊断。

1. 脑血管病　脑出血,动脉瘤破裂或脑动脉畸形,脑动脉栓塞或血栓形成,缺血缺氧性脑病,脑血管炎,脑血栓。

2. 颅内病变　高血压脑病,癫痫发作,未确诊的脑肿瘤,转移性妊娠滋养层疾病,脑白质病。

3. 其他疾病　低血糖,低钠血症,血小板减少性紫癜。

三、危机处理方案

（一）危机处理

子痫发作的处理指南(表11-5-2)。

表 11-5-2　子痫发作处理指南

气道

　　托举下颌
　　使产妇左倾位或使子宫处于左倾位
　　保护产妇头部,避免发生躯体损伤

呼吸

　　纯氧面罩通气
　　避免放入口咽通气道,必要时可放入柔软光滑的鼻咽通气道
　　持续监测脉搏血氧饱和度

循环

　　保证静脉液体通路
　　持续心电图监测
　　频繁监测血压并治疗高血压

用药

　　硫酸镁
　　　　负荷量:4~6g 硫酸镁 15~20 分钟静脉输注
　　　　维持量:1~2g/h 硫酸镁静脉输注
　　　　子痫再次发作时:2g 硫酸镁 5~10 分钟静脉输注
　　抗高血压药
　　　　拉贝洛尔 20~40mg 静脉输注,每 5~10 分钟一次或肼屈嗪 5~10mg 静脉输注,必要时每 15~20 分钟一次

（二）危机后处理

1. 发生子痫后不要立即行剖宫产分娩,若无其他剖宫产指征,经阴道分娩依然为首选。在极少的情况下,产妇处于癫痫状态时需要即刻分娩。

2. 产妇处于癫痫状态时需要即刻剖宫产时,全身麻醉可采用丙泊酚或硫喷妥钠等能减少脑血容量、降低颅内压的静脉麻醉药,这些药物同时也可终止癫痫发作。

3. 不同的个体应该制定不同的麻醉计划。对于那些清醒的、无颅内压升高以及癫痫得到良好控制、无凝血功能异常的子痫产妇,可以考虑使用椎管内麻醉或镇痛。

4. 谨慎应用过度通气,过度通气可减少脑血流量,但并不可以降低脑代谢率。另一方面,通气不足引发的高碳酸血症可以降低癫痫发作的阈值。

5. 同时需要监测包括血小板计数、PT、APTT 以及纤维蛋白原等在内的凝血功能。

6. 避免过度降低全身血压,避免组织缺氧、体温升高及高血糖症进一步损伤脑神经。

7. 如果患者无意识状态持续存在,则需要行脑电监测或颅脑成像,以排除可能存在的其他神经系统问题。

8. 子痫患者可能有严重的容量不足及血液浓缩,同时可能存在毛细血管渗透性增强,有发展为肺水肿的倾向,液体管理充满挑战性,因此需要密切的血流动力学监测。

9. 术后仍然有发生子痫的风险,应密切监测患者癫痫及肺水肿的症状和体征。继续服用镁和降压药直至实验室诊断恢复正常,高血压得到良好控制。

（三）危机预防

预防子痫发生相关措施如下:

1. 静脉注射硫酸镁。

2. 维持液体平衡 液体摄入应限制在 75 至 100ml/h,以最大限度降低脑水肿的风险。

3. 控制血压 如果收缩压大于等于 160mmHg,或舒张压大于等于 110mmHg 时,则需要进行抗高血压治疗。

4. 放有各种型号的气管导管、喉罩的困难气道处置车应该置于唾手可得的位置。

5. 持续监测产妇的脉搏血氧饱和度。

6. 持续胎心率监测。

7. 实验室检查 包括血小板计数、PT、APTT 以及纤维蛋白原等在内的凝血功能。

四、典型病例

（一）病历摘要

患者,女性,32 岁,66kg,以"停经 32 周,发现高血压 2 天"收入院。平素月经规律,既往体健,有剖宫产手术史。孕后期查 OGTT:3.91~11.29~9.2mmol/L,诊断妊娠期糖尿病,予指导饮食、运动,监测血糖正常。近月无明显诱因出现双下肢水肿(++),休息后可好转,夜间不需要高枕卧位,否认劳力性呼吸困难、夜间阵发性呼吸困难不适,昨日外院常规产检示血压 130/98mmHg,尿蛋白(+++),无头痛、头晕、眼花、胸闷、气促、心悸等不适,今日入院门诊测血压 180/95mmHg,初步诊断"孕 3 产 1 孕 32 周单活胎左枕前,重度子痫前期,妊娠期糖尿病,瘢痕子宫"收入院,孕期体力轻度下降,体重增加 16kg。体格检查:双下肢水肿(++),活动自如,肌张力正常。尿蛋白(+++);血浆白蛋白 31g/L,血小板 165×10^9/L,PT 13.4s,APTT 41.0秒,FIB 4.31g/L,D-二聚体 2.10mg/L;心电图:窦性心律。

（二）危机发生与处理

产妇拟在腰硬联合麻醉下行子宫下段剖宫产术。入室后，常规心电监护，脉搏 85 次 /min，呼吸 19 次 /min，血压 167/90mmHg，脉搏氧饱和度 98%。患者于左侧卧位下行椎管内穿刺，穿刺过程顺利，蛛网膜下腔注入 0.5% 布比卡因 10mg，麻醉效果良好，麻醉平面达 T_6 水平。手术开始时血压 140/80mmHg，7 分钟后娩出一活男婴，Apgar 评分 9 分。手术历经 50 分钟，期间血压 148/85mmHg，心率 91 次 /min，SpO_2 100%。手术结束后过床，2 分钟后，即将送患者回病房时，患者自述腹痛，给予曲马多 50mg 静脉推注，1 分钟后症状渐缓解，之后患者又自述头痛，并伴有恶心。遂立即监测无创血压、心率及脉搏血氧饱和度，此时患者突然开始全身抽搐，呼之不应，血压无法测出，心率 115 次 /min，脉搏血氧饱和度进行性下降。立即托下颌行纯氧面罩通气，并将纱布置入患者口内，1 分钟之后，患者逐渐停止抽搐，恢复意识。此时再次测量无创血压为 175/105mmHg。根据患者重症子痫前期病史，考虑患者发生子痫，为避免癫痫再次发作，静脉缓慢输注硫酸镁 4g，同时静脉注射拉贝洛尔 30mg 降低血压。抽取静脉血行凝血功能检测，结果回报：凝血酶原时间 13.2 秒，活化部分凝血活酶时间 40.3 秒，纤维蛋白原 4.01g/L，D- 二聚体 3.21mg/L。

（三）危机转归

30 分钟后，血压逐渐降到 140/80mmHg，患者情况稳定，安返病房。

（四）危机事件分析

根据子痫定义，子痫为在子痫前期基础上发生不能用其他原因解释的抽搐。曲马多的不良反应主要表现为恶心、呕吐，导致颅内压增加。同时曲马多用于存在脑部疾病的患者可能增加癫痫发作的危险，可能诱发全身抽搐，因而此产妇在癫痫的诊断上需鉴别子痫和曲马多诱发的癫痫发作。根据子痫危机处理的临床表现与快速识别分析，产妇存在高血压，蛋白尿，水肿，在癫痫发作前出现了子痫的前驱表现——剧烈的头痛、恶心和呕吐等症状，此次癫痫发作阵挛状态持续近 60 秒伴呼吸抑制。因此首先考虑子痫的可能。由于该患者不存在脑部基础疾病，因此曲马多诱发癫痫发作的可能性较小。

该病例的抢救过程主要有以下几点：首先对患者进行了对症处理（保持呼吸道通畅，防止咬伤及摔伤，及时进行辅助通气，维持脉搏血氧饱和度）。其次建立了必要的监测（无创测压、脉搏血氧饱和度和心电图）。最后对子痫快速识别予以积极处理（给予硫酸镁控制子痫，拉贝洛尔降低血压，监测凝血功能以避免凝血功能异常）。

尽管子痫临床表现和化验检查的特异性不强，可以与其他多种能引起抽搐的疾病互相混淆，但子痫是在妊娠期及产后短时内最常见的与高血压有关的抽搐病因。此患者子痫发作处理过程符合子痫危机处理的每一个关键点，因此患者生命体征稳定，预后良好。可以补充的是手术室内子痫发作必要时可予以静脉镇静药辅助控制抽搐症状，减少患者全身伤害，甚至可以实施全身麻醉控制癫痫发作。

五、临床建议与思考

1. 虽然大部分子痫前期患者在胎盘娩出后血压会逐渐下降到正常水平，但是产后依然有发生子痫的可能，子痫最晚可在分娩后两周后出现。因此产后期发生的子痫一般诊断较为困难。任何一个产妇在产后发生抽搐均要考虑子痫的可能性。

2. 对于子痫前期的产妇，要时刻警惕患者出现的持续而剧烈的头痛、视力模糊、畏光、腹痛，恶心和呕吐，以及短暂的精神状态改变等子痫前驱表现，不能简单地将这些表现当做是麻醉后的常见不良反应。

3. 发生子痫的患者,若需进行气管插管控制呼吸,要考虑到困难气道的可能性。对并存严重喉水肿的产妇,应准备 ID 5.5mm 的气管导管,有条件时应使用光束纤维喉镜插管,麻醉医师应熟练掌握各种保持呼吸道通畅的技术。

(刘　洋　颜学滔)

参考文献

[1] SIBAI BM. Diagnosis, prevention, and management of eclampsia [M]. Obstet Gynecol, 2005, 105: 402-410.

[2] LI J, LAMARCA B, RECKELHOFF JF. A model of preeclampsia in rats: the reduced uterine perfusion pressure (RUPP) model [J]. Am J Physiol Heart Circ Physiol, 2012, 303 (1): H1-8.

[3] ZEEMAN GG, FLECKENSTEIN JL, TWICKLER DM, et al. Cerebral infarction in eclampsia [J]. Am J Obstet Gynecol, 2004, 190: 714-720.

[4] COORAY SD, EDMONDS SM, TONG S, et al. Characterization of symptoms immediately preceding eclampsia [J]. Obstet Gynecol, 2011, 118: 995-999.

[5] VERLOHREN S, GEUSENS N, MORTON J, et al. Inhibition of trophoblast-induced spiral artery remodeling reduces placental perfusion in rat pregnancy [J]. Hypertension, 2010, 56 (2): 304-310.

[6] DULEY L, HENDERSON-SMART DJ, WALKER GJ, et al. Magnesium sulphate versus diazepam for eclampsia. Cochrane Database Syst Rev, 2010,(12): CD000127.

[7] AAGAARD-TILLERY KM, BELFORT MA. Eclampsia: morbidity, mortality, and management [J]. Clin Obstet Gynecol, 2005, 48: 12-23.

第六节　产妇心搏骤停

一、定义与发生机制

(一) 定义

心搏骤停(heart arrest,CA)是指心脏射血功能突然停止,引起全身组织器官严重的缺血、缺氧,临床表现为不能扪及大动脉搏动或心音消失;继之意识丧失,呼吸停止,瞳孔散大。

(二) 发生机制

根据心搏骤停是否与妊娠直接相关,将孕产妇心搏骤停分为产科因素和非产科因素。

(三) 危险因素分析

美国心脏协会(American Heart Association,AHA)根据妊娠妇女心搏骤停病因分类的英语拼写首字母的排列顺序,分类为 A、B、C、D、E、F、G、H,分别为麻醉并发症(anesthesia complications)、意外 / 创伤事件(accidents)、出血性事件(bleeding)、心血管相关(cardiovascular)、药物相关(drugs)、血管栓塞(embolism)、发热性因素(fever)、全身性因素(general)、妊娠期高血压疾病(hypertension)(表 11-6-1)。

表 11-6-1 孕产妇心搏骤停病因

字母	原因	病因学
A	麻醉并发症（anesthetic complications）	高位脊麻或全脊 麻醉后通气障碍 局部麻醉药中毒 低血压 呼吸抑制
	意外 / 创伤事件（accidents/trauma）	外伤 自杀
B	出血性事件（bleeding）	凝血障碍 宫缩乏力 胎盘植入 胎盘早剥 前置胎盘 子宫破裂 输血反应
C	心血管相关事件（cardiovascular）	心律失常 心肌梗死 先天性心脏病 主动脉夹层 心脏衰竭
D	药物相关（drugs）	子宫收缩剂相关 镁中毒 阿片类药物 药源性过敏 用错药
E	血管栓塞（embolism）	肺梗死 羊水栓塞 空气栓塞 脑梗死
F	发热性事件（frever）	脓毒症 严重感染
G	全身性疾病（general）	缺氧 低血容量 血钾异常 心脏压塞 中毒
H	妊娠期高血压疾病（hypertension）	子痫 子痫前期 HELLP 综合征

二、典型临床表现与快速识别

(一)临床表现

1. 突然意识丧失或伴有短暂抽搐,抽搐常为全身性,多发生于心脏停搏后 10 秒内,有时伴眼球偏斜。

2. 心音或大动脉搏动消失。

3. 面色苍白或发绀。

4. 瞳孔散大固定。

5. 自主呼吸消失或呼吸断续,呈叹息样,随后即停止。

6. 心电图表现

(1)心室颤动或扑动,心室呈不规则蠕动,基本无泵血功能。

(2)无脉性电活动为有心电活动但不产生心肌机械性收缩。

(3)心室停顿或称心搏停止,心脏大多处于舒张状态,无任何有效收缩动作,心电图呈现为一条直线或仅见心房波。

(二)鉴别诊断

产妇心搏骤停的鉴别诊断主要为病因学的鉴别诊断。在我国引起产妇心搏骤停主要为产科因素,包括胎盘植入、子宫收缩乏力、子宫破裂导致的失血性休克、羊水栓塞、重度子痫前期及子痫。在非产科因素中,以感染性休克和基础心脏病为主要原因。

三、危机处理方案

(一)危机处理

基础生命支持(basic life support,BLS):

当孕产妇在住院期间发生心搏骤停,医院或科室应有一套完整的、高效的预案来指导医护人员进行抢救,并应定时进行演练。2015 年美国心脏协会(AHA)关于妊娠期心搏骤停科学申明的指南(以下简称"指南")中提到护士常常作为第 1 个发现孕产妇心搏骤停的医务人员,强调一旦发现应及时进行处理。具体操作步骤详见心肺复苏抢救流程(图 11-6-1)。

对孕产妇进行心肺复苏时,需要注意以下几点:

1. 体位　目前的指南主张在进行胸外按压时不对孕产妇进行倾斜处理,而是持续手动让子宫离开中线位置,向左侧移位(图 11-6-2 中图 a 和图 b 所示),这样下腔静脉血液才能够回流到心脏。

2. 呼吸和气道

(1)妊娠妇女心搏骤停后各器官组织发生缺氧的速度更快,因此迅速、高效的气道管理尤为重要。

(2)简易面罩 +100% 氧气吸入进行初级的非侵入性气道管理,双手托起下颌扣面罩比单手更有效。

(3)充分评估气管插管的困难性,选择直径较相似体格未妊娠妇女女小0.5~1.0mm 的导管,尽量由有经验的医务人员施行气管插管。在气管插管前和插管后,应对环状软骨持续加压。

3. 电除颤　除颤电极板(STERNUM 电极板)放置的位置与其他人一样位于右胸骨旁第二肋;而另一电极板(APEX 电极板)则推荐置于左侧乳房下,这样流经胎儿的电流最小。反复除颤建议电极板的位置不变换。

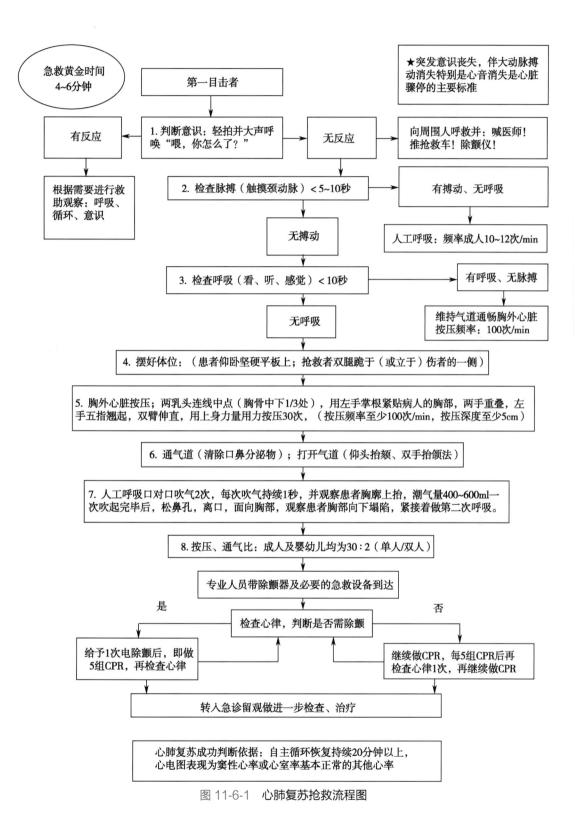

图 11-6-1 心肺复苏抢救流程图

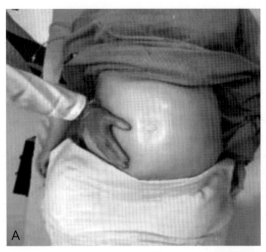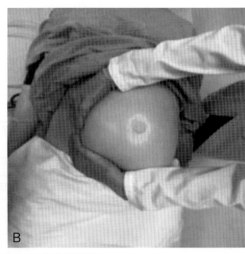

图 11-6-2　孕产妇心肺复苏子宫位置摆放

A. 单手搬离子宫；B. 双手搬离子宫。

（二）危机后处理

高级生命支持（advanced cardiovascular life support，ACLS）：

对于孕产妇心搏骤停应积极实施复苏处理和围死亡期剖宫产术（PMCS），以降低孕产妇及围生儿死亡率，改善母儿预后。

1. 复苏药物的使用　对于妊娠妇女来说，在心肺复苏过程中使用的药物是不需要考虑其对胎儿的致畸性等不良反应，所以用于治疗心搏骤停的药物与非妊娠成人没有区别。

常用药有以下几类：肾上腺素、其他儿茶酚胺类药、胺碘酮、利多卡因、钙剂、阿托品。

2. 围死亡期剖宫产术（PMCS）　美国心脏协会（AHA）及产科麻醉和围产学会（the Society for Obstetric Anesthesia and Perinatology，SOAP）的复苏指南中都提出，积极复苏 4 分钟后，产妇仍无有效的自主循环（return of spontaneous circulation，ROSC）时应考虑实施 PMCS，即 Perimortem Cesarean Section，国内习惯称为"围死亡期剖宫产术"，定义为心肺复苏后开始的剖宫产术。

当要进行 PMCS 时有以下推荐：

（1）当住院产妇发生心搏骤停时，不要将产妇转运至手术室，条件允许应就地行 PMCS。

（2）复苏团队不要等外科器械，仅需要一把手术刀。

（3）不要花费时间进行消毒，可以采用简单的将消毒液倾倒或完全取消这个步骤。

（4）在整个 PMCS 中，连续进行手动子宫向左移位，直至胎儿娩出，注意不要伤及进行手动子宫移位的救援者。

3. 阴道分娩时心搏骤停　对于正在产房接受阴道分娩的产妇突然发生心搏骤停，若产妇宫颈口已经开全、胎头已经下降快要娩出时，应该一边对妊娠母亲进行基础生命支持（BLS），同时另一组人应该即刻阴道助产，并备好新生儿复苏的准备。

4. 心肺复苏后的治疗　如果孕产妇复苏后需要继续妊娠，在不干扰持续管理（如气道管理、保持静脉通路开放和各种生命体征监测）情况下，尽量进行左侧卧位。在不进行手术情况下，最好转送到 ICU 进行持续监护，同时针对原发病进行多学科的治疗，找出心搏骤停的诱因，去除诱因。

2015 年美国心脏协会关于孕产妇住院期间心搏骤停高级生命支持处理流程图（图 11-6-3）

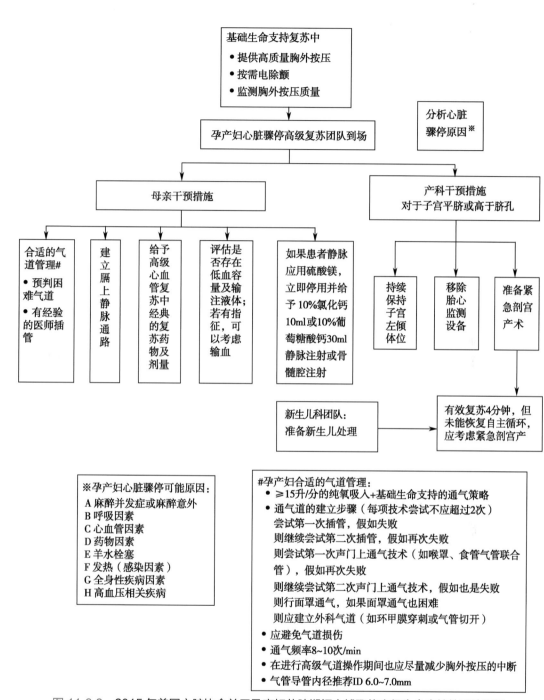

图 11-6-3　2015 年美国心脏协会关于孕产妇住院期间心搏骤停高级生命支持处理流程图

（三）危机预防

及时认识到妊娠女性有潜在的威胁生命的疾病是非常重要的。临床应用早期警告积分表（表 11-6-2）可准确鉴别死亡高危人群。为预防心搏骤停，对不稳定患者的快速反应是必需的，因此医院或科室应有一套完整的、高效的预案来指导医护人员进行抢救，并应定时进行演练。

表 11-6-2 早期警告积分表

指标	评分	指标	评分
收缩压(mmHg)		呼吸频率(次/min)	
<80	3	<10	3
80~89	2	10~17	0
90~139	0	18~24	1
140~149	1	25~29	2
150~159	2	>30	3
>160	3	保持 SpO_2>96% 的 FiO_2	
心率(次/min)		空气	0
<60	3	24%~39%	1
60~110	0	>40%	3
111~149	2	温度(℃)	
>150	3	<34.0	3
意识		34.1~35.0	1
有意识(GCS=15)	0	35.1~37.9	0
无意识(GCS<15)	3	38.0~38.9	1
		>39.0	3

注:≥6 分的妊娠妇女应送到 ICU 进行重要的生命体征监护;GCS:格拉斯哥昏迷评分;SpO_2:血氧饱和度;FiO_2:吸入气体中氧浓度分数;1mmHg=0.133kPa。

四、典型病例

(一) 病历摘要

患者,女性,32 岁,68kg。因"停经 39 周"入院待产。平素月经规律,既往体健。孕期无头晕、头疼、眼花等不适,无阴道流水及流血,测血压、血糖未发现明显异常。4 年前因产程停滞行剖宫产术,术后无不适。门诊以"孕 4 产 1 宫内妊娠 39 周单活胎、瘢痕子宫"收入院择期行剖宫产术。体温:36.8℃,脉搏:86 次/min,呼吸:18 次/min,血压 113/71mmHg。麻醉评估:血压、心率、呼吸正常,一般活动无明显受限,肝肾未见异常,ASA Ⅰ级。

(二) 危机发生与处理

产妇拟择期在腰硬联合麻醉下行子宫下段剖宫产术,入手术室后开通静脉通路、心电监护、鼻导管吸氧,左侧卧位 $L_{3~4}$ 穿刺回抽见脑脊液予 0.5% 布比卡因 2ml(配制:0.75% 布比卡因 2ml 加 10% 葡萄糖液 1ml),平面固定 T_6,术中见羊水Ⅲ度,吸出胎粪样羊水 800ml,顺利娩出一活男婴,断脐后予头孢唑林钠 2g 静滴,托烷司琼 5mg、氟比洛芬酯 50mg、地佐辛 5mg 缓慢静注,手术历时 1 小时,术程顺利,期间无创血压 112/58mmHg,心率 98 次/min,SpO_2

99%,术中未诉不适。

术毕产科医师经腹挤压宫腔排出宫腔内少许积血,期间麻醉医师移除患者身上的心电监护,在准备翻身转移至转运床时产妇突然全身抽搐、意识丧失、牙关紧闭,主麻医师见状立即予面罩吸氧,连接监护仪,心电监护示无心电图波形,未能触及颈动脉搏动,考虑“心搏骤停?”,即刻予复苏体位、胸外按压、紧急呼叫援助,护士即刻推来急救车和除颤仪,静脉推注肾上腺素 1mg、阿托品 0.5mg,行气管插管予机械通气,约 30 秒后心电监护仪出现心电波形,一开始心电监护示为室上性心动过速,心室率 168 次 /min,再过 20 秒后转为窦性心律 138 次 /min,无创血压为 162/110mmHg,1 分钟后复测血压迅速下降至 71/42mmHg,心率 115 次 /min,考虑产妇为“心搏骤停:羊水栓塞? 过敏性休克? ”,静脉继续予推注去氧肾上腺素 100μg,血压上升至 117/54mmHg,心率 101 次 /min,并泵注去甲肾上腺素 0.03~0.08μg/(kg·min)、地塞米松 20mg 静推、氢化可的松 300mg 静滴、罂粟碱 90mg 静滴,同时在超声引导下快速完成右侧颈内静脉穿刺置管、左侧桡动脉穿刺术,中心静脉导管抽取静脉血 30ml 送检验。

（三）危机转归

经上述处理约 20 分钟后停用去甲肾上腺素,心电图呈窦性心律,心律稳定在 100 次 /min 左右、有创动脉血压维持 100/60mmHg、中心静脉压 8cmH_2O,患者自主呼吸 18 次 /min,查体双侧瞳孔等圆等大,对光反射灵敏,肢体可以按指令随意运动,听诊右下肺呼吸音弱,子宫收缩良好,阴道无明显流液,尿量增加约 30ml,在吸入空气条件下外周脉搏饱和度 96%,血气结果基本正常,予拔除气管导管,送产科重症监护室继续观察。

（四）危机事件分析

此病例为剖宫产术毕发生呼吸心搏骤停病例,且刚好在移除所有监护后出现呼吸心搏骤停的典型症状——全身抽搐后意识丧失,颈动脉搏动未触及,心电图呈现一条直线。因此心搏骤停诊断基本明确。

此例心搏骤停发生在手术室,并且发现及时,立即进行初级心肺复苏同时快速建立高级生命支持,并予以静脉抢救药物,处理措施基本符合 2017 版美国心脏协会心肺复苏指南,最终复苏成功。因此在临床工作中,即使产妇已经顺利分娩但仍需要严密监测和预防妊娠并发症的发生。

美国母胎医学会羊水栓塞指南（2016）指出对于产时或产后短时间内突发急性循环呼吸障碍表现时一定要在鉴别诊断中考虑到羊水栓塞可能。产妇在断脐后静脉应用了头孢类抗生素,还有一些止吐、镇痛药,需要鉴别药源性过敏性休克的可能性,但此产妇查体未发现有皮疹,头面部、喉头也未发现水肿,故排除。本病例经中心静脉抽血,病理科在显微镜下可见棕黑色胎粪样物质及其他羊水成分,高度提示羊水栓塞可能性大,应行羊水栓塞其他实验室检查明确诊断。虽然该指南明确指出不推荐任何特异性的实验室诊断用于确诊或排除羊水栓塞,但羊水栓塞引发心搏骤停、DIC 仍然是产科临床最为严重的并发症。

五、临床建议与思考

（一）2015 年美国心脏协会发表了一篇关于“妊娠期心搏骤停的科学申明”的综述,其对孕产期心搏骤停的各个临床处置流程均有详细的陈诉及推荐,但其推荐的胸外按压频率 ≥ 100 次 /min、深度 ≥ 5cm 是根据 2010 年美国心脏协会发布的心搏骤停复苏指南所推荐的;而 2015 年及 2017 年美国心脏病协会更新了心搏骤停的复苏指南,将胸外按压的频率更新为 100~120 次 /min、按压深度更新为 ≥ 5~6cm,故我们推荐孕产妇心搏骤停后的基础生命支持可参考新的复苏指南执行,其他未更新内容可以继续参考"2015 年美国心脏病协会妊娠期心搏骤停的科学申明"。

（二）胸外按压的质量监测

为判断胸外按压是否有效,通过触摸大动脉、观察肤色、毛细血管充盈时间、瞳孔的大小和对光反射、血压、脉搏及 ECG、听诊心音和呼吸音等最基本的监测项目,很难精确地评估胸外按压的效果和心肺功能恢复程度,故有条件时可以争取选用以下监测项目:

1. 有创动脉压监测　在医院中只要有此可能,宜在胸外按压开始后及早做直接动脉压监测。2017 年 AHA 复苏指南将动脉脉压 ≥ 10mmHg 作为胸外按压有效的监测手段之一。

2. 呼气末二氧化碳分压（$P_{ET}CO_2$）监测　在心肺复苏中能够应用 $P_{ET}CO_2$ 检测气管导管是否在气管里,同时也能检测是否有自主循环反应。在心搏骤停复苏过程中,当 $P_{ET}CO_2$ 缓慢升高到 35mmHg 以上时,说明自主循环反应多半已经恢复。在胸外按压和有自主循环反应时 $P_{ET}CO_2$ 水平都会 >10mmHg,而 $P_{ET}CO_2$<10mmHg 提示胸外按压效果差,CPR 难以成功。

3. 外周脉搏氧饱和度（SpO_2）　一旦发生心搏骤停,SpO_2 随即陡然下降,脉搏波消失。在胸外按压过程可凭此监测循环和呼吸支持的综合效果,若 SpO_2 由 80% 或更低逐步上升到 90% 以上,说明外周组织已得到血流灌注,否则提示心排出量和 / 或血压过低,需予纠正。$P_{ET}CO_2$ 亦能反映上述情况,两者的共同点是平均动脉压（MAP）低于 50mmHg 时,外周脉搏氧饱和度以及呼气末二氧化碳分压监测往往显示零值。

（三）近期有研究收集了 1991~2015 年妊娠期间应用体外膜肺（ECMO）的 46 例病例,其中有 1 例为发生心搏骤停的孕产妇和 3 例发生心源性休克应用了 ECMO,母亲抢救都全部成功,但胎儿在 EMCO 转机期间却流产或胎死宫内。根据指南我们认为对于孕周 <20 周或宫高低于脐平面的产妇,若发生心搏骤停,行心肺复苏后心肺功能仍未有效恢复、生命体征仍未稳定时,可以应用 ECMO 过渡;对于已经行 PMCS 或产后的则无相关禁忌。前文提到我国孕产妇心搏骤停或死亡的主要因素为产科因素,包括明显影响凝血功能的大出血、羊水栓塞等;美国母胎医学会羊水栓塞指南（2016）指出在体外膜肺（ECMO）中使用的抗凝剂可加重凝血功能障碍患者的出血。由于这些担忧,以及缺少有利的证据,ECMO 的使用具有一定争议,羊水栓塞引发的心搏骤停不作常规推荐。

（四）在孕产妇发生心搏骤停时,要充分考虑孕产妇特殊的生理特点,兼顾母儿双方安全,多学科协作,积极实施复苏处理和 PMCS,以降低孕产妇及围生儿死亡率,改善母胎预后。

（陈培伟　颜学滔）

参考文献

［1］黄天晴, 陈敦金, 刘慧姝, 等. 心搏骤停孕产妇发病原因及临床特点分析 [J]. 中华妇产科杂志, 2011, 46 (10): 742-747.

［2］MUNNUR U, DE BOISBLANC B, SURESH MS. Airway problems in pregnancy [J]. Crit Care Med, 2005, 33 (10 Suppl): 259-268.

［3］CAMPBELL TA, SANSON TG. Cardiac arrest and pregnancy [J]. J Emerg Trauma Shock, 2009, 2 (1): 34-42.

［4］JEEJEEBHOY FM, ZELOP CM, LIPMAN S, et al. Cardiac Arrest in Pregnancy. A Scientific Statement From the American Heart Association [J]. Circulation, 2015, 132: 1747-1773.

第七节　产科困难气道

一、定义与发生机制

(一)定义

产科困难气道(difficult airway)是指有经验的麻醉医师在处理妊娠期患者遇到面罩通气困难、声门上气道通气困难或气管插管困难的一种临床情况。

(二)发病机制

1. 气道变化　妊娠时受激素的影响,特别是雌激素的影响导致气道结缔组织基质增加、血容量和组织液增多,最终引起气道血管增加和呼吸道的黏膜水肿。妊娠期间体重过度增加、先兆子痫、医源性液体超负荷、分娩过程中静脉压力增加都可能会加重上呼吸道黏膜水肿。在一项使用改良的 Mallampati 分级评估产妇气道的研究中,在妊娠12至38周期间,Mallampati 四级的患者数量增加了34%,并且与体重增加呈正相关。

2. 呼吸变化　随着孕龄增加,增大的子宫不断使膈肌上抬,导致功能残气量(FRC)减少了20%,而平卧位时,FRC 进一步减少10%。同时,孕期的氧耗量也增加,足月时氧耗量和二氧化碳产生量增加了20%~40%。

3. 胃肠道变化　从孕中期开始,由于食管括约肌压力降低和胃排空延迟,产妇反流误吸风险增加,因此宜将产妇当做"饱胃"患者。

4. 心血管变化　平卧位时,增大的子宫压迫下腔静脉,导致回心血量和心输出量减少。心输出量的减少和耗氧量的增加使氧饱和度降低加快。

5. 体重增加和乳房增大　体重增加和肥胖会增加 Mallampati 分级,增加面罩通气和气管插管困难的风险,也会增加紧急剖宫产的风险。

妊娠期间乳房增大可能会影响插管,干扰喉镜柄操作和正确放置喉镜片,不利于喉镜显露。

6. 医源因素　对产科困难气道管理缺乏经验,未能对迅速恶化的情况做出有效反应,对困难气道处理设备不熟悉。

(三)危险因素分析

1. 全身麻醉剖宫产　椎管内麻醉禁忌、椎管内麻醉失败、椎管内麻醉时间不足、产妇拒绝椎管内麻醉。

2. 产妇在孕前即存在气道解剖异常　口腔颌面部以及气道手术史、先天畸形等。

3. 局部麻醉药中毒需要气道管理。

4. 妊娠期间行非产科手术。

二、典型临床表现与快速识别

(一)临床表现

1. 经验丰富的麻醉医师两次插管失败。

(1)喉镜置入困难:小下颌、张口受限、氯琥珀胆碱引起咬肌痉挛。

(2)看不见声门。

(3)气管导管不能通过声门。

2. 麻醉诱导后面罩通气困难。

3. 声门上气道放置失败。

（二）辅助检查

1. 对怀疑有困难气道的患者，可以使用如超声、气道内镜、可视喉镜、可视插管软镜等进行气道的评估，以上仅推荐用于怀疑或确定有困难气道的患者。

2. 对于产程时间很长的患者，气道状况可能会变得更差，特别是先兆子痫的产妇，在气管插管前要重新评估气道。

（三）鉴别诊断

1. 气道正常但麻醉医师插管经验不足。

2. 功能性气道阻塞　喉痉挛、支气管痉挛、胃胀气、支气管插管。

三、危机处理方案

（一）危机处理

妊娠妇女与其他患者的区别在于妊娠引起的母体生理变化以及在临床决策时需要同时考虑母体和胎儿的状况。

1. 预料的困难插管（图 11-7-1）

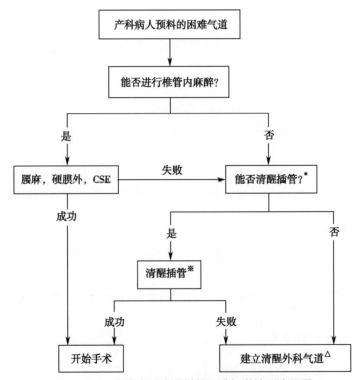

图 11-7-1　剖宫产手术预料的困难气道处理流程图

CSE:腰硬联合;SAD:声门上气道通气工具;ILMA:插管喉罩。

* 清醒插管需要有经验的麻醉医师在充分气道表面麻醉以及患者配合情况下,使用插管工具来完成,由于需要一定时间在紧急情况下可能不可行。

※ 常用纤维支气管镜,不常用视频喉镜、SAD、ILMA、光棒、逆行插管。

△气管切开术、逆行插管、经环甲膜切开通气。

已经预料到的困难插管还需注意：

（1）如果患者已行硬膜外分娩镇痛，确保留置的硬膜外导管通畅且效果确切，对于困难气道的产妇可行硬膜外麻醉。

（2）由于产妇鼻黏膜血管丰富，容易出血，清醒插管应尽量避免经鼻进行。

（3）清醒插管镇静药物的选择和使用剂量取决于产妇的血流动力学是否稳定，气道麻醉是否充分和是否有并存疾病。

（4）气道麻醉充分且患者合作可以不需要镇静。如果镇静可以联合使用快速起效的镇静药和阿片类药物，如咪达唑仑、芬太尼或右美托咪定。镇静用药对胎儿的影响通常很小，但需要告知新生儿科医师使用了哪些药物。

2. 未预料的困难插管（图 11-7-2）

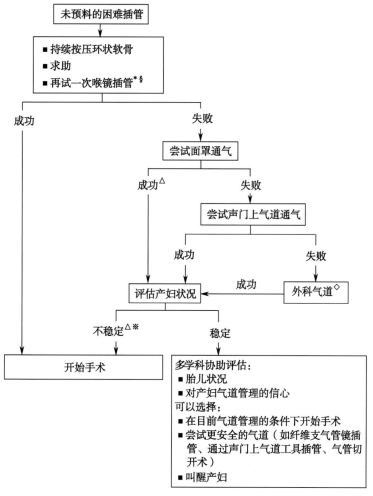

图 11-7-2　剖宫产手术未预料的困难插管处理流程图

*改善条件：优化体位，不同型号的喉镜片，其他插管工具（视频喉镜、光棒、探条），有经验的麻醉医师。

§喉镜反复尝试可能会导致面罩通气困难。

△考虑声门上气道工具置入。

◇外科气道包括气管切开术，环甲膜切开术，逆行插管，经气管喷射通气。

※产妇不稳定的情况：大出血、心跳骤停、羊水栓塞等。

（二）危机预防

1. 对确定存在困难气道或者存在紧急剖宫产高危因素产妇，时间允许可行硬膜外麻醉、腰麻或腰硬联合麻醉，尽量避免全身麻醉。

2. 全身麻醉诱导前进行充分的气道评估，对可能的困难气道要做好困难插管准备，确定的困难气道可行清醒插管。再次检查常规和紧急气道管理用具的可用性和功能性。

3. 全身麻醉诱导前通过左倾手术床或者在右臀垫楔形枕，使子宫左倾位以减少对下腔静脉的压迫。对于肥胖产妇，应常规使用斜坡位（图 11-7-3），可以施行 BURP（backward, upward, and rightward pressure）手法在甲状软骨表面向后、向上、向右施压，有利于直接喉镜显露。

4. 全身麻醉诱导前禁食禁饮，口服枸橼酸盐 30ml 中和胃酸，静脉注射法莫替丁 20mg 减少胃酸分泌，静脉注射甲氧氯普胺 10mg 增加食管下段括约肌张力和加速胃排空。

5. 为了延长安全的呼吸暂停时间，面罩吸氧下氧流量 6~8L/min，以正常潮气量吸入纯氧 3 分钟或 8 次 /min 的深呼吸可达到预氧合的效果。

6. 人员准备、困难气道插管失败知识储备和插管失败处理流程的演练。

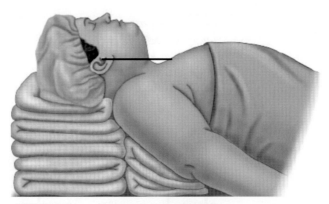

图 11-7-3　斜坡位

四、典型病例

（一）病历摘要

患者，女性，27 岁，身高 145cm，体重 48kg，门诊以"孕 1 产 0，停经 33 周，子痫前期重度，脊柱畸形，肩胛畸形"收入院。既往因外伤致肩胛骨畸形。体温 36.4℃，脉搏 111 次 /min，呼吸 20 次 /min，血压 146/105mmHg，吸氧情况下脉搏氧饱和度波动于 90%~97%，胎监反应型，自觉胎动正常，未触及宫缩。患者脊柱严重畸形，无法平卧，头颈活动受限。胸部 CT 提示胸椎明显侧弯畸形，双肺可见多发条索状高密度影，左侧胸膜明显增厚，纵隔及气管随胸椎明显侧弯，双侧气道通畅。腰椎明显侧弯畸形，椎管无明显狭窄，椎管内未见异常密度影。由于妊娠妇女存在脊柱畸形致胎儿宫内发育受限。目前妊娠妇女自身呼吸氧合情况不佳，可能会导致胎儿宫内窒息，且合并子痫前期重度，如血压继续升高可导致子痫和心脑血管意外，因此不宜延长妊娠。

（二）危机发生与处理

患者气管随胸椎明显侧弯，头颈活动受限，甲颏间距小于三横指，改良的 Mallampati 分级三级,牙齿完好,无义齿或松动的牙齿,为可预料的困难气道。

由于患者脊柱侧弯畸形严重,腰椎穿刺困难,由高年资经验丰富的麻醉医师尝试进行椎管内麻醉失败,改为全身麻醉。经口向口咽部喷淋 2% 利多卡因行气道表面麻醉。由于患者不能平卧,垫高妊娠妇女背部,调整手术床倾斜度,使妊娠妇女头部尽量接近水平位,以利于插管。使用 ID 6.5mm 气管导管在纤维支气管镜引导下成功进行清醒气管插管。妊娠妇女耐受良好,插管过程顺利。实施肺保护通气策略,使用小潮气量进行机械通气。静脉持续输注丙泊酚,开始手术,胎儿取出顺利,Apgar 评分 1 分钟 10 分,5 分钟 10 分,体重 1 730g,术中共计出血 150ml,输液 1 000ml,术毕血压 133/101mmHg。胎儿取出后予以产妇芬太尼 0.1mg 静脉注射,缝合子宫,常规关腹。

（三）危机转归

术毕拔管,返病房,持续低流量吸氧及血氧监护,注意患者呼吸及氧合情况,持续心电监,注意观察生命体征变化。

（四）危机事件分析

该病例介绍了一例可预料的困难插管病例,该病例的气道管理大致可分为以下三步:术前访视时发现产妇脊柱严重侧弯畸形,甲颏间距小于三横指,改良的 Mallampati 分级三级,提示存在困难气道。

由于产妇不能平卧,通过调整手术床优化体位,最大可能的创造利于插管的条件。在气道表面麻醉后采用纤维支气管镜引导清醒插管,增加了患者对清醒插管的耐受性,尽可能适应患者气道结构,轻柔操作避免气道损伤。纤维支气管镜引导清醒插管流程:1% 丁卡因喷雾行口咽部表面麻醉,环甲膜穿刺 1% 丁卡因 2~3ml 行气管黏膜表面麻醉。静脉注射少量镇静剂,纯氧面罩辅助呼吸 5 分钟。头部后仰,纤维支气管镜引导气管导管,直视下经声门进入气管,将气管导管沿纤维支气管镜推入气管。

麻醉医师应该定期温习困难气道管理流程,并进行模拟训练,当出现未预料的困难气道时能够快速应对。对于存在脊柱严重畸形的产妇,采用全身麻醉不仅在气管插管上存在较大困难,同时可能合并肺部发育不良及肺部感染可能。在纤维支气管镜引导气管插管时应避免气道损伤,机械通气时应避免肺损伤,防止肺部感染及肺不张的发生,同时要注意机械通气可能对发育畸形的胸部造成的纵隔移位加剧,纵隔摆动。由于肺部发育不良导致的肺内分流使呼吸循环对于内环境的影响增加了更多的不确定性。采用全身麻醉对此类患者来说风险极大,可以考虑采取局部麻醉或者区域神经阻滞,如双侧腹横筋膜阻滞等麻醉方法来完成剖宫产手术可能是更为安全的。

五、临床建议与思考

1. 由于产妇口咽黏膜血管丰富,在进行气道表面麻醉时,会增加局部麻醉药的吸收,因此需要特别注意局部麻醉药的中毒剂量。

2. 插管过程中应注意摆放合适体位,操作动作轻柔,尽可能第一次插管尝试即成功,避免损伤产妇口腔造成出血,影响清醒插管成功率。

3. 快速顺序诱导时,对于喉镜显露困难和插管困难高风险的患者,推荐持续使用高流量温湿化鼻导管给氧(20~30L/min)以延长安全的呼吸暂停时间。

4. 即使是计划进行椎管内麻醉的产妇,也应随时预备一份气道管理计划。

5. 分娩镇痛转为剖宫产的手术麻醉时并不是总能成功,进行了硬膜外分娩镇痛的产妇需要间断评估镇痛有效性,如果镇痛不充分,则需要考虑重新置管。

6. 麻醉科医师必须定期反复培训紧急有创气道建立的技术。

(徐 阳　李元涛)

参考文献

［1］谢幸,孔北华,段涛.妇产科学 [M].9 版.北京:人民卫生出版社,2018.

［2］于布为,吴新民,左明章,等.困难气道管理指南 [J].临床麻醉学杂志,2013,29 (1):93-98.

［3］郭曲练,姚尚龙.临床麻醉学 [M].4 版.北京:人民卫生出版社,2016.

第八节　前置胎盘

一、定义与发生机制

(一) 定义

前置胎盘(placenta previa)是指在妊娠 28 周后,胎盘附着于子宫下段,其下缘达到或覆盖在宫颈内口,位置低于胎先露部,称为前置胎盘。

前置血管(vasa previa)属于前置胎盘的范畴,是指海绵状胎儿血管覆盖宫颈内口,胎儿血管横跨胎膜,低于胎先露部,不受胎盘或脐带的保护。

胎盘植入(placebta accreta)是指胎盘绒毛不同程度侵入子宫肌层,种植于子宫下段蜕膜化较差的区域,可能与子宫下段蜕膜基底层薄弱甚至缺失有关,常与前置胎盘并存。

(二) 发生机制

1. 前置胎盘发病原因暂不清楚,目前认为有以下几个原因:

(1)子宫内膜病变或损伤,如既往有宫腔手术操作病史或由于年龄增长,子宫内膜发育异常导致子宫蜕膜生长不全者。当受精卵着床后,血液供给不足,为摄取足够营养,胎盘伸展至子宫下段。

(2)由于双胎或多胎妊娠,胎盘面积过大,或者胎盘形态异常,如副胎盘,可致前置胎盘发生。

(3)吸烟。

2. 前置血管病因不明。

3. 胎盘植入发生时,绒毛异常侵入子宫肌层,一般认为蜕膜发育不良及过度的滋养细胞入侵是其发生原因,发病可能与蜕膜组织和胎盘绒毛组织侵蚀能力之间的平衡失调有关。

(三) 危险因素分析

1. 前置胎盘的高危因素　高龄(>35 岁),经产妇,双胎或多胎妊娠,巨大胎盘,短时间再次妊娠,不孕症治疗史,子宫手术史或外伤史,剖宫产史,非白种人群,吸烟,可卡因滥用史等。

2. 前置血管的高危因素　胎盘异常如双侧胎盘或半月形叶状胎盘,妊娠中期曾有胎盘低置病史,多胎妊娠及体外受精等。

3. 胎盘植入的高危因素　剖宫产术史,前置胎盘,子宫或宫腔手术史,短时间再次妊娠,高龄,吸烟等。

二、典型临床表现与快速识别

(一)临床表现

1. 前置胎盘　妊娠晚期突然出现无诱因、无痛性阴道流血,色鲜红。妊娠晚期规律宫缩,胎盘前置部分与宫颈分离,血窦破裂出血。初次出血常自发停止,临产时再次出血且出血量较大。患者生命体征与出血量、出血速度密切相关。可能出现贫血貌,甚至出现失血性休克。腹部检查可见子宫软,无压痛,子宫大小与孕周相符。

2. 前置血管　出血来源于胎儿,产妇一般无生命危险。胎先露部压迫前置血管,同样可以影响胎儿血供及氧供,危及胎儿生命。

3. 前置胎盘合并胎盘植入　是前置胎盘最凶险的一种。产前常反复、无痛性阴道出血造成贫血,分娩时产科大出血发生率高。有时出现前置胎盘但无产前出血的情况,此类患者要引起高度重视。

(二)辅助检查

1. 血常规、凝血项目检查结果与出血量相关。

2. 阴道超声检查可确定胎盘位置。

3. 如可疑胎盘植入,可加查 MRI,以明确胎盘植入情况。分娩后检查胎盘,如胎盘边缘或部分胎盘有凝血块,则诊断可成立。

4. 前置血管　阴道超声检查可以诊断前置血管,超声可见脐带插入的位置较低。

5. 前置胎盘合并胎盘植入　超声检查:胎盘正常结构紊乱,可见多个不规则无回声区伴丰富血流信号,以及伴或不伴膀胱连续性的中断,子宫肌层厚度变薄,胎盘与子宫界限不清。

6. MRI 检查可以辅助超声检查,对胎盘的解剖结构、入侵子宫肌层的程度以及膀胱输尿管受累情况进行评估。对于超声检查结果不确定或者是前置胎盘位于子宫后壁者,建议使用 MRI 检查以进一步明确诊断。

(三)鉴别诊断

1. 胎盘早剥　两者均有阴道流血。但前置胎盘为无痛性阴道流血,而胎盘早剥以腹痛为主。分娩后检查胎盘,前者可见胎盘边缘或部分胎盘有凝血块,后者可见胎盘母体面有凝血块。

2. 其他原因的产前出血　如帆状胎盘、血管前置破裂、胎盘边缘血窦破裂或宫颈病变(息肉、糜烂、宫颈癌)等,可能导致产前出血。应该结合病史,通过阴道检查、超声检查及分娩后胎盘检查以确诊。

3. 前置血管　两者均为无痛性阴道出血。前置血管其胎盘完整未见异常,而前置胎盘或前置胎盘合并胎盘植入的患者,其胎盘边缘或部分胎盘有凝血块。

三、危机处理方案

(一)危机处理

1. 对于一般情况较好,出血较少的前置胎盘患者,可使用椎管内麻醉,但应做好随时更改为全身麻醉的准备。对于出血量较多,患者一般情况差,或是完全性前置胎盘伴/不伴胎盘植入者,建议选择全身麻醉。

对于术前存在活动性出血的前置胎盘、胎盘植入患者处理具体流程如下：

（1）麻醉前评估及准备

1）立即进行术前评估，详细询问病史，了解所有实验室检查及影像学检查结果，重点评估气道分级及循环情况，了解患者禁食禁饮的情况。

2）开通两条以上静脉通道，给予液体复苏。

3）同时进行术前准备，准备血管活性药物、困难气道抢救设备等。

4）根据情况备血或带血入手术室，紧急情况下可输注与患者血型兼容的血液或 O 型、RH 阴性的血液。

5）对于病情不稳定的急诊患者，应该边抢救边准备，减少反流误吸及困难气道的风险。

（2）麻醉管理

1）进行有创动脉穿刺置管及中心静脉穿刺置管。

2）选择快速顺序诱导气管插管全身麻醉，根据患者循环情况选择不同的静脉诱导药物。出血量较多的患者，可选择使用氯胺酮或依托咪酯，严重出血者应避免使用氯胺酮，依托咪酯的剂量也应适当减量。

3）诱导前充分预给氧，做好困难气道的准备，尽量减少反流误吸风险。

4）根据手术情况给予适当泵注速度的血管活性药物。

5）胎儿娩出前，选择对循环影响较小的麻醉药物维持麻醉，可以给予氧气联合低浓度吸入麻醉药。

6）胎儿娩出后，可减少吸入麻醉药的浓度，避免使用高于 0.5MAC 的吸入麻醉药，加用阿片类药物和苯二氮䓬类药物维持麻醉。

7）术中无创监测：心率、心电图、心律、体温、尿量、四肢皮肤色泽及温度、麻醉深度、肌松监测等。

8）术中有创监测：中心静脉压、有创动脉压、肺动脉楔压、心室舒张末期容量等。

9）实验室检测：动脉血气、血红蛋白、血细胞比容、血糖、电解质、凝血功能等。

10）注意缩宫素的使用及其与其他药物的协同作用。

11）注意容量复苏与管理，及时输液输血，有条件者使用自体血回输。

12）使用保温毯保暖，使用液体加温仪对输注的液体、血制品进行加温。

13）有条件的医疗机构可启动大量输血方案。

14）大出血时注意头部戴冰帽降温。

15）及时准确统计出血量（尤其是阴道出血量）、尿量。

16）根据需要在麻醉医师监护下行子宫或盆腔血管栓塞术。

（3）麻醉复苏与镇痛管理

1）充分评估患者整体情况，掌握拔管时机。

2）拔管后应仔细观察患者通气情况。

3）对于大出血或术中经历抢救的患者，应该延长拔管时间，必要时送 ICU 进一步治疗。

4）应给予充分镇痛，可以选择多模式镇痛，满足患者舒适化要求。

2. 前置血管处理　对于前置血管患者行择期剖宫产术，可选择椎管内麻醉。分娩前才发现的前置血管是产科急诊，需要紧急剖宫产，通常采用快速顺序诱导全身麻醉。

（二）危机后处理

1. 前置胎盘、胎盘植入高风险产妇发生大出血的可能性极大，因此危机后处理主要围绕产妇大出血,具体处理方案详见《产科大出血》章节。

2. 产前若未诊断出前置血管,那么在胎膜破裂时,阴道的出血意味着是胎儿的出血而非产妇出血,因此危机后处理主要针对新生儿大出血进行,具体处理方案详见《新生儿复苏》章节。

(三)危机预防

1. 前置胎盘合并胎盘植入

(1)使用超声、MRI 等影像学技术确定前置胎盘、胎盘植入严重性。

(2)此类患者可能发生产科大出血,需做好液体复苏,术中输血,纠正凝血功能紊乱等准备。

(3)产科大出血使用椎管内麻醉可能会导致循环不稳定,甚至出现硬膜外血肿,因此对于前置胎盘合并胎盘植入的患者,建议使用全身麻醉。

(4)对于择期行剖宫产的高危病例,术前可行子宫或盆腔血管栓塞术。

2. 前置血管

(1)强调破膜前注意排除前置血管,产时阴道检查时扪及宫口开大,胎膜上偶尔可扪及索状、搏动的血管。

(2)必要时可使用窥阴器暴露宫口观察胎膜上有无血管,不应贸然施行人工破膜。

(3)胎膜破裂时若伴阴道流血,同时出现胎心率变化及胎儿窘迫,应该高度怀疑前置血管破裂。

四、典型病例

(一)病历摘要

患者,女性,38 岁,160cm,62kg。因"停经 31 周 5 天,阴道出血 4 小时"来诊。平素月经规则,孕早期有恶心、呕吐等反应,持续 1 个月。患者于 2008 年、2010 年足月顺产两女婴,2012 年因前置胎盘行剖宫取胎术,曾自然流产 2 次,2014 年因胎儿脑积水引产一次。2017 年 3 月 ×× 日 B 超提示"中期妊娠,中央型前置胎盘? 胎盘植入?",门诊以"完全性前置胎盘伴出血,孕 7 产 3 孕 31 周,瘢痕子宫"收入院。血压 126/70mmHg,呼吸 20 次 /min,脉搏 89 次 /min,体温 36.8℃。体格检查未见异常,血常规、尿常规、凝血 6 项、肝肾功能、免疫等检验结果未见异常。

(二)危机发生与处理

患者入院后,给予间断吸氧,静滴硫酸镁抑制宫缩,静滴氨甲环酸止血治疗。住院期间患者仍有阴道流血,于 5 月 ×× 日 0 点 45 分突然发生阴道大量出血,约 2 800ml,脉搏 120 次 /min,呼吸 22 次 /min,血压 90/52mmHg,SpO$_2$ 98%,意识清楚,面色及口唇苍白,四肢末梢冰冷,大汗淋漓。予吸氧,复方林格液 500ml,羟乙基淀粉 500ml,静脉快速补液,备血及术前准备。0 点 55 分仍流血不止,患者烦躁不安,面色苍白,四肢厥冷,脉搏 120 次 /min,呼吸 22 次 /min,血压 66/32mmHg,紧急送手术室行急诊手术。

5 月 ×× 日 1 时,患者被送入手术室。入室心电监护:无创血压 83/50mmHg,心率 105 次 /min,呼吸 20 次 /min,意识模糊,面色苍白,四肢厥冷,双肺听诊呼吸音稍粗。立即给予芬太尼 0.1mg,丙泊酚 40mg,罗库溴铵 45mg 行全身麻醉诱导气管插管,中心静脉穿刺置管术及桡动脉穿刺置管术,快速补液治疗。

手术于 1 时 15 分开始,5 分钟后,胎儿娩出。随后出现大量出血,血压急剧下降,最低达 44/25mmHg，予多巴胺持续静滴、去氧肾上腺素间断推注。查血气分析，血红蛋白 <50g/dl，HCT<15%，pH 7.24，考虑为代谢性酸中毒合并呼吸性碱中毒，低钙血症。予快速静滴浓缩红细胞补充血容量、新鲜冰冻血浆补充凝血因子、冷沉淀补充纤维蛋白原、补充血小板、碳酸氢钠纠正酸中毒、葡萄糖酸钙补充钙离子，并予去氧肾上腺素持续泵注，血压逐渐升高。

术中麻醉维持使用小剂量七氟烷吸入麻醉，间断给予罗库溴铵及芬太尼，纠正酸碱平衡失调，纠正电解质紊乱，补充白蛋白。术中发现胎盘植入，行子宫切除时，再次大量出血，继续快速输血补液扩容，升压药维持，并行膀胱修补术。于 5 时 15 分血压升高并趋于平稳，减慢输血及输液速度，给予呋塞米利尿降低心脏负荷，保护肾功能。术中给予低分子普通肝素 5 000U 皮下注射抗凝。术中出血 8 000ml，尿量 3 150ml，输浓缩红细胞 28U、血浆 2 000ml、冷沉淀 28U、血小板 5 个治疗量，输液 5 550ml。

（三）危机转归

手术于 5 月 ×× 日 10 时 15 分结束，血压心率逐渐升高，查血气分析血红蛋白 8.6g/dl，减慢输液速度，10 时 35 分患者出现自主呼吸，10 时 40 分拔出气管导管，呼吸 20 次 /min，心率 120 次 /min，血压 145/84mmHg，SpO_2 100%。11 时 15 分麻醉结束，患者送 ICU 继续治疗。

（四）危机事件分析

此例患者为前置胎盘合并胎盘植入。其临床症状及病程进展非常典型，以无诱因阴道无痛性出血为主要表现。孕中期超声检查诊断完全性前置胎盘及胎盘植入。入院后予止血、抑制子宫收缩、给氧等治疗，在期待治疗过程中，患者突发产科大出血，出现急性低血容量休克。

病例的抢救过程大致分为以下三步：首先，由于患者病程进展危急，在迅速给予输血的对症治疗同时，进行气道管理及动脉穿刺置管、中心静脉穿刺置管等，有效监测患者生命体征；随后，随着手术进展，在手术医师实施手术止血及行子宫切除术、介入血管栓塞术的同时，麻醉医师积极使用血管活性药物以及输液输血等，维持患者循环稳定，同时通过血气分析及时了解患者内环境的情况，并积极纠正内环境失衡状态，术中使用适当的麻醉药物维持麻醉。最后，在维持循环稳定的同时，注意对全身主要脏器的保护，预防大出血后的并发症。本病例手术难度大，涉及剖宫产、子宫全切术、膀胱修补术及盆腔血管栓塞术，手术历时 9 小时，术中出血凶猛。麻醉处理快速得当，有力的保护了产妇安全。但在抢救大出血时应该强调启动大量输血方案，大量输血输液过程中特别注意患者体温保护，进行体温监测，应用加温输液仪及保温设备。严重低血压患者，血管活性药物选择推荐应用去甲肾上腺素持续泵注，根据患者血压情况调整泵注速度，维持患者平均动脉压 >65mmHg。本病例抢救过程中使用低分子肝素来预防 DIC 发生，但肝素的抗凝作用在患者大出血时使血液更加不易凝固，导致更加严重的出血，这种情况下使用肝素应慎重。

对于产前诊断明确的前置胎盘合并胎盘植入的危重产妇，其自然分娩与剖宫产出现产科大出血概率超过 50%，根据需要在麻醉医师监护下行子宫或盆腔血管栓塞术，减少子宫血供，减少出血量，但栓塞后影响胎盘供血易造成胎儿宫内窘迫，需尽快娩出胎儿。更为科学安全的做法是，术前经股动脉放置球囊封堵器，在出现子宫大出血的时候，充气球囊阻断子宫血供，产科医师缝合子宫后，松开球囊检查出血，临床报道效果良好。

五、临床建议与思考

1. 患者以阴道出血入院,且孕中期超声提示可能是完全性前置胎盘及胎盘植入。对于此类患者,麻醉医师应该第一时间对患者进行术前访视,并做好术前评估及准备。

2. 多学科团队的协作是患者抢救成功的关键。对于此类患者,应该提前进行多学科会诊,讨论制订治疗方案及应急措施。

3. 该病例中麻醉诱导使用的药物值得商榷。①芬太尼,由于考虑到胎儿的因素,诱导时使用芬太尼是不可取的;②丙泊酚,虽然只是使用少量的丙泊酚,但是该患者已经处于休克状态,使用依托咪酯可能更加适合;③罗库溴铵,妊娠妇女由于孕期生理发生一系列改变,气道评分相应会增加,应该做好困难气道的准备。对于此类患者,使用氯琥珀胆碱可能更加合适。

4. 术中应监测体温,凝血功能。

5. 术中保暖,血制品和液体加温,出血量尤其是阴道出血量的统计,自体血回输、大量输血方案启动等均需要引起我们重视。

6. 术后给予充分镇痛治疗,也是值得考虑的。

7. 腹主动脉球囊临时阻断预防前置胎盘合并胎盘植入导致的产科大出血值得推荐。

(陈岱莉　李元涛)

参考文献

［1］乐杰.妇产科学[M].4版.北京:人民卫生出版社,2008: 116-117.

［2］DASHE JODI S. Toward consistent terminology of placental location [J]. Semin Perinatol, 2013, 37 (5): 375-379.

［3］DASHE JS, MCINTIRE DD, RAMUS RM, et al. Persistence of placenta previa according to gestational age at ultrasound detection [J]. Obstetrics and Gynecology, 2002, 99 (5): 692–697.

［4］MUSTAFA SA, BRIZOT ML, CARVALHO MH, et al. Transvaginal ultrasonography in predicting placenta previa at delivery: a longitudinal study [J]. Ultrasound Obstet Gynecol, 2002, 20 (4): 356–359.

第九节　子宫破裂

一、定义与发病机制

(一) 定义

子宫破裂(rupture of uterus)指子宫体部或子宫下段于分娩期或妊娠期发生裂伤,子宫肌层和/或浆膜层全层裂开,为产科严重并发症,威胁母儿生命。绝大多数发生于妊娠28周之后,分娩期最多见。一旦发生完全性的子宫破裂,对母体和胎儿都是灾难性的事件。

(二) 发生机制

最常见的子宫破裂形式是不完全的瘢痕分离或裂开。子宫的前壁富含血管,因此典型的横行延伸的子宫破裂可能涉及主要的子宫血管,这与产妇的大出血有关。子宫壁的完整性破坏后,胎盘提早剥离,导致胎儿抑制或死亡。

（三）危险因素分析（表11-9-1）

表11-9-1 子宫破裂发生相关因素

既往子宫手术：
 剖宫产术后
 肌瘤切除、宫角妊娠切除等

围生期医源性因素：
 宫内操作
 产钳
 宫底过度加压
 手取胎盘
 外转胎位
 缩宫素的不适当使用

自身因素：
 自发性异常急产
 产程长，头盆不称
 胎儿巨大、多胎妊娠或羊水过多致子宫肌过度拉长
 以前有难产史

二、典型临床表现与快速识别

（一）临床表现

1. 先兆子宫破裂　子宫病理缩复环形成，下腹部压痛，胎心率改变及血尿出现是先兆子宫破裂的四大表现。

2. 子宫破裂

（1）不完全性破裂：常缺乏先兆破裂症状，仅在不全破裂处有明显压痛，腹痛等急性破裂症状及体征不明显。

（2）完全性子宫破裂：产妇下腹撕裂样剧痛，子宫收缩停止或消失。腹痛稍缓和后，可出现全腹持续性疼痛伴面色苍白、呼吸紧迫、脉细快、血压下降等休克症状体征。腹壁下可清楚扪及胎体，子宫位于侧方，胎心胎动减弱或消失。

（二）辅助检查

1. 超声检查可协助确定破口部位及胎儿与子宫的关系。

2. 胎心率（FHR）的监测对评估子宫破裂时胎儿抑制的危急程度至关重要。

（三）鉴别诊断

1. 胎盘早剥　常有妊娠期高血压疾病病史，子宫呈板状硬，胎位不清，无病理缩复环，B型超声检查可见胎盘后血肿。

2. 痉挛性子宫收缩环　不会像病理性子宫缩复环那样随着产程而位置逐渐上升。

3. 妊娠合并卵巢囊肿蒂扭转或破裂　腹痛发生与体位有关。检查子宫轮廓清楚，胎体在宫腔内，胎位清，胎心存在。子宫多无压痛，而附件一侧有压痛。

4. 难产并发腹腔感染　检查胎先露部无上升，宫颈口无回缩。查体及超声检查，胎儿位于宫腔内，子宫无缩小，可鉴别。

三、危机处理方案

(一) 危机处理

1. **先兆子宫破裂** 应立即给予抑制子宫收缩药物或静脉全身麻醉,立即行剖宫产。

2. **子宫破裂** 输液、输血、吸氧、抢救休克,同时尽快行手术治疗。

若破口整齐,距破裂时间短、无明显感染者或患者全身情况差不能承受大手术,可行修补术,并行输卵管结扎术。破口大,不整齐,有明显感染者,应行子宫次全切除术。若破口大,撕伤超过宫颈者,应行子宫全切除术。术后予以抗生素。

严重休克者应尽可能就地抢救,若必须转送,应输血、输液、包扎腹部后方可转送。

子宫破裂一经诊断,就必须启动紧急剖宫产的程序,所以评估不仅要全面准确,还必须在最短时间内完成,具体流程见图 11-9-1。

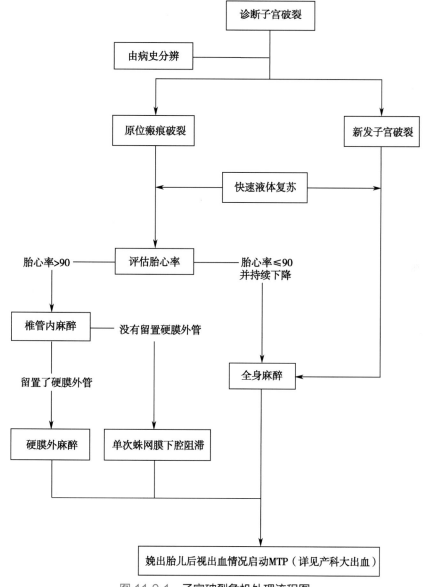

图 11-9-1 子宫破裂危机处理流程图

（二）危机后处理

1. 出现大出血或凝血功能障碍时需要大量输血和血制品抢救休克，详见产科大出血章节。

2. 快速积极的补充血容量，晶体和胶体液均可，充足的血容量恢复比液体的选择更重要，同时维持尿量。

3. 无论全身麻醉还是椎管内麻醉均可使用血管活性药物维持产妇循环稳定，保证产妇安全和胎儿的供血供氧至关重要。指南推荐泵注 α_1 受体激动剂去氧肾上腺素。

4. 在积极抢救休克的同时尽快行手术治疗。

（三）危机预防

1. 剖宫产手术后分娩的产妇，接受硬膜外分娩镇痛可能会掩盖子宫疤痕处裂开的疼痛症状，因此应对这类产妇加强监护，警惕并尽早发现可能发生的先兆子宫破裂表现并及时处理。

2. 由于子宫破裂常导致产科大出血，因此应做好启动大量输血方案的准备。

3. 对于存在于宫破裂高危因素的产妇，需做好全身麻醉、困难气道的准备。

四、典型病例

（一）病历摘要

患者，女性，44 岁，G2P0 宫内妊娠 34 周，因"突发性下腹剧烈疼痛 15 分钟"，急诊入院。既往因宫角妊娠行腹腔镜下宫角楔形切除术。查体：患者意识清楚，脸色稍白，腹部左侧压痛明显，腹部未见病理缩复环。腹部彩超提示：左侧宫角破裂，腹腔见胎儿一肢体，腹腔见 300ml 积液。胎心监护测得胎心率 90~120 次 /min。

（二）危机发生与处理

立即送手术室，拟行急诊剖宫产手术。入室心率 100 次 /min，血压 110/50mmHg。开放静脉通路后，罗哌卡因 10mg 加吗啡 0.1mg 脑脊液稀释后行单次蛛网膜下腔阻滞，耗时 3 分钟，1 分钟后阻滞平面 T_5。静脉泵注去氧肾上腺素维持血压 110/60mmHg。手术开始后 2 分钟后取出胎儿，Apgar 评分为 0 分钟 9 分，1 分钟 10 分，2 分钟 10 分。术中见左侧宫角一 3cm 破口，予以缝扎。术中出血 500ml（包括腹腔积血），尿量 150ml，输注乳酸林格液 1 000ml，羟乙基淀粉注射液 500ml。

（三）危机转归

手术时长 1 小时，术毕，麻醉平面 T_6，血压稳定在 110/65mmHg，心率 65 次 /min。

（四）危机事件分析

产妇突发下腹剧烈疼痛，且存在子宫手术史，超声探查明确左侧子宫角破裂，可以确诊子宫破裂。

子宫破裂病情发展急速，出血量较大，选择麻醉方法的时间、空间较小，一般常规选择全身麻醉。这一病例较为特殊，子宫破口不大，出血较慢，因此实施单次蛛网膜下腔阻滞，是综合了产妇腹腔积血量及生命体征、胎儿 FHR、子宫破裂类型、腹痛开始的时间等多方面原因作出的选择。严密监测、血管活性药物的使用维持血流动学指标稳定是保证母体与胎儿安全的有效措施。

子宫破裂一经诊断，就必须启动紧急剖宫产的程序，以确保新生儿的安全。而根据紧急剖宫产的指南，在没有预先放置硬膜外导管的情况下，更推荐用全身麻醉，因为时间最短。

启动紧急剖宫产需要多学科充分协作下进行,包括产科绿色通道、麻醉科及手术室紧急响应流程、新生儿科对可能出现严重抑制的新生儿的急救,这些都是需要在平时熟练演练的。快速超声检查能迅速明确诊断。

五、临床建议与思考

(一) 争议

子宫破裂最常见的发病因素就是剖宫产手术后分娩(trial of labor after cesarean delivery,TOLAC)。历史上的观点"一旦剖宫产,永远剖宫产"就是惧怕这一灾难性的事件发生。然而,经过大约一个世纪的临床实践研究,发现剖宫产后阴道分娩(vaginal birth after cesarean section,VBAC)可以降低母体的短期并发症(子宫切除、输血、凝血功能障碍、住院时间长等)。故1997年以后该论断已经更正为"一旦剖宫产,永远有矛盾",矛盾则是选择阴道分娩还是继续剖宫产。

可以成功实现VBAC的首要条件是具备成熟的紧急剖宫产团队(产科、麻醉科、手术室、新生儿科、输血科)(图11-9-2),以备发生子宫破裂时可以在最短时间内保证母儿安全。

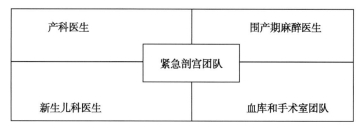

图11-9-2　围产期TOLAC的成功实施必须发挥好多学科协作的模式

在多学科管理的团队里麻醉医师起着重要的作用。无论从开始为产妇实施分娩镇痛技术还是产程不顺利、胎儿窘迫,甚至子宫破裂需要紧急剖宫产术,麻醉医师必须贯穿于整个TOLAC的过程中。

(二) 分娩镇痛在TOLAC的作用

过去一部分产科医师不赞成为VBAC的产妇实施硬膜外分娩镇痛,主要的忧虑是其镇痛的效果会掩盖子宫瘢痕处裂开的疼痛症状,从而延误对子宫破裂的诊断;另外一些人的担心则是使用了硬膜外镇痛阻断了交感神经的兴奋作用,会削弱母体子宫破裂出血时的代偿机制,减少心输出量。然而现今的指南都提倡VBAC的产妇使用椎管内麻醉镇痛。原因主要有以下几点:

1. 诸如腹痛、子宫压痛、窦性心动过速这些会被硬膜外镇痛所掩盖的症状,用于诊断子宫下段的瘢痕破裂都是相当不敏感的。过去一项大样本回顾性研究发现,VBAC的产妇,用了硬膜外分娩镇痛,子宫破裂时的疼痛发生率并没有比未用分娩镇痛的产妇低。并没有研究表明应用分娩镇痛会延误子宫破裂的诊断。

2. 为VBAC的产妇提供硬膜外分娩镇痛,还可以一定程度的帮助子宫破裂的诊断。多项临床研究均表明,使用VBAC的产妇在实施硬膜外镇痛的过程中,得到满意的镇痛效果后又出现暴发性疼痛的,或者需要加药量突然增大,很大程度上提示了瘢痕破裂。

3. 围生期子宫破裂的主要发病因素依然是子宫瘢痕的裂开,瘢痕裂开处的出血很少会导致严重的大出血,产妇的血流动力学指标一般都会趋于正常。所以硬膜外镇痛在这些情况下就不会打破产妇的代偿机制。

4. 由于预先放置了硬膜外管,为子宫破裂需要紧急剖宫产的产妇,提供了迅速有效的麻醉效果满足手术要求,保障母儿安全,规避了全身麻醉产妇困难气道及胎儿抑制的风险。

（三）麻醉医师的角色

拒绝为产妇提供镇痛,除了不人道,还有可能造成本来俱备 VBAC 条件的产妇因为惧怕疼痛而选择并发症更多的再次剖宫产。所以分娩镇痛是推动 TOLAC 的安全有效实施的有效手段,而此过程中麻醉医师都必须参与其中。麻醉医师的重要任务如图 11-9-3。

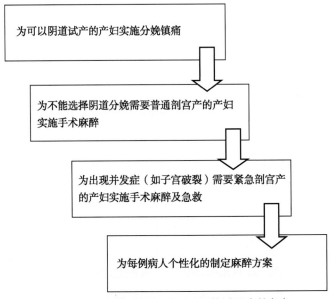

图 11-9-3 麻醉医师在 TOLAC 的过程中的角色

（曹 君 李元涛）

参考文献

［1］ CAHILL AG, ODIBO AO, ALLSWORTH JE, et al. Frequent epidural dosing as a marker for impending uterine rupture in patients who attempt vaginal birth after cesarean delivery [J]. Am J Obstet Gynecol, 2010, 202: 355. e1-5.

第十二章

儿科麻醉事件危机管理

儿科麻醉危机管理尤其具有挑战性,这不仅是因为小儿麻醉需要特殊技能,还因为儿童在危机管理过程中病情恶化迅速。儿童和成人之间存在显著的解剖学和生理学差异,与成人相比,小儿的呼吸频率更快(20~30 次 /min)、耗氧量更高[7ml/(kg·min)]、呼吸功能消耗的能量越多,但功能性呼吸容量更低(也就是氧气储备更差)。因此不难理解,同等情况下,儿童血氧饱和度的降低速度是成人的两倍。从解剖学上,儿童更容易发生气道阻塞,因为其舌头的体积相对大、喉部较高且更靠前。这些特征,加上儿童的会厌长而下垂且呈 U 形,加上气道较狭窄,都会增加麻醉期间和麻醉苏醒期气道阻塞发生的可能性。儿科麻醉中,为了能早期识别随时可能出现的危机,了解正常的血流动力学值非常重要(表 12-1-1)。本章的目的是梳理新生儿及小儿心搏骤停、术中大出血、喉痉挛、呼吸道异物和心动过缓等儿科麻醉危机的应对策略。应该指出的是,儿科麻醉学会质量和安全委员会已经发布了许多辅助工具,以更好地协助儿科麻醉危机管理,可以从 iOS 设备的 App Store 免费获取。

第一节 新生儿复苏

一、定义与发生机制

(一)定义

新生儿复苏(neonatal resuscitation),是指分娩期新生儿的复苏。新生儿(newborn infant)是指产后 28 天内的小儿,孕龄 23~27 周出生为极低胎龄新生儿,孕龄 28~37 周出生为早产儿,孕龄 38~42 周为足月儿,孕龄大于 42 周者为过期产儿。

(二)发生机制

新生儿窒息(asphyxia)是指由于分娩过程中的各种原因使新生儿出生后不能建立正常呼吸,引起缺氧、酸中毒,严重时可导致全身多脏器损害的一种病理生理状况,是围生期新生儿死亡和致残的主要原因之一,正确复苏是降低新生儿窒息死亡率和伤残率的主要手段。

(三) 危险因素分析

危险因素包括母体的危险因素,如产程延长、母体接受镇静剂,以及有严重并发症的产妇;胎儿危险因素包括多胎妊娠、早产或过期妊娠,以及生长异常(发育迟缓或巨大儿)。脐带脱垂或羊水中胎粪过多也是高风险因素。此外,新生儿先天性疾病,如先天性代谢异常,也有心搏骤停的风险。

二、典型的临床表现与快速识别

(一) 临床表现

1. 典型临床表现 包括肌张力减弱、皮肤颜色发绀或苍白、呼吸减弱、喘息或暂停、心动过缓或心搏骤停。

2. 快速识别 为及时确定新生儿是否需要心肺复苏,据我国国情,《2016版中国新生儿复苏指南》建议胎儿娩出后立即评估以下4种临床表现:

(1)足月吗?

(2)羊水清吗?

(3)有哭声或呼吸吗?

(4)肌张力好吗?

如4项均为"是",应快速彻底擦干,和母亲皮肤接触,进行常规护理;如4项中有1项为"否",则需立即启动复苏,应立即开放气道、清除分泌物,并在必要时刺激呼吸。整个评估过程应在60秒内完成。

(二) 辅助检查

术前多普勒胎心检测仪可协助诊断胎儿窘迫。

(三) 鉴别诊断

1. 低血容量 患儿在有效肺通气和循环稳定的情况下,仍然表现为皮肤颜色苍白。

2. 膈疝 患儿多表现为肺通气受限,心尖定位困难,舟状腹。

3. 气胸 患儿表现为呼吸急促,通气困难,发绀,听诊呼吸音及心音较弱或听不清,叩诊胸前呈鼓音。

4. 胎儿水肿 患儿娩出后全身严重水肿,同时还可能伴有腹水,胸腔积液或者心包积液。

5. 先天性完全性传导阻滞 患儿的皮肤颜色红润,反应良好,啼哭声洪亮,呼吸正常,但心率持续60次/min左右。

6. 死胎 宫内已发生死亡,娩出后即无心跳,无生命迹象。

三、危机处理方案

(一) 危机处理

1. 复苏的步骤须有条理地进行

(1)早期处理

1)保温:用预热毛巾包裹新生儿放在辐射保暖台上,注意头部擦干和保暖。

2)摆体位:嗅探体位(即身体前倾,头部及鼻伸向前上方,如同闻气味一样)。

3)清理呼吸道:新生儿反射迟钝且口鼻腔内有分泌物或胎粪,则需负压吸引气管内。

(2)心肺复苏

1)建立有效肺通气:新生儿复苏期间首要是建立有效的肺通气。呼吸暂停、气促或脉

搏 <100 次 /min 时,使用通气球囊以 40~60 次 /min 的速度进行正压面罩通气。必要时进行气管插管,如果气管插管困难,应立即插入喉罩。

2)建立有效循环:如果有效通气后心率仍 <60 次 /min,则以每分钟 120~180 次(按压与呼吸之比为 3:1)开始胸外按压(使胸腔前后径压缩三分之一)。

3)药物:每 30 秒重复评估一次心率,如果心肺复苏(CPR)启动 45~60 秒心率仍 <60 次 /min,则给予肾上腺素,新生儿复苏应使用浓度为 1:10 000 的肾上腺素。静脉用量 0.1~0.3ml/kg;气管内用量 0.5~1ml/kg。必要时 3~5 分钟重复 1 次。

4)扩容:若患儿血容量不足或贫血,则需扩容。首次剂量为 10ml/kg,经脐静脉或外周静脉 5~10 分钟缓慢推入。必要时可重复扩容 1 次。

推荐的治疗流程如图 12-1-1 所示。

(二)危机后处理

复苏后的新生儿可能有多器官损害的危险,应进一步监护及做出相应处理:

1. 维持生命体征稳定　管理体温,监护生命体征。

2. 维持内环境稳定　纠正贫血、酸碱失衡、低血糖、电解质紊乱等。

3. 进一步发现并发症　监测和保护脑神经、心肺、肝肾等脏器功能;注意检查眼底。

(三)危机预防

新生儿复苏最重要是及时预测其发生可能性,以便在胎儿娩出前做好复苏准备、并组织有新生儿抢救资质的团队。

四、典型病例

(一)病历摘要

产妇孕足月,椎管内麻醉下行剖宫产术,娩出足月女婴 1 名,体重 3kg,术后 1 小时产妇在恢复室中给予母乳喂养。

(二)危机发生与处理

尝试数次母乳喂养后,发现女婴无回应、发绀。呼叫助产士,助产士赶来进行快速评估并立即启动新生儿复苏流程,呼叫产房麻醉医师帮助,产房麻醉医师接管患儿复苏,经口插入气管导管 ID3.0mm,置入深度 10cm,呼吸囊辅助通气(40~60 次 /min),听诊心率低于 60 次 /min,实施插管成功后助产士立即进行胸外按压(120~180 次 /min)。同时,经气管导管给予肾上腺素 0.1mg。1 分钟后听诊心率,患儿心率达 160 次 /min,皮肤颜色逐渐恢复红润,仍无自主呼吸,对刺激反应较弱,肌张力低。查血发现患儿有严重的低血糖(低于检测极限,血糖仪测不出数值),立即建立静脉通道,3 分钟静脉输注 25% 葡萄糖 6ml,3 分钟后再次测血糖值为 3.3mmol/L,随后逐渐恢复自主呼吸,对刺激有反应,肌张力恢复,转入新生儿 ICU 进行后续治疗。

(三)危机转归

后续对患儿进行血糖、血乳酸、酮体等生化检查,以及腹部超声检查,超声结果显示肝脏稍肿大,基因检测显示患儿患有一种罕见的先天性代谢缺陷,糖原累积症。

(四)危机事件分析

本病例中产妇术前无基础疾病,椎管内麻醉下行剖宫产术,娩出过程顺利,娩出后对新生儿进行评估未见明显异常,术后 1 小时母乳喂养过程中发现患儿无反应及发绀,首先考虑可能发生新生儿窒息,行气管插管过程中口咽部未见分泌物或乳汁,排除误吸导致窒息,进

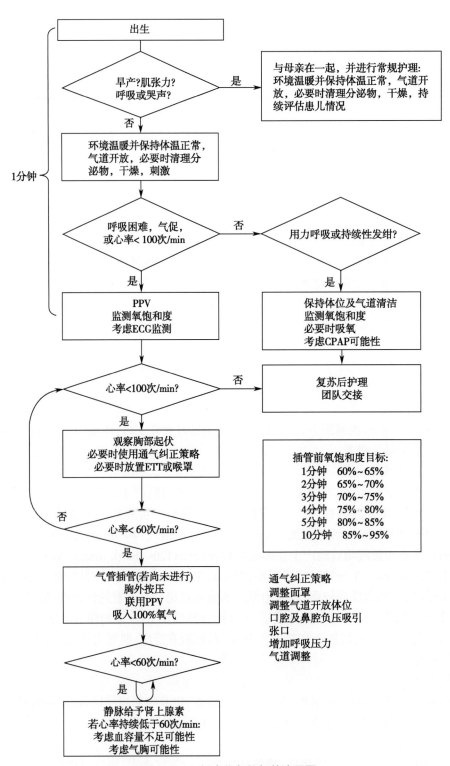

图 12-1-1　新生儿急救复苏流程图

一步考虑患儿可能并发先天性疾病,比如先天性心脏病,先天性代谢异常病等。测血糖发现严重低血糖,给予补充葡萄糖后,血糖恢复正常范围,患儿病情改善,后续各项检查综合分析判断,诊断患儿合并糖原累积症,糖原累积病(glycogen storage disease)是一组遗传性糖原代谢异常性疾病,肝脏和肌肉最易受累。根据酶缺陷或转运体的不同可分为十几个类型。

患儿因对喂养无反应,逐渐出现发绀引起产妇警觉患儿出现异常情况,并立即呼救助产士,启动应急复苏流程,最终患儿经有效急救复苏处理后恢复正常生命体征,病例中的复苏十分及时,团队中的成员具有危机情况的速判意识,及时的启动复苏流程,最终使患儿转危为安。

本病例说明及早发现新生儿情况恶化非常重要,复苏及时会给患儿带来更好的转归,术前对产妇进行科普,可帮助及早发现患儿异常情况;同时手术室及产房的工作人员都应熟悉并践行相关急救流程,参考图 12-1-1。

五、临床建议与思考

(一) 新生儿、婴儿及儿童的正常生理学指标

临床工作对新生儿及小儿的病情正确评估的前提是对正常生理学指标的十分熟悉,新生儿、婴儿及儿童的正常生理学指标见表 12-1-1。

表 12-1-1　新生儿、婴儿及儿童的正常生理学指标

年龄	体重(kg)	心率(次/min)		收缩压低 (mmHg)	呼吸频率 (每分钟)
		睡眠	清醒/啼哭		
新生儿(≤1个月)	3~5	100~160	100~200	<60	30~60
婴儿(1~12个月)	5~12	100~160	100~180	<70	30~50
幼儿(13个月~3岁)	13~16	80~120	90~140	<70+2×年龄(岁)	24~30
学龄前儿童(4~6岁)	16~25	60~100	70~120	<70+2×年龄(岁)	20~25
学龄儿童(7~12岁)	>25	55~90	70~110	<90	15~25

(二) 国内外对新生儿窒息的诊断标准的几项探讨

1. 国内外对新生儿窒息诊断标准的探讨　1996 年美国儿科学会联合美国妇产科医师学会更改了新生儿窒息的诊断标准,即必须同时具备以下 4 条:①生后严重代谢性酸中毒(脐动脉血 pH<7);② Apgar 评分 0~3 分持续 >5 分钟;③有神经系统症状如惊厥、昏迷及肌张力低下等;④有多器官损害。并明确指出,低 Apgar 评分并不等同于窒息,如将 Apgar 评分作为诊断窒息的唯一标准,则是对 Apgar 评分的误解和滥用。

2004 年经典儿科学专著 *Nelson Textbook of Pediatrics*(17 版)也将脐动脉血气纳入新生儿窒息的诊断标准。但也有研究认为该诊断标准太苛刻。该研究纳入 292 例缺氧缺血性脑病患儿,其中 47 例符合上述标准,但符合全部 4 条标准的只有 10 例(21%),诊断缺氧缺血性脑病的漏诊率竟高达 79%。结合我国国情考虑,以上诊断标准过严格,不适合我国推广。本书推荐使用上述快速识别,尽早展开急救。

2. Apgar 评分　Apgar 评分是由 Dr.Virginia Apgar 在 1953 年提出来的用于快速评估新生儿生后一般状况的方法。一直沿用至今,现 Apgar 评分已作为世界多个国家用以评估新生儿出生时生命状况和复苏效果是一种简捷实用的初筛指标。我国也常单独使用 Apgar 评

分对刚出生的新生儿窒息评估。

然而,近 20 余来在国内外不断有学者发表论文质疑 Apgar 在新生儿窒息评估过程中的价值,主要理由包括:① Apgar 评分仅能够判断新生儿有无异常,但是不能对发生异常的原因进行判断;② Apgar 评分低不能等同于新生儿发生了窒息,5 分钟 Apgar 评分 0~3 分的新生儿中仅 38%、5 分钟 4~6 分者仅 8% 存在胎心监护异常,单用 Apgar 评分诊断窒息显然是不妥的,发生低评分的原因有很多,需要根据具体情况具体分析;③早产儿本身就存在肌张力弱,对刺激反应差,Apgar 评分对早产儿没有针对性;④ Apgar 评分将 5 个重要性不等同的项目用相同分数定义,对窒息的判断没有突出优势;⑤ Apgar 评分评估分别发生在新生儿娩出后第 1 分钟和第 5 分钟,加上评估内容有 5 项之多,延误抢救时机,影响预后,多项研究表明新生儿窒息抢救越早越好;⑥国内部分医疗单位及个人对 Apgar 评分的 5 项不够熟悉,不能正确执行,没有经验的评估者评出的分数可靠性不强。

此外,美国新生儿复苏指南指出,Apgar 评分可评价窒息的严重程度和复苏的效果,但不能指导复苏,因为它不能决定何时应开始复苏,也不能对复苏过程提供决策。评分是出生后 1 分钟时完成的,但窒息新生儿不能等 1 分钟后再进行复苏。因此本书更推荐上述 60 秒内的快速识别方法对新生儿进行窒息评估。

3. 脐动脉血气 近 10 年来,有研究认为应在 Apgar 的基础上增加脐动脉血气作为新生儿窒息的诊断标准。近年来国内外均提出,Apgar 评分对诊断新生儿窒息的敏感度高,特异度较低,而脐动脉血气(pH 和碱剩余)指标特异度高,敏感度较低,两者结合可增加其准确性。

新生儿窒息的本质是由于胎盘/胎儿血流气体交换障碍导致低氧血症、高碳酸血症及代谢性酸中毒。脐动脉血气代表新生儿在产程中血气变化的结局,能明确患儿有无缺氧、酸中毒及其严重程度,反映窒息的病理生理本质,具有客观性、更具有特征性。

(三)急救过程中几点争论

1. 对于急救过程中新生儿扩容,国外均推荐补液剂量为 10~20ml/kg,并且更倾向 20ml/kg 的剂量,国内新生儿指南则更加谨慎,推荐使用 10ml/kg 的剂量进行补充,效果不佳可多次重复。

2. 如果新生儿窒息的发生与分娩前产妇阿片类药物使用史有关,可以考虑给予纳洛酮。

3. 对新生儿插管不够熟悉的麻醉医师,可以考虑使用新生儿对应型号的喉罩,但是喉罩使用当前仍存在一定的争议。

(贾 柏 陈德威)

参考文献

［1］PATEL R, LENCZYK M, HANNALLAH RS. Age and the onset of desaturation in apnoeic children [J]. Can J Anaesth, 1994, 41: 771-774.

［2］Tobias JD. Pediatric airway anatomy may not be what we thought: implications for clinical practice and the use of cuffed endotracheal tubes [J]. Paediatr Anaesth, 2015, 25: 9-19.

［3］Barber CA, Wyckoff MH. Use and efficacy of endotracheal versus intravenous epinephrine during neonatal cardiopulmonary resuscitation in the delivery room [J]. Pediatrics, 2006, 118: 1028-1034.

［4］WYCKOFF MH, AZIZ K, ESCOBEDO MB, et al. Part 13: Neonatal Resuscitation: 2015 American Heart Association Guidelines Update for Cardiopulmonary Resuscitation and Emergency Cardiovascular Care [J]. Circulation, 2015, 132: S543-60.

[5] 中华医学会围产医学分会新生儿复苏学组. 新生儿窒息诊断的专家共识 [J]. 中华围产医学杂志, 2016, 19 (1): 3-6.

[6] 中华医学会麻醉学分会. 2017 版中国麻醉学指南与专家共识 [M]. 北京: 人民卫生出版社, 2017: 1-7.

第二节 小儿心搏骤停

一、定义与发生机制

（一）定义

小儿心搏骤停（cardiac arrest in the pediatric patient），是指小儿的心脏骤然停止有效机械活动。

（二）发生机制

小于 1 岁的小儿心搏骤停发生率更高，其中新生儿发生率是最高的。大多数新生儿心搏骤停是在出生时发生的，但也有少数病例是在出生后几小时到几周内发生。新生儿心搏骤停的发生机制往往与潜在的先天性心脏病有关，也与缺氧、高碳酸血症、早产、感染、酸中毒或体温过低有关，这些因素都可能增加肺动脉压，使得新生儿无法从胎儿血液循环模式转变为成人血液循环模式，或者已转变的血液循环模式被逆转，导致新生儿出生后出现严重的右向左分流，甚至心搏骤停。因此，新生儿复苏重在重新建立通气，这样可以降低肺血管阻力、右心室舒张末期压力，有利于右心房和左心房之间卵圆孔关闭。应该指出的是，卵圆孔完全或永久闭合可能需要 4 周。

（三）危险因素分析

在 1 个月龄以上的儿童中，围手术期心搏骤停的发生率为每 10 000 次手术 7.2 次和 22.9 次之间。虽然发病率低，但小儿心搏骤停仍有规律可循，其明确的危险因素包括：①婴儿（年龄 <1 岁）；②有不良的伴发疾病且 ASA 分级 ≥Ⅲ级；③急诊手术。

与成人心搏骤停一样，可逆诱因包括血容量不足、缺氧、酸中毒、低血糖、电解质紊乱、低体温、张力性气胸、心脏压塞，以及较为罕见的肺栓塞、急性冠脉综合征和中毒。

围手术期可识别的诱因包括①药物相关诱因：麻醉剂过量，琥珀胆碱相关的心律失常，用药错误，药物不良反应，局部麻醉药毒性；②心血管诱因：休克，迷走神经反射，栓塞；③呼吸道诱因：困难气道，通气不足，误吸，气胸，气管导管错位。

二、典型临床表现与快速识别

（一）临床表现

1. **典型临床表现** 包括意识消失，呼吸暂停，大动脉无搏动。

2. **快速识别** 诊断围手术期小儿心搏骤停，体格检查是主要识别依据，监护仪显示结果仅供参考。快速判断步骤如下：

（1）①非全身麻醉状态下小儿判断：有无意识；②全身麻醉插管状态下小儿判断：监护仪显示 SpO_2、BP、$P_{ET}CO_2$、ECG 有无异常。

（2）有无动脉搏动。

（3）有无呼吸。

发现第 1 项答案为"无"后,立即同时启动第 2、3 项同时判断,若第 2 项为"无",即可立即启动心肺复苏。以上三项判断须在 10 秒内完成。

（二）辅助检查

辅助检查主要用于患儿经心肺复苏病情稍稳定后的病因诊断,主要包括:

1. 实验室检查　血常规、血气、电解质、血糖等。

2. 影像学检查　心电图、心脏超声、胸片等。

3. 诊断性操作　测中心静脉压,心包、胸腔、腹腔诊断性穿刺等。

（三）鉴别诊断

1. 低血压。

2. 过敏。

3. 休克。

4. 肺血管空气栓塞。

5. 急性出血。

6. 药物反应。

7. 检测设备故障。

8. 起搏器设备故障等。

三、危机处理方案

（一）危机处理

图 12-2-1 显示了 2017 年版 ILCOR（international liaison committee on resuscitation）推荐的处理流程。该处理流程突出显示了即时 CPR（cardiopulmonary resuscitation）和维持肺通气的重要性。在心肺复苏期间,应该始终寻找潜在的可逆诱因。俯卧位患者具体复苏的手法可参照图 12-2-2。

（二）危机后处理

1. 体温管理　（院内或院外）发生心搏骤停的昏迷患儿,在最初的数天应该进行持续的体温监测,并且积极控制发热。

2. 维持氧供　监测 SpO_2 和 $PaCO_2$,将 SpO_2 控制在 94% 或更高,避免极端的高碳酸血症和低碳酸血症。维持正常血氧（定义为 PaO_2 60~100mmHg）能改善 PICU 存活出院率。

3. 管理循环系统　有条件的情况下持续监测动脉血压,通过补液,给予血管活性药的途径维持血流动力学稳定,保证组织有效灌注。

4. 脑神经功能保护　监测脑电图,及时判断脑神经功能的预后,尽早进行干预。

5. 分析判断预后　年龄小于 1 岁,长时间的心搏骤停、不可电击心律均是预后不良的因素。瞳孔对光反射,低血压严重程度和持续时间,血浆神经生物标记物（如神经元特异性烯醇酶 NSE、S-100β 蛋白等）和血乳酸可用于预测存活率和神经系统预后。

（三）危机预防

心搏骤停前预判包括:

1. 医疗应急团队或快速反应团队对于提高预后的有效性。

2. 儿童早期预警评分（pediatric early warning score,PEWS）对于提高预后的有效性。PEWS 有助于早期识别有心搏骤停风险的儿童（表 12-2-1）。

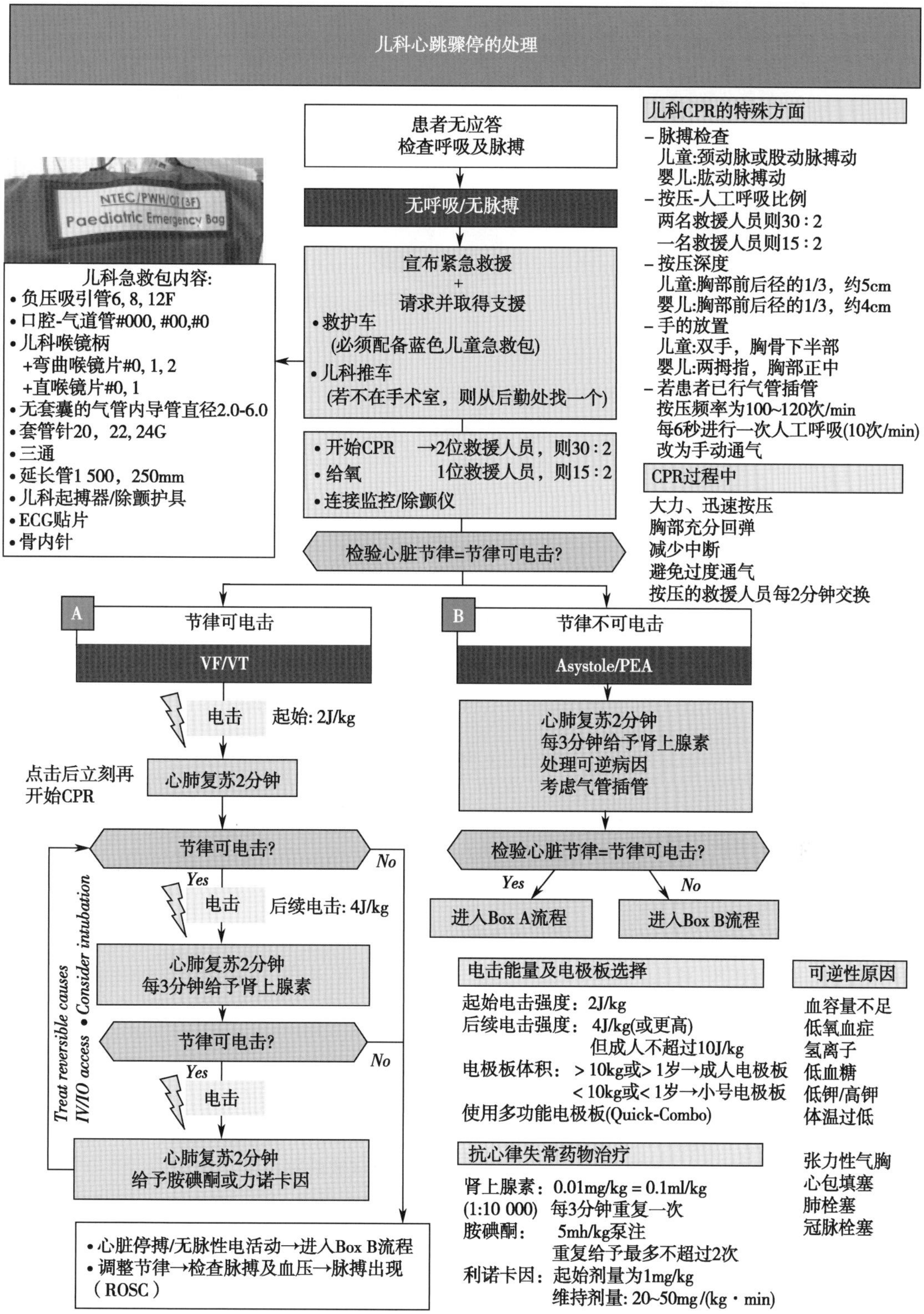

儿科心跳骤停的处理

患者无应答
检查呼吸及脉搏

无呼吸/无脉搏

宣布紧急救援
+
请求并取得支援

• 救护车
　（必须配备蓝色儿童急救包）
• 儿科推车
　（若不在手术室，则从后勤处找一个）

• 开始CPR　　→2位救援人员，则30：2
• 给氧　　　　　1位救援人员，则15：2
• 连接监控/除颤仪

检验心脏节律=节律可电击？

儿科急救包内容：
• 负压吸引管6, 8, 12F
• 口腔-气道管#000, #00,#0
• 儿科喉镜柄
　+弯曲喉镜片#0, 1, 2
　+直喉镜片#0, 1
• 无套囊的气管内导管直径2.0-6.0
• 套管针20，22，24G
• 三通
• 延长管1 500，250mm
• 儿科起搏器/除颤护具
• ECG贴片
• 骨内针

儿科CPR的特殊方面
– 脉搏检查
　儿童:颈动脉或股动脉搏动
　婴儿:肱动脉搏动
– 按压-人工呼吸比例
　两名救援人员则30：2
　一名救援人员则15：2
– 按压深度
　儿童:胸部前后径的1/3，约5cm
　婴儿:胸部前后径的1/3，约4cm
– 手的放置
　儿童:双手，胸骨下半部
　婴儿:两拇指，胸部正中
– 若患者已行气管插管
　按压频率为100~120次/min
　每6秒进行一次人工呼吸(10次/min)
　改为手动通气

CPR过程中
大力、迅速按压
胸部充分回弹
减少中断
避免过度通气
按压的救援人员每2分钟交换

A 节律可电击
VF/VT

电击　起始: 2J/kg

点击后立刻再
开始CPR

心肺复苏2分钟

节律可电击？　*No*

Yes
电击　后续电击: 4J/kg

心肺复苏2分钟
每3分钟给予肾上腺素

节律可电击？　*No*

Yes
电击

心肺复苏2分钟
给予胺碘酮或力诺卡因

Treat reversible causes • *IV/IO access* • *Consider intubation*

• 心脏停搏/无脉性电活动→进入Box B流程
• 调整节律→检查脉搏及血压→脉搏出现
　（ROSC）

B 节律不可电击
Asystole/PEA

心肺复苏2分钟
每3分钟给予肾上腺素
处理可逆病因
考虑气管插管

检验心脏节律=节律可电击？

Yes → 进入Box A流程
No → 进入Box B流程

电击能量及电极板选择
起始电击强度: 2J/kg
后续电击强度: 4J/kg(或更高)
　　　　　　　但成人不超过10J/kg
电极板体积: > 10kg或>1岁→成人电极板
　　　　　　< 10kg或< 1岁→小号电极板
使用多功能电极板(Quick-Combo)

抗心律失常药物治疗
肾上腺素: 0.01mg/kg = 0.1ml/kg
(1:10 000) 每3分钟重复一次
胺碘酮: 　5mh/kg泵注
　　　　　重复给予最多不超过2次
利诺卡因: 起始剂量为1mg/kg
　　　　　维持剂量: 20~50mg/(kg·min)

可逆性原因

血容量不足
低氧血症
氢离子
低血糖
低钾/高钾
体温过低

张力性气胸
心包填塞
肺栓塞
冠脉栓塞

图 12-2-1　儿科心脏骤停的处理

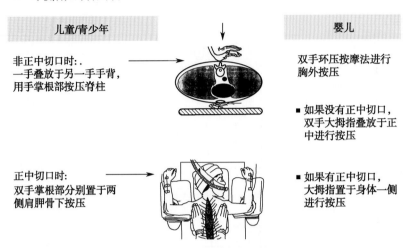

图 12-2-2 俯卧位心肺复苏

3. 脓毒性休克复苏时等渗晶体液用量的限制。

4. 婴儿和儿童快速紧急气管内插管时使用阿托品为前期用药。

5. 存在心肌炎、扩张性心肌病或即将心搏骤停婴儿和儿童的治疗。

表 12-2-1 儿童早期预警评分表

评分项目	参数	分值
反应	玩耍 / 正常的行为	0
	嗜睡 / 烦躁但可以安抚	1
	烦躁 / 激惹不可安抚	2
	昏睡 / 意识不清或对疼痛刺激反应下降	3
循环	红润或 CRT ≤ 1~2 秒	0
	苍白或 CRT> 3 秒	1
	皮肤大理石纹或 CRT>4 秒 / 心率增快 20 次以上	2
	皮肤发灰或 CRT>5 秒 / 心率增快 30 次以上或心动过缓	3
呼吸	呼吸正常 / 没有三凹征	0
	呼吸频率增快 10 次以上 / 有三凹征 /FiO_2 ≥ 30%/ 氧流量 ≥ 3L/min	1
	呼吸频率增快 20 次以上 / 有三凹征 /FiO_2 ≥ 40%/ 氧流量 6L/min	2
	呼吸频率增快 30 次以上 / 减慢 3 次以上伴有呼吸不规律 / 有三凹征 /FiO_2 ≥ 50%/ 氧流量 ≥ 8L/min	3
药物干预	每 15 分钟需要做一次雾化	1
呕吐	术后持续呕吐	1

注:CRT:毛细血管充盈时间;FiO_2:吸氧浓度;PEWS ≤ 2 表示低风险,3~4 中级风险,≥ 5 高风险。以 5 作为 PEWS 的阈值分界时,识别心搏骤停风险儿童的敏感性和特异性分别为 78% 和 95%。

四、典型病例

（一）病历摘要

患儿，女性，12 岁，30kg，术前无基础疾病，相关检查等未见异常，因特发性胸腰椎侧凸在全身麻醉下行脊柱后路融合术。麻醉诱导采用丙泊酚 90mg，芬太尼 0.1mg，顺苯阿曲库铵 5mg，气管插管置入导管 ID6.0mm 加强管，深度 18cm，听双肺呼吸音清晰对称，机控呼吸 VT300ml，RR18 次 /min，麻醉维持采用持续泵注丙泊酚 250mg/h，瑞芬太尼 0.6mg/h，术中根据患者生命体征进行调节微量泵参数。诱导插管完成后实施超声引导下右侧颈内中心静脉穿刺置管，穿刺过程顺利，置入导管 5Fr，深度 8cm，麻醉操作完成后，生命体征稳定，机控通气未见明显异常。

（二）危机发生与处理

机控通气 10 分钟后，此时患儿仍平卧位，呼机开始警示气道压高，气道压值显示逐渐升高，提示通气困难，并出现血氧饱和度由 100% 下降至 90%，立即调节吸入氧浓度至 100%，血氧饱和度仍持续下降至 70%，与此同时呼末二氧化碳浓度也逐渐下降，监护仪开始报警，ECG 显示心动过缓，心率降至 20 次 /min。麻醉医师立即停用麻醉相关药物，并开始胸外按压，呼叫复苏团队，启动心肺复苏流程，巡回护士抽取肾上腺素 1mg 中心静脉推注，心律仍未恢复窦性，继续胸外按压。每 2 分钟评估一次心电图，经几个周期的复苏，患者心脏仍处于停搏状态。听诊胸部发现右侧胸部呼吸音减弱，怀疑存在右侧张力性气胸。使用 14G 套管针于右侧锁骨中线第二肋间隙穿刺，从针管腔内排出大量空气后，心脏复跳，心率逐渐增快，心律恢复窦性心律，并可触及大动脉搏动，气道压降至正常，可见正常呼末二氧化碳波形，血氧饱和度逐渐升高至 100%。待生命体征恢复稳定，患儿苏醒后，送至 ICU 观察。

（三）危机转归

数天后，患者生命体征稳定，未见明显异常，转入普通病房继续观察。

（四）危机事件分析

该病例中患儿在行超声引导下中心静脉穿刺术后 10 分钟左右出现了气道压升高，随后短时间内即出现通气困难，血氧饱和度下降，随后心搏骤停，启动心肺复苏以及使用肾上腺素后复苏效果仍不明显，后听诊胸部发现右侧呼吸弱，怀疑张力性气胸，实施穿刺排气后症状明显好转，气道压降低，心脏复跳，生命体征也逐渐恢复正常，转归较好，未发现明显并发症，安返病房。

病例中病情发展十分快速，麻醉医师无法短时间内及时判断出患者因张力性气胸导致气道压升高甚至影响循环引起心搏骤停，后续及时展开抢救复苏流程，复苏数次无效，胸部听诊后发现病因，进行穿刺解除张力性气胸危机后情况很快逆转，是一次成功的抢救案例。麻醉医师最开始未意识到患者发生了气胸，主要是因为患儿术前未复合相关肺部疾病，中心静脉穿刺过程也是在超声引导下进行，操作过程也十分顺利，令人难以意识到气胸发生的可能。

通过此病例，说明即使在超声引导下也可引起气胸发生的可能，据文献报道，超声引导下仍有 <0.5% 的病例在颈内静脉插管后发生气胸。心搏骤停时寻找可逆性的原因非常重要。在上述病例中，通过一些迹象表明，在心搏骤停发生前就存在潜在的气胸 - 高气道压力、难以复苏（CPR 无效）和异常呼吸征兆。

五、临床建议与思考

(一) 小儿心搏骤停前处理最新指南

1. 收治高危疾病儿童的综合性医疗机构可考虑配备儿科医疗应急团队/快速反应团队。

2. 儿童早期预警评分(PEWS)可以考虑使用,但在住院环境中的有效性尚未完全确立如果能早期识别并且早期干预病情恶化的住院患儿,心脏或呼吸骤停有可能避免。

3. 脓毒性休克时进行早期快速液体复苏已被广泛接受。对于出现休克的婴儿和儿童,特别是伴发于严重脓毒症、严重疟疾和登革热等,可考虑初始 20ml/kg 的液体复苏;不论是等渗晶体液或胶体液在初始液体复苏时均有效。

4. 紧急气管插管时使用阿托品作为前期用药:对于存在心动过缓高危风险(例如为便于插管而给予神经肌肉阻滞剂氯琥珀胆碱等)的病例,紧急气管插管可使用阿托品作为前期用药。推荐阿托品作为紧急气管插管的前期用药仅适用于婴儿和儿童,剂量为 0.02mg/kg,无最小剂量限制。

5. 对于扩张性心肌病或心肌炎的危重症婴儿或儿童需给予合理的处理以避免心搏骤停的发生。

(二) 小儿心搏骤停处理期间最新指南

1. 存在心脏基础疾病的患儿发生院内心搏骤停(IHCA)时,在已有 ECMO 系统规范、专业人员以及设备的医疗机构,可考虑采用 ECPR。

2. 儿童心搏骤停时采用 CO_2 波形图可以监测自主循环的恢复(restoration of spontaneous circulation,ROSC)和 CPR 质量。高质量的 CPR 可以提高心搏骤停的预后。

3. 儿童在医疗机构内发生心搏骤停时,往往有创血流动力学监测已经存在或能够快速建立。若有条件进行血流动力学监测,可用于指导提高 CPR 的质量,儿童 CPR 时特定的目标血压值尚未建立。

4. 心搏骤停时血管活性药物首选使用肾上腺素。

5. 除颤无法纠正的室颤或无脉室速,胺碘酮或利多卡因均可考虑使用。

6. 初始除颤时可考虑使用单向波或双向波,2~4J/kg,推荐首剂为 2J/kg,难治性室颤可增至 4J/kg。之后的能量可考虑 4J/kg 或更高,但不超过 10J/kg 或成人最大能量。

(三) 小儿心搏骤停后处理的最新指南

1. 心搏骤停后应加强体温监测和管理:发生心搏骤停的昏迷患儿,在最初的数天应该进行持续的体温监测,并且积极控制发热。对于婴儿和儿童在 IHCA 后出现持续昏迷,可考虑采用 5 天的持续常温(36~37.5℃)治疗或初始 2 天持续低温(32~34℃),随后 3 天常温治疗(Class 2a,LOE B-R)。对于婴儿和儿童在 IHCA 后出现持续昏迷,没有充分证据推荐低温疗效好于常温。

2. 心搏骤停复苏后辅助通气时适当升高吸入氧浓度,ROSC 后考虑将患者的血氧维持在正常目标值范围内。需进行血氧饱和度监测,将其控制在 94% 或更高,有条件的话也可以监测脑血氧饱和度。目的是为了保障血氧正常,严格避免低氧。给予的氧气需要根据患者的具体情况进行适当调节。

3. 心搏骤停复苏后的通气策略应针对每位儿童达到目标 $PaCO_2$,动态监测血气,以避免极端的高碳酸血症和低碳酸血症。

4. 心搏骤停复苏成功后输液治疗推荐使用胃肠外液体和 / 或强心药或血管活性药物来维持收缩压。如果有合适的设备资源,推荐持续动脉血压监测来发现和治疗低血压。

5. 心搏骤停后存活患儿进行早期和可靠的神经系统预后预测是必要的,用于有效制订计划和家庭支持(是否需要继续生命维持治疗)。

6. 心搏骤停期间和之后的预测因素已经被用来预测存活率和神经系统预后,包括瞳孔对光反射,低血压严重程度和持续时间,血浆神经生物标记物(NSE、S100β 蛋白等)和血乳酸。

(贾 柏　陈德威)

参考文献

［1］BHANANKER SM, RAMAMOORTHY C, GEIDUSCHEK JM, et al. Anesthesia-related cardiac arrest in children: update from the Pediatric Perioperative Cardiac Arrest Registry [J]. Anesth Analg, 2007, 105: 344-350.

［2］DUNCAN H, HUTCHISON J, PARSHURAM CS. The Pediatric Early Warning System score: a severity of illness score to predict urgent medical need in hospitalized children [J]. J Crit Care 2006; 21: 271-278.

［3］PARSHURAM CS, DRYDEN-PALMER K, FARRELL C, et al. Canadian Critical Care Trials Group, EPOCH Investigators: Effect of a Pediatric Early Warning System on All-Cause Mortality in Hospitalized Pediatric Patients: The EPOCH Randomized Clinical Trial [J]. JAMA, 2018, 319: 1002-1012.

［4］ATKINS DL, BERGER S, DUFF JP, et al. Part 11: Pediatric Basic Life Support and Cardiopulmonary Resuscitation Quality: 2015 American Heart Association Guidelines Update for Cardiopulmonary Resuscitation and Emergency Cardiovascular Care [J]. Circulation, 2015, 132: S519-25.

［5］ATKINS DL, DE CAEN AR, BERGER S, et al. 2017 American Heart Association Focused Update on Pediatric Basic Life Support and Cardiopulmonary Resuscitation Quality: An Update to the American Heart Association Guidelines for Cardiopulmonary Resuscitation and Emergency Cardiovascular Care [J]. Circulation, 2018, 137: e1-e6.

［6］Tsotsolis N, Tsirgogianni K, Kioumis I, et al. Pneumothorax as a complication of central venous catheter insertion [J]. Ann Transl Med, 2015, 3: 40.

第三节　小儿大出血

一、定义与发生机制

(一)定义

小儿大出血(acute hemorrhage in the pediatric patient),为 24 小时内血容量损失≥ 100% 或 3 小时内血容量损失≥ 50%,或 20 分钟内血容量损失 >1.5ml/(kg·min)或需要输注红细胞 >40ml/kg。应该指出的是,年龄越大,正常循环血量的比重越低。对于新生儿,正常循环血量为 80~90ml/kg;对于 3 个月至 2 岁的儿童,为 70~80ml/kg;对于 2 岁以上的儿童,与成人相似,为 70ml/kg。

(二)发生机制

手术过程中大出血的原因可能包括:

1. 正常组织或血管的过度手术创伤,高度血管化的组织或器官的正常手术创伤。

2. 意外伤及重要大血管或心脏。

3. 预先存在的凝血病(例如血友病)。

4. 与伴发疾病相关(例如肝病)。

5. 术前抗凝剂或抗血小板治疗。

6. 静脉输液连接管、中心静脉输液管、动脉测压连接管的某一个连接处断开,亦可导致不易被发现的大失血。

(三) 危险因素分析

1. 严重创伤或者多发伤。

2. 手术过程中的因素

(1)血管、心脏、胸腔、腹部的大型手术。

(2)大型矫正手术。

(3)分娩或者剖宫产过程中导致损伤。

(4)经血管心脏介入导管置管术。

(5)失血部位被遮挡而难以被术者和麻醉医师发现。

3. 获得性或者非获得性的凝血功能障碍。

4. 隐匿性失血(如胃肠道、长骨折或腹膜后间隙)。

二、典型临床表现与快速识别

(一) 临床表现

1. 典型临床表现

(1)循环系统:通常伴随血流动力学变量的显著变化,如低血压和心动过速(正常值见表12-1-1),小儿对失血性低血压十分敏感,可出现休克,甚至心搏骤停等情况。

(2)呼吸系统:缺氧,呼吸急促或呼吸抑制。

(3)泌尿系统:少尿或无尿。

(4)凝血系统:凝血障碍的其他迹象(即持续渗出)。

(5)神经系统:非全身麻醉患儿可出现意识淡漠甚至意识消失。

(6)其他:皮肤颜色苍白。

2. 快速识别

(1)识别明显失血

1)直视:术野、无菌单、纱布、吸引瓶、地板可见较多的出血。

2)间接:持续存在负压吸引血液的声音;外科医师提醒关注失血量;伴生命体征改变。

(2)识别隐匿失血

1)生命体征改变提示:心率增快或减慢;血压下降;SpO_2 下降或波形改变;CVP 下降。

2)体格检查:皮肤颜色苍白;呼吸急促;体温下降;末梢灌注不足;隐匿出血部位肿胀;尿少。颅内出血,瞳孔不等大,囟门肿胀。

3)特殊情况:十分隐匿的大出血,往往液体替代疗法或增加血管活性药剂量无效(即无法升高血压),唯一提示出血的征兆是无尿或腹部膨大,如后腹膜区域失血等。

(二) 辅助检查

1. 实验室检查　查血气及血红蛋白分析,Hb 伴或不伴 HCT 较术前下降,代谢性酸中毒。

2. 影像学检查　TTE 或 TEE 发现心脏及容量血管充盈不足。

（三）鉴别诊断

1. 血管收缩受抑　麻醉过深或者扩血管活性药物过量。

2. 心脏疾病　心衰、心律失常、心脏压塞。

3. 肺部疾病　肺动脉高压、肺栓塞。

4. 静脉回流障碍　外科填压、张力性气胸、气腹、静脉血栓、淋巴回流障碍等。

5. 其他原因引起的休克　过敏性休克、感染性休克、疼痛刺激引起的休克、迷走反射引起的休克。

三、危机处理方案

（一）危机处理

1. 立即启动团队合作　高年资麻醉医师参与指导；多名麻醉医师分工参与；外科医师干预尽早止血；多名护士共同参与并执行医嘱；输血科配合提供充足血液制品；检验科参与全程提供实验室检验数据；血液病科参与血液疾病引起大出血；ICU危机后参与。

2. 维持血流动力学稳定

（1）使用血管活性药物

1）肾上腺素：静脉注射：1μg/kg（1：10 000，0.01ml/kg）；肌内注射：10μg/kg（1：10 000，0.1ml/kg；1：1 000，0.01mL/kg）；气管内注射：100μg/kg（1：1 000，0.1ml/kg）；维持：0.05~1μg/（kg·min）。

2）去甲肾上腺素：中心静脉维持：0.05~0.5μg/（kg·min）。

（2）恢复血容量

1）补液：小儿补液相对复杂，并且年幼患儿需要谨慎补液，婴幼儿术中补液使用输液泵控制或选用带有计量的输液器。不同年龄段可参考表12-3-1。

表 12-3-1　小儿维持液需要量

小儿维持液需要量		
	每小时液体需要量	每日液体需要量
年龄（天）		
1	2~3ml/kg	20~40ml
2	3~4ml/kg	40~60ml
3	4~6ml/kg	60~80ml
4	6~8ml/kg	80~100ml
体重（kg）		
0~10	4ml/kg	100ml/kg
10~20	40ml+2ml/kg*	1 000ml+50ml/kg*
>20	60ml+1ml/kg**	1 500ml+25ml/kg**

注：*（体重 –10）部分，每 kg 增加量；**（体重 –20）部分，每 kg 增加量

2）输血：尽量开放多一个静脉通道或中心静脉，监测 CVP 和尿量，尽早启动输血，具体流程可参考图12-3-1。注意输入液体的保温，避免气泡被输入血管。

输血:大出血	每小时丢失总血容量一半以上的血量，或24h内出血总量达到或超过总血容量

- 呼救
- 即刻通知血库需要大量输血
  - 红细胞(RBC):新鲜冰冻血浆(FFP):血小板(Plates) =1:1:1
  - 可先输未经交叉配血试验的O型Rh^-血，直到交叉配血试验后使用病人自己的同型血
  - 输注冷沉淀维持纤维蛋白原> 100

- 如果需要，开放新的静脉通路

- 每30分钟送检下列指标
  - 血型和交叉配血试验
  - CBC (全血细胞计数)，PLT(血小板)，PT/PTT/INR，Fib (纤维蛋白原)
  - ABG (血气)，Na^+，K^+，Ca^{2+}，Lac (乳酸)

> 维持:
> - HCT (红细胞压积) > 21% 或HB (血红蛋白)> 7
> - PLT (血小板)计数> 50,000 (脑外伤的情况下则> 100,000)
> - INR< 1.5 (脑外伤的情况下则<1.3)
> - Fib (纤维蛋白原) >100

- 升高室内温度
- 输血制品的注意事项
  - 输所有血制品都采用140μm过滤器:
  - 输RBC和FFP采用输血加温器(输血小板不需要)
  - 当需要增加流量，则需要使用快速输注泵
- 监测低体温，低钙血症，电解质，血气和酸碱平衡紊乱
- 对于难治性大出血，如果上述措施都采用仍然无效，则考虑输注重组Ⅶa因子
- 一旦出血得到控制，就应该终止大量输血治疗方案。

图 12-3-1 大出血输血

3)输血的目标:具体可参考与年龄相关的小儿血液参数,见表 12-3-2。

表 12-3-2 与年龄相关的小儿血液参数

年龄	血容量(ml/kg)	血红蛋白(g/L)	Hct(%)正常范围	Hct(%)可接受范围
早产儿	90~100	130~200	40~45	35
足月新生儿	80~90	150~230	45~65	30~35
<1 岁	75~80	110~180	30~42	25
1~6 岁	70~75	120~140	34~42	20~25
>6 岁	65~70	120~160	35~43	20~25

注:最大允许失血量(MABL),术前测定患儿 Hct 和估计血容量(EBV):MABL=EBV×(术前 Hct－可接受 Hct)/术前 Hct。

3. 维持供氧

(1)吸入纯氧。

(2)必要时控制呼吸,监测呼吸参数。

(二)危机后处理

1. 纠正酸碱失衡 监测血气,避免过酸。

2. 纠正电解质紊乱 监测电解质,治疗高钾血症。

3. 监测血常规及凝血功能。

4. 预防低体温 升高环境温度,减少暴露部位,使用暖风机等保温装置,输入温暖的液体和血液制品。

(三)危机预防

预防策略应着重于术前计划。主要包括:

1. 术前常规查血型。

2. 择期手术患儿要求血红蛋白 >100g/L（新生儿 140g/L），低于此标准时患儿麻醉危险性可能增加。

3. 及早发现并纠正凝血功能障碍。

4. 预计有大量失血的手术，术前即开放足够的静脉通道或开放中心静脉通道。

5. 年龄较大的儿童在接受大出血风险手术前，可以使用术前自体血采集、急性等容血液稀释、控制性低血压疗法等（例如多节段的脊柱后路融合术）。

6. 识别、预防和治疗其他潜在出血部位（如胃溃疡、急性创伤骨折）。

7. 对于血管病变应考虑术前预防性栓塞。

8. 建立紧急大量输血应急方案。

四、典型病例

（一）病历摘要

患儿，女性，6 岁，28kg，既往体健，因肝血管瘤在全身麻醉下行开腹肝血管瘤切除术。麻醉诱导丙泊酚 80mg，芬太尼 0.05mg，顺苯阿曲库铵 4mg，插管使用气管导管 ID5.5mm，置入深度 15cm，听诊双肺呼吸音清晰对称，机控呼吸 VT 250ml，呼吸 22 次 /min，中心静脉穿刺置管 5Fr，置入深度 10cm，生命体征平稳，术中麻醉维持采用持续吸入地氟醚 5%，复合持续静脉泵注瑞芬太尼 0.4mg/h，术中根据麻醉深度进行适当调节麻醉药物。由于手术难度很大，术前预计失血量约为 2L。手术开始前已备好相关输血成分，手术过程中持续出血，术中大量输血维持。手术结束时，共输入浓缩红细胞 5U，新鲜冷冻血浆 400ml 和血小板 200ml，此时监测患儿鼻咽部体温 34.2℃，血压维持需要去甲肾上腺素持续静脉泵注［泵注剂量 0.1~0.4μg/（kg·min）］，查血红蛋白浓度显示 8.1g/dl，决定继续输入第 6U 的浓缩红细胞。

（二）危机发生与处理

患儿，接受第 6U 浓缩红细胞输注时，ECG 显示频发室性期前收缩，血压持续下降，去甲肾上腺素已难以维持正常血压，心率随血压下降同时也持续下降，短时间内降至 30 次 /min 以下，最终停搏，麻醉医师立即展开胸外按压，并启动急救复流程。复苏过程中，取动脉血测血气，显示 K^+ 浓度 8mmol/L，BE（碱剩余）为 −20mmol/L，pH 值为 7.02。给予静脉注射 10% 葡萄糖酸钙 15ml，静脉快速滴入 8.4% 碳酸氢钠溶液 30ml，此时患儿自主循环恢复，心率恢复至 100 次 /min，血压 90/45mmHg。随后使用胰岛素 10U 加入 50% 葡萄糖 50ml 溶液中，静脉输注，复测血 K^+ 降至 5.9mmol/L，患儿生命体征稍稳定后带气管导管转入 ICU 进一步治疗。

（三）危机转归

转入 ICU 后，继续接受胰岛素输注和肾脏替代治疗，直至血 K^+ 恢复正常范围 5.5mmol/L 以下。复查血红蛋白值偏低，继续输血治疗，至血红蛋白升至 120g/L。待各项血气分析和电解质恢复至正常范围，各项生命体征稳定后，拔出气管导管，观察数日后转入普通病房。

（四）危机事件分析

患儿因肝血管瘤行开腹肝血管瘤切除术，术前已预计术中出血较多，术中及时大量输血，通过输血加持续泵注去甲肾上腺素可维持血压。邻近手术完成时，患儿出现血压无法维持，并很快出现心搏骤停，胸外按压同时追查病因，最终发现血 K^+ 高达 8mmol/L，PH 值为 7.02。立即启动降钾纠正酸中毒措施，包括注射钙剂，静脉滴注碳酸氢钠，纠正高钾状态及酸中毒状态后，患儿自主循环很快恢复，后续继续有效降钾，纠正酸中毒等措施，包括静脉使用胰岛素,肾脏替代治疗等,患儿最终平稳转入普通病房。

此病例中为可预计的大出血手术,术前血液成分准备充分,使得术中大出血过程中得到足够的成分输血,有效预防因手术大量出血出现休克状态。但是术中麻醉医师未意识到大量输血会给患儿内环境造成的影响,疏忽了动态监测血气和电解质,导致血钾高出正常范围,同时合并严重酸中毒,最终导致患儿心搏骤停的危机事件发生,幸运的是抢救同时及时发现原因后处理得当,使得患儿预后较好,并顺利转入普通病房。

此病例带给我们一些经验教训,首先,大出血手术术前应备血。其次,应意识到大量输血相关并发症,尤其时小儿,更容易出现内环境紊乱出现酸中毒,低温,高钙血症,低镁血症等相关并发症,甚至可引起恶性心律失常,心搏骤停。大量输血患者,一旦发生心律失常,循环不稳定,应立即意识到输血并发症引起,根据诱因进行纠正才能加速复苏成功,带来良好的预后。

五、临床建议与思考

1. 在急性出血发作期间,应该向外科医师核实。从麻醉的角度来看,应该检查动脉压、使用血管活性剂、晶体液或胶体液输注来治疗低血压,还应该保持氧供和充足的肺通气。

2. 现在强烈建议在红细胞输注之前,用便携的床旁设备测定血红蛋白浓度。但是,输血阈值并没有一致的标准。尽管如此,人们通常认为新生儿或患有发绀型心脏病的儿童血红蛋白≤ 10~12g/dl 应该输注红细胞,而年龄较大的儿童血红蛋白≤ 8g/dl 应输注红细胞。

3. 近来,有人倡导成人大出血病例应以至少 1:1:2 的比例给予新鲜冰冻血浆、血小板和红细胞。然而,目前还没有直接的证据表明同样的做法会改善儿童的转归。在这个年龄组中,每 4ml/kg 的浓缩红细胞应使血红蛋白增加 1g/dl,每 10ml/kg 的血小板将使血小板计数增加≥ 50 000/mm^3,新鲜冷冻的血浆 15ml/kg 预计会使凝血因子增加 20%。另外,如果要增加纤维蛋白原和冯·维勒布兰德因子(von Willebrand factor:vWF),则需要冷沉淀 5ml/kg。所有液体都应使用输液加温以避免输液过多引起体温降低。

4. 为了减少消耗性凝血障碍,可以使用氨甲环酸 20mg/kg 和 / 或去氨加压素 0.3μg/kg。40mg/kg 的纤维蛋白原浓缩物和 30IU/kg 的凝血酶原复合物也可以减少纤维蛋白溶解。

5. 当怀疑凝血功能障碍时可以使用即时检测的凝血测定法,如血栓弹性描记法(TEG)和旋转血栓弹力测定法(ROTEM),能对凝血缺陷的原因有提示作用,并且有助于合理输注凝血因子,但儿童和新生儿并没有类似的证据指导治疗。

6. 输注大量红细胞时,应注意潜在的并发症,如低钙血症、低体温、高钾血症和低镁血症,这几个并发症的任意一个都会使患者临床转归结局恶化。

(贾　柏　陈德威)

| 参考文献

[1] STAINSBY D, MACLENNAN S, HAMILTON PJ. Management of massive blood loss: a template guideline [J]. Br J Anaesth, 2000, 85: 487-491.

[2] ROSSAINT R, BOUILLON B, CERNY V, et al. The European guideline on management of major bleeding and coagulopathy following trauma: fourth edition [J]. Crit Care, 2016, 20: 100.

[3] Kor DJ, Stubbs. JR, Gajic O. Perioperative coagulation management-fresh frozen plasma [J]. Best Pract Res Clin Anaesth, 2010, 24 (1): 51-64.

［4］Yoon S, Park AJ, Kim HO. Clinical observation study of massiveblood transfusion in a tertiary care hospital in Korea [J]. Yonsei Med J, 2011, 52 (3): 469-475.

［5］SO-OSMAN C, CICILIA J, BRAND A. Triggers and appropriateness of red blood cell transfusions in the postpartum patient-a retrospective audit [J]. Vox Sang, 2010, 98 (1): 65-69.

第四节　喉痉挛

一、定义与发生机制

(一)定义

喉痉挛(laryngospasm),由喉部肌肉痉挛引起的上呼吸道持续闭合。

(二)发生机制

长时间的喉部咳嗽反射可致喉痉挛。主要原因包括:物理刺激(如喉部或咽部的操作)或化学刺激(如胃内容物);咽部感觉的病理改变(如上呼吸道感染,胃食管反流病,神经功能障碍)及其他其他生理因素(如年龄)。

在全身麻醉过程中,发生喉痉挛常见原因包括:

(1)在麻醉深度较浅的时候(麻醉诱导期或苏醒期)。

(2)有气道刺激时(如喉镜检查,手术操作和气管导管插入期间)。

(3)气道中存在血液、分泌物或其他物质时。

(4)患有食管反流病,近两周内有上呼吸道感染的患者等。

鉴于耗氧量剧增,喉痉挛可以迅速导致低氧血症和心动过缓。值得注意的是,气管插管过程中、麻醉诱导、麻醉维持和麻醉苏醒期间均可能出现喉痉挛。

(三)危险因素分析

易诱发喉痉挛的危险因素包括①患者自身因素:年龄小于 5 岁;男性;近两周内发生上呼吸道感染或手术当日出现上呼吸道感染症状;过去一年里在运动中发生气喘的次数超过 3 次;曾有哮喘史或湿疹病史;夜间干咳;家族史中有哮喘病史或共济失调病史;经常吸入二手烟。②外界干扰因素:急诊手术;咽喉部或者气道内的手术。

二、典型临床表现与快速识别

(一)临床表现

1. 典型临床表现　包括上呼吸道阻塞相关的症状,如吸气喘鸣、用力吸气、三凹征和反常的腹式呼吸。如果喉痉挛持续存在,还会导致气道阻塞 - 氧饱和下降,其后出现心动过缓。

2. 快速辨识　患者往往表现为突然发作,胸壁强烈收缩,胸腹反常呼吸,无法发声,极力呼吸无气流,咽部分泌物增加,呼吸困难,吸气可闻及喘鸣,面色发绀。

(二)辅助检查

1. 监测异常　SpO_2 下降,心率增快或过缓,呼末二氧化碳波形异常低平。

2. 肺通气功能　肺顺应性急剧下降,气道阻力明显增大。

3. 纤维支气管镜检查或可视喉镜检查　声带紧闭并处于痉挛状态。

（三）鉴别诊断

1. 其他原因引起的胸外呼吸道阻塞。

2. 气管内异物。

3. 传染性喉炎。

4. 声门下血管瘤。

5. 声门裂。

6. 声带功能障碍或肿瘤。

7. 外伤性喉部杓状软骨脱位。

8. 咽部水肿或脓肿。

9. 血管神经性水肿。

10. 气胸或者纵隔气胸。

三、危机处理方案

（一）危机处理

图 12-4-1 显示了喉痉挛的处理流程，其中处理要点包括：①早期识别喉痉挛，并在氧饱和度下降之前开始治疗；②清除口咽分泌物（如凝血块，唾液）以消除潜在的刺激物；③使用100% 氧气、抬下颌手法及呼气末正压通气（PEEP）；④持续性喉痉挛可能需要加深麻醉（丙泊酚）、使用小剂量琥珀胆碱。

（二）危机后处理

解除气道通气困难危机后，即可进行后续处理：

1. 继续高流量纯氧通气。

2. 使用镇静药物（七氟烷或者丙泊酚等）。

3. 查找病因，解除刺激引起喉痉挛的因素。

4. 血气分析。

5. 转送 PICU。

（三）危机预防

预防喉痉挛可参考以下几点有效预防喉痉挛：

1. 在患者麻醉变浅时，避免对气道进行手术操作或者刺激。

2. 插管前或拔管前使用利多卡因进行喉部局部麻醉。

3. 及时清理口咽及气道内分泌物或者血液。

4. 在拔管前给予 100% 的氧气，待患者完全清醒后，嘱患者做深吸气时再拔管。

四、典型病例

（一）病历摘要

患儿，男性，10 个月，9kg，患儿既往体健，否认手术或麻醉病史。因足大蹬趾脓肿行全身麻醉下脓肿切开引流术。术前禁食 4 小时，现需要紧急手术进行脓肿切开引流。常规麻醉诱导：丙泊酚 30mg，芬太尼 10μg，维持使用七氟烷 2%，待患儿完全镇静后置入 2 号喉罩。

（二）危机发生与处理

2 号喉罩置入过程感困难，但喉罩仍可以通气。在手术开始前不久，患儿恢复自主呼吸，呼吸机警示气道压力增大，并且频率增加到每分钟 35 次，观察发现喉部有喘鸣和胸骨

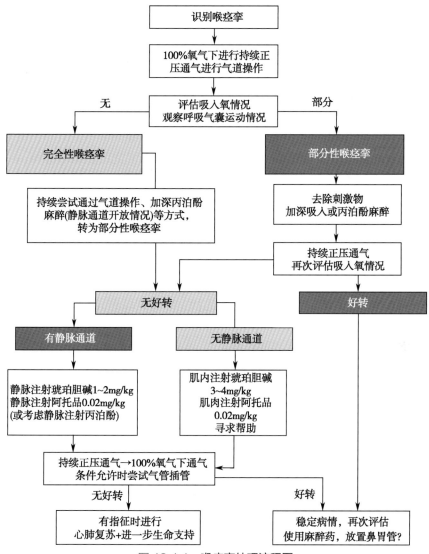

图 12-4-1　喉痉挛处理流程图

上窝回缩迹象。麻醉医师实施抬下颌并静脉追加丙泊酚 20mg,呼吸情况没有改善。此时麻醉医师怀疑喉罩位置放置不佳,遂取出喉罩,打算进行面罩手动通气数次后重新置入喉罩,此时发现手动辅助通气阻力较大,同时观察到呼末二氧化碳浓度曲线无波形。使用负压吸引口腔分泌物,从口咽补吸出部分血液和唾液混合物。清理口咽分泌物后,再次行喉罩置入,进行手动通气仍感阻力较大,此时血氧饱和度逐渐降至 55%,心率降至 80 次/min,且下降速度呈逐渐加剧。立即呼叫上级麻醉医师,上级麻醉医师决定使用喉镜检查喉头情况以发现通气困难的原因,喉镜下可见喉部视野清晰,未见明显分泌物,但声带紧闭并且处于痉挛状态,ID3.5 导管无法置入。立即静脉注射氯琥珀胆碱 10mg 后声带渐松弛,成功将气管导管置入,机械通气后氧饱和度恢复到 100%。手术很快顺利完成,此时患儿生命体征平稳。

(三)危机转归

患儿苏醒后,生命体征平稳,拔除气管导管后无通气困难,双肺听诊未见明显异常,复苏

415

室观察 1 小时后未出现异常情况,送至病房继续观察,数日后出院。

（四）危机事件分析

病例中患儿在静吸复合全身麻醉下行足大踇趾脓肿切开引流术,2 号喉罩置入过程不顺利,但仍能维持通气,术中使用七氟烷维持麻醉,疼痛加剧时患儿出现自主呼吸,气道压力高,麻醉医师立即观察发现患儿异常,怀疑麻醉深度浅,追加丙泊酚加深麻醉,气道压力高情况仍未改善,怀疑喉罩位置不恰当,取出喉罩,辅助通气困难,血氧饱和度和心率都呈加速趋势下降,呼叫上级麻醉医师并吸引口咽分泌物,上级医师喉镜下发现患儿声门紧闭,痉挛状态,给予肌松后好转,并成功插管,很快心率、血氧恢复,手术完成后顺利苏醒,并平稳送入病房。

此病例中患儿麻醉诱导后使用 2 号喉罩置入,感困难已说明患儿麻醉深度不够或喉罩大小不合适,应根据原因进行处理;术中使用七氟烷进行维持,镇痛效果不够,患儿受手术疼痛刺激很容易麻醉变浅并出现刺激喉肌痉挛,小儿较成人更容易因刺激引起喉痉挛的发生,喉痉挛发生时声门紧闭,无法进行有效通气即出现缺氧,小儿对缺氧的耐受较成人较差,所以缺氧后血氧饱和度和心率快速下降,此时上级医师及时判断出喉痉挛,并使用针对喉痉挛具有特效作用的肌松剂琥珀胆碱,患儿喉痉挛症状立即得到缓解,因急救措施及时并且处理方法得当,患儿未出现并发症。

该病例表明,喉痉挛不仅在麻醉苏醒期发生,在麻醉期间也会发生。处理的关键在于快速识别问题,迅速缓解痉挛或气管插管以解除气道阻塞。显然,在麻醉苏醒期,麻醉医师一般不愿意给予额外剂量的肌肉松弛剂,但喉痉挛强烈、且气道正压通气及加深麻醉均无法缓解时,肌肉松弛剂是最后的选择。

五、临床建议与思考

由于小儿生理解剖具有一定的特殊性,在麻醉过程中主要关注点如下:

1. 头、颈　婴幼儿头大颈短,颈部肌肉发育不全,易发生上呼吸道梗阻,即使施行椎管内麻醉,若体位不当也可引发呼吸道阻塞。

2. 鼻孔较狭窄;6 个月内小儿的主要呼吸通道,分泌物、黏膜水肿、血液或者不适宜的面罩导致鼻道阻塞,出现上呼吸道梗阻。

3. 舌、咽　口小舌大,咽部相对狭小及垂直,易患增殖体肥大和扁桃体炎。

4. 喉　新生儿、婴儿喉头位置较高,声门位于颈 3~4 平面,气管插管时可压喉头以便暴露喉部。婴儿会厌长而硬,呈 U 形,且向前移位,挡住视线,造成声门显露困难,通常用直喉镜片将会厌挑起易暴露声门。由于小儿喉腔狭小呈漏斗形(最狭窄的部位在环状软骨水平,即声门下区),软骨柔软,声带及黏膜柔嫩,易发生喉水肿。当导管通过声门遇有阻力时,不能过度用力,而应改用细一号导管,以免损伤气管,导致气道狭窄。

5. 新生儿总气管长度约 4~5cm,内径 4~5mm,气管长度随身高增加而增长。气管分叉位置较高,新生儿位于 3~4 胸椎(成人在第 5 胸椎下缘)。3 岁以下小儿双侧主支气管与气管的成角基本相等,与成人相比,行气管内插管导管插入过深或异物进入时,进入左或右侧主支气管的概率接近。

6. 小儿肺组织发育尚未完善,新生儿肺泡数只相当于成人的 8%,单位体重的肺泡表面积为成人的 1/3,但其代谢率约为成人的两倍,因此新生儿呼吸储备有限。肺间质发育良好,血管组织丰富毛细血管与淋巴组织间隙较成人为宽,造成含气量少而含血多,故易于感染,炎症也易蔓延,易引起间质性炎症,肺不张及肺炎。由于弹力组织发育较差,肺膨胀不够充分,易发生肺不张和肺气肿;早产儿由于肺发育不成熟,肺表面活性物质产生或释放不足,可引起广泛的肺泡萎陷和肺顺应性降低。

7. 小儿胸廓相对狭小呈桶状,骨及肌肉菲薄,肋间肌不发达,肋骨呈水平位,因此吸气时胸廓扩张力小,呼吸主要靠膈肌上下运动,易受腹胀等因素影响。

8. 小儿纵隔在胸腔内占据较大空间,限制了吸气时肺脏的扩张,因此呼吸储备能力较差。纵隔周围组织柔软而疏松,富于弹性,当胸腔内有大量积液,气胸和肺不张时,易引起纵隔内器官(气管,心脏及大血管)的移位。

(贾　柏　陈德威)

参考文献

[1] GAVEL G, WALKER RWM. Laryngospasm in anaesthesia [J]. Continuing Education in Anaesthesia Critical Care&Pain, 2014, 14: 47-51.

[2] HAMPSON-EVANS D, MORGAN P, FARRAR M. Pediatric laryngospasm [J]. Paediatr Anaesth, 2008, 18: 303-307.

[3] RLIAGUET GA, GALL O, SAVOLDELLI GL, et al. Case scenario: perianesthetic management of laryngospasm in children [J]. Anesthesiology, 2012, 116 (2): 458-471.

[4] SANIKOP C, BHAT S. Efficacy of intravenous lidocaine in prevention of post extubation laryngospasm in children undergoing cleft palate surgeries. Indian J Anaesth, 2010, 54 (2): 132-136.

[5] HAMPSON EVANS D, MORGAN P, FARRAR M. Pediatric laryngospasm [J]. Pediatr Anesth, 2008, 18 (4): 303-307.

第五节　呼吸道异物

一、定义与发生机制

(一)定义

呼吸道异物(aspiration of foreign body),指位于声门下及气管和支气管的异物。

(二)发生机制

对于3岁以下的儿童,气道异物并不少见,是一种需要紧急手术治疗的情况。然而,围手术期的小儿异物吸入并不常见,但一旦发生便十分危急。主要的病因包括:①禁食时间不够;②家长喂养不当;③看管小儿的监护人疏忽导致小儿将异物置入嘴中;④术前访视未注意查看牙齿是否有松动或即将脱落;⑤手术结束后未进行辅料核对等。

(三)危险因素分析

小于1岁的幼儿多因胃内容物包括牛奶或母乳误吸,大于1岁小儿多因喜将异物(如硬币、玩具零件等)置入嘴中导致误入气道或饱腹导致误吸,松动牙齿脱落,以及手术辅料在拔管后遗留口中所引起。

二、典型临床表现与快速识别

(一)临床表现

1. 典型临床表现 异物吸入的临床表现可能会明显,也可能不明显,与异物大小及停留部位密切相关。一般而言,位于主支气管内较大异物情况最紧急,可能会出现以下典型症状:①与气道阻塞相关表现:呛咳、呼吸困难、喉鸣、喘鸣、发绀和反常呼吸;②其他气道损伤相关表现:咳嗽、咳痰、呼吸道感染和咯血;③甚至还可能出现肺塌陷-缺氧及相关血流动力学变化。

2. 快速评估 快速了解患者是否有可疑异物吸入史,评估有无相应症状,包括:窒息、呼吸窘迫、发绀、意识不清等需要紧急处置的危急状况。

(二)辅助检查

可以通过手术室内现有的设备进行快速诊断气道内的异物:

1. 气道内镜 喉镜,硬支气管镜或纤维支气管镜等可以直接看到气道内异物。

2. 胸片 只有约10%的异物能在X线照射下显影,右侧主支气管是异物寄存最常见的部位,有机材料在胸片上显示不佳。大多数情况下胸片显示的是一些提示气道异物的间接征象,如肺气肿、肺不张、肺渗出等。

3. CT 三维成像技术可以准确地识别第6~7级支气管内的异物。

4. 高分辨率螺旋CT扫描 可以显示出异物远端的疾病严重程度。

(三)鉴别诊断

呼吸道异物常常需要与以下几个方面进行鉴别:

1. 与呼吸道异物无关的复发性肺炎。

2. 食管内的异物。

3. 喉痉挛。

4. 喉头炎。

5. 过敏反应。

三、危机处理方案

(一)危机处理

大部分急性生理变化发生在异物吸入发作期。当患者情况稳定后,可以以更佳的状态进行手术。目前的手术技术可以实现纤维支气管镜去除气管支气管树中较小的异物。这一操作可能不需要全身麻醉。如果计划使用硬式支气管镜,应采用全身麻醉,吸入麻醉或静脉麻醉方式均有报道。首选的麻醉方案是用七氟烷诱导麻醉,异丙酚和小剂量瑞芬太尼维持,以保持患者自主呼吸。插入刚性支气管镜之前,可在喉部喷洒利多卡因。使用喷射通气可能会将异物进一步推向支气管树更深处。

具体流程参考图12-5-1。

(二)危机后处理

对可能发生的并发症进行处理:

1. 喉痉挛。

2. 支气管痉挛。

3. 气胸。

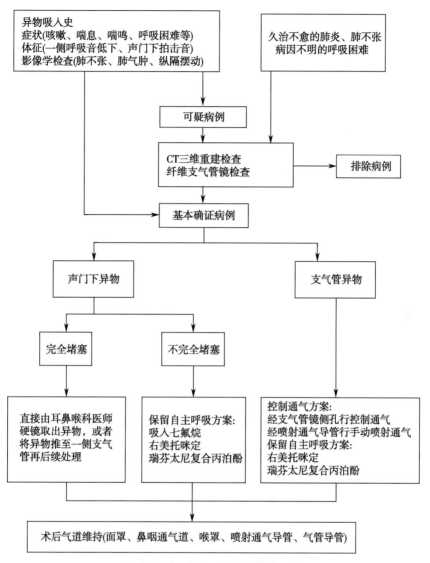

图 12-5-1 小儿呼吸道异物流程图

4. 肺不张。

5. 声门水肿。

（三）危机预防

对于呼吸道异物的预防是十分必要的环节,以下列出几条供手术室内预防发生呼吸道异物事件的要点作为参考:

1. 对监护人或家长进行安全教育,强调禁食禁饮的必要性。

2. 在术前进行咽喉部的仔细检查。

3. 预先对松动的牙齿给予处理。

4. 气管导管拔除前清理口咽,确认口腔内的手术辅料及异物已清除。

四、典型病例

(一)病历摘要

患儿,男性,4 岁,16kg,既往体健,因右侧腹股沟疝行全身麻醉下右侧腹股沟疝修补术。使用面罩吸入七氟烷 4%,静脉注射芬太尼 50μg 进行诱导,麻醉医师判断麻醉深度达到后置入 2.5 号喉罩,感困难,闻及咽喉部喘鸣音,遂取出喉罩,面罩通气数次后,重新置入喉罩,置入顺利,感通气阻力不大,清理口腔内分泌物和少量血液后机控呼吸,VT 为 160ml,呼吸为 25 次 /min,I:E 为 1:1.5。

(二)危机发生与处理

手术过程中,患儿血氧饱和度由 100% 缓慢下降,增大吸入氧浓度为 100%,使用呼吸末正压,血氧饱和度仍呈缓慢下降至 90%,手术 30 分钟左右顺利完成,血氧饱和度此时 85%。麻醉医师使用听诊器听诊患儿双肺,发现右侧肺部呼吸音弱,右肺下叶呼吸音听不清,紧急行胸片检查,胸片显示右侧支气管内有钙化不明物体,右侧肺下叶塌陷状。请耳鼻喉科会诊后,决定硬镜下探查并取出不明异物,麻醉医师更改麻醉方式为全凭静脉全身麻醉,使用微量泵泵注丙泊酚 150mg/h 和瑞芬太尼 0.3mg/h 维持,耳鼻喉科手术医师进行硬式支气管镜检查,并从右主支气管成功取出一颗牙齿,取出后停用麻醉药物行面罩通气,患儿血氧饱和度恢复至 100%,患儿其后很快苏醒,各项生命体征稳定,观察 1 小时后送回病房。

(三)危机转归

患儿回病房后生命体征稳定,达到离院标准后即出院。

(四)危机事件分析

病例中患儿在接受全身麻醉置入喉罩,使用七氟烷维持麻醉,手术过程中出现难以逆转的血氧饱和度下降,增加吸入氧浓度和呼吸末正压仍无明显效果,手术半小时后完成,血氧饱和度最低下降至 85%,听诊发现右肺下叶呼吸音不清,胸片检查后发现有异物堵塞支气管,耳鼻喉医师硬镜下取出牙齿,血氧饱和度立即恢复至 100%,术后未见相关并发症,预后良好。

此病例中麻醉医师在术前未对患儿进行口腔内松动牙齿评估,多次置入喉罩,容易导致松动牙齿脱落;喉罩占据口腔空间所以牙齿脱落不易被发现,吸引器吸引出了血液成分应提高警惕,可能出现了口腔内组织损伤;即使置入喉罩后通气未发现明显阻力,机控呼吸前,麻醉医师仍需进行听诊器双肺听诊,可及早发现患儿的异常情况;手术过程中,患儿血氧饱和度下降,麻醉医师仅改变了吸入氧浓度和呼吸末正压,未进行双肺听诊,也错过了判断呼吸道异物的重要时机;因手术时机较短,血氧饱和度难以回升,听诊双肺,发现异常后立即行胸片检查,发现呼吸道内有异物后,及时请耳鼻喉科医师处理并取出了异物,成功解除了呼吸道异物危机。

病例中这是一种罕见的无法预判的牙齿脱落情况。麻醉医师应提高警惕,并尝试在手术过程中找出氧饱和度下降的原因。正压通气和气道操作可能将牙齿从喉部推到气管支气管树,诊断通常需要胸部 X 线或其他影像检查。此病例中麻醉医师多次忽视了肺部听诊的重要性,因此导致发现呼吸道异物的时间稍晚,术后听诊后及时正确处理为患儿赢得了好的转归,说明对呼吸道异物处理流程熟悉也是十分重要的。

五、临床建议与思考

（一）气道异物的分类

1. 广义上讲,所有自口或鼻开始至声门及声门以下所有呼吸径路上的异物存留都可以称之为气道异物(foreign body of the airway)。由于异物位置对于麻醉管理具有重要意义,本共识将气道异物按照异物所处的解剖位置分为以下四类:①鼻腔异物(nasal foreign body);②声门上(声门周围)异物(supra glottic foreign body);③声门下及气管异物(subglottic and trachea foreign body);④支气管异物(bronchial foreign body)。狭义的气道异物定义是指位于声门下及气管和支气管的异物。

2. 气道异物还可有多种分类方法。按异物来源可分为内源性和外源性异物,血液、脓液、呕吐物及干痂等为内源性异物;而由口鼻误入的一切异物属外源性异物。按照异物的物理性质可以分为固体和非固体异物,常见的是固体异物。按照异物的化学性质又可分为有机类和无机类异物,有机类异物多于无机类异物,有机类异物中又以花生、西瓜子、葵花籽等植物种子最为多见;无机类异物中则常见玩具配件、纽扣、笔套等。

（二）气道异物处理的相关进展

1. 气道异物取出(探查)术麻醉的难点在于麻醉医师和耳鼻喉科医师共用一个狭小的气道,麻醉要保证充分的通气和氧合,维持足够的麻醉深度,还需要争取平稳快速的苏醒过程。早年气道异物取出术多在气道表面麻醉下完成,对患者身心创伤极大。

2. 20世纪90年代开始采用氯胺酮、γ-氨基丁酸等药物实施保留自主呼吸的镇静或浅全身麻醉,γ-氨基丁酸具有松弛下颌的作用,辅以完善的表面麻醉,给气道异物取出术带来了极大便利,但因麻醉深度难以掌握常常发生喉痉挛、支气管痉挛或自主呼吸丢失导致低氧血症,苏醒时间也很长,麻醉的可控性较差。

3. 近年来,随着七氟烷、丙泊酚、右美托咪定、瑞芬太尼等新型药物的出现,人们又开始探索新的麻醉方法以期在保证麻醉深度的前提下保留自主呼吸,用于声门下气道异物等有呼吸窘迫、不能保证通气的患者,或者用于对气压伤存有顾虑的情况。

（三）

总之,目前尚没有一种完美的麻醉方法可以适用于所有患者,麻醉医师要综合评估异物的位置、种类、大小等情况,综合考虑患者的全身情况、肺部病变以及医护团队的技术和经验,选择合适的麻醉药物和通气方式,并根据术中情况灵活应变,还要对术中可能发生的危急事件做好应对准备。气道异物取出(探查)术取得成功的关键在于充分的评估和准备、完善而灵活的方案以及麻醉医师、耳鼻喉科医师、护理人员三方的密切合作。

（贾　柏　韩如泉）

参考文献

［1］Kendigelen P. The anaesthetic consideration of tracheobronchial foreign body aspiration in children [J]. J Thorac Dis, 2016, 8: 3803-3807.

［2］FIDKOWSKICW, ZHENG H, FIRTH PG. The anesthetic considerations of tracheobronchial foreign bodies in children: a literature review of 12, 979 cases [J]. AnesthAnalg, 2010, 111 (4): 1016-1025.

［3］ZHANG X, LI W, CHEN Y. Postoperative adverse respiratory events in preschoolpatients with inhaled foreign bodies: an analysis of 505 cases [J]. Paediatr Anaesth, 201, 21 (10): 1003-1008.

［4］CAVEL O, BERGERON M, GAREL L, et al. Questioning thelegitimacy of rigid bronchoscopy as a tool for establishing the diagnosis of abronchial foreign body [J]. Int J Pediatro-torhinolaryngol, 2012, 76 (2): 194-201.

[5] Cai Y, Li W, Chen K. Efficacy and safety of spontaneous ventilation technique using dexmedetomidine for rigid bronchoscopic airway foreign body removal inchildren [J]. PaediatrAnaesth, 2013, 23 (11): 1048-1053.

[6] SHEN X, HU CB, YE M, et al. Propofol-remifentanil intravenous anesthesia and spontaneous ventilation for airway foreign body removal in children with preoperative respiratory impairment [J]. PaediatrAnaesth, 2012, 22 (12): 1166-1170.

第六节 小儿困难气道

一、定义与发生机制

(一) 定义

小儿困难气道（difficult airway management in the pediatric patient），小儿困难气道是指小儿面罩通气困难、声门上气道梗阻或者气管插管困难。

(二) 发生机制

困难气道是临床难以避免的情况，训练有素的麻醉医师也可能会在面罩通气时碰到，或气管插管时，也或者两者都遇到。在接受外科手术的儿童中，困难气道并不常见，但在儿科麻醉里，面罩通气困难可能会造成很严重损伤。小孩和成人间的解剖差异（头大、舌大和喉部靠前），使得不常接触小儿麻醉的医师难以处理小儿呼吸道，即使是专业的儿科麻醉科医师，也可能会遇到非常棘手的气道问题。发生机制可能包括：

1. 患儿因素　包括：①氧耗量增加加速缺氧的速度；②功能余气量减少；③存在呼吸系统疾病史（如打鼾、反复喉头炎、呼吸睡眠暂停综合征等）。

2. 解剖结构特殊性导致的困难气道（小儿解剖结构的特殊性）　包括：①舌体与口腔的比例偏大；②扁桃体肥大；③声门下狭窄；④感染（如咽喉脓肿等）；⑤创伤；⑥呼吸道异物；⑦颅面骨畸形（如皮埃尔 - 罗班综合征（Pierre-Robin syndrome），特雷彻·柯林斯综合征（Treacher Collins syndrome）等），⑧先天性唇腭裂。

3. 麻醉医师因素　包括：①麻醉医师对小儿气管插管不熟悉；②对于困难气道的快速应急处理流程不熟悉。

4. 设备元素　包括：①对设备的使用方法不熟悉；②设备准备不齐全（包括气管插管物品、辅助呼吸物品等）。

(三) 危险因素分析

1. 与先天性疾病综合征无关的正常解剖变异　包括：①限制性张口困难或喉镜置入困难；②喉头过高，普通喉镜无法直视到声门口；③咽喉、声门或气管过小，无配套的型号插管设备。

2. 极度早产或者体重过轻。

3. 肥胖。

4. 扁桃体或者腺样体肥大。

5. 先天畸形或综合征　包括：①颅面综合征；②肌肉骨骼畸形；③黏多糖病。

6. 获得性疾病　包括：面部、头颈部创伤，烧伤，呼吸道异物，感染，肿瘤，头颈部放疗病史，气道造口或者气道重建病史，速发型过敏反应，液体超负荷，气压性创伤，上腔静脉（SVC）综合征。

7. 咬肌痉挛。

8. 手术后的特殊情况　包括:长时间的俯卧位或者仰卧位引起喉头水肿,头颈部手术,大量输液或者第三间隙水肿。

二、典型临床表现与快速识别

(一)临床表现

1. 可预期的困难气道　包括:①既往有插管困难史;② Mallampati 评分达 Ⅲ 级以上;③解剖特征导致困难气道,如张口度小于两横指、软组织肿胀、舌头偏大、下颌偏小、颈短粗、颈部及颞下颌关节活动度受限等;④先天性综合征合并困难气道,如黏多糖病面容,皮埃尔 - 罗班综合征、特雷彻·柯林斯综合征、阿佩尔综合征、克鲁宗综合征和唐氏综合征等。

2. 非预期困难气道　包括:①有丰富临床经验的麻醉医师数次插管失败;②喉镜插管困难;③气管导管通过环状软骨困难;④诱导后面罩通气困难;⑤给予琥珀胆碱后发生咬肌痉挛等。

(二)辅助检查

1. 喉镜　间接喉镜有助于评估舌基底大小,会厌移动度和喉部视野以及后鼻孔情况。小儿直接喉镜在术前常难以实施。

2. 纤维支气管镜　可有助于判断有无声门下狭窄。

3. 胸片　可显示气道狭窄或偏曲的部位及程度。

(三)鉴别诊断

1. 麻醉工作站故障(如气囊或者呼吸机开关故障)。

2. 插管者无经验。

3. 功能性气道阻塞　包括:①喉痉挛;②支气管痉挛;③胸壁强直;④胃胀气;⑤误吸胃内容物;⑥气管导管插入过深,插入一侧支气管。

三、危机处理方案

(一)危机处理

1. 预期内有通气困难的儿童应由专业的儿科麻醉医师管理,相关管理要点包括:

(1)诱导前准备:术前禁食时间一定要足够,以避免误吸。在病房内开放静脉通道是最理想的。也可以预先给药(例如口服 0.5mg/kg 咪达唑仑)以减少颏舌肌肌肉张力。麻醉前备齐相关物品(表 12-6-1),现在有很多类型的插管辅助装置可以帮助气管插管,但没有研究表明某一种设备比其他设备好。最好的设备应该是主管麻醉医师最熟悉的设备。如果初始通气方案失败,则必须有备选方案。

表 12-6-1　不同年龄段对应的气管导管型号和纤维支气管镜

体重(kg)	年龄	喉罩	气管导管	管芯	导管	换管器	纤维支气管镜
<5	新生儿	1	2.0	–	–	–	–
			2.5	Ch6 2mm	婴儿型	–	1.8mm
			3.0	Ch6 2mm	婴儿型	8Fr	1.8mm
			3.5	Ch6 2mm	婴儿型	8Fr	1.8mm
5-10	婴幼儿	1.5	4.0	Ch10 3.3mm	婴儿型	11Fr	3.1mm
			4.5	Ch10 3.3mm	小儿型	11Fr	3.8mm

续表

体重(kg)	年龄	喉罩	气管导管	管芯	导管	换管器	纤维支气管镜
10-20	1~6岁	2	4.5	Ch10 3.3mm	小儿型	11Fr	3.8mm
			5.0	Ch10 4.7mm	小儿型	14Fr	3.8mm
			5.5	Ch10 4.7mm	青少年型	14Fr	4.8mm
20-30	7~11岁	2.5	6.0	Ch10 4.7mm	青少年型	14Fr	4.8mm
			6.5	Ch10 4.7mm	青少年型	14Fr	4.8mm

(2)麻醉诱导方案:将取决于面罩通气是否可行。在大多数情况下,应避免静脉诱导,建议吸入诱导。这将允许麻醉医师在诱导期间评估面罩通气情况,如果发现通气困难,应该尝试重新摆放体位,将额头和下巴保持在水平面上,并将外耳道和胸骨上切迹保持在另一个水平面上,一般来说,还需要卷轴和头枕来保持孩子处于"嗅探体位"。诱导前的预给氧是必需的,以增加安全操作时间。随着麻醉加深,可能需要控制性面罩通气。适当大小的喉罩和口咽气道有助于维持吸入诱导期间的气道,并可为纤维支气管插管提供通道。

2. 预期外的困难气道是儿科麻醉中最具挑战性的情况。APA发表了一套相关应急处理流程可供参考,其中小儿诱导后发生面罩通气困难时,首先调整头部体位,插入口咽通气道,然后置入声门上装置以保持氧合,必须考虑唤醒孩子并尝试不同方法。应该指出的是,清醒插管在小儿中通常是不可行的,氯胺酮镇静剂可能是一种选择,详可参照图12-6-1。患儿诱导后插管困难,可参照图12-6-2。给予肌松药以后,患儿出现面罩通气困难,插管失败后,可参照图12-6-3。

(二)危机后处理

改善通气后考虑等待患儿自主呼吸恢复并清醒;同时考虑取消手术,以保证患者生命安全,充分讨论后再决定麻醉方法。

(三)危机预防

最好的预防策略是提前计划。应该强调的是,重复尝试同样方法通常不会提高成功率,必须考虑其他方法。麻醉科医师必须熟悉不同的通气方法,或者通过在正常呼吸道或困难气道模型中练习。

1. 术前对小儿气道进行细致评估:年幼小儿的气道评估相对更加困难,Mallampati分级对可以配合的小儿或者青少年是有意义的,但是年幼小儿可能并没有那么准确。

2. 插管前除了准备与年龄匹配的插管设备以外,还需多准备大一号或小一号的插管物品。

3. 插管前预充氧也具有十分重要的意义。

4. 若术前评估可能存在困难气道,应同时准备相应型号的口咽通气道或者喉罩,同时做好采用纤维支气管镜引导下气管插管、外科气道、体外循环、ECMO等方案的应急预备方案。

5. 限制直视下插管的次数,尽量不超过3次。

6. 由最有经验的麻醉医师进行气管插管。

7. 减少气道损伤,尽量避免引起气道水肿或者出血。

8. 预备好困难气道急救车。

9. 预先对麻醉医师进行困难气道的急救操作演练。

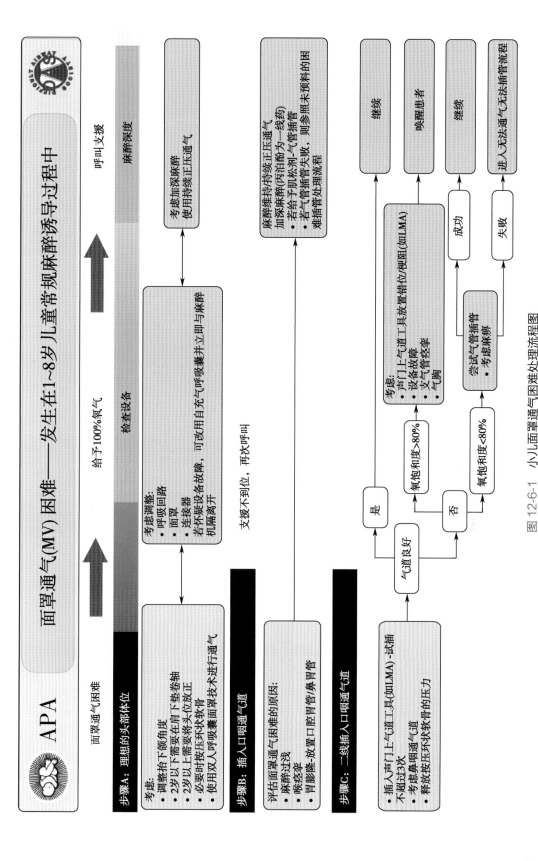

图 12-6-1 小儿面罩通气困难处理流程图

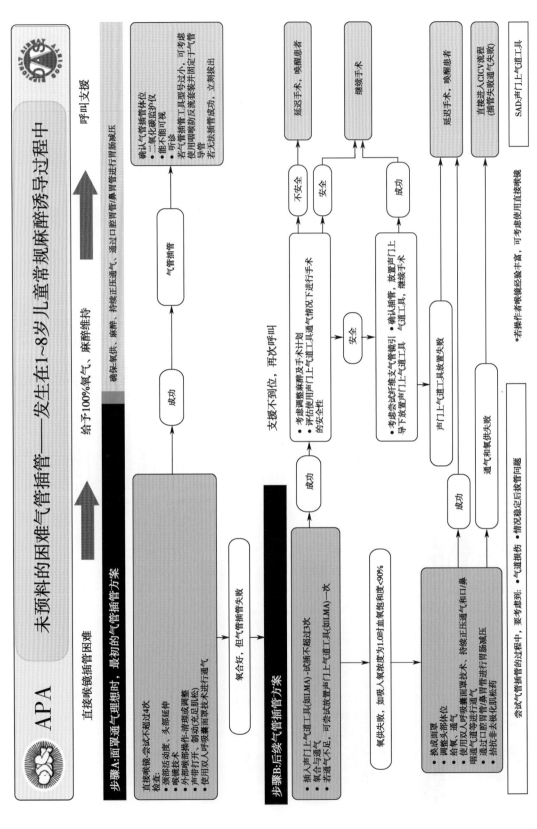

图12-6-2　小儿未预料的困难气管插管处理流程图

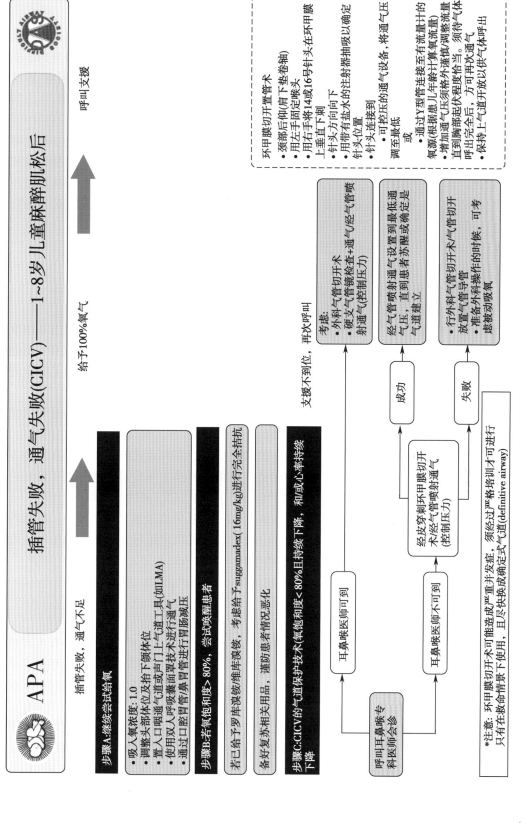

图 12-6-3　小儿插管失败后处理流程图

427

四、典型病例

(一)病历摘要

患儿,男性,3岁,40kg,全身麻醉下行扁桃体切除术和腺样体切除术。患儿患有黏弹性糖尿病Ⅰ型——Hurler病,明显面部畸形特征,颈短,下巴短缩,小下颌,口小,张口度约2横指。主麻医师已预判患儿为困难气道。禁食6小时后,患儿在父亲陪同下进入手术室,静脉置入22G套管针。

(二)危机发生与处理

紧扣面罩预充氧5分钟,麻醉诱导使用七氟烷8%的高浓度进行吸入,患儿失去自主呼吸后,面罩通气可有效进行,高年资麻醉医师使用带有1号米勒喉镜片的C-MAC视频喉镜进行暴露声门部,发现咽部无法暴露,更换D-喉镜片,仍无法有效暴露咽喉部,遂决定使用纤维支气管镜引导气管插管。两位具有相关经验的麻醉医师的配合下,一名麻醉医师维持抬下颌扣面罩动作,另一位麻醉医师使用带有Y型连接器的通气面罩插入1.8mm纤维支气管镜,顺利完成了面罩通气情况下气管插管。

(三)危机转归

手术顺利完成,患儿完全清醒后,拔出气管导管,恢复室观察1小时后安返病房。

(四)危机事件分析

病例中术前麻醉医师已明确了患儿为困难气道,麻醉前给予充分预充氧后使用高浓度七氟烷进行诱导,使用可视喉镜尝试两次后仍无法充分暴露咽喉部,立即在双人配合下行面罩通气纤维支气管镜插管,最终顺利插管,解除了困难气道危机,手术结束后待患儿完全清醒后给予顺利拔管,平稳送入病房。

此病例为一诊断明确的困难气道病例,麻醉医师术前已意识到需要预充氧,为插管提供了充足的脱氧时间,同时使用可逆转的吸入麻醉进行诱导,有效的预防了患儿窒息的发生,即使插管不成功仍可很快恢复自主呼吸,两次尝试喉镜插管失败后立即更换更加谨慎的方式纤维支气管镜进行插管,带有Y型连接器的通气面罩为纤维支气管镜插管提供了良好的条件,可持续吸入氧气和七氟烷,既维持了供氧也维持了麻醉深度,最终插管顺利。

非常困难的气道管理,充分的术前准备和多种预备方案,可有效预防危机发生。在管理这类患者时,必须有备用方案,当第一种方法不成功时,便可以采用替代方法。该案例还表明,困难气道需要经验丰富的麻醉医师共同协作管理。

五、临床建议与思考

困难气道时各种通气设备的使用方法

1. 面罩 理想的小儿面罩应具有可罩住鼻梁、面颊、下颏的气垫密封圈,应备有不同规格供选用。面罩的无效腔量应最小。使用方法:①避免手指在颏下三角施压,引起呼吸道梗阻、颈部血管受压或颈动脉窦受刺激;②防止面罩边缘对眼睛产生损害;③托面罩时可采取头侧位便于保持气道通畅和口腔分泌物外流。

2. 口咽通气道 面罩通气困难时可放入通气道。小儿一侧口角至下颌角或耳垂的距离为适宜口咽通气道的长度,避免放置过深或过浅,过浅则可能将舌体推向后方阻塞气道;过深可将会厌推向声门,影响通气。应避免麻醉过浅置入口咽通气道时患儿屏气、呛咳、分泌物增多、呼吸不畅,诱发咳嗽或喉痉挛,甚至缺氧,应保持气道通畅,面罩给氧,必要时辅助呼吸,加深吸入麻醉而不是减浅或停吸入麻醉,待呼吸平稳麻醉达一定深度后再置入口咽通气道。

3. 鼻咽通气道 鼻咽通气道由于开放鼻咽,使气流能在舌与咽后壁之间通过,因而能用于缓解气道阻塞。根据鼻尖至耳垂距离选用合适的鼻咽通气道,也可选用合适大小的气管导管(小于所用气管插管导管 1mm)制成。置入前涂润滑剂,置入时动作须轻柔。

4. 更换合适咽喉镜 主要包括:①直喉镜片适用于新生儿或小婴儿,直喉镜片可直达咽后部过会厌(也可不过会厌),挑起会厌显露声门;②较大儿童可选用弯喉镜片,将镜片顶端小心地推入会厌与舌根交界处,镜柄垂直抬起以显露喉头;切不能以门齿作为支点向前翘起镜片顶端;③不同年龄小儿对应的喉镜片尺寸。

5. 气管导管 不同厂家制造的导管管壁厚度是不同的,所以选择时除根据导管内径(ID)选导管还应注意导管外径(OD)。气管插管注意点:①小儿的氧储备少,耐受缺氧的能力更差,故应迅速完成插管;②小儿气管插管时,操作手法应轻柔,切忌用暴力置入导管,否则极易造成气管损伤和术后喉水肿;③插管后一定要听诊双肺呼吸音,观察 CO_2 波形确定气管导管在气管内;④导管固定前,应正确握持气管导管,确保导管位置没有变化;⑤用合适的支撑物以防气管导管扭折。鼻插管时,注意避免导管压迫鼻翼。

6. 喉罩(LMA) LMA 在小儿麻醉中已渐普及,可应用于一般择期手术的气道管理,也可作为气管插管失败后的替代手段。小儿 LMA 大多选用 1~2.5 号。LMA 置入方法:喉罩的成功置入需要合适的麻醉深度,LMA 的气囊应先排空,背面涂上润滑剂,气囊朝向前朝向咽后壁(反向法),沿着硬腭的轴线将喉罩置入,反向法在喉罩置入口腔后转正 LMA位置,直达咽喉下部位,将气囊罩住喉部,然后在气囊内充气,接呼吸回路。观察皮囊的活动或轻柔地手控膨胀肺部后看胸廓运动而确认位置正确后,以胶布或绷带予以妥当地固定。

(贾 柏 韩如泉)

参考文献

［1］APFELBAUM JL, HAGBERG CA, CAPLAN RA, et al. American Society of Anesthesiologists Task Force on Management of the Difficult A: Practice guidelines for management of the difficult airway: an updated report by the American Society of Anesthesiologists Task Force on Management of the Difficult Airway [J]. Anesthesiology, 2013, 118: 251-270.

［2］JIMENEZ N, POSNER KL, CHENEY FW, et al. An update on pediatric anesthesia liability: a closed claims analysis [J]. Anesth Analg, 2007, 104: 147-153.

［3］SUNDER RA, HAILE DT, FARRELL PT, et al. Pediatric airway management: current practices and future directions [J]. Paediatr Anaesth, 2012, 22: 1008-1115.

［4］LEE JJ, LIM BG, LEE MK, et al. Fiberoptic intubation through a laryngeal mask airway as a management of diffi cult airway due to the fusion of the entire cervical spine-A report of two cases [J]. Korean J Anesthesiol, 2012, 62: 272-276.

［5］BHAT R, MANE RS, PATIL MC, et al. Fiberoptic intubation through laryngeal mask airway for management of diffi cult airway in a child with Klippel-Feil syndrome [J]. Saudi J Anaesth, 2014, 8: 412-414.

第七节　窦性心动过缓

一、定义与发生机制

(一) 定义

小儿心动过缓 (bradycardia in the pediatric patient),定义为每分钟心率次数低于正常范围(表 12-1-1),新生儿心率低于 100 次 /min,儿童 <60~65 次 /min。

(二) 发生机制

病因主要包括以下一些情况:

1. 小儿低血压　是导致心动过缓或心搏骤停的主要原因。

2. 心脏自身的原因　包括获得性和先天性心脏病,获得性心脏病包括心肌病(如扩张或肥厚),炎性心脏病(如风湿热或病毒感染后),心肌缺血(如川崎病),右心房血栓或者肿瘤。先天性心脏病包括与心动过缓有关的先天性心脏病(如异位综合征)。

3. 神经反射　迷走张力过高;高血压的反射反应,如去氧肾上腺素治疗;中枢系统抑制,中枢神经反射性抑制(如自主反射障碍)。

4. 药物导致　琥珀胆碱、地高辛、胆碱酯酶抑制剂、麻醉镇静药物、阿片类药物等。

5. 体温过低。

其中,孤立性心动过缓可能不需要治疗,特别是不伴发缺血、低血压或低灌注征象。而低氧血症之前的心动过缓是即将发生心搏骤停的征兆。

(三) 危险因素分析

有许多因素可能导致心动过缓,主要包括:

1. 低氧血症。

2. 手术引起的迷走神经刺激,头颈部区域的手术操作。

3. 与气道有关,如喉镜和气管插管。

4. 与药物有关,如给予 β 受体阻滞剂,大剂量瑞芬太尼。

5. 体温过低(<34.5℃)。

6. 已存在的疾病,如病态窦房结综合征。

二、典型临床表现与快速识别

(一) 临床表现

对心动过缓的识别通常伴随着心电监护仪或脉搏血氧仪的报警。但是,如果对监测的准确性不确定时,应该反复触诊脉搏、寻找灌注不良和低氧血症的证据。

清醒的患者往往表现为头晕、晕厥、精神状态改变、疲劳和嗜睡、恶心呕吐。婴幼儿或新生儿主要表现为精神状态改变,易怒,喂养困难。

(二) 辅助检查

1. 心电图显示心动过缓。

2. 脉搏血氧仪。

3. 动脉波形缓慢。

4. 肌电分离或心室搏动脱落。

5. 血压袖带测血压显示低血压。

（三）鉴别诊断

1. 监测仪 心电图连接线断开或者故障；监测 QRS 的计数或脉冲的设备出现故障；监测血氧的探头错位或者故障。

2. 心脏传导阻滞 Ⅱ度或Ⅲ度房室传导阻滞伴心室逸搏。

3. 起搏器故障 导联故障或断开，不适当的参数设置（例如：输出太低，灵敏度太高）。

4. 血流动力学异常 房扑或房颤，灌注不良。

三、危机处理方案

（一）危机处理

治疗策略应旨在纠正潜在的病理诱因，如解除气道阻塞、纠正低血压、调整药物剂量和停止迷走神经刺激。如果心动过缓持续存在，应考虑阿托品 0.02mg/kg 或小剂量肾上腺素 0.01mg/kg。具体流程参照图 12-7-1。

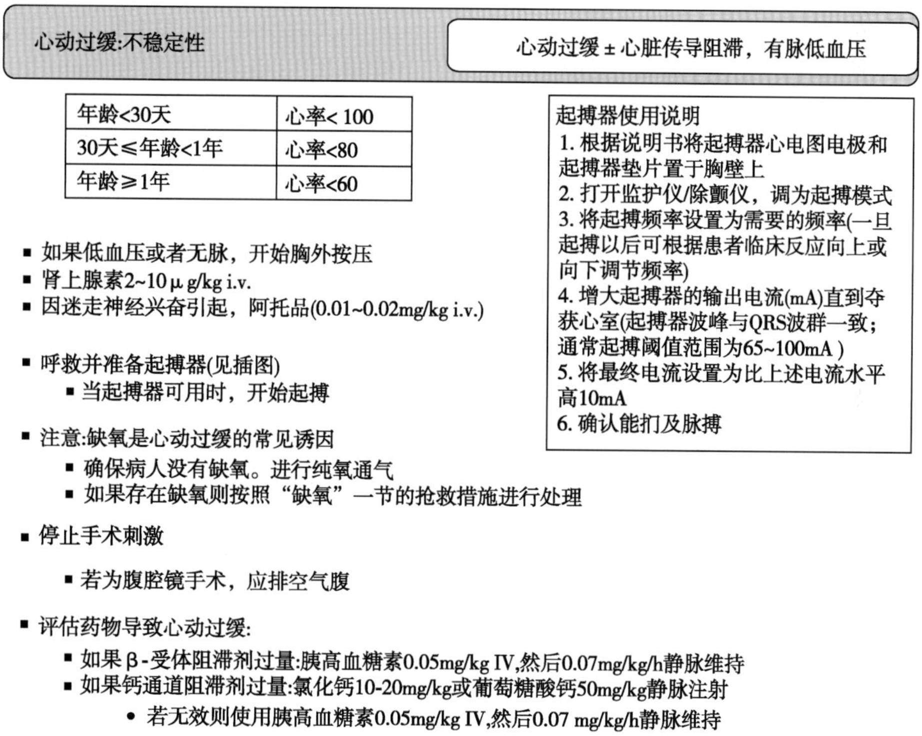

图 12-7-1 小儿心动过缓处理流程图

（二）危机后处理

危机后处理查找引起心动过缓的原因并进行相应处理，预防再次发生心动过缓，具体处理包括：

1. 确认气管导管位于正确的位置，增加吸入氧浓度和潮气量，维持充分供氧。

2. 延长监护时间，加强血氧血压心电监护，警惕再发窦性心动过缓。

3. 如有仍有心动过缓趋势，尽早使用抗胆碱类药物干预（如，静注或肌注阿托品 10~20μg/kg）。

4. 避免过度增加迷走神经的张力(如增加外眼压,腹膜牵拉,喉镜检查时间过久等)。

（三）危机预防

总体来说,预防心动过缓应注重避免可能导致迷走神经刺激的操作。诱导前使用抗胆碱能药,如阿托品 0.02mg/kg 口服或肌内注射,格隆溴铵 0.01mg/kg 静脉注射或肌内注射,或东莨菪碱 0.02mg/kg 肌内注射,可减少迷走神经刺激反应。

四、典型病例

（一）病历摘要

患儿,男性,2岁,体重 7.5kg,患儿既往体健,否认手术史及麻醉史。术前拟行全身麻醉下行双侧斜视矫正术。常规麻醉诱导,丙泊酚 25mg,芬太尼 15μg,顺苯阿曲库铵 1.5mg,面罩通气 3 分钟后进行气管插管,置入气管导管 ID4.0mm 加强管,深度 13cm,调控机控呼吸参数,VT 为 80ml,RR 为 26 次 /min,I:E 为 1:1.5,听诊双肺清晰对称。维持麻醉深度使用吸入七氟烷 2%,静脉泵注瑞芬太尼 0.15mg/h,术中根据麻醉深度进行调节。术前已行动脉穿刺,并监测动脉血压为 90/45mmHg。

（二）危机发生与处理

手术开始时,患儿心率迅速下降至 20 次 /min,动脉血压波形消失,血氧饱和度值 100%,波形频率变慢,呼末二氧化碳波形低平,呼气末二氧化碳从 38mmHg 降低至 5mmHg。主治麻醉师要求外科医师立即停止手术,并移出自锁式牵开器。患儿心率很快恢复到 90 次 /min,动脉血压恢复至 92/46mmHg,呼末二氧化碳波形 2 分钟后恢复正常,静脉给予阿托品 0.01mg/kg,然后嘱手术医师继续手术,术中加强对心率关注,手术顺利完成,术后患儿清醒后给予拔出气管导管,生命体征平稳,送至复苏室继续观察。

（三）危机转归

复苏室观察未发现异常生命体征,1 小时后安返病房。

（四）危机事件分析

病例中患儿术中因手术操作牵拉引起了迅速发生的窦性心动过缓低至 20 次 /min,动脉血压无波形,呼末二氧化碳波形异常,说明患儿已出现了血流动力学的不稳定,如果进一步加剧,极有可能引起心搏骤停的危机情况,麻醉医师及时发现,并做出正常判断,要求手术医师立即停止操作和牵拉后,患儿心动过缓很快得到缓解,给予阿托品预防后手术顺利完成。

此病例中患儿因手术牵拉和刺激导致迷走神经张力过高,引起窦性心动过缓,麻醉医师对危机的极速反应,并正确做出处理,要求手术医师减少刺激和使用阿托品,成功的缓解了危机情况。

神经反射的灾难性后果,在极端情况下还可能会发生心搏骤停。使用预防剂量的阿托品可以使心脏反应最小化。外科医师和麻醉医师都应该时刻警惕这种心脏反射,以避免不良后果的出现。

五、临床建议与思考

1. 新生儿心血管系统的发育不全、代偿能力差,主要靠增加心率来满足心排出量的要求。尤其是矫正胎龄不足 40 周的早产儿,以及贫血(血红蛋白 <10mg/dl)、脓毒血症、低温、中枢神经系统疾病、低糖血症或其他代谢紊乱的婴儿,全身麻醉中发生呼吸停止和心动过缓的概率更高。麻醉药物对循环系统存在不同程度的抑制作用,易出现低血压、心动过缓。因

此术中维持患儿心率十分重要。吸入麻醉药削弱新生儿的压力感受器反射机制,并可持续至手术后期,致使新生儿对失血的反应能力差。维持血容量是术后的关键措施,必须确定术后是否有血容量的继续丢失,根据需要及时补充。

2. 新生儿,尤其是低体重或有窒息史的新生儿,术后发生呼吸暂停的概率增加。术后呼吸暂停可持续 15~20 秒,伴心动过缓与氧饱和度降低、皮肤青紫或苍白、肌肉张力减低,多在术后 2 小时内发生,但也可在术后 12 小时发生。术后呼吸暂停的常见原因包括患儿脑干发育不全导致对高碳酸血症与低氧血症的通气反应异常,还有肺不张、低温、吸入麻醉药或麻醉性镇痛药等因素。由于术后呼吸暂停的高发性与病情的严重性,应加强术后心肺功能的监测,直至术后 12~24 小时,协助患儿安全度过窒息的高风险期。

(贾　柏　韩如泉)

参考文献

［1］ HOLM-KNUDSEN R. The difficult pediatric airway--a review of new devices for indirect laryngoscopy in children younger than two years of age [J]. Paediatr Anaesth, 2011, 21: 98-103.

［2］ MASON KP, LONNQVIST PA. Bradycardia in perspective-not all reductions in heart rate need immediate intervention [J]. Paediatr Anaesth, 2015, 25: 44-51.

［3］ CHOWDHURY T, MENDELOWITH D, GOLANOV E, et al. Trigeminocardiac reflex: the current clinical and physiological knowledge. J Neurosurg Anesthesiol, 2015, 27: 136-147.

［3］ Veldkamp MW, Wilders R, Baartscheer A, et al. Cont-ribution of sodium channel mutations to bradycardia and sinus node dysfunction in LQT3 families [J]. Circ Res, 2003, 92: 976-983.

［4］ A. SCHEVCHUCK, M. B. WestLate-onset advanced heart block due to vagal nerve stimulation [J]. Am J Ther, 547 (2014), pp. 545-547.

第十三章

设备和仪器故障事件危机管理

第一节　呼吸回路意外断开

一、定义与发生机制

(一) 定义

呼吸回路意外断开(circle system valve stuck open)是指各种未预期的原因使连接患者的麻醉机呼吸环路任意一处脱落导致不能为患者提供通气。

(二) 发生机制

1. 在正压通气时,麻醉机的选择按钮或阀门处于错误的位置。

2. 呼吸环路的任何部位发生断开,如气管导管、螺纹管或者气体采样管等。

3. 气管导管断开　气管导管没有在气管内,气管导管套囊未良好密封气管,气管或气管套囊有异常孔道出现。

4. 麻醉机低压回路部分断开　组件故障和缺失。

(三) 危险因素分析

1. 麻醉机使用前未按正常步骤进行检测。

2. 患者头部或手术台发生移动。

3. 与手术医师共用一个气道。

4. 替换呼吸环路的组件如二氧化碳吸收罐和采样管。

5. 重新填充蒸发器。

6. 机器在维修后使用。

二、典型临床表现与快速识别

(一) 临床表现

1. 患者存在自主呼吸的情况下　①储气囊空瘪。②呼吸末二氧化碳波形发生改变。③血氧饱和度下降。④如果采用吸入麻醉,吸入麻醉剂浓度下降,患者清醒。

2. 患者为机械通气的情况下　①麻醉机容量风箱无法充盈。②患者无胸廓起伏或呼吸音。③报警器响：低气道压、呼气末二氧化碳窒息、低潮气量或者分钟通气量。④呼吸机声音发生改变。⑤如果使用吸入麻醉，可闻及吸入麻醉剂的气味。⑥可听见脱落管道处气体泄漏声音。

（二）鉴别诊断

1. 呼吸机回路漏气　可能原因有：①使用声门上控制通气，如喉罩。②麻醉机螺纹管出现裂口。③呼吸回路连接处松动。④积水瓶是否拧紧。⑤湿化器注水口是否盖紧。⑥加湿器温度探头是否脱落。⑦呼气活瓣是否封闭不严或安装不当。

2. 气道漏气　①套囊漏气、充气不足或破裂。②气管导管位置过浅移位到声门上。③气管导管型号过小。④主气管插管损伤破裂。⑤鼻胃管放入气管内。

3. 麻醉机工作异常　①压力传感器异常，呼吸机内部漏气（呼气阀漏气，如阀门破裂、封闭不严或连接不当）。②麻醉机未开机。③手控呼吸 APL 阀故障。④氧流量过小。⑤麻醉机负压吸引系统负压吸引力过大。

4. 监护仪失灵　传感器失灵。

5. 人为改变报警因素　低压报警限值设置过低。

三、危机处理方案

（一）危机处理

1. 迅速改麻醉机模式为手动模式，并调节吸入氧浓度 100%，调大氧流量至 5~10L/min，APL 阀手动调节到高压，快速充氧大力挤压手控呼吸囊，可能听到泄漏气流声并确定断开点，同时观察胸廓是否起伏，观察呼气末二氧化碳波形。

2. 不能保证患者通气时迅速取出简易呼吸囊人工通气，并检查气管插管与延长管连接处。

3. 呼叫帮助。

4. 检查患者缺氧状态。观察患者黏膜颜色与检查监护仪指标，必要时行血气分析。

5. 检查呼吸回路。呼吸回路外露部分发生脱离较易发现，若脱落发生在隐蔽处则不易发现。回路检查顺序：有条不紊的检查包括通气装置、气管插管和呼吸环路之间的连接，侧流采样口，二氧化碳吸收罐之间的连接，冷凝器，压力传感器，流量计，氧气分析仪，呼气阀，二氧化碳吸收剂，储气囊以及螺纹管连接等处。

6. 根据报警提示原因明确问题，针对原因及时处理。切忌只关注报警项目，调整呼吸机参数及报警范围，忽视患者的通气和氧合。

7. 不能马上判断原因时，最安全有效的方法是断开呼吸机，应用简易呼吸器持续进行手动通气，用模拟肺检查呼吸机及管路是否故障。

8. 如果使用了吸入麻醉改用静脉麻醉维持。

9. 发现呼吸回路脱落处，迅速恢复连接，改手控通气模式，根据患者氧合状态，控制通气，保证氧合，查看呼吸机是否正常工作，改用机控呼吸。

（二）危机预防

1. 呼吸机使用前进行系统检查。

2. 手术中移动患者的头部或操作台后告知麻醉医师。

3. 口鼻眼部手术可能与外科医师共享气道。

4. 呼吸回路组件更换后，例如二氧化碳吸收剂，采样线重新安装。

5. 维修后的机器第一次重新使用,正确连接并检查各部位如氧气源、空气源及呼吸回路等。

6. 设置合理报警限值也是重要预防措施之一。

四、典型病例

(一)病历摘要

患儿,女性,12 岁。因"咳嗽 7 周,胸闷气促 6 周"入院。患儿右侧颈部淋巴结穿刺示:考虑非霍奇金淋巴瘤。拟于全身麻醉下行"颈部肿大淋巴结活检术"。平素身体健康,否认外伤史,否认手术史,无药物过敏史。自起病来精神较差,食欲减退,大小便正常,体重有下降。查体无明显异常。

(二)危机发生与处理

入室后,常规心电监护。生命体征:体温 36.5℃,脉搏 110 次/min、规则,呼吸 22 次/min、规则,血压 135/80mmHg。建立静脉通路,给氧去氮,静脉诱导成功后顺利置入 ID 6.0 气管导管,双肺听诊呼吸音对称后,固定导管行控制呼吸。以丙泊酚及瑞芬太尼维持麻醉,外科医师协助手术室护士摆体位,消毒铺巾,手术开始取颈部淋巴结数个。止血时突然发现呼吸机低气道压报警,患者血氧饱和度下降,呼吸机发出异常声音,迅速将麻醉机改为手动模式,维持吸入氧浓度为 100%;调大氧流量至 6L/min,APL 阀调节为高压,快速充氧大力挤压呼吸囊,发现无阻力,呼气末二氧化碳波形变为无波形,掀开头部铺巾发现气管导管与螺纹管连接处脱落,接好后快速高压高潮气量通气再次挤压呼吸囊,发现阻力无明显增加,数分钟后因为低气道压麻醉机再次发生报警,呼气末二氧化碳波形低平,再次检查呼吸回路,未听到泄漏气流声。同时观察右侧胸廓几乎没有起伏,检查动脉血氧饱和度继续下降。紧急使用简易呼吸器高流量给氧通气,检查麻醉机无异常,发现皮下气肿。初步判断气管导管至患者肺部气道可能存在破裂,重复插入气管导管,没有恢复,紧急开胸发现右侧肺完全塌陷,此时呼吸好转。快速完成伤口缝合,修补肺尖胸膜。胸腔闭式引流,送 ICU。

(三)危机转归

患者手术首次发现气管导管与螺纹管连接处脱落,迅速连接后恢复通气。数分钟后第二次因为气道破裂,紧急开胸发现右侧肺完全塌陷,快速完成伤口缝合,修补肺尖胸膜,胸腔闭式引流,好转后送 ICU。

(四)危机事件分析

该病例两次出现类似呼吸回路管道脱落的临床表现,其原因是完全不同的。呼吸回路闭合完整性的破坏是此类事件发生的根本原因,可以出现在呼吸回路的任何部分。第一次发生低气道压报警时迅速找到呼吸回路脱落处,是在气管导管与螺纹管连接处,这是临床上最常见的呼吸回路脱落部位。第二次发生呼吸回路闭合完整性破坏是由于淋巴结较大且位置偏深,在左侧卧位下,导致手术损伤了气管和/或胸膜肺尖引起右侧肺完全塌陷,此类呼吸回路破坏较难发现,需要外科医师密切配合找到破裂口。气道破口导致气道压降低不及呼吸回路脱落降低快速。出现低气道压报警麻醉医师应充分检查并找到原因。严格按照呼吸回路意外断开的规范处理流程检查呼吸回路是快速判断呼吸回路意外断开发生原因的根本。严格执行操作流程方能不耽误危机病情处理。

五、临床建议与思考

（一）呼吸回路脱落最明显特征是无气道压或低气道压。发生低气道压报警，麻醉医师必须提高警惕，检查可能的原因。

（二）当呼吸回路危机发生时，患者氧合没有受到危机事件影响的情况下，可以有条不紊的检查包括气管插管和呼吸环路之间的连接，侧流采样口，二氧化碳吸收罐之间的连接，冷凝器，过滤器，压力传感器，流量计，氧气分析仪，呼气阀，二氧化碳吸收剂，储气囊、螺纹管与麻醉机连接处等。在氧合出现危机的情况下，必须先用最简单的回路为患者提供有效通气。

（三）麻醉医师应该充分了解低压或窒息报警类似的原因，包括：

1. 呼吸管道及连接处脱开或漏气。

2. 患者无自主呼吸或自主呼吸频率太低。

3. 麻醉机故障，流量传感器检测功能不良或损坏等机械故障。

4. 不恰当的触发灵敏度（或内源性 PEEP 导致无效触发用力）；设置的窒息报警参数不恰当；流量传感器安装位置不合适；分钟通气量设置太低等。

（四）麻醉医师还应该了解麻醉呼吸机按呼气期风箱的移动方向，可分为上升型风箱（立式）和下降型（挂式）风箱二类。管道发生脱开时，上升型风箱将不再充盈，容易被发现，因此较为安全。与此相反，下降型风箱在管道脱开时，上下活动无异常表现，甚至容量监测装置亦无异常表现，应引起警惕。特别是内藏式风箱更应该高度警惕。

（五）临床上经常出现麻醉医师无视呼吸参数报警，对报警误判应进行良好控制：监护仪与呼吸机都必须有对各种需要告诫的事件发出报警的功能，报警兼有声控报警和光控报警。报警应设置于对发现危急事件足够敏感而又不发生虚假报警的状态。日常工作中麻醉机监护仪非有效报警常常扰人，临床医师会更多使用静音状态而贻误早期发现呼吸回路脱落。

（六）某些患者对呼吸回路脱落事件危害发生极为敏感，常见危险因素包括：

1. 功能余气量减少，导致氧储备减少的患者如肥胖，肠梗阻，妊娠患者。

2. 慢性肺部疾病患者，如肺心病患者对缺氧极其敏感，常导致气道痉挛可引起通气障碍，导致肺水肿。

3. 头颈手术（共用气道）增加了呼吸回路脱开的危险，并且这种危险不易被快速发现。

4. 合并先天性心脏病病史或可闻及的心脏杂音。

（林春梅　王　洁）

第二节　氧气供应突然中断

一、定义与发生机制

（一）定义

在住院过程中，患者因外部原因或医院内部管道、线路发生障碍后导致的氧气供应中断的现象。本节主要指由于氧气管道压力下降到零或低于工作压力阈值引起氧气供应中断（loss of pipeline oxygen）。

（二）发生机制

1. 中心供氧站氧气耗尽。

2. 中心供氧站与手术室的氧气连接管道出现破裂或者阻塞。

3. 人为关闭了中心供氧或压力保护跳闸。

4. 手术室内墙面供氧管路堵塞或管路破裂。

5. 麻醉机接头未接入中心供氧或接入中心供氧错误。

6. 氧气瓶供氧耗尽。

（三）危险因素分析

1. 未进行机器检查。

2. 机器检查后未重新连接管道。

3. 管道连接错误。

4. 麻醉工作站断电和近期进行机器或管道维修和替换。

二、典型临床表现与快速识别

（一）临床表现

1. 管道氧气压力计显示管道压力下降。

2. 麻醉机氧气流量表逐渐下降或回零。

3. 麻醉机氧气压力报警或氧浓度低限报警。

4. 使用预充氧阀快速充氧失败。

5. 监护仪氧饱和度持续下降。

6. 气体驱动型麻醉机停止工作并报警。

7. 将氧气管道错误连接到其他气体供应接头，即使加大氧气流量麻醉呼吸回路中的氧气浓度将不会增加。

8. 吸入气体中的氧浓度与氧饱和度在预吸氧期间快速减少。

9. 患者缺氧临床表现如心动过速、高血压或心律失常。

（二）鉴别诊断

1. 呼吸环路出现漏气。

2. 单独的氧化亚氮供应失败。

3. 快速充氧阀发生故障。

4. 氧气流量表发生故障。

三、危机处理方案

（一）危机处理

1. 证实氧气供应失败　①检查管道压力表。②检查预充氧功能。③检查氧气流量表。④对于低氧混合气体检测氧气分析仪。

2. 迅速启动应急流程　密切监测吸入氧浓度，同时打开备用氧气钢瓶，连接麻醉机作为应急氧源，没有应急氧气瓶迅速使用简易呼吸器手控呼吸。通知安排氧气钢瓶，以便完成手术。如果钢瓶氧气供应耗尽，使用空气维持患者呼吸，尽可能不单独使用空气进行通气以免患者发生缺氧，只有在迫不得已时使用。

3. 如果呼吸机使用氧气作为驱动气体，切换到手动通气和降低氧流量可节省氧气。

4. 通知外科医师发生了突然断氧,制定一个计划,尽快完成手术。

5. 检查供氧管道,连接处以及手术室内相关阀门并进行相应处理。

6. 若为中心氧气供应中断应通知医院其他使用管道氧气的病区和负责中央氧气供应的部门。

7. 手术室麻醉科断氧应急设施定期查看保养　手术室根据手术间的多少、手术量和停止供氧意外情况发生率等实际情况来配置备用的氧气钢瓶,氧气筒配齐流量表、氧气管和湿化瓶;每个手术台必须备用一个完好氧气枕;手术室设专人管理,定点放置备用氧气瓶、定期检查容量,使其处于备用状态。流程见图13-2-1。

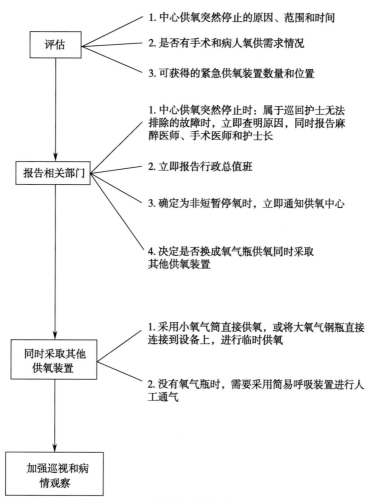

图 13-2-1　手术室麻醉科断氧应急流程图

（二）危机预防

1. 确保所有医疗气体管道的工作都由经过适当训练和认证的个人进行。在管道供气的任何改造或修理之后,检测所有出口的医疗气体,确保安全。

2. 对麻醉工作站及氧气供应系统进行彻底的预先检查　①保证中心气源压力水平。②保证供氧管道通畅和正常连接。③保证备用氧气罐压力在 12~15Mpa。④为了防止麻醉机输出低氧性气体,麻醉机的安全保障系统及使用麻醉机前必须安全检查。⑤常规检查高压系统。⑥加强气体安全监测系统检查等。

3. 当手术室氧气供应系统需要维修时应通知相关部门。

4. 麻醉医师应当对工作中使用的麻醉机供气系统有充分了解。

四、典型病例

(一)病历摘要

患者,男性,25岁,因"转移性右下腹痛3天"急诊入院。B超示:右下腹54mm×13mm腊肠状低回声区伴探头下压痛,拟于全身麻醉下行"腹腔镜下阑尾切除术"。患者既往体健,否认高血压、糖尿病病史。体格检查无明显异常。

(二)危机发生与处理

入室后,常规心电监护。生命体征:体温36.4℃,心率90次/min,呼吸18次/min,血压145/85mmHg,血氧饱和度100%。建立静脉通道,给氧去氮。在静脉诱导下行气管插管,置入ID 7.5气管导管,深度23cm,双侧听诊呼吸音对称,固定气管导管,使用GE Datex-Ohmeda(型号:Aisys)麻醉机行控制呼吸,氧浓度设置为100%,氧流量为2L/min。以丙泊酚和瑞芬太尼维持麻醉。手术进行15分钟后,麻醉机出现"氧气供给压力低"和"呼吸机无驱动气体"报警,容量风箱停止工作,且使用快速预充氧阀快速充氧失败。检查麻醉机与中心供氧接口发现无松动脱落,紧急使用简易呼吸器进行手控通气并嘱咐巡回护士去气体房取备用氧气钢瓶,巡回护士出手术室后发现手术室走廊的管道氧气压力计发生报警且指针位置落在100kPa左右。于是巡回护士打电话给中央氧气供应值班房,发现无人接听。数分钟后,巡回护士将氧气钢瓶推到手术间后发现管道氧气压力计停止报警且指针位置落在400kPa附近。麻醉医师发现麻醉机的氧供恢复正常,于是重新连接气管导管到麻醉机进行机控呼吸,发现麻醉机未出现报警,容量风箱正常运行。手术正常进行,直至手术结束,未出现开始时的报警情况。

(三)危机转归

在麻醉机发生低氧压报警后,紧急使用简易呼吸器进行手控通气保证患者氧供。同时排查报警发生原因,发现是中央氧气供应中断,调查发现是由于中央氧气供应值班房工作人员未及时发现氧源故障和启动备用氧源。在氧供中断数分钟后才排除氧源故障,恢复中央氧气供应。氧供恢复后重新恢复气管导管与麻醉机之间的连接,进行机械通气,完成手术,术毕清醒拔除气管导管,安全返回病房。

(四)危机事件分析

低氧分压报警最常出现的原因是麻醉机接头未接入中心供氧或接入中心供氧错误,另外快速充氧阀和氧气流量表发生故障也是重要的因素。另外,现在很多手术间麻醉机都没有备用氧气瓶,且大多数麻醉医师特别是年轻麻醉医师不熟知备用氧气瓶的装置和使用流程。此病例中,在麻醉机突然出现低氧压报警时,麻醉医师经检查麻醉机与中心供氧接口无松动脱落,麻醉前麻醉机预检查时也无出现故障,加上管道氧气压力计发生报警,快速判断出可能原因是中央氧气供应中断。当出现中央氧气供应中断时,紧急处理流程应包括:呼救;使用简易呼吸器进行控制通气保证患者氧供;对于麻醉方式为吸入麻醉或者静吸复合麻醉,应改为全凭静脉麻醉;通知安排氧气钢瓶,以便完成手术;通知医院其他使用管道氧气的病区和负责中央氧气供应的部门;如果供氧中断时间长,应与外科医师协商,制定一个计划,尽快完成手术。

五、临床建议与思考

1. 相关科室设备是否全面,包括:临床氧气应用科室、设备科、动力科、物资供应科。

2. 确定应急机构,包括管理员、联络员、职能部门及物资供应科的责任人和联系方式。

3. 相关科室应明确并执行相应应急职责。

4. 临床用氧科室工作流程:发现突然断氧→呼叫帮助→同时检查预估断氧临床危害→上报医院办公室→调用备用氧源→评估备用氧源工作状态。

5. 每个职能科室明确工作流程:接到断氧通报→管理员启动预案,职能科室启动备用氧源、动力和设备→通知相关人员→检查故障→评估备用氧源工作状态→汇报→联络相关科室通报情况。

6. 沟通联络通道:各职能部门、临床用氧科室以管理员为核心及时上报情况,以联络员为纽带及时通报情况。

（迟守玲　王　洁）

第二篇　麻醉事件危机管理

第三节　通气失败

一、定义与发生机制

（一）定义

通气失败（ventilator failure）是指多种原因使麻醉机突然发生故障导致停止对患者进行机械通气。

（二）发生机制

1. 麻醉机电路连接故障,未接电源或蓄电池耗尽。

2. 呼吸机风箱卡住。

3. 呼吸机外壳与风箱之间密封不严。

4. 呼吸机或连接导管安装错误。

5. 呼吸回路与麻醉机中无新鲜气体。

6. 电控呼吸机供电故障。

7. 呼吸机压力安全阀打开。

8. 人机对抗。

9. 新鲜气体分离阀不能工作。

（三）危险因素分析

1. 对呼吸机不熟悉。

2. 不充分的机械检查。

3. 供电中断。

4. 近期呼吸机维修后。

5. 采用新设备。

二、典型临床表现与快速识别

(一) 临床表现

1. 麻醉机风箱不能充分移动或者固定在同一位置。

2. 麻醉机停止工作。

3. 吸气时,麻醉机发出异常声音。

4. 麻醉机出现报警。

5. 有些麻醉机即使运行,但患者胸廓没有呼吸动度。

6. 患者出现通气不足　①吸气时胸廓活动度减少甚至消失。②呼气末二氧化碳波形下降甚至消失。③潮气量减少甚至消失。④窒息报警。⑤低气道压报警。⑥患者存在自主呼吸时,由于动脉血二氧化碳分压升高而加深呼吸。⑦低氧血症。⑧呼吸减弱甚至消失。

7. 如果停机原因是供电中断,麻醉机其他设备将断电,手术室灯将熄灭,麻醉机由于有备用电池而不停止工作。

8. 如果是供氧中断引发通气停止,氧流量计会降至零点,出现低氧气压报警。

(二) 鉴别诊断

1. 麻醉机通气量不足　当麻醉呼吸回路负压吸引压力过大,麻醉废气清除气流会吸走麻醉回路气体引起通气量不足。若是废气阀卡瓣,则过量气体不能排放,易造成患者气压伤。此外风箱的破损或安装不当,会使气体泄漏,也能造成通气不足。

2. 呼气阀泄漏　主要原因是由于呼气活瓣太脏,阀片上粘有许多钠石灰颗粒,使阀片不能完全闭合而引起。钠石灰质量差,颗粒不均易引起该故障。

3. 新鲜气体分离(FGD)系统故障　多是由于 FGD 采用橡胶瓣膜,容易粘瓣,新鲜麻醉气体不能进入风箱,由排气阀直接流失,导致患者出现缺氧现象。

三、危机处理方案

(一) 危机处理

1. 迅速改为手控通气模式,尝试用麻醉机呼吸回路上的呼吸囊手动维持患者通气,如果成功继续手动通气并要求其他人帮助识别呼吸机的问题,或者协助管理患者及准备备用麻醉机。如果无法快速充氧,迅速使用备用简易呼吸器,呼叫帮助,其他人帮助检查麻醉呼吸回路气管内导管、Y 形接头、软管和储气囊、检查麻醉机是否设置为手动通气,检查氧流量计。

2. 如果麻醉呼吸回路和手控呼吸囊可以被快速充氧,但患者不能通气,使用简易呼吸器维持患者呼吸,检查麻醉呼吸回路患者端是否发生梗阻。

3. 如果使用简易呼吸器不能通气,检查气管导管是否打折,患者是否发生气道痉挛、导管插入支气管或者气胸。解决气道问题后建立充足通气,静脉维持麻醉。检查麻醉机无故障重新使用麻醉机通气。如果检查发现麻醉呼吸机故障不能解决可能需要更换麻醉机。

4. 发生电力故障时,应急电源系统一般会自动激活,手术室应急发电机可能启动工作。此时确保麻醉机有备用电源。麻醉机自带备用电池工作时间有限,需及时找到替换麻醉机。

5. 麻醉机简单故障可当时处理,观察设备面板报警提示,询问操作医师使用过程及产生故障时的状态。呼吸器故障首先观察气泵是否工作,若不工作,则检查气泵的供电部分是否正常(保险丝的好坏)。检查与气泵相连的细菌过滤器是否堵塞(观看其颜色是否变黑)。

（二）危机后处理

1. 恢复通气后，首先检查患者氧合情况并综合评估生命体征。

2. 检查各项生命体征指标和麻醉机工作状态正常情况下，继续完成手术。

3. 针对通气失败原因预防再次发生。

（三）危机预防

1. 改变患者体位时应注意保护气管导管。

2. 检查备用紧急通气装置完好，确认备有功能良好的简易通气装置。

3. 培训有关人员正确安装和使用麻醉机。

4. 麻醉前应对使用的麻醉机进行全面安全检查，这对于预防麻醉意外尤为重要。

5. 保证麻醉机电源是处于工作状态，麻醉机的选择阀处于合适位置。

四、典型病例

（一）病历摘要

患者，男性，55岁。因"体检发现左肾占位12天"入院。MRI提示：左侧肾脏下极实性占位，大小约4.0cm×4.1cm，考虑肾血管平滑肌瘤，双侧肾脏小囊肿，肝脏小囊肿。于全身麻醉下行"左肾肿瘤切除术"。患者平素身体良好，否认外伤史，否认手术史，无药物过敏。查体无明显异常。

（二）危机发生与处理

入室后，常规心电监护。生命体征：体温36.5℃，脉搏86次/min，呼吸18次/min，血压150/80mmHg。建立静脉通路，给氧去氮，静脉诱导成功后顺利置入4号SLIPA喉罩，固定喉罩，行控制呼吸。以丙泊酚及瑞芬太尼维持麻醉，外科医师协助手术室护士将患者摆放右侧卧位，消毒铺巾，手术准备开始时发现患者血氧饱和度下降，呼吸机异常声音，麻醉医师初步判断是喉罩由于改变体位发生位移。开始调节喉罩，过程中血氧饱和度持续下降，迅速改为手控通气模式，尝试用麻醉机呼吸回路上的呼吸囊手动维持患者通气，发现麻醉呼吸回路和手控呼吸囊可以被快速充氧，听诊双肺呼吸音清、对称，患者可以通气，采用简易呼吸器维持通气，考虑麻醉机内部故障。更换新麻醉机，完成手术。

（三）危机转归

患者出现通气失败后采用简易呼吸器维持通气，麻醉机工程师检查发现麻醉呼吸机故障。更换新麻醉机，完成手术，术中麻醉效果良好，患者生命体征平稳。术毕，患者自主呼吸及反射恢复，循环稳定，送到PACU，半小时后清醒拔除气管导管，观察后安全返回病房。

（四）危机事件分析

该病例中，患者于全身麻醉下采用喉罩建立气道，进行机械通气，在进行体位调整后，发现血氧饱和度持续下降，麻醉医师根据经验误以为是因为转变体位后喉罩位置发生改变而影响通气，喉罩对位不当引起的呼吸回路漏气或高气道压会导致呼吸机工作状态异常如出现麻醉机异响，需要与呼吸机自身故障进行鉴别，在调整喉罩位置后采用手控呼吸检查呼吸道顺应性，可有效鉴别。完整的处理方式是通过改用简易呼吸器脱机进行控制呼吸，完成对麻醉机的彻底检查，及时发现机器故障，更换麻醉机，恢复有效通气，患者生命体征平稳，顺利完成手术。

麻醉机泵压故障产生麻醉机异响在电动电控型麻醉呼吸机中很常见，本例麻醉机在检修时同时按下待机、菜单页和确认旋钮三键,进入维修模式,可看到故障代码"45",显示屏显示"MEMBRANE PRES HIGHT(负压高)",检查泵压(PPump)大于230mbar。原因为麻醉机机控工作时负压泵负荷很重,声音沉闷,机器自动切断呼吸机电源并显示"呼吸机失败"报警。打开机器后盖发现与负压泵相连的白色空气细菌过滤器发黑,明显堵塞,更换新的过滤器,开机,在维修模式下按"Pump CAL"校正后,负压值为206mbar,恢复正常。

五、临床建议与思考

1. 麻醉机故障在临床时有发生,麻醉医师往往会先考虑气管插管等气道问题,而且一般麻醉医师对麻醉机设备结构及使用不是完全熟悉,常常延误发现问题时间。

2. 麻醉机沉闷"呼呼"声音是比较典型的机械故障,经验丰富工程师或经常检查麻醉机工作状态医师基本可以判断为负压泵故障。

3. 因麻醉机故障而危害患者生命安全的事件时有发生,因此,麻醉前进行麻醉机检查是必不可少的程序。

(闫宇禄　王　洁)

第四节　断　电

一、定义与发生机制

（一）定义

手术室断电(electrical power failure)指电力故障导致麻醉所需全部或关键部分电力供应丧失,包括应急发电系统失灵。

（二）发生机制

1. 医院电源的外部电力故障。

2. 全部或部分医院电源的内部电力故障。

3. 应急发电系统或电池备份系统的电路故障。

（三）危险因素分析

在恶劣天气、自然灾害(例如,地震)、医院发生火灾和在医院施工期间或之后。

二、典型临床表现与快速识别

（一）临床表现

1. 应急电力故障,室内灯熄灭。

2. 所有没有备用电池的电力设备停止工作,没有备用电池的监护仪或电控的麻醉机停止工作。

3. 大多数当代麻醉机是电子控制或电动的,所以会停止运行。

4. 依赖电控的麻醉或非麻醉高压气体输送终止,麻醉回路中的气体会停止输送。

5. 如果仅仅医院电力供应故障,应急灯亮起,麻醉机等墙壁供电设备暂停运行。当应急发电机激活和电源恢复到墙壁电源插座时,出现一个电源切换的时间间隔,即停电又来电。当切换到应急电源时,微处理器设备可能由于电源闪断而重置为出厂默认值或锁掉。

（二）鉴别诊断

1. 单个插座或电路的局部故障。

2. 单个显示器、设备或灯的故障。

3. 接地故障电流漏电保护器（GFCI）发生短路。

三、危机处理方案

（一）危机处理

1. 突然断电后有蓄电池的麻醉机在停电期间能够保持氧气供应,在蓄电池电量充足的情况下,可工作30分钟左右,部分型号的麻醉机没有蓄电池,呼吸机立即停止工作,全身麻醉患者应迅速改用手控呼吸模式,手控通气失败马上使用简易呼吸器通气,并通知上级医师,准备人工测血压、脉搏,密切观察患者生命体征、观察病情变化。

2. 初步判断停电区域和停电时间长短(有应急供电,应急供电切换时间为5秒完成)

3. 照明电、无影灯和日光灯全停。应急措施为　①用应急灯替代无影灯照明,作为手术间、麻醉恢复室等区域的普通照明。②对已经开始的手术以最快的速度、最简单的术式完成。③没有开始的手术,包括已经麻醉好的手术患者,在不能立即恢复供电的情况下,由护士长立即通知领导或相关管理部门,做是否停止手术的决定。

4. 启动应急电源计划,确保手术完成　①心脏体外循环手术,体外循环机会在停电20分钟以后停止运转(蓄电池只能维持机器工作20分钟)。②内镜手术:仪器会立即停止工作,手术无法继续。如病情允许,建议汇报上级医师或相关管理部门,做出改变术式的决定。③显微手术:显微镜会立即停止工作,使得手术无法进行,需作出停止手术的决定。④普通手术:电刀停止工作,用结扎、压迫、止血材料和药物等方法止血。

5. 手术室麻醉科断电应急程序流程图13-4-1。

（二）危机后处理

1. 寻找紧急手电筒。手电筒应存放在麻醉车里。许多手术室有电池供电的应急灯,此时会保持照明状态,有些没有应急电源的地方使用喉镜灯协助寻找其余灯,或使用智能手机手电筒非常方便。

2. 打开手术室门让走廊的光线照入。如果紧急电源接通,请确保所有关键设备都连接在紧急电源插座。

3. 确保氧气供应仍然完好无损,若不是,断开墙壁氧气软管,打开麻醉机上的备用氧气瓶。

4. 检查麻醉机以确定哪些系统功能正常。

5. 如果主要和紧急电力系统都失败,迅速取出简易呼吸器为患者进行人工通气。

6. 麻醉机内部备用电池能短时的给麻醉机供电,通常是30分钟。通过将屏幕亮度降低到最低限度来延长工作站中电池的供电时间。

7. 如果麻醉机给患者供氧和通气失败,换用简易呼吸器和单独的氧气源来为患者人工通气。

8. 呼叫帮助。

9. 检查气动麻醉机是否工作,确保患者机械通气正常,检查显示器是否正常运行。如果呼吸机没有运行,快速改用简易呼吸器手动通气。

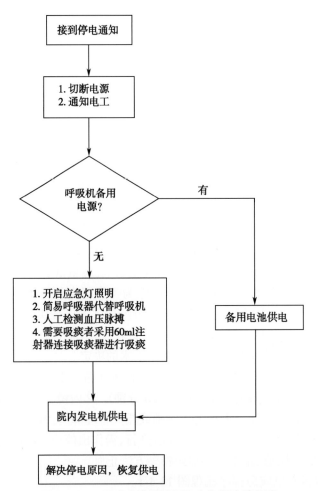

图 13-4-1　手术室麻醉科断电应急程序流程图

10. 如果断电时间可能较长,考虑手动通气以延长麻醉工作站的电池续用时间。

11. 与外科医师协调。考虑手术的现状及其紧急情况,如果手术是在关键时刻,当务之急是照明外科领域。

12. 建立患者的监测。手动听诊患者呼吸。手动血压袖带监测血压。初步使用触诊法判断周围动脉脉搏或让外科医师触诊术野中的动脉搏动。

13. 检查监护仪能否在备用电池供电的情况下正常工作。

14. 确保手术室人员和工程师知晓电源故障,激活医院断电应急计划。在最需要的地方配置人员和设备。

15. 大多数进行体外循环患者,有些体外循环机有电池备份,并配备有手动曲柄手动转机。

16. 如果是长时间大规模停电,应首先保证复杂或紧急手术病例的供电。

17. 确定电源恢复的时间,如果电源可能不止几分钟才恢复,应终止一切非紧急事件。直到可靠的电力供应得到保证,才进行非紧急事件。

(三) 危机预防

1. 断电预防是医院质量管理的重点。平时注意确保麻醉设备中的备用电池充电并保证电池连续保持充电状态,镍镉电池需要定期充放电,以保证电池的性能。把关键电气设备插入与应急发电系统的电路中。

2. 定期测试应急发电系统,防止发生快速切换应急电源时发生故障。一些关键设备器件要使用不间断电源(UPS)和备有多个备用电池,可为麻醉设备短时供电。

3. 坚持与手术室全体工作人员定期开展术中电力故障演习。

四、典型病例

(一)病历摘要

患者,男性,40岁,因"发现颈前肿物10天"入院。B超示:甲状腺占位,拟于全身麻醉下行"右侧甲状腺腺叶加峡部切除术"。患者既往体健,否认高血压、糖尿病病史。体格检查无明显异常。

(二)危机发生与处理

入室后,常规心电监护。建立静脉通道,在静脉诱导下行气管插管行机控呼吸。以丙泊酚和瑞芬太尼维持麻醉。手术进行10分钟后,手术室内灯熄灭,手术电刀等仪器停止工作,麻醉监护仪屏幕熄灭,麻醉机屏幕上出现"正用电池供电"但可正常运行,输液泵出现报警并显示"Battery alam",手术室内应急灯亮起。巡回护士立刻电话通知电工房、护士长、院总值班、保卫部汇报情况,请求支援。另一巡回护士准备取急救车中应急灯、头灯等应急照明用品,保持术野的照明,继续手术。麻醉医师采用便携式的转运监护仪监测生命体征,同时大声汇报患者的血压、脉搏、氧饱和度和用药情况。备好简易呼吸器、备用氧气枕和氧气瓶等,可在麻醉机备用电池停止供电后为患者提供呼吸支持。

(三)危机转归

在手术室发生供电中断之后,麻醉医师紧急使用便携式的转运监护仪监测生命体征和简易呼吸器控制通气,巡回护士准备应急照明用品,外科医师加快手术进程。在排查停电原因的过程中,发现是由于电线短路引起手术室停电。经积极处理之后,30分钟后恢复供电,完成手术,术毕清醒拔除气管导管,安全返回病房。

(四)危机事件分析

该病例中,患者于全身麻醉下建立气道,进行机械通气,手术进行20分钟后,手术室发生意外停电事件,在麻醉医师、护士和医师积极配合下顺利完成手术,同时积极排查停电原因,解决电线短路,恢复供电。另外,在该病例中,当手术室发生停电后,监护仪屏幕熄灭,说明监护仪没有备用电池,这是需要警惕和反思的地方。手术室重要的生命支持和监护设备如麻醉机和监护仪应该配备备用电池并处于可用状态,在发生突发停电时,可以启动备用电池为患者提供支持,保证患者安全。

手术室发生停电后,麻醉医师应该更加密切关注患者的生命体征,如皮肤颜色、瞳孔大小、尿量和脉搏波动等。另外,定时手动测量无创血压也是至关重要的。同时,每个手术间应该备好应急设备,技术人员应该定期检查和维护设备,保证设备可以正常使用。

手术室作为外科治疗的重要场所,因其环境布局紧凑、物品种类数量繁杂、人员众多,容易存在安全隐患,在平时的工作中,应安排好每日、每班对手术室环境进行检查,防止发生意外情况,降低其对手术的影响。手术室在平时要做好停电应急预案及处理流程和演练。针对手术室可能出现的紧急情况,科室在平时应该有目的、有计划的实施应急预案的培训和演练工作。所有急求应急物品保持完好,并做到定地点、定数量存放。所有手术室员工在发生紧急事件时要做到冷静沉着,团结一致。

五、临床建议与思考

1. 制备手术室突发断电应急预案,为应对医院突发性停电事故,确保患者生命安全,迅速有序地组织和恢复供电。定期进行演练,保证每个成员熟练掌握流程。

2. 每个预案都有其适用范围 本预案重点用于手术室麻醉科紧急停电。包括手术室、麻醉科、后勤部门和全院范围。应急的原则是"预防为主,常备不懈"的方针,遵循"统一领导,完善机制,明确责任,加强合作,快速反应,措施果断"的原则。组织机构明确到每个医务人员与后勤人员。

3. 成立停电手术室事故应急领导小组。组长由麻醉科负责人担任,成员由医务科、手术室护士长、设备科和电工组成。主要职责为:①做好日常安全供电工作,落实安全生产责任制。②发生停电事故时,及时做好停电事故应急工作,尽快恢复供电。③根据停电事故严重程度,决定启动和终止应急预案。④及时向上级报告事故情况。⑤必要时请求外力支援。⑥领导小组组长是履行本预案规定的第一责任人,后勤主管部门负责应急抢修,临床工作人员负责患者安全保障。

(宋晓波 王 洁)

第五节 呼吸阀门关闭

一、定义与发生机制

(一) 定义

呼吸阀门关闭(circle system valve stuck closed)是指在使用麻醉机期间,由于呼气阀门处于关闭状态,肺部呼出的气体无法进行排放,或者吸气阀门处于关闭状态导致肺部无法通气。

(二) 发生机制

1. 呼吸阀组件未能正确安装。

2. 呼吸阀组件中存在异物。

3. 灰尘、血液或者其他分泌物进入阀内。

4. 阀瓣或阀环损坏或者尚未组装。

(三) 危险因素分析

1. 麻醉机长时间使用后未清洁、未进行相关检查和维修。

2. 麻醉机修复后使用。

二、典型临床表现与快速识别

(一) 临床表现

1. 呼气阀关闭(circle system expiratory valve stuck closed)

(1)逐渐增大的吸气峰压和呼气末正压。

(2)胸腔内压力增加和静脉回流受阻引起低血压。

(3)胸腔顺应性降低带来肺通气障碍,比如:呼吸音减弱甚至完全消失,形成"静寂肺"。

(4)呼气末二氧化碳降低甚至消失。

（5）氧饱和度下降。

（6）肺部气压伤：气胸、纵隔气肿和皮下气肿。

2. 吸气阀关闭（circle system inspiratory valve stuck closed）

（1）显著增加的吸气正压。

（2）胸廓顺应性明显下降，手控通气时球囊呈"僵硬"状。

（3）肺部呼吸音降低或者消失。

（4）每分钟呼气量下降。

（5）呼气末二氧化碳降低或消失，动脉二氧化碳分压上升。

（6）低氧血症。

（二）鉴别诊断

1. 阻塞呼吸环路接口。

2. 麻醉废气管路堵塞。

3. 气道痉挛。

4. 其他原因引起的气胸。

三、危机处理方案

（一）危机处理

1. 呼气阀关闭

（1）将患者与呼吸机呼吸管道连接断开，减轻胸内高压。

（2）使用紧急简易通气装置，并且检查患者胸廓顺应性，如果胸廓顺应性仍较低，表示为患者自身原因引起，而不是由麻醉机的呼吸环路引起。

（3）如果必须使用麻醉机：①减少新鲜气体的流量。②间断使用手动通气模式，尽可能多次断开患者和麻醉机之间的管道联系，以排除患者肺内气体。③试图解除阻塞，包括：轻敲阀盖，移除呼气阀瓣从而增加新鲜气体流量及减少二氧化碳的重复呼吸。④修护或替换呼气阀，组装二氧化碳吸收器。

2. 吸气阀关闭

（1）使用紧急简易通气装置进行肺部通气，保证氧供。必要时，将吸入麻醉药物转为静脉麻醉药物。

（2）判断吸气回路堵塞原因：①断开患者和麻醉机呼吸环路 Y 形连接管之间的连接，按压快速充氧开关，如果此时吸气压力明显增加，则可以说明是吸气管道中有堵塞。②检查吸气阀的组装。

（3）如果必须使用麻醉机：①从吸气阀上拆卸阀盘，使阀门保持开启状态。②最大限度地增加新鲜气体流量以减少二氧化碳重复吸收。③保持患者肺部通气。

（二）危机预防

1. 在使用麻醉工作站之前，确保每次安装都是由经过培训的合格人员进行操作。

2. 检查呼吸阀是否正常工作。

3. 阀门活瓣是否在正常位置。

4. 检查呼吸风箱在模拟肺下是否正常工作。

5. 检查呼吸压力是否正常。

6. 若麻醉机故障运行，在使用中会因突然失去功能而危及患者安全，所以在使用麻醉机前功能检测是必不可少的常规工作。麻醉机功能检测见表 13-5-1。

表 13-5-1　麻醉机功能检测

*1	确认备用的简易呼吸器功能良好(在麻醉机严重故障时使用)
*2	打开备用储气钢瓶,确认充气量至少为满载的一半(特别注意氧气钢瓶气压指示在 6.0MPa 以上),然后关闭备用钢瓶
*3	确认中心供气系统终端与麻醉机的加强软管连接无误,输出气压指示在 0.4MPa 左右。如果是单机管道供气形式,确认氧气压力调节器和氧气钢瓶的标示一致,连接无误,输出气压指示在 4MPa 左右
*4	打开麻醉机总气源开关及其相关的用电设备,确认麻醉机的气源和电源供应都处于正常运转状态
*5	流量控制系统检查: ①分别调整所有气体气流到达最大指示量。确认浮子运动平滑,流量管无损坏;②设置 O_2/N_2O 低氧混合气体(比如调节 N_2O 流量达到 O_2 流量的 5 倍以上),观察流量计和相关报警功能应有的反应(调节受限或出现报警);③然后关闭所有流量控制阀
*6	检查挥发罐的填充水平,旋紧蒸发器装药的盖子
*7	麻醉机低压系统泄漏的检查: 确认麻醉机总气源开关和流量调节阀关闭:①新鲜气体出口连接负压吸球;②反复挤压吸球,直到充分萎陷;③确认吸球充分萎陷保持时间不低于 10 秒;④每次打开一个蒸发器,重复 3 和 4 步检查;⑤从新鲜气体出口上移开吸球,重新接好新鲜气体导管
*8	麻醉回路检查: ①检查麻醉回路确保连接完整无误;②呼吸活瓣及呼吸波纹管内无积水和破损现象;③确认二氧化碳吸收剂新鲜有效并装满;④如有特殊需要,安装必要的回路配件,如湿化器、PEEP 阀等
9	麻醉回路正压泄漏检查: ①关闭所有气体流量;关闭麻醉回路排气阀;通气选择开关为手动模式;②堵塞呼吸波纹管 Y 形接头患者端;③快速充氧使回路内压达到 30cm 水柱左右,然后关闭氧气开关;④确认回路内压保持稳定 ≥ 10秒;⑤打开麻醉回路排气阀,确认气道压随之降低到 0
*10	麻醉废气清除系统检查: ①确认 AGSS 接收装置入口与麻醉机排气阀和 / 或通气机排气阀(多余气体阀或呼气阀)出口之间收集管道的正确连接。确认废气转运和排放管道无梗阻现象;堵塞呼吸波纹管 Y 形接头患者端,并完全打开麻醉回路排气阀;②在最低流量下,麻醉回路气道压接近零(紧闭式接收装置储气囊能够完全萎陷);③如果 AGSS 具备调节负压的功能,可以调节吸引负压使麻醉回路气道压不低于零;④快速充氧,确认麻醉回路气道压不大于 10cm 水柱(紧闭式接收装置储气囊充分膨胀)
11	麻醉机的模拟通气实验: ①麻醉回路患者端连接模拟肺;②通气选择开关转到通气模式(ventilator);③用氧气快速充满通气机风箱;④氧流量 500ml/min,其他气体流量为零;⑤按照患者实际情况设置通气参数并打开通气机;⑥确认吸气期模拟肺潮气量与通气机设定值相符;呼气期风箱能完全充满;麻醉回路的呼吸活瓣关闭或开启动作正常;⑦调节新鲜气流达到 5L/min,确认通气机风箱和模拟肺的充满和排空正常,呼气末气道正压 <5cm 水柱;⑧关闭通气机,并切换到手动模式;⑨手工挤压储气囊,确认模拟肺的膨胀和排气正常,回路阻力和顺应性的手感适当
12	麻醉机检查以后的备用状态: ①所有流量计显示为零;②麻醉蒸发器关闭;③麻醉回路排气阀开放;④通气选择开关为手工模式;⑤呼吸波纹管患者端连接面罩;⑥吸引器准备就绪

注:每天首台手术前应该对麻醉机完成全部检查程序,同一台麻醉机连台手术时带 * 的检查可以省略,只进行 9、11 和 12 项检查。使用前检查发现异常的麻醉机应停止使用,查找原因并维修后才能恢复使用

四、典型病例

（一）病历摘要

患者,女性,43 岁。因"左侧乳房肿块 5 个月"入院。钼靶 X 线片提示:"左乳外上象限肿块疑有恶变",B 超提示:"左乳房均质性肿块,有恶变可能"。拟于全身麻醉下行"左侧乳房包块切除术,术中快检术,乳癌根治术"。平素体健,否认肝炎、血吸虫病、肺结核及其他传染病史。体格检查:体温 36.5℃,呼吸 20 次 /min,脉搏 80 次 /min,血压 160/70mmHg。左腋下可触及三枚肿大之淋巴结,最大约 1.5cm×1cm×1cm,质中,稍可活动,无触痛,边缘清,与皮肤及周围组织无粘连。胸壁无肿块及血管扩张。肺部听诊呼吸音清,未闻及干、湿啰音及哮鸣音,未闻及胸膜摩擦音,语音传导双侧相等。心脏听诊:心率 80 次 /min,律齐,心尖部可闻及 Ⅱ 级收缩期吹风样杂音,不传导,A$_2$>P$_2$,未闻及心包摩擦音。

（二）危机发生与处理

入室后,常规心电监护。生命体征:体温:37.0℃,心率 85 次 /min,呼吸 20 次 /min,血压 165/70mmHg,血氧饱和度 98%。建立静脉通道,给氧去氮,在静脉诱导下行气管插管,置入 ID 7.5 气管导管,深度 21cm,双侧听诊呼吸音对称,固定气管导管,行控制呼吸。以丙泊酚和瑞芬太尼静脉维持麻醉深度。外科医师协助手术室护士进行体位摆放,消毒铺巾,手术开始。呼吸机突然报警,显示吸入气体压力高,查看麻醉机发现,气道峰压达到 30cmH$_2$O,分钟通气量降低,氧饱和度下降。迅速改为手动模式,调节吸入氧浓度到 100%,调高氧流量,快速充氧并挤压手控呼吸囊,发现阻力大,呼气末二氧化碳降低。掀开头部铺巾,未发现呼吸管道脱落或折叠。断开麻醉机和气管导管之间联系,使用紧急呼吸囊进行通气,发现氧饱和度逐渐上升至 100%。于是再次连接麻醉机,几分钟后,麻醉机再次报警,随后断开麻醉机与气管导管的连接,改用紧急呼吸囊通气。检查麻醉机,发现麻醉机端呼气通道松动,阀盘片未能正常活动。初步判断是呼气阀盘片卡位造成。于是快速处理盘片。完毕后,连接麻醉机和气管导管,潮气量和呼气末二氧化碳均在正常范围内。手术正常进行,直至手术结束,未出现开始时的报警情况。

（三）危机转归

检查麻醉机,发现麻醉机端呼气通道松动,阀盘片未能正常活动。初步判断是呼气阀盘片卡位造成。于是快速处理盘片。完毕后,连接麻醉机和气管导管,潮气量和呼气末二氧化碳均在正常范围内。手术正常进行,直至手术结束,未出现开始时的报警情况。

（四）危机事件分析

发生的原因可能是呼吸通路中的呼吸阀松动导致盘片不能正常活动导致,可能是呼吸阀在上次清洁后未能良好安装所致。

五、临床建议与思考

1. 呼吸阀门关闭常见的临床症状是吸气压力逐渐增加,氧饱和度下降,呼气末二氧化碳下降甚至消失等症状。

2. 发生气道压高报警时,麻醉医师必须提高警惕,分析可能原因,判断是由机器或是患者本身原因引起。

3. 在保证患者安全的情况下,检测麻醉气道的各个管路和呼吸管路的各个阀门,了解阀门是否出现问题。

4. 在关键阀门的安装上,需要经过培训后才能对麻醉机进行拆卸并安装,不乱动麻醉机的各个组件。

5. 注意科室对于机器和应急设备的说明,以最快速度给患者进行安全有效的通气保障。

(李 波 王 洁)

第六节 阀门开放状态

一、定义与发生机制

(一)定义

阀门开放状态(circle system valve stuck open)是指麻醉机工作状态下,吸气或呼气管道中阀门没有良好的闭合,患者重复吸入含有二氧化碳的废气。

(二)发生机制

1. 呼吸阀盘或阀环损坏或者变形。

2. 呼吸阀配件未能正确安装或者丢失。

3. 呼吸阀中有异物存在。

4. 污染物、血液或者而其他分泌物污染呼吸阀装置。

(三)危险因素分析

①在清洁或者重新组装呼吸阀后。②长期潮湿环境中容易发生。③麻醉机老化。

二、典型临床表现与快速识别

(一)临床表现

1. 吸入气体中二氧化碳浓度升高 环路的开放,吸入二氧化碳浓度大于 4%,导致含有二氧化碳的废气被重复吸收和外来二氧化碳进入阀中。

2. 呼末二氧化碳波形发生异常 表现为呼末二氧化碳的基线上升。

3. 高碳酸血症 呼末二氧化碳浓度升高和动脉血二氧化碳分压升高引起的高血压、心动过速和血管扩张等症状。

4. 存在自主呼吸的患者出现过度通气。

5. 呼吸机风箱吸气相与呼气相容积不一致多与吸气活瓣发生开放有关。

(二)鉴别诊断

1. 二氧化碳吸收或者排放装置出错。

2. 二氧化碳装置在吸收环路外。

3. 管道或者气罐中的二氧化碳进入到呼吸环路中。

三、危机处理方案

(一)危机处理

1. 检查二氧化碳吸收装置,必要时更换。

2. 检查二氧化碳吸收器旁路阀(如果存在)是否正常安装。

3. 检查二氧化碳吸收装置（一次性）是否在呼吸环路中。

4. 当呼末二氧化碳浓度或者动脉血二氧化碳分压显著上升时，或者有高碳酸血症表现时，使用简易呼吸装置，进行快速通气，减轻二氧化碳蓄积。

5. 如果使用吸入麻醉药物，改用静脉麻醉药物维持麻醉。

6. 如果呼吸机必须使用　①使用最大新鲜气体流量。②对患者进行手控呼吸。

（二）危机预防

1. 确保安装和维护呼吸阀是经过正规培训的工作人员操作。

2. 在使用前检查呼吸环路系统和单向活瓣系统　①检查正常活瓣位置。②检查盘片和风箱在呼吸环路中是否正常工作，必要时使用模拟肺进行检查。③检查气体流量计是否正常工作。④检查设置潮气量和呼出气体量之间的差异。⑤机器自动检查不一定能检查出此问题。麻醉前检测项目见表 13-6-1。

表 13-6-1　麻醉前检测项目

1. 确认辅助氧气钢瓶和自充气人工呼吸器功能正常随时可用

2. 确认吸引设备性能良好足以清理气道

3. 麻醉机开机，确认交流电源正常可用

4. 确认需要应用的监护仪和报警功能正常

5. 确认麻醉机安装的备用氧气钢瓶压力充足

6. 确认中心供气压力在 12~15Mpa

7. 合适蒸发器已经装满，填充口已经旋紧

8. 确认流量计与共同气体出口之间无管道漏气

9. 试验排污系统功能正常

10. 校正氧气监测仪，检查报警功能

11. 确认二氧化碳吸收剂没失效

12. 检查呼吸回路的压力和气密性符合要求

13. 合适麻醉回路吸气和呼气气流正常

14. 完成检查程序文书记录

15. 麻醉暂停休息期间，确认通气机设置，评估麻醉准备情况

四、典型病例

（一）病历摘要

患者，男性，64 岁。因"进行性吞咽困难 1 个月"入院。纤维食管胃镜检查诊断"食管下段癌"。拟于全身麻醉下行"食管肿物切除术"。患者既往体健，既往否认高血压、糖尿病病史。体格检查：体温 36.6℃，心率 78 次 /min，呼吸 18 次 /min，血压 135/80mmHg，轻度脱水，营养不良外貌，其他情况较好。肺部听诊呼吸音正常，语音传导双侧对称，两肺散在干啰音，无摩擦音及湿啰音。心脏听诊：心率 84/ 分，律齐，各瓣音区心音正常，未闻及杂音。

（二）危机发生与处理

入室后，常规心电监护。生命体征：体温 36.6℃，心率 78 次 /min，呼吸 18 次 /min，血压

140/85mmHg,血氧饱和度 98%。建立静脉通道,给氧去氮,在静脉诱导下行气管插管,置入 37F 左支气管导管,深度 30cm,双侧听诊呼吸音对称,分别夹闭支气管导管,同侧呼吸音消失,固定气管导管,行控制呼吸。以七氟烷、丙泊酚、瑞芬太尼等维持麻醉。外科医师协助手术室护士进行体位摆放,消毒铺巾,手术开始。于手术开始 15 分钟后左侧单肺通气;手术进行过程中,患者血压逐渐上升,手术 1 小时后上升到 165/98mmHg,心率达到 113 次 /min,且呼末二氧化碳上升到 70mmHg。于是调整呼吸参数,加快呼吸频率,调整潮气量。5 分钟后,未见明显变化,遂采取间断双肺通气模式,情况改善不明显。且呼吸管路中气体分析仪显示吸入二氧化碳浓度为 3%。改为手动通气模式,加大新鲜气体流速,呼末二氧化碳稍有减少。同时检查麻醉机,未发现明显问题,再次尝试机械通气模式,仍有上述情况出现。于是间断手动通气,保障患者安全,同时,呼叫工程人员。工程人员对麻醉机进行检测,发现呼吸阀门盘片损坏,呼吸阀呈开放状态。

（三）危机转归

由于呼吸阀门中盘片损坏引起阀门呈开放状态,导致重复吸入二氧化碳,进而引起高碳酸血症,遂发生高血压,心动过速等症状。更换阀片后,在手动通气下,加大了新鲜气体流速,解决了高碳酸血症的情况,改为机控呼吸,完成手术。

（四）危机事件分析

呼吸阀门持续开放状态常常导致呼吸回路内气体封闭循环,新鲜气体不能有效替换呼出回路废气,表现为呼吸回路吸入二氧化碳浓度升高,导致高碳酸血症。此病例中,最后发现是由于呼吸阀门中盘片损坏,导致呼吸阀门持续开放状态。高碳酸血症发展较为缓慢,在手动通气模式下,加大新鲜气体流量,可以有效稀释呼入气中二氧化碳浓度,避免高碳酸血症,更为安全的方法是出现麻醉机故障后及时更换麻醉机。

五、临床建议与思考

1. 在腹腔镜手术或者其他一些需要二氧化碳参与的手术中,麻醉医师一般都会密切关注二氧化碳进入血液引起的高碳酸血症,由此引发的高血压、心动过速等症状,因此解决会比较及时充分。而在没有二氧化碳参与的手术,常常会忽略高碳酸血症带来的影响,如果此时有进行动脉血气分析,可能会有一定的帮助。

2. 术前进行麻醉机的检测必不可少,但是有一些细小部件的问题没有得到重视。此病例提示我们,对于麻醉机的维护,除了每天进行的例行检测,还需要有专业人员的定期检查,对于一些容易出问题的细小部件要进行更换。

（李 波 王 洁）

第七节　废气排放故障

一、定义与发生机制

（一）定义

麻醉废气清除系统（anesthetic gas scavenging system,AGSS）是连接麻醉回路与麻醉通气机排气出口,清除其中的麻醉气体或将麻醉废气全部转移到手术室外的装置。

（二）发生机制

1. 麻醉废气清除系统管道内部堵塞或外部压迫。

2. 麻醉废气清除系统组件发生机械故障。

3. 麻醉废气清除系统的错误安装和使用。

4. 真空压力的缺失。

（三）危险因素分析

1. 操作失误。

2. 麻醉机或其他设备压迫地上的废气管道。

3. 废气管道未连接到麻醉机。

4. 废气管道未连接到负压吸引系统。

5. 将废气管道连接到了无用接口上。

二、典型临床表现与快速识别

（一）临床表现

1. 麻醉机的呼吸环路中出现异常呼气末压力（正压或是负压）：当使用被动式麻醉废气清除系统时，表现为正压，当使用主动式麻醉废气清除系统时，表现为超正压或负压。

2. 患者肺部无法通气。

3. 呼吸回路充气困难。

4. 胸内压增加导致低血压。

5. 低氧血症。

6. 手术室工作人员闻及挥发性麻醉药的气味。

7. 如果使用主动式麻醉废气清除系统，呼吸囊在呼气末时充盈，在吸气时变瘪。

（二）鉴别诊断

1. 活瓣关闭或堵塞。

2. 呼气阀关闭。

3. 错误管道压力。

4. 气胸。

三、危机处理方案

（一）危机处理

1. 确认麻醉废气清除系统发生故障　①观察呼吸回路的压力，如果存在异常压力（正压或是负压），断开患者和呼吸机之间的连接，使用紧急通气装置。②调节麻醉废气清除系统的负压：关闭减压阀以减少负压，打开减压阀以增加负压。

2. 检查麻醉废气清除系统发生阻塞的部位　①呼吸环路压力安全阀和麻醉废气清除系统管路之间。②呼吸机和麻醉废气清除系统管道之间。③麻醉废气清除系统和手术室废气排放装置之间。

3. 如果是麻醉废气清除系统的连接管和麻醉机之间发现堵塞　①解除堵塞。②将呼吸机转换成手动通气或者使用呼吸囊进行通气。③一旦出现异常，立即使用其他通气装置。

4. 如果麻醉废气清除系统管道和手术室废气排放装置之间发现堵塞　①解除堵塞。②如果堵塞无法解除，使用紧急通气装置。③断开废气排放系统和麻醉机之间的联系。④检

455

查其他能引起气道压力升高的原因。⑤检查或者更换麻醉废气清除系统设备。

（二）危机预防

1. 正确使用麻醉废气清除系统 ①在封闭压力麻醉废气清除系统设置正压或负压减压阀机械装置。②在开放压力麻醉废气清除系统设置向大气压开放的端口。③如果存在嵌入式呼吸回路压力流量计和报警器系统会提醒过度正压和负压。

2. 不要让未经过培训的人员修改麻醉废气清除系统的设置。

3. 避免麻醉废气清除系统的外来压迫 ①使用抗压和抗扭转的废气收集管道。②在移动麻醉机和其他机器时避免压迫废气收集管道。③机器使用前的常规检查中和移动机器时，注意检查废气收集管道有无存在压迫。

4. 确认废气管道连接到麻醉废气清除系统的正确端口。

5. 在机器使用前的常规检查中，在分叉管处堵住呼吸回路以确认麻醉废气清除系统是否正常运行 ①快速预充氧，检测气体压力能通过减压安全阀释放。②对于正压式麻醉废气清除系统，在无气流时，确保麻醉呼吸回路不存在负压。③如果有真空压力检测器时，可检测麻醉废气清除系统是否有充足的压力。④如果麻醉废气清除系统显示关闭，可检测正负压减压阀有无堵塞。

四、典型病例

（一）病历摘要

患者，男性，65岁。因"间歇性无痛性肉眼血尿半月余"入院。膀胱镜检查，发现距左侧输尿管口上1cm处，有2.5cm×2.5cm×2.5cm菜花样新生物1个，诊断为膀胱肿瘤。拟于全身麻醉下行"膀胱肿瘤切除术"。平素身体健康，8岁曾患"麻疹"并发"肺炎"，6周治愈，10年前患"前列腺肥大症"，否认有其他急、慢性传染病史及皮肤病史，未曾接种卡介苗、牛痘苗及其他疫苗。无严重外伤史。无中毒及药物等过敏史。体格检查：体温36.8℃，脉搏84次/min，呼吸18次/min，血压134/80mmHg。左颌下可扪及3个约0.8cm×0.7cm×0.8cm淋巴结，表面光滑，可移动，无触痛。呼吸运动双侧对称，呼吸音正常，语音传导双侧对称，两肺散在干啰音，无摩擦音及湿啰音。听诊：心率84次/min，律齐，各瓣音区心音正常，未闻及杂音，P2<A2，无心包摩擦音。

（二）危机发生与处理

入室后，常规心电监护。生命体征：体温36.6℃，心率78次/min，呼吸18次/min，血压140/85mmHg，氧饱和度97%。建立静脉通道，给氧去氮，在静脉诱导下行气管插管，置入ID 7.5气管导管，深度22cm，双侧听诊呼吸音对称，固定气管导管，行控制呼吸。以七氟烷，丙泊酚，瑞芬太尼静吸复合维持麻醉。外科医师协助手术室护士进行体位摆放，因为位置原因，外科医师希望调整麻醉机位置，于是麻醉医师对麻醉机进行位置调整，外科医师消毒铺巾，手术开始。手术开始后1小时，患者饱和度逐渐下降到92%，于是改变呼吸参数设置，稍增加新鲜气体流速，10分钟后，患者饱和度维持在97%左右，手术室护士突然抱怨有异味，类似于七氟烷味道。于是关闭七氟烷，完全使用静脉麻醉药物。并对呼吸机的废气管道进行检查，发现管道和手术室废气连接管落地，并且被麻醉机后轮压迫。调整麻醉机位置，理顺废气管道后，继续手术。

（三）危机转归

关闭七氟烷，完全使用静脉麻醉药物。增大层流通风处理，异味消除。对呼吸机的废气管道进行检查,发现管道和手术室废气回收管道脱落,恢复连接,继续手术。

（四）危机事件分析

此事件原因是在手术室工作中,因为摆放患者体位后,或者麻醉机位置更换,导致废气回收管道被压迫,与负压废气排出系统断开,所以在废气排放发生问题,麻醉废气无法正常排放,于是才造成手术室护士闻到七氟烷的味道。

五、临床建议与思考

1. 在日常工作中,麻醉机应尽量摆放在固定的位置。

2. 由于对手术间清洁维护,还有部分手术体位的原因,会对麻醉机进行位置的移动,在每次移动后,麻醉医师一定要注意跟麻醉机连接的各个管道是否有被压迫,或者是否因为移动而造成管道的扭转。

3. 每次进行麻醉机位置调整后,应对麻醉机连接管道进行整理,能最大可能的避免管道发生压迫和扭转。

（李 波　王 洁）

第八节　吸入性麻醉药过量

一、定义与发生机制

（一）定义

吸入麻醉药物过量（volatile anesthetic overdose）是指吸入麻醉药物浓度相对或者绝对过量。绝对药物过量:吸入麻醉药物浓度比所需要的浓度高出许多;相对药物过量:吸入麻醉药物浓度引起血流动力学波动和 / 或严重呼吸抑制。

（二）发生机制

1. 吸入药物浓度设置有误。

2. 吸入药物挥发罐在上一个患者使用后未关闭。

3. 在用高浓度吸入诱导后,忘记重新设置吸入药物的浓度。

4. 吸入麻醉药物挥发罐异常。

5. 挥发罐装入错误的药物。

6. 挥发罐锁止装置失败,两种药物同时进入。

7. 挥发罐倾斜,导致液体麻醉药物直接进入麻醉机的吸入管道中,直接进入呼吸道。

8. 麻醉工作站药物输送装置工作错误。

（三）危险因素分析

1. 使用挥发性麻醉药物进行吸入诱导。

2. 当使用高浓度吸入麻醉药物进行麻醉深度的快速调节时,高流量新鲜气体及机械呼吸会使吸入麻醉药物在呼吸循环管道中快速平衡。

3. 患者事先已有心血管或者肺部危险情况。

4. 麻醉药物挥发罐刚装入麻醉机。

二、典型临床表现与快速识别

(一) 临床表现

1. 不明原因的麻醉期间低血压,心动过缓和心律失常。

2. 预给氧期间会抱怨有异味多与挥发罐因为上一个患者使用后未关闭有关。

3. 呼吸气体分析仪检测到高浓度的麻醉药物气体。

4. 在保留自主呼吸的患者中发生呼吸抑制和窒息表现。

5. 麻醉深度进行性加深。

6. 麻醉结束后苏醒延迟。

(二) 鉴别诊断

1. 由其他问题引起的低血压和心血管问题。

2. 其他原因引起的呼吸抑制和窒息。

3. 静脉药物过量。

三、危机处理方案

(一) 危机处理

1. 关闭所有吸入麻醉药物挥发罐。

2. 确保合适的氧气和呼吸参数。

3. 确定吸入药物过量 检查挥发罐和流量计;检查气体分析仪,并且检查吸入麻醉药物在呼吸环路中的浓度是否合适。

4. 调整加大分钟通气量,用高流量氧气使吸入气中的氧浓度达到100%,增加呼吸频率和/或潮气量,从而将过量的吸入麻醉药物经麻醉废气系统清除;如果麻醉药物浓度未能下降,使用紧急通气装置,这可能是由于麻醉机或者挥发罐内部工作发生故障。

5. 检查患者生命体征 血压,脉搏,氧饱和度,听诊心音。

6. 维持循环 静脉给予液体;给予血管活性药物;给予阿托品类药物;如果有血流动力学问题,寻求帮助;如果心搏骤停,按照心肺复苏原则进行抢救;在使用儿茶酚胺类药物处理吸入药物过量时可能会出现心律失常,应积极对症处理。

7. 如果发生心搏骤停,通知外科医师马上停止手术。

8. 如果是挥发罐问题,马上更换麻醉机,或者改为全凭静脉麻醉。

(二) 危机预防

1. 使用前常规检查挥发罐。

2. 使用呼吸气体分析仪(包括挥发性麻醉药物),设定吸入麻醉药物浓度报警。

3. 在使用高浓度吸入麻醉药物时注意密切观察患者的病情变化,及时调整药物浓度。

4. 确保挥发罐正确安装。

5. 按照厂家的说明填充挥发性麻醉药。

6. 填充挥发性麻醉药时,确保挥发罐处于关闭状态。

7. 使用特异性的填充装置进行挥发性麻醉药的填充,避免错误填充。

8. 不要过量填充挥发性麻醉药。

9. 使用脑电图监测麻醉深度并且设定报警参数。

10. 熟悉每种吸入麻醉药的 MAC 值及运用范围。

四、典型病例

（一）病历摘要

患者,男性,57 岁,因"右肾癌术后五年,发现左肾上腺占位 1 周"入院。泌尿系超声检查示:左肾上腺区可见大小 8.9cm×7.6cm 多发包块,拟于全身麻醉下行"腹腔镜下肾上腺肿瘤切除术"。患者既往体健,否认高血压、糖尿病病史。体格检查无明显异常。

（二）危机发生与处理

入室后,常规心电监护。生命体征:体温 36.6℃,心率 78 次/min,呼吸 18 次/min,血压 140/85mmHg,氧饱和度 97%;建立静脉通道,给氧去氮;在静脉诱导下行气管插管,置入 ID7.5 气管导管,深度 22cm,双侧听诊呼吸音对称,固定气管导管,使用 Drager Fabius Tiro 麻醉机行控制呼吸。按麻醉计划以丙泊酚和瑞芬太尼维持麻醉。外科医师和手术室护士进行患者体位调整,常规消毒铺巾后,手术开始。手术开始后增加丙泊酚与瑞芬太尼输入速度,麻醉平稳,20 分钟后,发现患者血压持续 90/60mmHg 以下,心率 50 次/min 左右,给予麻黄碱 5mg 静脉注射后,血压升高,心率加快。数分钟后,患者血压又出现下降,低于 90/60mmHg,心率维持在 50 次/min 左右。减少丙泊酚和瑞芬太尼输入速度,低于全凭静脉麻醉正常用量,仍不能维持血压。评估术中出血约 200ml,检查麻醉机发现七氟烷蒸发罐数值在 3%,经询问前一台手术结束后,因患者带管转送 PACU,吸入麻醉未中断,挥发罐未关闭。

（三）危机转归

调低吸入麻醉浓度为 1%,增加分钟通气量,维持静脉麻醉,患者血压心率逐渐上升,最后稳定在 110/70mmHg 左右,心率 60 次/min 左右。直至手术结束,患者未再出现血压下降,术毕带管送 PACU,1 小时后清醒拔管,观察安全后送回病房。

（四）危机事件分析

此病例中,患者行腹腔镜下肾上腺肿瘤切除术,拟采用全凭静脉麻醉,故在患者手术开始时给予全量静脉麻醉药,由于前一台手术结束后,因患者带管转送 PACU,吸入麻醉为中断,挥发罐未关闭,气管插管机械通气后吸入麻醉药持续以 3% 吸入,导致麻醉过深,血压下降,特别是 Drager Fabius Tiro 麻醉机无吸入麻醉药浓度监测,导致未能及时发现。临床上还常见于拟行全凭静脉麻醉中,诱导成功后,由于摆放体位,临时采用吸入麻醉维持,在体位摆放成功后,加上了静脉麻醉药物,但吸入麻醉药物浓度未进行改变,造成麻醉药物浓度相对过深,导致心率慢,血压低的现象。一旦发现后,应及时干预处理,向上级医师汇报,并密切观察有无术后并发症发生,若发生严重并发症,应联合多个科室对患者进行积极治疗。

五、临床建议与思考

1. 在日常工作中,常常出现吸入药物浓度过量,多是因为相对过量引起的。

2. 在现阶段每个医院的手术日益增多,在接台手术患者中,常因为上台患者启用吸入麻醉药物,但由于忘记关闭蒸发器,而引起接台患者吸入麻醉过量。

3. 在用吸入麻醉对小儿患者进行诱导后,忘记调整吸入麻醉药物浓度造成高浓度的麻醉药物吸入。

4. 目前各个麻醉机和监护仪上都安装有气体分析仪,对于吸入麻醉药物的监测也比较完善,所以这需要我们麻醉医师时刻注意吸入麻醉药物挥发罐的状态,对分析仪报警应警惕且及时处理,减少医疗意外的发生。

(李 波 王 洁)

参考文献

［1］连庆泉.麻醉设备学 [M] . 4 版 . 北京 : 人民卫生出版社 , 2016: 114-166.

［2］DAVID M. GABA, KEVIN J. FISH, STEVEN K. HOWARD, et. al. Crisis Management in Anesthesiology [M] . 2nd ed, Philadelphia: Ersevier saunders, 2015: 265-302.

［3］KEITH G. ALLMAN, ANDREW K. MCINDOE, LAIN H. WILSON. Emergencies in Anaesthesia [M] . 2nd ed, Oxford: Oxford university press, 2009: 379-390.

第十四章

其他事件危机管理

第一节　手术室失火

一、定义与发生机制

(一) 定义

手术室失火,指在手术室内发生的建筑材料、医用日常设备、医用材料,以及患者身体和/或附属物部分起火,可能影响手术室的运作、危及患者,以及手术室内工作人员的安全。

(二) 发生机制

火灾尽管很少发生,但是一旦发生可能会导致严重损伤或灾害。如果我们能很好地了解"燃烧三要素",掌握降低着火风险的方法,提前对风险进行评估,知道一旦火情发生后我们该如何应对,那么大部分手术室火灾是可以避免的。外科医师和麻醉医师直接控制着"燃烧三要素"的两个部分,即火源和助燃物,因此他们在预防手术室火灾中起到关键作用。二者之间的交流很重要,外科医师使用电刀、麻醉医师增加吸入氧流量前应互相沟通,其他人员对手术室易燃物的监督管理同样也是必不可少的。

1. 手术室火灾条件——燃烧三要素

(1) 火源:火源中58%来自手术电气设备,最常见的为电刀,其次为电凝、电钻等,38%是光纤设备,3%是激光。此外,静电也是不容忽视的火源之一,手术室相对湿度过低,尼龙塑料等材料的相互摩擦都会产生静电。

(2) 助燃物:主要是氧气和氧化亚氮,氧化亚氮在一定条件下可以分解释放热能和氧气,50%氧化亚氮和50%的氧气混合气体的助燃效果相当于100%纯氧。

(3) 易燃物:手术室中的麻醉用品、吸入麻醉气体、手术单、纱布敷料、橡胶制品、消毒液等物品均具有可燃性,此外,还有患者的毛发、切开部位的组织、肠管中的气体等。

2. 失火后烧伤损伤机制　失火后烧伤会立即引起周围组织一系列反应。烧伤产生的热能通过使蛋白变性和凝固,可能会导致组织不可逆的损伤,大部分最初的损伤局限于表皮和真皮层,其程度取决于皮肤暴露的温度和时间。烧伤时,大部分炎症介质(例如:细胞因子、前列腺素、氧自由基、组胺、补体)的释放会导致血管收缩或扩张,增加毛细血管通透性,造成局部组织甚至远端器官水肿。当烧伤的组织涉及气道时,组织的水肿往往是致命的。

（三）危险因素分析

1. 含有燃烧介质的手术,如:激光、电刀等。

2. 可燃物周围有高浓度的氧气或氧化亚氮。

3. 头颈以及胸部手术。

4. 未能按照操作要求在手术室内使用可燃物。

5. 电路老化或出现火花。

6. 患者携带易燃物品进入手术室。

二、典型临床表现与快速识别

（一）临床表现

常见手术室建筑材料、日用或医用设施、存储材料失火和其他类型起火相似,但手术室内因为存在氧源,以及部分易燃物,同时患者和工作人员较多,危害程度和性质更为严重。常见患者起火包括以下几种。

1. 气管内导管失火　气管导管内失火是最严重的患者体内着火,常见于使用激光的气道手术中。当吸入高浓度氧气时,激光操作可引起气管导管着火,导致气管、支气管黏膜和肺泡的损伤出血;若出血量大,可引起窒息。

2. 腹腔镜气腹失火　肠腔内含有甲烷、氢气等易燃气体,腹腔镜手术时,若意外切开含高浓度易燃气体的肠腔时,在吸入氧化亚氮(容易弥散入肠腔)这一助燃气体的情况下,或在误将氧气当做二氧化碳进行人工气腹时,可在电刀的作用下发生腹腔失火,导致肠管炸裂,造成严重的腹腔脏器受损和感染。

3. 体表失火　最常见于头颈部或上胸部手术的监护性麻醉中。此类患者常采用鼻导管或者面罩吸氧,手术铺单后,手术单下方,以及手术区域的氧浓度较高,在使用电刀的情况下无菌单等易燃物容易燃烧。体表失火的损伤严重程度与烧伤部位和面积相关。

手术室发生火灾时多有明显灼热感、有烟,以及其他异味以及火警警报,一般不难判断失火。火灾发生后导致的一氧化碳中毒,以及吸入有毒物质,常导致呼吸衰竭甚至心搏骤停。也可因火灾导致大面积的烧伤。

（二）辅助检查

碳氧血红蛋白浓度测定、氰化物检查、氧饱和度监测。

（三）鉴别诊断

1. 其他原因导致的烧伤。

2. 其他报警音误认为是火灾。

3. 其他原因导致的气道损伤。

三、危机处理方案

（一）危机处理

1. 患者局部起火处理

（1）气管内导管失火:当发现气道着火时,立即切断所有气源,拔出气管插管,以及其他任何还在燃烧的物质,必要时向气道灌入无菌盐水,直到没有残留任何可燃物质后再次插管,开始用空气通气,再逐渐增加氧浓度维持氧合,并行纤维支气管镜评估气道情况。对于采用激光的气道手术,最好采用抗激光的气管导管,在避免缺氧的前提下尽可能采用最低的吸入氧浓度,手术部位填塞湿纱布,同时可用吸引器吸引口咽部多余的氧气。

对于气道灼伤后的患者应谨慎评估气管拔管风险,多数情况下需等待患者气道水肿消退后再拔管。拔管前要进行漏气实验,检查气道水肿程度。

(2)腹腔镜气腹失火:发生腹腔失火时应立即中转开腹。熄灭火焰,再清理腹腔,修补受伤脏器。在切割胀气的肠管时不要用电刀设备;若使用,电刀尖端应保持干净,使用时能量不要过高,同时避免采用氧化亚氮吸入麻醉。

(3)体表失火:着火后应迅速用无菌盐水熄灭火焰,去除燃烧物,停止呼吸道气体供应至火情控制。在手术中,不推荐开放给氧。有研究表明,开放系统高流量供氧时局部的氧浓度可能很高,而通过鼻导管以 < 4L/min 的流量供氧时,氧浓度很少会超过 26%。如果患者病情需要术中供氧(心肺功能差、术中低氧血症),可以采用喉罩、气管插管或其他合适的气道工具避免多余的氧气弥漫至手术部位。

对于需要在术中保持清醒、需要鼻导管吸氧的患者,应该根据脉氧饱和度决定维持术前氧合状态所需的最低氧浓度,通常从 30% 开始,若超过 30%,使用电刀前,应先停止氧气供给,给予 5~10L/min 的医用空气至少 1 分钟来稀释局部的氧浓度。手术铺单遮盖面部可以使无菌单下的氧浓度增加 40%,而露出面部,局部氧浓度则接近于空气中浓度。术中应避免将任何可能产生热量或引起火源的器械放在患者胸部。

2. 火情进展危机处理

(1)火情评估:迅速评估起火原因、范围、人员伤势。若火势小,可及时采用二氧化碳灭火器灭火;如火势较大、火情严重,应寻求帮助;必要就近按下报警器,电话通知保卫处火灾地点和火情。

(2)火势失控时疏散责任分工:外科医师应尽快结束手术,切口用无菌巾覆盖;麻醉医师应立即关闭氧源和氧化亚氮,准备简易呼吸器、氧气筒、便携式监护仪,准备转运过程中所必需的药品和液体;巡回护士需要紧急准备手术敷料和转运床,切断电源;其他人员则负责取出手术间易燃物品,保证逃生通道的畅通,帮助准备安全区域。一切就绪后,将患者平稳移至转运床离开手术间。

(3)引导疏散:打开应急手电,戴好防毒面罩或用湿毛巾掩盖口鼻,从就近防火通道进行疏散,注意防止踩踏,禁用电梯。原则是优先疏散邻近手术间未麻醉的患者,全部撤离后挂无人牌标志,视火情控制情况确定是否使用防火卷帘门以阻断火势蔓延。

(4)清点:包括患者在内的所有人员在疏散过程中的数量。

(二)危机后处理

1. 将伤者转移至安全的环境,进一步治疗。

2. 应用糖皮质激素类药物防治气道水肿。

3. 如发现体表烧伤应送烧伤科进一步处理。

4. 注意气道的保护,以及纠正休克,维持呼吸、循环的稳定。

(三)危机预防

1. 手术室内失火的预防

(1)易燃物品的储存:易燃易爆和性质相抵触的各类物品,需分类存放,用安全容器成装,并放在防火的储物柜里,储物柜里的液体量应受限制。对于易燃液体,需要明白:不仅仅是液体本身可以引燃,看不见的蒸汽同样可以燃烧,因此需保持手术间通风,避免易燃气体蒸汽在受限的空间中聚集;使用后及时盖紧盖口,用过的渗有易燃液体的棉球等物品要随时放入有盖容器。此类物品需专人保管,经常检查,防止容器破碎。标签不清需及时更换,先入库的先使用,减少危险化学品的存量。手术室压缩性气体应用钢瓶储存,放在通风良好处,贴好标志,气瓶口应防油防火,不可缠绕胶布或放在高温处。使用完毕及时关好阀门,搬运时避免滚动碰撞。定期检查手术间电路、医用气体管道装置的密闭性,避免在手术室内堆积物品堵塞通风装置的出口。

(2)杜绝手术室内一切开放火源:经常检修电凝电刀等电气设备,防止产生电火花;电源开关和插头尽量固定在较高的手术室吊塔上,注意用电安全;手术室的地板及其他材料宜用传导性物质;所有电器设备应接地良好,位置固定后,应减少移动摩擦;所有手术铺单及工作人员衣物都应是导电性能良好的棉质布料,防止产生静电;保持手术室的相对湿度,以50%~60% 为宜。

(3)控制氧源:仔细评估每个患者需要额外氧气供应的必要性(任何氧浓度的增加都会伴随发生火灾风险的增加),若必须,尤其在头颈部的手术中,应使用能够维持氧合的最低氧浓度;使用高浓度氧气时(>30%),宜采用闭合系统、改善铺单(例如有孔的铺单),避免手术区域氧气的蓄积。若使用开放供氧系统,可间断用空气"冲洗"多余的氧气或者用排气系统;使用电刀前可停止氧气供应;涉及气道的手术,气管插管的套囊用有色溶液充气,导管周围以及咽喉周围用湿纱布填塞。使用电刀前吸引口咽部多余的氧气,手术过程中要注意麻醉环路的可疑泄漏;每台手术结束后都应及时关闭气源,以免多余的氧气排放至手术室环境中。

(4)控制易燃物:根据一项调查,13% 的手术室工作人员不知道双极设备造成的热损伤并不局限在两个电刀头之间。因此,手术室工作人员应增加对手术设备的了解,使用电刀、超声刀、内镜光源等设备时,不用时应将其放入特定保护套内,不要放在患者身上或者无菌单上;尽管有些外科铺单是用不易燃的材料制作的,但是在富氧环境中它们还是可以被点燃的。当使用激光时,手术区域周围用湿纱布;在咽喉部手术中,用湿海绵进行填塞;手术区域附近的毛发应涂以水溶性非脂溶性的软膏;不要用消毒液浸泡皮肤,消毒液干燥后再铺手术单;消毒液浸湿的无菌单应及时更换。

2. 危机防控、应对培训和模拟演练 手术室内工作人员应定期进行手术室内失火的预防处理知识培训和模拟演练。相关医护人员应准备盛放无菌盐水的容器、二氧化碳灭火器、可替换的气管插管、面罩、呼吸回路、手术铺单和纱布、硬质喉镜片、硬质纤维喉镜等,保证一旦发生火灾,可以立即取得这些物品。此外,手术中心应配备防火应急灯、缆绳、锤子、防毒面具等,每层手术间建立楼层消防通道平面图,每个手术间应设置紧急疏散路线图,防火通道荧光指示标志应清晰可见。

3. 起火后处理以及火势失控疏散模拟演练 手术室发生火情时,如何迅速有效采取措施应对是我们最关注的,因此模拟火灾演练受到越来越多的重视。模拟演练内容应包括患者局部起火以及火势失控后如何有序疏散。

在模拟失火情景中,所有手术室工作人员都应参与其中,进行责任分工,大家各司其职才能最大限度减少损伤。所有工作人员进手术间前需明确几个问题:①最近的灭火器在哪?②电源氧气源在哪?如何切断?③最近的火警报警器在哪?④最近的除颤器在哪?⑤最近的逃生通道在哪?

四、典型病例

（一）病历摘要

患者，男性，42岁，BMI 28kg/m²，其余检查无特殊，在手术室内拟全身麻醉下行右侧股动脉搭桥术。麻醉诱导采用咪达唑仑、芬太尼、丙泊酚及罗库溴铵，随后进行经口气管插管。

（二）危机发生与处理

麻醉维持采用 2% 七氟烷、罗库溴铵，机械通气采用 40% 氧气。插管后，术侧用 75% 的酒精消毒，手术进行期间，手术者再次用酒精消毒对侧下肢皮肤。此时外科医师感觉腿部皮肤有短暂发热。手术进行至 1/3 时，患者左膝关节下方的手术铺单被引燃。火焰很快通过喷洒无菌生理盐水熄灭。检查发现患者左膝后方有两处椭圆形的烧伤。手术结束后，烧伤处涂以磺胺嘧啶银乳膏并予以敷料覆盖。手术结束后顺利拔出气管导管，送入恢复室。

（三）危机转归

术后联系烧伤科医师会诊，诊断患者左侧腘窝 2 度烧伤，烧伤面积 1%。保守治疗方案为磺胺嘧啶银敷料湿敷。

（四）危机事件分析

通过分析该病例火灾发生的原因我们可以发现，即使在没有高浓度氧供应的情况下，同样可以发生火灾。原因可能是：①手术区域多余的酒精消毒液渗入患者左腿下方的无菌单中；②患者肥胖，酒精容易聚集在皮肤和无菌单的皱褶处；③术中手术区域的再次消毒增加了酒精溶液在局部的聚集。所有这些情况都延长了酒精的蒸发时间，术中电刀使用可能引燃了局部残余酒精导致灾难的发生。一旦火灾发生后不要慌张，要按流程迅速灭火并进行防止损伤进展的措施。此例患者烧伤后局部冰盐水冷却患处，可减少烧伤的伤害程度。

五、临床建议与思考

（一）手术室内可参照美国手术室注册护师协会的防火安全指引进行术前火灾风险评估，包括：①围手术期是否使用了酒精或者其他易燃溶液进行了皮肤消毒？②手术或者侵入性操作是否在剑突上或口咽部位？③是否开放给予氧气或氧化亚氮？④是否使用了电刀、激光或可视纤维光源设备？⑤是否有其他可能的促发因素（例如除颤器、电钻、电锯等）。

（二）存在上述情况，每一位工作人员都需提高警惕，防患于未然。医护人员应：①提高对易燃消毒液的警惕性。②术前可以考虑剔除手术区域的毛发，以免多余消毒液聚集在毛发缝隙中，蒸发时间延长。③注意患者肚脐或者环状切口内可能存留有可燃消毒液体，多余的消毒液沿着手术部位滴下时，可用无菌吸水纸吸收多余液体。④当消毒液浸湿患者身下的铺单时，应及时更换或等待酒精消毒液完全干燥后再铺单。⑤注意手术期间电火花的产生。

（三）烧伤后根据患者的烧伤部位、程度、面积等按照烧伤手术麻醉处理；气道烧伤后应警惕迟发型气道水肿的风险。

（四）手术室内应定期举办危机模拟演练，提高手术室内失火后的应急处理能力。

（周　琴　许学兵）

参考文献

[1] SPRUCE L. Back to Basics: Preventing Surgical Fires [J] . Aorn J, 2016, 104 (3): 217-224.

[2] STUART R. Operating Room Fire Safety [J] . The Ochsner Journal, 2011, 11: 37-42.

[3] 邓小明, 姚尚龙, 于布为, 等. 现代麻醉学 [M] . 4 版 . 北京 : 人民卫生出版社 , 2014.

[4] MEHTA SP, BHANANKER SM, POSNER KL, et al. Operating Room Fires: A Closed Claims Analysis [M] . Anesthesiology, 2013, 118: 1133-1139

[5] BUCZKO GB, MCKAY WP. Electrical safety in the operating room [J] . Can J Anaesth, 1987, 34 (3): 315-22

[6] JONES SB, MUNRO MG, FELDMAN LS, et al. Fundamental Use of Surgical Energy (FUSE): An Essential Educational Program for Operating Room Safety [J] . Perm J, 2017, 21: 16-50

[7] 张静, 高薇, 杜彦玲, 等. 情景模拟法在手术室火灾应急演练中的应用 [J] . 中国护理研究 , 2013, 4 (27): 1034-1035.

[8] HALSTEAD MA. Fire drill in the operating room. Role playing as a learning tool [J] . Aorn J, 1993, 58 (4): 697-706.

第二节　急性输血反应

一、定义与发生机制

(一) 定义

急性输血反应(acute transfusion reactions, ATR)定义为血液或血液成分输注后发生的急性不良反应。

(二) 发生机制

ATR 的发生原因尚不确定。多数的发热反应是由供者白细胞或血液成分在储存过程中累积的代谢物引起免疫反应所致。虽然减少红细胞悬浮液中的血浆可以降低输血过敏反应的发生率,但是极少能够鉴别出针对患者体内血浆成分的特异性致敏原。

发热反应是受血者抗体对输入粒细胞发生免疫反应,致热源(IL-1、IL-6、TNF)通过前列腺素 E_2 介导,作用于下丘脑体温调节中枢,引起体温升高。

某些情况下,低血压是血液成分接触白细胞滤器带有电荷的表面时释放缓激肽及血管紧张素所致,故服用血管紧张素转换酶抑制剂和具有缓激肽降解遗传缺陷的患者发生低血压的风险最大。

(三) 危险因素分析

1. 供体和受血者的 ABO 血型、Rh 血型、微抗体系统不合。

2. 检验科样本标记错误,导致血型鉴定失败。

3. 输血前三方核对血液制品以及患者血型错误。

4. 多次输血、孕产史的患者。

5. 受血者对输入的红细胞、白细胞、血小板、血浆蛋白发生过敏反应。

二、典型临床表现与快速识别

(一)临床表现

ATR 虽然多是反应程度较轻的非溶血性发热反应(febrile non-haemolytic transfusion reactions,FNHTR)和过敏反应,但严重者也可危及生命。

急性输血反应主要症状包括:发热、寒战、面部潮红、烦躁、头痛、胸闷、剧烈腰背痛、腹痛,继以黄疸、呼吸急促、血压下降、心动过速、低氧血症、血红蛋白尿,最终出现少尿、无尿等急性肾衰竭症状,症状持续少则十几分钟,多则 1~2 小时后缓解。全身表现为皮肤荨麻疹、瘀点、黏膜出血、穿刺处出血、手术伤口渗血。

在全身麻醉下,由于患者身体由手术铺巾覆盖,上述临床表现大多无法及时发现。如输血后突然出现原因不明的低血压、创面渗血、心动过速、肺顺应性下降、气道阻力增高、低氧血症时应考虑急性输血反应的可能。

急性溶血性输血反应(acute haemolytic transfusion reaction,AHTR)通常继发于 ABO 血型不合的溶血反应,红细胞在血管内破裂,典型症状是输入几十毫升血(最少 10ml)后,出现休克、寒战、高热、呼吸困难、腰背酸痛、心前区压迫感、头痛、血红蛋白尿、异常出血等,可致死亡。AHTR 患者直接抗球蛋白实验阳性,可与非溶血性发热反应(直接抗球蛋白实验阴性)进行鉴别。患者持续存在中度发热的症状或体征(体温 ≥ 39℃ 或升高 ≥ 2℃,和 / 或全身性症状,如畏寒、寒战、肌肉酸痛、恶心或呕吐),宜考虑细菌污染或溶血反应。无严重过敏反应或液体超负荷临床表现的休克和 / 或严重低血压应考虑 ABO 不相容性输血或细菌污染。

输血相关性急性肺损伤可表现有严重低血压,但其主要临床表现常是呼吸困难。患者无呼吸道症状则有理由排除输注相关急性肺损伤。患者如有肺水肿(肺底部湿啰音和影像学改变),可诊断为循环超负荷或输注相关急性肺损伤,这有助于排除过敏反应。对于输血期间或输血结束后短时间内出现呼吸窘迫,无喘息或喘鸣的患者,宜注意鉴别输注相关急性肺损伤和循环超负荷。

如输注血制品同时,发生其他非血制品引起的严重过敏反应,在未确定过敏原且无法排除血制品输注引起的严重过敏反应,也可按照血制品输注引起的严重过敏反应进行处理。

国际血液安全监测网络(International Haemovigilance Network,IHN)和国际输血协会(International Society Blood Transfusion,ISBT)按 ATR 严重程度进行分级(表 14-2-1),可为治疗和处理措施提供借鉴。

表 14-2-1 急性输血反应严重程度分级标准

类别	轻度(1 级)	中度(2 级)	重度(3 级)
发热反应	体温 ≥ 38℃ 或比输血前升高 1~2℃,无其他症状 / 体征	体温 ≥ 39℃ 或比输血前升高 ≥ 2℃ 和 / 或畏冷、寒战或其他炎症反应,如肌痛、恶心,导致输血停止	体温 ≥ 39℃ 或比输血前升高 ≥ 2℃ 和 / 或畏冷、寒战或其他炎症反应,如肌痛、恶心,导致输血停止;需要进一步实施医学评估和 / 或直接导致住院或住院日增加

类别	轻度（1级）	中度（2级）	重度（3级）
过敏反应	短暂性皮肤潮红、荨麻疹或皮疹	喘息或血管神经性水肿，伴或不伴皮肤潮红、荨麻疹或皮疹，但没有呼吸功能减弱或者低血压	支气管痉挛、喘鸣、血管神经性水肿或循环系统问题，需要紧急医疗救治和/或直接导致住院或住院日增加或出现全身性过敏反应（危及生命的严重过敏反应，迅速发展为气道或呼吸和/或循环问题，常伴有皮肤和黏膜改变）
发热与过敏反应	同时存在轻度发热和轻度过敏反应的表现	同时存在过敏和发热表现，至少有1种达到中度	同时存在过敏和发热表现，至少有1种达到重度
低血压反应		输血期间或输血结束后 <1 小时内收缩压 ≤ 80mmHg 且下降 ≥ 30mmHg，无过敏症状，不需要或仅需轻度治疗	低血压中度以上导致休克（酸中毒、重要器官功能损害），排除过敏及感染性休克，需要紧急治疗

（二）鉴别诊断

1. 脓毒症。

2. 药物过敏反应。

3. 其他原因引起的休克、支气管痉挛（如哮喘、药物过敏）。

4. 输注的血液或液体受细菌污染。

5. DIC、ARDS、肺水肿。

（三）辅助检查

1. 直接抗蛋白实验（DAT）。

2. 血浆游离血红蛋白浓度 <100mg/L。

三、危机处理方案

（一）危机处理

1. ATR 的最初治疗宜针对症状和体征，而不宜完全依赖 ATR 的分类，检查患者重要生命体征如血压、SpO_2、体温。

2. 患者出现轻度非溶血性发热反应时常可继续输血。仅有轻度发热反应（体温 ≥ 38℃ 且比输血前升高 1~2℃，无其他症状或体征）的患者建议口服对乙酰氨基酚（500~1 000mg），严重寒战者可静脉注射小剂量哌替啶缓解，发热严重或上述药物治疗效果不佳可用糖皮质激素。输入洗涤红细胞或去白细胞血液制品有助于减少非溶血性发热反应的发生。过敏症状轻微者（短暂性皮肤潮红、荨麻疹或皮疹）可继续输血，但建议减慢输血速度，予以抗组胺药物如苯海拉明 25~50mg 静脉注射。

3. 患者发热如不能完全排除溶血反应及细菌污染，应立即停止输血。对于危重患者，在等待医疗支持的同时需按急症患者给予适当处理（图 14-2-1），且所有的患者都应终止输血，取下输血器，保留供进一步调查，并以注射用生理盐水冲洗静脉通路。清醒患者如有喘鸣而无上呼吸道阻塞表现，考虑雾化吸入短效 β_2 受体激动剂（如硫酸沙丁胺醇）。伴喘鸣的休克和/或严重低血压的严重过敏反应可静脉注射肾上腺素；如严重呼吸困难，应考虑控制呼吸以确保患者氧合。过敏反应的支持疗法包括:①快速输入 500~1 000ml 晶体液。②初步复苏后,缓慢静脉注射马来酸氯苯那敏 10mg。③初步复苏后,缓慢静脉注射氢化可的松 200mg。④如果患者持续哮喘或喘鸣,宜给予吸入或静脉注射支气管扩张剂。

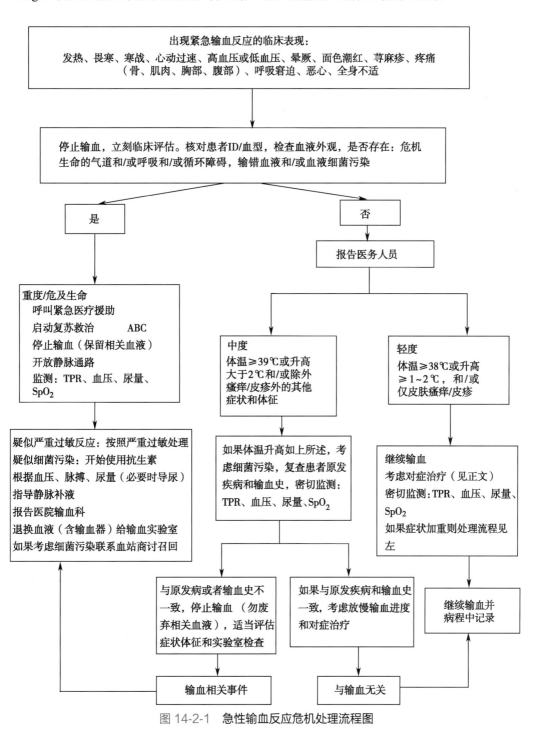

图 14-2-1　急性输血反应危机处理流程图

4. 如果诊断为 AHTR,要按下面的流程(表 14-2-2)进行对症支持和针对性处理。

表 14-2-2　急性溶血性输血反应治疗步骤

1. 停止输血更换输血管路、生理盐水冲洗

2. 通过下列方法维持尿量最少在 75~100ml/h：
   A. 大量补液，必要时应用甘露醇（12.5~50g，输注时间 >5~15 分钟）
   B. 若补液和甘露醇无效，静脉注射呋塞米（20~40mg）
   C. 必要时行血液透析或腹膜透析

3. 补液及应用血管活性药物抗休克防治低血压，吸氧，如有必要行气管插管控制呼吸

4. 碱化尿液：每 70kg 需要 40~70mmol 的碳酸氢钠提高 pH 值至 8，根据重复测定尿 pH 结果追加碳酸氢钠

5. 实验室检查
   （1）测定血浆及尿液中游离血红蛋白浓度
   （2）检测血小板、凝血及纤维蛋白原含量
   （3）将剩余血制品送至血库重新进行交叉配血试验

6. 监测血钾

7. 治疗贫血保证携氧能力、积极输注其他血制品，预防溶血反应引起的 DIC

（二）危机后处理

进一步的支持治疗，维持循环和肾功能稳定，注意监测凝血，防治 DIC。

（三）危机预防

1. 利用自体血回输或者血液保存技术，减少异体血的输注。
2. 保证交叉配血前患者信息的核对，交叉配血的试管标签标记正确。
3. 输血前应该严格执行三方核对制度。
4. 当患者输血后应该密切监测，注意溶血反应相关症状的出现。

四、典型病例

（一）病历摘要

患者，女性，25 岁，体重 75kg，因临产收入院，因胎心减慢拟腰麻下行急诊剖宫产术。患者既往无特殊疾病，无过敏史，术前产检正常。

（二）危机发生与处理

术前法莫替丁 40mg 静脉注射。患者入室转移至手术床并左倾 15°，常规心电监护仪，血压 125/75mmHg，心率 78 次 /min，监测胎心为 142 次 /min。入手术室后开放 18G 外周静脉，术前预防使用抗生素。右侧卧位下于 L_{3-4} 行蛛网膜下腔穿刺注入 0.5% 布比卡因 2ml 加 15μg 芬太尼，测试麻醉平面位于 T_5 水平。予以去氧肾上腺素（0.2mg 稀释为 20ml）10ml/h 静脉泵入，患者血压 100/60mmHg 左右波动，心率 88 次 /min。

手术开始 5 分钟后胎儿娩出，常规予以缩宫素缓慢静脉注射，外科医师告知子宫收缩乏力，予以欣母沛 100U 子宫肌内注射；但子宫收缩乏力无明显改善导致产妇出血较多，估计出血量约 1 600ml，监测指尖血红蛋白 70g/L。术中输注乳酸林格液 800ml，羟乙基淀粉 500ml。通过血液加温装置输入红细胞悬液 3U，血浆 200ml 后，患者感头痛、畏寒，随后面部及四肢出现红色斑丘疹伴瘙痒，压之不褪色。血压 99/64mmHg，心率 83 次 /min，SpO_2 99%。麻醉医师考虑为输注血制品引起轻度急性输血反应，立即暂停血制品输注，静脉注射苯海拉明 25mg，20 分钟后患者诉头晕、四肢发冷，呼吸急促，心率 160 次 /min，血压测不到，考虑为

过敏性休克。麻醉医师采用面罩给氧,调整去氧肾上腺素泵入速率为 20ml/h,快速补液。立即静脉注射肾上腺素 50μg 后测得血压 65/32mmHg、心率 140 次 /min。静脉注射依托咪酯 10mg,琥珀胆碱 100mg,快速顺序诱导后进行气管插管。呼吸机正压通气,气道压 25mmHg,PEEP 5mmHg,$P_{ET}CO_2$ 47mmHg。随后静脉注射肾上腺素 100μg,甲泼尼龙 80mg,苯海拉明 25mg,吸入 1%~2% 七氟烷调整 MAC 值至 0.6 维持麻醉,追加罗库溴铵 25mg。开放左前臂 16G 静脉通路快速补液,行左侧桡动脉穿刺置管监测血压。根据产妇血压每 2 分钟间断注射肾上腺素 50μg,直至血压达到 100/50mmHg 后,采用肾上腺素 0.5μg/(kg·min)泵入,并行床旁血气分析、急查血常规、凝血功能。约 30 分钟后产妇生命体征平稳,气道压 20mmHg,$P_{ET}CO_2$ 35mmHg。

（三）危机转归

术毕带气管导管入 ICU 继续观察。患者 24 小时后拔除气管导管,无不良并发症。

（四）危机事件分析

本病例为产科急诊手术,在输注血制品后患者主诉头痛、畏寒,并伴有面部及四肢出现红色斑丘疹伴瘙痒等。后过敏反应进一步加重出现过敏性休克呼吸、循环衰竭,且过敏反应引起支气管痉挛,考虑术中出现急性输血反应。

患者输注血液制品后出现头痛、畏寒,随后面部及四肢出现红色斑丘疹伴瘙痒,压之不褪色考虑出现轻度急性输血反应,立即停止输血,并予以苯海拉明处理,效果欠佳。过敏反应进一步加重出现头晕、呼吸困难、心动过速,循环衰竭。考虑出现过敏性休克,快速补液、应用肾上腺素 50μg 处理后患者血压恢复不理想。予顺序诱导气管插管,气道压升高提示出现支气管痉挛,应用糖皮质激素、苯海拉明抗过敏处理,间断注射肾上腺素直至循环恢复,危机解除。由于过敏反应可能诱发支气管痉挛,因此气管插管控制呼吸是有必要的。该病例中麻醉医师在控制呼吸后考虑发生了支气管痉挛,除了肾上腺素应考虑支气管舒张剂吸入或静脉滴注解除痉挛。考虑发生急性输血反应后急查血常规、凝血功能,有助于早期识别凝血功能异常并予及时纠正。

急性输血反应根据严重程度分级进行不同形式的干预处理,首先应暂停血制品输注,对症治疗并给予苯海拉明抗过敏处理,如轻度过敏反应得到控制后,可继续缓慢输注血制品,如过敏反应加重或给予抗组胺药物无法控制过敏反应,则应立即停止血液制品输注,并静脉注射肾上腺素 50~100μg(可反复应用)。剖宫产术中出现的急性过敏反应,要注意与羊水栓塞鉴别。此例采用椎管内麻醉,产妇处于清醒状态,术中主诉头痛、畏寒,同时面部及四肢出现红色斑丘疹伴瘙痒,压之不退色等体征有助于过敏反应的诊断。对于严重过敏反应,要警惕气道痉挛、水肿的风险,及时气管插管以及解除支气管痉挛是必要的。严重急性输血反应患者,手术结束后要警惕过敏反应的持续存在或气道水肿的存在,气管拔管要慎重;此例产妇有必要带管进入 ICU 继续观察。

五、临床建议与思考

输血是临床治疗的重要组成部分,是救治危重患者的重要手段;但同时 ATR 和血型不合引起的溶血反应也会带来灾难性的不良后果。

（一）我国目前尚未建立急性输血反应的标准,亦无相应指南可指导 ATR 的诊断、鉴别诊断、处理和报告,仅在《临床输血技术规范》第三十三条规定、三十四条规定、第三十五条规定中对输血反应做出要求,但 ATR 及时正确识别和处理对输血安全非常重要,广大医务人员应引起足够重视。在手术室内,大部分患者处于全身麻醉状态,ATR 的症状和体征往往被掩盖,不易观察和早期发现,而且还可能会被漏诊,故更应该引起麻醉医师的足够警惕。ATR 在小儿和新生儿发生率较成人高,但小儿或新生儿 ATR 症状和体征更难发现,经治医师对此需高度警惕。

(二) ATR 的预防和早期识别尤为重要。输血前应由两名医护人员严格核对患者姓名、性别、年龄、病案或住院号、床号、血型、交叉配血报告单及血袋标签等各项内容,检查血袋有无破损渗漏,血液颜色是否正常。上述信息准确无误后方可输血。此外,在输血过程中应仔细、定时查看是否存在输血反应的症状和体征,包括荨麻疹、发热、心动过速、低血压、脉搏血氧饱和度下降、气道峰压升高、尿量减少、血红蛋白尿和伤口渗血等。

(三) ATR 最初治疗应针对临床症状、体征和严重程度,不宜单纯依赖输血反应的分类。如发生输血不良反应,治疗措施包括:

1. 首先应立即停止输血。核对受血者与供血者的姓名和血型。采取供血者血袋内血和受血者输血前后血样本,重新化验血型和交叉配血试验,并进行细菌涂片和培养;对于严重输血反应要迅速治疗,不推荐等待调查结果。

2. 保持静脉输液通路畅通和呼吸道通畅。

3. 积极抗过敏或抗休克治疗。

4. 维持血流动力学稳定和电解质、酸碱平衡;采用碱化尿液、利尿等措施保护肾功能。

5. 防治弥散性血管内凝血;根据凝血因子缺乏的情况,补充相关血制品或辅助用药,如新鲜冰冻血浆、凝血酶原复合物及血小板等。

6. 必要时行血液透析或换血疗法。

因失血而接受输血的患者出现低血压时,临床风险评估应审慎。如果低血压是由失血所致,继续输血可挽救生命;相反,如果认为低血压很可能是输注血液成分所致,则应立即停止输血,或更换输注其他血液成分,并启动适当的管理和调查措施。如果确定输血反应不严重或不会危及生命,对患者实施密切观察即可。

(贯 璇 许学兵)

参考文献

[1] 中华医学会麻醉学分会. 2017 版中国麻醉学指南与专家共识 [M]. 北京:人民卫生出版社, 2017: 208-215.

[2] 邓小明,姚尚龙,于布为. 现代麻醉学 [M]. 4 版. 北京:人民卫生出版社, 2014: 1804-1824.

[3] TINEGATE H, BIRCHALL J, GRAY A, et al. Guideline on the investigation and management of acute transfusion reactions. Prepared by the BCSH Blood Transfusion Task Force. Br J Haematol, 2012, 159 (2): 143-153.

[4] 褚晓凌,王洪燕,郭永建. 英国急性输血反应调查和处理指南解读 [J]. 中国输血杂志, 2014,27 (2): 219-227.

[5] 邓增硕,刘进. 血液保护与输血安全 [M]. 成都:四川科学技术出版社, 2007: 81-90.

[6] CARSON JL, GROSSMAN BJ, KLEINMAN S, et al. Red blood cell transfusion: a clinical practice guideline from the AABB [J]. Ann Intern Med. 2012, 157 (1): 49-58.

[7] KAUFMAN RM, DJULBEGOVIC B, GERNSHEIMER T, et al. Platelet transfusion: a clinical practice guideline from the AABB [J]. Ann Intern Med, 2015, 162 (3): 205-213.

第三节　骨水泥植入综合征

一、定义与发生机制

（一）定义

骨水泥植入综合征（bone cement implantation syndrome，BCIS）是指围手术期骨水泥植入人体内所引起的一系列临床症状，包括：低血压、心律失常、严重低氧血症、心肌梗死、肺栓塞、心搏骤停、死亡等。BCIS 的发生并不局限于人工髋关节置换术，但与之最为相关。BCIS 是人工髋关节置换术中和术后致死致残的最重要原因。

（二）发生机制

目前，BCIS 临床表现的轻重，以及患者的转归存在较大差异，可能与其发生机制复杂有关。BCIS 的发生机制尚未完全阐明，但骨水泥毒性、髓内高压、组胺释放和高敏反应学说还是在一定程度上得到了学术界的认可。

1. 骨水泥毒性学说（单体模型学说）　目前临床上使用的骨水泥多为"双成分系统"，包括粉末状多聚体和液态单体。液态单体的主要成分为甲基丙烯酸甲酯（MMA），高浓度的液态甲基丙烯酸甲酯（LMMA）不仅会抑制心肌，还会破坏中性粒细胞、单核细胞和内皮细胞，使之释放出蛋白水解酶而发生细胞和组织溶解。同时，LMMA 还可作用于血管平滑肌的钙通道，导致血管扩张，血流缓慢、淤积，出现心率增快或者减慢、血压下降等症状。由骨水泥单体和扩髓过程中释放出的栓子（空气、脂肪、骨髓、骨碎屑）可共同引起一系列复杂的病理生理改变，引起心肺和血管的损害。

2. 髓内高压学说（栓塞模型学说）　现代骨水泥技术在加压的过程中会在长骨骨髓腔内造成巨大的髓内压，可引起髓内血管破裂，空气、脂肪、骨髓、骨碎屑和骨水泥进入血管，形成肺栓塞，引起肺血管阻力升高、肺动脉高压、心肺功能紊乱。病理检查证实骨水泥植入后肺栓塞死亡患者整个肺血管、动脉和毛细血管均有脂肪颗粒存在。近年来 TEE 也证实 BCIS 患者肺栓塞现象的存在，髓内高压致肺栓塞学说是目前最具说服力的 BCIS 发病机制。

3. 组胺释放和高敏反应学说　有研究发现骨水泥植入后补体蛋白水平和活力降低，与过敏有关的 C3a 和 C5a 升高。测定骨水泥植入前后血清组胺浓度发现，所有植入骨水泥的患者血清组胺浓度增加量均大于 0.5~1ng/ml，同时伴有收缩压下降；而植入骨水泥前使用 H_1、H_2 受体拮抗剂可有效防止心血管功能的改变，因此，BCIS 可能与 I 型高敏反应有关。对于术前合并心血管疾病和低血容量的老年患者，即使是中等程度的组胺释放都可能引起严重甚至致命的心血管并发症。

（三）危险因素分析

BCIS 的危险因素主要包括：①高龄女性。②服用激素。③髋部骨折。④术前伴有心血管系统疾病。⑤骨恶性肿瘤。⑥区域阻滞。⑦低血容量。⑧外科操作。

1. 高龄女性患者　研究发现人工关节置换中猝死的患者多为 80 岁以上的高龄患者，常伴有骨质疏松，且女性发病率高于男性。合并严重心血管疾病或肺高压、纽约心功能（NYHA）分级 3 级或 4 级患者、既往有肺动脉高压、右心室功能不全、冠状动脉疾病和心肌梗死的患者，心肺代偿能力不足，更容易发生心肺并发症。Parvizi 等研究发现，在关节置换术中发生猝死的 23 例患者,有 18 例术前就已经存在心血管疾病史,缺乏心肺储备能力。

2. 恶性肿瘤 对于恶性骨肿瘤的患者,其髓腔内血管可能存在异常,在植入骨水泥后,髓腔内压升高,骨水泥、骨髓、脂肪、骨颗粒及其肿瘤细胞团更易进入血流引起肺栓塞,加之肿瘤细胞可通过释放肿瘤坏死因子激活凝血系统,使血液处于高凝状态,促进血栓形成。

3. 骨折特殊部位及类型 大量研究证实,髋部骨折患者接受骨水泥型髋关节置换术与肺栓塞及猝死之间具有明显像关性,病理性骨折较非病理性骨折与发病率有更大的相关性。长期服用糖皮质激素长期服用激素的骨关节炎患者由于体内脂质代谢异常,骨髓内往往沉积的大量脂肪颗粒容易因髓内高压进入血液系统引起血管栓塞或肺栓塞。大股骨骨髓腔(>21mm)大股骨骨髓腔内容物多、血管表面积大,增加了栓塞的发生概率。

二、典型临床表现与快速识别

(一) 临床表现

BCIS 的临床表现多样,临床表现程度不一,主要对心血管、呼吸和凝血系统的影响,包括以下临床表现:

1. 烦躁、头晕、呼吸困难、低血压、意识丧失、休克。

大量临床和动物实验表明骨水泥进入骨髓腔后刺激组织很快分泌出前列腺素,前列腺素通过骨髓腔内膜吸收后产生降压作用,且骨水泥聚合时的放热反应加速了前列腺素的分泌和吸收,导致患者发生低血压,文献报道发生率约为 33%,平均动脉压下降幅度为 15~40mmHg 不等。骨水泥与假体植入后,部分患者肺动脉压力增高,动脉血氧分压降低,低氧血症可持续到术后。骨水泥植入后髓腔压力升高,血管破坏,尤其是骨质疏松患者,其骨小梁的强度较低,更易使脂肪颗粒、骨水泥和髓腔的成分进入到血液循环,引起肺动脉压力增高及肺栓塞、心律失常和心搏骤停。

骨水泥植入后患者常出现心动过缓,室性心律失常,甚至恶性心律失常。严重的急性肺动脉高压会导致右心室扩张,右室内压增高,舒张末期室间隔向左偏移,引起左室顺应性降低以及右室每搏量减少,致使左心室灌注量不足,心输出量减少,血压下降,冠状动脉灌注不足,加重右心室缺血和负担,形成恶性循环造成右室衰竭。

2. 其他 骨水泥引起的其他并发症虽然并非急症,如急性心包炎、肾栓塞等也可以归属于 BCIS 范畴。

根据病情严重程度,BCIS 分为 3 级(表 14-3-1)。根据影像学研究,临床 BCIS 的发生率可能远高于我们通常的认识,只是许多轻症且一过性的 BCIS 没有为麻醉医师所重视和注意。而一旦出现重度 BCIS,95% 的患者会在 2 天死亡。

表 14-3-1 BCIS 临床严重程度分级

程度	低氧血症	低血压	意识
轻	轻度低氧 SpO_2<94%	收缩压下降超过 20%	清醒(非全身麻醉)
中	严重低氧 SpO_2<88%	收缩压下降超过 40%	意识丧失(非全身麻醉)
重	呼吸衰竭,需要心肺复苏		意识丧失(非全身麻醉)

(二) 辅助检查

1. 血气分析示低氧血症、低碳酸血症、肺泡与动脉血氧分压差增大。

2. 床边心电图示 $S_I Q_{III} T_{III}$,超声心动图示右房扩大和肺动脉高压。

3. D- 二聚体的含量大于 500μg/l。

4. 胸部 X 线片示肺野透亮度增加。

（三）鉴别诊断

1. 肺栓塞　低氧血症时间会持续延长;有肺栓塞的病因基础。

2. 心肌梗死或心力衰竭　一般表现为长时间的低血压,对液体治疗及血管活性药物反应差。

3. 过敏反应　全身的皮疹、红斑,伴休克。

三、危机处理方案

（一）危机处理

BCIS 患者的处理,主要是根据发病的轻重程度和对心血管、呼吸和凝血系统的影响程度不同采用对症支持治疗,包括给氧、补充循环容量、应用血管活性药维持有效的灌注压,有条件的情况下明确诊断,实施行 TTE 或 TEE 查找肺栓塞的直接(肺动脉栓塞)或间接证据(肺动脉压升高、右心增大、三尖瓣反流)。

术后及早行螺旋 CT 肺动脉造影,明确诊断。

1. 采用椎管内麻醉的清醒患者应用骨水泥后出现呼吸困难或意识障碍时应高度怀疑 BCIS 的发生,应该立即实施气管插管,并调节吸入氧浓度为 100% 且维持至术后一段时间;依据中心静脉压调整输液量,积极使用血管活性、正性肌力药物维持血流动力学稳定(麻黄碱 6mg、间羟胺 5mg、肾上腺素 10~50μg 静注)。对于存在右心功能不全或周围血管扩张者,去甲肾上腺素应为首选。

2. 应用骨水泥的全身麻醉手术患者,如出现突然的血压下降、脉搏血氧饱和度和呼气末二氧化碳的急剧下降,应立即按照 BCIS 来进行处理。立即给与 100% 氧气、连续有创血压和中心静脉压监测;积极补充液体、提升血压、扩张肺血管支持治疗,送 ICU 持续观察治疗,直至生命体征回复正常。

（二）危机后处理

1. 若患者考虑有肺栓塞,应请专科医师会诊,进行降肺动脉高压、溶栓、抗凝,并做对症处理。

2. 继续做支持治疗,维持患者呼吸、循环的稳定,如有必要转入 ICU 继续治疗。

（三）危机预防

1. 提高患者吸入氧浓度。

2. 预防 BICS 重点应着眼于手术技术:如各种方法降低髓内压、髓腔内彻底冲洗降低凝血酶原激酶的活力、骨水泥充分地预先聚合。

3. 低温骨水泥的应用,可降低热效应和气栓的形成。

4. 术前应用 H_1、H_2 拮抗剂能降低心血管并发症的发生率。

四、典型病例

病例 1

（一）病历摘要

患者,女性,78 岁,165cm,69kg,ASA Ⅲ级。患者因左股骨颈骨折行左髋关节全髋置换术。既往患者有 COPD、高血压、骨质疏松。有吸烟史,已戒烟。长期使用沙丁胺醇、氟替卡松控制 COPD 症状;降压药控制血压好。术前 ECG 基本正常;胸片显示 COPD,肺部无明显渗出。因患者骨折前活动能力尚可,MET>4,为尽快手术,未行进一步肺功能、心脏彩超及血气分析。

(二) 危机发生与处理

入室吸空气状态下 SpO$_2$ 96%。继续应用降压药和沙丁胺醇、氟替卡松。术前静脉滴注氢化可的松 100mg 及预防性应用头孢呋辛钠 1.5g 防止感染。麻醉采用重比重 0.5% 布比卡因 2.2ml 脊椎麻醉,脊椎麻醉后患者血流动力学稳定。左侧半髋置换术历时 90 分钟(有应用骨水泥),手术出血 300ml,补充乳酸林格液 1 500ml。术后送 PACU 观察期间有一过性 SpO$_2$ 下降(86%),给予沙丁胺醇吸入及鼻导管吸氧(FiO$_2$ 40%)后 SpO$_2$ 恢复正常。肺部听诊无异常。PACU 观察 25 分钟后鼻导管吸氧下安全送返普通病房。送返普通病房后 90 分钟后患者出现焦虑、躁动、低氧血症、呼吸急促、心动过速,血压短暂升高后下降至 90/56mmHg。麻醉医师紧急会诊后指示增加吸氧浓度(80%)、给予气道吸入沙丁胺醇及氟替卡松、加快补液并开始应用去氧肾上腺素提升血压,但无显著改善。转 ICU 后无创呼吸机辅助通气,行床边胸片、ECG 和血气分析。胸片显示双肺基底部少量渗出。ECG 显示窦性心动过速,血气分析显示 I 型呼吸衰竭。紧急行肺血管 CT(CTPA),未发现明显肺血管栓塞,但显示肺动脉压升高。气管插管后行机械通气支持、持续有创动脉压。在行颈内静脉穿刺置管后患者出现惊厥,给予咪达唑仑 5mg 静脉注射,此时患者血流动力学仍不稳定,血压降至 60/30mmHg,经中心静脉泵注大剂量去甲肾上腺素 20μg/(kg·min)、肾上腺素 8μg/(kg·min) 和血管升压素 0.4U/(kg·h)输注维持血压在 90/50mmHg 左右。心脏彩超显示严重三尖瓣反流、射血分数 54%、左室肥厚、右心扩大、肺动脉高压(右室压力 46mmHg),给予前列腺素降低肺动脉压,增加正性肌力药多巴酚丁胺,患者循环逐渐稳定。

(三) 危机转归

经过 ICU 呼吸循环支持治疗,抗感染治疗,1 周后升压药物、正性肌力药逐渐减量直至完全停用后拔气管导管,在 ICU 住院 14 天后转普通病房,无特殊并发症,出院。

(四) 危机事件分析

此例患者在应用骨水泥的全髋关节置换术后送病房出现呼吸、循环衰竭,根据患者既往史、术中应用骨水泥、临床表现以及 CTPA、心脏超声排他性诊断后考虑患者发生 BCIS。

患者高龄且既往史较复杂,麻醉及手术顺利,术毕送 PACU 观察时出现一过性低氧血症给予吸氧处理后改善,送病房时突发意识改变、呼吸困难、循环衰竭。首先考虑既往 COPD 病史,给予补液、气管舒张剂吸入、去氧肾上腺素升高血压,但呼吸、循环改善不明显。立即送 ICU 行无创机械通气支持,考虑肺部病变,行胸片、ECG、血气分析,提示 I 型呼吸衰竭,胸片仅见基底部少量渗出。肺血管 CTPA 未见肺栓塞,但提示肺动脉升高,心脏彩超示三尖瓣大量反流。患者呼吸、循环进一步恶化,给予气管插管控制呼吸,同时患者惊厥发作,给予咪达唑仑控制惊厥,泵注大剂量去甲肾上腺素、血管升压素、肾上腺素维持血压,给予前列腺素降低肺动脉压,患者呼吸循环相对稳定,复苏成功,危机解除。此例为术后出现的骨水泥综合征,较为罕见,麻醉医师的呼吸循环支持治疗是及时有效的,CTPA 提示患者肺动脉升高且无肺血管栓塞表现,血气分析提示 I 型呼吸衰竭,心脏超声提示右房右室压力升高及心腔的扩大、三尖瓣的大量反流(此改变由肺动脉压升高引起),骨水泥综合征可能性最大。骨水泥、脂肪粒、骨碎屑等进入肺循环导致局部炎症反应,引起肺微循环栓塞:一方面导致解剖分流增加,低氧血症较难通过吸氧改善;另一方面引起肺动脉升高(患者 COPD 时加重肺动脉高压),右室压力的升高导致三尖瓣大量反流,此时室间隔向左偏移,左室舒张末期容量严重不足,心输出量降低导致循环衰竭。既往高血压和 COPD 加重肺动脉高压和循环衰竭。

该患者术前合并骨水泥综合征的高危因素:高龄、COPD、高血压、骨质疏松、ASA Ⅲ级、应用骨水泥的全髋置换术。骨水泥综合征多在应用骨水泥期间出现,术后出现的延迟性骨水泥综合征较罕见。应用骨水泥的全髋关节置换术患者在术中或术后一旦出现意识、呼吸、循环的改变,经常规提高吸入氧气浓度、补液、升压处理效果不显著时,应高度怀疑骨水泥综合征,肺部听诊、胸片、超声、肺血管造影、血气分析可以为诊断提供依据。补液、呼吸支持、血管活性药的应用、降低肺动脉高压的措施应积极,多数患者经呼吸、循环支持治疗后可恢复。若处理不及时该类患者极易因呼吸、循环衰竭导致心搏骤停,应予警惕。

病例 2

（一）病历摘要

患者,男性,86 岁,因"不慎摔伤致左髋部疼痛活动受限 4 小时"入院,患者既往有冠心病,曾行冠状动脉造影术,左冠脉支架植入状态(4 个支架),现服用阿司匹林,他汀类药物治疗,阿司匹林术前已停用 1 周。患者入院时胸片提示双下肺感染,以右下肺为著,术前访视患者偶有咳嗽,咳白痰。术前心电图示窦性心律,房性期前收缩;心脏彩超示左室射血分数65%,左室舒张功能降低,二、三尖瓣轻度反流。胸片显示双侧胸腔积液。下肢彩超显示双下肢动脉粥样硬化斑块形成。血常规示 HGB 97g/L。CT 提示:①左侧股骨粗隆间骨折考虑病理性骨折可能,扫描范围内腰椎、骨盆构成以及股骨骨质密度异常,转移性病变或代谢性骨病。②考虑前列腺增生伴钙化灶形成,建议 MRI 检查除外占位可能。诊断为:①左股骨粗隆间骨折。②肺部感染。③左冠脉支架植入术后。④重度骨质疏松症。拟在椎管内麻醉下行左侧股骨头置换术。

（二）危机发生与处理

患者于 8 时 10 分入室,入室血压 130/65mmHg,心率 85 次/min。入室后桡动脉穿刺测压,T_{3-4} 腰硬联合麻醉穿刺置管顺利,麻醉平面上达 T_{12},手术开始后患者生命体征平稳,心电监测示偶发房性期前收缩。改右侧卧位,9 时 50 分手术开始,输注羟乙基淀粉 500ml,血压 145/76mmHg,心率 92 次/min,SpO_2 99%。10 时 10 分手术过程放置骨水泥,15 分钟后患者血压急速下降,有创动脉血压最低可降至 30/25mmHg,心率为 50 次/min,SpO_2 为 77%。患者意识消失,呼之不应,立即嘱手术医师停止手术,将患者平卧位后立即行胸外心脏按压,予维库溴铵 8mg,插入气管导管,静脉推注肾上腺素 1mg,同时泵注去甲肾上腺素 0.6μg/(kg·min),2 分钟后患者血压升至 133/66mmHg,心室率 122 次/min,SpO_2 100%。插管后气道压为 13cmH_2O,双肺听诊清音,考虑为骨水泥植入综合征。输入悬浮红细胞 1 单位,手术继续,术中输液量 1 500ml,输浓缩红细胞 1 单位,出血量为 100ml,尿量 300ml,未发现患者皮肤有过敏现象,手术历时 1.5 小时。

（三）危机转归

术毕去甲肾上腺素 0.2μg/(kg·min)泵注,患者血压维持在 160/90mmHg,带气管导管转入 ICU 治疗;次日访视患者已拔除气管导管,意识清醒,生命体征平稳。1 天后转入骨科进一步治疗。术中免疫组织化学病理提示为骨转移瘤,前列腺癌来源。患者家属要求姑息治疗,患者术后恢复及功能锻炼良好,15 天后出院。

（四）危机事件分析

本例患者为高龄合并冠心病,冠脉支架植入状态,骨质疏松且术前诊断不排除转移性骨病。患者在植入突发骨水泥后突发血压骤降,意识消失,心率减慢,血氧饱和度下降至77%,经心肺复苏后循环恢复,考虑术中发生了骨水泥植入综合征。

在该患者在植入骨水泥后突然出现呼吸循环的衰竭,考虑为骨水泥植入综合征。立即予胸外心脏按压、肾上腺素1mg静脉注射,行气管插管术控制呼吸,患者循环恢复,血氧饱和度升至100%。术中的抢救是及时有效的,术前的动脉有创测压为及时识别危机、评估胸外心脏按压效果以及指导抢救过程中血管活性药物的应用起到了重要作用。在气管插管后及时的听诊肺部呼吸音能够识别心衰或肺梗死,有助于术中明确诊断,评估骨水泥综合征的严重程度。该例患者主要表现为循环衰竭,由于患者合并冠心病,且为冠脉支架植入状态,血流动力学的波动以及循环衰竭的持续时间延长都可能造成心肌缺血甚至诱发心肌梗死。及时予胸外心脏按压、肾上腺素处理,予去甲肾上腺素维持循环,气管插管保证氧合,不仅能及时抢救患者,也避免原有的心血管系统疾病进一步恶化。麻醉医师的处理是及时有效的,但在气管插管及循环恢复后应考虑适当的镇静,防止患者对气管导管、肌松药不能耐受。

高龄老年患者,既往有冠心病,是发生骨水泥综合征的高危因素。患者术前的CT检查结果提示病理性骨折以及严重骨质疏松,骨水泥综合征发生的可能性较大。患者冠脉支架置入状态,一旦发生骨水泥综合征,抢救难度极大。麻醉前应做有创动脉监测、备血管活性药物(去甲肾上腺素、肾上腺素),要做心搏骤停、紧急心肺复苏的预期。骨水泥应用过程中应密切注意呼吸、循环监测,一旦出现骨水泥综合征,主要以支持疗法为主:补液、提高氧合、血管收缩药(推荐去甲肾上腺素、肾上腺素)、肺血管扩张剂(前列腺素类)、有创监测,一般可解除危机。但应注意血压、心率的动态变化,危机解除后应积极行胸片、心脏超声、心电图检查、肺血管造影明确诊断,如有肺动脉栓塞可早期介入处理,危机解除后应及时联系ICU做进一步治疗。

五、临床建议及思考

1. 随着老龄人口的增多,需要关节置换和椎体成形术的患者数日益增加,我们应当在充分认识BCIS危险因素的基础上,结合患者的切实情况,通过针对性地选择手术方式、麻醉方法,加强围手术期监测和麻醉管理,从而减少BCIS的发生率。

2. 对于ASA分级3级以上,尤其是高龄及超高龄患者骨折后长时间卧床患者、术前已经存在某些心肺疾病的患者、术前禁食禁饮时间过长患者对麻醉和手术的耐受力较差,应适当减少麻醉药物的用量。应用骨水泥前适度扩容,预先使用缩血管药物如麻黄碱、去氧肾上腺素、糖皮质激素,预防可能发生的心血管反应。此外,还可以在麻醉常规监测基础上加呼气末二氧化碳、中心静脉压和有创动脉压监测,以便尽早发现并纠正紊乱的病理生理状态,提高患者的安全性。

（许学兵）

| 参考文献

[1] GRIFFITHS R, PARKER M. Bone cement implantation syndrome and proximal femoral fracture [J]. Br J Anaesth, 2015, 114 (1): 6-7.

［2］林媛, 许学兵. 骨水泥植入综合征的研究进展 [J]. 临床麻醉学杂志, 2013, 29 (6): 619-621.

［3］CHARNLEY J. The classic: The bonding of prostheses to bone by cement [J]. Clin Orthop Relat Res, 2010, 468 (12): 3149-3159.

［4］POWELL JN, MEGRATH PJ, LAHIRI SK, et al. Cardiac arrest associated with bone cement [J]. Br Med J, 1970, 3 (5718): 326-326.

［5］DONALDSON AJ, THOMSON HE, HARPER NJ, et al. Bone cement implantation syndrome [J]. Br J Anaesth, 2009, 102 (1): 12-22.

［6］PARVIZI J, HOLIDAY AD, ERETH M H, et al. Sudden death during primary hip arthroplasty [J]. Clin Orthop Relat Res, 1999, 369: 39-48.

［7］刘尚礼, 陈燕涛. 人工髋关节置换术中严重骨水泥反应综合征 [J]. 中国医师进修杂志, 2006, 29 (7): 1-3.

［8］KOESSLER MJ, FABIANI R, HAMER H, et al. The clinical relevance of embolic events detected by transesophageal echocardiography during cemented total hip arthroplasty: a randomized clinical trial [J]. Anesth Analg, 2001, 92 (1): 49-55.

［9］WOO R, MINSTER G, FITZGERALD R, et al. Pulmonary fat embolism in revision hip arthroplasty [J]. Clin Orthop, 1995,(319): 41-53.

［10］FABBRI G, PERIN S, COLI A, et al. Pulmonary embolism associated with use of bone cement during hip arthroplasty [J]. Chir Organi Mov, 1996, 81 (4): 347-349.

第四节　动脉内注射

一、定义及发生机制

（一）定义

动脉内注射（intra-arterial injection）是指医源性动脉内错误注射药物、错误浓度、错误剂量，以及非适用于动脉内注射的药物。据统计，医源性动脉内注射发生率高达 1∶3 440，大多数这类药物属于镇静药物或全身麻醉药物，最常见的是巴比妥类和苯二氮䓬类药物。一旦出现后遗症，对患者的影响可能是毁灭性的。麻醉医师应了解动脉内注射的风险，掌握发生动脉内注射后的管理策略。

（二）发生机制

动脉内注射的高危因素包括病态肥胖、深色肤色、胸廓出口综合征、持续有创动脉监测、前臂存在血管畸形，以及高危的解剖位置（动脉与静脉位置邻近，如肘窝、腹股沟）。术中麻醉医师过度疲劳、注意力不集中，也是导致错误动脉内注射的重要因素之一。另外，因为动脉内注射时疼痛往往是最初始的症状，对于那些接受全身麻醉、昏迷或精神状态改变、智力发展异常的患者来说，因不能立即表现临床症状，常常会被注射更多的药量，导致严重的后遗症。

尽管从临床症状能明确地诊断出动脉内注射后并发症，但其并发症的发病机制目前仍不清楚。目前关于动脉内注射的发病机制大致如下，如去甲肾上腺素介导血管收缩、血栓形成学说、内皮炎症理论、直接细胞毒作用等。这些原因导致的最终结果是从注射部位起到动脉供血范围内的组织缺血。但并非所有的药物都会通过确切的机制引起缺血，例如，一些药物动脉注射后发生结晶现象，而其他可能是对内皮细胞的直接毒性。不管涉及何种机制，血栓形成似乎是所有动脉内注射后并发症发病机制的共同终点。

（三）危险因素分析

1. 麻醉医师注意力不集中或疏忽导致错误动脉脉内注射。

2. 动静脉管路未标记或标记错误。

3. 静脉导管置入肘窝肱动脉或畸形的动脉（上肢动脉的解剖变异较大，一般只有通过影像学证据才能明确解剖变异的发生）。

4. 在手背或足背静脉置管置入动脉，尤其是血压较低的时候，导致错误的动脉内注射。

二、典型临床表现与快速识别

（一）临床表现

1. 药物一旦动脉内注射，大多数清醒患者立即（通常在数秒内）表现为疼痛，从注射部位扩展至动脉远端，短时间内即出现感觉异常，如麻木、灼烧感，并进一步影响运动功能（肌肉挛缩、肌力减弱），皮肤颜色改变，如潮红、大理石花纹等。动脉内注射后 7~10 天出现血管相关症状，如无脉、疼痛、皮肤发绀、苍白、感觉异常、麻痹（表明可能出现骨筋膜室综合征）。若不及时处理，症状将继续加重，发展为组织坏死、坏疽或永久性的功能障碍，并有可能发展为慢性疼痛或复杂局部疼痛综合征。表 14-4-1 为文献报道动脉内注射不同药物的可能并发症及其预后；图 14-4-1 显示为动脉内注射后临床表现及其进展。

2. 即刻识别往往是由于患者疼痛引起的叫声、体动反应，以及注射时引起的动脉支配远端肢体色泽改变引起医护人员的警惕进而发现。部分晚期识别往往是由于并发症出现后的推断，如果手术室内录像设备完善，可以通过视频回放进行确认。

表 14-4-1 动脉内注射药物及可能相关并发症

药物	并发症	干预治疗及后果
苯二氮䓬类		
地西泮	静脉炎，血管损伤	截肢
咪达唑仑	无症状，无后遗症	不需要
替马西泮	组织学：肌细胞坏死，间质水肿动静脉血栓，血管炎 临床：骨筋膜室综合征，横纹肌溶解，坏疽	筋膜切开，截肢
氯氮䓬	手腕屈曲，无脉，敏感度降低	罂粟碱动脉内注射，恢复
吩噻嗪类		
异丙嗪	坏疽	交感神经阻滞，肝素
氯丙嗪	坏疽	无报道
丙嗪	坏疽	无报道
巴比妥类		
硫喷妥钠	动脉内膜炎，血管收缩，血栓形成组织坏死	普鲁卡因动脉内注射，星状神经节阻滞，肝素，罂粟碱，酚苄明，尿激酶，利血平，苄唑啉
司可巴比妥	灼烧感，疼痛，手腕屈曲，发绀水肿	截肢或康复

药物	并发症	干预治疗及后果
异戊巴比妥	坏疽	无报道
戊巴比妥	坏疽	无报道
苯丙胺		
环己丙甲胺	坏疽	无报道
左旋苯丙胺	缺血性损伤,远端坏死	截肢
哌甲酯	坏疽	无报道
抗生素		
氟氯西林	远端坏疽	利多卡因,星状神经节阻滞,截肢,皮瓣移植
青霉素	截瘫(脊髓动脉栓塞),坏疽	截肢
毒品		
微晶纤维素	麻木,抽筋,坏疽	无报道
海洛因	坏死	无报道
左美沙酮	表现为灌注不良,严重缺血	高压氧治疗,腋神经阻滞(置管持续阻滞),康复
哌替啶	坏疽	无报道
丙氧酚	坏疽	无报道
可卡因	缺血挛缩,手功能缺陷	截肢,持续腋神经阻滞
其他		
苯妥英钠	发绀,远端动脉闭塞,坏疽,死亡	罂粟碱,星状神经节阻滞
磺溴酞	坏疽	无报道
肠外营养	血栓形成	无报道
酚妥拉明	血管痉挛,缺血	腋神经阻滞,静脉注射右旋糖酐,动脉内注射苄唑啉,抗凝,抬高肢体
碳酸氢钠	水肿,红斑	静脉注射利多卡因,星状神经节阻滞
葡萄糖溶液	坏疽	截肢
筒箭毒碱	坏疽	无报道
阿曲库铵	缺血	骶管阻滞(0.25% 布比卡因 10ml),康复
羟嗪	疼痛,发红,坏疽	局部麻醉药,罂粟碱星状神经节阻滞
喷他佐辛	坏疽	无报道
美索比妥	坏疽	无报道

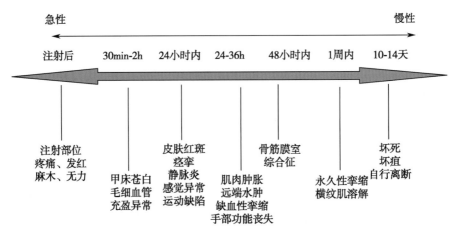

图 14-4-1　动脉内注射常见临床表现

（二）辅助检查

1. 动脉血管造影。

2. 动脉血气分析。

3. 留置导管连接动脉压力传感器。

（三）鉴别诊断

1. 静脉注射麻醉药物引起疼痛，如丙泊酚、罗库溴铵等。

2. 药物通过留置针或其他导管渗入组织引起疼痛。

3. 不合理的静脉途径给药，如去甲肾上腺素经小静脉给药。

三、危机处理方案

（一）危机处理

动脉内注射多数为紧急情况，一旦可引起严重并发症的药物动脉内注射发生后，任何计划内的手术应该暂停，如果不能暂停，也必须立即进行治疗。由于目前尚未完全了解不同药物动脉内注射后并发症发生的病理生理学机制，针对性的治疗方案并没有完全成熟，大致可参照流程实施（图 14-4-2）。大多数的干预，主要是基于既往病例经验的回顾，目的在于维持动脉内注射损伤部位及远端组织的血流灌注，而预防血栓，是干预措施中的重点，因为血栓一旦形成，再次建立循环的概率非常小。

（1）医源性操作导管误入动脉，保留动脉内导管：如果怀疑动脉内注射，不需要第一时间拔出，保留动脉内导管有其优势：①可连接传感器测量压力或者抽取样本行血气分析用于诊断。②维持动脉置管可将治疗药物立刻用于动脉损伤部位。③如果患者需要行血管造影进行评估，动脉导管可用于注射造影剂，直接对比出受牵连血管。

如果动脉导管是通畅的，而且没有血栓形成，首先可缓慢输入等渗溶液（如 0.9% 生理盐水）以维持导管通畅。

（2）抗凝治疗：使用肝素进行抗凝治疗被广泛认为是动脉内注射并发症的首要治疗方法（抗凝禁忌证除外），因为不管何种发病机制，血栓形成是所有动脉内注射后发病机制的共同致病步骤。目前，对于初始肝素治疗剂量和治疗时间并没有一致的意见，大多数治疗方法是根据 APTT 来进行的。类似于肺栓塞的治疗指南,肝素的初始负荷剂量为 60IU/kg,随后调整用量使 APTT 高于正常范围的 1.5 到 2.3 倍。肝素治疗时间根据以下因素进行判断:症状是否缓解、血管造影的检查结果(血栓溶解),以及是否需要外科干预。如果患者是在术后(清醒后主诉症状)发现动脉内注射药物,那么是否使用抗凝药物进行治疗就会需要谨慎考虑,但是患者出现术后出血的概率往往是很小的。目前根据 APTT 的值来指导抗凝治疗并没有形成共识,但是使用肝素进行治疗还是受到提倡的。

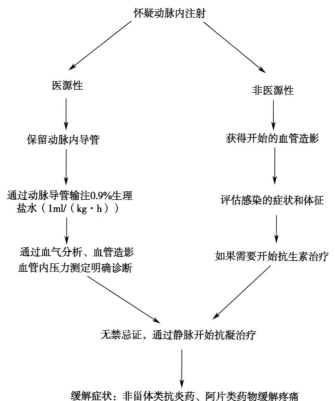

图 14-4-2　动脉内注射危机处理流程图

（二）危机后处理

（1）缓解症状、康复治疗:不管动脉内注射后并发症发展情况如何,缓解症状是首要的。交感神经血管张力增高、水肿、肌肉损伤或肌肉强直挛缩都可以先通过无创手段进行治疗。既往多个病例报道提出以下治疗建议:镇痛、肢体抬高、按摩以及早期使用制动装置设备。

抬高肢体可减轻水肿,以及降低骨筋膜室压力,但这有可能不利于灌注已经减少的肢体。

按摩可促进局部血液循环。Ghouri 等人报道了 1 例动脉内注射硫喷妥钠(350mg)的病例,患者出现了水肿,受牵连肢体发绀的症状,在注射后3天内仅仅采取抬高肢体并进行按摩的治疗方法就完全缓解了症状。

(2)如有指征,使用抗生素治疗:由于有感染的风险(尤其是滥用毒品的患者),许多临床工作者认为有必要经验性使用抗生素(覆盖革兰氏阳性菌、厌氧菌)。

(3)其他治疗:在完成上述治疗后,临床工作者必须决定某些特定的治疗是否需要应用于患者。回顾过去60年的报道,并没有哪一项治疗被大量样本证实是持续有效。

动脉内注射局部麻醉药(如普鲁卡因、利多卡因),可以预防反射性的动脉痉挛。利多卡因可引起血管扩张,动脉注射利多卡因可能具有治疗价值,但是必须考虑到局部麻醉药的中枢神经系统和心脏毒性,单次动脉内注射利多卡因(无肾上腺素)应不超过2mg/kg,总量小于4.5mg/kg。

肢体交感神经节阻滞不仅可以缓解疼痛,也可以减少或预防反射性的血管痉挛以及持续的血管收缩,从而保证血流灌注。然而,由于其潜在风险,并不优先考虑用于肥胖、慢性阻塞性肺疾病,或有迹象表明只有很少血管损伤不需要侵入性治疗的患者身上。多个作者报道了腋神经阻滞治疗(尤其在这项技术发展到可置管进行持续神经阻滞后)成功的病例,也有关于小儿使用骶管阻滞治疗下肢动脉内注射并发症成功的报道。当然,对于正在进行抗凝治疗的患者,侵入性治疗(神经阻滞)的风险也是要慎重考虑的,而且应该在使用肝素前就要制定好治疗计划。临床工作者应该衡量好每一项治疗措施的利弊。

其他治疗手段还包括使用血管扩张剂(钙通道阻滞剂)、血栓素抑制剂、伊洛前列素、罂粟碱、高压氧治疗、外科干预治疗等。

(三)危机预防

1. 静脉留置针穿刺置管后应注意检查是否误入动脉。

2. 动静脉管路应有明确的标志区分开。

3. 怀疑存在动脉畸形的患者,应用超声或者动脉造影明确诊断,避免在畸形动脉处穿刺操作。

4. 对注射时患者出现异常疼痛或其他非正常临床表现时要引起重视,早期排除动脉内注射。

四、典型病例

(一)病历摘要

患者,男性,20岁,既往体健,因过敏性鼻炎急性发作拟注射25mg异丙嗪。

(二)危机发生与处理

注射后即刻(15~20秒内)出现左前臂剧烈疼痛,手部皮肤呈大理石花纹样改变,数分钟后出现花纹样褪色,甲床苍白,怀疑药物左前臂尺动脉内注射,3~4小时后左前臂皮肤出现感觉异常及力量减弱。

(三)危机转归

8日后,因症状加重,前臂皮肤坏死行左前臂血管重建,皮瓣移植术。术后6个月随访,患者症状表现有寒冷刺激灵敏度减弱,手部力量减弱,肢体疼痛。可以预期,患者左臂乏力情况会持续数年。

(四)危机事件分析

此患者因过敏性鼻炎急性发作注射异丙嗪,意外注入动脉,导致左前臂皮肤缺血坏死,需要手术治疗。术后患者局部皮肤对寒冷刺激灵敏度减弱,手部力量减弱,肢体疼痛,可能与痛觉过敏,以及与尺动脉紧邻的尺神经缺血损伤或神经的直接毒性有关。此病例处理方面的欠缺在于,动脉内注射后处理流程不熟悉,对动脉内注射引起的并发症严重程度重视不足。根据手部皮肤的改变,及时给予大量生理盐水冲洗注射动脉,适当局部复合动脉内给予扩张血管药物,并预防性应用肝素抗凝治疗可避免灾难性后果的出现。

五、临床建议及思考

1. 由于获取大量样本及收集数据困难,目前还没形成完全安全有效的动脉内注射治疗指南,然而,动脉内注射并发症的发生仍屡见报道,临床工作中也偶有发生。医护人员应该从预防角度着手,最好的方法是对危险因素进行评估和保持警惕,加强对动脉慎(禁)用药物的认识(使用低浓度药物),以及对动脉内注射药物带来毁灭性后果的预想。

2. 另外,一旦动脉内注射后不要慌乱,不要急于拔出动脉导管。部分动脉内注射后的治疗措施是需要通过该动脉导管实施的。出现错误动脉内注射后要勇敢面对,按照流程进行规范处理;不要试图隐瞒,否则可能会延后治疗,给患者带来更为严重的后果。

(华胜男　许学兵)

参考文献

［1］ SEN S, CHINI EN, BROWN MJ. Complications after unintentional intra-arterial injection of drugs: risks, outcomes, and management strategies [J]. Mayo Clin Proc, 2005, 80 (6): 783-795.

［2］ COHEN SM. Accidental intra-arterial injection of drugs [M]. Lancet, 1948, 255: 409-417.

［3］ FOSTER SD, LYONS MS, RUNYAN CM, et al. A mimic of soft tissue infection: intra-arterial injection drug use producing hand swelling and digital ischemia [J]. World J Emerg Med, 2015, 6 (3): 233-236.

［4］ HYERS TM, AGNELLI G, HULL RD, et al. Antithrombotic therapy for venous thromboembolic disease [J]. Chest, 2001, 119 (1 Suppl): 176-193.

［5］ KESSELL G, BARKER I. Leg ischaemia in an infant following accidental intra-arterial administration of atracurium treated with caudal anaesthesia [J]. Anaesthesia, 1996, 51 (12): 1154-1156.

第五节　扁桃体切除术后出血

一、定义与发生机制

(一) 定义

扁桃体切除术后出血(bleeding following tonsillectomy)是扁桃体切除术最常见和严重的术后并发症。其发生率为 0.5%~2%,最常发生在术后 24 小时内。

扁桃体切除术后原发性出血是指发生在术后 24 小时内,通常为活动性出血,容易识别,手术止血不彻底是此时间段内出血的主要原因。

扁桃体切除术术后继发性出血是指发生在术后 5~10 天,但也可以在术后长达 28 天发生,可能与覆盖在扁桃体床的焦痂组织的脱落、血管结松弛或是慢性扁桃体炎的感染有关。

(二) 发生机制

扁桃体窝拥有复杂的动脉吻合网,其主要起源于同侧的颈外动脉,在一些罕见的病例中

485

也发现有的患者起源于颈内动脉;扁桃体静脉主要回流入扁桃体囊周围静脉丛、舌静脉和咽静脉丛。术后扁桃体切除出血 67% 来自于扁桃体窝出血,27% 出血来源于咽部。扁桃体切除术后出血通常是由于静脉出血。

术后出血是扁桃体切除术常见的并发症,严重时甚至可以危及患者生命。术前凝血功能、全血细胞计数具有预测价值,美国耳鼻喉头颈外科协会的建议:术前凝血功能检查只有在患者既往存在相关出血史,或体格检查存在阳性体征时才需要。

男性扁桃体切除术后出血的发生率比女性要高。一些研究发现,患者年龄 >65 岁术后出血的风险明显增加,其原因可能与长期患有慢性扁桃体炎有关。

非甾体抗炎药由于其具有抗血小板聚集的特性,因此其在扁桃体切除术后使用一直存在争议。但是直到现在并没有足够的数据证实其与扁桃体切除术后出血的发生率有直接的关系。然而,使用酮咯酸会增加术后出血的发生率已经得到证实,因此应该避免。

扁桃体切除术后出血的发生与外科技术有关。使用热凝法和射频刀外科切除等止血技术实施扁桃体切除,术后出血的风险比使用传统的外科手术刀或圈套器切除扁桃体的技术低 3 倍。用手术刀或圈套器切除扁桃体再用热电凝技术止血,扁桃体切除术后出血的风险比用手术刀切除扁桃体然后结扎及用补片止血高 1.5 倍。

(三) 危险因素分析

扁桃体术后出血的危险因素包括年龄、慢性扁桃体炎病史、凝血功能异常。

二、典型临床表现和与快速识别

(一) 临床表现

口腔内出血不难明确扁桃体切除术后出血的诊断,但需要专业判断血液丢失量、丢失速度以及出血的凶险危急程度。

1. 不能解释的心动过速　尤其对于小孩子来说心动过速可能是由于焦虑,但是也可能由于存在低血容量时代偿性儿茶酚胺释放来维持心排出量。

2. 过度的吞咽动作　大量的血液可能被患者吞咽到胃内,也可因吞咽太多血液导致呕吐,此类患者因此往往很难计算出血量。

3. 气道阻塞　由于出血形成的凝血块、持续的渗血、静脉和淋巴回流减少引起口腔黏膜水肿,可能形成上呼吸道梗阻;胃内吞入大量血液可能引起呕吐、误吸等风险。

4. 面色苍白、烦躁淡漠、少尿或无尿、低体温、低血压、酸中毒等症状提示患者已经出现低血容量性休克,常常是扁桃体出血的晚期表现。

(二) 辅助检查

1. 血常规、床边 HGB、血细胞比容。

2. 颈部 CT、超声。

3. 血气分析。

三、危机处理方案

(一) 危机处理

扁桃体切除后出血患者大量血液可能被吞进胃内,咽部和口腔内也可能存在凝血块。需要紧急再次手术患者的麻醉管理风险来自于以下几个方面:①潜在低血容量休克(尤其儿童更容易出现)。②肺误吸(吞入胃内血液反流的风险),无论患者进食情况,扁桃体术后出血的患者应视为饱胃,建议尽可能实施环状软骨按压快速顺序诱导麻醉,必要时实施清醒插管或气管切开。③潜在的困难插管(风险因素包括血液阻挡口咽部视野、患者本身存在的插管及面罩通气困难、外科操作造成的气道水肿)。④对于术后短时间内出血的患者,第二次实施全身麻醉,可能存在前一次麻醉药残余。

1. 麻醉前准备

(1)准备插管设备,呼叫有经验的上级医师帮助,吸纯氧预充氧。

(2)准备两套大口径吸痰管,其中包括硬质吸痰管(Yankauer 吸引器)。在部分口腔内存在大凝血块的患者,可能需要采用手指协助清除。插管钳可能需要用于清楚咽部深处血块,但操作应轻柔,否则凝血块容易被夹碎。计划好气道管理措施以及替代方案,备好合适的插管设备、喉镜及镜片。

(3)准备好合适的气管导管,同时备好 ID 比常规小 0.5mm 的导管以防止因气道水肿管腔变窄;每个尺寸备两根气管导管。

(4)在手术结束后气管拔管前经鼻或经口置入大号胃管以排空胃内积血。

(5)外科医师和外科助手应该消毒穿好衣服并准备好所有的气管切开器械材料,以防止麻醉诱导插管困难时需要紧急建立外科气道以维持患者氧合。

术前的容量治疗是非常重要的,术前要进行血红蛋白、血细胞比容和凝血功能的实验室检查,如果有必要则行输血治疗。

一般来说,儿童要在麻醉诱导前就应开始进行液体治疗以避免麻醉后出现心血管系统衰竭。根据患儿临床表现和实验室检查结果采用等渗的晶体、胶体或血制品进行液体治疗。可以通过静脉推注液体 20ml/kg,然后评估心血管状态,如果有必要可再次推注;也可能需要大量液体输注治疗(40~60ml/kg)。

2. 麻醉技术

(1)环状软骨按压的静脉快速顺序诱导

优点:仰卧位环状软骨按压进行麻醉诱导以减少误吸的风险。使用肌松药可以改善插管的条件。如果患儿已经有静脉通路,那么实施静脉快速诱导对患儿来讲是比较舒适的。

缺点:进行环状软骨按压有可能引起恶心呕吐以及气道变形或偏曲的风险。对于扁桃体出血焦虑哭闹的患儿实施改良的静脉快速诱导,往往在诱导前不能够提供很好的预充氧,因此给予琥珀胆碱后需要面罩通气。通气时要小心避免气体进入胃内而增加反流误吸的风险。这种方法由于没有很好的预充氧并且失去自主呼吸,如果插管困难有出现低氧血症的风险。

(2)头低侧卧位的吸入麻醉诱导

优点:麻醉医师对于吸入诱导比较熟悉,保留患者的自主呼吸因而能够很好地维持氧合。侧卧位的吸入麻醉诱导可以使口内的血液流出,麻醉深度适当时可以轻柔的吸出气道内的凝血块。给予琥珀胆碱后侧卧位或仰卧位并进行环状软骨按压完成气管插管。

缺点:对于扁桃体出血的患儿进行吸入麻醉诱导有一定的困难。麻醉过深是引起心搏骤停的危险因素,对于存在低血容量的患儿尤其如此。很多麻醉医师不熟悉侧卧位插管。

(3)对于扁桃体切除手术前已经存在严重插管困难的患者,需要按照困难气道处理流程设计气道管理方案。插管探条(Bougie)对于可视喉镜视野不佳,而采用普通喉镜暴露困难的患者非常实用,适用于会厌可暴露而声门暴露不佳的患者。一个值得推荐的插管技巧是插入探条时按压胸廓形成的声门气流有利于发现声门开口。

（4）有文献报道，紧急情况下，喉罩也是一种可供选择的气道解决方案。应用喉罩有利的方面是快速建立气道的同时可简单压迫出血部位；喉罩建立气道后，可以有充分的时间经喉罩进行纤维支气管镜引导气管插管；不利的方面是气道保护不完善，有误吸的风险。建议选择双管喉罩，以最大限度减少误吸风险。

（二）危机后处理

1. 低温会恶化凝血功能，因此术中要注意保温。一旦止血完成，需要置入大口径的胃管以排空胃。原发性出血的患者在恢复期有再次出血的风险。患者尤其是儿童应该在完全清醒、呼吸道反射恢复后并在头低左侧卧位下完成拔管然后转至恢复室，并在术后恢复期间维持这种体位。

2. 术后应进行包括凝血酶原时间、部分凝血酶原时间和血小板计数在内的凝血功能检查以排除出血性疾病。血红蛋白和血细胞比容水平将指导是否需要输血。根据患者病史或实验室检查结果，如果存在凝血功能障碍，可请血液科医师会诊。喘鸣表示可能存在误吸，拍胸片可能会对诊断有帮助。

3. 对于需要在手术室行电灼的继发性出血，容量状态和补充血液丢失是恢复室面临的主要问题。如果需要的话，液体复苏可继续进行。实验室分析血红蛋白和血细胞比容水平，以指导输血。患者可能继续经口吐鲜血和凝血块的情况，因此需要继续警惕误吸的风险。观察喘鸣、气喘和凹陷征等气道梗阻征象，应对此进行积极的评估和治疗。

（三）危机预防

1. 外科医师完善的止血措施是首要的。

2. 对扁桃体出血量较大的患者应尽早纠正失血性休克。

3. 术前凝血功能明显异常患者扁桃体切除术应延迟或纠正凝血功能异常后。

四、典型病例

（一）病历摘要

患者，男性，27 岁，身高 163cm、体重 83kg，体重指数 BMI 为 31.2kg/m^2。既往无药物过敏及手术史。既往病史包括未处理的高血压、睡眠暂停综合征。患者颈部组织比较厚，但头后仰不受限。舌体较大挡住了腭垂下端，甲颏距离正常，气道分级 Mallampati Ⅱ 级。患者术前评估存在潜在的困难通气风险。患者择期全身麻醉下行双侧扁桃体切除术以缓解睡眠暂停综合征。

（二）危机发生与处理

常规顺序诱导可视喉镜下顺利行气管插管（ID7.5mm 导管），手术过程平稳，出血约50ml。术后患者清醒拔管后送麻醉复苏室继续观察。患者入复苏室后 20 分钟开始呕吐血性分泌物，患者在复苏室取 45° 坐位，手抱塑料桶不断向里面呕吐血性分泌物，预估桶里出血量为 500ml。复苏室麻醉医师立即采用 18G 留置针又建立另一条静脉通路，并开始输入琥珀酰明胶溶液；紧急开放有创动脉并抽血化验。血常规结果为 HGB 10.5g/dL、血细胞比容为 34.4%、血小板计数为 293×10^9/ml。生化检查结果为钠离子 139mmol/L、钾离子 4.0mmol/L、氯离子 99mmol/L、碳酸氢钠 30mmol/L。生命体征为：血压 154/78mmHg；脉搏 98 次 /min；呼吸频率 22 次 /min；吸空气血氧饱和度为 98%。麻醉医师处理同时麻醉护士立刻通知手术医师。耳鼻喉医师到达进行评估后决定再次手术止血。麻醉前准备好可视喉镜以及 4 号的普通喉镜片备用，同时备好硬质大口径吸引管（Yankauer 吸引管）。麻醉计划采用环状软骨加压下的快速顺序诱导后可视喉镜进行气管插管。麻醉诱导采用芬太尼150μg、丙泊酚 200mg，环状软骨按压，给予琥珀胆碱 125mg，观察到患者肌束震颤，使用硬质吸引管（Yankauer 吸引器）口内吸引，可视喉镜尝试插管。经口置入可视喉镜后发现屏幕模糊，不能清晰显示口咽及声带图像。取出可视喉镜，吸引口咽部后再次置入可视喉镜但屏幕仍然模糊不清。此时决定放弃使用可视喉镜，改用普通 4 号喉镜顺利置入 ID7.5mm 气管导管。手术医师进行口咽部探查发现一个出血点并进行烧灼止血。之后观察口咽干燥，无活动性出血。置入胃管充分吸引排空胃内积血。

（三）危机转归

手术结束后患者取头低左侧卧位（扁桃体切除术后体位），在患者完全清醒、咽喉部反射恢复后予以拔管，术后患者送往 ICU 进行气道监测，第二天患者转回普通病房。

（四）危机事件分析

此例患者入麻醉复苏室 20 分钟后出现呕吐，呕吐物为血性，出血量较大，立即诊断为扁桃体切除术后出血。

患者入复苏室出现呕吐，大量血性呕吐物，扁桃体切除术后出血不难诊断。扁桃体术后出血的首要处理为外科手术止血。本病例患者术后吞入大量血液至胃，且扁桃体切除后出现活动性出血，考虑误吸风险较大且为困难气道。麻醉医师对困难气道的估计是充分的，备吸引管吸引活动性出血，可视喉镜容易因活动性出血以及口腔内呕吐物，模糊镜头，此时可考虑普通喉镜迅速插入气管导管，快速诱导气管插管同时压迫环状软骨、及时有效的吸引是有效防止误吸的策略。

此类病例需要强调处理困难气道时要制定备选方案。保留自主呼吸或确保患者自主呼吸能迅速恢复是相对安全的气道管理策略。可视喉镜的出现确实是气道管理技术的革新，但它不能完全代替传统的喉镜的作用。口咽部出血是气道管理非常特殊的情况，口咽部的出血阻挡了可视喉镜的光源，同样的道理在这种情况下使用纤维支气管镜进行插管难度会更大。

五、临床建议与思考

1. 扁桃体切除术后出血要同时考虑失血和气道风险，有插管失败同时有误吸的潜在风险。因此对于扁桃体术后出血的麻醉需要对气道做全面评估，及时向高年资医师寻求帮助，制定谨慎详细麻醉计划，并确保这些计划得以顺利实施。

2. 此类病例处理时硬质大号吸引器是必备的条件，有利于快速清理口腔积血，尽可能提供良好插管视野。在紧急情况下，可考虑置入胃管引流型喉罩，一方面可保证气道通畅，另一方面，可压迫扁桃体止血。需要强调的是，胃管引流型喉罩，以及其他的非外科的紧急通气，例如经环甲膜穿刺针后高频通气均有误吸的风险，不是绝对安全的气道管理，仅在非常紧急的情况下使用。在所有的插管方案失败时，ASA 指南建议紧急建立外科气道。这种情况下要求耳鼻喉科医师麻醉诱导时就要在手术室内，一方面可帮助吸引口咽部血液及监测整个过程，另一方面在不能维持氧合的紧急情况下可及时建立外科气道以保证患者的生命安全。紧急环甲膜切开术也是一种可选择的气道管理方式。

3. 麻醉实施同时要获得耳鼻喉医师的支持以确保在紧急情况下及时建立起外科气道从而保证患者生命安全。

（于 洋 许学兵）

参考文献

[1] COHEN D, DOR M. Morbidity and mortality of post-tonsillectomy bleeding: analysis of cases [J]. J Laryngol Oto, 2008, 122 (1): 88-92.

[2] RAVI R, HOWELL T. Anaesthesia for paediatric ear, nose, and throat surgery [J]. Contin Educ Anaesth Crit Care Pain, 2007, 7 (2): 33-37.

[3] STRAUSS L. Anaesthetic management of paediatric adenotonsillectomy [J]. S Afr Fam Pract, 2012, 3 (54): 17-20.

[4] KRISHNA P, LEE D. Post-tonsillectomy bleeding: a meta-analysis [J]. Laryngoscope, 2001, 111 (8): 1358-1361.

[5] CZARNETZKI C, ELIA N, LYSAKOWSKI C. Dexamethasone and risk of nausea and vomiting and postoperative bleeding after tonsillectomy in children: a randomized trial [J]. JAMA, 2008, 22 (300): 2621-2630.

[6] ROBERTS C, JAYARAMACHANDRAN S, RAINE CH. A prospective study of factors which may predispose to post-operative tonsillar fossa haemorrhage [J]. Clin Otolaryngol, 1992, 1 (17): 13-17.

[7] REINER SA, SAWYER WP, CLARK KF, et al. Safety of outpatient tonsillectomy and adenoidectomy. [J] Otolaryngol-Head Neck Surg, 1990, 2 (102): 161-168.

第六节 颈部手术后出血

一、定义与发生机制

(一)定义

颈部手术后出血是指颈部手术,包括:甲状腺、甲状旁腺、颈动脉内膜剥脱术、前路颈部椎间盘手术等术后出血和血肿形成。颈椎手术后也可能出现硬膜外血肿,此类型血肿不在本节讨论之列。颈部手术后出血和血肿形成是严重的术后并发症之一;此类患者往往需要再次颈部切开探查。

(二)发生机制

甲状腺和甲状旁腺术后血肿发生率文献报道在 0.1%~4.7%。Dixon 报道 4 140 例甲状腺和甲状旁腺术后血肿总体发生率为 0.43%。双侧甲状腺次全切术后血肿发生率明显高于单侧甲状腺手术后血肿的发生率。78% 甲状腺和甲状旁腺术后血肿发生于术后 24 小时内,另有 22% 的患者发生于术后 96 小时内。

北美有症状性颈动脉内膜切除试验机构(North American Symptomatic Carotid Endarterectomy Trial, NASCET)数据显示颈动脉内膜剥脱(CEA)患者术后出血发生率为 5.5%,大部分 CEA 术后出血在术后 4 小时内发生,其中 50% 患者需再次手术。Shakespeare 报道 225 例 CEA 手术后,有 44 例出现术后血肿,总体发生率为 1.4%;其中有 42 例需要再次探查手术以缓解呼吸困难。

前路颈椎手术后容易出现咽后血肿(retropharyngeal hematoma)。国外数据显示前路颈椎间盘切除融合(anterior cervical discectomy and fusion, ACDF)手术后血肿的发生率为 0.2%~1.9%。Fountas 报道 ACDF 手术后血肿更高达 5.6%,其中 2.4% 需要再次手术。67%

术后咽后血肿发生于 24 小时内,33% 患者咽后血肿发生于术后 72 小时左右。

颈部手术后出血和血肿形成可能原因是:①由于手术操作甲状腺上动脉或其分支切断,或血管切断后止血不牢。②因药物影响或患者自身凝血功能不正常。③苏醒期患者血压严重升高。④拔管时患者因呛咳致静脉压力升高。

血肿一方面可由于直接的机械压迫导致咽腔或气管狭窄,另一方面是由于血肿压迫头颈部静脉回流,导致声门上结构、会厌、声门、环勺肌以及气管黏膜水肿。许多情况下,后者引起的进行性气道梗阻机制可能更值得留意,因为直接压迫气道引起气道狭窄所需要的压力远比影响静脉系统和淋巴回流需要的压力大得多。

C_4 水平以上血肿的直接压迫导致气道狭窄比 C_4 水平以下的更为显著,因为 C_4 以上区域因缺乏甲状软骨和环状软骨的支撑;而 C_4 水平以下声门下组织结构则因静脉和淋巴系统回流受阻所致气道狭窄影响程度更为显著。

除气道狭窄,过高压力的血肿也可能造成气道的移位和气管向一侧偏斜。

（三）危险因素分析

1. 甲状腺肿物较大的患者,术后发生颈部血肿的概率较大,且该类患者气管软化塌陷的风险也较高。

2. 颈动脉、颈静脉以及椎动脉周围手术,多见于肿物切除术。

3. 术中止血不仔细,动脉缝扎不牢固。

4. 患者因术中或术前抗凝治疗导致凝血功能不佳。

5. 术中牵拉胸锁乳突肌等造成小血管破裂。

6. 高血压、全身多发动脉粥样硬化斑块。

7. 肿物侵犯血管。

二、典型临床表现和快速识别

（一）临床表现

血肿可压迫咽部、气管,也可压迫食管入口以及食管,早期患者可能无症状或主诉发声谈话、吞咽和呼吸不畅;也可引起恶心呕吐、呼吸急促;情绪上患者可能紧张、烦躁不安。患者早期可能表现有心率增快、血压升高,因吸气费力可出现吸气性喘鸣和三凹征;气道压迫和吸气费力症状在采取头高位后症状可能有一定程度的缓解。病情进一步进展严重者可能发生窒息、休克,皮肤黏膜发绀、意识淡漠。

因静脉和淋巴回流受阻,部分患者可能有颜面部水肿;血肿较大者颈部可见明显肿胀或双侧不对称。少数患者可能出现负压性肺水肿,此时患者可能咳粉红色泡沫痰。

监护监测指标显示低氧血症、高碳酸血症、血压先升高后下降、心率由增快转而减慢甚至心搏骤停。部分颈椎手术或 CEA 手术后出血可能因颈动脉窦受外力压迫或血液刺激等因素导致反射性心动过缓、血压下降等。

血肿不同阶段、不同部位症状表现会有所差异(表 14-6-1),医护人员应对颈部手术后血肿保持警惕,高度重视呼吸道的可能风险;并对血肿可能影响颈动脉窦反射有所考量。

（二）辅助检查

颈部超声、CT 等明确血肿的形成、性质及大小。

表 14-6-1　不同阶段症状

阶段	颈部	语言、呼吸	意识
早	引流增多或引流管堵塞	发声质量改变	焦虑、紧张
	缝线口出血	呼吸费力	激动、烦躁不安
	颈前部肿胀	吸气性喘鸣 / 三凹征	惊恐
	颜面部水肿	发绀	嗜睡
晚	气管偏移	呼吸停止	无反应

注:关注早期血肿引起的上述发声、呼吸、意识以及血流动力学的改变。

（三）鉴别诊断

1. 拔管后残余肌松、麻醉药物残余因素。

2. 颈椎手术后要考虑硬膜外血肿和脊髓损伤并发症、水肿等。

三、危机处理方案

（一）危机处理

1. 此类患者再次行颈部手术血肿清除往往为急诊,而且大部分是夜班麻醉医师来进行处理,人力、精力和时间紧迫性给麻醉带来了一定的挑战。早期评估、充分考量气道风险往往带来更好的结局。

2. 初次在床旁评估患者的麻醉医师应根据手术大小、手术持续时间、血肿出现时间、患者颈部和颜面部肿胀程度、患者发声能力、呼吸困难程度、患者意识程度以及氧饱和度综合判断患者气道受累的程度,以及需要气道干预的紧急程度。

3. 颈部手术后血肿形成气道阻塞再手术麻醉管理的重点是确保气道通畅和患者正常氧合。麻醉处理前根据设备、人力配备,按困难气道处理流程,制定麻醉和气道管理方案和备选方案。

4. 麻醉开始前要注意充分给氧,必要时给予温热湿化高流量氧以提高氧合效能,为危机处理赢得时间,提升麻醉安全。

5. 给予镇静药时要充分考量其对气道张力的影响。如考虑气道梗阻严重,在建立明确气道之前,保留自主呼吸是相对安全的策略。

6. 气管插管前要考虑气道水肿可能性,根据直视下观察到气道水肿情况,选择略小号的气管导管。建议第一次插管即由有经验的麻醉医师来进行,以免引起已经水肿的气道进一步水肿或出血,导致后面的气道处理更加困难。

7. 在紧急情况下,喉罩是抢救重危患者的重要手段。在气管插管之前,不管有否自主呼吸,均能有效通气和氧合,且操作简便。

8. 在麻醉医师实施麻醉气道管理期间,有气管切开经验的外科医师应全程在场,以便随时实施外科气道干预。

9. 手术后,要考虑虽然颈部机械压迫解除,但静脉淋巴回流阻塞引起的继发气道水肿的存在,应制定谨慎稳妥的拔管策略。

（二）危机后处理

1. 患者颈部血肿清除,解除对呼吸道的压迫后,应综合评估患者的气道,制定谨慎的拔管策略。

2. 应用地塞米松 8~10mg 或甲泼尼龙 40mg 静脉注射,以减轻气管和喉咽部水肿。

3. 呼吸道受压较严重的患者在建立气道的同时会因损伤机械压迫等造成水肿,应考虑保留气管导管继续观察,待气道水肿解除后,再拔除气管导管。

4. 尽管颈部术后出血量往往不会很大,但仍应做血红蛋白和凝血功能的检查,如有必要应复查颈部 CT。

(三)危机预防

1. 外科手术医师止血应彻底,肿物剥离应仔细。

2. 术前评估应注意患者气道受压情况,出血风险较大的患者,可保留气管导管。

3. 颈部或是气道周围的手术可考虑应用糖皮质激素类药物,气管插管应轻柔避免气道的损伤。

4. 颈部手术术前凝血功能明显异常者应积极纠正。

四、典型病例

(一)病历摘要

患者,男性,64 岁,因"左侧颈动脉狭窄"入院,术前病史包括两次短暂脑缺血发作、高血压。术前用药:阿司匹林、阿托伐他汀钙片、卡托普利。气道评分正常,Mallampati 分级 I 级,TTE 检查正常。拟在全身麻醉下行左颈动脉内膜切除术(carotid endarterectomy,CEA)。

(二)危机发生与处理

入室建立有创动脉压监测,常规麻醉诱导,经口气管插管(ID7.5mm)顺利,麻醉平稳;手术顺利,历时 2 小时。患者意识清楚,脱氧条件下 SpO$_2$ 维持 96% 以上超过 5 分钟后顺利拔除经口气管导管后送 ICU 监护。出手术室时 BP 178/94mmHg,心率 82 次/min。送 ICU 30 分钟后,患者出现呼吸急促、呼吸困难、吸气费力且进行性加重。立即请麻醉科医师到场,口咽部内局部麻醉药喷洒后紧急置入喉罩,患者呼吸困难缓解。去除敷料检查伤口,见伤口及颈根部肿胀,伤口内有少量新鲜血液流出。向患者交代病情并签署同意书后,送返手术间行血肿探查。入手术室后静脉注射芬太尼 50μg,采用七氟烷逐渐加深麻醉,保留自主呼吸。采用纤维支气管镜经喉罩检查气道,发现咽部入口和咽下组织严重水肿。两位有经验的麻醉医师先后尝试采用成人纤维支气管镜经喉罩放置 ID6.5mm 及 6mm 气管导管不成功。上级麻醉医师考虑在气道水肿的基础上存在气管偏移,遂建议改气管切开,并同时给与地塞米松 10mg。尝试插管以及局部麻醉下气切操作过程中患者保留自主呼吸,SpO$_2$ 和血流动力学稳定。

(三)危机转归

气管切开置管后手术清除血肿。手术顺利,术毕送 ICU。术后随访患者恢复良好,3 天后拔除气管切开导管,10 天后出院。

(四)危机事件分析

此例患者为颈动脉内膜剥脱术后出现呼吸困难,并进行性加重,视诊可见颈部肿胀且伤口有少量血液渗出,考虑为颈部术后血肿。

该患者主要为颈动脉内膜剥脱术后出血,血肿压迫气管导致呼吸困难,且患者呼吸困难进行性加重。结合手术时间 2 小时,在诊断气道外在血肿压迫的同时,也要考虑气道水肿的可能。颈部手术后出血患者麻醉管理的风险在于气道处理,在不能明确插管难易程度前,建议尽量保留自主呼吸,以免应用肌松药物或过量镇静镇痛药物后肌张力下降进一步加重气道梗阻。气道严重水肿的情况下,气管导管型号的选择应适当缩小。对部分咽部水肿严重的患者,喉罩有助于开放气道,提供一定程度有效通气改善患者氧合为建立稳定气道赢得时间。本例患者喉罩通气的情况下纤维支气管镜引导下插入 ID6.0mm 气管导管失败,应考虑血肿压迫导致气管的移位。结合患者气道水肿,建立外科气道是一种明智的选择。外科气道建立成功后,患者危机解除。麻醉医师的处理是及时有效的。

此类患者麻醉处理同时,建议手术医师在场,以便随时转外科气道;外科气道是此类患者气道安全的重要保障。因为颈部手术后出血患者颈部解剖结构发生改变,建议有气管切开丰富经验的医师在场。此例患者为气管切开,拔管时间在第二次手术后第 3 天。如为气管插管,如实施术后早期拔管,在拔管前,可实施漏气实验,以明确气道水肿消退和气道通畅程度。

五、临床建议与思考

1. 颈部手术后出血和血肿形成是并不少见的术后并发症。气道受累是此类并发症的最大风险因素,部分患者的情况往往非常危急,在有限的时间内建立可靠气道是麻醉管理的最大挑战,要根据困难气道处理指南和困难拔管指南建立审慎的气道管理策略。

2. 麻醉开始前要注意充分给氧,高流量鼻导管吸氧技术可以提供患者更长的无通气耐受时间,可为危机处理赢得时间,提升麻醉安全。

3. 颈部手术后出血部分患者颈部解剖结构可能发生改变,在外科气道的评估上应比一般的困难气道更为审慎,建议诱导前应有气管切开丰富经验的外科医师在场。

4. 咽喉壁术后形成的巨大血肿对咽腔压迫造成咽腔极度狭窄,这种情况下气管插管及喉罩置入常难以成功,应尽量避免使用静脉麻醉药及镇痛药以免造成呼吸抑制,清醒保留自主呼吸插管应作为首选。颈前区的血肿形成引起明显气道狭窄,可仔细评估患者气管插管的风险,综合考量采用麻醉或清醒插管建立稳定气道或气管切开。

5. 颈部术后血肿一旦拔管很容易出现气道的完全梗阻,造成窒息,拔管前应评估有无血肿压迫、肌松药及麻醉药残余,根据自主呼吸恢复情况,制定谨慎的拔管策略。

(许学兵)

参考文献

［1］YU NH, JAHNG TA, KIM CH, et al. Life-threatening late hemorrhage due to superior thyroid artery dissection after anterior cervical discectomy and fusion [M]. Spine (Phila Pa 1976), 2010, 35: E739-E742.

［2］SKOVRLJ B, MASCITELLI JR, CAMINS MB, et al. Acute respiratory failure from Surgifoam expansion after anterior cervical surgery: case report [M]. J Neurosurg Spine, 2013, 19: 428-430.

［3］DEDOUIT F, GRILL S, GUILBEAU-FRUGIER C, et al. Retropharyngeal hematoma secondary to cervical spine surgery: report of one fatal case. J Forensic Sci, 2014, 59: 1427-1431.

［4］SETHI R, TANDON M, GANJOO P. Neck hematoma causing acute airway and hemodynamic compromise after anterior cervical spine surgery [M]. J Neurosurg Anesthesiol, 2008, 20: 69-70.

［5］LEE HS, LEE BJ, KIM SW, et al. Patterns of post thyroidectomy hemorrhage [M]. Clin Exp Otorhinolaryngo, 2009, 2: 72-77.

［6］SHAKESPEARE WA, LANIER WL, PERKINS WJ, et al. Airway management in patients who develop neck hematomas after carotid endarterectomy [M]. Anesth Analg, 2010, 110: 588-593.

［7］YU NH, JAHNG TA, KIM CH, et al. Life-threatening late hemorrhage due to superior thyroid artery dissection after anterior cervical discectomy and fusion [M]. Spine, 2010, 35: 739-742.

［8］ ABBAS G, DUBNER S, HELLER KS. Re-operation for bleeding after thyroidectomy and parathyroid dectomy [M]. Head Neck, 2001, 23: 544-546.

［9］ Burkey SH, Van Heerden JA, Thompson GB, et al. Reexploration for symptomatic hematomas after cervical exploration [M]. Surgery, 2001, 130: 914-920.

［10］ Shaha A, Jaffe B. Practical management of Post-thyroidectomy Hematoma [M]. J Surg Oncol, 1994, 57: 235-238.

第三篇
麻醉危机资源管理模拟培训

第十五章

危机资源管理模拟培训概述

第一节　危机资源管理模拟培训起源

一、模拟培训发展历程

模拟(simulation)是指为达到某一目的而复制出真实世界某领域中的一些组成部分。其目的包括更好地认识该领域,培训该领域的人员或者测试该领域工作人员的能力。模拟的仿真性是指复制品和实物的相似程度,由复制部分的多少和各部分之间与实物的差异所决定。模拟的目的决定所需仿真性的高低。

模拟大概从史前时代起就已经成为人类行为的一部分,从早期的捕猎到后来战争的演习,都是一种模拟训练;中世纪的枪靶就是一种粗糙的模拟性工具,用以模拟击剑格斗中的敌人。

1910—1927年人们已经建造了一些模拟航空器,但均不能实现动态地再现飞行。1929年,美国爱德华·林克设计出世界上第一台机械式的飞行模拟器,能再现飞行器及空中环境并进行操作,该飞行训练模拟器的运用,大大缩短了飞行员掌握新技术装备的时间,提高飞行员培养质量,降低了培养成本和训练费用,且不受任何天气、场地、环境、执照、空管等因素的制约。

1979年,美国国家航空航天局(NASA)通过对60起航空事故的驾驶舱语音记录和飞行数据进行彻底地分析,暴露出了机组人员个人致命的决策失误和缺乏团队合作等人为因素缺陷,于是NASA在飞行机组资源管理行业专题研讨会上提出了机组资源管理(crew resource management,CRM)的概念。1986年NASA设立了CRM工作小组,继而世界各地的航空公司开发了很多CRM训练并且将它们应用到实际的训练中。

CRM是飞行员模拟培训的重要内容,其内容可归纳为日常和危急情况下个人及团队行为规范总和,这些规范着重于培养动态决策、成员间行为以及团队管理等方面技能,从而有效地利用所有可以利用的资源(信息、设备以及人力资源)识别、应对威胁,预防、觉察、改正差错,识别、处置非预期的航空器状态,以达到安全、高效飞行目的。随着科学技术的进步,现代飞行模拟器也变得越来越先进,集计算机、机械、电气、电子、自动控制、液压、光学等技术于一身。这种源于航空业的管理理念目前已广泛应用于军事、商业及医学等多个领域。

二、模拟培训与医学教育

医师的培养与飞行员的培养具有很多相似性：培训周期长、培训成本高及实操风险大。数据显示，医疗行业的风险甚至超过航空业。尤其是 1999 年，美国医学研究所发布"To Err is Human"的报告，披露美国每年约 45 000 到 98 000 人死于医疗差错。该报告引起世界卫生组织及各国对患者安全的高度重视，更呼吁医疗训练上需要系统革新，特别着重提出了团队合作及情境模拟训练方面的培训。因此，医疗行业借鉴航空业的飞行模拟培训经验，在诊疗前培训和考核医师，使其掌握各项诊疗技能并熟练应对医疗突发危机事件，从而减少医疗失误，提高医疗质量是患者安全的重要保障。

医学教学内容可以简单地分为理论教学和实践教学，在医学生成长阶段早期主要通过理论教学实现对医学知识和经验的灌输、理解、记忆，而后期主要通过实践教学来完成对临床思维、技能和实际临床工作能力的培养和训练。传统的临床医学实践教学的对象是患者或真实的人体，方法是使医学生通过观察和重复老师或高年资医师的操作来进行，医学生只能学习到接触过的病例，通过书本教育去想象不能见到的病例。一个合格医师的成长势必须要多次重复来提高操作的精确性和协调性，但是随着医疗体制改革与竞争加大，医学教育规模扩大，且患者自我保护意识的增强，以及医患纠纷增加等影响，医学伦理和临床技术提高在此形成了一对突出矛盾。以床旁带教为主的临床教学正遭遇种种尴尬，临床医师们实践难与新医师基本功不够扎实已成为医学界面对的难题，严重制约着医学临床教学事业的发展。尤其是危急状态的不可复制性、少见病例的缺失，以及疾病发生的地域性、季节性等，都是目前传统临床教学的短板。

因此，医学模拟教育应运而生，由最初使用简单的解剖示教模型、局部功能显示模型或单项治疗技能模拟练习器发展到"五脏俱全的仿真模拟人"，使得到培养的未来医师也可像培养飞行员一样在完全仿真的情景中进行，为医务人员和患者带来新契机。医学模拟教学首先是具有安全性，避免由于医师操作不当或风险操作给患者造成的伤害和不良后果，符合医学伦理的要求；第二具有可重复性和标准化性，可用于不同级别医师标准化及规范化的培训和考评；第三具有可控性和高效性，能集中式提供典型病例，疑难病例和特殊病例，使对不同疾病有更全面的认识。第四是具备知识性和趣味性，通过声音、图像、触觉等多种手段再现临床场景，课程生动、形式多样化、参与度高，相比传统的理论和单项技能授课更受医学生和医师的欢迎。

医学模拟教学在理论学习和临床实践之间架起了一座桥梁，其最终的目的是提高医师的胜任力，保证医疗质量、促进患者安全。已成为当今医学教育的大势所趋，更是全球医疗教学的创新点和热点。

三、危机资源管理模拟培训与麻醉

首先将 CRM 理念引入医学领域的正是麻醉医学培训，这绝非偶然。人们常常把麻醉诱导、维持和复苏三阶段相应的比做飞机起飞、续航，以及着陆，麻醉医师与飞行员相比，飞行员保障的是飞行安全，而麻醉医师保障的是麻醉状态下患者的安全，二者的共同之处在于"数小时无所事事和片刻高度紧张（hours of boredom and moments of terror）"，以及需要将技术性技能和复杂多变条件下的决策能力有机结合。作为一门为多学科手术和诊疗提供良好条件,保障患者生命安全和术后顺利恢复的学科,麻醉医师除了需要丰富的知识积累和临床经验,细心操作,用心给药,耐心监护,面对各种围手术期突发事件(出血、低氧、过敏、心律失常药物中毒、心力衰竭、心搏骤停等)时,更需要冷静判断,迅速反应和果断处理。

鉴于麻醉医师在围手术期医学中扮演的重要职业特色,麻醉学很早就关注到模拟训练,1950年美国匹兹堡大学麻醉系主任 Peter Safar 教授和 Bjorn Lind 教授与挪威 Laerdal公司合作成功研制了最早的心肺复苏模型 Anne;1980年斯坦福大学的麻醉系 David Gaba团队,以及佛罗里达大学的 Michael Good 和 John Gravenstein 团队发展了交互式仿真模拟患者。而 Gaba 等人于 1990年9月在英国首次开办麻醉危机资源管理(anesthesia crisis resource management,ACRM)课程,这被认为是在麻醉教学培训中引入 CRM 的开端,正式的 ACRM 导师培训课程则始于 1995年。目前麻醉危机管理课程在欧美国家已经相当成熟,主要包括:美国的 ACRM 和澳大利亚及新西兰联合开发的 EMAC(effective management of anaesthetic crisis),他们均拥有系统的教材、完善的模拟病例库及专业的教师团队,每年都会定期举办培训班,为全球麻醉及相关医师处理危急事件提供技能和团队合作训练。需要指出的是,这些课程各有长短,互为补充。在开始阶段,各种形式的 CRM 课程大多采用集体授课与角色扮演练习以及参与者表现录像讨论相结合的方式进行。近年来随着计算机技术、生物工程学、行为科学以及人工智能的发展,仿真模拟人在医学培训中应用大大增加,同时也使得模拟培训在 CRM 课程中的比重明显提升。因此,目前的 CRM 多采用模拟培训的方式对团队协作、团队内部沟通等非技术性技能和特定技术性技能进行强化训练。

近年来,国内各大医学院校也逐渐重视模拟教学,自 2004年首都医科大学宣武医院率先引进我国首台 HPS,国内各大医院购买模拟医疗设备的数量呈几何级增长,且越来越多的医学院校创建了硬件设备一流的临床技能和模拟中心,但真正意义上的临床模拟教学并未广泛开展,HPS 和 SimMan 只被当做简单的功能训练器使用,部分中心甚至空有先进的设备和宽阔的场地,真正的情境模拟教学无法开展,更无规范的危机处理模拟培训课程。据权威调查报告显示:将模拟教学方式运用到麻醉教学当中只占 46%,模拟设备的使用率仅为52.1%,且大多数还只是集中在局部功能训练水平,上述数据表明我国的模拟医学教育仍然处于起步阶段。另外,危机资源管理模拟培训的核心之一是培训导师和设计病例。国外模拟中心尤其强调模拟课程知识产权的保护,其课程及模拟病例无法在国内复制和嫁接。因此,培养具有富有丰富的临床经验,能设计符合临床疾病发展规律的典型性病例、又兼具丰富的教学经验并能合理运用的教学方法、同时谙熟计算机知识,能通过数据库构建和计算机编程实现临床病例高仿真模拟培训的教学团队,是我国危机资源管理培训的首要任务。

自 2009年起香港中文大学威尔斯亲王医院和深圳市南山区人民医院就麻醉危机模拟培训项目展开了深度合作,大力推动麻醉危机管理培训事业在国内发展。香港中文大学威尔斯亲王医院麻醉与深切治疗系陈德威教授在麻醉危机模拟培训方面近十年的鼎力相助,无条件提供模拟实验室、高仿真模拟人等硬件和技术上的支持,并协助培养模拟培训导师,搭建了一个相互交流的平台。深圳市南山区人民医院至今已经举办了 10届深港合作麻醉危机模拟培训班,范围涉及全国 20多个省份地区,导师团队赴北京、上海、广州、武汉等城市进行模拟培训教学,共培训学员超过 300人,使得更多的麻醉医师接触到真正的情境模拟教学。近 5年在全国和广东省麻醉年会上举办了麻醉危机模拟专场,参会人员近 2 000人,国内首先实现了实验室外的高仿真情境模拟培训。

随着围手术期医学概念的兴起,麻醉科已成为围手术期医学这座巨型航母的领航员,预防危机、应对危机、管理危机是麻醉医师所必须了解和掌握的能力。传统的临床麻醉教学注重临床常用技能的培养,培养模式也多停留在师带徒阶段,因此培养出来的麻醉医师不仅良莠不齐,更缺乏对危机处置的判断、识别力、思考力以及团队合作的系统培训,已完全不能满足现代医疗发展的时代要求。真正的危机管理情境模拟教学在国内几乎空白,更加缺乏规范的模拟培训课程。大多数年轻麻醉医师几乎没有处理麻醉危机实战机会,致使其在面对紧急情况、复杂多变的病情时,无法把平时所学的知识转化为处理错综复杂临床问题的综合能力。如今,随着 CRM 理念在麻醉领域的成功应用,危重病医学、急诊医学、新生儿医学甚至是内科病房等许多不那么"危机"的学科都在逐步引入 CRM,甚至有人认为 CRM 在医学领域的应用已经远远超过了航空领域。

因此,麻醉危机资源管理培训教学体系的建立,是临床麻醉学教学实践的发展方向。通过高仿真的模拟系统,创造临床麻醉危机场景,提高受训者在临床实践中对各种危机事件的预防、处理、改善和解决的能力,培养团队意识,即满足了临床麻醉的需求,又能解决临床麻醉教学中病例不足、实践困难等问题,进而提高患者安全。目前,国外知名医学院校都建设有现代化、规范化的医学模拟培训中心。我国急需搭建医学模拟教育交流平台,建立医学模拟教学队伍,制定医学模拟教学标准,规范医学模拟教学要求,拓展医学模拟教育的国际合作,不断推进我国医学模拟教育的良性发展,一起开启医学模拟教学的奇妙魔幻世界。

（徐　宁　孙焱芫）

参考文献

［1］ HELMREICH RL. Does CRM traning work？ [M]. Air Line Pilot, 1991, 60: 17-20.

［2］ Federal Aviation Administration: Crew Resource Management Training [J]. Advisory Circular No, 1998, 120-51C.

［3］ SALAS E, WILSON KA, BURKE CS, et al. Does crew resource management training work？ An update, An extension, and some critical needs [J]. Hum Factors, 2006, 48: 392-412.

［4］ HELMREICH RL, FOUSHEE CH, BENSON R, et al. Cockpit resource management Exploring the attitude-performance linkage. Aviat Space Environ Med, 1986, 57: 1198-1200.

［5］ HOLZMAN RS, COOPER JB, GABA DM, et al. Anesthesia crisis resource management: real-life simulation training in operating room crise [J] s. Journal of Clinical Anesthesia, 1995, 7 (8): 675-687.

［6］ GABA DM, HOWARD SK, FISH KJ, et al. Simulation-Based Training in Anesthesia Crisis Resource Management (ACRM): A Decade of Experience [J]. Simulation & Gaming, 2001, 32 (2): 175-193.

［7］ YUNOKI K, SAKAI T. The role of simulation training in anesthesiology resident education [J]. Journal of Anesthesia, 2018, 32 (3): 1-9.

第二节　危机资源管理模拟培训设备

一、医学模型的分类

在医学领域里模型主要用于医学模拟教育,涉及的学科包括:诊断、治疗、防护、标准研究医学工程,是医学生的第一个患者。为了更好提高医疗服务质量,中外历代医者都通过各种模型来提高医师的业务能力,中国北宋年间的"天圣铜人"是可考证的历史上最早的模拟医学教学设备;达芬奇(Leonardo da vinci)所绘的解剖学图谱,其精确细致时至今日也令人叹为观止。

根据教学功能,模型在医学教育中按功能主要分为示教和培训两种,示教模型多为基础解剖模型(basic anatomical model),广泛应用于课堂教学。培训模型一般分四类。

1. 局部功能训练模型(part task trainer) 主要训练医学生的单项临床操作技能。在医学中的应用,可以降低医学上掌握人体器官功能的难度,反复练习操作以提高技能水平,如常用的气管插管模型(图 15-1-1)。

2. 计算机辅助训练模型(computer based trainer) 依靠强大的软件功能,可以自主设置病例,实现完整的治疗过程,学生不但可以练习临床技能的训练,更提高了临床思维力和独立救治能力。例如 Gasman 模拟系统(图15-1-2)能模拟吸入麻醉药在肺泡及其体内其他组织中的分布情况,通过这个软件,受训者可以了解吸入药物的溶解度,挥发性等物理特性对其麻醉效能的影响,还可以通过视屏形象体现低流量、循环禁闭式等麻醉方式对吸入麻醉药药效动力学和药代动力学的影响。

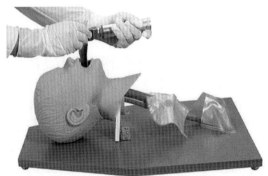

图 15-1-1 气管插管模型

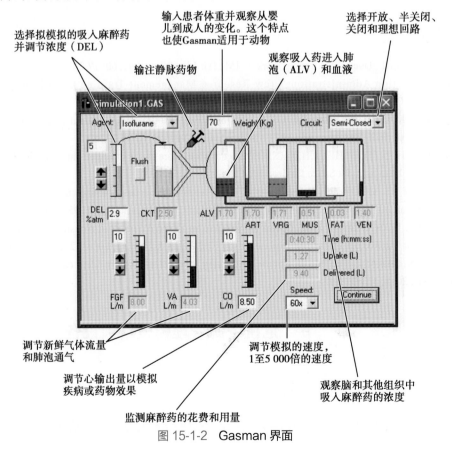

图 15-1-2 Gasman 界面

3. 虚拟现实和触觉感知系统（virtual reality and haptic system）　通过计算机生成一个完全互动的患者环境和病情。如 MusculoGraphics 系统，它通过 3D 视频模式来展示各种医学操作程序，如静脉置管、清创缝合等。当你抓住一个手柄状的附件时，就像抓住患者手臂一样，传感器就会将每一个动作记录下来（图 15-1-3）。

4. 生理驱动型综合模拟人（physiology-driven simulator）　由电脑技术驱动、模拟人体真实的病理生理特征以及临床实践中经常遇到的各种病例和救治场景，用于训练较高水平医学生。如 HPS 高仿真模拟人，它们可以模拟人体各种生理指标，显示心电图、血压、二氧化碳描记图以及脉搏血氧饱和度等。这种系统整合了生理和药理方面的信息，可以自动反应并输出信号（图 15-1-4）。

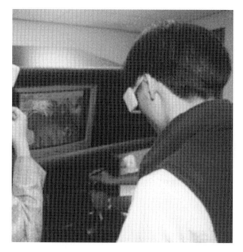

图 15-1-3　MusculoGraphics 系统操作情景

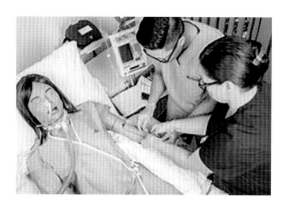

图 15-1-4　HPS 成人模型

二、生理驱动型综合模拟人

目前危机资源管理培训主要采用综合模拟人为主，联合使用其他模拟器具和临床医疗设备（如听诊器、喉镜、监护仪、呼吸机、除颤仪等），制造出模拟病房、模拟手术室、模拟急诊室甚至模拟医院等各种医疗环境，其内部的布局、器物摆设等均与真实临床环境一致，唯一不同的是病床上躺着模拟人而非真人，医学生或医师在这样的环境中，根据 CRM 课程训练内容，在导师指导下学习处理各种临床危机事件（表 15-1-1）。

表 15-1-1　目前以仿真人为基础的模拟系统的功能

临床区域	特点和功能	备注
气道	具有咽和声门的解剖结构 能放置面罩、气管导管、喉罩、喉管，食管气管联合导管 能模拟喉痉挛、舌和气道水肿、颈项强直、下颚紧闭、牙齿松动 可行环甲膜切开术，经气道喷射通气 具有支气管解剖结构（至肺支气管水平）	气道可以为气管导管、喉罩等提供合格的密闭性，通常支持正压通气 模型材质和制作工艺可能会让面罩封闭和气管导管等的置入较困难 行环甲膜切开时，无皮肤和皮下组织的切开质感，无出血，只能物理模拟进入气道

续表

临床区域	特点和功能	备注
头部	能模拟眼睑运动、瞳孔散大、瞳孔对光反射或对药物的反应 可发出患者的声音，如咳嗽和呕吐（通过内置扬声器） 可触及颈动脉搏动 在口唇边缘用蓝光表现发绀 可模拟流泪，出汗	比起提前录制好的声音，现场的声音效果更好，可通过后台麦克风直接对话或发生，在情境模拟中有更好的灵活性和真实性 蓝光只是暗示发绀，皮肤并没有发绀的临床表现
胸部	模拟正常生理和病理生理状态下的心脏和呼吸音 可自主呼吸，胸廓起伏运动 能模拟支气管痉挛 可调节的肺顺应性；可调节的气道阻力 能模拟气胸，可进行胸腔穿刺术和胸腔引流管的放置 可电除颤、经胸起搏；胸外心脏按压	呼吸音和心音通过扬声器发出，听诊时会同时听到模拟声和设备机械声，通常音量与听诊器相对于扬声器的位置远近有关
四肢	可触及脉搏（可随动脉血压变化） 通过听诊、触诊或示波法测定袖带血压 可安装骨折和创伤模块 可外周静脉穿刺置管 可通过神经刺激仪引出拇指颤搐 上肢可以运动 能表现出强直阵挛发作	大多数模拟人肢体无法运动，即使能动，但这些肢体运动大多不符合正常解剖运动
监护（波形或数值显示装置）	心电图（包括异常图形和节律） 血氧饱和度，有创血压，中心静脉压，肺动脉压，肺毛细血管楔压，心输出量，体温 呼吸末二氧化碳分压（可能有真实的二氧化碳呼出监测） 麻醉气体（可能有真实的药物分布和摄取） 有体外循环模式	大多数模拟人提供的是虚拟的监护数据，有些可以把实际的监护仪直接连接到模拟人采集数据 一些模拟人可提供虚拟的体外循环机
自动装置和传感器	胸外心脏按压 通气频率和容量 除颤和起搏（包括能量测量） 气体分析仪（包括氧气、二氧化碳、麻醉气体） 药物识别（药品识别和剂量识别）	

目前国际国内的模拟教学设备种类繁多，其功能、使用领域各有侧重。下面重点介绍几种常用的综合模拟人设备：

（一）HPS—超级仿真综合模拟人

作为世界上第一台生理驱动型模拟系统，HPS 被公认为高仿真模拟人的金标准，其逼真的机械肺、强大的生理驱动引擎以及其他多种模拟功能如高级气道管理、针刺气胸减压、胸腔积液积血引流、心包穿刺、诊断性腹腔灌洗、真实监护仪进行心电和无创血压监测等。并预置的数十个临床场景可表现这些系统的常见病、多发病和急危重症,并对各种干预措施做出逼真生理药理反应。适合于对医学院校的学生和各级医师进行麻醉学、呼吸医学、心血管医学、急救医学、护理学领域的理论和实践技能培训,也非常有助于基础医学如生理学和药理学的研究和培训。主要功能包括:

1. 神经系统

1)瞳孔:对光反射和眨眼。

2)分泌物:眼、耳、口、鼻分泌物。

3)反应:惊厥和抽搐。

2. 呼吸系统

1)模拟不同程度呼吸道梗阻和不同程度肺和胸部顺应性:舌肿胀、咽阻塞、喉痉挛、支气管痉挛。

2)口、经鼻气管插管,气管内插管,逆行引导气管插管与经鼻纤维支气管镜引导气管插管

3)面罩吸氧,支持其他气道辅助呼吸置入物。

4)环甲膜切开术和环甲膜穿刺术。

5)呼末二氧化碳、SpO_2。

6)多象限听诊正常、异常呼吸音,呼吸音类别可调节。

7)双侧可行胸腔导管引流(胸腔积液或积血),并可引起生理反应;双侧气胸针刺减压,可引起生理反应。

3. 循环系统

1)听诊心音,心音类别可调节。

2)电除颤、体外心脏起搏。

3)模拟插入 Swan-Ganz 导管,并通过显示器观察对应的波形。

4)12 导联动态心电图。

5)多处脉搏搏动可触及,通过听诊和触诊行左臂血压测量。

4. 心肺复苏术　胸外按压手法正确,深度和频率适当,模拟人对按压具有生理性反馈,并能监测心肺复苏质量。

5. 药物识别系统

1)可行外周静脉置管注射、支持静脉输液。

2)支持肌内注射。

3)条形码技术和庞大的药物库。

4)自动计算数十种静脉注射和吸入药的药代动力学和药效学效应,具有剂量相关的药物反应,并持续相应的时间。

6. 监护项目　ECG(心电图)、NIBP(无创血压)、SpO_2(血氧饱和度)、$P_{ET}CO_2$(呼吸末二氧化碳分压)、CVP(中心静脉压)、PAP(肺动脉压)、ABP(动脉血压)、CO(心输出量)T(温度)

7. 其他

1)关节:腕、肘、膝、踝关节可灵活运动。

2)HPS 泌尿系统:导尿、可更换生殖器、尿量控制。

3)声音:呼吸音、心音、肠鸣音、喉部发声(无线声控模拟人说话)。

4)创伤:诊断性腹腔灌洗术、心包穿刺术。

5)模块:麻醉、产科、综合医疗、高级心脏疾病生命支持、高级生命支持)共60个预置模拟临床场景(SCE)。

8. HPS在麻醉领域的应用

1)可连接真实的麻醉机。

2)识别并对真实麻醉药和医学气体做出生理反应。

3)机械肺能吸入O_2呼出CO_2。

4)能吸入氧化亚氮和挥发性麻醉药并分布到体内。

5)机械肺内进行直接的气体交换。

6)支持机械通气,能连接真实的呼吸机。

7)模拟人可设置成对抗呼吸机呼吸模式。

8)拇指的反射性抽动,体现周围神经系统对神经肌肉类药物的反应。

（二）SimMan 3G

SimMan 3G是挪威Laerdal公司生产的成人模拟患者,具有高度仿真效果,属于生理驱动型模拟系统,集人体生理功能性、软件操作便捷性、知识体系贯通性于一体。不仅可模拟患者的各种临床表现,展现疾病各阶段的变化,还可演练多种临床技能如困难气管插管、环甲膜穿刺和切开、气胸针刺减压、胸腔闭式引流、心包穿刺引流、诊断性腹腔灌洗等,并能模拟对各种疾患的临床治疗操作,及治疗操作后的患者反应。尤为重要是,其可模拟一些罕见的危重病例和误诊误治所致的临床危机事件,弥补临床实践教学的不足,为临床积累经验。SimMan 3G主要用于临床医学教育、麻醉专业、危重急诊、护理教育、院前急救和军医训练。主要功能包括:

1. 呼吸系统

1)模拟各种困难气道:(如牙关紧闭、咽部水肿、喉痉挛、颈部僵直)

2)气道管理:开放气道(按额提颌法、下颌前推法),面罩通气,经口(鼻)气管插管、喉罩、食管气管联合导管、逆向插管光纤插管、经气管喷射通气

3)环甲软骨穿刺术、外科环甲软骨切开术

4)正常、异常的呼吸音,呼气末二氧化碳和SpO_2监测

5)胸腔穿刺术(单侧、双侧),胸腔引流管置入(单侧、双侧)

2. 循环系统

1)大量的心电图数据库,多种心音可调节,与心电图同步。

2)心电图心律监控及12导联心电图显示。

3)除颤和电复律。

4)听诊柯氏音,手动测量血压。

5)可触诊颈动脉、股动脉、肱动脉、桡动脉、足背动脉、腘动脉、胫后动脉,并与心电图同步,脉搏强度可随血压连续变化。

3. 心肺复苏术 遵循美国心脏病学会2015年心肺复苏指南,正确的胸外按压会产生明显的脉搏、血压波形以及心电图,并能实时反馈心肺复苏质量。

4. 其他功能

1)癫痫/肌肉震颤。

2)出血:多部位模拟出血(动脉和静脉),能自动对失血与治疗产生反应。

3)各种伤口模块、Foley导管插入术。

4)分泌物:双眼、耳朵、鼻子、口(眼泪、血液、黏液、脑脊液),身体(发汗)。

5)听诊:呼吸音、心音、肠鸣音。

6)发声:喉部发声(无线声控模拟人说话)。

7)双眼:眨眼(慢速、正常、快速)和眨眼睁开、闭上和半睁半闭,瞳孔可调节大小(同步/不同步),具有对光反射。

8)给药:自动药物识别系统(RFID)能够识别药物类别和剂量,可编程的生理反应。

9)血管通路:静脉通路(右臂)骨内通路(胫骨)自动药物识别系统。

10)尿:可行导尿术,并可调节尿量输出(多尿、尿频)。

11)骨髓穿刺:胫骨和胸骨。

5. 监护项目 心电图、血氧饱和度、呼末二氧化碳、动脉压(ABP)、中心静脉压(CVP)肺动脉压(PAP)、肺毛细血管楔压(PCWP)、无创血压(NIBP)、四个成串刺激(TOF)、颅内压(ICP)、心输出量(CO)、温度(核心和周边)。

(三) SimMan 3G Trauma

SimMan 3G Trauma 是一款专门为外伤患者仿真模型,用于军事及民事急救服务,坚固耐用的配置及无线操控系统使得培训场景选择更加灵活,特点是适用于培训与外伤急救有关的快速评判能力。能模拟必要的干预措施,例如出血控制和气道管理。增加创伤相关模块,例如断肢、肌内注射和胸骨 IO 通路,用于针对外伤急救状况提供最佳培训。

(四) SimJunior 模拟儿童

SimJunior 模拟人可模拟 6 岁的儿童(体重 11.36kg,身高 120cm),有助于受训医师掌握儿科诊疗核心能力。培训上配合使用由业界领导者如美国儿科学会(American Academy of Pediatrics, AAP)和美国护理联盟(National League for Nursing, NLN)所开发的病例,为医护人员提供有效的教学及培训经验,从而强化他们在儿科诊疗和护理上的临床技能。主要功能包括:

1. 呼吸功能

1)自主呼吸。

2)气道管理:标准气道开放(压额托颌法,下颌前推)、口鼻吸引、口(鼻)咽通气道、面罩通气、经口(鼻)气管插管、Sellick 手法操作、喉罩(LMA)。

3)可模拟各种困难气道:舌肿胀、肺顺应性降低、胃胀气、气道梗阻、右侧气管插管。

4)多种呼吸音(正常和异常),呼吸频率可变。

5)检测及量化的机械通气量(包括没有通气)。

2. 循环功能

1)除颤,心脏复律和起搏。

2)广泛的心电图数据库,多种心音可调节,与心电图同步。

3)心电图心律监测(3 导联),12 导联心电显示,仅限 LLEAP。

4)听诊柯氏音手动测量血压。

5)双侧颈动脉和单边肱动脉和桡动脉(左侧)与心电图同步,脉搏强度随 BP 改变。

3. 心肺复苏术 遵循美国心脏病学会 2015 年心肺复苏指南,胸外按压会产生明显的脉搏、血压波形以及心电图,并能实时反馈心肺复苏质量。

4. 其他

1)模拟癫痫发作(抽搐)。

2)瞳孔:正常,扩张和收缩瞳孔。

3)血管通路:静脉注射(右侧前臂周围静脉、肘前窝、手背);骨髓(右胫骨结节和内踝)。

5. 监护仪

1)可使用触摸屏患者监护仪。

2)监护参数包括:心率、血压、心电图、血氧饱和度、呼吸频率、温度。

(五) SimBaby

SimBaby 是一款先进的模拟 5 个月婴儿(身高 65cm,体重 4kg)的仿真模型,具备逼真的解剖学构造和临床功能,可表现婴儿呼吸形式和并发症,执行相关的婴儿高级生命支持(PALS)技能和病例;模拟人可以利用医学模型为本的软件,让导师集中在与学习者的交流,互动,而不是集中在模拟人的操作;同时模拟人逼真的气道系统,能对所有相关的困难婴儿气道管理和患者护理病例作准确的模拟,完成病例后还可以自动提供评估报告,给予学生实时、详细的回馈。

Simbaby 的主要功能包括:①婴儿正常心肺听诊音;②婴儿多种异常肺部啰音与心脏杂音的听诊;③多种内置心电图;④气道技能训练如气管插管、面罩通气、模拟咽部梗阻及喉痉挛;⑤胸外心脏按压操作;⑥气胸穿刺、外周静脉穿刺、前囟扣诊;⑦生命体征的监测等。

三、综合模拟设备的优缺点

(一) 综合模拟人优点

1. 模拟人有正常和异常的心肺呼吸音、肠鸣音,可训练医师的听诊。

2. 具有高度仿真效果,可模拟出人在多种疾病状态下或用药后的生命体征的变化,心电监护仪、血压计、除颤仪等医用设备可以直接连接在模拟人上并显示并测量数据,真实地模拟临床情景。

3. 容许学生作出错误的判断及不正确之技术操作。

4. 利用模拟人可行专项技能的强化训练,重复操作,反复训练,提高熟练程度。

5. 综合模拟人系统不仅进行常见临床技能的训练,还可模拟术中手术麻醉意外事件、麻醉并发症等情况,受训医师可身临其境的感受紧张的抢救过程、观察患者的病情变化与转归、掌握正确的处理方法。

6. 模拟人系统具有可重复性和可标准化性,因此可以用来作为麻醉培训考核和住院医师临床能力考评的工具。解决了临床技能考核中缺乏统一考核对象与标准的问题。

(二) 综合模拟人缺点

1. 病例的设计依赖教师的临床理论和实践经验,考虑不周就会影响培训效果。

2. 模拟人虽能发出声音,却无说话的能力,因此无法询问病史,只能由老师提供。也不能像真实患者那样与医师进行交流,把治疗过程中的感受告诉医师,一定程度上影响医师对病情的判断。

3. 模拟人虽然采用与人体近似的材料,但与人体组织仍存在一定差异,行触诊、叩诊检查存在一定困难。

4. 模拟人的体征有一定局限性,但临床疾病多种多样、复杂多变,而模拟人只能模仿其中的一些急性病症。

5. 综合模拟人费用高昂,目前无法大规模引入临床教学。

随着科技的进步,医学模拟训练使学生在不损害患者利益的前提下,已成为帮助学生从课堂过渡到病房、提高医师临床医疗水平的重要手段。综合模拟人系统更改变了旧式"see one，do one，teach one"的训练模式，克服了传统教学单调、呆板、抽象的缺点，极大地解决了临床典型病例不足、患者配合困难的问题，为医师临床实践能力的培养开辟了一条全新途径，使受训医师在模拟的临床场景中能更好的掌握医学理论、临床技能、沟通技能及医德规范，填补了以前医学模拟只能训练单纯的临床操作而不能综合训练临床技能和临床思维的缺憾。

（陈 旋 孙焱芫）

参考文献

［1］ DIECKMANN P, RALL M. Simulators in anaesthetic training to enhance patient safety [M]//CASHMAN JN, GROUNDS RM. Rencent Advances in Anaesthesia and intensive Care. Cambridge University Press, 2007, 211-232.

［2］ DEVITT J, KURREK M, COHEN M, et al. Testing the raters: Interrater reliability of standardized anaesthesia simulator performance [J]. Can J Anaesth, 1997, 44: 924-928.

［3］ KALAWSKY RS. The Science of Virtual Reality and Virtual Environments [M]. Workham, England, Addison-Wesley Publishing Company, 1993.

［4］ GABA DM. The future vision of simulation in health care [J]. Quality & Safety in Health Care, 2004.

［5］ RONALD D. MILLER, NEAL H. COHEN, LARS I. ERIKSSON, et al. Miller's Anesthesia [M]. 邓小明，曾因明，黄宇光译 . 北京：北京大学医学出版社，2011: 172.

［6］ CANELLAS JV, ARAUJO MM, ARCE JP. The use of anatomical models for learning anesthesia techniques in oral surgery [J]. Indian Journal of Dental Research, 2013, 24 (3): 326-330.

［7］ CAPOGNA G, STIRPARO S, CANIGGIA S. Evaluation of a new training device to simulate the epidural and subarachnoid spaces for neuraxial anesthesia techniques [J]. Minerva Anestesiologica, 2013, 79 (4): 385.

［8］ DENG Y, HUANG H, XU Y. Application of emergency care simulator (ECS) in experimental teaching of anesthesia-physiology [J]. China Higher Medical Education, 2013.

第十六章

麻醉危机资源管理模拟培训流程

第一节　麻醉危机资源管理模拟培训背景

1994—1995 年美国匹兹堡大学和斯坦福大学在全世界范围率先建立了医学模拟中心，将模拟设备用于医学教育，并以麻醉相关培训为主。纵观欧美发达国家的医学教学教育是职业教育，医学模拟中心的模拟教学内容一般分为两类，一类为"技能培训"，一类为"情境模拟"。模拟教学主要通过计算机、综合模拟人或标准化患者（standard patients，SP）又称模拟患者、情境模拟三要素的有机整合，最大程度仿真模拟临床情境，最终实现以提高临床实践能力为主的教学目标。享有盛名的世界级多学科模拟教育与研究基地匹兹堡大学医学模拟教育研究所（The Peter M.Winter Institute for Simulation Education and Research，WISER）始建于 1994 年，它作为匹兹堡大学的一部分，同时为匹兹堡大学医学中心（University of Pittsburgh Medical Center，UPMC）服务。模拟信息管理系统（simulation information management system，SIMS）包括设备管理系统（facility management system，FMS），学习管理系统（learning management system，LMS）和研究数据管理系统（research data management system，RDMS）三个部分，它将管理、授课和资料统计分析等多项功能整合为一体，这是 WISER 模拟教学能够正常和高效运作的有效保障。WISER 从环境、设备、诊断、治疗全方位进行模拟，让学习者感受到一种真实的医疗情境，教学内容特别重视临床各种危重症处理和团队训练。WISER 的 LMS 具体流程如下：

1. 学员注册　首先学员根据教学要求、WISER 课程安排和个人时间提前网上注册 SIMS 账户，注册后会收到确认回复。然后学员在课程前需完成网上问卷调查，并浏览有关课程内容的文字和录像资料，其目的是让学员进行有必要的预习和让教员了解学员的基础。最后在模拟培训课的前一周和课前 24 小时，进行 SIMS 会自动发 Email 提醒学员准时参加培训课，如果不能参加要提前 24 小时通知。

2. 签订保密协议　每个学员在进行培训之前要签订保密协议，保证不对他人透露授课内容，同时 WISER 有责任保护学员隐私。

3. 教师队伍和授课方式　由一名课程主任负责该课程的教学安排、教学改进及教学监督等。根据教学安排，课程教员在 SIMS 账户上会收到相应的一套授课资料，用于备课和复盘。

4. 模拟培训 学员可分组进行模拟培训,一般每组最多6名学员。在培训中,教员设置情境并根据学员的表现控制模拟病例的进程。培训的目的是让学员了解自己的临床水平,找差距,找盲点,补充不足。

5. 复盘 情境结束后教员随即为学员对情境复盘。结构化支持的收集-分析-总结(gather,analyze,summarize,GAS)模式的复盘方法是在2009年WISER与美国心脏协会联合开发的。GAS模式在WISER得到多年有效的验证,成为国际公认的复盘重要工具。在这个环节,教员根据需要,可通过回播情境中学员关键表现的视频进行复盘。

6. 课后测试、调查和评估 通过SIMS,学员按需要完成课后测试和调查;学员对教员和课程进行匿名评估;教员对学员表现进行评估。

欧美等发达国家的医学模拟中心正如WISER的SIMS的管理流程经过多年不断完善经非常成熟。模拟医学教育(simulation based medical education,SBME)对于我国目前医疗环境下的临床实践能力教育具有实践性和有效性。近年随着SBME得到重视,国内越来越多的医学院校成立了模拟教学中心,引进了模拟操作系统和模具,逐步缩小了在硬件设施上与国外的差距。但国内目前医学院校的模拟教学仍以临床技能培训为主,标准化患者甚至是综合模拟人都是主要参与客观结构化临床技能考试(objective structured clinical examination,OSCE),少有临床病例模拟,因此医学生掌握的技能主要是单纯的操作技能,但对于临床问题分析与应变,以及与患者沟通的能力仍缺乏系统训练。部分模拟教学中心甚至闲置先进的模拟设备和宽阔的场地,缺乏利用医学模拟训练来提高患者安全和改善医患关系。另外值得强调的是,在追求先进计算机模拟技术、改善硬件教学设施的同时,还需加强模拟教学师资培训,着力丰富模拟情境教学案例,这对提升模拟教学质量与内涵有非常重要的作用。

第二节 麻醉危机资源管理模拟培训特殊要求

ACRM模拟培训除了面对医学生,更多适用于住院医师规范化培训认证、总住院医师准入、主治医师资格通过,甚至是副主任医师、主任医师执业资质更新。相对技能培训,情境模拟属于模拟教学的高级课程,而ACRM模拟培训的情境模拟主题围绕患者安全问题,是医学模拟中心教学的重点,这也是多数医学模拟中心由麻醉科主导的主要原因,因而ACRM模拟培训有着区别其他培训的特殊要求。

一、麻醉医师非医学技术技能

医学知识与技能,理所当然是我们临床工作的理论和实践基础。而非医学技术技能在麻醉临床实践,特别在危机管理中却是扮演着举足轻重的角色。麻醉模拟演练时如何客观评价学员的表现?目前世界各地都采用麻醉医师非医学技术技能(anaesthetists'non-technical skills,ANTS)系统作为评估标准。该系统是在2007年由苏格兰心理学家和麻醉医师共同合作研发,主要用于评估与麻醉实践相关的可观察的非技术技能。它用明确和透明的方式为麻醉提供了一个可描述性的非技术技能的评分标准,通过评估学员表现为培训过程提供反馈。这不但可以评估学员医学理论和临床技能的整合使用能力,而且可以评估麻醉医师

在日常工作或紧急情况下的表现。ANTS系统包括三个层次,最高层次有四种技能分类,包括十五项技能元素:

1. 任务管理

(1)计划和准备:学员能否在开始前准备好所需的药品和设备;能否和相关人员沟通治疗方案并在情况发生变化的情况下重新审查治疗方案;能否做好患者术后的安排。

(2)区分优先次序:学员能否讨论到案例中的重要事项、和外科医师协商病例可能的各种后果;能否在危急情况调整次序。

(3)提供和维护标准:学员能否做到交叉检查药物标签、在每次开始前检查麻醉机器;能否保持准确的麻醉记录、遵循已发表的流程和指南。

(4)确定并利用资源:学员能否确定可用的资源(人员、经验、设备、时间)并适当分配任务,且确保资源在紧急关键时期可以使用。

2. 团队合作

(1)协调团队成员活动:学员能否确认团队成员的角色和责任并考虑别人的要求、是否会与外科医师或其他同事讨论病例、与团队成员合作完成目标。

(2)交换信息:学员能否及时更新、报告病情变化;能否确认分享的信息被理解;能否与队员交流病例计划和其他相关信息并保持清楚的病例资料记录书写。

(3)使用权利和威信:学员能否表现出必要的自信水平、根据需要接手作为任务的领导;能否向团队成员发出清晰的指令、陈述案例并提出治疗的理由。

(4)评估能力:学员能否判断队员处理问题的能力并在需要时请求援助、并向新的团队成员询问其经验。

(5)支持他人:学员能否鼓励或听取其他成员的意见;能否提前预料团队成员需要的设备或信息;能否在听取汇报时感谢其他成员。

3. 情势判断觉察

(1)收集信息:学员能否在手术时了解和记录患者情况、对环境进行反复观察,交叉检查以提高信息可靠性;能否观察手术操作,在需要时和外科核对。

(2)了解并识别:学员能否观察患者对治疗的反应并解释情况。

(3)预测:学员能否通过给予药物来预防情况发生;能否检查治疗的结果并采取行动以避免或减轻潜在问题。

4. 决策

(1)识别选项:学员是否有其他治疗方案;是否询问其他麻醉医师的建议;能否与患者讨论各种麻醉技术。

(2)权衡风险并选择:学员能否权衡不同治疗方案的风险和患者状况相关的因素;能否实施所选择的治疗方案。

(3)再次评估:学员能否在治疗后重新评估患者;能否随着患者病情的发展,继续列出其他治疗方案。

二、学员的要求——危机管理团队领导的重要性

培训过程学员容易出现一些常见的问题,例如:学员扮演角色,特别是团队领导角色不稳定、难以融入情境或妄图一次培训解决所有问题。越来越多的证据证明,在进行危机管理时,例如心肺复苏时,有效的领导可以改善心肺复苏患者的预后;在进行心肺复苏或处

理其他紧急情况时,缺乏领导能力和团队不合作会导致不良的临床结果。虽然个别患者可能因为复杂严重的临床问题,复苏抢救过程中的混乱、冲突与患者病情并不直接相关,但是不管怎样的危机处理,缺乏有效的领导会对团队绩效和患者的预后产生负面影响,甚至导致医疗错误和不良事件明显增多。领导的组织能力和团队之间沟通的重要性在儿科紧急事件处理中已被证明,危机处理中沟通故障、缺乏领导能力造成大约70%围产儿的受伤或死亡。

危机处理领导被定义为能在特定的情况下组织具体的协调活动,如分配任务,分配工作和执行规则和程序。危机处理领导和我们科室领导的定义职责是不一样的,所以危机处理领导不一定是科室领导干部。麻醉医师在手术室工作时就承担患者手术治疗的领导,一旦发生紧急情况,麻醉医师理所当然作为危机处理领导。值得强调的是,危机处理领导应该避免自己亲自动手参加执行复苏抢救步骤,而应该只担任协调工作。对团队成员分配任务、做简短而清晰的陈述、确保团队坚持按流程执行。

三、教员的师资要求和职责要求

1. 师资要求　由于ACRM模拟培训区分于传统的教学培训,ACRM合格师资的特质是"三栖人才":①在麻醉专业具有"与时俱进"的临床理念;②拥有丰富的教学经验及扎实的教学理论基础;③熟悉医疗信息技术和计算机知识。师资除了常规的需要曾接受规范的医学教师培训、从事临床麻醉工作并在教学医院工作外,还要能熟练地操作各种模拟教学设备和软件且对模拟教学充满热情和兴趣。

2. 职责要求　如何整合模拟课程到临床教学中、强化课后反馈和评估是教员的主要职责。

(1)设计模拟病例:教员可以根据自己科室或同行发生过的病例编写自己的模拟病例,在选择病例方面有四点要求:①具有紧迫感及危机感;②危机事件的发生发展符合临床病理生理变化;③诊疗包括技术能力部分和非技术能力部分;④难易程度和参与学员的经验水平相符。

(2)模拟病例运行:模拟病例运行之前,教员营造一个令人投入的学习环境,模拟前说明包括教员和学员自我介绍、澄清教学目的、明确模拟人仿真度、模拟培训细节的介绍、让学员熟悉环境。模拟演绎是ACRM模拟培训中的最紧张而生动的时刻,它的实现与模拟病例运行的仿真程度密切相关,在病例运行中要做好六点:①临床环境及器械仿真度;②模拟人生理仿真度;③后台控制的同步性(是否存在不同程度滞后);④模拟病例发展节奏及时间靶控;⑤心理仿真,即学员在模拟情境中的自我意识;⑥在适当时间用适当的方法给予学员提示和引导,例如不同角色的助演介入到情境当中。

(3)组织和协调:培训过程进行中教员注意维持一个投入的学习环境,建立演练中的沟通规则(互相尊重,不要互相指责)。在一个接近真实的环境进行演练,让学员尽可能达到教员的目标,让学员适应新的学习方式,让每个学员都有机会参加演练。注意以下七点:①提供讨论、辩论的机会;②提供最新知识和文献;③促进学员之间的专业知识的分享,尤其是多学科参与的演练,大家可以互相取长补短;④表扬学员在演练、复盘中的贡献并留意沮丧的参与演绎的学员,帮助他们融入讨论;⑤缓和学员之间的分歧;⑥理解来自不同文化、社会和学习环境的学员不同之处;⑦课程总结是否达到预期目标、模拟培训流程设计是否合理、顺畅。

四、重塑学员逻辑构架

复盘是一项总结性分析(post-experience analysis),被称为 SBME 中最重要的元素之一。在培训中,高质量的复盘是至关重要的。由教员引导参与演练的学员根据刚才的记忆,重新描述一遍演练的过程,从开放性对话中反思问题及解决办法。这样的复盘可以识别哪些知识或技能可能丢失,以便将来真实情况时可以纠正。尽管个人反思经常发生,但模拟演练后的复盘环节有教员引导反思,能有效地组织参与演练的学员思考。而且个人反思可能是分散零碎的,还可能包括对培训没有帮助的自我批评。因而在演练后进行的个人反思无法取代复盘环节。复盘环节建议在模拟演练的地方或附近进行,且需要在演练后立刻进行。哈佛大学医学模拟中心将复盘比喻为参与者之间的对话,在反思讨论过程中可能会指出一些需要纠正的问题,但其最终目标是改善实际情况时的操作,所以复盘不是为了批评,而是理性分析、有效率地总结演练的收获。

教员首先明确强调这是一个受控、心理安全、无偏见的环境,让学员在有心理安全感的环境下有条理地展开反思讨论。第一步通过积极的倾听团队成员的描述,特别是他们的关注或不确定的问题。第二步通过回顾事件、探查性的提问、揭示学员的逻辑和推理过程。最后通过确认所有教学点、讨论点均有覆盖总结性的评语,明确学习的收获,总结经验以帮助学员重新思考。学员的逻辑框架决定了行为,而行为导致结果。原则让学员讲,让他们讲需要讨论的话题。一开始从情境出现的变化切入,例如"首先你发现了什么情况?"。接着提及促成行为不当的想法,或提出了一些假设性的问题。通过适当地使用视频回放,以具体实例为基础,教员指出学员没有提到的关键问题,从一些临床失误谈起,针对学员的表现给予建议,明确不足的根源。教员可以将在情境所观察到的行为与学员在手术室可能经历的事件联系起来,鼓励学员分享他们的观点。教员也要鼓励在场观摩的学员积极发言,将他们的观点作为话题进行讨论,随后邀请其他人一起讨论他们的观点。通过复盘产生新的逻辑框架,改变今后的行为,使他们能够看到自己的进展和可以应用于今后实际工作的收获,实现此次培训的重要目标。

学员的反思层次可能会参差不齐:①有的需要教员大量的参与和引导,例如需要提出很多问题、不断的纠正讨论的方向;②有的需要更深层次的讨论时,教员才介入;③有的可以独立完成大量讨论等。缺少规范复盘的模拟培训,学员的医学知识与技能,特别是非技术技能难以改进。通过规范引导反思,可使学员在复盘过程中,初级反思通过四步达到高级反思:即从需要教员大量引导,教员偶尔帮助团队分析,教员只作为催化剂不参与分析,最后到学员可以独立完成反思讨论完成指定目标。

五、麻醉危机资源管理模拟培训中辅助工具

在培训中,学员在步骤或技巧上的失误都有可能出现,且有些错误常常重复却又容易被忽略。因此在每次演练结束时,我们需要聚集在一起进行复盘环节。在医学模拟教育界,以视频记录模拟演练进行复盘已是国外的惯常做法,一方面可以便捷回播一些演练情节进行讨论,另一方面是可以把视频用作记录,也可导出视频方便讲课。为了更好协助有效汇报,目前一些模拟培训中心配备较先进的全套影音高清录像系统。它一般包括:高清摄像头和麦克风来捕获模拟演练的视频和声音;内置软件具备录取模拟人监护设备数据的功能。同时录取多个画面(多个不同角度的演练操作画面和监护仪显示屏)并云端存储,方便记录和

管理。内置的事件日志功能,方便随时标记,模拟人身上的操作也可自动存储到事件日志。录像由控制室教员进行剪辑、存档、随时向观摩教室或其他教室进行实时转播。

第三节　麻醉危机资源管理模拟培训流程案例

欧美等发达国家的危机管理培训运作成熟,但由于多方面因素,国内不适合照搬他们的整套模式。我们以国际上 ACRM 课程为参考,在培训中心的模拟室、甚至在非模拟室的学术会议现场,充分利用模拟教学资源、因地制宜,搭建高仿真模拟情境进行 ACRM 模拟培训。

一、模拟室进行的麻醉危机资源管理模拟培训流程

根据学员水平选定病例,演练和复盘一个病例时间共 40 分钟,一般 4 个学员一组,2~3 个病例为一个课程时间。(此外培训前需要 25 分钟对培训课程介绍和学员对模拟人、模拟室熟悉等模拟前说明;5 分钟第一组学员准备。最后需 30 分钟对病例和培训课程进行总结)。培训课程由仿真模拟演练、复盘、评估、总结、调查组成。在培训之前教员根据当前病例所需物资清单配备所有器械物品,包括制作一些特殊教具。表 16-3-1 是以 3 个病例 120 分钟为例的课程表时间。

表 16-3-1　课程表

时间	内容
10 分钟	培训课程介绍
5 分钟	模拟演练短片
10 分钟	模拟人、模拟室熟悉等模拟前说明
5 分钟	第一组演练学员准备 / 对应器械准备就位
20 分钟	第一组麻醉危机演练
20 分钟	第一个病例复盘
20 分钟	第二组麻醉危机演练
20 分钟	第二个病例复盘
20 分钟	第三组麻醉危机演练
20 分钟	第三个病例复盘
25 分钟	评估、培训课程总结
5 分钟	填写调查表

(一)重要的细节

1. 介绍模拟　教员向学员介绍培训目的及具体过程,介绍模拟培训的基本原则——互相尊重,注重学习模式而非考核。向学员解释参与的重要性,让他们知道应该从演练中可以学到什么。模拟的情境尽可能让学员在自己的角色和团队交流中感觉足够真实。教员要求学员不要质疑培训的真实性,毕竟再高仿真的模拟人也非真实患者。模拟演练短片可以让学员对模拟演练有一定的认识,特别对没有参加过此类培训的学员非常重要。

2. 熟悉模拟室　模拟前说明对模拟室环境、设备的熟悉有利于学员能充分利用当前资源演练。不同模拟人可能具备不同的模拟功能,教员让学员明确当前模拟人可以模拟和无法模拟的功能。

3. 学员安排　学员准备除了更换全套手术室衣帽、口罩外,主要是熟悉病例(包括病史系统回顾、生命体征、实验室检查),明确各学员身份。其他学员在观摩教室熟悉病例和观摩演练。第一组学员演练完毕返回观摩教室后,教员首先让第一组的成员,特别是团队领导发表感想,接着让第二组的学员发表看法,然后让在场的学员发表观感。复盘同时模拟室教员作第二组病例器械准备,复盘进行 15 分钟后第二组学员到准备间作演练的准备。第二组演练结束后,教员首先让第二组的成员发言,以此轮换。复盘期间如果模拟中心硬件设施允许和情境需要,教员可使用视频回放的协助复盘。

4. 调查表的意义　学员主观评估是规范化临床实训演绎教学考评体系中的重要环节,对于促进培训课程发展及其软件设施建设有着积极地指导作用。教员针对性制作调查表,表格在讨论后立即分发给所有学员。这是一份自我评估量表,主要是有关对麻醉模拟危机病例的看法和模拟培训课程的建议。它具体包括学员对计划目标完成程度、教员对主题的掌握程度、模拟演练情境合适程度、主题的适用性和学习环境的评估等。学员、教员与培训课程三者之间的两两评价构成评估体系最重要的内容。

(二) 培训注意事项

1. 人员安排　一般需要四位教员才能成功组织演练,包括一位负责在后台操控模拟人生命体征,一位负责指挥,一位负责助演角色,一位在示教室为其他学员介绍病例,作相应的引导。教员统筹安排培训整个过程:①包括模拟前说明;②各个情节的描述(如果需要)及复盘;③负责准备模拟的装备和培训后必要的装备拆卸;④保证所有设备正常工作、调节各情节中模拟人的生命体征;⑤甚至在演练过程中根据当时情形,控制模拟病例发展方向,扮演各种角色来提升演练学习效果。有时候根据病例需求,学员也可以成为角色扮演者作为"合作者"存在,例如外科医师、器械护士、巡回护士。虽然他们未能作为麻醉医师存在,但这样的参与有助于增加模拟培训真实性及复盘。

2. 准备和拆卸　在标准的模拟室内,除了安装设置综合模拟人、常规准备药品外,还需进行计算机病例编程,制作和准备器械,包括血液制品、药物标签感应条码、液体输注管理系统等。当前病例结束后,立即清理物品和布置下一个病例所需的场景。培训课程结束后,清洗归位器械,以方便下一次培训课程开展。

3. 模拟人选择和监测设置　以 METI 和 Laerdal 两大模拟人研发生产巨头研制的两款模拟人为例,两者综合性能各有优势,在模拟中心配备硬件条件允许的前提下,可根据病例需要选择功能最相符的模拟人,使其能充分发挥功能。设置生命体征监测时强调:有声脉搏血氧仪是提高情境保真度的关键组成部分,脉搏血氧仪声调高低容易使手术间的工作人员有身临其境的感觉。

4. 调整方案　培训可以根据模拟教室的硬件和教员的经验进行以下调整。培训课前的阅读材料,可根据培训实际情况,保留或省略。根据模拟人实际仿真程度和功能选择合适的病例,以达到危机培训的真实感和效果,根据病例及场景布置合理安排病例顺序。

二、模拟室外进行的麻醉危机资源管理模拟培训流程

在模拟室模拟演练培训,每次学员人数非常有限。模拟室外例如在大型学术会议举办

专场,在会场搭建高仿真手术室进行培训,其培训授课形式自由开放,参会人员积极互动,参与观摩讨论人员多,受益面广。目前国内模拟培训处于起步阶段,学术会议举办专场有利于ACRM 模拟培训的推广。培训场地一般选择不低于 $200m^2$ 的会场,时间为 3~5 小时。根据会议规格选定病例,演练 2 组(多准备 1 组)。一般 4 个学员一组,会议期间提前或现场招募学员 8 人(此外专场开始前需要 30 分钟对场地和硬件设备再次确认)。因为在模拟室外培训,学员准备时间、教员走动和协调时间会相对延长,专场课程表如表 16-3-2。

表 16-3-2　专场课程表

时间	内容
20 分钟	欢迎致辞、工作人员介绍
25 分钟	模拟前说明
5 分钟	培训原则
10 分钟	第一组演练学员准备
20 分钟	第一组麻醉危机演练
30 分钟	第一个病例复盘
20 分钟	休息
20 分钟	第二组麻醉危机演练
30 分钟	第二个病例复盘
30 分钟	评估,危机模拟培训专场总结

(一) 重要的细节

首先让在场的参会者了解培训目的及具体过程。与在模拟中心模拟室进行培训演练不同的是:会场参会观摩人员多,对学员心理影响大,而且现场报名学员的不确定性,所以特别强调模拟培训的基本原则,让学员放下思想包袱。然后学员除了更换全套手术室衣帽口罩、介绍病例、明确各学员身份外,教员现场和学员确认当前模拟人可以模拟和无法模拟的功能、具体可在当前模拟人实施的操作、熟悉现场布局和设备等模拟前说明非常重要。会场其他参会人员可以从投影仪上获取病例资料。每组病例由一位临床、教学经验丰富的点评专家负责。复盘时由点评专家和教员引导,组织学员和参会者进行反思。教员在第一组复盘时安排第二组学员准备,同时作第二组病例器械准备。第二组病例演练复盘结束后,根据现场参会人员要求和时间进度,教员决定是否需要做第三组模拟演练,最后为整个专场做总结。

(二) 培训注意事项

1. 模拟室外的会场模拟前筹备　由于在模拟室外进行,为了营造较好的学习氛围,现场环境尽可能"高保真",例如可以布置手术室环境的背景墙。另外根据病例、场地和设备条件选用合适的模拟人,合理安排安装时间。在一般模拟室里基本常有的器械,在模拟室外的临时模拟场地,都要临时配备。所以场地的布置、涉及病例所需所有器械材料的清单,远远比在模拟室繁多、详细。

(1)提前准备:模拟室外的会场布置复杂,所以需要多方提前协作筹备。

1)专场筹备:提前与会务组确定举办模拟专场。

2）模拟病例筹备：提前选择编辑模拟病例、编程、进行模拟演练。

3）影像设备筹备：提前确定具体会场地点并实地考察确认会场配置的音响、投影等硬件，主要包括：①无线麦克风4~6个；②内部使用对讲机4~6个；③主屏与录像机连接，因地制宜落实分屏或投影或大液晶屏等设备实现模拟现场的多角度（学员演练、监护仪）投影。因场地要求，需会务组协助筹备。

4）麻醉设备筹备：提前联系会场当地医院麻醉科提供常规器械。常规器械详细清单包括大至麻醉机、监护仪、手术车床，小至注射器、胶布、吸痰管等。模拟病例如果需要特殊的教具由教员提前制作。

5）背景墙筹备：提前联系制作相应背景墙。

（2）选定模拟人：与模拟人公司协商配合运输、组装、驱动模拟人（不同的模拟人，组装和驱动复杂程度区别较大）。为了在会场达到模拟最佳效果，根据病例特点倾向选用高保真和功能较齐全的模拟人。HPS（human patient simulator，HPS）能够模拟人体真实的生理、病理生理特征以及临床实践中经常遇到的各种病症，是将高级生理驱动仿真技术与仿生学技术相结合的一种医学模拟教学系统。麻醉生理病理高保真是HPS明显的优势，但同时运输、安装、驱动、运作的复杂性是HPS明显的劣势。现场安装和驱动、操控HPS相对比较复杂的，而且还需要真实的氧气、二氧化碳、氮气供给，特别在没有中央供气条件的模拟室外下驱动，气瓶供气是唯一的选择。只要符合选定的病例，也可选择其他轻便型无线的高保真模拟人。

（3）会场场景搭建和设备就位：现以在会场组装、驱动和操控最复杂的超级仿真综合模拟人HPS Version6为例。一般在会议开始前两天HPS运输到达会场，在会议前一天开始组装。当地气站的四瓶气体（氮气、二氧化氮各一瓶，氧气两瓶）在组装模拟人前运达（提前与当地气站落实气源）。会场布置的同时，当地医院麻醉科室陆续把常规器械运达。模拟人团队提前或现场制备某些教具，并落实场景布置。设备准备完毕后教员在影音等硬件配合下进行模拟人病例测试等。

（4）会场点评专家与教员协作：提前向会场点评专家介绍模拟培训的要求和演绎的病例，培训当天点评专家与教员配合复盘和总结。

2. 会场模拟　会场ACRM培训，相当将手术室里麻醉所需的大部分设备、器械和物品装备移到会场，除了大物件例如模拟人、各种气体瓶、车床、麻醉机和监护仪等，小物件例如注射器、胶布、口咽通气道等外，还有其他模拟人所需设备例如：数据线、电池、分屏器等数十种，有时多达近百种，缺少一样都会影响培训的顺利进行。除了这些所需硬件设备要求繁多琐碎外，还需要注意以下五项：

（1）会场氛围：模拟室外培训更需要尽可能营造恰当的环境，让学员有身临其境的感觉，达到心理仿真的效果。值得注意的是，模拟室进行的培训是小范围的，而会场同行人数一般在二百人左右，参与演绎的学员勇气可嘉，应该得到更多的鼓励和尊重。教员根据模拟培训学员实际操作和模拟人工程人员密切配合，调控演练过程。特别在演绎方向出现大问题时，教员作为助演介入，尽量协调控制病例发展方向。演练正向发展更能促进学员的积极性并使现场气氛高涨，有利于医学模拟教育的推广与应用。

（2）准备时间长和时间紧迫：经常局限于会场用地等问题，现场模拟人往往没有充足的准备时间。模拟人装机、调试，设备检查、摆放，都需要大量的时间反复检测，因为现场没有多余时间和后备，必须尽早发现遗漏等问题以及时补救。

（3）影音设备技术支持：会场设置的屏幕和投影根据会场格局布置，而且需要专业技术人员帮助进行接驳、分屏播放,方便现场观摩人员能清楚地看到台上学员的操作和各种监测显示屏。

(4)多团队协作:会场的模拟培训,除了教员团队外,还需要多个团队的协作:①模拟人公司提供模拟人及进行装机;②当地医院协助准备设备、器械和物品;甚至需要专业工程师提供模拟人装机、故障处理和操作等技术指导;③会场工作人员帮忙布置会场;④其他专业技术人员提供技术支持。

(5)病例更新:现场模拟人培训对于病例更新要求更高,病例重复会明显影响学员参与的积极性。

(冯洁华)

参考文献

[1] 陈莉,许涛,许晓倩,等.发展医学模拟教学提高临床实践能力[J].中国高等医学教育,2008,10:112-113.

[2] 金花,于德华.美国模拟医学教育现况及思考[J].中国高等医学教育,2016,3:119-120.

[3] 连庆泉,上官王宁.麻醉医师非技术性技能[M].上海:上海世界图书出版公司,2011,13-152.

[4] COOPER S,WAKELAM A.Leadership of resuscitation teams:Lighthouse Leaderwship [J].Resuscitation,1999,42:27-45.

[5] 王天龙,薛纪秀,肖玮,等.我国麻醉学模拟教育现状调查分析[J].中华医学杂志 2010,90(9):614-617.

[6] ISSENBERG SB,MCGAGHIE WC,PETRUSA ER,et al.Features and uses of high-fidelity medical simulations that lead to effective learning:A BEME systematic review [J].Med Teach,2005,27:10-28.

[7] TORRIE J.Crisis Management in Anesthesiology,2nd ed [J].Canadian Journal of Anesthesia/journal Canadien Danesthésie,2015,62(10):1134-1135.

[8] 常实,梁莉,张霓妮,等.中美模拟医学教育差异之浅析[J].现代生物医学进展,2014,14(25):4962-4964.

第十七章

麻醉危机资源管理模拟病例编写

模拟病例是模拟培训开展的基础,一份好的模拟病例更像是一份好的剧本,既能保证模拟培训顺利地进行,又能达到良好的培训效果。

第一节 模拟病例编写内容

模拟病例编写需包含:培训对象、培训目标、时间安排、事件场景、患者基本情况、危机的展开与患者的转归、建议处理方式或处理流程、教员角色安排、设备道具要求。

1. 培训对象 一般培训对象可分为:住院医师(包括规培医师)、主治医师、副高级职称及以上医师,还可以培训麻醉护士,手术室护士,外科医师及相关人员。明确培训对象,病例编写设置合适的难度,才能有针对性地进行培训。

2. 培训目的 培训目的是模拟培训的核心思想,包括:综合能力考核、临床知识、操作技能、处理方式或处理流程、团队配合能力等。

3. 时间安排 即是模拟病例在培训中情景演练和讨论点评的时间分配。给学员病例及器械设备熟悉时间,一般为5~10分钟。情景演练一般安排20~30分钟较适宜,安排时间过短,学员没有足够判断思考和进入角色的时间;安排时间过长,容易导致没有足够紧迫感和学员精神疲惫。讨论点评时间可以根据培训对象和目的实际情况安排。

4. 事件场景 根据病例的情况,设置发生的环境。地点选择手术室、复苏室、急诊科、ICU病房和普通病房;时间节点选择麻醉前、手术中、手术结束后或者交接班时;手术类别选择择期手术、急诊手术。

5. 患者基本情况 根据模拟病例实际需要,有选择性地提供:患者的病史、实验室检查结果、影像学检查结果、生命体征等。

6. 危机的展开与患者的转归

(1)危机的开始:给出危机事件发生的触发条件,详细地描述相关变化,例如:二氧化碳栓塞病例中,手术开始后准备切除子宫圆韧带时,呼吸末二氧化碳39mmHg → 25mmHg变化时间为1秒,呼吸末二氧化碳25mmHg维持15秒后,心率72次/min → 121次/min、无创血压106/64mmHg → 72/40mmHg,变化时间10秒,脉搏血氧饱和度维持100%。

（2）危机发展：按标准处理流程，分步写明情景及处理、应对及变化，如表17-1-1。

（3）转归：①有效处理，危机结束，患者无相关并发症；②无效处理，患者死亡或有严重并发症。

表 17-1-1　危机的发展模拟病例示例

情景及处理	应对及反馈
测量无创血压 加快补液 检查麻醉机及监护仪	呼吸末二氧化碳 25mmHg → 20mmHg 变化时间 10 秒 心率 121 次/min → 138 次/min 变化时间 10 秒 无创血压 72/40mmHg → 65/34mmHg 变化时间 10 秒 血氧饱和度维持 100%
学员询问外科手术操作情况	外科医师回答："手术过程顺利，没出多少血。"
学员要求测血气	2 分钟后给结果，二氧化碳分压 62.2mmHg，余数值根据情况给出
学员没有要求停气腹	转
学员要求停气腹	转

7. 建议处理方式与处理流程　用于病例结束后讨论的总结，帮助学员理清思路，提高培训效果，使培训完整。

8. 教员角色安排　为了便于掌控培训过程，需要根据病例情况安排教员担当外科医师、护士、高年资麻醉医师、家属等角色，这些教员可根据培训进展情况及其扮演身份对学员进行提示、催促、刁难或帮助等。

9. 设备道具要求　每个模拟病例对设备道具的要求不尽相同，将其罗列清楚，有利于保证培训完整性和减轻教员的筹备负担。

第二节　模拟病例编写注意事项

1. 真实性　病例编写得越真实越贴近实际临床工作，就越能使学员在情景模拟中尽快进入状态，也会使印象更深刻。

2. 合理性　虽然将模拟病例比喻为剧本，但其编写必须遵循医学知识，因此，选择真实已知原因的临床病例编写可以降低病例编写难度。

3. 可实现性　高端模拟人可模拟多数临床表现，但仍有无法实现的情况，不同品牌的模拟人可实现的临床表现也不同。例如：SimMan 3G 可以实现颈项强直、张口度受限，而HPS 6 则没有这些功能。因此，在编写病例时，要考虑模拟人能否实现的因素。

4. 时限性　情境模拟是实际临床情况的浓缩，需要将时间有目的调整。例如：生命体征变化所需时间缩短；大出血病例如无法有效处理，则会导致患者在十几分钟内死亡。虽然时间总体上来说是缩短的，但并不是全部等比例缩短，在给学员思考与处理的时间需适当多分配。

5. 难易度　针对不同的培训对象，模拟病例需要设置不同的难度，难易度的调整主要通过关键点多少，还需要考虑培训对象对模拟培训熟悉程度。不熟悉模拟培训，会增加模拟训练的难度。关键点主要指每一个诱发危机的因素,关键点的内容主要有:病史的不详细或缺失,患者的状态(发热、困难插管等),合并其他影响麻醉手术安全性的疾病(哮喘、心脑血管疾病、肾衰竭等),手术操作引起的并发症等。

第三节　模拟病例编写示范

一、危机事件模拟病例示范

单一危机事件模拟可以参照表 17-3-1 进行编写。

表 17-3-1　医院断氧危机事件模拟病例示范

危机名称	中心供氧中断	培训对象	麻醉科及手术室相关人员
危机场景	手术室内,手术中	时间安排	培训 20 分钟,讨论 20 分钟
教员安排	麻醉科主任	培训目的	提高医护人员对中心供氧中断的应急处理
场景设置	全身麻醉,已插管,机械通气,基本参数设置正常,突然关闭中心供氧,备用氧气瓶		
模拟流程	1. 发现氧流表指示为 0,不能升高,听到供氧故障报警(吸入 100% 纯氧时气体分析显示低氧浓度) 2. 检查麻醉机工作状态,迅速检查患者情况 3. 断开患者与麻醉机呼吸回路,改用简易呼吸器通气 4. 紧急通知所有人员,进入应急状态 5. 通知麻醉科主任,确认应急处理情况 6. 检查总氧气压力表指针指示压力偏低 7. 用备用氧气瓶为患者提供氧气,保障患者的生命安全 8. 报告供氧中心值班工程人员,排查中心供氧故障的原因 9. 通知院领导、ICU 等,为医院可能发生大规模供氧故障做准备 10. 与外科医师讨论供氧故障对患者管理和手术进程影响,共同决策		
模拟效果评价	人员到位情况	□迅速准确　□基本按时到位 □个别人员不到位　□重点岗位人员不到位	
	履职情况	□职责明确　□职责明确,操作不够熟练 □职责不明,操作不熟练	
	物品到位情况	□物资充足,全部有效　□现场准备不充分 □现场物资缺乏	
	协调组织情况	□准确、高效　□协调基本顺利,能满足需求 □效率低,有待改进	
	实战效果评价	□达到预期目标　□基本达到目的,部分环节有待改进 □没有达到目标,需重新演练	
	处理结果	□处理到位　□部分处理不到位 □大部分处理不到位	
	急救意识	□急救意识强　□急救意识薄弱 □急救意识差	

续表

总结	通过这次演练,医务人员对中心供氧中断应急处理有了具体的认识,基本掌握了应急流程,对今后工作有所帮助和指导
存在问题	个别人员对氧气瓶装置安装不熟练
整改措施	加强重视,细致分析,定期演练

二、危机情景模拟病例示范

(一) 病例编写素材

患者,女性,50 岁,身高 160cm,体重 50kg。

因"阴道流血 1 个月余,活检提示宫颈鳞癌",经辅助化疗后,拟手术入院。患者化疗期间无明显不适。自起病以来,患者精神、睡眠好,胃纳可,大、小便正常,体重无明显下降。

既往体健,否认乙肝、结核等传染病史,否认高血压、冠心病、糖尿病等病史,否认手术、外伤史,否认食物、药物过敏史。

实验室和影像学检查:

血常规:白细胞 10.6×10^9/L,中性粒细胞比例 85.3%,淋巴细胞比例 8.6%。(升高白细胞治疗后)

肝、肾功能,生化电解质,凝血功能正常。

胸片、心电图检查正常。

体格检查:

双肺呼吸音清,未闻及干湿性啰音;心率 78 次 /min,律齐,各瓣膜听诊区未闻及杂音。

麻醉专科检查:

头颈活动度正常,张口度 3 横指,颏甲距 3 横指,无松动牙齿或义齿,张口可见软腭、硬腭、腭垂、Mallampati 分级Ⅰ级,患者平素活动良好,心功能分级Ⅰ级,ASA 分级Ⅱ级。

术前诊断:宫颈鳞癌

拟行手术:腹腔镜下宫颈癌根治术

(二) 气体栓塞建议处理流程

1. 检查设备,排出麻醉因素,及时向上级医师汇报。

2. 呼吸末二氧化碳先下降,是栓塞早期重要征象。本病例的栓子来源于二氧化碳气腹,因此停止气腹,阻止气体继续进入体内。

3. 气管插管,机械通气,提高吸入氧浓度。

4. 头低脚高,左侧卧位,减少气体进入肺循环。

5. 心脏超声诊断,心脏听诊心前区可闻及大水轮音。

6. 动静脉穿刺,完善监测,可尝试放置中心静脉导管至右心房内,抽吸气泡栓子。

7. 液体复苏,提高 CVP,减小空气与静脉的压力差,减少空气栓子的进入。

8. 血管活性药物的使用:多巴酚丁胺可降低肺循环阻力,亦可给予肾上腺素或去甲肾上腺素泵注,研究表明去甲肾上腺素可显著增加右心功能而不增加肺循环阻力。

9. 心脏按压,即使心脏没有停跳,按压不仅可提高心排出量,还可以压碎气体栓子。

10. 保护重要脏器功能:头部降温,甘露醇、激素、乌司他丁、呋塞米可降低颅内压,减轻脑水肿及肾功能保护,奥美拉唑抑酸保护胃黏膜,术中保温、抗感染,维持内环境稳定。

11. 必要时可行高压氧治疗。

（三）此病例为二氧化碳栓塞,只有一个关键点。这类病例适合培训规培医师和低年资住院医师,如表 17-3-2 所示。

表 17-3-2 二氧化碳栓塞危机情景模拟病例示范

模拟病例名称	妇科腹腔镜手术发生二氧化碳栓塞	
培训对象	低年资住院医师	
培训目的	掌握二氧化碳栓塞的快速诊断与治疗	
时间安排	情景演练 20 分钟,讨论 30 分钟	
事件场景	手术室内、择期手术、麻醉前	
教员角色安排	护士,外科医师,高年资麻醉医师	
患者基本情况	基本生命体征正常,无特殊设置	
设备道具	基本设备器械	
危机的展开		
麻醉实施	常规全身麻醉	
危机开始	手术开始后 30 分钟,气腹,准备切除子宫圆韧带时	
危机发展	情景及处理	应对及反馈
	学员处理步骤	根据学员处理情况调整参数
转归	无并发症或死亡	

如果培训对象为高年资住院医师和低年资主治医师,可以加上困难插管因素,或者影响麻醉手术安全性的疾病,关键点不宜多。例如:患者肥胖、有鼾症;或患有高血压,平素血压控制不好等。

如果培训对象为高年资主治医师、副主任医师,病例编写则可加入高龄,或患者心功能差,或脑梗死,或者肝肾衰竭等因素。

对于主任医师或者正规接受培训的高年资医师,模拟培训则不局限于处理问题,更多应该在危机的资源管理和领导才能等方面入手,如针对在预防、人员管理、事后事件处理等方面进行培训。

具体详见附录:麻醉危机模拟示范病例。

（张 鹏 李朝阳）

参考文献

［1］ DIECKMANN P, RALL M. Simulator in anaesthetic training to enhance patient safety//Cashman JN, Grounds RM (eds): Recent Advances in Anaesthesia and Intensive Care [J]. Cambridge University Press, 2007, 211-232.

［2］FLANAGAN B, CLAVISI O, NESTEL D. Efficacy and effectiveness of simulation based training for learning and assessment in health care [J]. Melbourne, 2007, 1-90.

［3］RALL M, MANSER T, HOWARD S. Key elements of debriefing for simulator training [J]. Eur J Anaesthesiol, 2000, 17: 516-517.

［4］DIECKMANN, MANSER, SCHAEDLE. How do anaesthesiologists experience a simulator setting in comparison with clinical settings？ Results from an interview study [J]. European Journal of Anaesthesiology, 2003, 20 (10): 846.

［5］MEIER AH, RAWN CL, KRUMMER TM. Virtual reality: Surgical application-challenge for the new millennium [J]. J Am Coll Surg, 2001, 192: 372-384.

第三篇 麻醉危机资源管理模拟培训

附录

麻醉危机模拟示范病例

附表 1

模拟病例名称	妇科腹腔镜手术发生二氧化碳栓塞
培训对象	高年资住院医师和低年资主治医师
培训目的	1. 掌握二氧化碳栓塞的快速诊断与治疗 2. 掌握求助和汇报制度 3. 提高团队协作能力 4. 掌握与外科医师的沟通技巧
时间安排	场景、病例熟悉　（10 分钟） 情景演练　　　　（30 分钟） 点评、讨论　　　（20~30 分钟）
事件场景	手术室内、择期手术、麻醉前
教员角色安排	1. 必须角色:巡回护士、手术医师、高年资麻醉医师各一人 2. 非必须角色:器械护士一名(可由他组学员扮演)
患者基本情况	病史摘要: 患者,女性,50 岁,身高 160cm,体重 78kg 因"阴道流血 1 个月余,活检提示宫颈鳞癌",经新辅助化疗后,拟手术入院。患者化疗期间无明显不适。自起病以来,患者精神、睡眠好,胃纳可,大、小便正常,体重无明显下降 既往体健,否认乙肝、结核等传染病史,否认高血压、冠心病、糖尿病等病史,否认手术、外伤史,否认食物、药物过敏史 实验室和影像学检查: 血常规:白细胞 10.6×10^9/L,中性粒细胞比例 85.3%,淋巴细胞比例 8.6%。(升高白细胞治疗后) 肝、肾功能,生化电解质,凝血功能正常 胸片、心电图检查正常 体格检查: 双肺呼吸音清,未闻及干湿性啰音;心率 78 次/min,律齐,各瓣膜听诊区未闻及杂音 麻醉专科检查: 颈粗短,头颈活动度正常,张口度 3 横指,颏甲距 2 横指,无松动牙齿或义齿,舌体肥厚,张口仅可见软腭,Mallapati 分级Ⅲ级,患者平素活动良好,心功能分级Ⅰ级,ASA 分级Ⅱ级 术前诊断:宫颈鳞癌

续表

患者基本情况	拟行手术:腹腔镜下宫颈癌根治术 基础状态设置: 心率 82 次 /min,血氧饱和度 98%,无创血压 118/72mmHg,呼吸 16 次 /min,清醒,自动眨眼,困难气道
设备道具	1. 模拟培训物品准备清单(附表 10) 2. 血气分析结果报告格式单(附图 1) 3. 静脉通路和中心静脉通路 4. 气体栓塞心脏超声图(附图 2) 5. 腹腔镜血管钳 2 把,卵圆钳 1 把 6. 纱球 3 个,治疗巾 4 张或中单 2 张,大孔巾 1 张

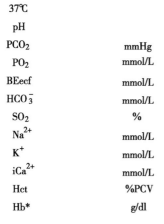

附图 1 血气分析结果报告格式单

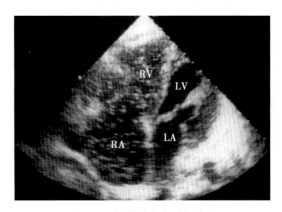

附图 2 气体栓塞心脏超声图

附表 2

麻醉实施	危机的展开	
	情景及处理	应对及反馈
	给氧	SpO₂ 98% → 100%,变化时间 5 秒
	给镇静药	闭眼,打鼾 HR、NIBP、RR,根据用药情况降低调整
	给镇痛药、肌松药	呼吸抑制,RR 为 0 次 /min 若阿片类药物给药速度过快,呛咳 HR、NIBP 可根据用药情况进一步降低
	若采用传统喉镜插管	转附表 3
	若采用可视技术插管	转附表 4
	学员要求行动静脉穿刺	外科医师说:"我平时做那么多根治,时间不长,出血也不多,不需要穿那些浪费时间,还不如早点开台。"如果学员回答条理清晰、有理有据,则给予动静脉穿刺成功结果,后续血压改变以动脉有创血压 ART 数值为主,给出中心静脉压力 CVP 5cmH₂O,后续数值需根据危机进展和学员处理做出相应改变

附图 1 内容:
37℃
pH
PCO₂ ... mmHg
PO₂ ... mmol/L
BEecf ... mmol/L
HCO₃⁻ ... mmol/L
SO₂ ... %
Na²⁺ ... mmol/L
K⁺ ... mmol/L
iCa²⁺ ... mmol/L
Hct ... %PCV
Hb* ... g/dl

续表

| 危机开始 | 模拟消毒,铺巾,外科医师穿着手术衣后,持腔镜器械对学员说:"麻醉医师,手术准备开始。"模拟手术操作 5 秒后,外科医师说:"手术已经进行 30 分钟,现在准备切除子宫圆韧带。"随即呼吸末二氧化碳 $P_{ET}CO_2$ 39mmHg → 25mmHg 变化时间 1 秒;$P_{ET}CO_2$ 25mmHg 维持 15 秒后,HR 72 次/min → 121 次/min、NIBP 106/64mmHg → 72/40mmHg,变化时间 10 秒 | |

危机发展	情景及处理	应对及反馈
	测量 NIBP 加快补液 检查麻醉剂及监护仪	$P_{ET}CO_2$ 25mmHg → 20mmHg 10 秒 HR 121 次/min → 138 次/min 10 秒 NIBP 72/40mmHg → 65/34mmHg 10 秒 SpO_2 维持 100%
	学员询问外科手术操作情况	外科医师回答:"手术过程顺利,没出多少血。"
	学员要求测血气	巡回护士说:"已经送去查了,一会出结果。"2 分钟后给结果,pH 7.28、$PaCO_2$ 62.2mmHg,余数值根据情况给出
	学员没有要求停气腹	转附表 5
	学员要求停气腹	转附表 6

| 转归 | ①患者死亡
②患者有并发症
③患者无明显像关并发症 | |

附表 3

麻醉实施	情景及处理	应对及反馈
	第一次使用传统喉镜插管	关闭声门,无论是否真的插进气管,结果都为失败 开始插管 1 分钟后,SpO_2 100% → 80% 变化时间 15 秒。 SpO_2 下降过程中,HR、NIBP 升高
	面罩通气	开放声门 通气 5 秒后,SpO_2 80% → 100% 变化时间 5 秒 SpO_2 达到 100% 时,HR、NIBP 下降接近于插管前数值
	第二次采用传统喉镜插管	关闭声门,无论是否真的插进气管,结果都为失败 开始插管 30 秒后,SpO_2 100% → 70% 变化时间 15 秒 SpO_2 下降过程中,HR、NIBP 升高
	面罩通气	开放声门 通气 10 秒后,SpO_2 70% → 98% 变化时间 5 秒 SpO_2 达到 98% 时,HR、NIBP 下降接近于插管前数值

麻醉 实施	若给糖皮质激素	SpO₂ 98% → 100% 变化时间 1 秒
	采用喉罩通气	间断关闭声门,致通气漏气,SpO₂ 100% → 92% 变化时间 10 秒
	面罩通气	开放声门 通气 5 秒后,SpO₂ 92% → 100% 变化时间 5 秒 SpO₂ 达到 100% 时,HR、NIBP 下降接近于插管前数值
	第三次采用传统喉镜插管	关闭声门,无论是否真的插进气管,结果都为失败 开始插管 30 秒后,SpO₂ 原数值下降至 65% 变化时间 10 秒 SpO₂ 下降过程中,HR、NIBP 升高
	面罩通气	开放声门 通气 10 秒后,SpO₂ 65% → 98% 变化时间 5 秒 SpO₂ 达到 98% 时,HR、NIBP 下降接近于插管前数值
	第四次采用传统喉镜插管	关闭声门,无论是否真的插进气管,结果都为失败 开始插管 30 秒后,SpO₂ 98% → 60% 变化时间 10 秒 SpO₂ 下降过程中,HR、NIBP 升高
	面罩通气	关闭声门,SpO₂ 维持 60%1 分钟后,开始缓慢下降。 HR、NIBP 升高
	气管切开	开放声门,SpO₂ 上升至 100%,变化时间 10 秒
	加深麻醉	HR、NIBP 下降至插管前数值

注:1. 此过程中,除第四次传统喉镜插管之后,只要采用可视技术插管,转(附表 4)

2. 如果是教学培训中,在第二次插管失败后,主刀医师或护士对学员说:"要不要叫你们上级医师来?"

3. 第四次传统喉镜之前,若呼叫上级医师,上级医师立刻到场,指导学员使用可视技术成功插管,P_ET CO₂ 56mmHg → 39mmHg,变化时间 10 秒

4. 若患者未得到合理处理,可结束情景模拟培训,患者转归为死亡

5. 生命体征均为麻醉深度合理情况下,实际需根据麻醉深度来调整

附表 4

麻醉实施	情景及处理	应对及反馈
	第一次采用可视技术插管	开放声门,舌肿胀,呼吸道梗阻 开始插管 1 分钟后,SpO₂ 100% → 80% 变化时间 15 秒 SpO₂ 下降过程中,HR、NIBP 升高
	插管失败,面罩通气	通气 5 秒后,SpO₂ 80% → 100% 变化时间 5 秒 SpO₂ 达到 100% 时,HR、NIBP 下降接近于插管前数值
	第二次采用可视技术插管	开始插管 30 秒后,SpO₂ 100% → 80% 变化时间 15 秒
	插管失败,面罩通气	通气 10 秒后,SpO₂ 70% → 98% 变化时间 5 秒 SpO₂ 达到 98% 时,HR、NIBP 下降接近于插管前数值
	若给糖皮质激素	SpO₂ 98% → 100% 变化时间 1 秒
	采用喉罩通气	间断关闭声门,致通气漏气,SpO₂ 100% → 92% 变化时间 10 秒

续表

麻醉实施	面罩通气	开放声门 通气 5 秒后，SpO$_2$ 92% → 100% 变化时间 5 秒 SpO$_2$ 达到 100% 时，HR、NIBP 下降接近于插管前数值
	第三次采用可视技术插管	开始插管 30 秒后，SpO$_2$ 原数值下降至 65% 变化时间 10 秒 SpO$_2$ 下降过程中，HR、NIBP 升高
	面罩通气	通气 10 秒后，SpO$_2$ 65% → 98% 变化时间 5 秒 SpO$_2$ 达到 98% 时，HR、NIBP 下降接近于插管前数值
	第四次采用可视技术插管	开始插管 30 秒后，SpO$_2$ 98% → 60% 变化时间 10 秒 SpO$_2$ 下降过程中，HR、NIBP 升高
	面罩通气	SpO$_2$ 维持 60%1 分钟后，开始缓慢下降 HR、NIBP 升高
	气管切开	SpO$_2$ 上升至 100%，变化时间 10 秒
	加深麻醉	HR、NIBP 下降至插管前数值

注：1. 各步骤中，若学员插管成功，根据情况调整生命体征。

2. 若呼叫上级医师，上级医师立刻到场，指导学员成功插管或气管切开，P$_{ET}$CO$_2$ 56mmHg → 39mmHg，变化时间 10 秒。

3. 以上生命体征均为麻醉深度合理情况下，实际需根据麻醉深度来调整。

4. 若患者未得到合理处理，可结束情景模拟培训，患者转归为死亡。

附表 5

危机发展	情景及处理	应对及反馈
	若静脉泵注多巴胺： 3~12μg/(kg·min)	NIBP 65/34mmHg → 72/38mmHg 变化时间 5 秒 HR 138 次/min → 146 次/min 变化时间 5 秒 SpO$_2$ 维持 100%
	若静脉泵注去甲肾上腺素： 0.5~2μg/(kg·min)	NIBP 65/34mmHg → 80/48mmHg 变化时间 5 秒 HR 138 次/min → 130 次/min 变化时间 5 秒 SpO$_2$ 维持 100%
	学员要求呼叫上级医师	巡回护士回答："已经给上级医师打电话了，上级医师一会就赶到。"
	学员要求行动脉穿刺测压	按学员处理结果给出 ART 数值
	学员要求行中心静脉穿刺置管	中心静脉压力 CVP 8cmH$_2$O，回抽抽不出气
	要求测血气	巡回护士说："已经送去查了，一会出结果。"2 分钟后给结果，pH 7.156、PaCO$_2$ 70.1mmHg，余数值根据情况给出
	在学员要求测血气之后，或危机发生后 5 到 10 分钟的时候	HR 138 次/min → 0 次/min，ART 原数值变为 0/0mmHg，P$_{ET}$CO$_2$ 20mmHg → 0mmHg，CVP 0cmH$_2$O，变化时间 5 秒 SpO$_2$ 维持 100%
	CPR	CPR 2 分钟，上级医师到场，且 CPR 无效，呼吸末二氧化碳设置为 25mmHg
	继续 CPR	上级医师要求学员汇报病情，注意汇报中有无提出生命体征变化顺序，如果无，上级医师问："是呼吸末二氧化碳先降低，还是血压、心率先变化？"
	上级医师指导学员进行气栓处理流程，患者留有并发症	

注：①若学员没有呼叫上级医师，则 CPR 无效，患者死亡。

②如果是教学培训中，可以考虑加入引导方法，例如：第一次 CPR 时可以加入主刀医师向学员说："气腹还没停，要停气腹吗？"或者说："要不要叫你们上级医师来？

附表 6

危机发展	情景及处理	应对及反馈
	若静脉泵注多巴胺: 3~12μg/(kg·min)	NIBP 65/34mmHg → 82/45mmHg 变化时间 5 秒 HR 138 次/min → 146 次/min 变化时间 5 秒 SpO_2 维持 100%
	若静脉泵注去甲肾上腺素: 0.5~2μg/(kg·min)	NIBP65/34mmHg → 112/64mmHg 变化时间 5 秒 HR 138 次/min → 130 次/min 变化时间 5 秒 SpO_2 维持 100%
	学员要求呼叫上级医师	巡回护士回答:已经给上级医师打电话了,上级医师一会就赶到
	学员要求行动脉穿刺测压	按学员处理结果给出 ART 数值。
	学员要求行中心静脉穿刺置管	中心静脉压力 CVP $8cmH_2O$,回抽,抽不出气
	要求测血气	巡回护士说:"已经送去查了,一会出结果。"2 分钟后给结果,pH 7.25、$PaCO_2$ 68.5mmHg,余数值根据情况给出
	要求测 D- 二聚体	巡回护士说:已经送检,结果没那么快出来
	要求相关科室会诊	巡回护士说:已经电话通知,会诊医师一会就到
	学员自行行心脏超声检查	给予心脏超声图
	回报血气分析结果	上级医师到场,并要求学员汇报病情,注意汇报中有无提出生命体征变化顺序,如果无,上级医师问:是呼吸末二氧化碳先降低,还是血压、心率先变化?
	上级医师指导学员进行气栓处理流程,患者没有明显并发症	

注:上级医师不一定要作为领导角色,可以作为引导角色,引导学员完成气体栓塞的诊断和处理

附表 7

讨论与建议	
提问一:谈一谈在情景模拟中的表现?(5~10 分钟)	
询问小组组长	
询问小组成员 2	
询问小组成员 3	(此处记录学员回答重点,以便点评)
询问小组成员 4	
现场学员 1 至 2 名	
点评	
提问二:遇到困难气道怎么办?(5 分钟)	
询问小组组长	
询问小组成员 2	
询问小组成员 3	(此处记录学员回答重点,以便点评)
询问小组成员 4	
现场学员 3 至 4 名	
点评	

续表

提问三:这个患者手术中出了什么问题? 如何处理? （15~20 分钟）	
询问小组组长	
询问小组成员 2	
询问小组成员 3	(此处记录学员回答重点,以便点评)
询问小组成员 4	
现场学员 3 至 4 名	
点评	
气体栓塞建议处理流程	1. 检查设备,排除麻醉因素,及时向上级医师汇报 2. $P_{ET}CO_2$ 先下降,是栓塞早期重要征象。本病例的栓子来源于二氧化碳气腹,因此停止气腹,阻止气体继续进入体内 3. 气管插管,机械通气,提高吸入氧浓度 4. 头低脚高,左侧卧位,减少气体进入肺循环 5. 心脏超声诊断,心脏听诊心前区可闻及大水轮音 6. 动静脉穿刺,完善监测,可尝试放置中心静脉导管至右心房内,抽吸气泡栓子 7. 液体复苏,提高 CVP,减小空气与静脉的压力差,减少空气栓子的进入 8. 血管活性药物的使用:多巴酚丁胺可降低肺循环阻力,亦可给予肾上腺素或去甲肾上腺素泵注,研究表明去甲肾上腺素可显著增加右心功能而不增加肺循环阻力 9. 心脏按压,即使心脏没有停跳,按压不仅可提高心输出量,还可以压碎气体栓子 10. 保护重要脏器功能:头部降温,甘露醇、激素、乌司他丁、呋塞米可降低颅内压,减轻脑水肿及肾功能保护,奥美拉唑抑酸保护胃黏膜,术中保温、抗感染,维持内环境稳定 11. 必要时可行高压氧治疗

附表 8　麻醉医师的非技术性技能评价系统

技能	技能元素	评分	表现
任务管理	计划和准备 区分优先次序 提供和维护标准 确定并利用资源		
团队合作	协调团队成员活动 交换信息 使用权利和威信 评估能力 支持他人		
情势判断觉察	收集信息 了解并识别 预期		
决策	识别选项 权衡风险并做出选择 再次评估		

附表9　**麻醉医师的非技术性技能评分标准**

4	优	表现一直是高标准,增强患者安全,可以被用作给其他人示范的例子
3	良	表现令人满意,但可以改进
2	及格	表现引起关注,需要相当大的改进
1	不及格	表现危及或潜在危及患者安全,需要严肃纠正
N	无法评分	无法评分

备　忘　录

（此处记录情景培训中需点评的学员操作）

附表 10 模拟培训物品准备清单

生理模拟人（HPS6）	1 台			☐	手术床	1 张	☐
监护仪	1 台			☐	麻醉机、钠石灰、螺纹管耗材套件	1 套	☐
输液架	1 个			☐	微量注射泵	5 台	☐
药品车或抢救车	1 个			☐	除颤仪	1 台	☐
气管切开包	1 个			☐	吸引器、吸引管、吸痰管	1 套	☐
听诊器	1 个			☐	面罩	5 号 1 个	☐
润滑剂	1 瓶			☐	医用胶布	1 卷	☐
喉镜柄及镜片	镜柄 1 个			☐	气管导管	I.D 7.0 1 根	☐
	中号镜片 1 个			☐		I.D 7.5 1 根	☐
	大号镜片 1 个			☐		I.D 8.0 1 根	☐
通气道	口咽大号 1 个			☐	喉罩	4 号 1 个	☐
	鼻咽中号 1 个			☐		5 号 1 个	☐
可视插管工具	纤维支气管镜 1 套			☐	导管管芯	1 根	☐
	可视喉镜 1 套			☐			
牙垫	1 个			☐	药品标签	1 套	☐
注射器	若干			☐	微量泵连接管	10 根	☐
治疗盘	2 个			☐	被子	1 床	☐
手术衣	2 件			☐	洗手衣	小码 4 套中码 4 套大码 4 套	☐☐☐
口罩	10 个			☐	帽子	10 个	☐
无菌手套	2 双			☐	手套	10 双	☐
血气分析检查结果单	10 张			☐	心脏超声检查结果	1 幅	☐

（张 鹏 李朝阳）

中英文名词对照索引